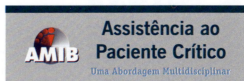

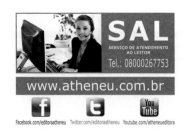

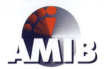

Assistência ao Paciente Crítico

Uma Abordagem Multidisciplinar

Editores

Nára Selaimen Gaertner Azeredo
Esperidião Elias Aquim
Adriana Alves dos Santos

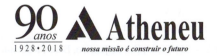

EDITORA ATHENEU

São Paulo	*Rua Jesuíno Pascoal, 30* *Tel.: (11) 2858-8750* *Fax: (11) 2858-8766* *E-mail: atheneu@atheneu.com.br*
Rio de Janeiro	*Rua Bambina, 74* *Tel.: (21)3094-1295* *Fax: (21)3094-1284* *E-mail: atheneu@atheneu.com.br*

CAPA/PRODUÇÃO EDITORIAL: Equipe Atheneu

CIP-BRASIL. CATALOGAÇÃO NA PUBLICAÇÃO
SINDICATO NACIONAL DOS EDITORES DE LIVROS, RJ

A867

Assistência ao paciente crítico: uma abordagem multidisciplinar/editores Nára Selaimen Gaertner Azeredo, Esperidião Elias Aquim, Adriana Alves dos Santos. - 1. ed. - Rio de Janeiro: Atheneu, 2019.

Inclui bibliografia
ISBN 978-85-388-0929-6

1. Doentes em estado crítico - Cuidado e tratamento. I. Azeredo, Nára Selaimen Gaertner. II. Aquim, Esperidião Elias. III. Santos, Adriana Alves dos.

18-53455	CDD: 616.028 CDU: 616-082

Meri Gleice Rodrigues de Souza - Bibliotecária CRB-7/6439

26/10/2018   31/10/2018

AZEREDO, N. S. G.; AQUIM, E. E.; SANTOS, A. A.
Assistência ao paciente crítico: uma abordagem multidisciplinar

© Direitos reservados à EDITORA ATHENEU – São Paulo, Rio de Janeiro, Belo Horizonte, 2019.

EDITORES

Nára Selaimen Gaertner de Azeredo

Bacharel em Enfermagem pela Universidade do Vale do Rio dos Sinos. Especialista em Enfermagem em Terapia Intensiva pela Universidade Federal do Rio Grande do Sul (UFRGS). Mestre e Doutora pelo Programa de Pós-Graduação da Saúde da Criança e do Adolescente pela Faculdade de Medicina da UFRGS. Presidente do Departamento de Enfermagem da Associação de Medicina Intensiva Brasileira (AMIB) (biênio 2016-2017). Coordenadora de Enfermagem da UTI do Hospital Nossa Senhora da Conceição/Grupo Hospitalar Conceição.

Esperidião Elias Aquim

Graduado em Fisioterapia pela Universidade Tuiuti do Paraná. Doutor em Medicina Física e Reabilitação pela Universidade de Buenos Aires, Argentina. Diretor Presidente da Prófisio – Assistência Fisioterápica. Presidente do Grupo Inspirar. Presidente do Departamento da Fisioterapia da Associação de Medicina Intensiva Brasileira (AMIB) (biênio 2016-2017).

Adriana Alves dos Santos

Enfermeira Especialista em Enfermagem em Terapia Intensiva pela Pontifícia Universidade Católica do Rio Grande do Sul. Especialista em Gestão em Emergências do SUS pelo Instituto Sírio-Libanês. Mestre em Biociências e Reabilitação pelo Instituto Metodista. Enfermeira do Departamento de Enfermagem pela Sociedade de Terapia Intensiva do Rio Grande do Sul (SOTIRGS). Assistente de Coordenação da UTI do Hospital Nossa Senhora da Conceição. Docente do Curso de Graduação em Enfermagem do Centro Universitário Metodista do Instituto Porto Alegre.

COLABORADORES

Ábner Souza Paz
Bacharel em Nutrição pela Universidade Nilton Lins. Membro da Sociedade Brasileira de Nutrição Parenteral e Enteral (SBNPE/BRASPEN), da Associação de Medicina Intensiva Brasileira (AMIB) e da Sociedade Amazonense de Terapia Intensiva (SATI). Membro Associado da European Society for Clinical Nutrition and Metabolism (ESPEN) e da Sociedade Brasileira de Nutrição Oncológica/Rio de Janeiro (SBNO/RJ). Mestrando em Cirurgia do Programa de Pós-Graduação em Cirurgia da Universidade Federal do Amazonas (UFAM). Professor da Universidade Nilton Lins, da Faculdade Estácio-Amazonas e da Faculdade Metropolitana de Manaus.

Adriana Macedo Cabral
Enfermeira titulada pela Associação Brasileira de Enfermagem e Terapia Intensiva (ABENTI). Especialista em Estomaterapia. Enfermeira do Instituto de Enfermeiros em Terapia Intensiva do Amazonas.

Alessandra Figueiredo Souza
Graduação em Odontologia pela Pontifícia Universidade Católica de Minas Gerais (PUC-MG). Graduação em Enfermagem pela Universidade José do Rosário Vellano. Mestre em Saúde Pública pela Universidade Federal de Minas Gerais (UFMG). Especialista em Pacientes com Necessidades Especiais pelo Conselho Federal de Odontologia (CFO); em Saúde do Idoso pelo Hospital das Clínicas da UFMG; e em Microbiologia pela PUC-MG. Habilitação em Odontologia Hospitalar pelo CFO. Habilitação em Laserterapia pela Associação Brasileira de Odontologia (ABO). Cirurgiã-Dentista da Justiça Federal, na Seção Judiciária de Minas Gerais, e no Núcleo de Hematologia e Oncologia.

Aline Teotônio
Mestre e Doutora em Ciências Médicas pela Universidade Estadual de Campinas (Unicamp).

Ana Lúcia Cascardo Marins
Graduação em Enfermagem pela Universidade Gama Filho. Mestre em Enfermagem pela Universidade Federal do Estado do Rio de Janeiro (Unirio). Especialização em Pesquisa Clínica. MBA em Gestão de Negócios pela Ibmec. Professora-Assistente da Universidade Estadual do Rio de Janeiro (UERJ).

Ana Paula Rodrigues
Fisioterapeuta. Mestre em Biologia Celular e Molecular pela Universidade Federal do Paraná.

Ana Silvia Scavacini
Fisioterapeuta pela Pontifícia Universidade Católica de Campinas. Especialista em Fisioterapia Respiratória pela Universidade Federal de São Paulo; em Terapia Intensiva Pediátrica e Neonatal pelo Conselho Federal de Fisioterapia e Terapia Ocupacional/Associação Brasileira de Fisioterapia Cardiorrespiratória e Fisioterapia em Terapia Intensiva (COFFITO/ASSOBRAFIR); e em Gestão Hospitalar pelo Centro Universitário Internacional. Mestre em Ciências da Saúde pelo Departamento de Pneumologia pela Universidade Federal de São Paulo (Unifesp). Doutora em Ciências pelo Departamento de Pediatria da Unifesp.

Andréia Martins Specht

Enfermeira pela Universidade Federal do Rio Grande do Sul (UFRGS). Mestre e Doutora em Enfermagem pela UFRGS. Especialista em Enfermagem em Cardiologia pela Fundação Cardiologia; e em Saúde da Família pela Universidade Federal de Ciências da Saúde de Porto Alegre. Docente no Curso de Graduação em Enfermagem e dos Cursos de Pós-Graduação *lato sensu* em Enfermagem Hospitalista: Clínica de Alta Complexidade e Enfermagem em Terapia Intensiva da Universidade do Vale do Rio dos Sinos.

Andrezza Serpa Franco

Doutoranda do Programa de Pós-Graduação em Enfermagem e Biociência da Universidade Federal do Estado do Rio de Janeiro (Unirio). Mestre em Enfermagem pelo Centro de Ciências Biológicas e da Saúde da Escola de Enfermagem Alfredo Pinto da Unirio. Especialista em Terapia Intensiva pela Associação Brasileira de Enfermagem e Terapia Intensiva (ABENTI) e pela Associação de Medicina Intensiva Brasileira (AMIB); e em Enfermagem do Trabalho pela Universidade do Estado do Rio de Janeiro (UERJ). Professora-Assistente do Departamento Médico Cirúrgico da UERJ. Professora Auxiliar de Bases Fundamentais de Enfermagem da Universidade Veiga de Almeida. Professora Convidada do Curso de Pós-Graduação de Enfermagem em Clientes de Alta Complexidade da UERJ e do Curso de Pós-Graduação *lato sensu* em Enfermagem em UTI da Faculdade Redentor/AMIB

Ane Glauce Freitas Margarites

Fisioterapeuta Graduada pela Universidade da Região da Campanha (Urcamp). Especialista em Fisioterapia Pneumofuncional, em Fisioterapia em Terapia Intensiva e em Preceptoria do SUS. Mestre em Saúde Coletiva pela Universidade Federal do Rio Grande do Sul.

Anne Karolyne Leite

Farmacêutica Graduada em Farmácia e Bioquímica pela Universidade de Nove de Julho. Especialista em Farmacologia Clínica pela Universidade Oswaldo Cruz; e em Farmácia Clínica pela Universidade Presbiteriana Meckenzie. Farmacêutica Clínica da UTI Geral Adulto e do Protocolo de Gerenciamento de Profilaxia de Tromboembolismo Venoso do Hospital Santa Paula. Docente do Instituto Racine.

Antônio Carlos Moura Melo

Cirurgião-Dentista. Mestre em Gerontologia pela Universidade Federal de Pernambuco. Especialista em Odontogeriatria pela Associação Paulista de Cirurgiões Dentistas – São Paulo (APCD-SP). Especialista em Dentística Restauradora pela Associação Brasileira de Odontologia – Seção Pernambuco (ABO-PE). Habilitação Laserterapia Lelo pela Faculdade de Odontologia da Universidade de São Paulo. Habilitação em Odontologia Hospitalar pelo Conselho Federal de Odontologia (CFO). Vice-Coordenador da Residência Multiprofissional em UTI do Real Hospital Português de Beneficência em Pernambuco. Coordenador do Serviço de Odontologia Hospitalar do Real Hospital Português de Pernambuco.

Antônio Lopes Almeida

Mestre em Enfermagem pela Escola Superior de Enfermagem de Lisboa (ESEL). Especialista em Enfermagem Médico-Cirúrgica pela ESEL. Enfermeiro no Centro Hospitalar de Lisboa Central, do Hospital de São José, na Unidade de Cuidados Intensivos Polivalente Neurocríticos. Professor-Assistente Convidado no Departamento de Enfermagem Médico-Cirúrgica Adulto e Idoso da ESEL. Vogal Representante da Seção de Enfermagem da Sociedade Portuguesa de Cuidados Intensivos (SPCI) no triênio 2018-2020.

Antonio Duarte

Fisioterapeuta Graduado pela Faculdade de Reabilitação da ASCE. Pós-Graduado *stricto sensu* – Mestrado em Terapia Intensiva pela Universidade Federal do Rio de Janeiro. Assessor de Desospitalização e Reabilitação Hospitalar do Instituto Sócrates Guanaes.

Ayla Maria Farias de Mesquita

Graduação em Enfermagem e Obstetrícia pela Universidade Federal do Rio de Janeiro. Mestre em Enfermagem pela Universidade Federal do Estado do Rio de Janeiro. Especialista pela Associação Brasileira de Enfermagem em Terapia Intensiva (ABENTI). MBA em Gestão de Negócios pelo Ibmec. Professora-Assistente na Universidade Estadual do Rio de Janeiro. Coordenadora Nacional das Rotas Assistenciais da Diretoria de Gestão de Saúde da AMIL United Health Group.

Camila Fussi

Graduação em Fonoaudiologia pela Universidade Católica de Goiás. Coordenadora do Curso de Especialização em Motricidade Orofacial-Disfagia do Hospital do Servidor Público Estadual de São Paulo (HSPE). Fonoaudióloga do Centro de Estudos e Atendimento em Deglutição e do HSPE. Coordenadora da Equipe de Fonoaudiologia do Hospital São Luiz — Unidade Anália Franco. Secretária do Departamento de Fonoaudiologia da Associação de Medicina Intensiva Brasileira (AMIB).

Carmen Lazzari

Doutora em Ciências Cardiológicas e Cardiovasculares pela Universidade Federal do Rio Grande do Sul (UFRGS). Mestre em Ciências Médicas pela UFRGS. Especialista em Enfermagem em Terapia Intensiva pela UFRGS. Graduada em Enfermagem pela Universidade de Caxias do Sul e em Odontologia pela Pontifícia Universidade Católica do Rio Grande do Sul. Titulada pela Associação Brasileira de Enfermagem em Terapia Intensiva (ABENTI). Enfermeira Intensivista no Hospital de Clínicas de Porto Alegre.

Carolina Corrêa Pinto Farias

Mestre em Enfermagem e Biociências pela Universidade Federal do Rio de Janeiro (Unirio). Especialista em Enfermagem em Terapia Intensiva pela Associação Brasileira de Enfermagem em Terapia Intensiva (ABENTI). Supervisora de Enfermagem do CTI do Hospital Copa Star.

Cássia Maria Frediani Morsch

Doutorado pelo Programa de Pós-Graduação em Ciências Médicas — Nefrologia da Universidade Federal do Rio Grande do Sul. Enfermeira Nefrointensivista do Centro de Terapia Intensiva do Hospital de Clínicas de Porto Alegre.

Cecília Couto

Doutora e Mestre em Ciências Pneumológicas pela Universidade Federal do Rio Grande do Sul (UFRGS). Graduada em Nutrição pelo Centro Universitário de Belo Horizonte. Professora do Curso de Pós-Graduação em Terapia Nutricional no Paciente Crítico do Instituto de Ensino e Pesquisa do Hospital Moinhos de Vento.

Celi Vieira

Especialista em Periodontia pela Associação Paulista de Cirurgiões Dentista (APCD). Mestre em Ciências da Saúde pela Universidade de Brasília (UnB). Professora Convidada da Pós-Graduação em Periodontia na UnB. Coordenadora do Serviço de Odontologia Hospitalar do Hospital Brasília.

Cesar Mello

Fisioterapeuta Especialista em Fisioterapia Respiratória da Universidade de Brasília (Unb). Doutor em Ciências Médicas da Unb. Pós-Doutorado em Medicina Experimental da Université Laval, Quebec, Canadá. Fisioterapeuta do Hospital Universitário de Brasília e do Núcleo de Integração Funcional.

Christiane Albuquerque

Doutoranda em Ciências Médicas pela Faculdade de Ciência Médicas da Universidade Estadual do Rio de Janeiro (UERJ). Mestre em Ciências Médicas pela Faculdade de Ciência Médicas da UERJ. Pós-Graduação em Disfagia pelo Centro Especializado em Fonoaudiologia Clínica/RJ. Fonoaudióloga pelo Hospital Universitário Pedro Ernesto da UERJ. Coordenadora da Equipe de Fonoaudiologia do Hospital Samaritano, Rio de Janeiro. Professora do Curso de Fonoaudiologia da Universidade Veiga de Almeida.

Clayton Lima Melo

Doutorando em Enfermagem pela Universidade Federal de Minas Gerais. Titulado como Especialista em Enfermagem em Terapia Intensiva pela Associação Brasileira de Enfermagem e Terapia Intensiva (ABENTI) e em Gestão do Ensino Superior pela Pontifícia Universidade Católica de Minas Gerais (PUC-Minas). Professor da Graduação e Coordenador dos Cursos de Pós-Graduação em Enfermagem em Terapia Intensiva/Urgência e Emergência da PUC-Minas e Centro Universitário UNA. Enfermeiro Supervisor da Unidade de Emergência e Cuidados Intensivos do Hospital Metropolitano Odilon Behrens, em Minas Gerais. Colaborador da Câmara Técnica de Terapia Intensiva e de Urgência e Emergência do Conselho Regional de Enfermagem de Minas Gerais (Coren-MG). Coordenador Científico de Adultos da ABENTI (Gestão 2017-2018). Membro do Departamento de Enfermagem da Sociedade Mineira de Terapia Intensiva (SOMITI).

Cleber Verona

Mestre em Biologia Celular e Molecular pela Universidade Federal do Rio Grande do Sul. Enfermeiro da UTI Adulto do Hospital Nossa Senhora da Conceição do Grupo Hospitalar Conceição. Professor do Curso de Enfermagem do Centro Universitário do Instituto Porto Alegre.

Clei Ângelo Mocelin

Farmacêutico da UTI do Hospital de Clínicas de Porto Alegre. Especialista em Paciente Adulto Crítico pelo Programa de Residência Multiprofissional em Saúde do Hospital de Clínicas de Porto Alegre. Especialista em Farmácia Hospitalar pelo Instituto de Educação em Pesquisa do Hospital Moinhos de Vento, Porto Alegre.

Cristina Dobler

Graduação em Farmácia pela Universidade Federal do Rio Grande do Sul. Pós-Graduação em Farmácia Hospitalar pelo Instituto de Educação e Pesquisa do Hospital Moinhos de Vento. Farmacêutica Clínica do Hospital Baía Sul de Florianópolis.

Darina Mirella Santos Guimarães

Graduação em Fonoaudiologia pela Universidade Federal de Sergipe. Especialização em Fonoaudiologia Hospitalar pelo Hospital Israelita Albert Einstein. Fonoaudióloga na Clínica Conecta — Desenvolvendo Saúde, no Hospital Primavera e no Centro de Referência em Educação Especial de Sergipe.

Daniela Vieira Baldini Batista

Especialista em Farmácia Clínica pelo Centro de Educação em Saúde Abram Szajman do Hospital Israelita Albert Einstein. Especialista em Farmácia Hospitalar pelo Centro de Pós-Graduação em Pesquisa das Faculdades Osvaldo Cruz. Especialista em Farmácia Clínica pela Sociedade Brasileira de Farmácia Hospitalar (SBRAFH). Título de Especialista em Farmácia Hospitalar (SBRAFH). Docente do Instituto Racine e do Instituto Brasil de Pós-Graduação. Ministrante do Curso de Farmácia Clínica do Conselho Regional de Farmácia do Estado de São Paulo (CRF-SP). Coordenadora do Serviço de Farmácia do Hospital Cruz Azul em São Paulo.

Danielle Milanez

Nutricionista Clínica do Hospital Moinho de Ventos. Especialista em Nutrição Clínica e Doenças Crônicas pelo Instituto de Ensino e Pesquisa do Hospital Moinhos de Vento. Pós-Graduanda em Nutrição e Terapia Intensiva pelo Instituto de Ensino e Pesquisa do Hospital Moinhos de Vento.

Davi Blum

Graduado em Odontologia pela Faculdade de Odontologia da Universidade de Passo Fundo (UPF). Mestre em Odontologia – Clínica Odontológica pela UPF. Especialista em Cirurgia e Traumatologia Bucomaxilofaciais pela Faculdade Especializada na Área de Saúde do Rio Grande do Sul. Especialista em Gestão Hospitalar pelo Centro Universitário Internacional, Paraná. Habilitação em Odontologia Hospitalar pelo Conselho Federal de Odontologia (CFO).

Daiandy da Silva
Farmacêutica Clínica do Centro de Tratamento Intensivo do Hospital de Clínicas de Porto Alegre (HCPA). Preceptora em Adulto Crítico do Programa de Residência Multiprofissional Integrada em Saúde do HCPA da Universidade Federal do Rio Grande do Sul (UFRGS). Mestre em Ciências Médicas pela Faculdade de Medicina da UFRGS. Especialista em Farmácia Clínica e em Farmácia Hospitalar pela Sociedade Brasileira de Farmácia Hospitalar (SBRAFH). Especialista em Gestão em Saúde pela Fundação Osvaldo Cruz (Fiocruz). Membro do Departamento de Farmácia Clínica da Associação de Medicina Intensiva Brasileira (AMIB) e da Sociedade de Terapia Intensiva do Rio Grande do Sul (SOTIRGS).

Deborah Sales
Doutoranda em Neurologia pela Universidade Federal do Estado do Rio de Janeiro (Unirio). Mestrado em Neurologia pela Unirio. Docente da Universidade Veiga de Almeida. Fonoaudióloga pela Unirio. Gestora Técnica e Científica da Fono Life Serviços de Fonoaudiologia Hospitalar e Domiciliar.

Dulce Inês Welter
Mestre em Ciências da Saúde (Cardiologia) pelo Instituto de Cardiologia do Rio Grande do Sul. Especialista em Terapia Intensiva pela Associação Brasileira de Enfermagem e Terapia Intensiva (ABENTI). Especialização em Educação Profissional na Área da Saúde: Enfermagem pela Fundação Oswaldo Cruz. Enfermeira Assistencial do Centro de Terapia Intensiva do Hospital de Clínicas de Porto Alegre.

Edela Puricelli
Doutora pela Universidade de Düsseldorf, Alemanha. Professora Titular do Departamento de Cirurgia e Ortopedia da Faculdade de Odontologia da Universidade Federal do Rio Grande do Sul; e do Programa de Pós-Graduação — Pediatria (PPG-PED) e do Curso de Fonoaudiologia da Universidade Federal de Ciências da Saúde de Porto Alegre. Coordenadora do Centro de Odontologia-Cirurgia e Reabilitação Bucomaxilofacial, Multicentros, da Santa Casa de Misericórdia de Porto Alegre; e do Departamento de Odontologia da Sociedade de Terapia Intensiva do Rio Grande do Sul (SOTIRGS), Filiada à Associação Brasileira de Medicina Intensiva (AMIB). Membro do Colégio Brasileiro de Cirurgia e Traumatologia Bucomaxilofacial (CBCTBMF). Membro da Sociedade Brasileira de Cirurgia e Traumatologia Bucomaxilofacial (SOBRACIBU). *Life fellow* da International Association of Oral & Maxillofacial Surgeons (IAOMS), Chicago, Estados Unidos. Habilitação em Odontologia Hospitalar pelo Conselho Federal de Odontologia (CFO). Membro da Academia Gaúcha de Odontologia (AGO).

Eduardo Eberhardt
Fisioterapeuta pela Universidade de Cruz Alta. Especialista em Fisioterapia em Terapia Intensiva pelo Conselho Federal de Fisioterapia e Terapia Ocupacional/Centro de Pesquisas em Terapia Intensiva (COFFITO/CEPETI). Gestor Hospitalar pela Faculdade Inspirar. Professor do Curso de Especialização em Fisioterapia Intensiva e Fisioterapia Hospitalar. Fisioterapeuta Chefe do Serviço de Fisioterapia do Hospital Público Estadual Galileu, Hospital Guadalupe e Hospital Oncológico Infantil Octavio Lobo, Pará.

Eugenie Neri
Graduação em Farmácia pela Universidade Federal do Ceará (UFC). Especialização em Gestão Hospitalar pela Escola Nacional de Saúde Pública. Mestrado em Ciência Farmacêuticas pela UFC. Gerente de Riscos da Maternidade Escola Assis Chateaubriand da UFC. Doutoranda em Ciências Farmacêuticas pela UFC. Presidente da Comissão de Residência Multiprofissional da UFC.

Fernanda Alves Ferreira Gonçalves
Enfermeira do Hospital das Clínicas da Universidade Federal de Goiás (UFG). Docente da Universidade Salgado de Oliveira. Pós-Graduada em UTI, Cardiologia e Ventilação Mecânica. Mestre em Enfermagem. Doutoranda em Enfermagem. Membro do Departamento de Enfermagem da Sociedade de Terapia Intensiva de Goiás/Associação de Medicina Intensiva Brasileira (SOTIEGO/AMIB).

Fernanda Cintra

Nutricionista pela Universidade de Brasília. Especialista em Nutrição Parenteral e Enteral pela Sociedade Brasileira de Nutrição Parenteral e Enteral (SBNPE/BRASPEN). Especialista em Terapia Nutricional Renal pela Universidade Castelo Branco. Coordenadora Técnico-Administrativa da Equipe Multiprofissional de Terapia Nutricional do Instituto Hospital de Base. Mestranda em Ciências da Saúde pela Escola Superior de Ciências da Saúde.

Fernanda Saboya

Psicóloga. Psicanalista. Especialização em Psicologia Médica pela Faculdade de Ciências Médicas da Universidade do Estado do Rio de Janeiro. Coordenadora do Serviço de Psicologia dos Hospitais Copa D'Or e Copa Star. Coordenadora do Departamento de Psicologia da Sociedade de Terapia Intensiva do Rio de Janeiro (SOTIERJ). Membro do Departamento de Psicologia da Associação de Medicina Intensiva Brasileira (AMIB).

Fernando Gutierrez

Médico do Instituto Nacional de Câncer José Alencar Gomes da Silva. Médico do Instituto Nacional de Cardiologia. Doutor em Cardiologia pela Tufts University, Boston, Estados Unidos/Universidade Federal do Rio de Janeiro (UFRJ). Mestre em Cardiologia pela UFRJ. Mestre em Avaliação de Tecnologia em Saúde pela Universidade do Estado do Rio de Janeiro.

Fernando Martins Baeder

Cirurgião-Dentista. Especialista em Farmacologia pela Universidade Federal de Lavras. Mestre em Laser pela Universidade Cruzeiro do Sul (UNICSUL). Doutor em Odontopediatria – Pacientes Especiais pela UNICSUL. Professor de Farmacologia, Imunologia, Bioquímica e Odontologia Hospitalar pela Faculdade de Odontologia da Associação Paulista de Cirurgiões-Dentistas. Professor de Farmacologia e Pacientes Especiais da UNICSUL

Fernando Trevisan

Graduado em Enfermagem pela Universidade Federal do Paraná (UFPR). Especialista em Acupuntura pelo Colégio Brasileiro de Estudos Sistêmicos; em Auditoria e Gestão em Saúde pela Universidade Tuiuti do Paraná. Titulado pela Associação Brasileira de Enfermagem e Terapia Intensiva (ABENTI). Mestre em Fisiologia pela UFPR.

Franciele Sória

Graduação em Fonoaudiologia pela Universidade Tuiuti do Paraná (UTP). Mestrado em Distúrbios da Comunicação pela UTP. Doutoranda em Distúrbios da Comunicação pela UTP. Docente da UTP e Fonoaudióloga Clínica.

Flaviani Alves Santana Alfano

Graduação em Odontologia pela Universidade Federal de Sergipe. Cirurgiã-Dentista Diarista nas UTI da Fundação de Beneficência e do Hospital de Cirurgia (Odontologia Hospitalar).

Flávia Makoski Ciescilivski

Graduada em Fisioterapia pela Universidade Luterana do Brasil. Especialista em Fisioterapia em Terapia Intensiva pelo Centro Universitário de Maringá (CESUMAR). Coordenadora do Serviço de Fisioterapia do Hospital Marcelino Champagnat, em Curitiba (PR). Fisioterapeuta e Coordenadora das Unidades de Internação do Hospital Marcelino Champagnat. Representante Geral do Grupo de Trabalho de Protocolo de Desospitalização do Hospital Marcelino Champagnat. Diretora da ProMarcelino – Profisio. Fisioterapeuta Especialista em UTI. Professora Adjunta do Corpo Docente da Faculdade Inspirar. Coordenadora Adjunta da Faculdade Inspirar do Curso de Pós-Graduação de Fisioterapia Pélvica, em Anápolis (GO).

Flávia Tavares da Silva Elias
Pesquisadora em Saúde Pública e Coordenadora de Programas e Projetos na Fundação Oswaldo Cruz (Fiocruz). Especialista em Avaliação de Tecnologia e de Programas de Saúde. Formada em Nutrição pela Universidade Federal Fluminense. Doutora em Medicina Interna e Terapêutica com Foco em Saúde Baseada em Evidências na Universidade Federal de São Paulo. Mestrado em Saúde Coletiva pela Universidade Federal da Bahia. MBA em Gestão de Projetos pela Fundação Getulio Vargas. Especialista em Gestão de Políticas Informadas por Evidências pelo Hospital Sírio-Libanês.

Gabriela Lucin
Graduada em Fisioterapia pela Universidade do Oeste Paulista. Pós-Graduada em Fisioterapia em Terapia Intensiva e em Fisioterapia Pélvica pela Faculdade Inspirar. Docente da Faculdade Inspirar.

Geam Carles Mendes dos Santos
Nutricionista Membro do Departamento de Nutrição da Associação de Medicina Intensiva Brasileira (AMIB). Pró-Reitor Acadêmico do Centro Universitário Estácio do Ceará. Professor Adjunto I do Curso de Nutrição do Centro Univeritário Estácio do Ceará. Mestre em Ciências Fisiológicas.

Giane Leandro Araujo
Enfermeira pela Escola de Enfermagem da Universidade de São Paulo. Especialista em UTI pela Escola de Enfermagem da USP. Mestre em Saúde do Adulto pela Universidade Federal de São Paulo. Docente da Santa Casa de Misericórdia de São Paulo. Coordenadora da UTI do Hospital BP Mirante. Especialista em UTI pela Associação de Medicina Intensiva Brasileira (AMIB).

Gloria Maria Pimenta Cabral
Graduada em Odontologia pela Universidade Estadual da Paraíba (UEPB). Especialista em Endodontia pela Universidade Federal da Paraíba (UFPB). Especialista em Odontologia para Pacientes com Necessidades Especiais pelo SINDODONTO/COESP. Mestre em Odontologia pela Universidade Potiguar (UNP). Doutorado em Odontologia pela Universidade Cruzeiro do Sul (UNICSUL). Coordenadora do Curso de Odontologia do Instituto de Educação Superior da Paraíba (IESP). Professora da Especialização em Odontologia para Pacientes com Necessidades Especiais (COESP). Plantonista da Unidade de Terapia Intensiva do Hospital da Unimed – João Pessoa.

Graciele Nadalin Deponti
Fisioterapeuta pela Universidade Federal de Santa Maria. Residência Integrada em Saúde com Ênfase em Terapia Intensiva pelo Grupo Hospitalar Conceição de Porto Alegre. Mestre em Ciências Pneumológicas pela Faculdade de Medicina da Universidade Federal do Rio Grande do Sul. Título de Especialista em Fisioterapia em Terapia Intensiva Adulto pela Associação Brasileira de Fisioterapia Cardiorrespiratória e Fisioterapia em Terapia Intensiva/Conselho Federal de Fisioterapia e Terapia Ocupacional (ASSOBRAFIR/COFFITO).

Guilherme Duprat
Doutorando pela Universidade de Brasília (UnB). Mestre em Nutrição Humana pela UnB. Especialista em Terapia Nutricional Parenteral e Enteral pela Sociedade Brasileira de Nutrição Parenteral e Enteral (SBNPE). Cursou Principles and Practice of Clinical Research em Harvard T.H. CHAN School of Public Health. Nutricionista do Instituto Hospital de Base (IHB) – Distrito Federal. Tutor da Residência Multiprofissional em Terapia Intensiva do Distrito Federal.

Guilherme Eduardo da Silva

Farmacêutico Industrial, Bioquímico e Homeopata pela Universidade Federal Fluminense (UFF). Pós-Graduação *Lato Sensu* em Ciências do Laboratório Clínico pela Universidade Federal do Rio de Janeiro. Mestre em Ciências Médicas pela Faculdade de Medicina da UFF. Farmacêutico Clínico Intensivista do Hospital Federal dos Servidores do Estado. Professor do Curso de Pós-Graduação *lato sensu* em Farmácia Clínica das Faculdades Pequeno Príncipe.

Henrique Abreu

Enfermeiro Graduado pela Universidade Estadual de Santa Cruz. Especialista em Enfermagem em Urgência e Emergências pela Universidade Federal de São Paulo. Especialista em Enfermagem em Terapia Intensiva pela Associação Brasileira de Enfermagem em Terapia Intensiva (ABENTI) e Associação de Medicina Intensiva Brasileira (AMIB). Docente do Curso de Pós-Graduação *lato sensu* de Enfermagem em Urgência e Emergência da Faculdade de Ciências Médicas da Santa Casa de Misericórdia de são Paulo. Instrutor do Curso *Advanced Trauma Care for Nurse* (ATCN).

Irene Pedro Netto Vartanian

Psicóloga. Especialista em Psico-Oncologia pelo Hospital do Câncer A.C. Camargo Cancer Center. Doutora em Oncologia pelo Hospital do Câncer A.C. Camargo Cancer Center. Pós-Doutorado em Oncologia pela Faculdade de Medicina do ABC. Pós-Doutorado com Bolsa Jovem Pesquisador da Fundação de Amparo à Pesquisa do Estado de São Paulo (FAPESP) pelo Hospital Sírio-Libanês. Docente da Pós-Graduação do Hospital Sírio-Libanês. Pesquisadora da Equipe Médica de Unidades Críticas do Hospital Sírio-Libanês.

Ismário Silva Meneses

Mestrando em Clínica Odontológica pela Universidade Federal de Sergipe. Residência Multiprofissional em Terapia Intensiva Adulto pela Universidade Tiradentes e Secretaria Municipal da Saúde de Aracaju; e em Saúde Coletiva pela Universidade Tiradentes e Secretaria Municipal da Saúde de Aracaju. Graduação em Odontologia pela Universidade Tiradentes. Preceptor da Residência Integrada Multiprossional em Terapia Intensiva Adulto da Fundação de Beneficência Hospital de Cirúrgia, em Aracaju (SE). Cirurgião-Dentista Diarista das UTI Cirúrgica Geral e Clínica Adulto do Hospital Primavera, em Aracaju (SE). Cirurgião-Dentista Diarista da Clínica Adulto das UTI Cardiotorácica da Fundação de Beneficência Hospital de Cirúrgia.

James Francisco Santos

Nutricionista Graduada pela Universidade Estadual do Rio de Janeiro. Pós-Graduação em Nutrição Clínica pelo Instituto Carlos Chagas da Santa Casa da Misericórdia do Rio de Janeiro. Especialização em Terapia Nutricional Parenteral e Enteral pela Santa Casa da Misericórdia do Rio de Janeiro. Especialização em Terapia Nutricional pela Sociedade Brasileira de Nutrição Parenteral e Enteral (SBNPE). Mestre em Nutrição Clínica pelo Instituto de Nutrição Josué de Castro da Universidade Federal de São Paulo. Nutricionista da Equipe Multiprofissional de Terapia Nutricional do Hospital Copa D'Or – Rede D'Or São Luiz, Rio de Janeiro. Coordenadora Acadêmica do Curso de Especialização Multiprofissional em Terapia Nutricional do Instituto D'Or de Pesquisa e Ensino.

Jaqueline Maia de Oliveira

Especialistali em Psicologia Hospitalar. Presidente do Departamento de Psicologia da Sociedade Bahiana de Terapia Intensiva (SOTIBA). Ex-Presidente e Atual Membro de Departamento de Psicologia da Associação de Medicina Intensivas Brasileira (AMIB). Coordenadora dos Serviços de Psicologia do Hospital da Cidade e Hospital Teresa de Lisieux, Bahia.

Jéssica Cerioli Munaretto

Doutora em Clínica Odontológica – Cirurgia e Traumatologia Bucomaxilofaciais da Universidade Federal do Rio Grande do Sul. Especialista em Odontologia para Pacientes com Necessidades Especiais pela Associação Brasileira de Ensino Odontológico de São Paulo (ABENO/SP). Habilitação em Laserterapia, Odontologia Hospitalar e Ozonioterapia pelo Conselho Federal de Odontologia (CFO). Cirurgiã-Dentista da Santa Casa de Misericórdia de Porto Alegre. Membro do Corpo Clínico do Hospital Moinhos de Vento.

José Augusto Santos da Silva

Graduação em Odontologia pela Universidade Federal de Sergipe (UFS). Presidente do Departamento de Odontologia da Sociedade de Terapia Intensiva de Sergipe (SOTISE). Cirurgião-Dentista da Prefeitura Municipal de Aracaju. Cirurgião Bucomaxilofacial da Fundação Hospitalar de Saúde. Chefe do Serviço de Cirurgia Bucomaxilofacial e Cirurgião Bucomaxilofacial da Fundação de Beneficência Hospital de Cirurgia (FBHC). Preceptor do Programa de Residência Integrada Multiprofissional em UTI Adulto da FBHC.

José Martins de Alcântara Neto

Farmacêutico Hospitalar Clínico Intensivista. Residência em Farmácia Hospitalar, Residência Multiprofissional em Terapia Intensiva, Farmacêutico Intensivista e Preceptor Farmacêutico da Residência Multiprofissional em Terapia Intensiva do Hospital Universitário Walter Cantídio. Graduado pela Universidade Federal do Ceará. Especialização em Farmacologia na Farmácia Clínica pela Faculdade Cathedral.

José Melquiades Ramalho Neto

Enfermeiro. Mestre e Doutorando em Enfermagem pelo Programa de Pós-Graduação em Enfermagem do Centro de Ciências da Saúde da Universidade Federal da Paraíba (UFPB). Especialista em Terapia Intensiva pela Faculdade de Administração e Negócios de Sergipe. Titulado em Enfermagem em Terapia Intensiva Adulto pela Associação Brasileira de Enfermagem em Terapia Intensiva (ABENTI). Servidor Publico e Enfermeiro Assistencial na UTI Adulto do Hospital Universitário Lauro Walderley da UFPB. Presidente do Departamento de Enfermagem da Associação de Medicina Intensiva Brasileira (AMIB) Biênio 2018-2019. Professor de Pós-Graduação das Faculdades Integradas de Patos, Faculdade de Enfermagem Nova Esperança e Especializa Curso em Saúde.

José Ribamar Nascimento Júnior

Bacharel em Fonoaudiologia pelo Centro Universitário de João Pessoa (UNIPê). Diretor do Instituto de Gerenciamento em Deglutição. Fonoaudiólogo da Rede Saúde Bandeirantes, do Hospital do Coração e do e do Hospital IGESP. Especialização em Motricidade Orofacial pelo UNIPÊ. Aperfeiçoamento no Atendimento em Pacientes Críticos de UTI pelo Centro de Especialização em Fonoaudiologia Clínica (CEFAC). Mestre e Doutorando em Ciências — Área Oncologia — pela Fundação Antônio Prudente, em São Paulo. Professor do CEFAC — Saúde e Educação. Membro da Associação de Medicina Intensiva Brasileira (AMIB).

Julia Geyer

Psicóloga pela Pontifícia Universidade Católica do Rio Grande do Sul. Especialista em psicossomática pela Universidade do Vale do Rio dos Sinos (Unisinos). Psicanalista pela Sigmund Freud Associação Psicanalítica.

Juliana Thyeme Librelato

Fisioterapeuta Especialista em UTI pelo Conselho Federal de Fisioterapia e Terapia Ocupacional (COFFITO). Especialista em Fisioterapia em Terapia Intensiva pela Faculdade Inspirar. Coordenadora do Serviço de Fisioterapia do Hospital Marcelino Champagnat, em Curitiba (PR). Diretora da ProMarcelino – Profisio. Docente da Faculdade Inspirar

Laércia Ferreira Martins

Mestre em Cuidados Clínicos e Saúde – Linha de Pesquisa Gestão – pela Universidade Estadual do Ceará (UECE). Enfermeira Intensivista em Terapia Intensiva Adulto Titulada pela Associação Brasileira de Enfermagem em Terapia Intensiva (ABENTI). Diretora da ABENTI (2016-2019). Coordenadora do Departamento de Enfermagem da Sociedade Cearense de Terapia Intensiva (SOCETI). Gerente de Enfermagem do Hospital Fernandes Távora (HFT)/ Instituto Práxis. Coordenadora do Serviço de Terapia Intensiva do HFT/Instituto Práxis. Membro Fundador da Gestão Colegiada em Enfermagem (GCEnf). Coordenadora do Núcleo de Pesquisa Clínica (NUPEC) e do Grupo de Pesquisa do GCEnf. Professora do Programa de Pós-Graduação em Enfermagem em Terapia Intensiva da Universidade de Fortaleza.

Laura Severo da Cunha
Graduada em Fisioterapia pelo Centro Universitário Metodista. Especialista em Fisioterapia Cardiorrespiratória pela Universidade Tuiuti, e em Metodologia e Didática do Ensino Superior pela Pontifícia Universidade Católica do Rio Grande do Sul (PUC-RS). Mestre em Medicina Clínica Médica pela Universidade Federal do Rio Grande do Sul. MBA Executivo em Saúde pela Fundação Getulio Vargas. Doutora em Ciências Médica pela PUCRS. Membro do Departamento de Fisioterapia em Terapia Intensiva da Associação Médica Intensiva Brasileira (AMIB).

Lázaro França Nonato
Mestrando em Enfermagem pela Universidade Federal de Minas Gerais. Titulado como Especialista em Enfermagem em Terapia Intensiva pela Associação Brasileira de Enfermagem e Terapia Intensiva (ABENTI). Especialista em Terapia Intensiva Adulto pelo Centro Universitário UNA. Professor de Pós-Graduação nos Cursos de Urgência, Emergência e Trauma, e Terapia Intensiva Adulto pela Pontifícia Universidade Católica de Minas. Gerais Membro do Departamento de Enfermagem da Sociedade Mineira de Terapia Intensiva (SOMITI).

Lica Arakawa-Sugueno
Fonoaudióloga Clínica. Mestrado em Ciências (Fisiopatologia Experimental) e Doutorado em Ciências (Clínica Cirúrgica) pela Faculdade de Medicina da Universidade de São Paulo. Especialista em Voz pelo Conselho Federal de Fonoaudiologia (CFFa). Estagiária na Universidade da Flórida e na Universidade de Pittsburgh. Membro do pelo Conselho Regional de Fonoaudiologia/São Paulo (CRFa/SP). Coordenadora do Departamento de Disfagia da Sociedade Brasileira de Fonoaudiologia (SBFa).

Lisely Silva Garcia
Fisioterapeuta pela Universidade do Vale de Itajaí. Coordenadora do Departamento de Fisioterapia do Hospital Teresa de Lisieux. Diretora da Habilita – Desospitalização, Treinamento e Capacitação em Saúde. Coordenadora da Pós-Graduação de Fisioterapia Aplicada em Pediatria e Neonatologia da Faculdade Inspirar. Professora do Curso de Especialização de Fisioterapia em Terapia Intensiva com Ênfase em Funcionalidade. Professora de Método Abordagem Funcional na Hospitalização.

Lilian Pasetti
Cirurgiã-Dentista. Cirurgiã e Traumatologista Buco-Maxilo-Facial. Doutorado em Medicina Buco-Facial pela Universidad Complutense de Madrid. Especialista em Implantologia. Habilitações em Laserterapia e Odontologia Hospitalar. Professora dos Departamentos de Medicina e de Odontologia da Universidade Positivo.

Liliane Casagrande
Graduação em Odontologia pela Universidade Federal do Espírito Santo. Especialização e Mestrado em Cirurgia e Traumatologia Bucomaxilofaciais pela Pontifícia Universidade Católica do Rio Grande do Sul.

Lívia Maria Barbosa Gonçalves
Coordenadora da Farmácia Clínica do Hospital Sírio-Libanês. Especialista em Farmácia Hospitalar, Farmácia Clínica e Terapia Nutricional. Vice-Coordenadora da Comissão Assessora de Farmácia Clínica so conselho Regional de Farmácia de São Paulo. Coordenadora do Grupo de Estudos de Farmácia da Associação de Medicina Intensiva Brasileira (AMIB) 2018-2019

Luana Carneiro Diniz Souza
Cirurgiã-Dentista. Docente do Curso de Odontologia da Universidade Amigos Ceuma. Presidente da Comissão de Odontologia Hospitalar do Conselho Regional de Odontologia do Maranhão (CRO-MA). Membro da Diretoria do Departamento Nacional de Odontologia da Associação de Medicina Intensiva Brasileira (AMIB). Coordenadora do Departamento de Odontologia da Sociedade de Terapia Intensiva do Maranhão (SOTIMA). Mestre e Doutorando em Odontologia pela Universidade Federal do Maranhão.

Lucia Caruso

Nutricionista do Hospital Universitário da Universidade de São Paulo (USP). Coordenadora Técnica da Equipe Multidisciplinar da Terapia Nutricional do Hospital Universitário da USP. Coordenadora do Programa de Aprimoramento Nutrição Hospitalar do Hospital Universitário da USP. Especialista em Nutrição Clínica pelo Centro Universitário São Camilo. Especialista em Terapia Nutricional Enteral e Parenteral pela Sociedade Brasileira de Nutrição Parenteral e Enteral (SBNPE). Mestre em Nutrição Humana pela USP.

Lúcia Santos

Mestre em Lasers na Odontologia pela Faculdade de Odontologia da Universidade de São Paulo. Especialista em Estomatologia pela Universidade Federal de Pernambuco. Membro da Câmara Técnica da Comissão de Odontologia Hospitalar do Conselho Regional de Odontologia de Pernambuco (CRO-PE). Vice-Presidente do Departamento de Odontologia da Sociedade de Terapia Intensiva de Pernambuco (SOTIPE). Habilitada em Óxido Nitroso pelo COESP. Hipnoterapeuta, Pratctitioner em PNL pela Academia Brasileira de Inteligência Emocional (ABRIEM).

Luciana Mello de Oliveira

Farmacêutica pela Pontifícia Universidade Católica do Rio Grande do Sul (PUC-RS). Especialista em Toxicologia Aplicada e em Assistência Farmacêutica na Modalidade Residência Multiprofissional em Saúde pela PUC-RS. Mestre e Doutora em Medicina: Ciências Médicas pela Universidade Federal do Rio Grande do Sul (UFRGS). Pesquisadora PNPD no Programa de Pós-Graduação em Epidemiologia da UFRGS. Professora Convidada dos Cursos de Pós-Graduação da PUCRS, Universidade de Caxias do Sul, Universidade de Santa Cruz do Sul e Universidade Feevale. Presidente do Departamento de Farmácia da Associação de Medicina Intensiva Brasileira (AMIB).

Luciane Bozza Bertoncello

Psicóloga. Pós-Graduada em Psicologia Clínico-Sistêmica. Coordenadora do Serviço de Psicologia do Hospital Vita Batel, no Paraná. Coordenadora do Serviço de Psicologia do Hospital da Mulher e Maternidade Nossa Senhora de Fátima, no Paraná. Docente e Supervisora dos Cursos de Psicologia Hospitalar e UTI na Care Psicologia Hospitalar, no Paraná.

Maira Maturana

Mestre em Fisiologia pela Universidade Federal do Paraná. Diretora Geral do Serviço de Fisioterapia do Instituto de Neurologia de Curitiba pela ProINC – Prófisio Assistência Fisioterápica. Docente da Faculdade Inspirar. Integrante do Departamento de Fisioterapia da Sociedade de Terapia Intensiva do Paraná (SOTIPA)

Márcio Osório Guerreiro

Professor Adjunto da Disciplina de Urgência e Emergência da Universidade Católica de Pelotas. Professor Associado da Disciplina de Anatomia Humana da Universidade Federal de Pelotas. Doutorado em Ciências da Saúde da Universidade Federal do Rio Grande do Sul.

Marcos Paulo Schlinz e Silva

Graduado em Enfermagem pela Universidade Presidente Antônio Carlos de Juiz de Fora. Especialista em Terapia Intensiva de Adultos pela Universidade do Sagrado Coração. Enfermeiro Intensivista do CTI-Geral de Adultos da Santa Casa de Misericórdia de Juiz de Fora. Coordenador de Pós-Graduação em UTI de Adultos e Neonatal pela UniRedentor. Supervisor de Ensino de Imersão, Extensão e Pós-Graduação do IESPE/UniRedentor. Diretor de Suporte Básico de Vida (BLS) e Instrutor de Suporte A de Vida em Cardiologia (ACLS) no Instituto Terzius pela American Heart Association (AHA). Membro da Diretoria do Departamento de Enfermagem da Associação de Medicina Intensiva Brasileira (AMIB). Membro da Diretoria da Associação Brasileira de Enfermagem em Terapia Intensiva (ABENTI)

Maria Carolina Lima de Faria

Graduada em Fonoaudiologia. Pós-Graduada em Fonoaudiologia Hospitalar. Mestre em Ciências da Saúde: Infectologia e Medicina Tropical. Presidente do Departamento de Fonoaudiologia da Associação de Medicina Intensiva Brasileira (AMIB). Coordenadora do Departamento de Fonoaudiologia da Sociedade Mineira de Terapia Intensiva (SOMITI). Responsável pelo Setor de Fonoaudiologia do Hospital Santa Rita. Fonoaudióloga da Captamed. Sócia-Diretora da Fono Mais Fonoaudiologia.

Maria Helena de Souza

Especialista em Nutrição Clínica pela Universidade Federal do Paraná. Especialista em Administração Hospitalar pela Faculdade São Camilo. Especialista em Nutrição Parenteral e Enteral pela Sociedade Brasileira de Nutrição Parenteral e Enteral (SBNPE). Nutricionista Responsável Técnica pelo Serviço de Nutrição Enteral do Complexo do Hospital de Clínicas da Universidade Federal do Paraná (CHC-UFPR). Nutricionista Chefe da Unidade de Nutrição Clínica do CHC-UFPR.

Mariana Sarkis Braz

Psicóloga pela Faculdade Ruy Barbosa, na Bahia. Terapeuta Familiar Sistêmica pelo Instituto Humanitas, Bahia. Especialista em Psicologia Hospitalar pela Irmandade da Santa Casa de Misericórdia de São Paulo. Especialista em Luto pela Instituto de Psicologia 4 Estações, em São Paulo. Mestre em Psicologia Clínica, Laboratório de Estudos sobre Luto (LELu), pela Pontifícia Universidade Católica de São Paulo. Coordenadora do Serviço de Psicologia do Hospital Paulistano, em São Paulo.

Mariane Monteiro

Fisioterapeuta. Especialização em Fisiologia do Exercício. Doutorado em Ciências Pneumológicas. Professora Adjunta da Universidade Federal de Ciências da Saúde de Porto Alegre.

Mário Reis Álvares-da-Silva

Professor de Hepatologia da Universidade Federal do Rio Grande do Sul (UFRGS). Livre-Docente em Gastrenterologia pela Universidade de São Paulo. Chefe do Serviço de Gastrenterologia do Hospital de Clínicas de Porto Alegre. Coordenador do Programa de Pós-Graduação em Gastrenterologia e Hepatologia da UFRGS.

Marla Martins

Responsável pelo Serviço de Fonoaudiologia do Hospital Esperança/Rede D'Or São Luiz, em Recife (PE). Especialista em Motricidade Orofacial pelo Conselho Federal de Fonoaudiologia (CFFA). Especialização em Motricidade Orofacial Hospitalar e Disfagia pelo CEFAC Saúde e Educação. Especialização em Terapia Intensiva pela UNINTER. Docente da Pós-Graduação em Motricidade Orofacial com Ênfase em Fonoaudiologia Hospitalar e Disfagia. Responsável pelo Departamento de Fonoaudiologia da Sociedade de Terapia Intensiva de Pernambuco (SOTIPE).

Max Morais Pattacini

Intensivista Especialista pela Associação de Medicina Intensiva Brasileira (AMIB). Instrutor dos Cursos Ventilação Mecânica em UTI e Ecografia em Terapia Intensiva da AMIB. Médico Diarista da UTI Adulto da Maternidade Professor José Maria Magalhães Neto. Coordenador da Unidade Semi-Intensiva do Hospital da Bahia. Preceptor da Residência de Medicina Intensiva do Hospital da Cidade. Preceptor da Escola Bahiana de Medicina e Saúde Pública. Primeiro Secretário da Sociedade de Terapia Intensiva da Bahia (SOTIBA)/AMIB. MBA em Gestão em Saúde pela Faculdade Getúlio Vargas.

Mirella Cristine de Oliveira

Coordenadora da UTI do Hospital do Trabalhador da Universidade Federal do Paraná. Diretora do Centro de Estudos e Pesquisa em Emergências Médicas e Terapia Intensiva. Presidente da Associação de Medicina Intensiva Brasileira (AMIB) – Gestão 2016-2017.

Natalia Rosa Biachi

Psicóloga pela Universidade Presbiteriana Mackenzie. Especialista em Psicologia Hospitalar pela Irmandade da Santa Casa de Misericórdia de São Paulo. Aperfeiçoamento em Técnicas Expressivas em Psicologia Simbólica Junguiana pelo Instituto Sedes Sapientiae. Especialista em Teoria, Pesquisa e Intervenção em Luto pelo 4 Estações Instituto de Psicologia. Psicóloga da UTI do Hospital Paulistano.

Nathalia Lobão Barroso de Souza

Graduada em Ciências Farmacêuticas pela Universidade de Brasília (UnB). Especialista em Farmacologia Clínica pela UnB. Atual Chefe do Núcleo de Farmácia Clínica do Hospital de Base do Distrito Federal.

Nathalia Ponte Ferraz

Farmacêutica Especialista em Atenção Farmacêutica – Formação em Farmácia Clínica. Pesquisadora em Doenças Cerebrovasculares no Hospital das Clínicas da Faculdade de Medicina do Estado de São Paulo. Farmacêutica Clínica em UTI. Docente de Cursos de Pós-Graduação em Farmácia Hospitalar e Farmácia Clínica.

Oellen Stuani Franzosi

Nutricionista do Hospital de Clínicas de Porto Alegre. Especialista em Nutrição Clínica pela Associação Brasileira de Nutrição (Asbran). Especialista em Nutrição Parenteral e Enteral pela Sociedade Brasileira de Nutrição Parenteral e Enteral (BRASPEN). Especialista em Pacientes Críticos – Residência Integrada Multiprofissional em Saúde pelo Hospital de Clínicas de Porto Alegre. Mestre e Doutoranda em Ciências Médicas pela Universidade Federal do Rio Grande do Sul.

Paola Hoff Alves

Farmacêutica no Serviço de Farmácia Clínica do Hospital de Clínicas de Porto Alegre. Formada pelo Centro Universitário Metodista do Instituto Porto Alegre. Curso de Aperfeiçoamento em Farmácia Clínica em Terapia Intensiva pelo Instituto de Educação Sírio-Libanês. Mestre em Ciências Médicas pela Universidade Federal do Rio Grande do Sul.

Patrícia Baruel Okumura

Farmacêutica Especialista em Cardiologia e Paciente Crítico. Responsável pelo Setor de Hemodinâmica do Instituto de Cardiologia de Porto Alegre. Graduada em Farmácia pela Universidade Federal do Paraná (UFPR). Residência em Atenção Cardiovascular no Hospital de Clínicas da UFPR. Residência em Adulto Crítico no Hospital de Clínicas de Porto Alegre.

Patrícia Nascimento

Cirurgiã-Dentista. Professora Associada das Disciplinas de Odontologia Infantil da Faculdade de Odontologia da Universidade de Alagoas. Mestre e Doutora em Odontopediatria pela Faculdade de Odontologia da Universidade de Pernambuco. Habilitação em Odontologia Hospitalar pelo Conselho Federal em Odontologia (CFO).

Patrícia Treviso

Graduação em Enfermagem pela Universidade Federal do Rio Grande do Sul. Mestrado em Ciências da Saúde pela Pontifícia Universidade Católica do Rio Grande do Sul (PUC-RS). Doutorado em Ciências da Saúde pela PUC-RS. MBA em Gestão Empresarial pelo Instituto Brasileiro de Gestão de Negócios. *Master Internacional en Donación y Trasplante de Órganos, Tejidos y Células* (ONT), Espanha. Docente do Curso de Graduação em Enfermagem do Instituto Porto Alegre. Coordenadora de Graduação do Centro Universitário Metodista do Instituto Porto Alegre.

Rafael Alexandre de Oliveira Deucher

Médico Intensivista titulado pela Associação de Medicina Intensiva Brasileira (AMIB). Coordenador das UTI do Hospital VITA Batel, Curitiba (PR). Preceptor do Programa de Especialização em Medicina Intensiva do Centro de Estudos e Pesquisas em Emergências Médicas e Terapia Intensiva. Especialista em Cirurgia Geral pelo SUS-SP MEC.

Raphaella Ropelato
Psicóloga. Mestre em Medicina Interna e Ciências da Saúde pela Universidade Federal do Paraná. Especialização em Psicoterapia Comportamental e Cognitiva pela Universidade Positivo, Paraná. Coordenadora do Serviço de Psicologia do Hospital Vita, Paraná. Presidente Departamento Psicologia da Associação de Medicina Intensiva Brasileira (AMIB) (2016-2017).

Raquel Pusch
Psicóloga Cognitiva. Mestre em Organização e Desenvolvimento – Políticas Públicas na Área da Saúde pela FAE Business School – Centro Universitário, Paraná. Especialista em Psicologia da Família pelo Instituto Nacional de Ensino, Pós-Graduação e Extensão, em São Paulo; e em Psicologia da Saúde Mental, Psicopatologia, Psicanálise pela Pontifícia Universidade Católica do Paraná (PUC-PR). *Lato sensu* em Gestão de Conflitos e Crises nas Organizações e Sistemas Familiares pela Universidade de Brasília; e em Filosofia Clínica pelo Instituto Tecnológico e Educacional de Curitiba. Professora do Curso de Psicologia Hospitalar/Medicina Intensiva da Pós-Graduação da PUC-PR; do Curso de Fisioterapia Cardiopulmonar da Pós-Graduação da Universidade Positivo, Paraná; e do Curso de Medicina Intensiva da Pós-graduação da Universidade Redentor, São Paulo. Coordenadora e Professora dos Cursos em Psicologia Hospitalar Promovidos pelo Psico Saúde, Paraná.

Renata Andréa Pietro Pereira Viana
Graduada em Enfermagem e Obstetrícia pela Faculdade de Medicina de Marília, com especialização em Nefrologia pela Universidade Federal de São Paulo (Unifesp), Epidemiologia Hospitalar pela Unifesp, Administração Hospitalar pela Universidade de Ribeirão Preto e Educação em Saúde pela Unifesp. Fundadora e membro efetivo da Associação Brasileira de Enfermagem em Terapia Intensiva (ABENTI). Presidente do Departamento de Enfermagem da Associação de Medicina Intensiva Brasileira (AMIB) nos biênios 2009-2010, 2010-2011. Mestrado em Educação e Saúde pela Unifesp. Doutorado em Ciências da Saúde pela Unifesp. Presidente do Conselho Regional de Enfermagem de São Paulo (COREN/SP) no triênio 2018-2020.

Renata Fumis
Professora Associada 2 da Disciplina de Odontologia Infantil da Faculdade de Odontologia da Universidade Federal de Alagoas (UFAL). Mestrado e Doutorado em Odontopediatria pela Faculdade de Odontologia da Universidade de Pernambuco. Habilitação em Odontologia Hospitalar pelo Conselho Federal de Odontologia (CFO). Cirurgiã-dentista Voluntária da Enfermaria Oncopediátrica do Hospital Santa Casa de Misericórdia de Maceió (SCMM). Coordenadora do Serviço de Odontologia da Associação dos Pais e Amigos dos Leucêmicos de Alagoas (APALA). Coordenadora do Projeto Sorriso Mágico – Odontologia Ambulatorial e Hospitalar para Crianças e Adolescentes com Câncer, Promovido pela UFAL em Parceria com a APALA e SCMM.

Renato Tavares
Fisioterapeuta Graduado pela Universidade Estácio de Sá. Pós-Graduado em Traumato-Ortopedia pela Universidade Castelo Branco com Experiência Profissional no VOTCOR pelo Instituto Nacional de Traumato-Ortopedia.

Rita Gigliola Gomes Prieb
Psicóloga do Centro de Tratamento Intensivo Adulto do Hospital de Clínicas de Porto Alegre. Especialista em Psicologia Hospitalar pelo Conselho Federal de Psicologia (CFP). Mestre em Ciências Médicas pela Universidade Federal do Rio Grande do Sul. Preceptora do Programa de Residência Integrada Multiprofissional em Saúde, Ênfase Adulto Crítico, com formação em Psicoterapia Psicanalítica pelo Centro de Estudos Psicanalíticos de Porto Alegre.

Roberto Carlos Lyra da Silva

Professor Associado II da Universidade Federal do Estado do Rio de Janeiro. Coordenador do Programa de Pós-Graduação de Doutorado em Enfermagem e Biociências. MBA em Economia e Avaliação de Tecnologias em Saúde pela Fundação Instituto de Pesquisa Econômica e pelo Hospital Alemão Oswaldo Cruz. Pesquisador Líder do Laboratório de Avaliação Econômica e de Tecnologias em Saúde do Conselho Nacional de Desenvolvimento Científico e Tecnológico. Coordenador do Laboratório de Simulação e Avaliação de Usabilidade e Fator Humano da Unirio.

Rodrigo Francisco de Jesus

Doutorando pela Escola de Enfermagem da Universidade de São Paulo. Mestre em Enfermagem pela Universidade Federal do Rio de Janeiro. Especialista em Circulação Extracorpórea pela Sociedade Brasileira de Circulação Extracorpórea (SBCEC). Membro do Departamento de Enfermagem da Sociedade de Terapia Intensiva do Rio de Janeiro (SOTIERJ).

Sabrina Donatti Ferreira da Silva

Graduada em Fisioterapia pela Universidade São Francisco. Especialista em Fisioterapia em Terapia Intensiva pelo Conselho Federal de Fisioterapia e Terapia Ocupacional (COFFITO) e pelo Centro de Estudos e de Pesquisa em Terapia Intensiva (CEPETI). Pós-Graduação em Fisioterapia Cardiorrespiratória pela Faculdade Tuiuti. MBA em Gestão, Qualidade e Auditoria em Saúde pela Faculdade Inspirar. Gestora de Qualidade na Prófisio Assistência Fisioterápica. Coordenadora de Fisioterapia das Unidades Críticas do Hospital do Trabalhador (Prófisio). Docente da Faculdade Inspirar.

Sandra Regina Gonzaga Mazutti

Psicóloga. Mestre em Ciências da Saúde pelo Instituto Sírio-Libanês de Ensino e Pesquisa. Especialista em Psicologia Hospitalar, Terapia Cognitivo-Comportamental. Pós-Graduada em Psico-Oncologia e Cuidados Paliativos pelo Instituto Pallium Latinoamérica – Buenos Aires. Membro do Departamento de Psicologia da Associação de Medicina Intensiva Brasileira (AMIB) (2012-2018). Coordenadora de Serviço de Apoio a Estudantes e Docentes do Curso de Medicina da Universidade Anhembi Morumbi – São Paulo.

Sandra Regina Justino da Silva

Nutricionista do Centro de Terapia Intensiva do Complexo Hospital de Clinicas da Universidade Federal do Paraná. Doutora em Ciências da Nutrição pela Universidade Federal de São Paulo. Especialista em Terapia Nutricional Parenteral e Enteral – SBNPE. Especialista em Nutrição Clínica – Universidade Federal do Paraná. Especialista em Administração Hospitalar – São Camilo /SP e UFPR. Presidente do Departamento de Nutrição da AMIB 2012-2017

Sergio Nemer

Doutor em Pneumologia pela Universidade de São Paulo. Formação Internacional em Bobath, Facilitação Neuromuscular Proprioceptiva, Maitland, Mulligan, Osteopatia e Neurodinâmica. Fisioterapeuta do Governo do Estado do Rio de Janeiro.

Sibila Lilian Osis

Enfermeira. Mestre em Enfermagem pela escola Paulista de Enfermagem da Universidade Federal de São Paulo. Titulada pela Associação Brasileira de Enfermagem em Terapia Intensiva (ABENTI). Docente da Universidade do Estado do Amazonas. Enfermeira do Instituto de Enfermeiros em Terapia Intensiva do Amazonas.

Sofia Louise Santin Barilli

Enfermeira da UTI Adulto do Hospital Nossa Senhora da Conceição. Mestre em Enfermagem pela Universidade Federal do Rio Grande do Sul. Especialista em Terapia Intensiva – Modalidade Residência – e em Gestão da Atenção à Saúde do Idoso. Docente do Curso de Enfermagem da Universidade do Vale dos Sinos.

Soraia Arruda

Especialização em Nefrologia pela Universidade Federal do Rio Grande do Sul (UFRGS). Mestrado em Ciências em Gastrenterologia e Patologia pela UFRGS. Enfermeira Coordenadora do Programa de Transplante Hepático.

Suzana Margareth Ajeje Lobo

Professora Livre-Docente da Faculdade de Medicina de São José do Rio Preto. Chefe do Serviço de Terapia Intensiva do Hospital de Base.

Tais Hochegger

Coordenadora da Unidade de Tratamento Intensivo 1 do Hospital de Clínicas de Porto Alegre. Enfermeira Assistencial com Ênfase em Nefrointensivismo. Especialista em Terapia Intensiva pelo Hospital Moinhos de Vento. Especialista em Nefrologia pela Universidade Federal do Rio Grande do Sul. Especialista em Gestão de Equipe e Liderança pela Pontifícia Universidade Católica do Rio Grande do Sul.

Tecla Caddah

Psicóloga Clínica e Hospitalar. Coordenadora do Departamento de Psicologia da Sociedade Amazonense de Terapia Intensiva (SATI). Membro do Departamento de Psicologia da Associação de Medicina Intensiva Brasileira (AMIB).

Teresa Márcia Nascimento de Morais

Mestre em Clínica Odontológica pela Universidade de São Paulo. Especialista em Periodontia e Implantodontia pelo Centro Universitário da Fundação Educacional de Barretos. Presidente do Departamento de Odontologia da Associação de Medicina Intensiva Brasileira (AMIB) de 2008-2013.

Thaís dos Santos Donato

Enfermeira Graduada pela Universidade Federal do Rio Grande do Sul. Enfermeira Especialista em Terapia Intensiva pela Universidade do Vale do Rio dos Sinos (Unisinos).

Thiago Henrique de Pontes Ferreira

Graduação em Fonoaudiologia pela Universidade Federal de Pernambuco. Especialização em Disfagia pelo CEFAC e pelo Conselho Federal de Fonoaudiologia (CFFa). Especialização em Voz pelo Centro de Estudos da Voz. Especialização em Gerontologia pelo Instituto de Desenvolvimento Educacional de Pernambuco. Doutorando em Ciências Biomédicas pelo Instituto Universitario Italiano de Rosario, Argentina. Titulado em Gerontologia pela Sociedade Brasileira de Geriatria e Gerontologia (SBGG). Certificado pelo Métodos Lee Silverman e Vital Stim. Presidente do Departamento de Fonaudiologia da Sociedade de Terapia Intensiva de Sergipe (SOTISE). Coordenador de Pós-Graduação do Instituto de Desenvolvimento Educacional de Aracaju. Sócio-Diretor do Núcleo Especializado em Saúde e Comunicação.

Vanessa Andrade Conceição

Farmacêutica pela Universidade Paulista. Especialista em Farmácia Clínica e Atenção Farmacêutica pela Universidade Gama Filho. Especialista em Terapia Intensiva Abordagem Multidisciplinar pela Universidade de Taubaté. Vice-Coordenadora da Comissão de Farmácia Clínica do Conselho Regional de Farmácia do Estado de São Paulo (CRF-SP). Membro da Associação de Medicina Intensiva Brasileira (AMIB). Farmacêutica Clínica da UTI Adulto e da Equipe Multidisciplinar de Terapia Nutricional do Hospital Santa Catarina, São Paulo.

Vanessa Martins de Oliveira

Médica Intensivista do Hospital de Clínicas de Porto Alegre (HCPA). Coordenadora de Ensino e Pesquisa em Ventilação Mecânica em Prona do HCPA. Mestre em Clínica Médica pela Universidade Federal do Rio Grande do Sul (UFRGS). Doutora em Epidemiologia pela UFRGS. Docente da Faculdade de Medicina da Universidade do Vale do Rio dos Sinos. Docente do Mestrado de Avaliação e Tecnologia em Saúde da Escola do Grupo Hospitalar Conceição. Membro do Comitê Executivo da Gerência de Risco do HCPA.

Vanúzia Sari

Enfermeira na UTI Adulto do Hospital Nossa Senhora da Conceição. Especialista em Terapia Intensiva pela Modalidade de Residência Integrada em Saúde, com Ênfase em Terapia Intensiva, do Grupo Hospitalar Conceição. Mestre em Enfermagem pela Universidade Federal de Santa Maria.

Vinicius Silva Oliveira

Fisioteraputa. Especialista em Reabilitação Neurofuncional. Especialista em UTI Baseada na Funcionalidade. Coordenador Técnico (Diarista) do Hospital Geral Clériston Andrade, Feira de Santana (BA).

Virginia Porto

Graduação em Enfermagem pela Universidade Federal da Paraíba. Especialização em Formação Pedagógica pela Fundação Oswaldo Cruz. Especialização em Enfermagem em Terapia Intensiva pela Universidade Guarulhos. Mestre em Ciências da Saúde pela Universidade Cruzeiro do Sul. Título de Especialista em Terapia Intensiva Adulto pela Associação Brasileira de Enfermagem e Terapia Intensiva (ABENTI). Coordenadora de Enfermagem da UTI Materna do Instituto Cândida Vargas, Paraíba. Enfermeira da UTI Adulto do Hospital Universitário Lauro Wanderley.

Viviane D'Andretta e Silva

Psicóloga pela Universidade Presbiteriana Mackenzie. Aprimoramento em Psicologia Hospitalar pelo Centro de Referência de Saúde da Mulher – Hospital Pérola Byington. Aperfeiçoamento em Cuidados Paliativos pelo Instituto de Ensino e Pesquisa do Hospital Sírio-Libanês. Especialista em Teoria, Pesquisa e Intervenção em Luto pelo Instituto de Psicologia Quatro Estações.

Wagner Leal

Especialista, Mestre e Doutor em Periodontia pela Faculdade de Odontologia de Piracicaba da Universidade Estadual de Campinas. Professor Adjunto de Periodontia da Universidade Federal do Piauí (UFPI). Coordenador e Instrutor do Departamento de Odontologia da Associação de Medicina Intensiva Brasileira (AMIB) Regional Piauí. Coordenador do Projeto Assistência Odontológica na UTI do Hospital Universitário da UFPI. Membro do Departamento Nacional de Odontologia da AMIB (2016/2018).

Wildlani Montenegro

Mestre em Princípios da Cirurgia pela Faculdade Evangélica do Paraná. Membro da Diretoria da Associação de Enfermagem de Terapia Intensiva (ABENTI). Titulada em Terapia Intensiva pela Associação de Enfermagem de Terapia Intensiva/Associação de Medicina Intensiva Brasileira (ABENTI/AMIB). Pós-Graduação em Terapia Intensiva pela Faculdade Redentor/AMIB. Coordenação da Pós-Graduação da AMIB/ABENTI de Enfermagem em Terapia Intensiva, São Luís, Maranhão. Docente da Pós-Graduação da Universidade Ceuma e Faculdade Laboro. Coordenadora de Enfermagem do Serviço de Terapia Intensiva do Hospital São Domingos, Maranhão. Avaliadora IQG para Acreditação na Organização Nacional de Acreditação (ONA). Membro Efetivo do Colégio Brasileiro de Executivos em Saúde. Pós-Graduada em Executivo em Saúde pela Fundação Dom Cabral. Servidora Pública Municipal da Secretaria Municipal de Saúde de São Luís.

AGRADECIMENTOS

A todos envolvidos nesta audaciosa obra.

À Associação de Medicina Intensiva Brasileira (AMIB), por tornar o sonho realidade.

Aos presidentes de departamento no biênio 2016-2017.

À Dra. Mirella Oliveira, por ter acreditado neste sonho.

PREFÁCIO

Só se pode alcançar um grande êxito quando nos mantemos fiéis a nós mesmos.
Friedrich Nietzsche

Esta obra é o resultado de um trabalho de muitas mãos e múltiplos olhares, mas com o mesmo foco: o cuidar.

Reunir em um único texto a complexidade do trabalho multidisciplinar não foi tarefa fácil, mas foram sublinhadas a beleza e a importância do que realizamos diariamente dentro de nossas unidades de terapias intensivas, nos mais diferentes cenários.

Esta obra aproximou os profissionais que atuam nas unidades de terapia intensiva, agregando saberes, *expertises* e vivência sob os diversos aspectos do cuidado do paciente grave.

A fim de que a leitura fosse fácil e agradável, dividimos em cinco grandes partes: a primeira contempla o cuidar; a segunda trata de temas clássicos da nossa rotina; a terceira detalha temas da gestão e da segurança na unidade de terapia intensiva; a quarta aborda a vivência nesta unidade; a quinta, por fim, é dedicada a temas da alta da unidade.

Para além dos textos, este livro reforça, em si, a importância do trabalho em equipe, a excelência do cuidado multidisciplinar e a importância de "todos nós", profissionais da saúde, pacientes e familiares – assim, entre aspas, para ressaltar o teor multifacetado do nosso trabalho.

O caminho a ser percorrido ainda é longo, mas esta obra é a certeza de que estamos na direção certa.

Esta é nossa contribuição para o aprendizado e a formação dos profissionais intensivistas brasileiros.

Nára Selaimen Gaertner de Azeredo
Esperidião Elias Aquim
Adriana Alves dos Santos

SUMÁRIO

Seção 1 – Cuidar, 1

1. Realidade das unidades de terapia intensiva no cenário atual, 3
Mirella Cristine de Oliveira
Rafael Alexandre de Oliveira Deucher

2. Admissão do paciente crítico, 7
Alessandra Figueiredo Souza
Fernando Trevisan
Gabriela Lucin
Liliane Casagrande
Lucia Caruso
Luciana Mello de Oliveira
Maira Maturana
Maria Carolina Lima de Faria
Rita Gigliola Gomes Prieb

3.1 Mobilização precoce do paciente crítico, 17
Adriana Alves dos Santos
Maira Maturana
Sabrina Donatti Ferreira da Silva

3.2 Analgesia, sedação e *delirium*, 25
Marcos Paulo Schlinz e Silva
Nathalia Lobão Barroso de Souza
Viviane D'Andretta e Silva

3.3 Prona: como tornar a manobra mais segura e estimular a equipe multidisciplinar?, 33
Vanessa Martins de Oliveira
Dulce Inês Welter
Graciele Nadalin Deponti
Rita Gigliola Gomes Proença

3.4 Pneumonia associada à ventilação mecânica, 51
Ana Paula Rodrigues
Celi Vieira
Lilian Pasetti
Guilherme Eduardo da Silva
Sabrina Donatti Ferreira da Silva
Sofia Louise Santin Barilli

3.5 Tromboembolismo pulmonar, 61

Anne Karolyne Leite

Márcio Osório Guerreiro

Nathalia Ponte Ferraz

3.6 Úlcera de estresse em unidade de terapia intensiva, 71

José Martins de Alcântara Neto

Suzana Margareth Ajeje Lobo

3.7 Cuidado com a pele dentro do serviço de terapia intensiva, 75

Adriana Macedo Cabral

Sibila Lilian Osis

3.8 Terapia nutricional, 83

Sandra Regina Justino da Silva

3.9 Tecnologias em unidade de terapia intensiva, 91

Andrezza Serpa Franco

Cesar Mello

Flávia Tavares da Silva Elias

Roberto Carlos Lyra da Silva

3.10 *Checklist:* uma ferramenta para melhoria e segurança do cuidado, 99

Ana Lúcia Cascardo Marins

Ayla Maria Farias de Mesquita

Seção 2 – Temas Clássicos, 109

4. Sepse, 111

Ábner Souza Paz

Fernando Martins Baeder

José Melquiades Ramalho Neto

Paola Hoff Alves

Renata Andréa Pietro Pereira Viana

Teresa Márcia Nascimento de Morais

5. Ventilação mecânica, 121

Anne Karolyne Leite

Christiane Albuquerque

Cleber Verona

Sergio Nemer

6. Monitorização em unidade de terapia intensiva: o que há de novo? Revisitando métodos hemodinâmicos disponíveis, 131

Rodrigo Francisco de Jesus

Vanessa Martins de Oliveira

7. Lesão renal aguda e métodos dialíticos, 143
Cássia Maria Frediani Morsch
Geam Carles Mendes dos Santos
Patrícia Baruel Okumura
Tais Hochegger

8. Assistência nos diferentes tipos de choques, 155
Andréia Martins Specht
Fernando Gutierrez

9.1. Grande queimado, 159
Nara Lopes
Giane Leandro Araujo
James Francisco Santos

9.2. O paciente com câncer na unidade de terapia intensiva, 171
Henrique Abreu
Irene Pedro Netto Vartanian
Jessica Munaretto
Patricia Nascimento
Renata Fumis

9.3. Aspectos médicos e psicológicos no cuidado a gestantes, 181
Luciane Bozza Bertoncello
Max Morais Pattacini
Raphaella Ropelato

9.4. Transplante de órgãos, 193
Ane Glauce Freitas Margarites
Antônio Carlos Moura Melo
Cristina Dobler
Fernanda Cintra
Jéssica Cerioli Munaretto
Mariane Monteiro
Mário Reis Álvares-da-Silva
Soraia Arruda

9.5. Paciente crítico com lúpus eritematoso, 207
Adriana Alves dos Santos
Edela Puricelli
Esperidião Elias Aquim
José Augusto Santos da Silva
Nára Selaimem Gaertner Azeredo

Seção 3 – Gestão e Segurança, 217

10. Qualidade e cultura de segurança nos serviços de terapia intensiva, 219
Daniela Vieira Baldini Batista
Eugenie Neri
Lisely Silva Garcia
Lilian Pasetti
Lucia Caruso
Lúcia Santos
Patrícia Treviso
Renato Tavares

11. Indicadores como critérios de gerenciamento, 229
Daniela Vieira Baldini Batista
José Ribamar Nascimento Júnior
Laura Severo da Cunha
Lucia Caruso

12. Gerenciamento de custos na unidade de terapia intensiva, 237
Wildlani Montenegro

13. Ações que promovam a segurança em terapia intensiva, 243
Daiandy da Silva
Lívia Maria Barbosa Gonçalves
Maria Helena de Souza
Thaís dos Santos Donato

14. *Handover*: estratégias no cuidado com o paciente crítico, 253
Clayton Lima Melo
Lázaro França Nonato

15. Produção de novos conhecimentos dentro da terapia intensiva, 263
Aline Teotonio Rodrigues
Guilherme Duprat Ceniccola
Fernanda Alves Ferreira Gonçalves
Fernando Martins Baeder
Glória Maria Pimenta Cabral
Raquel Pusch

16. Unidade de terapia intensiva como cenário de prática: vivência da multidisciplinaridade, 269
Eugenie Neri
Franciele Sória
José Augusto Santos da Silva
Laércia Ferreira Martins
Luana Carneiro Diniz Souza

Seção 4 – Vivências em Unidade de Terapia Intensiva, 279

17. **Sofrimento do paciente, da família e da equipe, 281**
Carolina Corrêa Pinto Farias
Fernanda Saboya

18. **O processo de perda na unidade de terapia intensiva, 289**
Mariana Sarkis Braz
Natalia Rosa Biachi

19. **Comunicação efetiva, trabalho em equipe e cuidado centrado no paciente, 295**
Clayton Lima Melo
Lázaro França Nonato

20. **As memórias que me narram: a possibilidade do cuidado e da narrativa como preservação da vida, 303**
Julia Geyer
Nára Selaimen Gaertner Azeredo

21. **Decisão compartilhada entre equipe e família, 309**
Sandra Regina Gonzaga Mazutti
Vanúzia Sari

22. **Gestão de conflitos na equipe: ferramentas e abordagens, 319**
Raquel Pusch

23. **Confiança no acolhimento: percepção da tríade paciente-família-equipe assistencial, 327**
Carmen Lazzari
Jaqueline Maia de Oliveira
Tecla Caddah

24. **Relação de poder nos serviços de Terapia Intensiva, 337**
Raquel Pusch

25. **Registros como estratégia de comunicação multidisciplinar, 343**
Ana Silvia Scavacini
Cecília Couto
Davi Blum
Deborah Sales
Mariana Sarkis Braz
Vanessa Andrade Conceição
Virginia Porto

Seção 5 – Pós-Unidade de Terapia Intensiva, 353

26. Retorno para casa: qualidade de vida no pós-alta da unidade de terapia intensiva, 355

Antonio Duarte
Camila Fussi
Flávia Makoski Ciescilivski
Juliana Thyeme Librelato
Lica Arakawa-Sugueno
Marla Martins
Nathalia Ponte Ferraz

27. Orientações nutricionais no pós-alta da unidade de terapia intensiva, 365

Danielle Milanez
Oellen Stuani Franzosi

28. Redes de Atenção à Saúde no pós-alta, 369

Clei Ângelo Mocelin
Flaviani Alves Santana Alfano
Ismário Silva Meneses
Oellen Stuani Franzosi
Vinicius Silva Oliveira

29. Desospitalização: avanços no cuidado domiciliar, 379

Antônio Lopes Almeida
Darina Mirella Santos Guimarães
Eduardo Eberhardt
Lúcia Santos
Thiago Henrique De Pontes Ferreira
Wagner Leal

SEÇÃO 1

Cuidar

CAPÍTULO 1

Realidade das unidades de terapia intensiva no cenário atual

Mirella Cristine de Oliveira
Rafael Alexandre de Oliveira Deucher

A pedra fundamental das unidades de terapia intensiva (UTIs) foi lançada na Guerra da Crimeia pela enfermeira Florence Nightingale. No ano de 1854, quando Nightingale foi para a guerra, a média de mortalidade dos soldados feridos era, aproximadamente, de 40%. Após ela perceber que pacientes mais graves precisariam de cuidados diferenciado dos demais, e que eles deveriam ser tratados em local separado dos menos graves, a mortalidade caiu para menos de 5%. Além de proporcionar cuidados personalizados, em ambiente diferenciado, Nightingale cuidava dos pacientes no período noturno, o que a tornou conhecida como a Dama da Lâmpada. Após analisarmos estas medidas simples – porém eficientes – realizadas por esta enfermeira, chega-se à conclusão de que foi neste período que surgiu o embrião das UTIs dos dias atuais.

Provavelmente, a primeira tecnologia utilizada parecida com as das UTIs atuais foram os pulmões de aço. Inventados nos Estados Unidos, no ano de 1928, os pulmões de aço foram uma das primeiras máquinas para auxiliar na recuperação do paciente grave. Originalmente, foram concebidos para tratar pacientes de inalação de gases tóxicos, porém, mais tarde, constituíram ferramenta de extrema importância na luta pela sobrevivência de pacientes com poliomielite.

No Brasil, os primeiros pulmões de aço chegaram em 1955 no Instituto de Ortopedia e Traumatologia da Universidade de São Paulo (USP), também com o objetivo de tratar pacientes acometidos pela poliomielite. O instituto tornou-se, então, o primeiro centro de cuidados ao paciente gravemente enfermo do Brasil, sendo o que mais se aproximava de uma UTI dos dias atuais. Em pouco tempo, estes equipamentos estavam presentes também no Rio de Janeiro, inaugurando-se o Centro de Tratamento Intensivo, em fevereiro de 1967, no Hospital Federal dos Servidores do Estado.

Após a criação dessas unidades em São Paulo e no Rio de Janeiro, outras regiões do país inauguraram UTIs. As instituições públicas foram as grandes responsáveis pela implementação das UTIs pelas diversas regiões do país. Nos anos 1970, por exemplo, a sala 4.030, do Hospital das Clínicas, em São Paulo, era usada para tratar pacientes graves. Os hospitais privados começaram a inaugurar suas UTIs também nesta época. Já em 1972, o Hospital Sírio-Libanês contava com uma unidade de cuidados críticos.

A inauguração da primeira UTI coronariana foi no ano de 1982, em Fortaleza (CE). Este ato foi considerado um grande marco na história da terapia intensiva brasileira. Logo após, diversos hospitais demonstraram interesse por este tipo de unidade, por conta da crescente demanda de tratamento das doenças coronarianas.

A Associação de Medicina Intensiva Brasileira (AMIB) elaborou o primeiro estudo que possibilitou uma visão do cenário atual das UTIs no Brasil. Trata-se do o Censo AMIB de 2009, que apresenta dados iniciais provenientes do Cadastro Nacional dos Estabelecimentos de Saúde (CNES) e do Instituto Brasileiro de Geografia e Estatística (IBGE). Nesta ocasião, o Brasil contava com 25.367 leitos de UTI.

Em 2016, o censo foi atualizado, e alguns dados chamaram atenção. Dentre eles, por exemplo, o fato de, no Brasil, possuírmos 8% dos leitos hospitalares com UTI, sendo o recomendado entre 6 e 10%; apenas 24% dos estabelecimentos hospitalares têm UTI; e somente 15% dos municípios brasileiros têm a unidade. Há uma concentração de estabelecimentos na Região Sudeste, mas deve ser considerada a densidade populacional nesta região; o Norte é a região mais desassistida. Contamos atualmente com mais de 40 mil leitos de UTI, o que significa 20 leitos para cada 100 mil habitantes entre serviço público e privado.

Do total de leitos disponíveis, 60% estão à disposição dos usuários do serviço privado, e 40% do serviço público de saúde. Como apenas 25% da população de nosso país possui algum tipo de seguro saúde, a relação leito por habitante torna-se desproporcional. No sistema privado, esta relação é de 7,5 leitos para cada 100 mil habitantes, enquanto, no público, tal relação é bem maior — em torno de 25,5 leitos para cada 100 mil habitantes.

A maior parte dos estabelecimentos (89,1%) possui UTI adulto; em torno de 30% dos estabelecimentos existe UTI neonatal e apenas 19,7% têm UTI pediátrica. A maioria das UTI brasileiras (mais precisamente 57,9%) é consideradas mistas, ou seja, não é focada em atendimento de pacientes específicos, como as unidades coronarianas, que perfazem 5,8% do total de leitos de UTI distribuídos pelo Brasil.

A distribuição das UTIs pelas regiões acompanha os grandes centros de população e econômicos. De todas unidades do país, 53,8% encontram-se na Região Sudeste; 16,9% na Sul; 7,6% no Centro-Oeste; 16,8% no Nordeste; e apenas 5% estão no Norte. Este fato deixa grande parte da população sem assistência adequada nas Regiões Norte e Centro-Oeste do país.

Conforme a portaria 1.101/GM, de 12 de junho de 2002, elaborada pelo Ministério da Saúde, são necessários 2,5 a 3 leitos hospitalares para cada mil habitantes. Se formos avaliar os leitos de UTI, calcula-se, em média, a necessidade de 4 a 10% do total de leitos hospitalares — o que corresponde a um a três leitos de UTI para cada 10 mil habitantes.

A média de leitos no Brasil é de 1,3 leito de UTI por 10 mil habitantes. Apesar de a média nacional respeitar os limites mínimos da normalidade, esta não é a realidade em diversas regiões. Mais da metade das UF do país apresenta cobertura insatisfatória de leitos.

Estados do Sudeste e do Sul apresentam boa média de leitos de UTI por cada 10 mil habitantes, e praticamente todos os Estados do Norte e Nordeste (exceto Amazonas e Rio Grande do Norte) não atingem o mínimo exigido pela portaria 1.101/GM, que é de pelo menos um leito para cada 10 mil habitantes. A Região Centro-Oeste atinge a média estabelecida, com destaque para o Distrito Federal, que possui a maior média nacional: 2,4 leitos de UTI cada 10 mil habitantes. Quando olhamos para o censo da AMIB, percebemos que a falta de leitos se faz mais presente na esfera pediátrica — seja UTI pediátrica ou neonatal.

Atualmente, já é robusta a legislação que garante diretrizes e qualidade assistencial nas UTIs brasileiras. A portaria do Ministério da Saúde 3.432, de 12 de agosto de 1998, estabelece o primeiro marco regulatório das UTIs no país. Esta portaria surgiu por conta da importância na assistência das UTIs, e da necessidade de se estabelecerem critérios de classificação entre UTIs, de acordo com a incorporação de tecnologia, a especialização dos recursos humanos e a área física disponível. Dentre as disposições gerais, a definição que UTI é

unidade hospitalar destinada ao atendimento de paciente grave ou de risco que dispõe de assistência médica e de enfermagem ininterruptas, com equipamentos específicos próprios, recursos humanos especializados e que tenham acesso a outras tecnologias destinadas a diagnósticos e terapêutica.

Esta portaria também estabeleceu idades para classificação das UTIs entre neonatal, pediátrica e adulto. UTIs adulto atendem pacientes maiores de 14 ou 18 anos, de acordo com as rotinas internas dos hospitais. Ainda, todo hospital de nível terciário com capacidade maior ou igual a 100 leitos deve dispor de leitos de tratamento intensivo.

UTIs tipos II e III devem contar com equipe básica e precisam ter um responsável técnico com título de especialista em Medicina Intensiva ou medicina intensiva pediátrica. Um marco na regulação foi a proporção de um médico plantonista exclusivo para até dez pacientes ou fração, um enfermeiro coordenador e um fisioterapeuta para cada dez leitos no turno da manhã e da tarde.

Quando se trata de normativas em relação às UTIs, pode-se dizer que a Resolução da Diretoria Colegiada (RDC) n.º 7, de 24 de fevereiro de 2010, publicada pela Agência Nacional de Vigilância Sanitária (Anvisa), foi uma das mais importantes conquistas recentes. É uma dissertativa mais complexa e completa, quando comparada à portaria 3.432, do Ministério da Saúde. O texto da RDC 7 dispõe sobre requisitos mínimos para funcionamento das UTIs e se aplica a todas as unidades do país, sejam públicas, privadas ou filantrópicas, civis ou militares. Ficou decidido que o responsável técnico deveria ter título de especialista em Medicina Intensiva, Medicina Intensiva Pediátrica ou em Pediatria, com área de atuação em neonatologia para as UTIs adulto, pediátrica e neonatal, respectivamente.

A proporção estabelecida foi de: um médico para cada dez leitos ou fração; um enfermeiro para cada oito leitos ou fração; um fisioterapeuta para cada dez leitos ou fração; um técnico de enfermagem para cada dois leitos; e um técnico de enfermagem por UTI para apoio assistencial. Outros profissionais são contemplados, uma vez que, nesta resolução, ainda chama-se atenção para o fato de que todo paciente internado em UTI deve receber assistência integral e interdisciplinar, conforme a tendência atual das UTIs em abordagem multiprofissional para tratamento, recuperação e reabilitação inicial do paciente crítico.

O objetivo principal foi a redução de riscos para pacientes, visitantes, profissionais e meio ambiente. Mostra-se, assim, ampla sintonia com o desenvolvimento atual da terapia intensiva, a qual visa à plena recuperação clínica e emocional do paciente, sem danos assistenciais ao longo de seu internamento.

Atualmente, nossas UTIs, cada vez mais, estão inseridas no contexto de segurança assistencial, minimização de riscos, acreditações com avaliação regulares e controle clínico de qualidade e resultados. No dia 11 de maio de 2012, quando o prazo de adaptação para implantar as medidas da RDC 7 estava perto do fim, foi publicada a RDC 26, que retrocederia para a relação de um enfermeiro para cada dez leitos.

Em dezembro de 2011, foi aprovada a portaria 2.994 pelo Ministério da Saúde, como linha de cuidado do infarto agudo do miocárdio e protocolo para síndromes coronarianas agudas. Pelo art. 5º, deveria se instituído, no âmbito do Sistema Único de Saúde (SUS), a UTI coronariana (UCO). Entende-se por UCO a UTI dedicada ao cuidado a pacientes com síndrome coronariana aguda, devendo necessariamente dispor de infraestrutura típica de terapia intensiva. Para habilitação dos leitos de UCO, a instituição deveria possuir leito credenciado como UTI tipos I ou II, e equipe de UTI tipos I ou II, sendo necessário o cumprimento das normativas e de requisitos mínimos, conforme RDC 7. A coordenação médica deve ser delegada para profissional capacitado e titulado, conforme normativas desta resolução.

No cenário atual, sabemos que quando um paciente gravemente enfermo está em condições de alta da UTI, uma nova e mais longa etapa inicia-se. Os trabalhos de reabilitação, reinserção na sociedade e recuperação são árduos para o paciente e dependentes de equipe multiprofissional especializada, trabalhando em ambiente adequado.

Em 31 de março de 2017, o Ministério da Saúde publicou a portaria 895, que trata da linha de cuidado progressivo do paciente crítico ou grave, tendo como objetivo das UTIs, ou dos cuidados intermediários, articular a linha de cuidado progressivo, analisando a complexidade e a condição clínica do paciente, e garantindo que o paciente crítico, adulto e pediátrico, tenha acesso, acolhimento e resolutividade.

Muito trabalho ainda deve ser feito ainda no âmbito da terapia intensiva, mas a evolução é notória nas últimas duas décadas. Faltam profissionais especializados para trabalho exclusivo com pacientes críticos, e o mercado vem abrindo demanda para este tipo de especialista. Nos últimos anos, a AMIB ampliou e refinou o processo de titulação para médicos intensivistas, fazendo com que hoje existam mais de 7.000 médicos especialistas no país.

Tal qual ocorre com os leitos, também os profissionais são mal distribuídos. Uma força extenuante de trabalho vem titulando enfermeiros intensivistas no país, porém um longo caminho ainda deve ser percorrido para que possamos ter profissional enfermeiro especia-

lizado e em quantidade suficiente nas referidas unidades. Muito temos que nos esforçar para ter a presença de outros importantes profissionais parceiros, como fisioterapeutas, fonoaudiólogos, terapeuta ocupacionais, farmacêuticos e psicólogos, entre outros, no tratamento adequado do paciente grave.

Com o envelhecimento da população do Brasil, é crescente a demanda por leitos de UTI. Isto porque juntamente da longevidade surgem doenças crônicas e novos desafios. Em conjunto com o aumento exponencial de leitos, há também a responsabilidade de zelar pela qualidade e pela segurança assistencial de nossas unidades críticas.

Outra conquista fundamental da terapia intensiva, que está se difundindo desde sua regulamentação pelo Ministério da Saúde, em maio do ano 2000, é a "humanização". Prática cada vez mais disseminada na realidade brasileira, atualmente são grandes a necessidade e a procura de leito de UTI humanizado, o qual proporciona acompanhamento familiar em tempo integral.

A última "onda", atualmente em discussão, são os efeitos da internação na UTI nas funções orgânica e cognitiva dos pacientes. A pesquisa e o conhecimento nesta área devem propiciar o desenvolvimento de diretrizes para a reabilitação adequada.

Ficam claros os grandes avanços na área de cuidados críticos ao longo das últimas décadas. As UTIs estão cada vez mais profissionais e sob o comando de uma equipe especializada. Com o aumento do número de leitos, surgem novas demandas e desafios a serem cumpridos.

Não restam dúvida quanto às grandes oportunidades futuras no que diz respeito ao mercado de trabalho nesta área, seja na assistência, no ensino ou na pesquisa. Cabe ressaltar, por fim, o grande impacto social na comunidade relativo a uma vida salva, bem como a gratificação por exercer uma atividade que possibilita tal desfecho.

Referências

Agência Nacional de Vigilância Sanitária (Anvisa). Resolução n. 7, de 24 de fevereiro de 2010. Dispõe sobre os requisitos mínimos para funcionamento de Unidades de Terapia Intensiva e dá outras providências. Disponível em: http://bvsms.saude.gov.br/bvs/saudelegis/anvisa/2010/res0007_24_02_2010.html

Associação de Medicina Intensiva Brasileira (AMIB). Censo AMIB. São Paulo: Associação de Medicina Intensiva Brasileira (AMIB). Disponível em: http://www.amib.org.br/fileadmin/CensoAMIB2010.pdf

Brasil. Ministério da Saúde. Biblioteca Virtual em Saúde. Brasília, DF: Ministério da Saúde; 2015. Disponível em: http://bvsms.saude.gov.br/bvs/saudelegis/gm/2002/prt1101_12_06_2002.htmlhttp://bvsms.saude.gov

Brasil. Ministério da Saúde. Portaria N.1.631, de 1o de outubro de 2015. Aprova critérios e parâmetros para o planejamento e programação de ações e serviços de saúde no âmbito do SUS. Brasília, DF: Ministério da Saúde; 2015. Disponível em:

http://bvsms.saude.gov.br/bvs/saudelegis/gm/2015/prt1631_01_10_2015.html

Brasil. Ministério da Saúde. Portaria n. 3.432, de 12 de agosto de 1998. Estabelece critérios de classificação para as Unidades de Tratamento Intensivo – UTI. Brasília, DF: Ministério da Saúde; 1998. Disponível em: http://bvsms.saude.gov.br/bvs/saudelegis/gm/1998/prt3432_12_08_1998.html

Biondi R. Florence Nightingale e a História da Medicina Intensiva. São Paulo: Associação de Medicina Intensiva Brasileira (AMIB); 2013. Disponível em: http://www.amib.org.br/detalhe/noticia/florence-nightingale-e-a-historia-da-medicina-intensiva

Conselho Federal de Medicina (CFM). Resolução CFM n. 2.135/2015. Médicos com título de especialista em cardiologia estão autorizados a exercer a função de responsável técnico ou chefe de serviços de unidades coronarianas, unidades de pós-operatórios de cirurgia cardíaca ou unidades de urgências cardiovasculares. Brasília, DF: CFM;

2015. Disponível em: http://www.portalmedico.org.br/resolucoes/CFM/2015/2135_2015.pdf

Dia MA, Peres A, editores. AMIB 35 anos: a história da medicina intensiva no Brasil. São Paulo: Atheneu; 2016.

Governo do Estado do Mato Grosso do Sul. Superintendência Geral de Atenção à Saúde (SGAS). Ministério do Estado da Saúde. Portaria n. 895, de 31 de março de 2017. Institui o cuidado progressivo ao paciente crítico ou grave com os critérios de elegibilidade para admissão e alta, de classificação e de habilitação de leitos de Terapia Intensiva adulto, pediátrico, UCO, queimados e Cuidados Intermediários adulto e pediátrico no âmbito do Sistema Único de Saúde – SUS. Mato Grosso do Sul: SGAS; 2017. Disponível em: http://www.sgas.saude.ms.gov.br/wp-content/uploads/sites/105/2016/08/Portaria_895_2017_UTI_UCO.pdf

Wittig EO. O pulmão de aço. Arq Cons Region Med do PR. 2014; 31(123):254-55.

CAPÍTULO 2

Admissão do paciente crítico

Alessandra Figueiredo Souza

Fernando Trevisan

Gabriela Lucin

Liliane Casagrande

Lucia Caruso

Luciana Mello de Oliveira

Maira Maturana

Maria Carolina Lima de Faria

Rita Gigliola Gomes Prieb

A chegada de um paciente na unidade de terapia intensiva (UTI) representa o processo de transferência do cuidado, considerando sua procedência de outro contexto assistencial, como serviço de emergência, bloco cirúrgico ou, ainda, secundariamente à piora de quadro clínico identificada na unidade de internação. A comunicação efetiva com o paciente e a família é parte integrante e condiciona, de modo importante, os processos decisórios em terapia intensiva, além de tranquilizar a família quanto às condutas e aos procedimentos a serem adotados.

Devemos considerar a necessidade de estratégias de comunicação com o paciente e seus familiares, explicando e – sempre que possível – antevendo experiências novas, desconhecidas e potencialmente percebidas como ameaçadoras. A escassez de estudos que avaliem empiricamente o benefício de intervenções multiprofissionais nos processos de cuidado, por ocasião da admissão dos pacientes críticos, especialmente da psicologia, reforça a necessidade de estratégias de comunicação efetiva entre equipe e paciente/familiares, além do compartilhamento dos processos decisórios. A comunicação e o entendimento dos motivos que levaram à definição do encaminhamento do paciente para a UTI é parte fundamental do processo de compreensão das tomadas de decisão da equipe.

A transferência para a UTI usualmente está associada a alto nível de estresse e elevado grau de incerteza sobre a evolução do quadro clínico do paciente, com potenciais implicações na percepção da família e do paciente sobre este processo. O compartilhamento de decisões relacionadas às opções diagnósticas e terapêuticas é fator influenciador do vínculo da equipe com a família e o paciente.

Em grande parte dos casos, a admissão na UTI é um evento inesperado e que altera a estrutura da família. O ambiente e os processos de cuidado da UTI despertam nos pacientes e em seus familiares sentimentos de desamparo, além de gerarem dúvidas, incertezas, medo da perda e potenciais manifestações de ansiedade, depressão e distúrbios do sono. Tais manifestações podem ser minimizadas ou evitadas por meio de uma melhor comunicação entre equipe da UTI, paciente e familiares.

Trata-se ainda de um ambiente em que há estressores inerentes às características da unidade e processos cognitivos complexos, que potencialmente dificultam a comunicação efetiva entre equipe e paciente/familiar. É desejável que, no primeiro dia de admissão, a equipe multiprofissional receba o familiar, a fim de fornecer informações gerais sobre a unidade, demonstrando segurança e estabelecendo vínculo de confiança desde o início.

A qualidade da informação fornecida aos familiares pode ser avaliada conforme dois critérios: compreensão e satisfação com a informação recebida. Tais critérios implicam na compreensão do diagnóstico, do prognóstico e do tratamento do paciente, bem como das etapas dos processos decisórios. A concepção de centralidade do cuidado no paciente permite compreender os diferentes papéis que pacientes e familiares assumem nas tomadas de decisão, conforme a dinâmica de organização das equipes de cuidado intensivo.

Famílias com menos condições de entendimento sobre os processos relacionados à doença e à organização do cuidado, e que residem com o paciente tendem a apresentar níveis mais altos de vergonha em relação à equipe, o que, frequentemente, dificulta esta interação. Para estimular o bem-estar dos membros da família, a equipe deve propiciar oportunidades para perguntas, criando mecanismos que contemplem valores do paciente e da família, mediante intervenções que viabilizem a expressão de emoções, discutir preocupações e fantasias, e obter ajuda para gerir sentimentos.

O fornecimento de informações sistematizadas sobre a UTI e seus equipamentos, em um contexto de interação entre profissionais e familiares, pode ser caracterizado como a participação dos pacientes (quando possível) e dos familiares nos processos decisórios na UTI. A antecipação de necessidades e a identificação de vulnerabilidades na admissão permitem que a equipe redefina as necessidades dos familiares e providencie suporte adequado, qualificando a avaliação do suporte demandado pelos pacientes, o que incide nos processos decisórios.

Do ponto de vista do atendimento nutricional, é essencial o conhecimento do diagnóstico principal e associado. No caso de pacientes que podem se alimentar por via oral, são importantes informações sobre dentição, condições de mastigação e se existe algum risco de disfagia. Alguns serviços adotam uma triagem para identificação do risco potencial de aspiração, para encaminhamento para avaliação da equipe de fonoaudiologia e estabelecimento de consistência segura, ou indicação de outra via de acesso, quando necessário.

Especialmente pacientes geriátricos e aqueles com diagnóstico de acidente vascular cerebral podem precisar de adaptações específicas para via oral. O Consenso Brasileiro de Nutrição e Disfagia em Idosos Hospitalizados sugere um modelo para esta triagem.

De acordo com a resolução 63, da Agência Nacional de Vigilância Sanitária (Anvisa), que revogou a portaria 337 da mesma agência e estabeleceu a Equipe Multidisciplinar de Terapia Nutricional (EMTN), compete ao nutricionista, como membro efetivo desta equipe, realizar a avaliação do estado nutricional do paciente, utilizando indicadores nutricionais subjetivos e objetivos, com base em protocolo preestabelecido, de forma a identificar o risco ou a deficiência nutricional.

Pacientes de UTI constituem um grupo heterogêneo. Alguns são capazes de retomar a alimentação oral plena depois de curta permanência na UTI, enquanto outros, que sofreram um grande trauma, complicações operatórias e/ou infecção grave, podem exigir a terapia enteral ou parenteral. Identificar o paciente que será capaz de se alimentar por via oral, e aqueles que podem requerer apoio de nutrição precoce e prolongada é o primeiro passo para estabelecer o risco nutricional.

A literatura disponibiliza vários métodos de triagem/risco nutricional, mas poucos têm aplicação específica em terapia intensiva. Segundo as diretrizes da *American Society of Parenteral and Enteral Nutrition* (A.S.P.E.N.) de 2016, a triagem em UTI deve ser realizada adotando-se o *Nutritional Risk Screening* (NRS) 2002 ou o *Nutrition Risk in the Critically ill* (NUTRIC) (Figuras 2.1 e 2.2). Nestas diretrizes, são destacados estudos prospectivos, que verificaram que os pacientes com alto risco nutricional beneficiaram-se com a introdução precoce da terapia enteral, apresentando melhores resultados (redução de infecção nosocomial, complicações de forma geral e de mortalidade) comparados com aqueles de baixo risco. Ressalta-se, ainda, a importância de implantar e melhorar o sistema de avaliação do risco nutricional, de forma a gerar dados que, no futuro, devem trazer maior base para uso da enteral e parenteral na UTI.

O NUTRIC foi proposto considerando o défice na ingestão alimentar, o estado inflamatório crônico ou agudo (nível de interleucina 6 – IL-6), a idade e a gravidade (*Acute Physiology And Chronic Health Evaluation* – APACHE II). Não leva em conta nenhum item nutricional, embora o APACHE II considere o tempo de jejum. Desta forma, o estado inflamatório é a raiz do problema, no contexto da condição clínica (*Sepsis Organ Failure Assessment* – SOFA, idade, tempo para chegada na UTI e comorbidades).

Cabe considerar que Heyland propõe a utilização do NUTRIC simplificado, que não leva em conta o valor da IL-6. Até o momento, este é o formulário para triagem que associa a inflamação, sendo direcionado para UTI. Ainda há, porém, necessidade de ampliar as pesquisas de validação.

Na recente publicação das diretrizes A.S.P.E.N., em 2016, relaciona-se, conforme citado em Consenso sobre Terapia Nutricional em UTI, que naqueles pacientes cujo resultado da triagem foi NRS 2002 > 5 ou NUTRIC ≥ 5 (sem considerar IL-6) ou, ainda, pacientes com subnutrição grave, é recomendado o início da terapia nutricional em 24 a 48 horas, com monitoração da síndrome de realimentação. Nestes pacientes, deve haver um esforço para que a administração da terapia nutricional forneça > 80% das necessidades calculadas de energia e proteínas em 48 a 72 horas.

Da mesma forma, para o farmacêutico que atua nas UTIs, o cuidado e a atenção com o grande número de medicamentos utilizados, na maior parte das vezes por via intravenosa, e o número elevado de comorbidades, disfunções orgânicas decorrentes da doença crítica e certas intervenções altamente prevalentes em UTI, como uso de fluidos e diálise, podem alterar o compor-

ADMISSÃO DO PACIENTE CRÍTICO

Etapa 1

Resposta: sim ou não

Perguntas

– IMC < 20,5 kg/m²?

– O paciente perdeu peso nos últimos 3 meses?

– Na última semana, o paciente reduziu a ingestão alimentar?

– O paciente está grave? Por exemplo, na UTI?

Se as respostas forem negativas para todas as perguntas, o paciente deve ser submetido ao questionário com intervalos de 1 semana durante a hospitalização. Se for programada uma cirurgia de grande porte, um plano nutricional pré-cirúrgico deve ser elaborado para evitar prejuízo do estado nutricional

Se uma das respostas for positiva, verificar a interpretação a seguir

Em caso de respostas positivas: preencher o valor para escore A e B

Etapa 2

Escore	Escore A: impacto no estado nutricional	Escore B: gravidade da doença
0	Estado nutricional normal	Necessidades nutricionais normais
1	Perda de peso > 5% em 3 meses ou ingestão alimentar na semana anterior abaixo de 50-75% das necessidades	Paciente deambula e apresenta doença crônica, foi admitido no hospital por complicações (por exemplo: doença pulmonar obstrutiva crônica, doença renal em hemodiálise, diabetes e câncer)
2	Perda de peso > 5% em 2 meses ou IMC entre 18,5-20,5 kg/m² + diminuição da condição geral ou ingestão alimentar na semana anterior abaixo de 20-60% das necessidade	Paciente confinado no leito, com necessidades proteicas aumentadas (por exemplo: pós-cirurgias abdominais extensas, pneumonia severa). Na maioria dos casos, há indicação de nutrição via enteral ou parenteral
3	Perda de peso > 5% em 1 mês (> 15% em 3 meses) ou IMC < 18,5 kg/m² + diminuição da condição geral ou ingestão alimentar na semana anterior de zero a 20% das necessidades	Paciente em UTI, com ventilação mecânica. Paciente em catabolismo intenso, cujas necessidades proteicas não podem ser suprimidas nem mesmo com a via enteral ou parenteral, mas a perda de nitrogênio pode ser significantemente atenuada

Escore total: somatório do valor de escore A + escore B

Ajuste de idade: se ≥ 70 anos, adicionar 1 ao escore final

Interpretação do resultado do escore total:

≥ 3: paciente em risco nutricional, iniciar plano de terapia nutricional

< 3: semanalmente refazer a triagem. Se o paciente for submetido a um procedimento cirúrgico maior, um plano nutricional pré-ciriúrgico deve ser elaborado para evitar riscos

IMC: índice de massa corporal; UTI: unidade de terapia intensiva. Fonte: Kondrup J, Johansen N, Plum LM, Bak L, Larsen IH, Martinsen A, et al. Incidence of nutritional risk and causes of inadequate nutritional care in hospitals. Clin Nutr. 2002;21(6):461-8.

Figura 2.1. Formulário *Nutritional Risk Screening* (NRS).

---

tamento previsto de fármacos no organismo. As intervenções farmacêuticas clínicas em UTI são orientadas no sentido de prevenir, identificar e manejar problemas relacionados a medicamentos (PRM), e, para este propósito, podem ser utilizados protocolos de cuidado.

Com o objetivo de detectar PRM, o acrônimo "FASTHUG" (que será tratado em capítulo posterior deste livro) tem sido modificado por farmacêuticos clínicos em terapia intensiva para "FASTHUG-MAIDENS", no qual o significado do H é alterado para delírio hipo ou hiperativo (*hyperactive* or *hypoactive delirium*) e é adicionado "M" para reconciliação medicamentosa (*medication reconciliation*); "A" para antibióticos ou antimicrobianos (*antibiotics or anti-infectives*); "I" para indicação de medicamentos (*indications for medications*); "D" para dosagens de fármacos (*drug dosing*); "E" para eletrólitos, hematologia e outros testes laboratoriais (*electrolytes, hematology, and other*

laboratory tests); "N" para ausência de interações medicamentosas, alergias, duplicidades ou efeitos adversos (*no drug interactions, allergies, duplication, or side effects*); e "S" para datas de interrupção de tratamento (*stop dates*). Os demais pontos do protocolo FASTHUG permanecem com o mesmo significado: F para alimentação (*feeding*), U para profilaxia de úlceras de estresse (*stress ulcer prophylaxis*) e G para controle glicêmico (*glucose control*).

Considerando os aspectos a serem avaliados no FASTHUG-MAIDENS, sua aplicação na admissão do paciente à UTI auxilia na revisão de sua terapia medicamentosa e torna o processo de utilização de medicamentos o mais seguro e racional possível, permitindo ajustes na prescrição na administração e no monitoramento do paciente. As intervenções farmacêuticas no FASTHUG-MAIDENS podem ser resumidas como apresentado no Quadro 2.1.

Variável	Intervalo	Pontuação
Idade	< 50	0
	50-74	1
	≥ 75	2
Escore APACHE II	< 15	0
	15-19	1
	20-27	2
	≥ 28	3
Escore SOFA	< 6	0
	6-9	1
	≥ 10	2
Número de comorbidades	0-1	0
	≥ 2	1
Dias no hospital para admissão na UTI	0	0
	≥ 1	1
IL-6	0 - <400	0
	≥ 400	2

APACHE II: *Acute Physiology And Chronic Health Evaluation*; SOFA: *Sepsis Organ Failure Assessment*; UTI: unidade de terapia intensiva; IL: interleucina. Fonte: Heyland DK, Dhaliwal R, Jiang X, et al. Identifying critically ill patients who benefit the most from nutrition therapy: the development and initial validation of a novel risk assessment tool. Crit Care. 2011;15(6):R26.

Interpretação da pontuação do NUTRIC

NUTRIC considerando a dosagem de IL-6	
Total de pontos:	Conclusão:
0-5: baixo risco	Associado a pior diagnóstico, alto benefício com terapia nutricional
6-10: alto risco	Baixo risco para subnutrição
NUTRIC não considerando a dosagem da IL-6	
Total de pontos:	Conclusão:
0-4: baixo risco	Associado a pior diagnóstico, alto benefício com terapia nutricional
5-9: alto risco	Baixo risco para subnutrição

IL: interleucina. Fonte: Heyland DK, Dhaliwal R, Jiang X, et al. Identifying critically ill patients who benefit the most from nutrition therapy: the development and initial validation of a novel risk assessment tool. Crit Care. 2011;15(6):R26; 1. Heyland DK. Critical care nutrition support research: lessons learned from recent trials. Curr Opin Clin Nutr Metab Care. 2013;16(2):176-81.

Figura 2.2. *Nutrition Risk in the Critically Ill* (NUTRIC).

Resumidamente, o FASTHUG-MAIDENS visa garantir que os medicamentos utilizados pelos pacientes sejam necessários, efetivos e seguros. De forma ilustrativa, podemos exemplificar a profilaxia para úlcera de estresse. Pacientes críticos são considerados uma população de risco para dano da mucosa gastrintestinal relacionado ao estresse; após apenas 3 dias de internação, a maioria desenvolve algum grau de ulceração gastrintestinal. Cerca de 6% destas lesões progridem e podem resultar em sangramentos — condição com mortalidade associada de 50% em pacientes com fragilidades. Fatores como a ventilação mecânica por mais de 48 horas e coagulopatias aumentam o risco de sangramento.

A partir destas evidências, percebe-se que pacientes em risco de úlceras de estresse devem receber profilaxia, seja com antagonistas H2, seja com inibidores da bomba de prótons. A seleção de agente supressor de ácido deve ser realizada considerando a eficácia do tratamento, embora pareça não haver superioridade de inibidores de bomba de prótons sobre antagonistas H2 na profilaxia de úlceras de estresse. Um paciente com história de sangramento gastrintestinal talvez se beneficie da utilização de inibidores de bomba de prótons. Por outro lado, a utilização excessiva de agentes supressores da produção de ácido está associada a prejuízos clínicos, como pneumonia nosocomial, e também prejuízos econômicos.

Deste modo, sua recomendação deve ser feita de forma segura, avaliando os riscos e os benefícios potenciais. O papel do farmacêutico é garantir, de forma interprofissional, que a profilaxia de úlcera de estresse ocorra precocemente após admissão na UTI, com orientação passada aos pacientes em maior risco.

Faz-se fundamental ainda que o farmacêutico revise os medicamentos prescritos em sua admissão do paciente, considerando indicação, doses, vias e diluições (no caso de medicamentos administrados por via endovenosa), entre outros fatores. Assim, potencias PRM

CAPÍTULO 2 · ADMISSÃO DO PACIENTE CRÍTICO

Quadro 2.1. Intervenções farmacêuticas para verificar problemas relacionados a medicamentos, segundo o acrônimo FASTHUG-MAIDENS.

Parâmetro	Ação
F	Avaliação laboratorial de pacientes recebendo nutrição parenteral
	Avaliação de interações com alimentos ou com a sonda para nutrição enteral
	Recomendação do uso de pró-cinéticos em caso de baixa tolerância à alimentação oral ou enteral, ou retardamento no esvaziamento gástrico
	Troca da medicação da via endovenosa para a oral, e vice-versa
	Orientação quanto ao uso de formas farmacêuticas sólidas que não permitem trituração, como comprimidos revestidos para liberação lenta
A	Envolver-se na discussão de indicação, descontinuação e ajuste de dose de sedativos e analgésicos
	Avaliação da dose de analgésicos administrada, que deve ser a menor possível para garantir eficácia e segurança, e prevenir *delirium*
	Promover adesão a protocolos de analgesia e sedação
	Sugerir fármacos, dose e vias*
S	Envolver-se na discussão de indicação, descontinuação e ajuste de dose de sedativos e analgésicos
	Avaliação da dose de sedativos administrada, que deve ser a menor possível para garantir eficácia e segurança, e prevenir *delirium*
	Promover adesão a protocolos de analgesia e sedação
	Sugerir fármacos, dose e vias*
T	Seleção de pacientes candidatos a receber tromboprofilaxia
	Sinalização de pacientes, cuja utilização de anticoagulantes está contraindicada
	Apoio na formulação de plano para a tromboprofilaxia segura*
H	Conhecer fatores de risco para *delirium*
	Conhecer e aplicar as ferramentas para identificação da presença de *delirium*
	Identificar e quantificar a possibilidade do *delirium* ter sido causado por fármacos
	Participar, junto à equipe multiprofissional, do tratamento do *delirium*, sugerindo o uso de antipsicóticos, com respectiva dose e via de administração, quando necessário, além de acompanhar a eficácia do tratamento*
U	Reconhecer pacientes em risco de desenvolver úlcera de estresse
	Garantir que estes recebam a profilaxia adequada
	Descontinuar a profilaxia quando do desaparecimento dos fatores de risco de desenvolver úlcera de estresse*
G	Seleção do agente farmacológico adequado para o controle da glicemia
	Titulação de dose para otimização do resultado
	Identificação de fármacos que promovem aumento da glicemia, como glicocorticoides, propofol, antipsicóticos atípicos
M	Comparar a lista de medicamentos que o paciente utilizava antes da internação na UTI aos medicamentos prescritos na internação, buscando identificar discrepâncias não intencionais*
A	Seleção de antimicrobianos, doses e vias
	Identificação de alergias e hipersensibilidade cruzada
	Escalonamento e descalonamento
	Garantia da antibioticoterapia precoce
	Monitoramento terapêutico de antimicrobianos de baixo índice terapêutico, como a vancomicina
I	Garantir que os pacientes recebam os medicamentos necessários para seu tratamento, descontinuando aqueles desnecessários
D	Recomendação de doses de fármacos para obtenção de resposta farmacológica ótima
	Ajustes de doses em diminuição de funções orgânicas e diálise
	Oferecer recomendações de ajustes de doses a partir do monitoramento terapêutico
E	Identificar se existem anormalidades em exames laboratoriais que podem estar relacionadas à farmacoterapia
	Recomendar início ou descontinuação de eletrólitos, nutrientes, minerais, sangue e fluidos, quando apropriado
N	Avaliar interações fármaco-fármaco, fármaco-alimento, fármaco-exame laboratorial e fármaco-equipo
	Avaliar reações adversas a medicamentos, e sugerir o manejo adequado
S	Garantir o cumprimento dos tratamentos por período adequado, sem interrupções precoces ou utilização excessiva

*Correspondem a protocolos abordados de forma detalhada em outros capítulos desta edição. Fonte: adaptado de Mabasa VH, Malyuk DL, Weatherby EM, et al. A Standardized, Structured Approach to Identifying Drug-Related Problems in the Intensive Care Unit: FASTHUG-MAIDENS. Can J Hosp Pharm. 2011;64(5):366-9.

podem ser resolvidos de forma ágil, garantindo a segurança e a eficácia dos tratamentos farmacológicos.

Nesse mesmo sentido, a fonoaudiologia tem como principal objetivo a avaliação da deglutição. Isto porque a disfagia é uma manifestação frequente entre os pacientes internados nas unidades de terapia intensiva.

Alterações do sistema nervoso central ou do sistema nervoso periférico, doenças motoras, desordens musculoesqueléticas, além das lesões estruturais locais, como o câncer, são considerados fatores de risco para disfagia. Uso de sondas para alimentação, intubação orotraqueal e traqueostomia também aumentam a possibilidade da ocorrência dos distúrbios de deglutição.

Os pacientes portadores de doença pulmonar obstrutiva crônica, hipertensão arterial sistêmica, insuficiência cardíaca congestiva, *diabetes mellitus* e com infarto agudo do miocárdio também são apontados como grupo de risco para a disfagia. Desta forma, a possibilidade da existência de um paciente disfágico ou em vias de desenvolver a disfagia dentro das unidades de terapia intensiva é grande.

Daí a atuação fonoaudiológica precoce ser de extrema importância. Ela permite um diagnóstico diferencial nos casos de disfagia, evitando ou minimizando complicações clínicas ao paciente, e permitindo alimentação segura por via oral.

A avaliação funcional da deglutição permite identificar as dificuldades apresentadas no processo da deglutição, e presença ou risco de penetração e/ou aspiração do alimento deglutido, bem como determinar a causa das dificuldades, proporcionar maior segurança na manutenção ou reintrodução da alimentação por via oral, e auxiliar na definição da melhor consistência a ser utilizada.

Quando o paciente encontra-se alerta e em condições clínicas, o fonoaudiólogo avalia os distúrbios que podem estar presentes na dinâmica da deglutição. Tal avaliação ocorre de forma indireta, por meio da análise da sensibilidade, tonicidade e mobilidade dos órgãos fonoarticulatórios, e, de forma direta, com a presença de alimentos em diferentes consistências e variados volumes. A utilização de protocolos é indicada.

Para avaliar os riscos de aspiração nos pacientes disfágicos, podemos utilizar o Protocolo Fonoaudiológico de Avaliação do Risco para Disfagia (PARD). Já a *Gugging Swallowing Screen*, conhecida como escala de GUSS, é um instrumento criado para avaliar a severidade do risco de aspiração em pacientes acometidos por acidente vascular cerebral.

Outros recursos podem ser utilizados, como a avaliação da oximetria de pulso e a ausculta cervical. A videofluoroscopia da deglutição é um exame objetivo, considerado padrão-ouro no diagnóstico das disfagias e tem como objetivo certificar a aspiração e sua severidade. Infelizmente, ainda representa alto custo operacional e não está disponível em todos os serviços.

Detectada a presença de disfagia, a atuação do fonoaudiólogo faz-se de forma planejada e controlada, por meio de técnicas específicas para restabelecer o funcionamento das estruturas envolvidas no processo de deglutição. O trabalho, que deve ser realizado sempre de forma humanizada, baseia-se na estimulação sensório-motora-oral, exercícios oromiofuncionais, e estimulação da deglutição de forma indireta e direta.

Esses passos também devem ser acompanhados por protocolos. Como exemplos de protocolos estruturados, citamos o Protocolo de Introdução e Transição da Alimentação por Via Oral (PITA) e o *Functional Oral Intake Scale* (FOIS).

O fonoaudiólogo deve atuar na admissão do paciente crítico reduzindo o risco de complicações e contribuindo para a redução do tempo de internação e taxa de reinternação por complicações. Sua presença nas unidades de terapia intensiva está garantida pela RDC 7.

Também não podemos esquecer a importância da avaliação do profissional fisioterapeuta na chegada do paciente na UTI, para ele, posteriormente, traçar um plano de tratamento. Primeiramente, são coletados os dados pessoais e do diagnóstico de internação. Após a identificação do paciente, a avaliação se inicia à beira do leito, com checagem de sinais vitais, exame físico e exames complementares e laboratoriais.

O exame físico compreende a inspeção estática e dinâmica, palpação, ausculta pulmonar e avaliação da força muscular respiratória. Este exame se inicia com a inspeção estática, que compreende a avaliação do nível de suporte ventilatório, pele, músculos e tipo de tórax.

O fisioterapeuta deve avaliar se o paciente está em ventilação espontânea; em uso de oxigenoterapia ou não; apresenta ou não traqueostomia e, em caso positivo, averiguar se não faz uso de suporte ventilatório domiciliar. Também devem ser observados: coloração, se há cianose central ou periférica, hidratação e presença de cicatrizes na pele do paciente. Avaliar alterações tróficas dos músculos, fraturas e abaulamentos ósseos, assimetria entre membros, presença de contraturas e deformidades e edema também faz parte da rotina deste profissional.

Na inspeção dinâmica, são avaliados movimentos do compartimento torácico, isto é, frequência respiratória, tipo e ritmo respiratórios. O tipo respiratório pode ser classificado em: respiração torácica ou costal (predominante em mulheres); respiração abdominal ou diafragmática (predominante no sexo masculino e crianças); mista (não há predomínio da elevação dos compartimentos torácicos); e paradoxal (característico do paciente com fadiga muscular).

O ritmo respiratório deve ser observado e classificado em: normal, se a expiração apresentar o dobro do tempo da inspiração; expiração prolongada; Cheyne-Stokes, se o volume corrente e a frequência respiratória aumentam e, em seguida, diminuem gradativamente, até apneia; Biot, que é uma arritmia ventilatória que traduz um mau prognóstico, decorrente de uma lesão que acomete o bulbo; apnêustica, quando há lesão pontina; Kussmaul caracterizado por amplitude e frequência respiratória elevadas, observadas nos casos de cetoacidose diabética.

Tiragens supraclavicular, infraclavicular, intercostal, epigástrica e/ou diafragmática devem ser notadas, pois indicam aumento do trabalho respiratório, além de cornagem, que é indicativa de estenose das vias aéreas.

A ausculta pulmonar é imprescindível na avaliação do doente crítico, para identificar sons pulmonares normais ou patológicos, auxiliando no diagnóstico funcional do paciente.

O exame complementar mais utilizado para auxiliar no diagnóstico é o raio X de tórax, e o exame laboratorial mais importante é a gasometria arterial, que deve ser analisada para diagnosticar alterações metabólicas e respiratórias. Além da avaliação padrão descrita anteriormente, o fisioterapeuta deve realizar a avaliação do diagnóstico funcional.

O fisioterapeuta deve realizar o diagnóstico funcional pulmonar, de acordo com as alterações das características mecânicas do sistema respiratório do paciente, como apresentado no Quadro 2.2.

Também realizamos o diagnóstico funcional motor e cognitivo. Para tal, podemos utilizar a Escala de Funcionalidade Prófisio (EFP), na qual se avaliam a funcionalidade do paciente e sua cognição. A EFP é dividida em cinco níveis motores e dois cognitivos. O nível 1 é caracterizado pelo paciente restrito ao leito; nível 2, pela transferência cama-cadeira passiva; nível 3, transferência cama-cadeira com descarga parcial de peso; no nível 4, o paciente deambula com auxílio; e, no nível 5, ele deambula sem auxílio. A cognição é dividida em nível A, se cognição alterada, e nível B, se cognitivo preservado.

A admissão odontológica deve ser feita de forma objetiva, com a finalidade de redução e/ou prevenção de agravos à saúde, buscando identificar e prevenir infecções bucais que interfiram na evolução dos pacientes críticos, bem como limitar a disseminação de microrganismos, que possam colonizar desde a cavidade bucal até o trato aéreo inferior.

A cavidade bucal sofre colonização contínua, sendo considerada um reservatório permanente de microrganismos, que, após 48 a 72 horas de internação, pode ser colonizada por patógenos respiratórios. Estudos evidenciam a associação da colonização microbiana da orofaringe e do biofilme dental à pneumonia associada à ventilação mecânica (PAVM). Da mesma forma, outros estudos mostram que, na presença de doença periodontal, os tecidos periodontais apresentam-se altamente vascularizados e em íntima relação com o biofilme microbiano, aumentando o risco de bacteremias e de infecções à distância.

A importância dos cuidados bucais, em pacientes em UTI, tem sido alvo de inúmeras investigações, cujos resultados alertam para a necessidade de se implementarem diretrizes adequadas e seguras.

O cirurgião-dentista deve previamente estabelecer comunicação com o paciente, antes de avaliar a cavidade bucal na admissão na UTI, bem como os anexos do sistema estomatognático. O exame deve ser iniciado pela face e incluir a palpação de todas as estruturas ósseas; exame intraoral e avaliação de partes moles também devem ser feitos. Doenças bucais (cárie, doença periodontal, entre outras); infecções (odontogênicas ou não); presença ou ausência de próteses fixas e/ou removíveis; alterações salivares (hipo e hipersalivação); mobilidade dental; sangramento ou lesões por morderduras; lesões de mucosas (úlceras, nódulos, manchas e outras); edemas de lábio ou peribucais; necroses de tecidos moles ou ósseos ou ressecções esqueléticas maxilofaciais; fraturas dos ossos da face ou alterações extraorais do sistema estomatognático; luxações de articulação temporomandibular (ATM) ou disfunção temporomandibular (DTM) devem ser observadas.

Para as lesões de mucosas, deve-se utilizar a classificação topográfica da Organização Mundial da Saúde (OMS). A partir do exame bucal, pode-se realizar a elaboração do plano terapêutico a ser discutido em equipe multiprofissional, objetivando a recuperação do paciente.

Quadro 2.2. Diagnóstico funcional pulmonar a ser realizado pelo fisioterapeuta, de acordo com as alterações das características mecânicas do sistema respiratório do paciente.

Diminuição da complacência	Aumento da resistência	Diminuição da reserva funcional
↓ Murmúrio vesicular localizado	Ausculta pulmonar com roncos ou sibilos ou grossas bolhas (início da inspiração)	Quando não se encaixar nos outros itens
↓ Volume corrente	↑ Pressão de pico	
Ausculta pulmonar com crepitantes ou finas bolhas (final da inspiração)	↓ Murmúrio vesicular difusamente	
Uso da musculatura acessória inspiratória	Uso da musculatura acessória expiratória	

Para definir a frequência de higiene bucal, na prescrição, é possível utilizar alguns escores. Entre eles, podemos citar o BRUSHED, que avalia sangramento, eritema ou placa, ulceração, saliva, halitose, fatores externos e debris, a *Beck Oral Assessment Scale Modified* (BOAS), que avalia os lábios, mucosa oral e gengivas, língua, dentes e saliva, e, por último, a escala de avaliação de mucosa-placa (*Mucosal Plaque Score* - MPS). A definição da rotina da higiene bucal deve ser adequada à necessidade de cada paciente. Na definição dos diagnósticos e na instituição dos protocolos assistenciais individualizados por paciente, a evolução clínica deve ser sempre avaliada e adequada, sempre que necessária, para o restabelecimento do paciente.

O uso de ferramentas que facilitem a inclusão da equipe multidisciplinar é considerado elemento-chave para melhora da comunicação. Cabe ressaltar que há estudos que demonstraram que uma boa interação entre os familiares e equipe da UTI foi associada à redução no tempo de internação e a desfechos mais satisfatórios. Ainda, outro dado que reforça a importância da comunicação é a necessidade essencial que os familiares apresentam no contexto de terapia intensiva: o acesso às informações.

É nesse cenário, no qual família, equipe e paciente estão permanentemente inseridos, que o enfermeiro e a equipe de enfermagem têm pautado a assistência ao paciente crítico dentro das UTIs. No entanto, é preciso estar sempre ciente de que a admissão destes pacientes começa muito antes de sua chegada nesse setor. A equipe precisa saber, com antecedência, os detalhes técnicos de seu futuro paciente, para poder planejar, com segurança, as etapas do atendimento a ser prestado. Tal conhecimento prévio começa com uma boa comunicação entre todos os sujeitos envolvidos neste processo.

Com base nas informações extraídas ao receber o caso, a equipe da UTI pode preparar, de acordo com cada caso, itens como montagem do *box*, modalidade ventilatória a ser utilizada, parâmetros a serem monitorizados, preparo antecipado de drogas, paramentação necessária, exames de admissão, dentre outros aspectos. Traçar o plano de atendimento é fundamental, principalmente entre os profissionais de primeira ação no atendimento ao paciente, como médicos, enfermeiros, técnicos de enfermagem e fisioterapeutas.

Este plano deve ser discutido de forma interdisciplinar. Isto porque "protocolos assistenciais devem definir as atribuições de cada membro durante o processo de admissão, determinando, inclusive, quem libera a vaga e como será o contato com a unidade de terapia intensiva".

A montagem do leito pode apresentar variações de acordo com o tipo de UTI (geral, cardíaca, pediátrica, neonatal e traumatológica), mas pode seguir um parâmetro mínimo, para manter a segurança dos pacientes. Alguns itens são particularmente importantes no processo de montagem do leito do futuro paciente, como:

- Ventilador pulmonar, montado e testado, configurado com os parâmetros iniciais habituais de cada serviço (volume controlado, pressão controlada, pressão de suporte e ventilação não invasiva), ou de acordo com o perfil do paciente a ser recebido (peso, doenças de base e necessidades específicas). Enfatiza-se, neste momento, a necessidade da técnica correta de montagem dos circuitos ventilatórios, para não se contaminarem os componentes. Para os serviços que se utilizam de filtros umidificadores e de barreira bactéria/vírus, aconselha-se deixá-lo montado junto ao sistema. O teste de funcionamento do ventilador é de fundamental importância, para garantir ventilação adequada e livre de iatrogenias ao paciente. O teste deve ser realizado, preferencialmente, com simuladores de pulmão (pulmão-teste).

- Monitor multiparamétrico com os parâmetros básicos, como eletrocardiograma, saturação do oxigênio no sangue (SpO_2), temperatura axilar, frequência respiratória e pressão arterial não invasiva. Outros parâmetros podem ser necessários, de acordo com cada paciente, como pressão arterial invasiva, outras pressões invasivas (intracraniana, intra-abdominal e venosa central), capnografia, temperatura esofágica e débito cardíaco. Para as pressões invasivas necessárias, os circuitos devem ser deixados montados para o momento da recepção do paciente, assegurando-se da inexistência de bolhas de ar e da adequada funcionalidade de todos os componentes.

- Ambú completo à beira de leito, conectado à rede de oxigênio em "Y" por meio de um fluxômetro, já que a outra extremidade do "Y" será necessária, juntamente a um manômetro, para conexão com o ventilador mecânico.

- Bandeja com insumos médico-hospitalares, como material para aspiração traqueal (sonda de aspiração valvulada, luva estéril, sistema fechado de aspiração), eletrodos, estetoscópio, *kit* para punção de acesso venoso periférico, gaze, aparelho para medição e ajuste de pressão de *cuff* do tubo orotraqueal, e outros artigos avaliados como necessários pelo enfermeiro da unidade, após análise do caso. O carro de emergência e a bandeja de intubação da unidade podem ser deixados próximos ao leito, pois emergências são sempre possíveis.

Durante o processo de comunicação entre a unidade de origem do paciente e a UTI, já se faz necessário o relato das drogas de infusão contínua que este está recebendo. Drogas sedativas e vasoativas não devem ser interrompidas; para tal, as bombas de infusão já devem permanecer no leito.

De acordo com cada serviço, o próprio preparo prévio das drogas se faz necessário, pois as diluições podem ser diferentes daquelas preconizadas na unidade de origem. Quando, porventura, for identificado que as diluições são as mesmas, não há necessidade de troca. Protocolos institucionais devem definir tais rotinas.

Outro fator importante a ser comunicado previamente é a existência de infecção com necessidade de precauções a serem implantadas por parte da equipe. Em caso positivo, a paramentação devida deve estar preparada para a internação, de acordo com cada caso (avental, máscara simples, máscaras PFF-2 e luvas).

Exames de admissão também podem ser rotina nas unidades críticas. Assim, é conveniente deixar os serviços de laboratório e raio X atentos para que tais exames possam ser realizados tão logo seja possível. Cabe lembrar que a coleta de amostra de sangue arterial é exclusiva de médicos e enfermeiros.

Ao recepcionar o paciente na unidade, independente da complexidade do seu quadro clínico, já se mensuram os devidos riscos aos quais o paciente está submetido, de acordo com os indicadores que cada serviço monitoriza e analisa, como, por exemplo, risco de queda, flebite, lesão por pressão e infecções relacionadas à assistência à saúde.

Após a avaliação inicial, devem ser instituídas imediatamente as medidas de prevenção dos possíveis eventos adversos identificados como risco, de acordo com os protocolos institucionais. Cada vez mais a segurança do paciente está em evidência. Este assunto será aprofundado em capítulos posteriores.

Referências

Abidia RF. Oral care in the intensive care unit: a review. J Contemp Dent. 2007;8(1):1-2.

Agência Nacional de Vigilância Sanitária (Anvisa). Medidas de Prevenção de Infecção Relacionada à Assistência à Saúde. Brasília, DF: Anvisa; 2017. Série Segurança do Paciente e Qualidade em Serviços de Saúde. Disponível em: http://portal.anvisa.gov.br/documents/33852/3507912/Caderno+4+-+Medidas+de+Prevenção+de+Infecção+Relacionada+à+Assistência+à+Saúde/a3f23dfb-2c54-4e64-881c-fccf9220c373

Agência Nacional de Vigilância Sanitária (Anvisa). Resolução nº 7, de 24 de fevereiro de 2010. Dispõe sobre os requisitos mínimos para funcionamento de Unidades de Terapia Intensiva e dá outras providências. Brasília, DF: Diário Oficial da União; 2010. Disponível em: http://bvsms.saude.gov.br/bvs/saudelegis/anvisa/2010/res0007_24_02_2010.html

Agência Nacional de Vigilância Sanitária (Anvisa). Resolução 63, de 6 de julho de 2000. Brasília, DF: Diário Oficial da União; 2000. Disponível em: http://crn3.org.br/Areas/Admin/Content/upload/file-071120157932.pdf

Ames NJ, Sulima P, Yates JM, et al. Effects of Systematic Oral Care in Critically Ill Patients: A Multicenter study. Am J Crit Care. 2011;20:e103-14.

Associação de Medicina Intensiva Brasileira (AMIB). Consenso Brasileiro de Monitorização e Suporte Hemodinâmico – 2004. São Paulo: AMIB; 2004. Disponível em: http://www.amib.org.br/fileadmin/ConsensoMonitorizacaoSuporteHemodinamico.pdf

Associação de Medicina Intensiva Brasileira (AMIB), Sociedade Brasileira de Pneumologia e Tisiologia (SBPT). Diretrizes Brasileiras de Ventilação Mecânica - 2013. São Paulo: AMIB/SBPT; 2013. Disponível em: https://edisciplinas.usp.br/pluginfile.php/237544/mod_resource/content/1/Consenso%20VM%202013.pdf

Atkins R, Smith L. Impact of pharmacy intervention on the use of proton-pump inhibitors in the hospital setting. Consult Pharm. 2013;28(12):786-92.

Assis C. Atendimento odontológico nas UTI's. Rev Bras Odontol. 2012;69(1):72-5.

Associação de Medicina Intensiva Brasileira (AMIB). Departamento de Odontologia e Departamento de Enfermagem. Recomendações para higiene bucal do paciente adulto em UTI. São Paulo: AMIB; 2013.

Azoulay E, Pochard F, Chevret S, et al. Impact of a family information provided to family members of intensive care unit patients: a multicenter, prospective, randomized, controlled trial. Am J Respir Crit Care Med. 2002;165(4):438-42.

Bassi D, Furkim AM, Silva CA, et al . Identificação de grupos de risco para disfagia orofaríngea em pacientes internados em um hospital universitário. CoDAS. 2014;26(1):17-27.

Beer J, Brysiewicz P. The needs of family members of intensive care unit patients: A grounded theory study. Afr J Crit Care. 2016; 32(2):44-9.

Benseñor IM, Atta JA, Martins MA. Semiologia clínica. 8. ed. São Paulo: Sarvier; 2002.

Brasil. Ministério da Saúde. Secretaria de Vigilância Sanitária. Portaria, 337 de 14 de abril de 1999. Brasília, DF: Diário Oficial da União; 1999. Disponível em: http://www.lex.com.br/doc_17741_PORTARIA_N_337_DE_14_DE_ABRIL_DE_1999.aspx

Bretan O. O fundamental da avaliação clínica no paciente disfágico. In: Costa M, Castro LP. Tópicos em deglutição e disfagia. Rio de Janeiro: Guanabara Koogan; 2003. p. 3-7.

Calle GH, Martin MC, Nin N. Seeking to humanize intensive care. Rev Bras Ter Intensiva. 2017;29(1):9-13

Casarini KA, Martins MA, Basile-Filho A, et al. Análise qualitativa do uso de manual informativo para familiares em UTI. Revista da SPAGESP. 2013;14(2):55-72.

Conselho Federal de Enfermagem (COFEN). Resolução Cofen nº 390/2011. Normatiza a execução, pelo enfermeiro, da punção arterial tanto para fins de gasometria como para monitorização de pressão arterial invasiva. Brasília, DF: Diário Oficial da União; 2011. Disponível em: http://www.cofen.gov.br/resoluo-cofen-n-3902011_8037.html

Cook DJ, Fuller HD, Guyatt GH, et al. Risk factors for gastrointestinal bleeding in critically ill patients. Canadian Critical Care Trials Group. N Engl J Med. 1994;330(6):377-81.

Crary MA, Mann GD, Groher ME. Initial psychometric assessment of a functional oral intake scale for dysphagia in stroke patients. Archives of physical medicine and rehabilitation. Arch Phys Med Rehabil. 2005;86(8):1516-20.

Eddleston JM, Pearson RC, Holland J, et al. Prospective endoscopic study of stress erosions and ulcers in critically ill adult patients treated with either sucralfate or placebo. Crit Care Med. 1994; 22(12):1949-54.

Fumis RR. UTI humanizada: cuidados com o paciente, a família e a equipe. São Paulo: Atheneu; 2016.

Fumis RR, Ranzani OT, Martins PS, et al. Emotional disorders in pairs of patients and their family members during and after ICU stay. PLoS One. 2015;10(1):e0115332.

Furkim AM, Carrara-de-Angelis E. Organização de um departamento de reabilitação de voz, fala e deglutição. In: Carrara-de-Angelis E, Furia CL, Mourão LF, et al. (eds). A atuação da fonoaudiologia no câncer de cabeça e pescoço. São Paulo: Lovise; 2000. p. 141-7.

Haines KJ, Kelly P, Fitzgerald P, et al. The Untapped Potential of Patient and Family Engagement in the Organization of Critical Care. Crit Care Med. 2017; 45(5):899-906.

Henriksen BM, Ambjornsen E, Axell TE. Evaluation of a mucosal-plaque index (MPS) designed to assess oral care in groups of elderly. Spec Care Dentist. 1999;19(4):154-7.

Heyland DK. Critical care nutrition support research: lessons learned from recent trials. Curr Opin Clin Nutr Metab Care. 2013; 16(2):176-81.

Heyland DK, Dhaliwal R, Jiang X, et al. Identifying critically ill patients who benefit the most from nutrition therapy: the development and initial validation of a novel risk assessment tool. Crit Care. 2011; 15(6):R26.

Hinchey JA, Shepard T, Furie K, et al. Formal Dysphagia Screening Protocols Prevent Pneumonia. Stroke. 2005;36:1972-6.

Ingram TC, Kamat P, Coopersmith CM, et al. Intensivist perceptions of family-centered rounds and its impact on physician comfort, staff involvement, teaching, and efficiency. J Crit Care. 2014;29(6):915-8.

Jeffs L, Lyons FR, Merkley J, et al. Clinicians' views on improving inter-organizational care transitions. BMC Health Serv Res. 2013;13:289.

Jie B, Jiang ZM, Nolan MT, et al. Impact of preoperative nutritional support on clinical outcome in abdominal surgical patients at nutritional risk. Nutrition. 2012 Oct;28(10):1022-7

Lilly CM, Daly BJ. The healing power of listening in the ICU. N Engl J Med 2007;356(5):513-5.

Koulouras V, Konstanti Z, Lepida D, et al. Shame feeling in intensive care unit patient´s family members. Intensive and Critical Care Nursing. 2017;41:84-9.

Krag M, Perner A, Wetterslev J, et al.; SUP-ICU co-authors. Prevalence and outcome of gastrointestinal bleeding and use of acid suppressants in acutely ill adult intensive care patients. Intensive Care Med. 2015;41(5):833-45.

Kumar S, McKean AR, Ramwell A, et al. Leaver S. Optimizing postoperative handover to the intensive care unit at a tertiary centre. Br J Hosp Med (Lond). Br J Hosp Med (Lond). 2017;78(1):12-15

Marques RC, Silva MP, Maia FO. Comunicação entre profissionais da saúde e familiares de pacientes em Terapia Intensiva. Revista de Enfermagem. 2009;17(1):91-5.

Lin PC, Chang CH, Hsu PI. The efficacy and safety of proton pump inhibitors vs histamine-2 receptor antagonists for stress ulcer bleeding prophylaxis among critical care patients: a meta-analysis. Crit Care Med. 2010;38(4):1197-205.

Marik PE, Vasu T, Hirani A, et al. Stress ulcer prophylaxis in the new millennium: a systematic review and meta-analysis. Crit Care Med. 2010;38(11):2222-8.

Maturana MJ, Rodrigues AP, Martinelli GD, et al. Evaluation of adverse events on applying a functional protocol in patients in an ICU. Critical Care. 2015;19(Suppl2):P25.

McClave SA, Taylor BE, Martindale RG, et al.; Society of Critical Care Medicine; American Society for Parenteral and Enteral Nutrition. Guidelines for the Provision and Assessment of Nutrition Support Therapy in the Adult Critically Ill Patient: Society of Critical Care Medicine (SCCM) and American Society for Parenteral and Enteral Nutrition (A.S.P.E.N.). JPEN J Parenter Enteral Nutr. 2016;40(2):159-211

Moraes MA, Coelho WJ, Castro G, et al. Incidência de disfagia em unidade de terapia intensiva de adultos. Revista CEFAC. 2006; 8(2):171-7.

Mosser G, Begun JW. Compreendendo o trabalho em equipe na saúde. Porto Alegre: AMGH; 2015.

Morais TM, Silva A, Avi AL, et al. A importância da atuação odontológica em pacientes internados em unidade de terapia intensiva. Rev Bras Ter Intens. 2006;18(4):412-7.

Oliveira LC, Carneiro PP, Fisher RG, et al. A presença de patógenos respiratórios no biofilme bucal de pacientes com pneumonia nosocomial. Rev Bras Ter Intens. 2007;19(4):428-43.

Okoshi MP, Canpana AO, Godoy I. Exame Físico de Tórax. Aparelho Respiratório. Ars cvrandi, 1995.

Pace MA, Watanabe E, Facetto MP, et al. Staphylococcus spp. na saliva de pacientes com intubação orotraqueal. Rev Panam Infectol. 2008;10(2):8-12.

Padovani AR. Protocolo fonoaudiológico de introdução e transição da alimentação por via oral para pacientes com risco para disfagia (PITA) [dissertação]. São Paulo: Faculdade de Medicina da USP; 2010.

Padovani AR, Moraes DP, Mangili LD, et al. Protocolo fonoaudiológico de avaliação do risco para disfagia (PARD). Revista da Sociedade Brasileira de Fonoaudiologia. 2007; 12(3):199-205.

Peigne V, Chaize M, Falissard B, et al. Important questions asked by family members of intensive care unit patients. Crit Care Med. 2011;39(6):1365-71.

Pinheiro PG, Salani R, Aguiar AS, et al. Perfil periodontal de indivíduos adultos traqueostomizados com pneumonia nosocomial. Rev Periodont. 2007;17(3):67-72.

Roberts JA, Lipman J. Pharmacokinetic issues for antibiotics in the critically ill patient. Crit Care Med. 2009;37(3):840-51; quiz 859.

Sambunjak D, Nickerson JW, Poklepovic T, et al. Flossing for the management of periodontal diseases and dental caries in adults. Cochrane Database Syst Rev. 2011;(12):CD008829.

Saldanha KDF, Costa DC, Peres PI, et al. A odontologia hospitalar: revisão. Arch Health Invest. 2015;4(1):58-68.

Silva LM, Jacobi JS. Disfagia orofaríngea e sua importância na pneumologia. In: Jacobi JS, Levy DS, Silva LM, editores. Disfagia – Avaliação e Tratamento. Rio de Janeiro: Revinter; 2003. p. 163-80.

Silva DL, Lira FO, Oliveira JC, et al. Atuação da fonoaudiologia em unidade de terapia intensiva de um hospital de doenças infecciosas de Alagoas. Revista CEFAC. 2016; 18(1):174-83.

Souza AF, Guimarães AC, Ferreira EF. Avaliação da implementação de novo protocolo de higiene bucal em um centro de terapia intensiva para prevenção de pneumonia associada à ventilação mecânica. Rev Min Enferm. 2013;17(1):177-84.

Souza AF, Rocha AL, Castro WH, et al. Dental care before cardiac valve surgery: Is it important to prevent infective endocarditis? IJC Heart & Vasculature. 2016;12:57-62.

Taylor BE, McClave SA, Martindale RG, et al.; Society of Critical Care Medicine; American Society of Parenteral and Enteral Nutrition. Guidelines for the provision and assessment of nutrition support therapy in the adult critically ill pacient. Society of Critical Care Medicine (SCCM) and American Society for Parenteral and Enteral Nutrition (A.S.P.E.N.). Crit Care Med. 2016;44(2):390-438.

Tasaka CL, Burg C, VanOsdol SJ, et al. An interprofessional approach to reducing the overutilization of stress ulcer prophylaxis in adult medical and surgical intensive care units. Ann Pharmacother. 2014;48(4):462-9.

Tomás I, Diz P, Tobías A, et al. Periodontal health status and bacteraemia from daily oral activities: systematic review/meta-analysis. J Clin Periodontol. 2012;39(3):213-28.

Trapl M, Enderle P, Nowotny M, et al. Dysphagia Bedsisde Screening for acute-stroke patients: The Gugging Swallowing Screen. Stroke. 2007;38(11):2948-52.

Urizzi F, Carvalho LM, Zampa HB. Vivência de familiares de pacientes internados em unidades de terapia intensiva. Rev Bras Ter Intensiva. 2008;20(4):370-5.

Yang RD, Valenzuela JE. Dysphagia a practical approach to diagnosis. Postgrad Med J. 1992;92(7):129-33, 136, 146.

Viana RA, Whitaker IY. Enfermagem em Terapia Intensiva – Práticas e Vivências. Porto Alegre: Artmed; 2011.

Vieira Colombo AP, Magalhães CB. Periodontal-disease-associated biofilm: A reservoir for pathogens of medical importance. Microb Pathog. 2016;94:27-34.

CAPÍTULO 3.1

Mobilização precoce do paciente crítico

Adriana Alves dos Santos

Maira Maturana

Sabrina Donatti Ferreira da Silva

Os avanços tecnológicos e a evolução assistencial do doente crítico têm contribuído significativamente para a redução da mortalidade, e da permanência na unidade de terapia intensiva (UTI) e hospitalar.

Ao tratar dos acometimentos do paciente grave, tem-se observado um interesse crescente, por parte da equipe multiprofissional, pelos efeitos adversos decorrentes do imobilismo dos pacientes internados nas UTIs.

Uma semana de internação é o suficiente para redução de até 20% de perda da força muscular. A ocorrência de disfunções resultantes do tempo prolongado de imobilização no leito pode iniciar-se a partir de 72 horas de admissão, e suas consequências podem persistir por até 5 anos após a alta hospitalar.

A imobilidade prolongada desencadeia um défice neuromuscular devido à atrofia/desuso e à redução da força muscular, acarretando aumento considerável dos custos e comprometimento do paciente após a saída da UTI.

O uso indiscriminado de drogas sedativas, a imobilidade do paciente no leito e a inadequada reabilitação física são as principais causas de disfunção muscular dos pacientes internados nas UTI.

Ainda, o *delirium* e o tempo prolongado de ventilação mecânica (VM) estão associados à maior taxa de mortalidade e ao declínio cognitivo após a alta hospitalar.

A fraqueza muscular adquirida na UTI é complicação frequentemente observada no doente crítico, ocorrendo em aproximadamente 50% dos pacientes em cuidados intensivos. Evidências crescentes mostram que a mobilização precoce (MP) nesses pacientes pode influenciar ou até mesmo prevenir danos físicos, minimizando a perda de habilidades funcionais. Além disso, a MP parece ter efeito benéfico sobre o tempo de permanência dos pacientes nas UTI, estando diretamente relacionada ao tempo de VM, défice funcional e morbidade.

É fundamental a existência de protocolos de MP dentro dos serviços de cuidados com pacientes críticos. Em estudo recente, observou-se que, dos 463 pacientes submetidos ao protocolo de MP, 432 (93,3%) responderam positivamente à estratégia de intervenção, apresentando manutenção e/ou melhora do *status* funcional inicial. Os resultados também sugerem que o tipo de diagnóstico do paciente (clínico ou cirúrgico) não é preditor da resposta positiva.

Em ensaio clínico realizado, observou-se que, na existência de protocolos bem desenhados, a MP é viável e segura, devido à baixa incidência de eventos adversos. Também foi significativa a redução de tempo de permanência hospitalar em sobreviventes que receberam fisioterapia durante o tratamento na UTI, em comparação àqueles que receberam cuidados habituais, sem elevação dos custos.

A incidência de eventos adversos é inferior a 4%. Em pesquisa recente, 5% de um total de 520 sessões de mobilização apresentou evento adverso. Os eventos de maior frequência foram disfunção respiratória (2,1%), queda na saturação (1,2%), taquipneia ou bradcardia (0,8%), intolerância do paciente durante a mobilização (0,8%) e remoção de dispositivo de traqueostomia (0,2%). Em outro estudo, no qual se observaram os efeitos adversos de um protocolo de MP estando os doentes no leito, sentados ou deambulando, com um total de 1.144 intervenções, apenas 0,61% (sete intervenções) apresentou eventos adversos — entre eles perda da monitorização cardíaca e do dreno cirúrgico —; já as variáveis hemodinâmicas não sofreram alterações significativas.

A segurança e a viabilidade no processo de MP estão condicionadas à avaliação prévia do doente, para garantir a mobilização progressiva e livre de riscos. Um dos elementos críticos para o sucesso desta intervenção é a adoção de critérios clínicos, bem como a decisão da MP pela equipe multidisciplinar.

O envolvimento de toda equipe multidisciplinar contribui e garante o sucesso da reabilitação. A avaliação inicial para a realização da MP inclui história clínica atual e pregressa; nível funcional pregresso; nível de consciência; observação geral e integridade da pele; sinais vitais; medicamentos em uso; parâmetros ventilatórios e necessidade de oxigênio; grau da força muscular; sensibilidade; coordenação; equilíbrio; funcionalidade na mobilidade na cama, nas transferências, na marcha; e Atividades da Vida Diária.

Embora os benefícios da MP sejam inquestionáveis, evidências sugerem que muitas das intervenções não são rotineiramente utilizadas na prática clínica. Várias são as razões pelas quais a MP não ocorre dentro das UTI. Dentre elas, estão a insuficiência de profissionais de enfermagem e fisioterapia, e o tempo de realização dos procedimentos. Também podem ser citadas: limitações dos dispositivos, como a presença de acessos vasculares, tubo endotraqueal, traqueias do ventilador, monitorização; baixa expectativa em relação à intensidade e duração dos exercícios pela intolerância ao esforço; elevado nível de fadiga e maiores limitações por alterações da função respiratória; e nível de alerta e pouca cooperação do paciente.

Em contrapartida, fatores como mudança do local de acesso vascular, programação cuidadosa dos procedimentos e gerenciamento da sedação são ações dentro dos serviços que contribuem para prática da MP.

A principal barreira para realização da mobilização dos pacientes foi o uso de sedação, encontrada em 30% dos pacientes.

Nos pacientes criticamente doentes é frequente a prescrição de sedativos e analgésicos para garantir a segurança deles, aliviar a dor e a ansiedade, reduzir o estresse e o consumo de oxigênio, bem como prevenir a assincronia ventilador-paciente. Com o objetivo de melhorar o prognóstico de pacientes ventilados mecanicamente na UTI, prevenindo *delirium* e fraqueza adquirida, Vasilevskis propôs o "protocolo ABCDE", que consiste em estratégia de recuperação de despertar diário, teste de respiração espontânea e gerenciamento do *delirium* e MP, no qual a aplicação de todas as etapas nos pacientes gravemente doentes facilitaria a MP com atividades voluntárias durante a otimização da sedação e da analgesia.

O ABCDE é um processo multicomponente intencionalmente interdependente e projetado para:

- Melhorar a colaboração entre os membros da equipe clínica.

- Padronizar os processos de atendimento.
- Quebrar o ciclo de altas doses de sedação e ventilação prolongada, que parecem causadoras de *delirium* e fraqueza.

A melhora dos resultados em pacientes que sofrem de *delirium* e fraqueza pode ser alcançada alinhando-se processos, pessoas e tecnologia já existentes nas UTI. Com a implementação do protocolo, a tecnologia pode ser reduzida, os medicamentos, ajustados, e o trabalho em equipe, aprimorado.

Detalhamento dos itens do protocolo ABCDE

A – Desperte (*awake*) o paciente diariamente: cessação de sedação

Os medicamentos sedativos, universalmente utilizados em pacientes críticos, reduzem o trabalho respiratório e aliviam a agitação. Alguns pontos devem ser considerados:

- Manter níveis leves de sedação está associado a melhores resultados clínicos.
- A manutenção de níveis leves de sedação aumenta a resposta ao estresse fisiológico, mas não está associada ao aumento da incidência de isquemia miocárdica.
- Recomenda-se que os medicamentos sedativos não sejam utilizados para manter um nível profundo de sedação em pacientes adultos, a menos que este seja clinicamente indicado.
- Sugere-se que a monitorização da profundidade da sedação e da função cerebral seja realizada pela Escala de Agitação e Sedação de Richmond (*Richmond Agitation-Sedation Scale* – RASS) ou pela Escala de Sedação-Agitação (*Sedation-Agitation Scale* – SAS), ferramentas de avaliação de sedação válidas e confiáveis.
- A seleção e o gerenciamento de sedativos são fatores de risco modificáveis para prevenir o *delirium* na UTI.

B – Respiração (*breath*): interrupções diárias de ventilação mecânica

Interromper a VM requer avaliação objetiva visando à prontidão do paciente, sendo realizada por testes de ventilação espontânea diários em pacientes que atendem aos critérios de segurança, tais como estar com fração inspirada de oxigênio (FiO_2) ≤ 50% e pressão positiva expiratória final (PEEP) < 8 cmH_2O. Pacientes críticos manejados de acordo com o protocolo ABCDE tiveram retirada da VM em média 3 dias mais cedo, sem nenhuma evidência de perda de segurança, ao mesmo tempo que ele aumenta a autonomia do profissional não médico. Além disso, esses ensaios evidenciaram a importância da coordenação interdisciplinar de sedação e ventilação entre fisioterapeutas e enfermeiros.

São critérios para interrupção da VM: ausência de crise convulsiva, ausência de crise de abstinência, sem uso de bloqueador neuromuscular, pressão intracraniana (PIC) normal e sem agitação psicomotora.

Uso de musculatura acessória, saturação de oxigênio menor que 88%, frequência respiratória maior que 35 rpm ou menor que 8 rpm, PIC > 20 mmHg e arritmia cardíaca são sinais de falha no teste de respiração espontânea.

C - Coordenação (*coordination*): despertar diariamente e respiração diária

Reconhecendo o benefício de ambas as interrupções protocolizadas de sedação e VM, alguns autores combinaram estas abordagens no que é conhecido como "Teste de Despertar e Respirar Controlado", ou "ensaio ABC". A retirada da sedação, coordenada com testes de respiração espontânea diários, diminuiu as alterações cognitivas adversas, reduziu o tempo de permanência hospitalar por 4 dias e a mortalidade após 1 ano em 14%. Os resultados sugerem que um protocolo de despertar e respirar que combine ensaios diários de despertar espontâneo (ou seja, interrupção de sedativos) com ensaios de respiração espontânea diária tenha melhores resultados para pacientes em VM do que as abordagens nos padrões atuais, devendo tornar a prática rotineira.

D – Monitoramento do *delirium* (*delirium*)

Há evidências crescentes de que o *delirium* é um forte preditor de aumento do tempo de VM, permanência na UTI, disfunções neuropsicológicas e mortalidade. O monitoramento do *delirium* é uma prática recomendada, tendo como instrumento de verificação de triagem o método *Confusion Assessment Method for the Intensive Care Unit* (CAM-ICU), ferramenta altamente sensível e específica para a detecção de *delirium.*

E – Mobilização precoce (*early mobility and exercise*)

Nos últimos anos, a consciência e a aceitação da fraqueza como uma das responsáveis pela morbidade nas UTIs aumentaram, porém, o diagnóstico ainda é difícil e não há nenhuma terapia específica. Reduzir o uso de sedativos e promover a MP parecem ser alternativas seguras e viáveis.

A MP de pacientes criticamente doentes reduz a disfunção cognitiva e física, demonstrando que a fisioterapia precoce reduziu de forma independente o tempo de hospitalização em até 3 dias, assim com a incidência de *delirium*, promovendo o aumento da independência funcional. Evidências sugerem que o exercício físico inicial deve ser considerado parte rotineira dos cuidados da UTI.

Algumas recomendações foram propostas, primeiramente identificando a história clínica e os recentes sintomas cardiovasculares e disfunções respiratórias, medicações que podem interferir na mobilização, avaliação do nível de mobilidade prévia e capacidade de execução de exercícios. A condição clínica do doente crítico pode mudar rapidamente; por isso, a monitorização dos pacientes é de vital importância, devendo ser realizada antes e durante a mobilização. Como critérios de segurança para retirada do paciente do leito devem ser avaliados os itens descritos no Quadro 3.1.1.

Quando o paciente apresentar algum critério de "bandeira vermelha" (contraindicações) não está liberado para realizar a MP fora do leito e, quando apresentar alguma contraindicação relativa, os riscos potenciais e benefícios devem ser avaliados pela equipe multidisciplinar.

Após a avaliação, a MP pode ser estratificada conforme a avaliação funcional e condição neurológica do paciente crítico. Na ordem de intensidade, a MP inclui mobilização passiva, ativo-assistida e exercício ativo; uso de bicicleta na cama, com o paciente sentado na borda do leito; ortostase; transferência da cama ou cadeira e deambulação. Diante das condições do paciente e de seu estado cognitivo, propõem-se uma classificação funcional e atividades para mobilização. Para a classificação 1A, pacientes não responsivos/não colaborativos e restritos ao leito, a mobilização deve ser passiva e eles podem receber eletroestimulação funcional (EEF). Na classificação 2A, os pacientes estão liberados para sair do leito, porém necessitam de auxílio total para transferência; neles, devem ser realizadas atividades de controle postural, bicicleta passiva, prancha ortostática e passeios fora da UTI como proposta para otimizar o tratamento. No enquadramento 3A, o paciente já tem força para manter controle de tronco, e a ortostase deve ser estimulada (Quadro 3.1.2).

Nos casos de pacientes responsivos/colaborativos, todo *feedback* e incentivo ao movimento ativo é essencial. Na classificação 1B, restrito ao leito, os exercícios metabólicos, cinesioterapia ativa e gameterapia podem ser realizadas. Para o nível 2B, estando ele dependente de auxílio total para transferências, o controle de tronco, bicicleta passiva, prancha ortostática e passeio externo devem ser realizados. No enquadramento 3B, o paciente já possui condições de transferência com auxílio, no qual ortostatismo, exercícios resistidos, treino de transferência e marcha estacionária devem ser incorporados à terapia. Para as classificações 4B e 5B, os pacientes possuem condições de exercícios em pé como treino de marcha e uso de cama elástica. O enquadramento funcional pode ser adotado como linguagem entre a equipe multidisciplinar, dependendo da classificação em que o doente crítico se encontra. Todos os envolvidos no cuidado ao paciente crítico podem evitar danos adicionais quanto à retirada deste doente do leito ou possíveis transferências indevidas, otimizando a recuperação e a segurança do paciente durante a MP (Quadro 3.1.2).

Quadro 3.1.1. Critérios de segurança para retirada do paciente do leito.

Bandeiras vermelhas	Frequência cardíaca	Isquemia miocárdica recente
		Frequência cardíaca < 40 e > 130 bpm
	Pressão sanguínea	PAM < 60 mmHg e > 110 mmHg
	Saturação de oxigênio	≤ 90%
	Parâmetros ventilatórios	FiO_2 ≥ 0,6
		PEEP: ≥ 10 cm H_2O
	Frequência respiratória	Frequência respiratória > 40 respirações/minuto
	Nível de consciência do paciente	Agitação na escala de sedação: RASS -4, -5, 3, 4
	Drogas inotrópicas	Altas doses de inotrópicos
		Dopamina ≥ 10 mcg/kg/minuto
		Noradrenalina/adrenalina ≥ 0,1 mcg/kg/minuto
	Temperatura	≥ 38,5°C
		≤ 36°C
Contraindicação relativa	Avaliação clínica	Diminuição do nível de consciência/responsividade, sudorese, cor da face anormal, dor e fadiga
	Fraturas instáveis	
	Presença de acessos vasculares que tornam a mobilização insegura	
	Instabilidade neurológica: PIC ≥ 20 cmH₂O	

PAM: pressão arterial média; FIO_2: fração inspirada de oxigênio; PEEP: pressão positiva expiratória final; RASS: Escala de Agitação e Sedação de Richmond; PIC: pressão intracraniana.

Quadro 3.1.2. Enquadramento funcional, considerando o estado cognitivo e funcionalidade, segundo o *Prófisio Functional Physical Therapy Protocol.*

	Nível 1	Nível 2	Nível 3	Nível 4	Nível 5
Não responsivo/ colaborativo	Eletroestimulação Cinesioterapia passiva	Controle postural; bicicleta passiva; prancha ortostática; passeio externo	Ortostatismo com auxílio	Não aplica	Não aplica
Responsivo/ colaborativo	Exercícios metabólicos; cinesioterapia ativo-assistida; gameterapia	Controle postural; bicicleta ativa; prancha; passeio externo	Ortostatismo Cinesioterapia resistida; treino de transferência; marcha estacionária	Treino de marcha com auxilio; agachamento	*Step*; cama elástica; marcha sem auxílio; apoio unipodal
Observação	Avaliar contraindicações	A cada nível, acrescentar os exercícios descritos			

Nível 1: acamado/restrito ao leito devido à restrição médica; nível 2: transferência leito-cadeira passivamente; nível 3: transferência leito-cadeira com descarga parcial de peso; nível 4: deambula com descarga parcial de peso; nível 5: deambula sem auxílio.

O protocolo de MP publicado por Sommers et al. define a intensidade e a frequência das atividades para pacientes de terapia intensiva. Para pacientes não colaborativos/responsivos, a mobilização passiva deve ser realizada diariamente com cinco repetições por articulação; os alongamentos devem ter duração de 20 minutos, também devendo ser realizados uma vez ao dia. A EEF pode ser realizada diariamente com duração de 1 hora. A bicicleta passiva deve ser realizada durante 20 minutos. Estas técnicas têm como objetivos manter a amplitude de movimento, prevenir contraturas articulares e estimular contrações musculares. Para os

pacientes responsivos e colaborativos, devem-se estimular sempre atividades funcionais. Para os exercícios ativos, a intensidade deve ser avaliada de acordo com a Escala de Borg, sendo utilizada para a classificação da percepção subjetiva do esforço, devendo ficar entre 11 e 13. Realizam-se três séries, de oito a dez repetições, uma ou duas vezes ao dia. A bicicleta ativa pode ser realizada por 20 minutos (Quadro 3.1.3). A monitorização do paciente deve ser feita durante toda realização dos exercícios.

Os pacientes que permanecem restritos ao leito apresentam mudança da distribuição do fluído intravascular das extremidades para a caixa torácica pela remoção do estresse gravitacional, entre outras alterações. Os exercícios realizados exclusivamente no leito não evitam por si só os efeitos adversos do repouso. O ortostatismo ajuda a manter a distribuição adequada de fluídos e a inferiorização das vísceras abdominais, sendo recomendada que ele seja incluído no programa de MP.

Como recurso terapêutico, o ortostatismo pode ser adotado de maneira passiva ou ativa para a estimulação motora, melhora da função cardiopulmonar e do estado de alerta. O uso da prancha ortostática é indicado para readaptar os pacientes à posição vertical quando ele é incapaz de manter esta postura de maneira independente ou, até mesmo, com algum auxílio.

Além dos benefícios já descritos, o ortostatismo em doentes críticos tem sido estimulado com base em outros supostos benefícios, que incluem melhora do controle autonômico do sistema cardiovascular e melhora da oxigenação, aumento da ventilação, estimulação vestibular, prevenção de contraturas articulares e úlcera por pressão (Figuras 3.1.1 e 3.1.2).

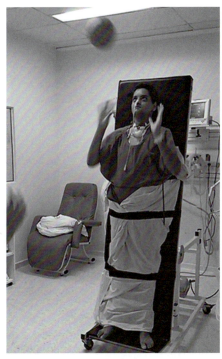

Figura 3.1.1. Registro de atividade com bola durante utilização da prancha ortostática. Fotos do arquivo pessoal, cedida pela Prófisio Assistência Fisioterápica.

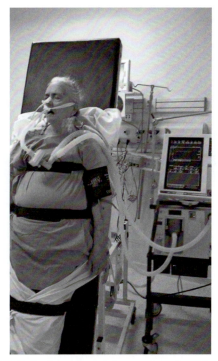

Figura 3.1.2. Registro do uso da prancha ortostática estando o paciente intubado e em ventilação mecânica. Fotos do arquivo pessoal, cedida pela Prófisio Assistência Fisioterápica.

Quadro 3.1.3. Recomendações para seguimento da mobilização precoce.

Pacientes não responsivos/não colaborativos		Pacientes responsivos/colaborativos	
Passivo		Ativo	
Exercícios passivos	5 vezes/articulação	Exercícios terapêuticos	Intensidade: BORG 11-13
	Séries: 1		Duração: repetições de 8-10
	Frequência: 1 vez ao dia		Séries: 3
Alongamentos	Duração: 20 minutos		Frequência: 1-2 vezes/dia
Bicicleta passiva	Duração: 20 minutos	Fortalecimento	Passo 1: aumente a duração
Eletroestimulação	Duração: 60 minutos		Aumente as repetições para 10
	Intensidade 45 Hz		Passo 2: aumente o número de séries de 1 até 3
	Frequência: diária		Passo 3: aumente a intensidade
CPM	3 vezes de 3 horas por dia	Treino de equilíbrio, ortostatismo e marcha	
Tala	2 horas com tala e 2 horas sem tala	Mobilização fora do leito	
		Bicicleta	Duração: 20 minutos
			Fortalecimento: intervalo de treinamento de 20 minutos

CPM: *Continuous Passive Motion*. Fonte: Sommers J, Engelbert RH, Dettling-Ihnenfeldt D, et al. Physiotherapy in the intensive care unit: an evidence-based, expert driven, practical statement and rehabilitation recommendations. Clin Rehabil. 2015;29(11):1051-63.

Sistemas de jogos que utilizam um sistema controlado sem fio, o qual identifica o movimento e fornece um *feedback* instantâneo ao indivíduo também podem ser utilizados durante a reabilitação, melhorando a coordenação motora, o estímulo sensorial e a manutenção da força com segurança (Figuras 3.1.3 e 3.1.4).

Sessões diárias de exercícios usando cicloergômetro de membros inferiores, ainda no leito, mostram segurança e eficácia na prevenção ou atenuação da perda do desempenho funcional do exercício, *status* funcional e força de quadríceps (Figuras 3.1.5 e 3.1.6).

Considerações finais

A partir da avaliação minuciosa do paciente, são previstas intervenções adaptadas de acordo com o comprometimento individual do doente e com recursos disponíveis. Estes fatores determinam a qualidade da reabilitação precoce dos doentes críticos internados nas unidades intensivas. A MP dos pacientes internados nas UTIs melhora a capacidade funcional, e a força motora periférica e respiratória; e reduz tempo de VM e tempo de internação. A prática da MP no cotidiano está relacionada com a presença de fisioterapia diária,

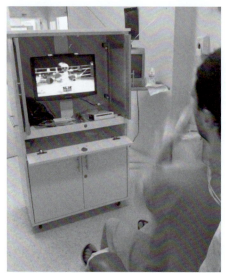

Figura 3.1.3. Gameterapia, terapia assistida por jogos. Utilização da gameterapia com paciente sentado. Fotos do arquivo pessoal, cedida pela Prófisio Assistência Fisioterápica.

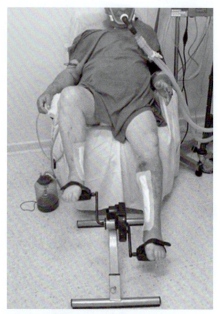

Figura 3.1.5. Utilização do cicloergômetro ativo durante realização de ventilação não invasiva. Fotos do arquivo pessoal, cedida pela Prófisio Assistência Fisioterápica.

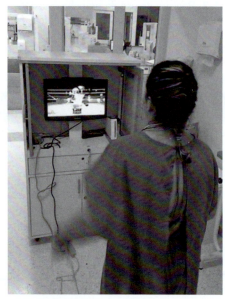

Figura 3.1.4. Utilização da gameterapia com paciente em pé. Fotos do arquivo pessoal, cedida pela Prófisio Assistência Fisioterápica.

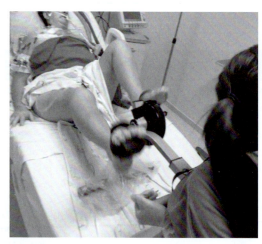

Figura 3.1.6. Aplicação do protocolo ABCDE e utilização do cicloergômetro ativo no leito com paciente sob ventilação mecânica. Fotos do arquivo pessoal, cedida pela Prófisio Assistência Fisioterápica.

o trabalho multidisciplinar e a cultura da instituição, refletindo, consequentemente, na qualidade de vida dos indivíduos após a alta da UTI.

Referências

Adler J, Malone D. Early mobilization in the intensive care unit: a systematic review. Cardiopulm Phys Ther J. 2012;23(1):5-13.

Balas MC, Vasilevskis EE, Olsen KM, et al. Effectiveness and Safety of the Awakening and Breathing Coordination, Delirium Monitoring/ Management, and Early Exercise/Mobility (ABCDE) Bundle. Crit Care Med. 2014 May;42(5):1024-36

Burtin C, Clerckx B, Robbeets C, et al. Early exercise in critically ill patients enhances short-term functional recovery. Crit Care Med. 2009; 37(9):2499-505.

Callen BL, Mahoney JE, Wells TJ. Admission and Discharge Mobility of Frail Hospitalized Older Adults. Medsurg Nurs. 2004;13(3):156-63; quiz 164.

Dang SL. ABCDEs of ICU: early mobility. Crit Care Nurs Q. 2013; 36(2):163-8.

Herridge MS. Legacy of intensive care unit-acquired weakness. Crit Care Med. 2009;37(10 Suppl):457-61S.

Devlin JW, Pohlman AS. Everybody, every day: an "awakening and breathing coordination, delirium monitoring/management, and early exercise/mobility" culture is feasible in your ICU. Crit Care Med. 2014;42(5):1280-1.

Ely EW, Gordom SM, Jacson JC, et al. Long-term neuropsychological deficits following delirium in mechanically ventilated ICU patients. Journal of the American Geriatrics Society. 2002;50(4):S2-S3.

Fan E, Zanni JM, Dennison CR, et al. Critical illness neuromy-opathy and muscle weakness in patients in the intensive care unit. AACN Adv Crit Care. 2009; 20(3):243-53.

Girard TD, Kress JP, Fuchs BD, et al. Efficacy and safety of a paired sedation and ventilator weaning protocol for mechanically ventilated patients in intensive care (Awakening and Breathing Controlled trial): a randomised controlled trial. Lancet. 2008; 371(9607):126-34

Gosselink J, Bott M, Johnson E, et al. Physiotherapy for adult patients with critical illness: recommendations of the European Respiratory Society and European Society of Intensive Care Medicine Task Force on Physiotherapy for Critically III Patients. Intensive Care Med. 2008;34(7):1188-99.

Herridge MS, Tansey CM, Matté A, et al.; Canadian Critical Care Trials Group. Functional disability 5 years after acute respiratory distress syndrome. N Engl J Med. 2011;364(14):1293-304.

Hodgson CL, Bellomo R, Berney S, et al. Early mobilisation and recovery in mechanically ventilated patients in ICU. Crit Care. 2015;19:81.

Hodgson CL, Stiller K, Needham DM, et al. Expert consensus and recommendations on safety criteria for active mobilization of mechanically ventilated critically ill adults. Critical Care. 2014;18(6):658.

Jerre G, Silva TJ, Beraldo MA, et al. Fisioterapia no paciente sob ventilação mecânica. J Bras Pneumol. 2007;33(Supl 2):142-50.

Leditschke IA, Green M, Irvine J, et al. What are the barriers to mobilizing intensive care patients? Cardiopulm Phys Ther J. 2012; 23(1):26-9.

Lee H, Ko YJ, Suh GY, et al. Safety profile and feasibility of early physical therapy and mobility for critically ill patients in the medical intensive care unit: beginning experiences in Korea. J Crit Care. 2015;30(4):673-7.

Maturana JM, Rodrigues AP, Martinelli GD, et al. Evaluation of the adverse events on applying a functional protocol in patients in an ICU. Critical Care. 2015;19(Suppl 2):P25.

Morris PE, Goad A, Thompson C, et al. Early intensive care unit mobility therapy in the treatment of acute respiratory failure. Crit Care Med. 2008;36(8):2238-43.

Murakami FM, Yamaguti WP, Onoue MA, et al. Evolução funcional de pacientes graves submetidos a um protocolo de reabilitação precoce. Revista Brasileira de Terapia Intensiva. 2015;27(2):161-9.

Pandharipande PP, Girard TD, Jackson JC, et al.; BRAIN-ICU Study Investigators. Long-Term Cognitive Impairment after Critical Illness. N Engl J Med. 2013;369(14):1306-16.

Santos AR, Oliveira IS, Silveira T. Mobilização precoce em UCI. SalutisScientia – Revista de Ciências da Saúde da ESSCVP. 2010; 2:19-24.

Shehabi Y, Riker RR, Bokesch PM, et al. SEDCOM (Safety and Efficacy of Dexmedetomidine Compared With Midazolam) Study Group. Delirium duration and mortality in lightly sedated, mechanically ventilated intensive care patients. Crit Care Med. 2010;38(12): 2311-8.

Sibinelli M, Maioral DC, Falcão AL, et al. Efeito imediato do ortostatismo em pacientes internados na de terapia intensiva de adultos. Rev Bras Ter Intensiva. 2012;24(1):64-70.

Silva VS, Pinto JG, Martinez BP, et al. [Mobilization in the Intensive Care Unit: systematic review]. Fisioter Pesqui. 2014;21(4):398-404.

Sommers J, Engelbert RH, Dettling-Ihnenfeldt D, et al. Physiotherapy in the intensive care unit: an evidence-based, expert driven, practical statement and rehabilitation recommendations. Clin Rehabil. 2015;29(11):1051-63.

Vasilevskis EE, Ely EW, Speroff T. Reducing iatrogenic risks: ICU-acquired delirium and weakness--crossing the quality chasm. Chest. 2010;138(5): 1224-33.

Vincent JL, Norrenberg M. Intensive care unit-acquired weakness: framing the topic. Critical Care Med. 2009;37(10 Suppl 10):S296-8.

CAPÍTULO 3.2

Analgesia, sedação e *delirium*

Marcos Paulo Schlinz e Silva

Nathalia Lobão Barroso de Souza

Viviane D'Andretta e Silva

Analgesia

Em 1996, a *American Pain Society* (APS) introduziu a frase "a dor como quinto sinal vital", a qual, do ponto de vista ético, leva os profissionais de saúde a proporcionarem conforto e manejo adequado da dor aos pacientes sob seus cuidados. A *International Association for the Study of Pain* (IASP), na Declaração de Montreal, define dor como uma experiência sensorial ou emocional desagradável, associada à lesão tecidual, aguda ou potencial, ou descrita em termos desta lesão, e faculta a todas as pessoas o direito de que sua dor seja reconhecida e tratada adequadamente.

O paciente grave, ao longo de sua internação em unidade de terapia intensiva (UTI), experimenta a dor, seja pela própria condição clínica, seja pelos procedimentos de cuidado, como intubação, mudança de decúbito e aspiração de vias aéreas. Também, devido às condições que o impossibilitam de manifestar a dor (sedação, intubação orotraqueal, entre outras), ele tem sua dor não reconhecida adequadamente ou, até mesmo, negligenciada. A impossibilidade de comunicação verbal não anula o fato de um paciente sentir dor e necessitar de um tratamento analgésico adequado.

A dor é uma grande preocupação no ambiente da terapia intensiva, pois inúmeros eventos adversos ocorrem em virtude de sua não identificação e da não atuação adequada e precoce da equipe de saúde – fatos estes que afetam diretamente sua evolução e a melhora do quadro clínico. As consequências do manejo inadequado da dor são negativas e significativas, abrangendo desde o estresse psicológico até impactos fisiológicos, como aumento de catecolaminas, hipermetabolismo catabólico e elevação do risco de infecções. A devida avaliação, para identificação e tratamentos adequados para a dor, é imprescindível.

O padrão-ouro para avaliação é o paciente relatar sua própria dor. A escala visual horizontal numérica, graduada de zero a 10, consiste em uma ferramenta bastante válida e viável, porém, muitos pacientes graves não são capazes de avaliar sua dor – como o caso daqueles sedados e/ou em ventilação mecânica. Há escalas que avaliam a intensidade da dor por meio de comportamentos provocados, como é o caso da Escala Comportamental de Dor (ECD) (Quadro 3.2.1) e da *Critical Care Pain Observation Tool* (CPOT). A ECD varia de 3 (sem dor) a 12 (dor máxima), sendo 5 a pontuação máxima para se ter um controle adequado da dor. Já a CPOT varia de zero (sem dor) a 8 (dor máxima); considera-se um controle adequado da dor se a pontuação for de, no máximo, 2.

Quadro 3.2.1. Versão brasileira da Escala Comportamental de Dor.

Item	Descrição	Escore
Expressão facial	Relaxada	1
	Parcialmente tensa (por exemplo: abaixa a sobrancelha)	2
	Totalmente tensa (por exemplo: fecha os olhos)	3
	Faz careta: presença de sulco perilabial, testa franzida e pálpebras ocluídas	4
Membros superiores	Sem movimento	1
	Com flexão parcial	2
	Com flexão total e flexão de dedos	3
	Com retração permanente: totalmente contraído	4
Adaptação à ventilação mecânica	Tolera movimentos	1
	Tosse com movimentos	2
	Briga com o ventilador	3
	Incapaz de controlar a ventilação mecânica	4

Fonte: adaptado de Morete MC, Mofatto SC, Pereira CA, et al. Tradução e adaptação cultural da versão portuguesa (Brasil) da escala de dor Behavioural Pain Scale. Rev Bras Ter Intensiva. 2014;26(4):373-8.

A literatura demonstra que a aplicação de escalas comportamentais da dor melhora tanto seu controle em pacientes graves como também seus desfechos clínicos. Os sinais vitais não são preditores confiáveis para dor, pois são pouco específicos; eles devem servir de sinal para que sejam feitas avaliações com ferramentas adequadas e validadas.

Intervenções para controle da dor

Para que o tratamento seja seguido, é necessária a orientação aos pacientes e a seus cuidadores sobre o mecanismo de ação dos diversos tratamentos, os efeitos colaterais e o modo de utilização dos medicamentos. A educação quanto à terapia propicia melhor adesão ao tratamento e favorece o maior alívio da dor. O tratamento da dor pode ser dividido em intervenções farmacológicas, não farmacológicas e neurocirúrgicas. Algumas recomendações podem auxiliar diretamente no alívio dador, como uso do calor e frio superficiais; automassagem e massagem de conforto; alongamentos suaves e atividade física suave; acupuntura, reflexologia e *reiki*; e oferta do suporte e acolhimento dos pacientes e familiares diante do sofrimento, das dúvidas, dos medos e das inquietações.

A primeira linha analgésica para controle de dor não neuropática em paciente grave é constituída pelos opioides endovenosos. Existem vários opioides disponíveis: o uso de cada um deles se dá conforme os diferentes perfis farmacodinâmicos, farmacocinéticos e seus efeitos adversos (Quadro 3.2.2). Independentemente do medicamento escolhido, devem-se realizar avaliações periódicas para verificação da eficácia terapêutica, sempre almejando o *status* de conforto do paciente. Já para dor neuropática, recomenda-se associar gabapentina ou carbamazepina à terapia com opioide endovenoso.

O uso de analgésicos não opioides, como anti-inflamatórios, pode ser interessante na terapia adjuvante para dor, reduzindo, inclusive, a necessidade de uso de medicamentos opioides. Entretanto, os efeitos adversos dos anti-inflamatórios não esteroides, como sangramento gastrintestinal, disfunção renal, sangramento e anormalidade plaquetária, são bastante significativos para um paciente de UTI, e seu uso tende a ser mínimo.

Diversos estudos demonstraram que estratégias diante da dor, anteriormente à sedação, podem reduzir algumas intercorrências e melhorar os indicadores de qualidade da UTI, onde os usos de sedativos estão associados diretamente a efeitos adversos que podem levar à depressão respiratória, à instabilidade hemodinâmica e ao aumento do tempo de ventilação mecânica e de permanência na UTI.

Observamos, em nosso cotidiano profissional em cuidados críticos, que a dor é um fenômeno comum e complicador em pacientes que necessitam de cuidados intensivos, o que demanda, em sua maioria, medidas farmacológicas mais severas que, por sua vez, podem culminar na maior incidência de *delirium* e tempo prolongado de permanência na UTI.

Sedação

Sedação é o processo de alívio da ansiedade, ou seja, na busca do estabelecimento do estado de calma. Este processo inclui geralmente medidas de suporte (comunicação frequente), medidas de identificação e tratamento de possíveis causas de agitação (como, por exemplo, ansiedade, dor, *delirium*, dispneia, paralisia neuromuscular etc.) e terapias medicamentosas (Quadro 3.2.3). A sedação consiste também em importante manejo terapêutico para conter hipertensão intracraniana, falência respiratória severa e *status epilecticus*.

A maioria dos pacientes em UTI não precisa de sedação profunda, pois, em grande parte dos casos, a sedação é utilizada somente para manter o paciente mais tranquilo (Escala de Agitação-Sedação — EAS 4/Escala de Agitação e Sedação de Richmond — RASS 0). O uso de sedação excessiva pode prolongar desnecessariamente o tempo de uso de ventilação mecânica. De modo a evitar o acúmulo de sedativo e a sedação excessiva, têm-se duas práticas importantes de cuidado: a interrupção diária da sedação contínua, com o objetivo de evitar o acúmulo de medicamento, ou a sedação guiada por meta de sedação, via protocolo clínico.

O agente a ser utilizado na sedação do paciente de UTI, assim como o analgésico, deve ser individualizado,

Quadro 3.2.2. Analgésicos opioides e suas principais propriedades.

Analgésico	Farmacocinética	Efeitos adversos
Fentanil	Meia-vida de 1,5 a 6 horas; ocorre acúmulo de medicamento, em especial na insuficiência hepática; não possui metabólito ativo	Náusea, constipação, depressão respiratória e rigidez musculoesquelética, quando bólus de doses altas
Hidromorfona	Meia-vida de 1,5 a 3,5 horas; 7-11 vezes mais potente que a morfina	Náusea, constipação, depressão respiratória
Remifentanil	Meia-vida de 3 a 4 minutos; não se acumula no organismo	Náusea, constipação, depressão respiratória e bradicardia
Morfina	Meia-vida de 3 a 7 horas; possui metabólitos ativos; acúmulo com insuficiência hepática e renal	Náusea, constipação, depressão respiratória, liberação de histamina

de acordo com as indicações específicas e objetivas da sedação para cada paciente, das propriedades farmacocinéticas e do perfil de segurança de cada fármaco.

Recomenda-se que a sedação em paciente gravemente doente e agitado seja iniciada somente depois de se proporcionar analgesia adequada e tratar as causas com potencial de reversão.

A sedação adequada beneficia os pacientes, reduzindo a resposta ao estresse, mas requer um método adequado de avaliação, para ajustar a dosagem de sedativos. Dentre as ferramentas de avaliação da profundidade e da qualidade da sedação em pacientes adultos em UTI, destacam-se, como validadas e confiáveis, as RASS e a EAS (Quadro 3.2.4).

Apesar de vários esforços acerca da avaliação e do controle da dor dos clientes internados sob cuidados intensivos, observamos que se trata de um desafio diário, pois as estratégias efetivas para minimizar a dor e a ansiedade dos pacientes na UTI devem ter caráter multiprofissional, com o empoderamento de todos nesta questão, objetivando-se a melhoria da qualidade da assistência intensivista, bem como da construção de um ambiente mais humanizado, de fato.

Delirium

Delirium é uma manifestação neuropsiquiátrica caracterizada pela presença simultânea de alterações nos níveis de consciência, atenção, pensamento, memória, comportamento psicomotor, emoções e do ciclo de sono-vigília. É considerada a urgência médica mais frequente e a principal complicação pós-operatória em idosos hospitalizados; pode, inclusive, acarretar graves consequências, como aumento da taxa de óbitos e risco de institucionalização.

De acordo com *American Psychiatry Association* (APA), os critérios diagnósticos de *delirium* se reúnem em cinco características-chave, presentes no Quadro 3.2.5.

O *delirium* pode ser caracterizado por abstinência de substâncias, por indução por algum medicamento (como, por exemplo, benzodiazepínicos, opioides, bloqueadores H2, corticosteroides, antidepressivos tricíclicos, entre outros), por alguma outra condição médica ou devido a múltiplas etiologias (Quadro 3.2.6). Pode ocorrer de forma aguda (duração de poucas horas a dias) ou persistente (duração de semanas ou meses).

Outras características que podem auxiliar no diagnóstico de *delirium* é atentar-se a perturbações emocionais, como ansiedade, medo, irritabilidade, raiva, euforia e apatia, podendo acontecer mudanças abruptas entre um estado emocional e outro. Estes comportamentos são comumente acentuados no período noturno. Pode haver mudança do padrão de sono-vigília, inclusive com possibilidade de inversão total de sono-vigília noite e dia.

Os indivíduos com *delirium* hiperativo (21% dos casos) apresentam maior agitação psicomotora, acompanhada de oscilação de humor, o que pode dificultar na cooperação e/ou aumentar a recusa do paciente em relação aos cuidados instituídos pela equipe de saúde (como administração de medicamentos, banho e mobilização no leito). Neste caso, o paciente pode se expor a quedas e ferimentos, sendo necessário manter vigilância 24 horas.

Quadro 3.2.3. Medicamentos sedativos e suas principais propriedades.

Sedativo	Farmacocinética	Efeitos	Efeitos adversos
Midazolam (benzodiazepínico – agonista GABAA)	Meia-vida de 3 a 11 horas; ocorre acúmulo de metabólito ativo, principalmente na insuficiência renal	Ansiolíticos, amnésicos, sedativos, hipnóticos e anticonvulsivante. Não possui atividade analgésica	Hipotensão, depressão respiratória, fator de risco para *delirium* e tolerância
Diazepam (benzodiazepínico – agonista GABAA)	Meia-vida de 20 a 120 horas; ocorre acúmulo de metabólito ativo, principalmente na insuficiência renal		Hipotensão, depressão respiratória, fator de risco para *delirium* e tolerância, potencial de causar flebite
Propofol (agonista GABAA, glicina, nicotínico e muscarínicos M1)	Meia-vida de 30 a 60 minutos; ocorre acúmulo em tecido adiposo quando em infusões prolongadas	Sedativo, hipnótico, ansiolítico, antiemético, amnésico e anticonvulsivante. Não possui atividade analgésica	Hipotensão, bradicardia, depressão respiratória, hipertrigliceridemia, pancreatite, reações alérgicas, síndrome da infusão relacionada com propofol
Dexmedetomidina (agonista alfa 2)	Meia-vida de 2 horas; não possui metabólitos ativos nem se acumula no organismo	Sedativo, poupador de analgésicos/opioide, e simpaticolítico (sem propriedade anticonvulsivante)	Bradicardia, hipotensão, hipertensão transitória e depois hipotensão, xerostomia, náusea, perda dos reflexos das vias aéreas

Quadro 3.2.4. Descrição da Escala de Agitação-Sedação e da Escala de Agitação e Sedação de Richmond.

Escala de Agitação-Sedação		
Escore	Termo	Descrição
7	Agitação perigosa	Tentativa de retirar tubo orotraqueal ou cateter ou de sair da cama, agredir a equipe, movimento de um a outro lado da cama
6	Muito agitado	Morde o tubo, necessidade de restrições, não se acalma com orientação verbal com estabelecimento de limites
5	Agitado	Ansioso ou levemente agitado, tentando levantar, acalma com orientação verbal
4	Calmo e cooperativo	Calmo, acorda fácil, obedece a comandos
3	Sedado	Difícil de acordar, acorda com estímulo verbal ou gentil chacoalhar, mas volta a dormir. Obedece a comandos simples
2	Muito sedado	Acorda com estímulo físico, mas não responde ordens. Move-se espontaneamente
1	Não despertável	Resposta mínima ou não responde a estímulos ou ordens. Não se comunica
Escala de Agitação e Sedação de Richmond		
+4	Combativo	Claramente combativo, violento, representando risco para a equipe
+3	Muito agitado	Puxa ou remove tubos ou cateteres, agressivo verbalmente
+2	Agitado	Movimentos despropositados frequentes, briga com o ventilador
+1	Inquieto	Apresenta movimentos, mas que não são agressivos ou vigorosos
0	Alerta e calmo	
-1	Sonolento	Adormecido, mas acorda ao ser chamado (estímulo verbal) e mantém os olhos abertos por mais de 10 segundos
-2	Sedação leve	Despertar precoce ao estímulo verbal, mantém contato visual por menos de 10 segundos
-3	Sedação moderada	Movimentação ou abertura ocular ao estímulo verbal (mas sem contato visual)
-4	Sedação intensa	Sem resposta ao ser chamado pelo nome, mas apresenta movimentação ou abertura ocular ao toque (estímulo físico)
-5	Não desperta	Sem resposta ao estímulo verbal ou físico

Fonte: adaptado de Nassar Junior AP, Pires Neto RC, de Figueiredo WB, et al. Validity, reliability and applicability of Portuguese versions of sedation-agitation scales among critically ill patients. Sao Paulo Med J. 2008;126(4):215-9.

Quadro 3.2.5. Critérios diagnósticos de *delirium*.

Perturbação da atenção: capacidade reduzida para direcionar, focalizar, manter e mudar a atenção e da consciência (menor orientação para o ambiente)

Mantém-se por curto período de tempo, normalmente horas a poucos dias, representa uma mudança da atenção e da consciência basais, e tende a oscilar quanto à gravidade ao longo do dia

Perturbação adicional na cognição: défice de memória, desorientação, linguagem, habilidade visioespacial ou percepção

Tais distúrbios (critérios A e C) não são explicados por outras alterações, como neurocognitiva preexistente, estabelecida ou em desenvolvimento, e não ocorrem no contexto de um nível gravemente reduzido de estimulação, como o coma

Há evidências, a partir da história, do exame físico ou de achados laboratoriais, de que a perturbação é uma consequência fisiológica direta de outra condição médica, intoxicação ou abstinência de substância (devido ao uso de drogas de abuso ou de um medicamento), da exposição a uma toxina ou de que ela se deva a múltiplas etiologias

Fonte: adaptado American Psychiatry Association (APA). Diagnostic and Statistical Manual of Mental disorders - DSM-5. 5.ed. Washington: APA; 2013. p. 256.

Quadro 3.2.6. Fatores que predispõem ao risco de *delirium*.

Demográfico: idade igual ou maior que 65 anos/indivíduos do sexo masculino têm maior incidência

Cognitivo: demência e outras causas de défice cognitivo, depressão e história de *delirium* prévio

Défice sensorial (visual ou aditivo)

Redução da ingesta oral (desidratação ou desnutrição)

***Status* funcional**: dependência ou imobilidade e história de quedas pregressas

Comorbidades: doença grave ou terminal; múltiplas comorbidades; doença hepática ou renal crônica; história prévia de acidente vascular encefálico, doenças neurológicas; fraturas ou traumatismos; infecção por HIV

Internação hospitalar: principalmente em setores fechados (unidade de terapia intensiva)

O *delirium* hipoativo (29% dos casos) apresenta o nível diminuído de atividade psicomotora, que pode ser acompanhado de lentidão ou letargia, podendo se aproximar do estupor. Neste caso, o paciente normalmente fica mais sonolento, pode acordar e responder a estímulos, e manter confusão mental e atenção flutuante.

O indivíduo também pode apresentar *delirium* misto (43% dos casos), apresentando nível normal de atividade psicomotora, mesmo com perturbação da atenção e percepção. Inclusive, pode ser observado que o nível de atividade oscila brevemente. No *delirium* misto, o paciente oscila seu quadro entre o *delirium* hiperativo e o hipoativo, o que pode dificultar o diagnóstico e merece atenção e vigilância 24 horas.

Há também o *delirium* não classificado, que representa 7% dos casos e apresenta atividade psicomotora normal.

A prevalência de *delirium* é maior em idosos, representando cerca de 14% das complicações naqueles com idade superior a 85 anos. A incidência de casos de *delirium* é alta em idosos no pós-operatório (cerca de 15 a 53%) e ainda superior naqueles em unidades intensivas (70 a 87%) ou em pessoas em fase final de vida (83%). Há também risco aumentado de declínio funcional em pacientes que tiveram *delirium* em relação aos pacientes que não tiveram.

Estes indícios demonstram a importância de traçar planos de ação preventivos para atenuar os riscos de *delirium*, porém quando este já está instalado, estas medidas permanecem benéficas, contribuindo para o controle.

A ação deve ocorrer de forma multidisciplinar e implica todos os profissionais envolvidos no cuidado do paciente, visando abordar as diversas esferas do indivíduo biopsicossocial. A equipe multidisciplinar tem muito a contribuir em conjunto para o manejo adequado do *delirium*, pois deve-se investigar se o paciente está com dor ou apresenta outros sintomas, além de serem feitos diagnósticos físicos, que possam contribuir para tal quadro.

A psicoeducação dos profissionais de saúde envolvidos no cuidado deve contemplar a esfera da responsabilidade global que a equipe tem em relação ao paciente. Medidas não farmacológicas e de vigilância do *delirium* devem ser adotadas por todos da equipe, de modo que possam contribuir para a orientação das famílias e dos acompanhantes do paciente.

O *Confusion Assessment Method in a Intensive Care Unit* (CAM-ICU) auxilia no diagnóstico do *delirium*. Foi desenvolvido e validado para uso em UTI, e possibilita também avaliação em pacientes em ventilação mecânica, os quais estão impossibilitados de se comunicarem verbalmente. Este instrumento considera desde comportamentos observados e respostas não verbais a apontamentos simples, como tarefas de reconhecimento visual e auditivo (Figura 3.2.1).

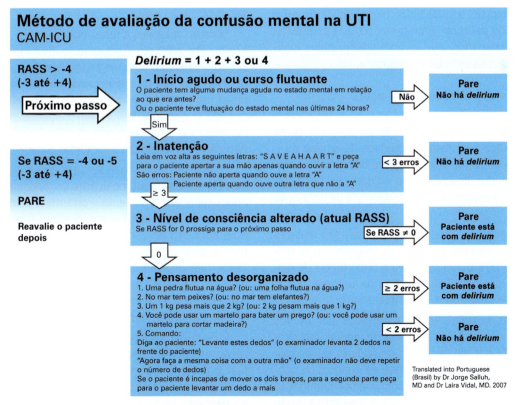

Figura 3.2.1. Metodologia da *Confusion Assessment Method in a Intensive Care Unit* (CAM-ICU) para avaliação de *delirium*. UTI: unidade de terapia intensiva; RASS: Escala de Agitação e Sedação de Richmond.

Intervenções farmacológicas para controle de *delirium*

Apesar de não existirem, na literatura, dados suficientes que indiquem a terapêutica mais adequada para o tratamento do *delirium*, os medicamentos neurolépticos são os agentes mais utilizados para tratar a agitação do paciente nessa condição. Por conta da ampla experiência clínica com o antipsicótico haloperidol, este se tornou o principal agente nas terapias do *delirium*.

Por outro lado, novos antipsicóticos, como é o caso dos atípicos, têm ganhado espaço dentro das condutas médicas, uma vez que parecem ter um melhor perfil de segurança, no que tange a efeitos adversos. Além disso, não há consenso ainda sobre a superioridade de um deles em relação ao outro. Os principais efeitos adversos dos antipsicóticos são reações extrapiramidais, sedação excessiva e prolongamento do intervalo QT (Quadro 3.2.7).

Embora os benzodiazepínicos sejam fatores de risco para *delirium* e potenciais de exacerbar o estado confusional, eles são a terapêutica escolhida para tratamento em casos de abstinência do álcool e de outras drogas. São também uma alternativa para os pacientes que não podem fazer uso de antipsicóticos.

Recentemente, foram apresentadas terapêuticas de *delirium* com outros medicamentos, diferentes dos antipsicóticos. Um deles foi a rivastigmina, inibidor de acetilcolinesterase, a qual tinha por objetivo manejar os sintomas do *delirium*. Entretanto, o *trial* em questão precisou ser suspenso, pois a mortalidade estava crescendo no grupo usuário da rivastigmina.

Intervenções não farmacológicas para controle de *delirium*

O reconhecimento e a validação do *delirium* como urgência médica e de responsabilidade da equipe multiprofissional de saúde é de suma importância para implicação de todos envolvidos no cuidado ao paciente, visto que o planejamento de ação depende de uma ação conjunta.

É consensual que medidas preventivas são eficazes e importantes para diminuir o risco de *delirium*, principalmente em UTI, o que corrobora a importância de planejar ações que englobem a rotina da unidade e que possam contemplar todos pacientes.

Ambientes hospitalares caracterizados por muitos ruídos, baixa iluminação, ausência de janelas que proporcionem luz natural, ausência de relógios e calendários podem contribuir para o agravo de quadros de confusão mental. Portanto, locais com melhor iluminação e com informações de hora e datas, e a tentativa de diminuir barulhos excessivos (aparelhos, equipe e visitantes) favorecem na prevenção e no controle de *delirium*.

Na ausência de janelas, é importante que, no período noturno, sejam ativadas apenas luzes de vigília no leito e, durante o dia maior, haja iluminação. Pode-se também preconizar, no período noturno, quando possível, o ajuste dos tratamentos propostos, contribuindo para que o paciente tenha à noite o maior tempo de sono ininterrupto.

A presença de familiares junto ao paciente pode colaborar para orientação do paciente, e favorece o controle e a prevenção deste quadro. Para isso, familiares devem ser orientados sobre o quadro de *delirium* e, com isso, podem contribuir para as medidas de orientação em tempo e espaço, do toque sensível e aumentar a segurança do paciente em ambiente hospitalar.

Deve-se orientar ao familiar se apresentar ao paciente quando entrar e se despedir ao sair do quarto; ao longo do dia, ele deve repetir a data e horário. Quando houver troca de familiares ou cuidadores, é importante que seja comunicada ao paciente.

A equipe de saúde também deve sempre se identificar, cumprimentar e explicar o que será realizado, mesmo quando o paciente está em quadro de confusão mental. As orientações de tempo e espaço também devem ser realizadas sempre que possível, principalmente em casos de pacientes sem acompanhantes.

Em pacientes que façam uso prévio de óculos ou órteses de audição ou dentárias, retomar o uso destas, a fim de familiarizar o paciente com o ambiente e auxiliar sua localização neste.

Sondas, cateteres e tubos podem contribuir para *delirium*. Por isso, em discussão multidisciplinar, devem ser organizados planos de ação visando à retirada destas medidas tão logo seja possível. Em alguns casos, pesar risco e benefício de tais medidas, principalmente quando o paciente estiver em cuidados paliativos ou em processo ativo de morte. Avaliar individualmente a nutrição e a hidratação adequadas a cada caso.

A restrição física deve ser utilizada em último caso, pois ela pode aumentar o quadro confusional e favorecer maior agitação ao paciente. Portanto, a contenção física pode levar o paciente a um declínio funcional agudo e ao aumento do risco de quedas e ferimentos. Atualmente, preconiza-se a ideia de não utilizar a contenção física, mas instituir medidas de contenção química em períodos de severa agitação, a fim de evitar tais prejuízos. Logo, deve-se evitar restrição no leito ou medidas que possam dificultar a mobilidade do paciente.

É de suma importância, quando possível, a mobilização precoce do paciente de forma segura, como retirar o paciente do leito, e estimular a permanência em poltrona e a deambulação. Banho no chuveiro e ida ao banheiro para suas eliminações fisiológicas podem contribuir para prevenção e controle de *delirium*. A Figura 3.2.2 é um fluxograma para manejo do *delirum*.

Quadro 3.2.7. Antipsicóticos atípicos e suas propriedades farmacológicas.

	Olanzapina	Quetiapina	Risperidona	Ziprasidona	Aripiprazole
Receptores	DA, 5-HT, H1, M1 e α-1	DA, 5-HT, H1, M1 e α-1	DA, 5-HT, H2, α-1 e α-2	DA, 5-HT e α-1	DA, 5-HT, H1 e α-1
Biodisponibilidade, %	60	73	70-85	60	87
Meia-vida, hora	33	6	3-24	6,6	47-68
Ajuste para insuficiência renal	Não	Não	Sim, recomenda-se titular a dose	Não	Não
Sedação	Moderada	Moderada	Baixa	Baixa	Muito baixa
Sintomas extrapiramidais	Baixa	Muito baixa	Baixa a moderada	Baixa	Baixa
Síndrome neuroléptica maligna	Baixa	Muito baixa	Baixa a moderada	Desconhecido	Muito baixa
Prolongamento do intervalo QT	Baixa	Baixa	Baixa	Moderada	Baixa
Ganho de peso	Alta	Moderada	Baixa a moderada	Baixa	Muito baixa

Fonte: Gilchrist NA, Asoh I, Greenberg B. Atypical antipsychotics for the treatment of ICU delirium. J Intensive Care Med. 2012;27(6):354-61.

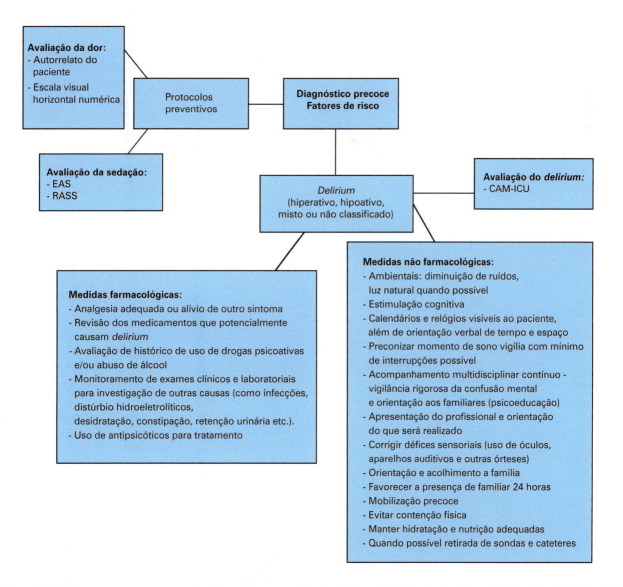

Figura 3.2.2. Fluxograma para prevenção, diagnóstico e controle de *delirum*. EAS: Escala de Agitação-Sedação; RASS: Escala de Agitação e Sedação de Richmond; CAM-ICU: *Confusion Assessment Method in a Intensive Care Unit*.

Referências

American Psychiatry Association (APA). Diagnostic and Statistical Manual of Mental disorders - DSM-5. 5.ed. Washington: APA; 2013.

Arias-Rivera S. Redução da sedação profunda e analgesia segura. In: Viana RA, Torre M. Enfermagem em Terapia Intensiva: práticas integrativas. Barueri, SP: Manole; 2016. p. 257-67.

Barr J, Fraser GL, Puntillo K, et al.; American College of Critical Care Medicine. Clinical practice guidelines for the management of pain, agitation, and delirium in adult patients in the Intensive Care Unit: executive summary. Am J Health Syst Pharm. 2013;70(1):53-8.

Di Tommaso AB. Delirium. In: Di Tomaso AB, Moraes NS, Cruz EC, et al. Geriatria. Guia Prático. Rio de Janeiro: Guanabara Koogan, 2016. p. 226-39.

Ely EW, Inouye SK, Bernard GR, et al. Delirium in mechanically ventilated patients: validity and reliability of the confusion assessment method for the intensive care unit (CAM-ICU). JAMA. 2001; 286(21):2703-10.

Faria RS, Moreno RP. Delirium na unidade de cuidados intensivos: uma realidade subdiagnosticada. Rev Bras Ter Intensiva. 2013;25(2): 137-47.

Francis J. Delirium and acute confusional states: Prevention, treatment, and prognosis. UpToDate. 2014. Disponível em: https://www.uptodate.com/contents/delirium-and-acute-confusional-states-prevention-treatment-and-prognosis

Gilchrist NA, Asoh I, Greenberg B. Atypical antipsychotics for the treatment of ICU delirium. J Intensive Care Med. 2012;27(6):354-61.

Morete MC, Mofatto SC, Pereira CA. Tradução e adaptação cultural da versão portuguesa (Brasil) da escala de dor Behavioural Pain Scale. Rev Bras Ter Intensiva. 2014;26(4):373-8.

Nassar Junior AP, Pires Neto RC, de Figueiredo WB, et al. Validity, reliability and applicability of Portuguese versions of sedation-agitation scales among critically ill patients. Sao Paulo Med J. 2008; 126(4):215-9.

Pimenta CA de M, Kurita GP, Salvetti M de G, et al. Dor aguda e crônica: avaliação e controle. In: Diccini S. Enfermagem em neurologia e neurocirurgia. Rio de Janeiro: Atheneu, 2017. p. 399-415.

Pitrowsky MT, Shinotsuka CR, Soares M, et al. Importância da monitorização do delirium na unidade de terapia intensiva. Rev Bras Ter Intens. 2010;22(3):274-9.

Reade MC, Finfer S. Sedation and delirium in the intensive care unit. N Engl J Med. 2014;370(5):444-54.

CAPÍTULO 3.3

Prona: como tornar a manobra mais segura e estimular a equipe multidisciplinar?

Vanessa Martins de Oliveira
Dulce Inês Welter
Graciele Nadalin Deponti
Rita Gigliola Gomes Proença

Quais as evidências para utilização da manobra?

A despeito das evoluções tecnológicas e terapêuticas vislumbradas nas últimas décadas, a incidência da síndrome do desconforto respiratório agudo (SDRA) não se modificou no mundo, ao longo dos últimos 10 anos, apresentando elevada mortalidade (40% a 50%). A posição prona vem sendo estudada como estratégia terapêutica no tratamento da SDRA há três décadas, demonstrando melhorar a hipoxemia em 70% dos casos. Comparando todos os tipos de estratégias ventilatórias e não ventilatórias em SDRA, atualmente é a terapêutica de maior impacto na redução da mortalidade.

A melhora significativa da hipoxemia pode ser explicada por inúmeros mecanismos, dentre os quais a distribuição mais uniforme da pressão transpulmonar; a geração de pressões pleurais mais negativas (o que favorece o recrutamento pulmonar em regiões atelectasiadas, sem superdistender áreas já recrutadas); a estabilização de unidades dorsais pulmonares; e a melhor redistribuição do peso dos órgãos sob o pulmão, aliviando o tecido pulmonar da compressão cardíaca e do conteúdo abdominal, e melhorando a relação ventilação-perfusão. O maior benefício fisiológico relacionado à posição prona seria a melhora da relação ventilação-perfusão com um menor grau de estresse e *strain* pulmonar, promovendo recrutamento mais homogêneo e gentil das unidades alveolares, e liberando menos marcadores inflamatórios (interleucina 6, 8 e 10); assim ocorre menos disfunção multiorgânica e há redução de mortalidade. No entanto, o uso da posição prona é recomendado apenas para as formas mais graves da doença.

Até 2013, os quatro grandes ensaios clínicos em posição prona (PRONA-Supina I, PRONA-Supina II, e os estudo de Guérin et al., de 2004, e Mancebo et al., de 2006) demonstravam melhora da oxigenação, mas não redução da mortalidade. Observando estes estudos, constatam-se a não aplicação da ventilação protetora (volumes baixos), o que sabidamente reduz mortalidade, o tempo curto da manobra e o *crossover* de pacientes entre os grupos. Baseado nesses quatro estudos e em diversas metanálises, até 2013, a manobra era recomendada para pacientes com hipoxemia grave (relação pressão parcial de oxigênio/fração inspirada de oxigênio – PaO_2/FiO_2 – de 100 mmHg) refratária à ventilação protetora com pressão positiva expiratória final (PEEP) elevada.

A fim de solucionar os problemas identificados em estudos anteriores, Guerin et al. publicaram em 2013 o estudo PROSEVA, que arrolou 466 pacientes com síndrome da angústia respiratória aguda (SARA) grave ($PaO_2/FiO_2 \leq 150$ mmHg), nas primeiras 12 a 24 horas de diagnóstico, em uso de ventilação protetora, com duração da manobra, em média, de 17 horas. Esta investigação demonstrou redução significativa da mortalidade entre 28 e 90 dias no grupo supina de 32,8% e, no grupo prona, de 16%, com redução de risco relativo de, aproximadamente, 50% e, de risco absoluto, de 16%. Mínimas complicações se fizeram presentes, fator que pode ser explicado pelo treinamento e pela experiência de 5 anos da equipe em realizar a manobra. Esta redução da mortalidade foi corroborada por inúmeras metanálises publicadas desde então.

Entretanto, observam-se discrepâncias entre os estudos e metanálises sobre a incidência dos eventos adversos e complicações, que podem ser atribuídos aos diferentes protocolos utilizados para a monitorização e a realização da manobra, e à falta de capacitação e experiência da equipe.

Colocar o paciente em posição prona é seguro?

Apesar dos benefícios, a manobra não é isenta de riscos, apresentando pequena incidência de complicações (3 por mil pacientes ao dias), as quais podem ser fatais. Há relatos na literatura desde extubação acidental e avulsão de cateter central, até o surgimento de úlceras de pressão (faciais, em tórax e joelho), edema facial, lesão de plexo braquial, deiscência de ferida operatória, intolerância à dieta, obstrução do tubo endotraqueal, dificuldade de fluxo nos cateteres, além de remoção de sondas enterais e vesicais. As complicações mais comuns são as úlceras de pressão, a pneumonia associada à VM e a obstrução, ou decanulação, do tubo endotraqueal.

Metanálise recente de segurança e eficácia da manobra demonstrou que os pacientes pronados apresentavam risco aumentado de úlceras de pressão e deslocamento do tubo endotraqueal. No entanto, não foram observadas diferenças significativas na ocorrência de eventos cardíacos ou pneumonia associada à ventilação. Assim, o procedimento parece ser seguro e barato, mas exige trabalho em equipe e habilidade na execução da manobra.

Como tornar a manobra mais segura?

Protocolos e diretrizes de cuidados de enfermagem podem mitigar os riscos, e a incidência de eventos adversos é significativamente reduzida na presença de uma equipe capacitada e experiente. Foi exitosa a experiência que associou três medidas: implementação e construção de um protocolo, posteriormente de um *checklist* e também capacitação da equipe multidisciplinar na realização da manobra, utilizando simulação realística. Descreveremos, a seguir, a experiência destes processos realizados pelo Grupo Multidisciplinar de Ensino e Pesquisa em Prona do Hospital de Clínicas de Porto Alegre (HCPA).

Protocolo assistencial de posição prona

Observa-se, na prática clínica, a necessidade de organizar e padronizar o processo de cuidado dos pacientes. A construção e a implementação de um protocolo têm por finalidade responder as principais perguntas de beira de leito e padronizar os atendimentos.

As perguntas escolhidas foram:
* Quando indicar?
* Quando contraindicar?

* A partir de quanto tempo de SDRA deve-se fazer a manobra de prona e por quantos dias seguir com ela?
* Qual o tempo de duração da manobra?
* O que considerar sucesso da manobra?
* Quando suspender a manobra?
* Deve-se curarizar todos os pacientes?
* É possível iniciar dieta? Quando?

Para responder estas indagações com as melhores evidências, realizamos extensa revisão da literatura nas principais bases eletrônicas (MEDLINE, LILACS e Cochrane Library), no período de 1995 até 2 de novembro de 2014.

O protocolo fica à disposição para consulta da equipe multidisciplinar em ambiente eletrônico específico do hospital, sendo revisado e aprimorado anualmente, com revisão da literatura e consulta pública à equipe multidisciplinar. Apresentamos, na Figura 3.3.1, a última versão do protocolo assistencial, atualizado em junho de 2017.

Indicações

Devem ser pronados todos os pacientes com SDRA moderada ou grave com $PaO_2/FiO_2 \leq 150$ mmHg com hipoxemia refratária (PEEP ≥ 5 cmH_2O e $FiO_2 > 60\%$) nas primeiras 12 a 24 horas em ventilação mecânica (VM) convencional; e/ou dificuldade de manter a ventilação protetora (pressão de distensão alveolar ≤ 15 cmH_2O, pressão de platô < 30 cmH_2O, volume de ar corrente de 4 a 6 mL/kg de peso ideal e pH $>7,15$); e/ou disfunção de ventrículo direito (VD).

Contraindicações

Para a realização da manobra, existem contraindicações que podem ser absolutas ou relativas:
* **Contraindicações absolutas:** instabilidade hemodinâmica (considerada como elevação progressiva do vasopressor); arritmia aguda (necessidade de reavaliar, quando revertida ou controlada); gestação (segundo ou terceiro trimestres); traumas de face ou cirurgia maxilofacial; hipertensão intracraniana; convulsões frequentes; instabilidade da coluna vertebral; síndrome compartimental abdominal; esternotomia recente, cirurgia cardíaca; cirurgia oftalmológica (pressão intraocular aumentada) e cirurgia abdominal recente ou isquemia intestinal.
* **Contraindicações relativas:** politrauma, fístula broncopleural; hemoptise/hemorragia alveolar ativa; traqueostomia recente (nas primeiras 24 horas); anormalidades importantes da caixa torácica/cifoescoliose; pressão intra-abdominal elevada superior a 20 mmHg, sem sinais de síndrome compartimental e gestação (no primeiro trimestre).

CAPÍTULO 3.3 — PRONA: COMO TORNAR A MANOBRA MAIS SEGURA E ESTIMULAR A EQUIPE MULTIDISCIPLINAR?

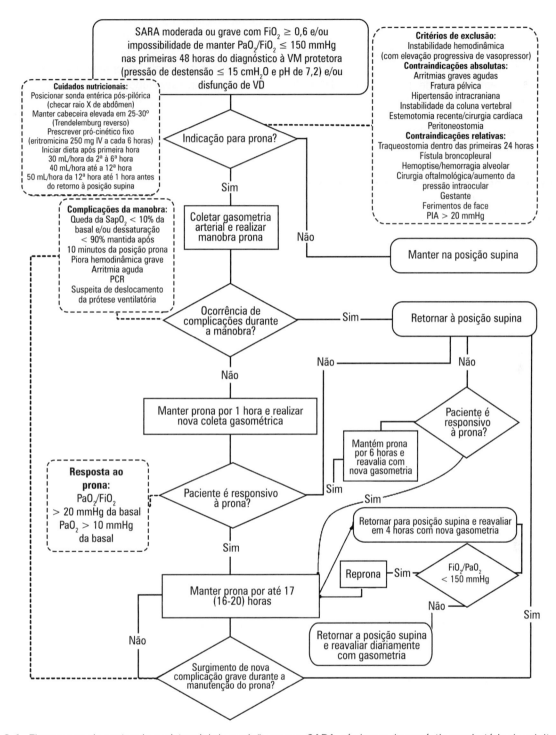

Figura 3.3.1. Fluxograma do protocolo assistencial de posição prona. SARA: síndrome da angústia respiratória do adulto; FiO_2: fração inspirada de oxigênio; PaO_2: pressão parcial de oxigênio; VM: ventilação mecânica; VD: ventrículo direito; IV: via intravenosa; $SaPO_2$: saturação de oxigênio da hemoglobina; PCR: parada cardiorrespiratória; PIA: pressão intra-abdominal; PaO_2/FiO_2: relação pressão parcial de oxigênio por fração inspirada de oxigênio. Fonte: Grupo Multidisciplinar de Ensino e Pesquisa em Prona do Hospital de Clínicas de Porto Alegre, 2017.

Tempo de iniciar e duração da manobra

O maior benefício da posição prona ocorre na fase precoce da SDRA, e vários estudos aplicaram a manobra nas primeiras 12 a 24 horas do início do quadro de SDRA. A redução da mortalidade com a prona tornou-se relevante a partir dos estudos que aplicavam tempo de duração da manobra de, no mínimo, 10 horas, parecendo haver relação entre a duração da manobra e a mortalidade.

Sugerimos que, em pacientes que preenchem os critérios para a aplicação da prona, seja usada a manobra nas primeiras 12 a 24 horas do diagnóstico de SDRA grave, após estabilização, e que a duração deste procedimento seja, em média, de 17 horas (de 16 a 20 horas), não devendo ser menor que 16 horas.

Critérios de resposta da manobra

O sucesso da manobra deve ser avaliado com a gasometria coletada em 1 hora de posição prona e será considerado quando ocorrer o aumento da PaO_2/FiO_2 $\geq$ 20% ou incremento na PaO_2 de 10 mmHg da basal na posição supina.

Tempo de cessar a manobra

Recomendamos, em nosso protocolo, avaliação diária da necessidade da realização da manobra e, durante o procedimento, dos critérios para sua suspensão.

Critérios para cessar a manobra: PaO_2/FiO_2 > 150 mmHg com PEEP $\leq$ 10 cmH_2O e FiO_2 < 60%, em posição supina, por, no mínimo, 4 horas após o fim da última sessão de prona; diminuição da PaO_2/FiO_2 mais do que 20% em relação à posição supina após duas sessões de prona.

Critérios para suspensão imediata da manobra: quando ocorrerem complicações, como deslocamento da prótese respiratória, obstrução do tubo endotraqueal, hemoptise, saturação de oxigênio ($SatO_2$) < 85% na oximetria de pulso ou PaO_2 < 55 mmHg por mais de 5 minutos com FiO_2 de 1,0, parada cardiorrespiratória, frequência cardíaca inferior a 30 bpm durante mais de 60 segundos, queda da pressão sistólica superior a 60 mmHg por mais de 5 minutos ou qualquer outra situação ameaçadora da vida.

Titulação da pressão positiva expiratória final

Não há clara orientação na literatura sobre como titular a PEEP, que deve ser mantida durante e após a posição prona. Baseados em estudos e na Diretriz Brasileira de Ventilação Mecânica, sugere-se a manutenção da PEEP titulada anteriormente à manobra — titulação esta que pode ser realizada pela tabela PEEP vs. FiO_2 do estudo ARDSNet.

Uso de bloqueador neuromuscular

Estudos e metanálise recentes demonstram a redução da mortalidade, sem aumento da incidência de polineuropatia, em pacientes com SDRA moderada e grave, com a utilização do cisatracúrio nas primeiras 48 horas de suporte ventilatório. Em nosso protocolo, recomendamos a curarização de todos os pacientes pronados.

Cuidados nutricionais durante a posição prona

Há escassos estudos ou recomendações referentes à nutrição nestes pacientes, além da falta de uniformida-de na execução da terapia nutricional entre os diferentes profissionais que atuam com esses pacientes, principalmente em relação às programações de pausas durante a terapia nutricional. Recomendamos que todos os pacientes sejam reavaliados para início da dieta em 2 horas de posição prona se não ocorrem vômitos, drenagem gástrica elevada ou sinais de má ressuscitação (lactato elevado e dose de vasopressor em elevação progressiva).

Capacitação da equipe

A incidência de eventos adversos é significativamente reduzida em ocasião da escolha de uma equipe capacitada e experiente no processo, fator responsável por tornar a manobra efetivamente segura. Embasado nisso, devem ser feitas capacitações anuais da equipe multidisciplinar com inclusão de todos os profissionais da equipe multiprofissional (enfermeiros, fisioterapeutas, médicos, psicólogos e técnicos de enfermagem). As capacitações são programadas com o uso de metodologias ativas aprimoradas, de acordo com as necessidades e o objetivo de alinhar a prática a modelos de construção de equipes, como o *Crew Resource Management* (CRM), que se baseia no desenvolvimento de habilidades não técnicas, para promoção de segurança. Elas têm sido utilizadas em equipes de saúde, particularmente em ambientes de terapia intensiva, para melhorar a efetividade da equipe, as habilidades de comunicação e a capacidade de liderança, e para diminuir erros, proporcionando práticas mais seguras.

As capacitações com o uso de metodologias ativas são realizadas, pois não basta o conhecimento teórico e prático na beira do leito: são necessárias outras habilidades, como comunicação e o trabalho em equipe. Algumas das metodologias utilizadas durante os anos foram grupo focado à beira leito (execução na prática com boneco), *megacode* de prona, discussão de caso, *quiz* e simulação realística.

Conforme treinamentos desenvolvidos de CRM em unidades de terapia intensiva (UTI), 50% dos eventos adversos são considerados altamente passíveis de prevenção. Tais eventos são decorrentes de problemas não relacionados à técnica dos membros da equipe, mas de dificuldades associadas a habilidades cognitivas, sociais e pessoais. Estes conhecimentos complementam habilidades técnicas e contribuem para o manejo seguro e eficiente na assistência. Treinamentos de CRM usando metodologias como a simulação melhoram tanto habilidades comportamentais dos participantes quanto habilidades e comunicação da equipe.

O conjunto de habilidades não técnicas faz parte dos aspectos trabalhados e desenvolvidos nas capacitações promovidas pelo grupo de prona, que também passou a utilizar como ferramenta a simulação realística, para melhorar o desempenho de equipes de trabalho em situações de crise e que tem sido importante recurso na aprendizagem.

Nesse contexto, insere-se a psicologia, ao se descreverem e explicarem as ações e as experiências dos aprendizes e facilitadores. Ademais, ter conhecimento sobre aspectos da percepção humana e processos cognitivos pode auxiliar na implementação de cenários relevantes. O sucesso da simulação depende da capacidade de capturar características importantes do objetivo do cenário e da realização de *debriefing* produtivo.

O *debriefing* pode ser considerado elemento-chave na simulação e marca a diferença entre a prática clínica e o cenário de aprendizagem. Ele fornece tempo e estrutura para análise sistematizada do cenário, analisando aspectos positivos e o que poderia ter sido diferente. É o caminho para desenvolver o conhecimento em profissionais de saúde, habilidades e atitudes, além de proteger o paciente de riscos desnecessários. O facilitador tem o papel de auxiliar na autorreflexão dos participantes, além de dar *feedbacks*, conforme a situação.

Checklist ou lista de verificação

Mesmo com a aplicação do protocolo estruturado e a realização de capacitações multidisciplinares anuais, a equipe percebia o processo da prona como frágil. Assim, buscou-se auxílio em uma ferramenta usada no gerenciamento de risco: as listas de verificação (*checklist*).

Listas de verificação são ferramentas utilizadas há muitas décadas na aviação, na construção civil e, atualmente, empregada com sucesso na área da saúde — como o *checklist* da cirurgia segura. São instrumentos utilizados como auxiliares na orientação dos usuários na conclusão de tarefas em que o erro ou o esquecimento podem ser fatais. Sua aplicação reduz os erros de omissão, a aplicação indevida de procedimentos e protocolos, além de criar avaliações confiáveis e reprodutíveis.

Nossa primeira versão do *checklist* foi elaborada em um projeto piloto, no período de junho de 2015 a abril de 2016, e está sendo aprimorado até hoje. A lista de verificação deve ser revista com frequência, para reflexão sobre as dificuldades encontradas na prática pela equipe e para atualizações baseadas nas evidências atualizadas da literatura. Nosso instrumento original apresentou várias modificações ao longo do tempo, a partir das sugestões da equipe multidisciplinar, com grande contribuição por parte dos técnicos de enfermagem.

Na última versão do instrumento, quatro passos devem ser seguidos à beira do leito antes do início do *checklist*.

Passo 1: definição da hora e da equipe (responsável médico, enfermeiro e fisioterapeuta)

O médico define a necessidade da realização da manobra de prona e, junto do enfermeiro e do fisioterapeuta, a hora da realização. O enfermeiro escolhe os componentes da equipe de prona. A equipe deve ser composta por seis membros: um médico, um fisioterapeuta, um enfermeiro, dois técnicos de enfermagem e um outro componente da equipe que será o líder do *checklist*. O líder pode ser qualquer componente da equipe (fisioterapeuta, enfermeiro ou técnico de enfermagem) e será responsável pela leitura e checagem de todos os itens. Este participante deve estar atento ao ambiente, para corrigir a tempo qualquer ação que ponha em risco a segurança do paciente. Ele não deve participar do procedimento e precisa assumir a posição nos pés da cama, onde sua visão da manobra é completa. Em pacientes com dreno de tórax, a equipe deve ser constituída por mais um membro, responsável pelos cuidados com o dreno e seu frasco. Na rotação da manobra, o dreno deve passar por cima dos pés do paciente.

Preconizamos não realizar raio X de tórax em posição prona pelo risco-benefício. Há risco de avulsão de cateter e tubo endotraqueal durante a realização do exame. Além disso, nesta posição, a interpretação do resultado é prejudicada, já que a maioria dos profissionais não está habituada a interpretar a imagem em outra incidência. Como alternativa, pode ser realizada a ecografia torácica, para avaliar o parênquima pulmonar e a posição de cateteres.

Passo 2: providenciar coxins (responsável: fisioterapeuta)

Uma vez definida a necessidade da manobra, o fisioterapeuta confecciona ou providencia os coxins para apoio da face, tórax, pelve, punho e região anterior das pernas. O passo a passo da confecção e do posicionamento dos coxins será descrito posteriormente, no item de Atuação Fisioterapêutica nos Momentos Pré, Durante e Pós-Manobra de Prona.

Passo 3: cuidados pré-manobra (responsável: enfermeiro)

O enfermeiro realiza os passos do *time in* (cuidados pré-manobra) antes da manobra e, no momento combinado, a equipe se reúne à beira leito. Estes passos serão novamente checados, na presença de todos, pelo líder do *checklist*. Todos os cuidados pré-manobra são descritos a seguir, no item Cuidados Específicos de Enfermagem.

Passo 4: reunião da equipe para execução da manobra

Na hora predeterminada pela equipe, todos os profissionais definidos para a execução da manobra devem se reunir. O médico deve se posicionar na cabeceira do leito, para coordenar o giro e para prontamente reintubar o paciente, em caso de extubação acidental. O enfermeiro e o fisioterapeuta devem se posicionar a cada lado do tronco do paciente. Dois técnicos devem

38 PRONA: COMO TORNAR A MANOBRA MAIS SEGURA E ESTIMULAR A EQUIPE MULTIDISCIPLINAR? **CAPÍTULO 3.3**

se posicionar a cada lado, junto das pernas do paciente. Em caso de paciente obeso, mais duas pessoas podem ser acrescentadas à equipe. O líder do *checklist* deve se posicionar aos pés da cama.

Uma vez completados os quatro passos, iniciamos o *checklist* da prona segura, dividido em cuidados pré--manobra (*time in*), execução da manobra e cuidados pós-manobra (*time out*), como mostra a Figura 3.3.2. Também foi elaborado um *checklist* para o retorno à posição supina (Figura 3.3.3).

Qual a abordagem da enfermagem na manobra e os cuidados? Quais são os cuidados diferenciados para este tipo de paciente?

A manobra representa um desafio para a prática assistencial do enfermeiro intensivista, uma vez que os cuidados específicos de enfermagem são extensos, inúmero e fundamentais para garantir a segurança e evitar eventos adversos. As realizações dos cuidados de enfer-

Figura 3.3.2. Última versão do *checklist* da manobra de prona segura (*time in*, execução da manobra e *time out*). Frente e verso da folha com orientações para equipe e protocolo de prona do serviço. SNE: sonda nasoentérica; PCR: parada cardiorrespiratória; VAS: vias aéreas; TOT: tubo endotraqueal; TQT: traqueostomia; FiO_2: fração inspirada de oxigênio; BIS: índice biespectral; VM: ventilação mecânica; PAM: pressão arterial média; MsSs: membros superiores; NPT: nutrição parenteral; PaO_2: pressão parcial de oxigênio; $PaCO_2$: pressão parcial de dióxido de carbono; $SatO_2$: saturação de oxigênio; Ppico: pressão de pico; Pplato: pressão de platô. Fonte: Oliveira VM, Piekala DM, Deponti GN, et al. Safe prone checklist: construction and implementation of a tool for performing the prone maneuver. Rev Bras Ter Intensiva. 2017;29(2):131-41.

CAPÍTULO 3.3 — PRONA: COMO TORNAR A MANOBRA MAIS SEGURA E ESTIMULAR A EQUIPE MULTIDISCIPLINAR?

magem iniciam-se antes do início da manobra de prona e se estendem durante a manutenção desta posição até o retorno à posição supina.

A adoção de algoritmos de cuidado, a prescrição e a evolução padrão, por meio da sistematização da assistência de enfermagem são descritas como benéficas para a garantia da realização de todas as etapas do cuidado. Sua padronização utilizando-se *checklist*, prescrição de cuidados de enfermagem e registros garante a realização de todas as etapas pelas equipes assisten-

ciais, em qualquer horário do dia. A correta sequência garante a segurança do paciente e assegura a realização dos cuidados necessários durante a manutenção da posição, que se estende por até 20 horas.

Plano de cuidados da enfermagem

O paciente pronado, por sua gravidade e posição atípica, requer atenção especial e elaboração de um plano de cuidados de enfermagem específicos. Considerando este cenário, em nosso serviço, construímos e

---

CHECKLIST DO REPOSICIONAMENTO EM POSIÇÃO SUPINA

Data: __/__/__   Turno: ___   Hora da prona: ___:___   Hora do retorno para supina: ___:___

PATIENT LABEL HERE

Realizar as atividades abaixo, conforme sigla: TEC (técnico de enfermagem), ENF (enfermeiro), FIS (fisioterapeuta), MED (médico).

PRÉ-MANOBRA - *TIME IN*	EXECUÇÃO DA MANOBRA	PÓS-MANOBRA - *TIME OUT*
Dieta	**Registros**	**Posicionamento**
☐ TEC: Pausar e **abrir** SNE em frasco 2 horas antes. Hora da pausa da dieta: ___h	☐ TEC: registrar BIS, sinais vitais, parâmetros da VM	☐ MED: Confirmar posição do TOT ou TQT
Materiais	**Preparação para manobra**	☐ TEC: Reiniciar infusões
☐ TEC: Aproximar carro PCR e caixa de intubação	☐ ENF: Posicionar eletrodos e dômus da PAM nos MsSs e alinhar cabos de monitorização e oximetria	☐ ENF: Posicionar dômus da PAM (revisar ponto ZERO)
☐ TEC: Testar material de aspiração e ambu	☐ TEC: Desconectar BIS, frasco de SNE, extensor de aspiração	☐ ENF: Posicionar eletrodos no tórax anterior
Cuidados	☐ TEC: Clampear sondas e drenos (exceto dreno de tórax) e posicionar sobre o lençol móvel	☐ TEC: Posicionar sondas e drenos e abrir clampes
		☐ TEC: *Trendelemburg* (elevar a cabeceira)
☐ ENF: Revisar fixação dos dispositivos invasivos e curativos	**Execução da manobra**	**Cuidados**
☐ ENF: Pausar hemodiálise contínua, recircular e heparinizar cateter	☐ TEC: Posicionar a cama em posição plana, inflar colchão e alinhar membros	☐ ENF: Reiniciar hemodiálise contínua (se mantiver estabilidade hemodinâmica e ventilatória)
Via aérea	☐ TEC: Pausar infusões e desconectar. (Manter apenas vasopressor e NPT)	☐ TEC: Registrar: BIS, sinais vitais, parâmetros VM, comissura labial, pressão balonete e intercorrências
☐ TEC: Aspirar VAS e TOT ou TQT	Realizar a manobra (3 momentos do giro)	☐ TEC: Desmontar coxim, higienizar com glucoproteína e guardar na sala de materiais
☐ ENF: Verificar fixação do cadarço, registrar comissura labial e pressão do balonete do TOT	**Eventos adversos**	**Dieta**
☐ MED/FIS: Pré-oxigenar (FiO$_2$:100% por 10min)	**ATENÇÃO: NÃO REALIZAR RAIO-X EM PRONA.**	☐ TEC: Reiniciar dieta 1 hora após. Hora de reinício da dieta: ___h
Analgesia e sedação	Em caso de parada cardiorrespiratória reanimar paciente em posição prona!	**Consultoria**
☐ MED: Avaliar necessidade de repique de sedação e curarização. (Avaliar valor do BIS se disponível)		☐ ENF: Solicitar consultoria com a Psicologia para orientação de familiares dos pacientes em prona.

PROTOCOLO PRONA

(Fluxograma: SARA moderada ou grave com FiO$_2$ ≥0,6 e/ou impossibilidade de manter relação PaO$_2$/FiO$_2$ ≤ 150mmHg nas primeiras 48 horas do diagnóstico à VM protetora (Pressão de distensão ≤ 15 cmH$_2$O e pH < 7,2) e/ou disfunção de VD)

EVENTOS ADVERSOS

( ) Úlceras de pressão: _____
( ) Necrose mamária em paciente com prótese de silicone
( ) Edema facial, de membros e tórax
( ) Lesão de plexo braquial
( ) Deiscência de ferida operatória
( ) Intolerância a dieta
( ) Falta de fluxo no cateter de hemodiálise
( ) Extubação acidental
( ) Intubação seletiva
( ) Deslocamento de tubo endotraqueal
( ) Obstrução do tubo endotraqueal
( ) Remoção de cateter: central/de hemodiálise
( ) Remoção de sondas enterais/vesicais
( ) Dessaturação sustentada (queda de 10% da saturação basal)
( ) Instabilidade hemodinâmica sustentada
( ) Arritmias agudas
( ) Parada cardiorrespiratória
( ) _____
Obs: _____

Figura 3.3.3. *Checklist* para retorno à posição supina. SNE: sonda nasoentérica; PCR: parada cardiorrespiratória; VAS: vias aéreas; TOT: tubo endotraqueal; TQT: traqueostomia; FiO$_2$: fração inspirada de oxigênio; BIS: índice biespectral; VM: ventilação mecânica; PAM: pressão arterial média invasiva; MsSs: membros superiores; NPT: nutrição parenteral; VM: ventilação mecânica; FiO$_2$: fração inspirada de oxigênio; PaO$_2$/FiO$_2$: relação entre pressão parcial de oxigênio e fração inspirada de oxigênio; VD: ventrículo direito; IV: via intravenosa; SaPO$_2$: saturação de oxigênio da hemoglobina; PIA: pressão intra-abdominal. Fonte: Oliveira VM, Piekala DM, Deponti GN, et al. Safe prone checklist: construction and implementation of a tool for performing the prone maneuver. Rev Bras Ter Intensiva. 2017;29(2):131-41.

implementamos um plano de cuidados da enfermagem que consiste na prescrição e na evolução padrão de cuidados, além dos cuidados específicos de enfermagem para estes pacientes.

O plano de cuidados de enfermagem deve envolver também a família, com pronta consultoria ao serviço de psicologia para acompanhamento do caso. Na ausência da equipe de psicologia no serviço, ou mesmo nos horários em que não estiver disponível, a orientação e o acolhimento dos familiares devem ser realizados pela equipe multiprofissional (enfermeiro, médico ou fisioterapeuta).

Prescrição padrão

Levando em consideração o diagnóstico proposto de risco de lesão de pele por pressão relacionado à posição prona, desenvolvemos uma prescrição de enfermagem padrão. Cabe ressaltar que os demais cuidados devem seguir a rotina da instituição (Figura 3.3.4).

Evolução padrão

O modelo de evolução padrão proposto pelo grupo garante o registro de todos os aspectos importantes relacionados à manobra. Dentre os cuidados a serem descritos, estão:

- Dados da mecânica ventilatória: PaO_2/FiO_2 no momento da indicação, modo ventilatório, PEEP, FiO_2, pressão de pico, pressão platô e $SatO_2$, bem como características da secreção presente nas vias aéreas.
- Cuidados oculares realizados (lubrificação e oclusão ocular).
- Cuidados com a proteção da pele (preexistência de lesões de pele, escala de risco de lesões de pele conforme protocolo institucional e cuidados realizados para prevenção de novas lesões de pele nos pontos de apoio como descrito *a posteriori*).
- Intercorrências ocorridas durante a realização da manobra e/ou durante sua manutenção.
- Horário da realização da manobra e previsão de retorno à posição supina, com intuito de planejamento da equipe multidisciplinar.

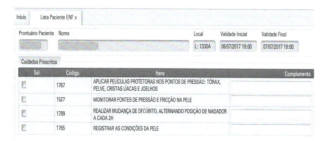

Figura 3.3.4. Lista de cuidados padronizados. Prescrição de enfermagem.

Cuidados específicos de enfermagem

As ações de toda equipe multidisciplinar devem estar em todo período voltadas a prevenir possíveis eventos adversos, ou reestabelecer qualquer condição adversa de forma imediata, garantindo a segurança do paciente. Assim, desenvolvemos um procedimento operacional padrão (POP), o qual descreve detalhadamente cada item de todos os processos necessários para a realização da manobra, divididos em cuidados pré-manobra, realização da manobra e cuidados pós-manobra. A seguir apresentaremos estes processos.

Cuidados pré-manobra: organização e checagem dos materiais

- Preparar os coxins posicionadores. Isto deve ser realizado pelo fisioterapeuta e/ou enfermeiro do serviço.
- Checar o funcionamento dos dispositivos para aspiração de secreções e bolsa-válvula-máscara (Ambu).
- Manter material de intubação e carro de reanimação cardiorrespiratória completo e disponível junto ao leito.
- Verificar o posicionamento e o comprimento dos circuitos do ventilador.

Cuidados gerais

- Cuidados de higiene corporal, como a higiene bucal com antisséptico padrão e de meato urinário ou perineal, devem ser realizados previamente à manobra, dada a complexidade de sua realização durante a manutenção da prona. Cuidados de higiene adicionais podem ser necessários, levando em conta a possibilidade de drenagem de secreções pela cavidade oral/nasal, o que deve requerer no mínimo dois profissionais para sua execução.

Cuidados nutricionais

- São recomendados a checagem e o registro da posição da sonda nasoenteral (SNE) por ausculta pelo enfermeiro ou técnico de enfermagem. A fim de facilitar a drenagem de estase gástrica e reduzir possível ocorrência de vômitos durante a realização da manobra, a pausa da dieta enteral deve ser feita 2 horas antes do procedimento, ou o tempo que for possível, mantendo a SNE aberta em frasco.

Cuidados com cateteres e sondas

- Verificar e reforçar a fixação de sondas, tubos, drenos e cateteres, a fim de evitar eventos adversos, como extrusão e/ou avulsão destes dispositivos.
- Trocar curativos em caso de sujidade, umidade, descolamento ou validade, para prevenção de infecção relacionada aos dispositivos, de acordo com a rotina da instituição. Durante a permanência em prona, as superfícies de inserção estarão inacessíveis para tais cuidados.

CAPÍTULO 3.3 — PRONA: COMO TORNAR A MANOBRA MAIS SEGURA E ESTIMULAR A EQUIPE MULTIDISCIPLINAR?

- Checar a extensão dos equipos, para evitar tração de cateteres e das bombas de infusão das drogas, que não podem ser descontinuadas durante a manobra (vasopressores e nutrição parenteral total – NPT).

- Atentar para a presença de dreno de tórax. Deve ser dada atenção especial à sua fixação e à manutenção do selo d'água durante a manobra. O dreno não deve ser clampeado durante a manobra. É recomendado que seja mantido na altura dos pés do indivíduo, com o extensor ao longo de seu corpo, propiciando o giro de paciente.

- Clampear e posicionar a sonda vesical de demora, junto de seu coletor, entre os membros inferiores do paciente.

- Dsconectar os demais extensores, como de aspiração e coletor de SNE, ficando a SNE fechada.

- Interromper a terapia renal substitutiva (hemodiálise contínua) quando presente, devido ao alto risco de complicações durante o procedimento. Manter máquina em regime de recirculação e heparinizar o cateter de hemodiálise. Caso ocorra falha de fluxo de sangue no cateter relacionada à alternância de posição "nadador", esta deve ser reavaliada pela equipe.

Cuidados oculares

- Para evitar atrito com o lençol ou posicionadores e, assim, prevenir a secagem, abrasões da córnea e infecção oftálmica, é recomendada realização de higiene, hidratação com colírio lubrificante e oclusão ocular com adesivo hipoalergênico microporoso ou filme de polietileno. Durante a manutenção da posição, devemos garantir que não haja compressão ocular direta.

Cuidados respiratórios

- Dispositivos de via aérea orofaríngea (cânula de Guedel) e aspiradores da cavidade oral devem ser removidos no intuito de evitar lesões. O bloco mordedor, se disponível, pode evitar lesões de língua durante a manobra. Demais cuidados respiratórios são realizados pelo fisioterapeuta e descritos na seção seguinte.

Cuidados na avaliação da analgesia e sedação

- A analgesia e a sedação devem ser avaliadas previamente à manobra e reavaliadas durante todo o período de manutenção da posição. A manobra pode ser uma experiência assustadora para os pacientes com sedação fora do alvo. Para tanto, os estudos recomendam monitorização com índice bispectral (BIS) para avaliação do nível de sedação, considerando a necessidade de repiques de sedação e de bloqueadores neuromusculares, conforme orientação e prescrição médica.

- Uma vez adequada a sedação, o cabo do sensor de BIS pode ser desconectado durante a realização da manobra, sendo reconectado quando a manobra do envelope terminar.

Cuidados com a pele

- Das complicações decorrentes da posição prona, as lesões de pele por pressão são as mais comuns, com alta incidência (57% dos casos). Para preveni-las, recomenda-se a utilização de cuidados com a pele, conforme protocolo de prevenção e tratamento de lesões por pressão específico da instituição, além da aplicação de curativos hidrocoloides ou outros curativos adesivos acolchoados a serem aplicados nas proeminências ósseas expostas à pressão durante a prona (face, tórax, cristas ilíacas e joelhos) (Figura 3.3.5).

Realização da manobra

A manobra de posição prona, protocolada e utilizada em nosso centro, denominada "manobra do envelope", é descrita a seguir (Figura 3.3.6). O *checklist* da manobra, descrito anteriormente, sempre deve ser aplicado.

Cuidados com a monitorização

Deslocar os eletrodos do tórax do paciente para os membros superiores, a saber: V na porção anterior do ombro direito; RA e RL na posição anterior do braço direito; e LA e LL na porção anterior do braço esquerdo (Figura 3.3.7).

Fixar o transdutor de pressão da linha arterial no braço do paciente, na altura do eixo flebostático com fita hipoalergênica microporosa. O soro e o pressurizador devem ser posicionados entre o braço e o tórax do paciente durante a execução manobra de pronação.

Cuidados com cateteres e infusões

Pausar e desconectar do acesso venoso de infusões contínuas, exceto drogas vasoativas e NPT.

ENFERMAGEM - TERAPIA INTENSIVA / PRONA

Objetivo: Paciente sedado e curarizado, mantendo BIS em torno de 45. Recebendo noradrenalina de 0,5 mcg/Kg/min em CVC. PA: 100/60 mmHg. FC: 85 bpm. Ventilação mecânica em VC: 450 mL/min; Peep: 13; FiO$_2$: 100%; PPico: 35 cmH$_2$O; PPlatô: 23 cmH$_2$O; SpO2: 90%. Secreção mucopurulenta em média quantidade à aspiração. Relação P/F: 110. Indicada posição prona pela equipe. Pele íntegra. Braden: 9. Demais conforme evolução de rotina.

Conduta: Realizado checklist Prona Segura, cuidados oculares (hidratação e oclusão). Aplicados hidrocoloides nos pontos de apoio: face, tórax, cristas ilíacas e joelhos. Manobra realizada sem intercorrências às 11h45min. Posição nadador com face para D, alternar de 2/2h conforme prescrição de enfermagem. Meta de retorno à posição supina amanhã às 11h45min conforme combinado com equipe. Após 1 hora coletada nova gasometria arterial com melhora da relação P/F: 163. Segue em VC: 320 mL/min; Peep: 13; FiO$_2$: 70%; FR: 30 mpm; PPico: 31 cmH$_2$O; PPlatô: 20 cmH$_2$O; SpO2: 100%.

Conduta de Educação: Oriento os familiares quanto ao procedimento realizado e potenciais benefícios da posição. Flexibilizadas visitas rápidas antes e após manobra. Solicitada consultoria do serviço de psicologia.

Figura 3.3.5. Modelo de evolução padrão sugerido.

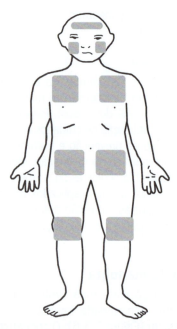

Figura 3.3.6. Locais de aplicação dos curativos adesivos para prevenção de lesões de pele por pressão.

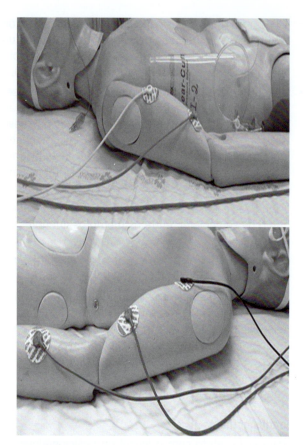

Figura 3.3.8. Posicionamento dos eletrodos de monitorização cardíaca contínua durante a manobra.

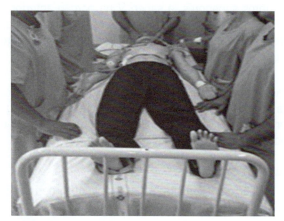

Figura 3.3.7. Equipe para realizar a manobra de prona.

Cuidados com posicionamento

Manter cabeceira reta (em 0°) e, se houver colchão de ar, ele deve ser insuflado. Manter os braços do paciente ao longo do corpo, aproximar o máximo possível os membros inferiores e posicionar os coxins de tórax e pelve (que ficarão dentro do envelope) (Figura 3.3.9).

Execução da "manobra do envelope"

Para a realização da manobra, são utilizados dois lençóis, de mesmo tamanho, ficando um abaixo do paciente (lençol móvel) e outro sobre ele. Estes devem ser unidos pelas pontas e enrolados firmemente, propiciando um "envelope" seguro para o giro do paciente (Figuras 3.3.10 e 3.3.11).

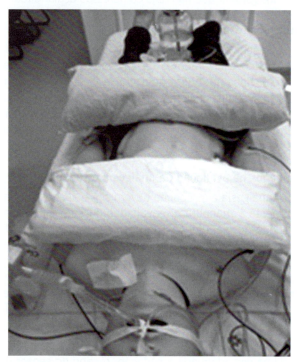

Figura 3.3.9. Posicionamento dos coxins.

A lateral contrária ao ventilador deve ser a escolhida para o deslocamento do paciente para o giro. Uma vez presente dreno de tórax, a lateral da inserção do dreno deve predominar, devendo, para tanto, ser deslocado o ventilador para o mesmo lado, conforme demonstrado nas Figuras 3.3.11 e 3.3.12. Se o paciente estiver lateralizado, deve ser procedida a troca de mãos entre os profissionais, sendo recomendado que cada um mantenha seu braço dominante próximo ao paciente (em contato com a cama) e outro na porção superior do "envelope" (Figuras 3.3.13 a 3.3.16).

Cuidados pós-manobra

Os cuidados pós-realização da manobra de prona incluem:

- Verificar o posicionamento do tubo orotraqueal (TOT), aferir a pressão do balonete e registrar a altura

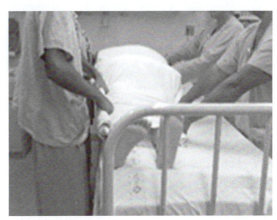

Figura 3.3.12. Deslocamento lateral na realização da manobra.

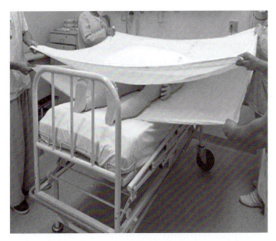

Figura 3.3.10. Envelope para realização da manobra.

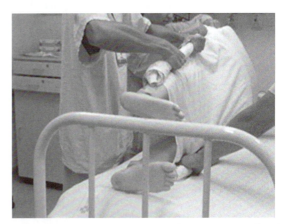

Figura 3.3.13. Lateralização e troca de mãos na realização da manobra.

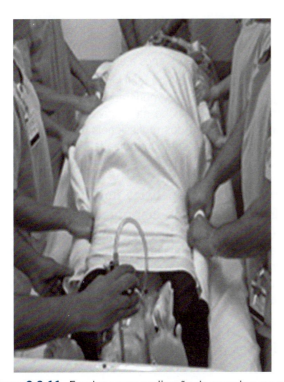

Figura 3.3.11. Envelope para realização da manobra em paciente com dreno de tórax.

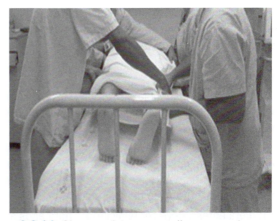

Figura 3.3.14. Giro completo ao se realizar a manobra.

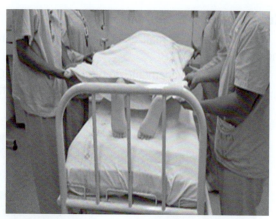

Figura 3.3.15. Conferência e ajustes do posicionamento ao se realizar a manobra.

na comissura labial do TOT, e realizar a ausculta pulmonar.
- Reposicionar os eletrodos no dorso do paciente.
- Reposicionar o dômus da linha arterial na altura do eixo flebostático e zerar linha arterial.
- Conferir o posicionamento e as conexões dos cateteres venosos e drenos, bem como sua patência, realizando o reinício das infusões pausadas para o procedimento.

Cuidados respiratórios
- Revisar a cavidade oral em busca de possíveis pontos de pressão na mucosa e língua, além da higienização.
- Reavaliar a mecânica ventilatória do paciente. Isto também deve ser realizado após cada mudança de decúbito "nadador", uma vez que restrições na alteração de decúbito, como deformidades torácicas ou cervicais, ou mesmo *kinking* (dobras) do TOT, podem prejudicar a ventilação, devendo ser reavaliada a ação de alternância de decúbito pela equipe multidisciplinar.

Cuidados posicionais
O posicionamento adequado do paciente deve ser observado por todos os profissionais. Tais cuidados são descritos no item Atuação Fisioterapêutica nos Momentos Pré, Durante e Pós-Manobra de Prona.

Cuidados nutricionais
Durante a permanência em prona, são recomendadas a prescrição e a administração de pró-cinéticos a critério médico.

Todos os pacientes devem ser mantidos na posição Trendelenburg reverso, pois a altura de 10° durante a posição prona demonstrou redução da pressão intra-abdominal e reduziu o risco de aspiração.

A dieta enteral deve ser reiniciada 1 hora após a manobra, desde que o paciente tenha condições clínicas e não tenha apresentando grande volume de drenagem no período de abertura da SNE, sendo liberado pelo médico. Iniciar a dieta com 50% da dose que vinha recebendo anteriormente ao posicionamento em prona, e podendo ser progredida após 4 a 6 horas para a dose completa, se bem tolerada. Avaliar tolerância da dieta durante a posição prona, atentando-se para distensão abdominal e a presença de resíduos de dieta na cavidade oral; neste caso, a sonda deve ser reaberta em frasco.

Engajamento da equipe

O engajamento de toda equipe de enfermagem no processo é essencial. Merece destaque a importância da participação ativa da equipe de técnicos de enfermagem, não somente nas capacitações práticas, mas também teóricas e no dia a dia, propiciando o entendimento da indicação, dos benefícios, do preparo do material, dos cuidados necessários e dos possíveis eventos adversos, uma vez que são eles os profissionais envolvidos diretamente no cuidado ao paciente.

Qual a abordagem da fisioterapia no paciente em posição prona? O que é permitido?

O acompanhamento fisioterapêutico ao paciente deve ser iniciado conforme a avaliação fisioterapêutica e a discussão com a equipe médica, desde a admissão do paciente na unidade de terapia intensiva. Por se tratar de um paciente grave, que pode apresentar diferentes graus de disfunção, é necessária avaliação fisioterapêutica inicial cuidadosa, estabelecendo os objetivos no momento mais agudo da SDRA e após a estabilização do quadro.

Assim, o fisioterapeuta realizará o acompanhamento do paciente com SDRA moderada ou grave, desde sua admissão até o desfecho na unidade de terapia intensiva, sendo ele um dos profissionais responsáveis pela manobra de prona, quando indicada.

Atuação fisioterapêutica nos momentos pré, durante e pós-manobra de prona

O fisioterapeuta é um dos profissionais essenciais para a realização da manobra de prona e atua em todos os momentos dela. Descreveremos os cuidados realizados pelo fisioterapeuta nos momentos pré-manobra, durante a execução da manobra e pós-manobra.

Cuidados pré-manobra

Vias aéreas

Durante os cuidados pré-manobra, em conjunto com a equipe de enfermagem, o fisioterapeuta é responsável pelos cuidados com as vias aéreas, realizando a aspiração da prótese ventilatória (TOT ou traqueostomia – TQT) e das vias aéreas superiores (cavidade nasal e oral), para minimizar o deslocamento de secreções no momento do giro.

Além disso, garante que o paciente seja hiperoxigenado, ventilando com 100% de FiO_2 por, pelo menos, 10 minutos antes da realização da manobra de prona.

Confecção dos coxins

O posicionamento dos pacientes será otimizado com a utilização de coxins na face, tórax, pelve, membros superiores e inferiores. Na pré-manobra, o fisioterapeuta providencia ou confecciona os coxins para posicionamento das cinturas pélvica e escapular. O principal objetivo da colocação de coxins é deixar o abdômen liberado, para minimizar os efeitos de aumento de pressão intra-abdominal e permitir melhor expansão pulmonar durante a insuflação por pressão positiva em VM.

Para isto, deve-se avaliar o biotipo do paciente, verificando a largura das cinturas pélvica e escapular e a presença de abdômen pronunciado. Nestas situações, a confecção dos coxins deve ser suficiente para manter o abdômen livre.

Após algumas tentativas, verificamos o surgimento de lesões de pele nos locais de maior contato com os coxins, quando utilizávamos apenas lençóis dobrados para a confecção dos coxins. Sugerimos a confecção dos coxins conforme o peso e o tamanho da paciente:

- **Para pacientes normotróficos**: colocação de espuma piramidal (medidas pequenas, média ou grande, de acordo com a largura das cinturas pélvica e escapular) e colocação de um lençol dobrado do mesmo tamanho da medida de piramidal, cobertos com uma fronha.
- **Para pacientes obesos ou com presença de abdômen pronunciado**: colocação de espuma piramidal, colocação de um lençol dobrado do mesmo tamanho da medida de piramidal, cobertos com uma fronha.

Pode-se substituir o lençol por cobertor ou adicionar mais lençóis dobrados, até se atingir uma altura de coxim ideal para que o paciente em prona, com o peso corporal fazendo pressão sobre os coxins, consiga permanecer em altura suficiente para manter o abdômen com o menor contato possível com a cama (Figuras 3.3.16 e 3.3.17).

Em qualquer situação, deve-se ter cuidado para não haver dobra ou saliência no coxim, a fim de evitar fricção ou pontos de maior pressão. Se espuma piramidal for usada, ela deve ficar em contato com o paciente.

No mercado, existem coxins de gel com diferentes espessuras e alturas, que podem auxiliar no posicionamento e reduzir a incidência de lesões de pele. Caso as unidades tenham disponíveis tais coxins de gel, que

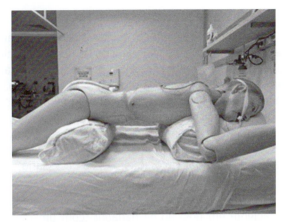

Figura 3.3.16. Posição prona.

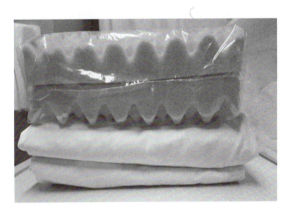

Figura 3.3.17. Montagem dos coxins.

possam ser facilmente higienizados, recomendamos que sejam utilizados, mantendo o gel em contato com a pele do paciente.

Como coxim para a cabeça, pode ser utilizado o coxim de gel em formato de arandela ou de ferradura, que permite redução do efeito de pressão e diminui os riscos de lesão de pele. O formato de ferradura permite que o TOT seja posicionado na porção vazada e diminua os riscos de compressão ou *kinking*. Caso não tenha disponível o coxim de gel, pode ser confeccionado um coxim com compressas enroladas e cobertas com ataduras em formado circular para apoio da cabeça. A altura do coxim da cabeça deve ser adequada, para evitar flexão ou hiperextensão da cervical (Figura 3.3.18).

Cuidados durante a manobra de prona

O fisioterapeuta faz parte da equipe recrutada para realizar o giro. Indicamos que se posicione na lateral do paciente, próximo ao tórax, onde pode auxiliar o médico que está na cabeceira e coordenar o giro, observando o posicionamento da prótese ventilatória e do circuito do ventilador.

Cuidados pós-manobra

O fisioterapeuta é um dos profissionais responsáveis pelo posicionamento e alinhamento corporal do paciente, quando o paciente já está em posição prona. Trabalha em conjunto com toda a equipe, para posicionar a cervical, em rotação para a lateral (normalmente, para o lado do ventilador mecânico), colocando o coxim de posicionamento e mantendo as vias aéreas pérvias. Ele deve verifica se os coxins do tórax e pelve não foram deslocados no momento do giro e, se necessário, ajustá-los, para que o abdômen fique livre (Figura 3.3.19).

Com o auxílio da equipe de enfermagem, coloca-se o paciente em posição de nadador (com um membro superior elevado em 80° de abdução com o cotovelo fletido a 90°; com a face voltada para o membro em elevação, "olhando para a mão"). Pode-se colocar um pequeno coxim oval na palma da mão do membro em elevação, a fim de estender o punho e manter a semiflexão dos dedos. Já o membro contralateral será mantido para baixo, em posição anatômica, ao lado do corpo do paciente. Este posicionamento minimiza o risco de lesão de plexo braquial. Além disso, posiciona os membros inferiores com coxins de elevação sobre a coxa e na face anterior das pernas, garantindo que os joelhos tenham o mínimo contato com a cama e mantendo os pés com o mínimo de plantiflexão (Figuras 3.3.20 e 3.3.21).

Posição de nadador

Por fim, o fisioterapeuta atua auxiliando na troca da posição de nadador, que deve ser realizada a cada 2 horas. Esta troca de posição reduz os efeitos de edema de face e membros superiores, bem como o risco de lesões de pele pelo contato com o coxim da cabeça. Recomendamos que seja realizada por, no mínimo, duas pessoas, de modo que o fisioterapeuta, o médico ou o enfermeiro se posicione na cabeceira da cama para realizar o giro da cervical, segurando a prótese ventilatória, sondas e cateteres, e um outro profissional auxilia, movendo os coxins e equipos, e posicionando os membros superiores. É fundamental que o profissional posicionado na cabeceira esteja atento durante o giro da cabeça do paciente, pelo grande risco de extubação acidental, bem como de *kinking* do TOT ou de cateteres que podem ser fatais. Atentar também para evitar pontos de compressão na face (olhos, nariz e orelha).

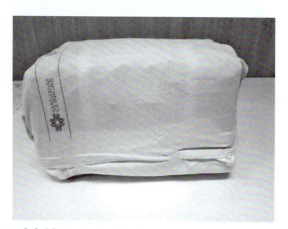

Figura 3.3.18. Coxim finalizado.

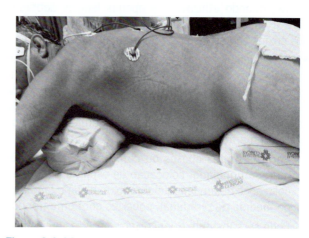

Figura 3.3.20. Posicionamento adequado dos coxins torácico e pélvico. Observar abdômen livre.

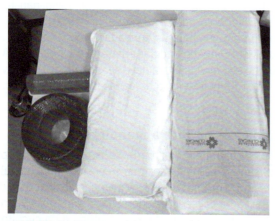

Figura 3.3.19. Coxins necessários para posicionamento prona.

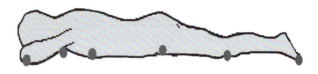

Figura 3.3.21. Pontos de proeminências ósseas.

Recomendações de intervenções fisioterapêuticas com o paciente em posição prona

Os principais objetivos das intervenções fisioterapêuticas do paciente em posição prona são:

- Evitar complicações por imobilismo no leito.
- Manter vias aéreas pérvias.
- Auxiliar na expansão pulmonar.
- Proporcionar alívio dos pontos de pressão.

Para tanto, se o paciente estiver em condições clínicas, principalmente com estabilidade hemodinâmica, ou seja, mesmo com uso de altas doses de droga vasopressora, mas mantendo-se em doses estáveis ou em decréscimo, podem-se realizar as mesmas condutas que em pacientes com hipoxemia grave, que necessitam de VM.

Assim as condutas fisioterapêuticas utilizadas durante o atendimento ao paciente em posição prona podem ser divididas em relacionadas ao posicionamento ou mobilização e aquelas relacionadas à função pulmonar.

Com relação ao posicionamento e à mobilização, o fisioterapeuta deve procurar posicionar o paciente mantendo alinhamento corporal, com posição funcional das articulações. Além disso, deve promover o alívio dos pontos de pressão (pontos de contato com a cama ou com os coxins), por meio da mobilização e da modificação das áreas de pressão, enquanto o paciente estiver em posição prona. A mobilização realizada será passiva de membros superiores e inferiores, respeitando os planos de movimento e as amplitudes de movimento articulares.

Já as condutas relacionadas à função pulmonar envolvem manobras torácicas, que podem ter como objetivo a reexpansão pulmonar ou a desobstrução brônquica, e que, quando indicadas, devem ser realizadas com adaptação da posição das mãos, abrangendo as porções laterais e posteriores do tórax. Também são indicados o uso de aspiração com sistema fechado e uso de pausa expiratória por 5 a 10 segundos, a fim de manter as vias aéreas pressurizadas e evitar desconexões dos circuitos de VM. Tal técnica evita episódios de piora da hipoxemia e possíveis perdas de recrutamento alveolar, além de promover uma aspiração mais efetiva, com maior remoção de secreções.

Após a estabilidade e o paciente não necessitando mais ser colocado em posição prona, o fisioterapeuta segue o acompanhamento, realizando a progressão dos exercícios, de acordo com a condição e as necessidades específicas de cada um.

Por fim, para uma melhor assistência e eficiência das intervenções fisioterapêuticas em pacientes graves, com hipoxemia refratária e submetidos à posição prona, é fundamental o trabalho em equipe, discutindo objetivos e as condutas com toda a equipe assistente, e compreendendo a evolução clínica do paciente.

Qual o papel do psicólogo na equipe e na abordagem do familiar?

Atuação do psicólogo no suporte à família do paciente

A evolução tecnológica no cuidado de pacientes criticamente doentes melhorou a prática clínica e a sobrevivência deles. Entretanto, tais melhorias não acompanharam os aspectos humanos do cuidado ao paciente grave. A participação dos familiares nos processos de tomada de decisão durante o cuidado em terapia intensiva pode trazer esperança aos familiares, que, muitas vezes, desejam permanecer.

O ambiente e os processos de cuidado da unidade de terapia intensiva geram, nos pacientes e em seus familiares, dúvidas e incertezas, sentimentos de desamparo e medo da perda. Os familiares de pacientes internados em unidade de terapia intensiva apresentam alta prevalência de estresse pós-traumático, sintomas de ansiedade, depressão e desesperança, que podem ser minimizados ou evitados, mediante melhor comunicação entre equipe da UTI, paciente e familiares.

Isto ocorre uma vez que pacientes e familiares não compreendem a doença, as opções de tratamento e nem o prognóstico, ou, ainda, não recebem o cuidado compatível com suas necessidades. Estes aspectos sustentam a importância de atenção voltada às famílias dos pacientes que irão submeter-se à manobra de prona.

A identificação do paciente em posição prona pode suscitar sentimentos de medo e fantasias dos familiares, em relação à segurança do paciente. Desta forma, explicar sobre as indicações e os benefícios da manobra e, de alguma forma, incluir o familiar no processo de cuidado podem diminuir as dúvidas e as incertezas. É atribuição do psicólogo identificar pacientes com indicação de prona, a fim de realizar, com os familiares, intervenções psicoeducativas, que consistem em ensinar os familiares sobre questões relacionadas à manobra e a suas especificidades. Estas intervenções englobam aspectos psicológicos e enfoques multidisciplinares para suporte e apoio a familiares e cuidadores.

A complexidade tecnológica que envolve o cuidado destes pacientes, bem como necessidade de monitoramento e suporte constantes, pode propiciar aos familiares a sensação de sobrecarga emocional. O psicólogo traduz a linguagem tecnológica, auxiliando a equipe a antecipar aos familiares manifestações frequentes, como edema de face, entre outros, que podem modificar a fisionomia do paciente e ser fator adicional gerador de impacto emocional, incluindo fantasias de despersonalização.

Considerações finais

Considerando estudos empíricos que sustentam que até 50% dos eventos adversos em unidades de terapia intensiva poderiam ser evitados e ocorrem por falhas na comunicação, estratégias de capacitação, como a proposta pelo grupo de prona, podem auxiliar. É importante considerar que o preparo da equipe multiprofissional para manobra de prona tem forte associação com transição do cuidado, no sentido de definição de papéis de cada membro da equipe, comunicação efetiva e prevenção de eventos adversos.

A presença de uma equipe capacitada e engajada, bem como de ferramentas de processo, como protocolo assistencial e *checklist*, é fundamental para a realização da manobra de prona, tornando este procedimento mais seguro e efetivo para os pacientes.

Referências

Abroug F, OuanesBesbes L, Dachraoui F, et al. An updated studyl evel Metaanalysis of randomised controlled trials on proning in ARDS and acute lung injury. Critical Care. 2011;15:R6.

Alhazzani W, Alshahrani M, Jaeschke R, et al. Neuromuscular blocking agents in acute respiratory distress syndrome: a systematic review and metaanalysis of randomized controlled trials. Crit Care. 2013;17(2):R43

Alsaghir AH, Martin CM. Effect of prone positioning in patients with acute respiratory distress syndrome: a metaanalysis. Crit Care Med. 2008;36(2):603-9.

Athota KP, Millar D, Branson RD, et al. A practical approach to the use of prone therapy in acute respiratory distress syndrome. Expert Rev Respir Med. 2014;8(4):453-63

Ball C, Adams J, Boyce S, et al. Clinical guidelines for the use of the prone position in acute respiratory distress syndrome. Intensive Crit Care Nurs. 2001;17(2):94-104.

Beitler J R, Shaefi S, Montesi SB, et al. Prone positioning reduces mortality from acute respiratory distress syndrome in the low tidal volume era: a metaanalysis. Intensive Care Med. 2014;40(3):332-41.

Boet S, Bould MD, Fung L, et al. Transfer of learning and patient outcome in simulated crisis resource management: a systematic review. Can J Anaesth. 2014;61:571-82.Bryan AC. Conference on the scientific basis of respiratory therapy. Pulmonary physiotherapy in the pediatric age group. Comments of a devil´s advocate. Am Resp Dis. 1974:110:143-4.

Calle GHL, Martin MC, Nin N. Seeking to humanize intensive care. Rev Bras Ter Intensiva. 2017;29(1):9-13.

Cannon JW, Gutsche JT, Brodie D. Optimal Strategies for Severe Acute Respiratory Distress Syndrome. Crit Care Clin. 2017;33(2):259-75.

Cesana BM, Antonelli P, Chiumello D, et al. Positive endexpiratory pressure, prone positioning, and activated protein C: a critical review of metaanalyses. Minerva Anestesiol. 2010;76:929-36.

Chung F, Mueller D. Physical Therapy Management of Ventilated Patients with Acute Respiratory Distress Syndrome or Severe Acute Lung Injury. Physiotherapy. 2011;63(2):191-8.Dieckmann P. Using Simulations for Education, Training and Research. Lengerich: Pabst, 2009.

Cooper S, Cant R, Connell C, et al. Measuring teamwork performance: Validity testing of the Team Emergency Assessment Measure (TEAM) with clinical resuscitation teams. Resuscitation. 2016;101:97-101.

Day A, Haj-Bakri S, Lubchansky S, et al. Sleep, anxiety and fatigue in Family members of patients admitted to the intensive care unit: a questionnnaire study. Crit Care. 2013;17(3):R91.

Dieckmann P, Krage R. Simulation and psychology: creating, recognizing and using learning opportunities. Curr Opin Anaesthesiol. 2013;26(6):714-20.

Dirkes S, Dickinson S, Havey R, et al. Prone positioning: is it safe and effective? Crit Care Nurs Q. 2012;35(1):64-75.

Drahnak DM, Custer N. Prone Positioning of Patients With Acute Respiratory Distress Syndrome. Crit Care Nurse. 2015;35(6):29-37.

Farias PA, Martin AL, Cristo CS. Active Learning in Health Education: Historic Background and Applications. Revista Brasileira de Educação Médica. 2015;39(1):143-58.

Fumis RR, Ranzani OT, Martins PS, et al. Emotional disorders in pairs of patients and their family members during and after ICU stay. PLoS One. 2015;10(1):e0115332.

Gattinoni L, Taccone P, Carlesso E, et al. Prone position in acute respiratory distress syndrome. Rationale, indications, and limits. Am J Resp and Critical Care Medicine. 2013;188(11):1286-93.

Gattinoni L, Tognoni G, Pesenti A, et al.; Prone-Supine Study Group. Prone Positioning in Patients with Moderate and Severe Acute Respiratory Distress Syndrome. JAMA. 2009;302(18):1977-84.

Gattinoni L, Tognoni G, Pesenti A, et al. Effect of prone positioning on the survival of patients with acute respiratory failure. N Engl J Med. 2001;345(8):568-73.

Girard R, Baboi L, Ayzac L, et al. The impact of patient positioning on pressure ulcers in patients with severe ARDS: results from a multicentre randomised controlled trial on prone positioning. Intensive Care Med. 2014;40(3):397-403.

Guérin C. PRONE. Current Opinion in Critical Care. 2014;20(1):92-7.

Guérin C, Gaillard S, Lemasson S, et al. Effects of systematic prone positioning in hypoxemic acute respiratory failure. JAMA. 2004; 292(19):2379-87.

Guérin C, Reignier J, Richard JC, et al.; PROSEVA Study Group. Prone positioning in severe acute respiratory distress syndrome. N Engl J Med. 2013;368:2159-68.

Hales B, Terblanche M, Fowler R and Sibbald W. Development of medical checklists for improved quality of patient care. Int J Qual Health Care. 2008;20(1):22-30.

Helmreich RL. On error management: lessons from aviation. BMJ. 2000;320(7237):781-5.

Hraiech S, Forel JM, Papazian L. The role of neuromuscular blockers in ARDS: benefits and risks. Curr Opin Crit Care. 2012;18(5):495-502.

Hu SL, He HL, Pan C, et al. The effect of prone positioning on mortality in patients with acute respiratory distress syndrome: a meta-analysis of randomized controlled trials. Crit Care. 2014;18(3):R109.

Hughes KM, Benenson RS, Krichten AE, et al. A crew resource management program tailored to trauma resuscitation improves team behavior and communication. J Am Coll Surg. 2014;219(3):545-51.

Kemper PF, de Bruijne M, van Dyck C, et al. Effectiveness of classroom based crew resource management training in the intensive care unit: study design of a controlled trial. BMC Health Serv Res. 2011 Nov 10;11:304.

Kirkpatrick AW, Pelosi P, De Waele JJ, et al. Clinical review: Intraabdominal hypertension: does it influence the physiology of prone ventilation? Crit Care. 2010;14(4):232.

Kopterides P, Siempos II, Armaganidis A. Prone positioning in hypoxemic respiratory failure: Metaanalysis of randomized controlled trials. J Crit Care. 2009;24(1):89-100.

Laux L, McGonigal M, Thieret T, et al. Use of prone positioning in a patient with acute respiratory distress syndrome. Crit Care Nurs Q. 2008;31(2):178-83.

Lee JM, Bae W, Lee YJ et al. The Efficacy and Safety of Prone Positional Ventilation in Acute Respiratory Distress Syndrome: Updated Study Level Meta Analysis of 11 Randomized Controlled Trials. Crit Care Med. 2014;42(5):1252-62.

Mancebo J, Fernández R, Blanch L, et al. A Multicenter Trial of Prolonged Prone Ventilation in Severe Acute Respiratory Distress Syndrome. Am J Respir Crit Care Med. 2006;173(11):1233-9.

Marini J, Rubenfeld G. Pro/con clinical debate: The use of prone positioning in the management of patients with acute respiratory distress syndrome. Critical Care.2002;6(1).

Marion BS. A Turn for the Better: Prone Positioning of Patients with ARDS. Am J Nurs. 2001;101(5):26-34; quiz 34-5.

Needham, Brindley PG. Best evidence in critical care medicine: The role of neuromuscular blocking drugs in early severe acute respiratory distress syndrome. Can J Anaesth. 2012;59(1):105-8.

Oliveira VM, Piekala DM, Deponti GN, et al. Safe prone checklist: construction and implementation of a tool for performing the prone maneuver. Rev Bras Ter Intensiva. 2017;29(2):131-41.

Oliveira VM, Weschenfelder M, Deponti G, et al. Good practices for prone positioning at the bedside: Construction of a care protocol. Rev Assoc Med Bras. 2016;62(2):32-7.

Paiva KCL, Beppu OS. Posição prona J Bras Pneumol. 2005;31(4): 332-40.

Papazian L, Forel JM, Gacouin A, et al.; ACURASYS Study Neuromuscular blockers in early acute respiratory distress syndrome. N Engl J Med. 2010;363(12):1107-16.

Park SY, Kim HJ, Yoo KH, et al. The efficacy and safety of prone positioning in adults patients with acute respiratory distress syndrome: a meta-analysis of randomized controlled trials. J Thorac Dis. 2015;7(3):356-67.

Phua J, Badia JR, Adhikari NK, et al. Has mortality from acute respiratory distress syndrome decreased over time? A systematic review. Am J Respir Crit Care Med. 2009;179(3):220-7.

Putensen C, Theuerkauf N, Zinserling J, et al. Metaanalysis: Ventilation Strategies and Outcomes of the Acute Respiratory Distress Syndrome and Acute Lung Injury. Ann Intern Med. 2009;151:566-76.

Ranieri VM, Brienza N, Santostasi S, et al. Impairment of lung and chest wall mechanics in patients with acute respiratory distress syndrome: role of abdominal distension. Am J Respir Crit Care Med. 1997;156(4 Pt 1):1082-91.

Reignier J, Dimet J, Martin-Lefevre L, et al. Beforeafter study of a standardized ICU protocol for early enteral feeding in patients turned in the prone position. Clin Nutr. 2010;29(2):210-6.

Reignier J, Thenoz-Jost N, Fiancette M, et al. Early enteral nutrition in mechanically ventilated patients in the prone position. Crit Care Med. 2004 Jan;32(1):94-9.

Reignier J, Vinatier I, Martin-Lefèvre L, et al. Nutrition enterale et ventilation mécanique em décubitus ventral. Réanimation. 2010; 19:454-9.

Rowe C. Development of clinical guidelines for prone positioning in critically ill adults. Nurs Crit Care. 2004;9(2):50-7.

Sociedade Brasileira de Pneumologia e Tisiologia (SBPT). Associação de Medicina Intensiva Brasileira (AMIB). Diretrizes brasileiras de ventilação mecânica. 2013. Disponível em: https://edisciplinas.usp. br/pluginfile.php/237544/mod_resource/content/1/Consenso%20 VM%202013.pdf

Suarez-Sipmann F, Bohm SH. Recruit the lung before titrating the right positive end-expiratory pressure to protect it. Crit Care. 2009; 13(3):134.

Sud S, Friedrich JO, Adhikari NK, et al. Effect of prone positioning during mechanical ventilation on mortality among patients with acute respiratory distress syndrome: a systematic review and metaanalysis. CMAJ. 2014;186(10):E381-90..

Sud S, Friedrich JO, Taccone P, et al. Prone ventilation reduces mortality in patients with acute respiratory failure and severe hypoxemia: systematic review and metaanalysis. Intensive Care Med. 2010;36:585-99.

Sud S, Sud M, Friedrich JO, et al. Effect of mechanical ventilation in the prone position on clinical outcomes in patients with acute hypoxemic respiratory failure: a systematic review and metaanalys. CMAJ. 2008;178(9):115-61.

Tiruvoipati R, Bangash M, Manktelow B, et al. Efficacy of prone ventilation in adult patients with acute respiratory failure: A metaanalysis. J Crit Care. 2008;23(1):101-10.

Tulsky JA, Beach MC, Butow PN, et al. A Research Agenda for Communication Between Health Care Professionals and Patients Living With Serious Illness. JAMA Intern Med. 2017;177(9):1361-6.

Wright AD, Flynn M. Using the prone position for ventilated patients with respiratory failure: a review. Nurs Crit Care. 2011;16(1):19-27.

Yazdannik AR, Haghighat S, Saghaei M, et al.Comparing two levels of closed system suction pressure in ICU patients: Evaluating the relative safety of higher values of suction pressure. Iran J Nurs Midwifery Res. 2013;18(2):117-22.

CAPÍTULO 3.4

Pneumonia associada à ventilação mecânica

Ana Paula Rodrigues

Celi Vieira

Lilian Pasetti

Guilherme Eduardo da Silva

Sabrina Donatti Ferreira da Silva

Sofia Louise Santin Barilli

Aspectos multiprofissionais em relação à pneumonia associada à ventilação mecânica

Atuação da enfermagem frente à pneumonia associada à ventilação mecânica

Nas duas últimas décadas, a preocupação com a qualidade assistencial e o cuidado centrado na segurança do paciente cresceu significativamente. Desenvolveram-se movimentos e campanhas de melhoria de qualidade em saúde, os quais foram amplamente divulgados e listaram metas prioritárias, dentre elas a pneumonia associada à ventilação mecânica (PAVM).

Considerando que um dos pilares da assistência relacionada a esta patologia são os cuidados não farmacológicos, ou seja, aqueles focados na prevenção dos fatores de risco considerados modificáveis, em 2006, por meio de uma iniciativa do *Institute for Healthcare Improvement* (IHI), foi proposto um pacote de medidas preventivas (também denominado de *bundle*). Trata-se de uma série de intervenções que, quando implementadas de forma simultânea, atingem resultados significativamente melhores do que quando implementadas de forma individual.

De fato, grande número de instituições tem adotado tais pacotes. Tanto na literatura atual quanto nos relatos de experiência de diferentes centros, têm sido observados resultados positivos quanto à redução de taxas de PAVM, o que sugere que tal patologia é uma complicação evitável.

Cabe ressaltar que há diversidade nos conjuntos de medidas não farmacológicas recomendadas pelos diferentes *bundles*, dos quais se tem conhecimento. Neste capítulo, optou-se por listar os itens preconizados pela Agência Nacional de Vigilância Sanitária (Anvisa) em seu mais recente documento voltado às medidas de prevenção de infecção relacionada à assistência à saúde.

Para que haja monitoração da evolução da qualidade assistencial, necessita-se de indicadores fidedignos. Para isto, é essencial que seja periodicamente realizada vigilância quanto à PAVM, por meio do cálculo das taxas de incidência. De posse deste dado, deve-se dar retorno à equipe assistencial e instituir as medidas de prevenção pertinentes. Além disso, é fundamental oferecer treinamentos frequentes para a equipe multiprofissional que presta assistência aos pacientes em ventilação mecânica (VM), utilizando diferentes estratégias e abordagens.

A medida inicial a ser reforçada em todas as campanhas educativas é a higienização de mãos, como item básico e fundamental na prevenção a qualquer tipo de infecção relacionada à assistência à saúde. Deve-se reforçar o emprego da técnica correta, em quais circunstâncias deve ocorrer e, além disso, a retirada de adornos, os quais podem dificultar a remoção dos microrganismos ou acumulá-los nas mãos. Podem ser utilizados água e sabão líquido (preferencialmente em ações com pacientes distintos) ou ainda preparação alcoólica (preferencialmente entre ações com o mesmo paciente).

Em se tratando de cuidados relacionados especificamente à prevenção de PAVM, recomendam-se:

- **Elevar a cabeceira de 30 a 45°:** embora não existam dados suficientes para afirmar que a recomendação de manter os pacientes com a cabeceira elevada em um ângulo de 30 a 45° a partir do ângulo coxofemoral tenha impacto significativo na redução da PAVM, tal medida segue sendo recomendada devido à fácil aplicabilidade, ao baixo risco de complicação, por ter nenhum custo e pelo benefício potencial. O posicionamento do paciente desta forma, além de diminuir a frequência de broncoaspirações e prevenir o refluxo gástrico, pode otimizar a ventilação pulmonar.

- **Adequar diariamente o nível de sedação e realizar teste de respiração espontânea:** diariamente, deve-se buscar estabelecer o nível de sedação adequado às condições clínicas do paciente, objetivando diminuir a utilização dos sedativos progressivamente, até a suspensão. A interrupção diária da sedação não tem sido sugerida devido aos riscos potenciais, como extubação acidental e assincronias com o ventilador. Além disso, deve-se avaliar o paciente diariamente quanto à possibilidade de realizar o teste de respiração espontânea.

- **Aspirar secreção subglótica rotineiramente:** a presença do tubo endotraqueal (TET), o consequente aumento e acúmulo de secreções, e a diminuição do reflexo de tosse contribuem para a ocorrência de aspirações, as quais devem ser sempre evitadas. Assim, recomenda-se a utilização de um sistema de aspiração de secreção subglótica contínua ou intermitente para pacientes que permanecem em VM por mais de 48 ou 72 horas. Quanto à aspiração intermitente, não há diferença na incidência de PAVM, quando comparados os sistemas aberto ou fechado. Este último tem a vantagem de reduzir os períodos de hipoxemia (não há necessidade de desconectar o paciente do ventilador). Além disso, pode ser utilizado quando se deseja reduzir o contato dos profissionais com secreções ou aerossóis contaminados (germes multirresistentes, tuberculose, entre outros). Recomenda-se que seja trocado quando houver sujidade, funcionamento inadequado ou a cada 72 horas. Em caso de sistema aberto, deve-se proceder à aspiração, mantendo técnica asséptica.

- **Realizar higiene oral com antissépticos:** nas primeiras 48 a 72 horas após a admissão na unidade de terapia intensiva (UTI), ocorrem modificações na flora da cavidade oral, ocasionando o predomínio de patógenos *Gram*-negativos, que tendem a ser mais virulentos. A descontaminação da cavidade oral com o uso de clorexidina 0,12% é indicada devido ao baixo custo, às poucas reações adversas ao produto e à baixa resistência bacteriana.

- **Utilizar criteriosamente os bloqueadores neuromusculares.**

- **Dar preferência por utilizar VM não invasiva, quando indicado.**

- **Trocar o circuito respiratório somente em caso de sujidade ou mau funcionamento.** Quanto ao tempo que pode ficar montado previamente à admissão do paciente, desde que esteja embalado (geralmente se utiliza o próprio saco que acondicionava o circuito) e identificado (limpo e testado — data e assinatura), não há período específico.

- **Preferir filtros trocadores de calor e umidade (*heat and moisture exchangers*)** aos umidificadores aquecidos, devido à facilidade de manipulação e à diminuição de líquidos condensados nos circuitos, além do baixo custo. Recomenda-se trocar os filtros trocadores de calor e umidade quando saturados ou sujos, podendo ser utilizados por até 7 dias.

- **Evitar extubação não programada e reintubação:** o desmame da VM deve ser realizado de maneira gradual e somente quando houver condições clínicas para tal. Devem ser utilizados protocolos de sedação e desmame, além da ventilação não invasiva, os quais auxiliam na melhoria do processo.

- **Manter pressão do balonete em pelo menos 25 cmH$_2$O:** deve ser estabelecida uma rotina de verificação frequente da pressão do balonete do TET ou da traqueostomia (TQT), mantendo-se entre 18 a 22 mmHg ou 25 a 30 cmH$_2$O. Valores inferiores ao preconizado podem aumentar o risco de broncoaspirações e contribuir para o desenvolvimento de PAVM, por não garantirem adequada vedação da via aérea. Por outro lado, pressões elevadas podem comprometer a microcirculação da mucosa traqueal e causar lesões isquêmicas. É importante ressaltar que a mensuração deve ser realizada previamente à higiene da cavidade oral, e o valor da pressão deve ser registrado na ficha de cuidados intensivos, para que esteja disponível a todos os profissionais.

- **Preferir intubação orotraqueal à nasotraqueal,** devido ao risco de sinusite decorrente desta última, o que poderia aumentar as taxas de PAVM.

- **Utilizar VM protetora e estratégias para reduzir o tempo de suporte ventilatório,** pois, indiretamente, estas ações também previnem a ocorrência de PAVM.

- **Mobilizar precocemente:** a imobilidade está associada a uma série de disfunções musculoesqueléticas, como fraqueza muscular e deformidades osteoarticulares, dentre outras complicações que diminuem a funcionalidade e a qualidade de vida dos pacientes, inclusive após a alta. Além disso, a mobilização precoce reduz o tempo para desmame da VM, estando associada a menores tempo de permanência e custos.

As profilaxias de úlcera de estresse e de trombose venosa profunda, que aparecem incorporadas em alguns pacotes de medidas, carecem de evidências relacionadas à prevenção de PAVM, sendo recomendado seguir protocolos institucionais específicos.

A PAVM associada à assistência à saúde pode trazer grave repercussão para o paciente acometido. É fundamental que as medidas de prevenção apresentadas sejam instituídas, a fim de evitar uma das mais frequentes infecções relacionadas à assistência à saúde dentro das UTI brasileiras.

Aspectos da fisioterapia diante da pneumonia associada à ventilação mecânica

Os fatores de risco para o surgimento da PAVM são divididos em dois grupos: os modificáveis e os não modificáveis. Os fatores não modificáveis são: sexo masculino, idade avançada, história de doença pulmonar obstrutiva crônica, presença de TQT ou trauma craniano, neurocirurgia recente, síndrome do desconforto respiratório agudo, falência múltipla de órgãos e coma. Os fatores de risco potenciais modificáveis incluem: posicionamento, presença de distensão gástrica, colonização dos circuitos do ventilador, baixa pressão do balonete do TET e repetitivas transferências do paciente.

Estudos mostram que a associação de medidas preventivas e a implementação de *bundles* (pacote de cuidados) são eficazes na prevenção da PAVM.

A equipe de fisioterapia deve atuar em conjunto com a equipe multidisciplinar, realizando um *checklist* diário, no qual são avaliados e corrigidos os fatores de risco modificáveis. Os itens do *checklist* devem ser avaliados ao menos duas vezes ao dia. Sugere-se avaliar o paciente no término das assistências noturna e vespertina.

Além da correção imediata dos itens que não estão em conformidade, mensalmente, os dados coletados devem ser formatados e apresentados à equipe multidisciplinar, em forma de indicadores. Neste momento, devem ser traçados os planos de ação para reduzir as não conformidades e otimizar a adesão ao *bundle*. A seguir, são apresentados os cuidados com os quais o fisioterapeuta deve se atentar para prevenir a PAVM.

A higienização das mãos é uma ação de extrema importância no controle das infecções nos serviços de saúde, sendo uma das medidas mais simples e efetivas para prevenção de PAVM. O fisioterapeuta deve realizar a higienização das mãos antes e depois de cada atendimento e contato com o paciente.

Diversos estudos mostram que a troca frequente dos circuitos dos ventiladores mecânicos não reduz a incidência de PAVM. Porém, a formação de condensados no circuito, com consequente acúmulo de líquido com patógenos, pode ser fonte de infecção, devendo ser evitado que os líquidos sejam desviados para o tubo ou retornem para o umidificador.

O cuidado deve ser redobrado principalmente durante mudanças de decúbito, retirada do paciente do leito, banho e até mesmo durante a elevação das grades laterais da cama. A troca do circuito respiratório deve ser realizada apenas se ele apresentar sujidade visível e/ou mau funcionamento.

Os pacientes devem ser mantidos com elevação da cabeceira entre 35° e 45°, quando não houver nenhuma contraindicação. Esta conduta deve ser realizada para prevenção de aspiração, pois a posição supina com cabeceira 0° aumenta o risco de microaspirações de conteúdo gástrico e, consequentemente, de PAVM, especialmente se o paciente estiver recebendo alimentação enteral. Esta elevação também deve ser mantida, minimamente, durante a realização de fisioterapia motora e respiratória.

A intubação por via orotraqueal deve ser a primeira escolha, pois a intubação nasotraqueal pode levar à sinusite adquirida no hospital e, posteriormente, à PAVM.

O TET e a TQT devem ser manejados cuidadosamente. O posicionamento e a fixação devem estar adequados, e a pressão do balonete deve ficar entre 25 a 30 cmH_2O, para prevenir a aspiração. A pressão deve ser suficiente para vedar a via aérea, mas recomenda-se não ser superior a 30 cmH_2O para evitar a ocorrência de isquemia da mucosa traqueal.

O uso de interrupção diária de sedação e de um protocolo de desmame que vise ao menor tempo de ventilação mecânica invasiva (VMI) possível são recomendações para prevenção de PAVM. A equipe multidisciplinar deve diariamente questionar a possibilidade da interrupção da VMI.

O fisioterapeuta deve realizar todos os dias o diagnóstico funcional do paciente e utilizar condutas que otimizem o processo de desmame e, consequentemente, reduzam o tempo de VMI. O insucesso na extubação programada aumenta a incidência de PAVM, devido ao aumento do risco de aspiração da secreção da orofaringe.

A utilização da ventilação mecânica não invasiva (VMNI) tem resultado em redução das taxas de PAVM, quando comparada à VMI, por evitar o uso do TET e por estar relacionada à menor necessidade de procedimentos invasivos como aspiração, manutenção das barreiras naturais de proteção da via aérea, diminuição do tempo de VMI, e redução do uso de sedativos e do tempo de internação na UTI.

Em relação ao sistema de aspiração de secreções das vias respiratórias, não existe diferença na incidência de PAVM quando comparados os sistemas de aspiração fechado ou aberto.

É importante salientar que a aspiração endotraqueal deve ser realizada quando houver presença de roncos na ausculta pulmonar e/ou pressão de pico > 20% do valor de referência inicial. O uso da aspiração subglótica é indicado em pacientes com mais de 72 horas de VM.

Existem dois meios de manter a umidificação no suporte ventilatório: umidificadores aquecidos ou sistemas de troca de calor, mais conhecido como filtro de barreira. Caso a umidificação seja realizada por meio de umidificadores aquecidos, a água do sistema deve ser trocada a cada 7 dias ou quando apresentar necessidade, pois esta é um meio de cultura de bactérias, sendo um dos facilitadores para ocorrência de PAVM.

O fisioterapeuta deve comunicar a equipe multidisciplinar quando observar o aparecimento de novos sinais de infecção, como febre, sudorese, tremores, aumento da quantidade ou piora da coloração da secreção brônquica.

Suporte ventilatório na pneumonia associada à ventilação mecânica: alterações fisiológicas que promovem variações farmacocinéticas

Por definição, a PAVM evolui em um período de 48 horas ou mais, após a VM ser instituída, por meio de um TET ou TQT. O paciente apresenta sinais de infecção sistêmica (febre e alteração da contagem de glóbulos brancos), devido à invasão do trato respiratório inferior e do parênquima pulmonar por microrganismos. A intubação compromete a integridade da orofaringe e da traqueia, predispõe à colonização das vias aéreas superiores, e permite que as secreções bucais e gástricas entrem nas vias aéreas inferiores, levando a graves infecções nosocomiais, como pneumonia, sinusite e otite. Na PAVM precoce (diagnosticada até o quarto dia após a intubação), geralmente o agente infeccioso é um microrganismo sensível aos antimicrobianos, enquanto a PAVM de início tardio (após o quarto dia de intubação) geralmente é causada por microrganismos multirresistentes aos antimicrobianos. No entanto, tal afirmação não é uma regra, devendo apenas um guia para o início da terapia antimicrobiana empírica.

O farmacêutico clínico intensivista deve ter conhecimento da microbiota prevalente de sua UTI. A partir do diagnóstico de PAVM (precoce ou tardia), o farmacêutico clínico intensivista, trabalhando em conjunto com o clínico assistente, pode sugerir o regime antimicrobiano adequado e otimizado.

A administração antimicrobiana adequada e otimizada é necessária para maximizar a morte microbiana, minimizar o desenvolvimento da resistência antimicrobiana a múltiplas drogas e evitar reações adversas a medicamentos relacionadas à concentração. O uso frequente de esquemas farmacoterapêuticos contendo um número expressivo de medicamentos (polifarmácia) é outro fator complicador no manejo farmacológico em UTI (interação droga-droga).

Uma vasta gama de alterações fisiopatológicas pode ocorrer em pacientes críticos, alterando substancialmente a farmacocinética e a farmacodinâmica dos medicamentos. As variações de volume de distribuição aparente (Vd) e do *clearance* dos antimicrobianos são observadas nestes pacientes, o que pode afetar a concentração do antimicrobiano no sítio de ação.

Obter uma concentração apropriada de um medicamento específico requer uma compreensão das alterações fisiológicas causadas pelas doenças críticas, que são caracterizadas por disfunções agudas, potencialmente ameaçadoras, ou pelas intervenções rotineiras realizadas na UTI.

O paciente em suporte ventilatório invasivo pode apresentar aumento do Vd para antimicrobianos hidrofílicos, levando a uma diminuição de sua concentração plasmática. O Vd de antimicrobianos lipofílicos apresenta pequenas variações em pacientes críticos. Já os antimicrobianos moderadamente lipofílicos excretados por via renal (ciprofloxacino e levofloxacino) devem ser considerados de alto risco, podendo apresentar flutuações diárias substanciais na concentração plasmática. Os processos farmacocinéticos (absorção, distribuição, metabolização e eliminação) apresentam alterações em variados graus. Estas alterações são diretamente proporcionais à gravidade da doença crítica. O *clearance* dos medicamentos ocorre pelos processos de metabolização e eliminação (Figura 3.4.1).

É vasta a gama das alterações farmacocinéticas que pode ocorrer durante a doença crítica. São fatores importantes: pH sanguíneo, motilidade gastrintestinal, atrofia intestinal (afetam a absorção), pKa do medicamento, pH sanguíneo, síntese de albumina e alfa-1-glicoproteína ácida, hiperbilirrubinemia (principalmente hiperbilirrubinemia conjugada, devido à formação de bilirrubina delta) e doença renal crônica, devido à formação de toxinas urêmicas ligadas a proteínas (afetam a distribuição).

Para medicamentos de baixa extração hepática, a depuração depende primariamente da ligação proteica e da atividade intrínseca metabólica do hepatócito. Os pacientes críticos apresentam elevações significativas de citocinas pró-inflamatórias (por exemplo: interleucina – IL 1b, IL-6, fator de necrose tumoral alfa – TNF-α), as quais têm efeito sobre o metabolismo do fármaco. Em geral, significativa inibição das isoenzimas do citocromo P450 (CYP450) tem sido relatada (metabolismo de fase I).

Efeitos sobre o metabolismo conjugativo (metabolismo de fase II) também são observados, embora sejam geralmente bem menos relevantes do que para o metabolismo de fase I. Para medicamentos de alta extração hepática, a depuração depende principalmente do fluxo sanguíneo hepático. A eliminação renal dos fármacos e de seus metabólitos é a forma primária de excreção de muitas drogas, independentemente da via de administração. Este é um fator de vasta importância, devido à disfunção renal ser comum em pacientes críticos, ocasionando acúmulo do fármaco e de seus metabólitos, que podem ser ativos, parcialmente ativos ou inativos (Figuras 3.4.2 e 3.4.3).

Durante o suporte ventilatório invasivo (em pressão positiva), a pressão intratorácica torna-se positiva em vez de negativa, e isto causa inúmeras consequências fisiológicas. A hiperventilação e a hipoventilação alteram a pressão parcial de dióxido de carbono ($PaCO_2$),

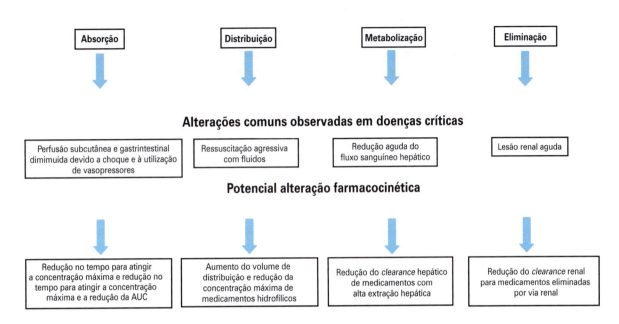

Figura 3.4.1. Alterações farmacocinéticas que podem ocorrer durante a doença crítica. AUC: área sob a curva.

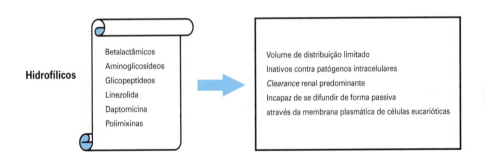

Figura 3.4.2. Características intrínsecas dos antimicrobianos hidrofílicos.

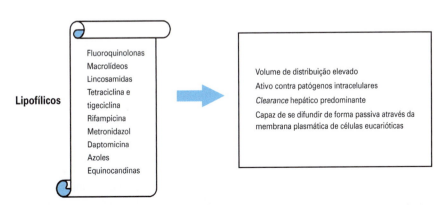

Figura 3.4.3. Características intrínsecas dos antimicrobianos lipofílicos. Daptomicina é uma grande molécula cíclica peptídica (parte hidrofílica), estando ligada a um ácido graxo de cadeia lateral (parte lipofílica).

aumentando ou diminuindo o pH arterial, respectivamente. Distúrbios do equilíbrio acidobásico podem alterar a ligação dos fármacos às proteínas plasmáticas, especialmente nos fármacos com alta afinidade à proteína.

Pode ocorrer a diminuição do débito cardíaco, resultando em hipotensão e hipóxia tecidual. Este efeito é maior com uso de altas pressões médias de vias aéreas, em pacientes idosos ou com enfisema pulmonar (alta complacência pulmonar) e hipovolêmicos.

Pode ocorrer redução do fluxo sanguíneo hepático e renal, redução da taxa de filtração glomerular e fluxo de urina. As alterações hemodinâmicas podem diminuir o *clearance* de vários fármacos frequentemente administrados aos pacientes críticos.

O farmacêutico clínico intensivista deve propor intervenções no intuito de otimizar o débito cardíaco. Observar e intervir, caso haja risco de ocorrerem problemas relacionados a medicamentos, devido à redução da depuração hepática e renal. É recomendável monitorar a concentração sérica de antimicrobianos, como a vancomicina e os aminoglicosídeos.

A expansão do volume intravascular, o uso de agentes inotrópicos positivos e a diminuição da pressão média das vias aéreas são intervenções que minimizam os efeitos deletérios sobre os processos farmacocinéticos dos antimicrobianos, principalmente os de caráter hidrofílico.

O farmacêutico clínico intensivista, conhecendo as alterações fisiopatológicas e farmacocinéticas que podem ocorrer nos pacientes críticos em uso de suporte ventilatório invasivo, deve propor o ajuste racional das doses, evitando a falha clínica, melhorando o desfecho, colaborando também para diminuir a seleção de patógenos multirresistentes e para a prevenção dos efeitos tóxicos dos antimicrobianos.

Pneumonia associada à ventilação mecânica *vs.* odontologia

Conforme afirmado em documentos da Anvisa, "a importância dos cuidados bucais em pacientes na terapia intensiva tem sido alvo de inúmeras investigações. Os resultados alertam para a necessidade de se introduzir diretrizes adequadas e seguras".

Biofilme bucal

O desenvolvimento do biofilme bucal é um processo natural. Contudo, fatores intrínsecos ao paciente, como idade, estado nutricional, grau de higiene, medicações, tabagismo, alcoolismo e permanência em ambiente hospitalar, interferem significativamente em sua composição, quantidade e complexidade.

A boca, como todas as superfícies de interface do corpo humano, é exposta continuamente à colonização das mais diversas formas de microrganismos, que convivem de maneira harmônica com o hospedeiro e são controlados pela descamação epitelial fisiológica.

Neste contexto, o que diferencia a boca é a presença de estruturas duras não descamativas, naturais e/ou artificiais, como esmalte, dentina, cemento, restaurações, próteses e implantes dentários, que dificultam o controle natural do biofilme, favorecendo a colonização de espécies oportunistas e patogênicas. As bactérias que crescem em biofilme são, segundo alguns investigadores, aproximadamente 1.000 a 1.500 vezes mais resistentes a antimicrobianos, quando comparadas aos seus homólogos planctônicos e, como mecanismos de defesa, a boca, que é vastamente colonizada por bactérias, vírus e fungos, dificulta a adesão de patógenos sobre suas estruturas por meio dos aumentos de descamação epitelial e de glicoproteínas salivares, como a mucina, que confere viscosidade à saliva.

Esses mecanismos de defesa (descamação epitelial e saliva mucinogênica) favorecem maior disponibilidade de substrato microbiano proteico às espécies *Gram-negativas* e aumento de volume salivar residual, o que, para o paciente ventilado mecanicamente, pode se tornar mais um fator de risco de proliferação microbiana e aspirações.

Microbiota bucal *vs.* pneumonia associada à ventilação mecânica

No biofilme bucal, encontram-se espécies *Streptococci, Actinomyces, Actinobacillus, Eikenella, Fusobacterium, Porphyromonas* e *Treponema*, dentre elas: *Campylobacter rectus, Eubacterium nodatum, Fusobacterium nucleatum, Prevotella nigrescens, Peptostreptococcus micros, Spirostomum intermedium, Treponema denticola* e *Candida albicans/krusei*, entre outras.

Entretanto, é importante lembrar que infecções de qualquer sistema orgânico são causadas por grupo relativamente limitado de patógenos, atuando individualmente ou em pequenos grupos. Desta forma, são necessários agentes quimioterápicos diferentes, guiados pela natureza da microbiota infectante. Como nas infecções pulmonares, nenhuma terapia isolada é eficaz contra todas as infecções das estruturas bucais, e ambas dependem da condição de saúde do hospedeiro.

A situação de imobilidade imposta ao paciente em VM, sobretudo o entubado orotraqueal, potencializa o desequilíbrio do ecossistema bucal. O rebaixamento do nível de consciência, a sonolência, a incapacidade para autolimpeza, um deficiente controle orolingual, a desidratação das mucosas e a falta de limpeza natural feita pela mastigação e pela fala favorecem o crescimento microbiano local e a colonização da cavidade bucal por patógenos ambientais.

Esse cenário também predispõem à aspiração e à migração do conteúdo bucal para os pulmões, via orofaringe. Diversos estudos demostram a relação da microbiota bucal com o desenvolvimento PAVM.

Neste contexto, vale ressaltar que o pulmão é o sítio de infecção mais frequentemente relacionado à sepse, doença associada a elevadas morbidade e mortalidade, e ao alto custo, levando-nos a inferir que a inserção do cirurgião dentista na UTI pode refletir em ganho no combate desta doença.

Estudos correlacionam as infecções periodontais às pneumonias nosocomiais e às doenças pulmonares obstrutivas crônicas, principalmente em pacientes imunodeprimidos. O microambiente da imunossupressão pode induzir ao aparecimento de microrganismos não transeuntes habituais à boca e favorecer a colonização de patógenos respiratórios em cavidade bucal e orofaringe, o que tende a ocorrer nas primeiras 48 a 72 horas em pacientes em VM, após a admissão na UTI.

Não raro, nesta janela de tempo, também ocorrem manifestações ou agravo de infecções periodontais, agudizações de lesões periapicais, instalação de infecções fúngicas e virais oportunistas, lesões em mucosas, aumento da saliva residual, descamação epitelial e estagnação de matéria orgânica.

A aspiração de microrganismos representa o meio mais comum de aquisição da PAVM, e os principais fatores de risco são aqueles que favorecem a colonização da boca, orofaringe e/ou estômago, além de fatores inerentes ao hospedeiro. Dentre estes, ressaltam-se os desajustes motores bucais observados em pacientes com disfunções temporomandibulares (DTM) severas, deformidades faciais e dento-oclusais, falta de elementos dentários e uso de próteses mal adaptadas.

Esses desajustes motores predispõem à redução dos mecanismos proprioceptores intrabucal, resultando em aumento de matéria orgânica residual na boca e em escape prematuro posterior, favorecendo a disfagia. Por meio de imagens videofluoroscópicas, pode-se observar que a falta dos elementos dentários posteriores induzem o indivíduo a realizar movimentos da língua contra o palato duro, com o intuito de auxiliar a trituração dentária dos alimentos.

Esse fato leva a refletir sobre o possível impacto negativo que a falta do "toque oclusal" dos dentes posteriores causa à deglutição de saliva, ao se removerem próteses parciais e/ou totais em unidades de terapia intensiva (UTI), e sobre a relevância do trabalho multidisciplinar entre a fonoaudiologia, fisioterapia, enfermagem e odontologia, no restabelecimento das funções básicas do paciente, como deglutição, respiração, fonação e mastigação.

Lesões bucais relacionadas à entubação orotraqueal

A entubação orotraqueal prolongada favorece o aparecimento de lesões na cavidade bucal, faringe e laringe, o que resulta em redução de motricidade e sensibilidade local, comprometendo o processo de deglutição, e favorecendo as disfagias e infecções. Os equipamentos e periféricos utilizados na manutenção de vida do paciente em UTI podem promover lesões bucais (Figuras 3.4.3 e 3.4.4).

O cirurgião dentista deve tratar as doenças ou disfunções que chegam com o paciente e preservar a integridade das estruturas bucais durante sua estadia na UTI, pois, mesmo controlando-se o biofilme, a boca ainda é a mais colonizada região do organismo e sujeita à quebra de barreira física, decorrente dos cuidados assistenciais. Por isso, estudos devem ser conduzidos para avaliar a importância da presença de rotina do cirurgião dentista em UTI para diagnóstico, tratamento e prevenção de contaminações locais e possíveis disseminações sistêmicas indesejadas. A maioria das intercorrências

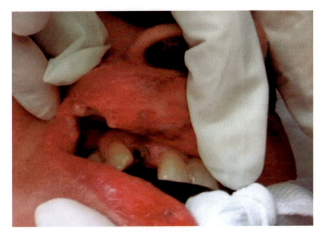

Figura 3.4.4. Lesão causada pelo tubo do ventilador, dentre outras lesões ulcerativas em lábio superior e inferior, provavelmente causadas pela manipulação de mucosa ressecada, presença de raízes residuais e acúmulo de biofilme. Foto cedida pela Dra. Lilian Pasetti.

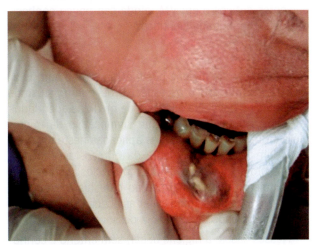

Figura 3.4.5. Paciente com higiene bucal sendo realizada, mas com lesão ulcerativa pela pressão e fricção constantes de lábio inferior no tubo do ventilador. Foto cedida pela Dra. Lilian Pasetti.

é de fácil controle ou resolução, quando precocemente diagnosticada.

Odontologia *vs.* prevenção de pneumonia associada à ventilação mecânica

Diversas estratégias para prevenção PAVM, como higiene bucal com clorexidina, descontaminação seletiva da orofaringe e/ou trato digestivo e aspiração subglótica contínua, mostraram-se efetivas em reduzir a incidência de PAVM. Em comum, todas são baseadas em reduzir colonização da cavidade bucal e da orofaringe por microrganismos potencialmente patogênicos (MPP) e/ou microaspiração.

No entanto, o risco de PAVM continua substancial, mesmo com estas intervenções, sugerindo que mais deve ser realizado. A diversidade microbiana da cavidade bucal, potencializada por infecções periodontais e fúngicas, tão comumente encontradas no doente crítico, sugere que terapias de redução de carga microbiana das estruturas periodontais e de todos os nichos intrabucais (desinfecção de boca toda, do inglês *full mouth disinfection*), realizadas pelo cirurgião dentista, possam ter papel relevante na prevenção das PAVM, principalmente se realizada dentro das primeiras 48 horas de admissão do paciente em UTI.

A doença periodontal é uma infecção oportunista, que envolve um grande número de bacilos *Gram*-negativos. Sua alta prevalência na população brasileira – segundo Ministério da Saúde, em 2010, menos de 17% dos indivíduos adultos e menos de 2% dos idosos apresentam saúde periodontal – permite inferir que boa parte de pacientes adultos dentados, ao necessitar de cuidados terciários, apresenta algum foco de infecção periodontal advindo da comunidade.

Entretanto, a evolução clínica das alterações periodontais e a magnitude do estresse sistêmico microbiano e inflamatório, causadas pela doença periodontal em pacientes críticos e em VM, ainda são pouco conhecidas pela comunidade científica.

Higiene bucal

A condição de higiene bucal está intimamente relacionada ao número e às espécies de microrganismos presentes na boca. Na ausência de medidas adequadas de higiene bucal, um aumento significativo da microbiota é observado. As terapias aplicadas neste ambiente podem favorecer a quebra da homeostase bucal e o aumento significativo de intercorrências. Estabelecer procedimento operacional padrão para higiene bucal é um importante passo para evitar as doenças bucais, mas ineficiente quando o paciente já possui alguma afecção.

Nesses casos, a higiene bucal, sem critério e conhecimento, pode tornar-se mais um fator de risco à segurança do paciente ao invés da profilaxia à qual ela se propõe. As técnicas aplicadas devem respeitar os diferentes cenários encontrados, em cada cavidade bucal, e

as condições sistêmicas de cada paciente. Desta forma, ainda muito deve se discutir sobre o papel da odontologia na segurança da assistência em saúde do paciente crítico.

Referências

Agência Nacional de Vigilância Sanitária (Anvisa). Medidas de Prevenção de Infecção Relacionada à Assistência à Saúde/Agência Nacional de Vigilância Sanitária. Brasília, DF: ANVISA, 2017.

Ball AM, Bellamy CJ. Pharmacokinetic alterations in the critically ill. In: Lanken PN, Manaker S, Kohl BA, et al. The Intensive Care Unit Manual. 2nd ed. Philadelphia: Elsevier; 2014. p. 168-77.

Barbas CS, Ísola AM, Farias AM, et al. Recomendações Brasileiras de Ventilação Mecânica 2013 – Parte I. Rev Bras Ter Intensiva. 2014; 26(2):89-121.

Barros SP, Suruki R, Loewy ZG, et al. A cohort study of the impact of tooth loss and periodontal disease on respiratory events among COPD subjects: modulatory role of systemic biomarkers of inflammation. PLoS One. 2013;8(8):e68592. Erratum in: PLoS One. 2013;8(8).

Blot SI, Pea F, Lipman J. The effect of pathophysiology on pharmacokinetics in the critically ill patient--concepts appraised by the example of antimicrobial agents. Adv Drug Deliv Rev. 2014;77:3-11.

Carter EL, Duguid A, Matta B, et al. Strategies to prevent ventilation-associated pneumonia: the effect of cuff pressure monitoring techniques and tracheal tube type on aspiration of subglottic secretions: anin-vitrostudy. Eur J Anaesthesiol. 2014;31(3): 166-71.

Hess DR, Kacmarek RM. Essentials of Mechanical Ventilation. 3rd ed. Boston: McGraw-Hill Professional Publishing; 2014. p. 1-11

Institute for Healthcare Improvement (IHI). Getting started kit: prevent ventilator-associated pneumonia. How-to guide 2006. Disponível em: http://plus.rjl.se/info_files/infosida35541/vaphowtoguide.pdf

Kaier K, Lambert ML, Frank UK, et al. Impact of availability of guidelines and active surveillance in reducing the incidence of ventilator-associated pneumonia in Europ an worldwide. BMC Infectious Diseases. 2014;14:199.

Kalanuria AA, Zai W, Mirski M. Ventilator-associated pneumonia in the ICU. Crit Care. 2014;18(2):208.

Keyt H, Faverio P, Restrepo MI. Prevention of ventilator-associated pneumonia in the intensive care unit: a review of the clinically relevant recent advancements. Indian J Med Res. 2014;139(6):814-21

Lerma FA, García MS, Lorente L, et al. Guidelines for the prevention of ventilator-associated pneumonia and their implementation. The Spanish "Zero-VAP" bundle. Med Intensiva. 2014;38(4):226-36.

Lim KP, Kuo SW, Ko WJ, et al. Efficacy of ventilator-associated pneumonia care bundle for prevention of ventilator-associated pneumonia in the surgical intensive care units of a medical center. J Microbiol Immunol Infect. 2015;48(3):316-21.

Maffei C, Mello MM, Biase NG, et al., Videofluoroscopic evaluation of mastigation and swallowing in individuals with TMD. Braz J Otorhinolaryngol. 2012;78(4):24-8.

Mongardini C, van Steenberghe D, Dekeyser C, et al. Onestagefullversus partial-mouth disinfection in the treatment of chronic adult or generalized early-onset periodontitis. I. Long-term clinical observations. J Periodontol. 1999;70(6):632-45.

Pasetti LA, Leão MT, Araki LT, et al., Odontologia Hospitalar – A Importância do Cirurgião-Dentista na Unidade de Terapia Intensiva. Rev Odontologia. 2013;13(4):210-26.

Perkins MW, Dasta JF, Dehaven B. Physiologic implications of mechanical ventilation on pharmacokinetics. DICP. 1989;23(4):316-23.

Roberts JA, Abdul-Aziz MH, Lipman J, et al. Individualized antibiotic dosing for patients who are critically ill: challenges and potential solutions. Lancet Infect Dis. 2014; 14(6):498-509.

Roberts JA, Pea F, Lipman J. The clinical relevance of plasma protein binding changes. Clin Pharmacokinet. 2013;52(1):1-8.

Scannapieco FA, Yu J, Raghavendran K, et al. A randomized trial of chlorhexidine gluconate on oral bacterial pathogens in mechanically ventilated patients. Critical care (London, England). 2009:13(4): R117.

Shelly M. Respiratory failure. In: Park G, Shelly M. Fundamentals of Anaesthesia and Acute Medicine Pharmacology of the Critically Ill. United Kingdom: BMJ Books; 2001. p.145-57.

Shi Z, Xie H, Wang P, Zhang Q, et al. Oral hygiene care for criticall yill patients to prevent ventilator-associated pneumonia. Cochrane Database Syst Rev. 2013;(8):CD008367.

Shitrit P, Meirson M, Mendelson G, et al. Intervention to Reduce Ventilator-Associated Pneumonia in Individuals on Long-Term Ventilation by Introducing a Customized Bundle. J Am Geriatr Soc. 2015;63(10):2089-93.

Smith BS, Yogaratnam D, Levasseur-Franklin KE, et al. Introduction to drug pharmacokinetics in the critically ill patient. Chest. 2012; 141(5):1327-36.

Socransky SS, Haffajee AD. Infecções periodontais. In: Lindhe J, Karring T, Lang NP. Tratado de Periodontia Clínica e Implantologia Oral. 5a ed. Rio de Janeiro: Guanabara& Koogan; 2010. p. 228-36.

Wagner C, Marchina S, Deveau JA, et al. Risk of Stroke-Associated Pneumonia and Oral Hygiene. Cerebro Vasc Dis. 2016;41(1-2):35-9.

Vieira CN, Rocha GC, Morais TM. O papel do periodontista no combate a sepse. Periodontia no contexto interdisciplinar. Integrando as melhores práticas. Local: Napoleão; 2015.

CAPÍTULO 3.5

Tromboembolismo pulmonar

Anne Karolyne Leite
Márcio Osório Guerreiro
Nathalia Ponte Ferraz

Introdução

A embolia pulmonar (EP) é uma entidade clínica com apresentação em um espectro que vai desde achado acidental até morte súbita, decorrente de um tromboembolismo maciço. A trombose venosa profunda (TVP) está presente na maioria dos indivíduos com EP. Ambas, EP e TVP, fazem parte de uma só entidade: o tromboembolismo venoso.

A EP é uma forma de tromboembolismo venoso comum e potencialmente ameaçadora de vida, que requer imediato diagnóstico e tratamento. A incidência anual estimada de EP em pessoas com descendência europeia varia de 29 a 78 por 100 mil pessoas ao ano. A EP é responsável pela internação de mais de 250 mil americanos ao ano, com elevada morbimortalidade. É a terceira doença cardiovascular aguda mais comum após infarto do miocárdio e acidente vascular cerebral, acometendo cerca de uma em mil pessoas ao ano.

É uma doença potencialmente fatal, com mortalidade de cerca de 11,4% nas primeiras 2 semanas após o diagnóstico. Em pacientes que apresentam instabilidade hemodinâmica, a taxa de mortalidade em 3 meses aproxima-se de 58%. Estudos de base hospitalar e populacional, principalmente na América do Norte, mostraram que a taxa de mortalidade por EP vem caindo nas três últimas décadas. Alterações demográficas e vários avanços em profilaxia, diagnóstico e tratamento ao longo das 2 últimas décadas podem ter afetado a incidência e as taxas de letalidade e de mortalidade da EP.

No Brasil, a taxa de mortalidade padronizada por idade (TMPI) caiu 31%, passando de 3,04/100 mil para 2,09/100 mil, entre 1989 e 2010. Embora todas as regiões do país tenham apresentado um declínio em suas taxas de mortalidade padronizada por idade, as maiores quedas concentraram-se nas regiões de mais alta renda do Sul e Sudeste do Brasil, indicando possível disparidade no acesso aos cuidados de saúde e sua qualidade nesses grupos.

A elevada taxa de mortalidade associada com EP é primariamente atribuída à grave disfunção do ventrículo direito (VD) secundária a um aumento súbito da resistência vascular pulmonar (RVP). A RVP é agudamente aumentada em virtude de dois fatores: a obstrução mecânica do leito vascular pelo trombo, e a significante vasoconstrição pulmonar mediada pela hipóxia e pela liberação de mediadores vasoconstritores, como trombone A2 e serotonina. Este aumento da pós-carga do VD resulta em diminuição de seu volume sistêmico, comprometendo, por conseguinte, o enchimento ventricular esquerdo, o débito cardíaco e a perfusão coronariana. Este ciclo vicioso pode resultar em isquemia ventricular e infarto do VD. O espectro de falência do VD e a descompensação clínica são altamente variáveis e dependem de inúmeros fatores, incluindo doença cardiovascular e/ou pulmonar coexistentes, formação e embolização do trombo, e habilidades individuais intrínsecas na trombólise[7].

Fatores de risco

É grande o número de fatores de risco ambientais e genéticos associados com EP, sendo considerada consequência da interação entre os fatores de risco relacionados ao paciente (geralmente permanentes) e ao ambiente (geralmente temporários).

EP é considerada provocada na presença de um fator de risco temporal ou reversível (cirurgia, trauma, imobilização, gestação, uso de anticoncepcional oral – ACO – ou terapia de reposição hormonal), nas últimas 6 semanas a 3 meses antes do diagnóstico, e não provocado em sua ausência. EP pode ocorrer mesmo na ausência de qualquer fator de risco.

A presença de fatores de risco maiores pode afetar a decisão da duração da terapia de anticoagulação após o primeiro episódio de EP. Grandes cirurgias, fraturas de membros inferiores e cirurgias de próteses articulares, além de traumatismos raquimedulares, são fortes fatores de risco provocados.

Neoplasias são fatores de risco predisponentes bem reconhecidos para EP. Este risco varia com os diferentes tipos de câncer; neoplasias hematológicas, pulmonares, gastrintestinais, pancreáticas e cerebrais traduzem alto risco. Ainda, neoplasias são fatores de risco forte para mortalidades por todas as causas após um episódio de EP.

Em mulheres no período fértil, o uso de ACO é o fator de risco predisponente mais frequente. Quando ocorre durante a gestação, a EP é a principal causa de morte materna. O risco é maior no terceiro trimestre de gestação e nas 6 primeiras semanas de pós-parto − cerca de 60 vezes maior neste período do que em mulheres não gestas. Fertilização *in vitro* está associada também a um maior risco de EP relacionada à gestação, principalmente no primeiro trimestre. Em mulheres pós-menopausa que recebem terapia de reposição hormonal, o risco de EP depende do tipo de formulação utilizada.

Infecção foi documentada como fator importante para hospitalização por EP. Transfusão sanguínea e agentes estimuladores da eritropoiese também estão associados a aumento do risco de EP.

A EP tem sido vista como parte das doenças cardiovasculares, e fatores de risco comuns, como tabagismo, obesidade, hipercolesterolemia, hipertensão e diabete, são compartilhados com doença arterial − notadamente a aterosclerose. Infarto do miocárdio e insuficiência cardíaca aumentam o risco de EP, da mesma forma que pacientes com EP têm um risco aumentado de infarto do miocárdio e isquemia cerebral subsequentes.

O estado pró-coagulante aumentado pode ser congênito, como, por exemplo, em casos de deficiência de factor V Leiden, ou estar relacionado a uma patologia, como a síndrome antifosfolipídica.

Apesar de todos estes fatores de risco, a incidência de EP clinicamente relevante é baixa em pacientes com cuidados intensivos tratados com heparina profilática. Estudo multicêntrico recente de 3.764 pacientes, em que dois regimes de heparina foram comparados, relatou incidência aproximada de 2% de EP e incidência de 5,5% de TVP na perna proximal diagnosticada por ultrassonografia por compressão. A prevalência de TVP proximal na triagem inicial basal foi de 3,5% (Quadros 3.5.1 e 3.5.2).

Fisiopatologia

Nos pacientes com EP, o trombo pode ter origem no sistema iliofemoral. Na maioria dos casos de TEP, quanto mais proximal for o trombo maior a possibilidade de EP, e maior sua gravidade. Porém o trombo também pode se originar dos membros superiores; estes casos têm aumentado significativamente em virtude do uso de caceteares venosos profundos (em algumas séries podem chegar até 40%).

A EP interfere tanto na circulação como nas trocas gasosas. A falência do VD é relacionada ao aumento da pós-carga, sendo considerado a principal causa de morte em EP grave.

A pressão na artéria pulmonar só se eleva se mais de 30 a 50% da luz arterial proximal for obstruída por um êmbolo. A EP induz vasoconstrição mediada pela liberação de tromboxano A2 e serotonina, o que contribui para a elevação inicial da RVP. Obstrução anatômica e vasoconstrição levam à elevação na RVP e à diminuição

Quadro 3.5.1. Fatores de risco para embolia pulmonar.

Primários	Secundários
Deficiência de antitrombina III	Trauma/fraturas
Disfibrinogenemia congênita	Acidente vascular cerebral
Hiper-homocisteinemia	Idade avançada
Anticorpos anticardiolipina	Cateter venoso central
Excesso do inibidor do ativador de plasminogênio	Insuficiência venosa crônica
Mutação da protrombina G20210A	Tabagismo
Deficiência de proteína C	Gravidez/puerpério
Resistência a proteína C ativada (fator V Leiden)	Doença de Crohn
Deficiência de plasminogênio	Síndrome nefrótica
Deficiência de proteína S	Hiperviscosidade
Deficiência de fator XII	Cirurgia/próteses
	Imobilização
	Doença neoplásica maligna
	Obesidade
	Insuficiência cardíaca
	Viagens de longa duração
	Anticoncepcional oral
	Anticoagulante lúpico

CAPÍTULO 3.5 · TROMBOEMBOLISMO PULMONAR

Quadro 3.5.2. Fatores de risco secundários para embolia pulmonar.

Fatores de risco maiores (risco relativo 5-20)	Fatores de risco menores (risco relativo 2-4)
Cirurgia: grandes cirurgias abdominais e pélvicas, cirurgias de próteses articulares e pós-operatório em UTI	**Cardiovascular:** doença cardíaca congênita, insuficiência cardíaca, hipertensão, trombose venosa superficial e acesso venoso central
Obstétrica: final da gestação, parto cesárea e puerpério	**Estrogênio:** anticoncepcional oral e terapia de reposição hormonal
Membros inferiores: fraturas	**Outros:** obesidade, DPOC, neoplasia oculta, tendência pró-trombótica (deficiência de fator V de Leiden ou deficiência de proteína C) e viagens sedentárias de longas distâncias
Mobilidade reduzida: hospitalização, internação em instituições	
Outras: história prévia de tromboembolismo	

UTI: unidade de terapia intensiva; DPOC: doença pulmonar obstrutiva crônica.

proporcional da complacência arterial. As repercussões hemodinâmicas dependem, assim, dos seguintes fatores: porcentual da área arterial pulmonar ocluída; reserva contrátil do VD; repercussão dos mediadores humorais plaquetários (vaso e broncoconstritores); e comorbidade cardiopulmonar prévia.

O aumento súbito da RVP resulta em dilatação do VD, a qual é temporariamente compensada por mecanismos neuro-humorais, que geram um estímulo crono e inotrópico, acarretando em elevação da pressão média da artéria pulmonar, melhorando o fluxo por meio do leito vascular obstruído e estabilizando, também temporariamente, a pressão sanguínea sistêmica. Esta adaptação é muito limitada, em virtude de as paredes finas do VD não comportarem elevações súbitas da pressão arterial pulmonar média a mais de 40 mmHg.

Este efeito de sobrecarga ventricular direita leva a um desvio do septo interventricular para a esquerda, com comprometimento do enchimento do ventrículo esquerdo (VE) e consequente redução do débito cardíaco e instabilidade hemodinâmica. Esta dessincronia entre o VD e o VE pode levar a um bloqueio de ramo direito subsequente.

Alguns autores defendem que existe uma elevação significativa de biomarcadores de injúria miocárdica que justificaria certo grau de isquemia miocárdica do VD na fase inicial da EP. Embora o infarto do VD seja incomum após EP, aparentemente este desequilíbrio entre a oferta e a demanda de oxigênio pode levar a dano aos miócitos e, consequentemente, à redução das forças de contração.

A insuficiência respiratória na EP é predominantemente consequência dos distúrbios hemodinâmicos. O baixo débito cardíaco resulta em redução da saturação venosa mista. Também as zonas de fluxo sanguíneo reduzido, combinadas com zonas de overfluxo nos leitos capilares, resultam em redução da relação ventilação vs. perfusão, o que contribui para a hipoxemia. Em alguns pacientes, um *shunt* direita-esquerda por forame oval patente pode ser detectado pela ecocardiografia. Isto ocorre em virtude da inversão do gradiente de pres-

são entre os atritos e pode levar à hipoxemia grave, além de um risco aumentado de embolia paradoxal e de acidente vascular cerebral isquêmico embólico.

Mesmo quando não se altera a hemodinâmica, pequenos êmbolos distais podem criar áreas de hemorragia alveolar, resultando em hemoptise, pleurite e derrame pleural, usualmente de pequeno volume. Esta apresentação clínica é conhecida como infarto pulmonar. Seu efeito na troca gasosa é usualmente leve, exceto em pacientes com doenças cardiorrespiratórias preexistentes.

Manifestações clínicas

Os sinais e sintomas clínicos são inespecíficos e necessitam de diagnóstico diferencial com outras doenças. Os sintomas mais comumente associados à EP sintomática são dispneia súbita (70%), dor pleurítica (60%) e tosse (40%). Na vigência de fatores de risco, os pacientes ainda podem referir hemoptise (15%) e síncope (6%). Cerca de 25% dos pacientes têm edema de membros inferiores associado.

Os sinais clínicos incluem hipoxemia (embora muitos pacientes não apresentem este sinal), taquipneia (70%), sibilos e estertores pulmonares (50%), taquicardia (30%), quarta bulha ou ritmo de galope do VD (25%), hiperfonese de segunda bulha no foco pulmonar (20%), temperatura $\geq 37,5°C$ (14%), mudanças no eletrocardiograma (ECG), insuficiência tricúspide e estase jugular.

Os principais diagnósticos diferenciais de EP incluem infarto agudo do miocárdio, pericardite, pneumonia, insuficiência cardíaca, asma, doença pulmonar obstrutiva crônica, neoplasia torácica, fratura de costela, pneumotórax, dor músculo-esquelética, infarto esplênico e sepse (hipoxemia e hipotensão por liberação de mediadores inflamatórios).

Diagnóstico

O diagnóstico se baseia na história clínica e em exames complementares. Considerando-se que exames iniciais, ECG, raio X de tórax e gasometria arterial são inespecíficos para o diagnóstico de EP, podemos utilizar o escore de Wells. Neste escore os pacientes são classificados, de acordo com a pontuação atingida, em baixa probabilidade (zero a 1 ponto) e alta probabilidade (2 ou mais pontos)(Quadro 3.5.3).

Radiografia de tórax

Os achados radiológicos são inespecíficos, podendo existir áreas de configuração triangular com o ápice voltado para o hilo, sugerindo infarto pulmonar, além de elevação de hemicúpula diafragmática, atelectasias segmentares e derrame pleural.

Eletrocardiograma

Em casos de insuficiência ventricular direita aguda, pode haver desvio de eixo para a direita, com alterações no eletro com padrão onda S em DI, onda Q em DIII e onda T negativa em DIII. Podem ocorrer ainda distúrbios de condução do ramo direito e inversão de onda T em derivações precordiais. Podem exisitir casos de fibrilação atrial aguda.

Gasometria arterial

Hipoxemia e hipocapnia são os achados laboratoriais mais frequentes, mas, em casos mais graves pode haver hipercapnia.

Dímeros D

Produto da degradação da fibrina apresenta elevada sensibilidade para EP (cerca de 95%), porém baixa especificidade (42%). Esta se correlaciona com o fato que o mesmo está elevado em diversas situações clínicas em que ocorrem formação e lise da fibrina, infecções, gestação, trauma, câncer, sepse.

Valor negativo de dímero D é útil para excluir o diagnóstico de EP, mas sua utilidade clínica é menor em pacientes acima de 65 anos de idade.

Troponina

É um marcador de lesão miocárdica. Níveis elevados estão associados ao aumento da mortalidade hospitalar em pacientes com EP aguda (odds ratio – OR 5,90; intervalo de confiança de 95% – IC95% 2,68-12,95), mesmo se hemodinamicamente estáveis.

Peptídeo natriurético cerebral

Os níveis séricos de peptídeo natriurético cerebral (BNP) ou seu precursor (pró-BNP) são marcadores altamente sensíveis da disfunção do VD. Os valores normais destes marcadores estão associados com alto valor preditivo negativo para a morte em pacientes com EP aguda.

Exames de imagem

A angiografia ainda é considerada o exame padrão-ouro para o diagnóstico. Em virtude da facilidade de realização e do menor risco de reações adversas graves, como anafilaxia e insuficiência renal aguda, a antitomografia de tórax passou a ser o exame de escolha neste tipo de suspeita clínica, com sensibilidade e especificidade acima de 95% (Figura 3.5.1).

A cintilografia de ventilação e perfusão possui elevada especificidade, mas baixa sensibilidade, e, atualmente, em virtude da facilidade de acesso, a angiotomografia passou a ser muito menos utilizada.

Doppler de membros inferiores é um exame não invasivo, com elevada sensibilidade e especificidade para trombose venosa proximal e certa limitação em casos de trombose distal. Sua utilidade deve-se à facilidade de acesso e à ausência de eventos adversos relacionados, podendo ser realizado na unidade de terapia intensiva em pacientes com elevado risco relacionado ao transporte para exames de imagem complementares.

Quadro 3.5.3. Escore de Wells simplificado.	
Parâmetros	Pontos
Não há diagnóstico alternativo mais provável que EP	1,0
Sinais e sintomas de trombose venosa profunda (edema e dor a palpação)	1,0
Taquicardia (FC > 100 bpm)	1,0
Imobilização > 2 dias ou cirurgia recente (< 4 semanas)	1,0
História de EP	1,0
Hemoptise	1,0
Câncer ativo < 6 meses ou metástases	1,0

EP: embolia pulmonar; FC: frequência cardíaca.

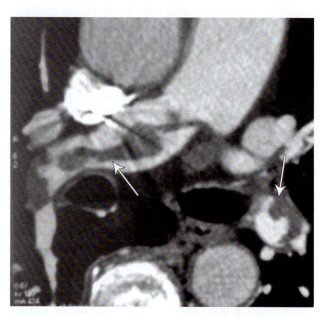

Figura 3.5.1. Angiotomografia de tórax com trombo no tronco da artéria pulmonar e nas artéria pulmonares direita e esquerda.

CAPÍTULO 3.5 — TROMBOEMBOLISMO PULMONAR

Ecocardiografia transtorácica serve para diagnóstico diferencial com infarto agudo do miocárdio, insuficiência cardíaca, tamponamento cardíaco e pericardite, valvulopatias e doenças da aorta. Pode traduzir a pressão na artéria pulmonar, disfunção ventricular direita, alteração na contratilidade ventricular segmentar, desvio de septo interventricular para a esquerda (efeito Bernheim invertido) e insuficiência tricúspide e, em alguns casos, pode identificar trombas intraventriculares e proximais na artéria pulmonar.

A disfunção do VD na ecocardiografia está associada ao aumento do risco de morte a curto prazo (OR 2,36; IC95% 1,3-4,3). A ecocardiografia também pode servir para monitorar os efeitos da terapia trombolítica.

Estratificação de risco

A EP pode apresentar insuficiência cardíaca aguda, levando à parada cardíaca súbita e à morte, logo após a internação hospitalar ou mesmo antes da chegada ao hospital, ou pode estar assintomática ou associada a dispneia leve. Entre estes dois extremos, a EP pode causar grande espectro de apresentações clínicas caracterizadas por diferentes combinações de dispneia, dor torácica, insuficiência respiratória, hipoperfusão e comprometimento hemodinâmico. Tais condições estão associadas a diferentes riscos para a mortalidade intra-hospitalar.

O estado clínico, a disfunção do VD e a injúria miocárdica (troponina aumentada) são os principais preditores de morte a curto prazo em pacientes com EP. A mortalidade intra-hospitalar foi de 31,8% em pacientes hemodinamicamente instáveis e 3,4% em pacientes hemodinamicamente estáveis. Ainda não está claro qual a melhor ferramenta para avaliar o comprometimento hemodinâmico.

Em pacientes hemodinamicamente estáveis, vários preditores de morte foram identificados, e diversas estratégias foram propostas para otimizar a estratificação de risco e a utilização de recursos de saúde. Modelos clínicos baseados apenas em informações simples e rapidamente disponíveis sobre a história clínica e o estado clínico dos pacientes podem ser usados para identificar pacientes com baixo risco de morte. O Índice de Gravidade da Embolia Pulmonar (IGEP) ou sua versão simplificada (sIGEP) são os modelos mais validados. As taxas de mortalidade de 30 dias, em pacientes classificados como de baixo risco, de acordo com IGEP e sIGEP, são 1,4% (IC95% 1,2-1,8) e 1,0% (IC95% 0,0-2,1), respectivamente.

Em pacientes hemodinamicamente estáveis devido ao baixo valor preditivo positivo, diversas estratégias têm tentado correlacionar estes modelos com testes complementares para a estratificação de risco de pacientes com EP aguda. IGEP foi combinado com ecocardiografia e/ou ultrassonografia de membros inferio-

res e/ou troponina; critérios de Hestia com classificação de VD avaliado por tomografia ou BNP; e pontuação de prognóstico em embolismo pulmonar (PREP) com ecocardiografia e BNP. Em geral, a adição de dados de biomarcadores pode ajudar a identificar pacientes com maior ou menor risco, mas as descobertas sobre o valor aditivo de biomarcadores são inconsistentes em todos os estudos, principalmente no que diz respeito ao valor preditivo positivo.

Atualmente, existem evidências de que a estratificação de risco é útil para selecionar pacientes com EP aguda que possam se beneficiar da trombólise e aqueles que são candidatos ao tratamento domiciliar. O manejo ideal dos pacientes entre estes extremos é uma questão que ainda permanece indefinida (Quadros 3.5.4 e 3.5.5).

Quadro 3.5.4. Modelos clínicos para estratificação de pacientes com embolia pulmonar, de acordo com o risco de morte a curto prazo.

Idade	Idade em anos	1
Sexo masculino	+ 10 pontos	—
Hipotensão	+ 30 pontos	—
Taquicardia	+ 20 pontos	1
Taquipneia	+ 20 pontos	—
Hipoxemia (saturação de oxigênio)	+ 20 pontos	1
Hipotermia (temperatura axilar < 36ºC)	+ 20 pontos	—
Alteração do estado mental	+ 60 pontos	—
Câncer	+ 30 pontos	1
Insuficiência cardíaca	+ 10 pontos	1
Doença pulmonar obstrutiva crônica	+ 10 pontos	—

Quadro 3.5.5. Definições da *American Heart Association* (AHA) de embolia pulmonar maciça, submaciça e de baixo risco, e correlação com a mortalidade.

Classificação	Definição	Mortalidade (%)
Maciça	Embolia pulmonar com hipotensão (< 90 mmHg pressão arterial sistólica) por mais de 15 minutos necessitando de vasopressor	25-65
Submaciça	Pressão arterial sistólica > 90 mmHg E - Disfunção de ventrículo direito (tomografia, peptídeo natriurético cerebral ou alteração do eletrocardiograma) OU - Necrose miocárdica (elevação de troponina)	3
Baixo risco	Ausência de hipotensão, disfunção de ventrículo direito ou necrose miocárdica	< 1

Tratamento

Trombólise química

A trombólise na EP aguda tem como objetivos reduzir carga tromboembólica, a RVP e a disfunção ventricular direita, restaurando rapidamente o fluxo sanguíneo capilar pulmonar e a troca gasosa, sendo mais efetiva do que a anticoagulação somente.

As contribuições da trombólise para o paciente com EP a curto e longo prazo estão descritas no Quadro 3.5.6.

A indicação de trombólise sistêmica é baseada em uma revisão cuidadosa do quadro clínico do paciente, das comorbidades, das condições e do exame físico, para avaliar fatores que aumentam o risco de morte, como colapso hemodinâmico e sangramento. O uso do trombolítico em pacientes hipotensos (pressão arterial sistólica < 90 mmHg) e que não apresentam risco de sangramento é indicado (Classe 2; Nível de Evidência B Para pacientes que iniciaram terapia anticoagulante, iniciam quadro de hipotensão e apresentam baixo risco de sangramento, a trombólise é indicada (Classe 2; Nível de Evidência C). Na Figura 3.5.2, está descrita a estratificação para indicações de trombólise na EP aguda.

As contraindicações para uso de trombolítico são: distúrbio hemorrágico significativo no momento ou nos últimos 6 meses e diátese hemorrágica conhecida; uso de anticoagulante oral efetivo (por exemplo, varfarina sódica; Razão Normalizada Internacional — RNI > 1,3); histórico de neoplasia cerebral, aneurisma e cirurgia intracraniana ou espinhal; acidente vascular cerebral hemorrágico ou acidente vascular cerebral de origem desconhecida a qualquer hora; acidente vascular cerebral isquêmico ou ataque isquêmico transitório (AIT) nos 6 meses anteriores, exceto acidente vascular cerebral isquêmico agudo corrente nas últimas 3 horas; hipertensão arterial grave não controlada; cirurgia de grande porte ou traumatismo grave nos últimos 10 dias (inclusive traumatismo associado a infarto agudo do miocárdio e traumatismos recentes na cabeça ou crânio); ressuscitação cardiopulmonar prolongada ou traumática (> 2 minutos), parto nos últimos 10 dias, punção recente de um vaso sanguíneo não compressível (por exemplo, na veia jugular ou subclávia); hepatopatias graves, incluindo insuficiência hepática, cirrose, hiper-

Quadro 3.5.6. Contribuições da trombólise ao paciente na embolia pulmonar (EP) aguda, no curto e longo prazos.

Curto prazo
Rápida resolução do sintomas
Prevenção da deterioração rápida e diminuição da mortalidade de paciente com EP maciça e submaciça
Diminuição da recorrência de EP devido à dissolução do trombo
Longo prazo
Prevenção de desenvolvimento da hipertensão pulmonar crônica
Preservação da resposta hemodinâmica ao exercício

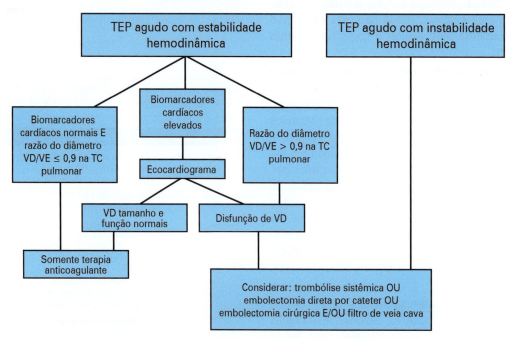

Figura 3.5.2. Estratificação para trombólise, embolectomia direta, embolectomia cirúrgica e implantação de filtro de veia cava na embolia pulmonar aguda. TEP: tromboembolismo pulmonar; VD: ventrículo direito; VE: ventrículo esquerdo; TC: tomografia computadorizada.

CAPÍTULO 3.5 TROMBOEMBOLISMO PULMONAR

tensão portal (varizes esofágicas) e hepatite ativa; endocardite bacteriana e pericardite; pancreatite aguda; doença ulcerativa gastrintestinal relatada nos últimos 3 meses; aneurisma arterial e malformações arteriais/venosas; e neoplasia com alto risco de sangramento.

Risco de sangramento

O maior ensaio clínico randomizado de terapia trombolítica em EP, o PEITHO (*Pulmonary Embolism Thrombolysis*), apresentou maiores taxas de sangramentos em pacientes acima de 75 anos.

Na metanálise realizada por Chatterjee et al., foi identificado o risco de sangramento maior e hemorragia intracraniana em pacientes com idade $\geq$ 65 anos.

Marti et al. verificaram, em outra metanálise, que a associação da terapia trombolítica e o risco de sangramento foi menor nos estudos que utilizaram limite de idade superior do que naqueles que incluíram pacientes idosos.

Outra questão a ser avaliada é a associação de trombolíticos e anticoagulantes não dependentes de vitamina K, devido à escassa evidência para o uso.

Dose e modo de administração dos trombolíticos

Os trombolíticos com liberação de uso no Brasil para EP são a estreptoquinase e o alteplase. Existem estudos clínicos com tenectplase, porém seu uso para trombólise na EP ainda não é liberado no Brasil.

A dose inicial da estreptoquinase é de 250.000 U.I. em 100 a 300 mL de solução fisiológica salina, ou solução de glicose administrada por infusão em veia periférica, durante 30 minutos. Em seguida, administra-se infusão de 100.000 U.I./hora, como dose de manutenção, por 3 dias.

A dose indicada do alteplase é de 100 mg com infusão em 2 horas. O modo de administração indicado é: 10 mg como bólus intravenoso durante 1 a 2 minutos e 90 mg como infusão intravenosa durante 2 horas. A dose total não deve exceder 1,5 mg/kg em pacientes com peso corpóreo abaixo de 65 kg.

Terapia anticoagulante

A terapia anticoagulante para EP é determinada por 3 meses (Classe 1; Nível de Evidência B).

Para paciente com EP e que não apresenta câncer, as opções de tratamento disponíveis são: varfarina (antagonista de vitamina K) e não dependente de vitamina K (apixabana, dabigatrana e rivaroxabana) (Classe 2; Nível de Evidência B).

Para paciente com EP associado ao câncer, a heparina com baixo peso molecular é a indicada, em comparação com varfarina (Classe 2; Nível de Evidência B), dabigatrana, rivaroxabana e apixabana (Classe 2; Nível de Evidência C).

O uso da varfarina deve ser concomitante com anticoagulante parenteral, até o alcance da faixa terapêutica (2,0 a 3,0) avaliada pelo resultado da RNI.

Dos anticoagulantes não dependentes de vitamina K, a dabigatrana é o único que necessita de terapia anticoagulante parenteral previamente. O Quadro 3.5.7 descreve os regimes terapêuticos de cada anticoagulante.

Filtro de veia cava inferior

O filtro é colocado na veia cava inferior abaixo das veias renais, por punção da veia femoral ou, em alguns casos, da veia jugular interna, impedindo a progressão dos êmbolos que vem dos membros inferiores. As principais indicações são a contraindicação absoluta aos anticoagulantes e embolias recorrentes a despeito de adequada anticoagulação.

Embolectomia

A embolectomia pode ser realizada tanto por via endovascular como cirúrgica, sendo indicada em pacientes com EP de alto risco e contraindicação à terapia com trombolítico, ou em casos de falha terapêutica.

Quadro 3.5.7. Regime posológico de terapia anticoagulante oral para embolia pulmonar.

Anticoagulante oral	Regime posológico
Varfarina	1 vez/dia (dose conforme RNI 2,0-3,0)
Rivaroxabana*	Dose de ataque: 15 mg a cada 12 horas por 21 dias Dose de manutenção: Clcr > 50 mL/minuto: 20 mg 1 vez/dia Clcr < 50 - 15 mL/minuto: 15 mg 1 vez/dia
Dabigatrana†	150 mg a cada 12 horas após o uso de anticoagulante parenteral por 5 dias 110 mg a cada 12 horas • Doentes com idade $\geq$ 80 anos • Doentes que tomam concomitantemente verapamil Avaliação individual do risco tromboembólico e do risco de hemorragia para ajuste de dose 110 mg a cada 12 horas: • Doentes com idade entre os 75 e 80 anos • Doentes com compromisso renal: Clcr 30-50 mL/min • Doentes com gastrite, esofagite ou refluxo gastrensofágico • Outros doentes com risco aumentado de hemorragia
Apixabana*	10 mg a cada 12 horas por 7 dias, seguida de 5 mg a cada 12 horas Não recomendado ajuste para disfunção renal Sem informações de ajustes para pacientes idosos e baixo peso

* *Clearance* de creatinina < 15 mL/minuto e pacientes dialíticos contraindicados; † *Clearance* de creatinina < 30 mL/minuto e pacientes dialíticos contraindicados. RNI: Razão Normalizada Internacional; Clcr: *clearance* de creatinina.

Em casos de tromboses iliofemorais, a fibrinólise local por cateterização seletiva, ou a embolectomia percutânea têm sido cada vez mais indicadas.

O uso adequado da terapia de embolectomia endovascular em pacientes com EP é dependente de adequada estratificação de risco. A terapia endovascular oferece o potencial de redução dos riscos de sangramentos excessivos, mantendo a eficácia, relacionados à fibrinólise sistêmica, mas são necessários mais ensaios clínicos randomizados para ratificar seu uso como terapia de primeira linha para EP em pacientes de alto risco.

A embolectomia cirúrgica é reservada como resgate nos casos de falha na terapia fibrinolítica ou da embolectomia percutânea.

Profilaxia da embolia pulmonar

A classificação do paciente em cirúrgico ortopédico, não ortopédico e clínico, para avaliação da profilaxia de TEV farmacológica, é necessária, devido a indicações restritas de anticoagulantes não dependentes de vitamina K.

Para pacientes cirúrgicos ortopédicos (artroplastia total de quadril e joelho) são indicadas: heparina não fracionada, heparina de baixo peso molecular, fondaparinux, varfarina, apixabana, dabigatrana e rivaroxabana (Classe 1; Nível de Evidência B).

Para cirurgia de fratura de quadril e demais cirurgias, os anticoagulantes não dependentes de vitamina K não são indicados. Não há evidência, devido à falta de estudos para uso. As heparinas não fracionada e de baixo peso molecular são indicadas de acordo com a classificação de risco de tromboembolismo venoso e o tipo de cirurgia.

Para pacientes clínicos com alto risco para tromboembolismo venoso, somente são indicadas, como quimioprofilaxia heparinas não fracionada, heparina de baixo peso molecular e fondaparinux, conforme classificação de risco. Em paciente críticos, heparinas não fracionada e de baixo peso molecular são recomendadas (Classe 2; Nível de Evidência C).

Educação do paciente e/ou do cuidador

A educação do paciente e/ou cuidador sobre o uso de anticoagulantes é de extrema importância para promoção da adesão ao tratamento e prevenção de eventos adversos.

É importante orientar sobre a indicação do anticoagulante (profilaxia vs. terapêutico), o modo e tempo de uso, os cuidados com cortes, a prevenção de quedas, a avaliação de sangramentos e a programação de cirurgias.

Além das orientações e dos cuidados gerais sobre uso de anticoagulantes, o paciente e/ou cuidador deve receber orientações específicas de cada anticoagulante.

São orientações sobre heparina baixo peso molecular e fondaparinux: manuseio da seringa preenchida; modo de administração; e descarte correto da seringa. Sobre a varfarina: RNI e faixa terapêutica; importância da adesão ao exame; interação com dieta (alimentos ricos em vitamina K); interação medicamentosa e com fitoterápicos; e gestação (teratogenicidade) – a gravidez deve ser planejada em conjunto com o médico.

Para os anticoagulantes não dependentes de vitamina K, deve-se atentar ao risco de esquecimento da dose. Em esquema posológico a cada 12 horas, administrar a dose esquecida até 6 horas após o horário programado e, em esquema posológico uma vez ao dia, administrar até 12 horas após o horário esquecido. Caso ultrapasse este intervalo, somente administrar a próxima dose.

No caso da rivaroxabana no esquema de dose de ataque para tratamento de EP (15 mg a cada 12 horas), se o paciente esquecer de tomar a dose da manhã, ele pode administrar dois comprimidos de 15 mg de uma única vez e, no dia seguinte, manter o regime posológico a cada 12 horas.

Principais interações medicamentosas, esquemas posológicos específicos para profilaxia e tratamento de EP e gestação também devem ser observados quando se trata dos anticoagulantes não dependentes de vitamina K.

Referências

Anderson FA Jr, Spencer FA. Risk factors for venous thromboembolism. Circulation 2003;107(23 Suppl 1):I9-I16.

Baruzzi AC, Knobel E. Abordagem do tromboembolismo pulmonar. Condutas no paciente grave. 4a ed. São Paulo: Atheneu, 2016.

Baruzzi AC, Knobel E, Bastos JF, et al. Tromboembolismo pulmonar. Condutas no Paciente Grave. 3a ed. São Paulo: Atheneu, 2006.

Becattini C, Agnelli G. Risk stratification and management of acute pulmonary embolism. Hematology. Hematology Am Soc Hematol Educ Program. 2016;2016(1):404-412.

Chatterjee S, Chakraborty A, Weinberg I, et al. Thrombolysis for pulmonary embolism and risk of all-cause mortality, major bleeding, and intracranial hemorrhage: a meta-analysis. JAMA. 2014;311(23): 2414-2421.

Crawford F, Andras A, Welch K, et al. D-dimer test for excluding the diagnosis of pulmonary embolism. Cochrane Database Syst Rev. 2016;(8):CD010864.

Darze ES, Casqueiro JB, Ciuffo LA, et al. Mortalidade por Embolia Pulmonar no Brasil entre 1989 e 2010: Disparidades Regionais e por Gênero. Arq Bra. Cardiol. 2016; 106(1):4-12.

ESC Committee for Practice Guidelines (CPG), Zamorano JL, Achenbach S, Baumgartner H, Bax JJ, Bueno H, et al. 2014 ESC Guidelines on the diagnosis and management of acute pulmonary embolism The Task Force for the Diagnosis and Management of Acute Pulmonary Embolism of the European Society of Cardiology (ESC) Endorsed by the European Respiratory Society (ERS). Eur Heart J. 2014; 35(43):3033-69, 3069a-3069k.

Falck-Ytter Y, Francis CW, Johanson NA, et al. Prevention of VTE in Orthopedic Surgery Patients Antithrombotic Therapy and Prevention of Thrombosis, 9th ed: American College of Chest Physicians Evidence-Based Clinical Practice Guidelines. Chest. 2012;141(2 Suppl): e278S-e325S.

Gibson NS, Sohne M, Kruip MJ, et al.; Christopher study investigators. Further validation and simplification of the Wells clinical decision rule in pulmonary embolism. Thromb Haemost. 2008;99(1):229-34.

Go AS, Mozaffarian D, Roger VL, et al; American Heart Association Statistics Committee and Stroke Statistics Subcommittee. Heart disease and stroke statistics-2014 update: a report from the American Heart Association. Circulation. 2014;129(3):e28-292.

Goldhaber SZ, Visani L, De Rosa M. Acute pulmonary embolism: clinical outcomes in the International Cooperative Pulmonary Embolism Registry (ICOPER). Lancet. 1999;353(9162):1386-9.

Gould MK, Garcia DA, Wren SM, et al. Prevention of VTE in Nonorthopedic Surgical Patients Antithrombotic Therapy and Prevention of Thrombosis, 9th ed: American College of Chest Physicians Evidence-Based Clinical Practice Guidelines. Chest. 2012;141(2 Suppl):e227S-e277S. Erratum in: Chest. 2012;141(5):1369.

Heidbuchel H, Verhamme P, Alings M, et al. Updated European Heart Rhythm Association Practical Guide on the use of non-vitamin K antagonist anticoagulants in patients with non-valvular atrial fibrillation. Europace. 2015;17(10):1467-507.

Heit JA, Spencer FA, White RH. The epidemiology of venous thromboembolism. J Thromb Thrombolysis. 2016;41(1):3-14.

Horlander KT, Mannino DM, Leeper KV. Pulmonary embolism mortality in the United States, 1979-1998: an analysis using multiple-cause mortality data. Arch Intern Med. 2003;163(14):1711-7.

Jaff MR, McMurtry MS, Archer SL, et al.; American Heart Association Council on Cardiopulmonary, Critical Care, Perioperative and Resuscitation; American Heart Association Council on Peripheral Vascular Disease; American Heart Association Council on Arteriosclerosis, Thrombosis and Vascular Biology. Management of massive and submassive pulmonary embolism, iliofemoral deep vein thrombosis, and chronic thromboembolic pulmonary hypertension: a scientific statement from the American Heart Association. Circulation. 2011;123(16):1788-830. Erratum in: Circulation. 2012; 126(7):e104; Circulation. 2012;125(11):e495.

Kahn SR, Lim W, Dunn AS, et al; Prevention of VTE in Nonsurgical Patients Antithrombotic Therapy and Prevention of Thrombosis, 9th ed: American College of Chest Physicians Evidence-Based Clinical Practice Guidelines. Chest. 2012; 141(2 Suppl):e195S-e226S.

Kearon C, Akl EA. Duration of anticoagulant therapy for deep vein thrombosis and pulmonary embolism. Blood. 2014;123(12):1794-801.

Kearon C, Akl EA, Ornelas J, et al; Antithrombotic Therapy for VTE Disease.Guideline and Expert Panel Report. Chest. 2016;149(2): 315-52. Erratum in: Chest. 2016;150(4):988.

Khorana AA, Kuderer NM, Culakova E, et al. Development and validation of a predictive model for chemotherapy-associated thrombosis. Blood. 2008;111(10):4902-7.

Konstantinides SV, Barco S, Lankeit M, et al. Management of Pulmonary Embolism An Update. JACC. 2016;67(8):976-90.

Kosova EC, Desai KR, Schimmel DR. Endovascular Management of Massive and Submassive Acute Pulmonary Embolism: Current Trends in Risk Stratification and Catheter-Directed Therapies. Curr Cardiol Rep. 2017;19(6):54.

Meyer G, Vicaut E, Danays T, et al.; PEITHO Investigators. Fibrinolysis for patients with intermediate-risk pulmonary embolism. N Engl J Med. 2014;370(15):1402-11.

PROTECT Investigators for the Canadian Critical Care Trials Group and the Australian and New Zealand Intensive Care Society Clinical Trials Group, Cook D, Meade M, et al. Dalteparin versus unfractionated heparin in critically ill patients. N Engl J Med. 2011;364(14):1305-14.

Rogers MA, Levine DA, Blumberg N, et al. Triggers of hospitalization for venous thromboembolism. Circulation. 2012;125(17):2092-9.

Stafford, Marti C, John G, et al. Systemic thrombolytic therapy for acute pulmonary embolism: a systematic review and meta-analysis. Eur Heart J. 2015;36(10):605-14.

Singer M. Pathophysiology and causes of pulmonary embolism. Oxford Textbook of Critical Care. Oxford, 2016.

Sista AK, Kuo WT, Schiebler M, et al. Stratification, Imaging, and Management of Acute Massive and Submassive Pulmonary Embolism. Radiology. 2017;284(1):5-24.

Smeeth L, Cook C, Thomas S, et al. Risk of deep vein thrombosis and pulmonary embolism after acute infection in a community setting. Lancet 2006;367(9516):1075-9.

Sørensen HT, Horvath-Puho E, Lash TL, et al. Heart disease may be a risk factor for pulmonary embolism without peripheral deep venous thrombosis. Circulation. 2011;124(13):1435-41.

Sørensen HT, Horvath-Puho E, Pedersen L, et al. Venous thromboembolism and subsequent hospitalisation due to acute arterial cardiovascular events: a 20-year cohort study. Lancet. 2007; 370(9601):1773-9.

Wiehe, M, Guerreiro MO. Choque obstrutivo. Choque. Rio Grande do Sul: EDIPUCRS, 2002.

WRITING GROUP MEMBERS, Lloyd-Jones D, Adams RJ, et al.; American Heart Association Statistics Committee and Stroke Statistics Subcommittee. Heart disease and stroke statistics: 2010 update: a report from the American Heart Association. Circulation. 2010;121(7):e46-e215. Erratum in: Circulation. 2010;121(12): e260. Randall [corrected to Roger, Véronique L]. Circulation. 2011; 124(16):e425.

Vedantham S, Piazza G, Sista AK, et al. Guidance for the use of thrombolytic therapy for the treatment of venous thromboembolism. J Thromb Thrombolysis. 2016;41(1):68-80.

CAPÍTULO 3.6

Úlcera de estresse em unidade de terapia intensiva

José Martins de Alcântara Neto
Suzana Margareth Ajeje Lobo

Introdução

A doença da mucosa associada ao estresse (DMAE), também conhecida como úlcera de estresse, é caracterizada por lesões na mucosa gastroduodenal, sendo definida por características clínica, endoscópica ou histológica. Sua fisiopatologia está relacionada ao desenvolvimento de prejuízos na perfusão da mucosa gástrica, à reduzida proteção de mucosa e ao aumento do ácido gástrico (Figura 3.6.1), estando presente na maioria dos pacientes críticos acometidos por graves insultos e podendo evoluir para sangramentos. Entretanto, a incidência de sangramento gastrintestinal clinicamente significativo, que já chegou a 17% em estudos anteriores, atualmente tem diminuído notavelmente para taxas tão baixas quanto 1% ou menor. A presença de sangramento clinicamente significativo pode aumentar o tempo de internação em unidade de terapia intensiva (UTI) em até 8 dias e a taxa de mortalidade em até quatro vezes. Sangramentos significativos podem se manifestar na forma de hematêmese, secreção gástrica em "borra de café", hematoquesia ou melena, os

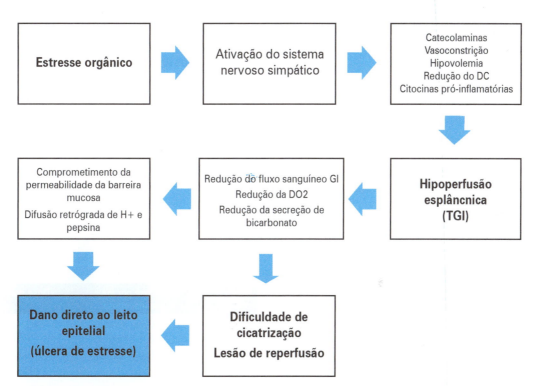

Figura 3.6.1. Fisiopatologia da úlcera de estresse. DC: débito cardíaco; GI: gastrintestinal; DO2: oferta de oxigênio; TGI: trato gastrintestinal.

quais geralmente se associam à taquicardia, hipotensão, queda de hemoglobina e necessidade de transfusão de hemácias.

Vários são os fatores de risco associados à DMAE. Recente estudo de coorte com 1.034 pacientes, de 97 UTI de 11 países, após análise multivariada, encontrou presença de três ou mais comorbidades (*odds ratio* – OR = 8,9; intervalo de confiança de 95% – IC95% 2,7-28,8), doença hepática (*odds ratio* – OR = 7,6; IC95% 3,3-17,6), uso de terapia de substituição renal (OR = 6,9; IC95% 2,7-17,5), uma coexistência (OR = 5,2; IC95% 2,3-11,8) ou uma coagulopatia aguda (OR = 4,2; IC95% 1,7-10,2) e escore *Sequential Organ Failure Assessment* (SOFA) elevado (OR = 1,4; IC95% 1,2-1,6) como fatores de risco significativos. Outros fatores de risco com menor grau de evidência incluem traumatismo craniano grave, cirurgias extensas com duração superior a 4 horas, insuficiência renal ou hepática aguda, sepse, hipotensão, sangramento gastrintestinal, uso de alta dose de corticosteroides, uso de anti-inflamatórios não esteroides, grandes queimaduras, idade avançada, sexo masculino, ventilação mecânica por mais de 48 horas e transplante de órgão sólido. O Quadro 3.6.1 apresenta os fatores de risco associados à doença da mucosa associada ao estresse.

Considerando a morbimortalidade associada, a prevalência de fatores de risco em pacientes graves, a fisiopatologia e o papel da acidez gástrica na DMAE, a profilaxia farmacológica com terapia de supressão ácida é justificada, pois desempenha papel importante na redução do risco de sangramento clinicamente importante, sendo, por tal motivo, seu uso frequente na maioria dos pacientes em UTI.

Dentre as opções farmacológicas disponíveis para a profilaxia da DMAE estão principalmente os inibidores de bomba de prótons (IBP) e os antagonistas do receptor da histamina H2 (ARH2), sendo os principais representantes dos IBPs o omeprazol, o pantoprazol, o esomeprazol e, dos ARH2, a ranitidina, a cimetidina e a famotidina. O sucralfato, um sal básico de alumínio, usado pela via enteral, tem o papel de revestir a mucosa gástrica sem afetar a secreção ácida, sendo mais uma alternativa farmacológica para a prevenção de úlcera por estresse. Os esquemas posológicos de profilaxia e particularidades destas drogas estão descritos na Tabela 3.6.1. As particularidades das drogas estão descritas no Quadro 3.6.2.

Atualmente, os IBP são os mais prescritos para a profilaxia da DMAE, conforme estudo recente realizado em UTIs de 11 países. Quando analisada a efetividade em prevenir sangramento gastrintestinal em pacientes críticos, os resultados são ainda conflitantes.

Metanálises recentes sugerem que os IBP são mais efetivos que os ARH2. Apesar da efetividade da terapia farmacológica na profilaxia da DMAE em reduzir sangramento gastrintestinal em pacientes críticos, esta não é isenta de risco de efeitos adversos, sendo os mais relatados a pneumonia nosocomial e a diarreia associada a *Clostridium difficile*, sem impacto em mortalidade. Outros estudos apontam o risco de colonização por bactérias multirresistentes.

Diante dos riscos associados à profilaxia farmacológica, estratégias não farmacológicas para a prevenção de DMAE, como a nutrição enteral (NE), têm sido sugeridas, pois esta pode melhorar o fluxo sanguíneo da mucosa gástrica e reverter a produção de mediadores inflamatórios. Entretanto ensaios clínicos randomizados

Quadro 3.6.1. Fatores de risco associados à doença da mucosa associada ao estresse.

Idade avançada

Presença de três ou mais comorbidades

Uso de corticoide (250 mg/dia de hidrocortisona ou equivalente)

Uso de anti-inflamatórios não esteroides

Insuficiência respiratória com necessidade de ventilação mecânica por mais de 48 horas

Coagulopatia aguda ou preexistente (RNI > 1,5 ou plaquetas < 50.000/mm³)

Anticoagulação

Insuficiência renal/ uso de terapia substitutiva renal

Doença hepática

Transplante de órgão sólidos

Sepse

Hipotensão/choque

Escore SOFA elevado

TCE ou TRM graves

História de sangramento gastrintestinal prévio

Baixo pH intragástrico

Grande queimado (> 35% de área de superfície corpórea)

Pós-operatório de cirurgia de grande porte (tempo > 4 horas)

RNI: Razão Normalizada Internacional; SOFA: *Sequential Organ Failure Assessment*; TCE: traumatismo craniencefálico; TRM: traumatismo raquimedular.

Tabela 3.6.1. Esquemas de profilaxia farmacológica da doença da mucosa associada ao estresse mais comumente utilizados.

Droga	Dose por via endovenosa	Dose por via oral
Ranitidina*	50 mg a cada 8 horas	150 mg a cada 12 horas
Omeprazol	40 mg 1 vez/dia	20 mg 1 vez/dia (em jejum)
Sucralfate†		1 g a cada 6 horas

* Necessidade de correção para função renal; † evitar em pacientes com insuficiência renal.

CAPÍTULO 3.6 — ÚLCERA DE ESTRESSE EM UNIDADE DE TERAPIA INTENSIVA

Quadro 3.6.2. Particularidades das drogas.

Classe	Característica	Ação	Adversos
Sucralfate	Núcleo de sacarose envolvido por sais de hidróxido de alumínio sulfatado	Não eleva o pH Barreira de proteção na mucosa gástrica Estimula secreção de muco e H_2CO_3 Estimula a secreção de fator de crescimento e renovação epitelial Melhora fluxo sanguíneo na mucosa Otimiza a liberação de prostaglandinas	Dificulta a absorção de medicações como ciprofloxacina, teofilina, fenitoína, levotiroxina, cetoconazol e digoxina Somente gástrico Obstipação Intoxicação por alumínio (IRA e IRC)
Antagonista H2	Ligação reversível e competitiva a receptores de histamina (H2) com redução da secreção ácida estimulada pela histamina	Igualmente efetivo EV, VO ou SNG. Pode ser usado em infusão contínua	Tolerância à droga após 72 horas de uso. *Delirium*, alucinação, confusão, cefaleia Plaquetopenia
Inibidor da bomba H^+	Substitutos benzoimidazólicos que inibem a secreção ácida de forma dose-dependente; inibição irreversível da última fase da secreção ácida, o transporte do H^+ pela H^+/ATP-ase	Mais potentes antissecreções ácidas disponíveis (pH > 6) que são necessárias para manutenção de coágulos EV, VO, SNG Pode ser usado em infusão contínua	Melhor ação não ocorre após 2 dias de administração Dor abdominal, cefaleia, náusea e diarreia Mais infecção por *Clostridium difficile*

IRA: insuficiência renal aguda; IRC: insuficiência renal crônica; EV: via endovenosa; VO: via oral; SNG: sonda nasogástrica.

e controlados são necessários para avaliar a efetividade da NE diante dos medicamentos supressores de ácido.

O uso inapropriado da profilaxia farmacológica para DMAE, caracterizado pelo uso de supressores da acidez gástrica em pacientes críticos sem critérios de risco para lesão gastroduodenal e sangramento gastrintestinal, ou a continuidade do uso quando os pacientes recebem alta da UTI, favorece o aparecimento de efeitos adversos e o aumento de custos, devendo ser evitado por ações multiprofissionais programadas e pelo estabelecimento de protocolos institucionais que identifiquem os pacientes que mais se beneficiam do uso dos fármacos que reduzem a acidez gástrica. Isso justifica que pacientes utilizando terapia medicamentosa para profilaxia de úlcera de estresse sejam avaliados diariamente e, assim que sua condição clínica melhore, a descontinuação desta terapia deve ser considerada, para evitar eventos adversos, além de reduzir custos (Figura 3.6.2).

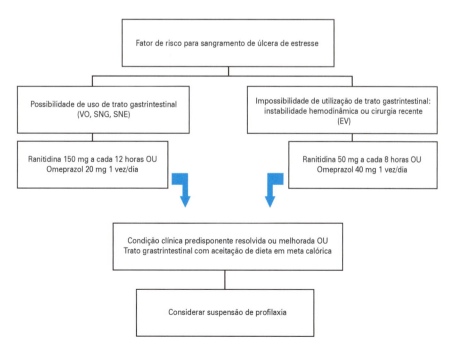

Figura 3.6.2. Organograma para definição de conduta para profilaxia de sangramento de úlcera de estresse. VO: via oral; SNG: sonda nasogástrica; SNE: sonda nasoenteral.

Por fim, devemos lembrar que grande parte da conduta descrita sobre profilaxia de sangramento de úlcera de estresse foi baseada em estudos antigos, relativamente pequenos e heterogêneos. Portanto, novos ensaios clínicos controlados e randomizados são necessários para avaliarmos o real benefício, tanto em reduzir a mortalidade, quanto o sangramento das lesões, e também o efeito adverso em aumentar o risco de pneumonia nosocomial e infecção por *C. difficile* referentes ao tratamento medicamentoso com IBP e ARH2.

Referências

Alhazzani W, Alenezi F, Jaeschke RZ, et al. Proton pump inhibitors versus histamine 2 receptor antagonists for stress ulcer prophylaxis in critically ill patients: a systematic review and meta-analysis. Crit Care Med. 2013;41(3):693-705.

Alshamsi F, Belley-Cote E, Cook D, et al. Efficacy and safety of proton pump inhibitors for stress ulcer prophylaxis in critically ill patients: a systematic review and meta-analysis of randomized trials. Crit Care. 2016;20(1):120.

Bardou M, Quenot JP, Barkun A. Stress-related mucosal disease in the critically ill patient. Nat Rev Gastroenterol Hepatol. 2015; 12(2):98-107.

Buckley MS, Park AS, Anderson CS, et al. Impact of a clinical pharmacist stress ulcer prophylaxis management program on inappropriate use in hospitalized patients. Am J Med. 2015; 128(8):905-91.

Buendgens L, Bruensing J, Matthes M, et al. Administration of proton pump inhibitors in critically ill medical patients is associated with increased risk of developing Clostridium difficile-associated diarrhea. J Crit Care. 2014;29(4):696.e11-696.e15.

Buendgens L, Koch A, Tacke F. Prevention of stress-related ulcer bleeding at the intensive care unit: Risks and benefits of stress ulcer prophylaxis. World J Crit Care Med. 2016;5(1):57-64.

Hurt RT, Frazier TH, McClave SA, et al. Stress prophylaxis in intensive care unit patients and the role of enteral nutrition. JPEN J Parenter Enteral Nutr. 2012;36(6):721-31.

Krag M, Perner A, Wetterslev J. Stress ulcer prophylaxis in the intensive care unit: is it indicated? A topical systematic review. Acta Anaesthesiol Scand. 2013;57(7):835-47.

Krag M, Perner A, Wetterslev J, et al. Prevalence and outcome of gastrointestinal bleeding and use of acid suppressants in acutely ill adult intensive care patients. Intensive Care Med. 2015;41(5):833-45.

Krag M, Perner A, Wetterslev J, et al. Stress ulcer prophylaxis in the intensive care unit: an international survey of 97 units in 11 countries. Acta Anaesthesiol Scand. 2015;59(5):576-85.

Shindo Y, Ito R, Kobayashi D, et al. Risk factors for drug-resistant pathogens in community-acquired and healthcare-associated pneumonia. Am J Respir Crit Care Med. 2013;188(8):985-95.

CAPÍTULO 3.7

Cuidado com a pele dentro do serviço de terapia intensiva

Adriana Macedo Cabral

Sibila Lilian Osis

Estrutura da pele e fisiologia

A pele, também conhecida como cútis ou tegumento cutâneo, é o maior órgão do corpo humano, com extensão de aproximadamente 2 m². Seu peso representa cerca de 15% do peso corpóreo. Está presente em todo nosso corpo o revestindo e protegendo de agentes externos, por ser considerada uma barreira.

É indispensável à vida e ocupa lugar de destaque na esfera psíquica do ser humano, pois representa o elo entre indivíduo, sociedade e ambiente físico. Tem a capacidade de falar por si e, em muitas situações, pelos demais órgãos do corpo humano, como acontece na resposta inflamatória ou infecciosa. Em cada indivíduo, ela é única, por expressar sua história de vida, e ainda carrega sinais evidentes do envelhecimento cronológico e biológico.

A pele é um órgão que requer um olhar atento por parte dos enfermeiros e demais profissionais que compõem a equipe multidisciplinar. Por meio do exame físico, é possível identificar alterações no estado geral do paciente, podendo a pele apontar problemas de ordem sistêmica.

As funções da pele incluem a proteção mecânica (a hipoderme atua reduzindo impactos ou lesões aos órgão internos); a comunicação e o viés social, como a que ocorre pelo efeito visual (por exemplo: as cicatrizes contextualizam e traduzem situações vivenciadas pelo indivíduo, como uma cicatriz cirúrgica, ou ainda expressam a própria imagem, como as tatuagens); e também pode comunicar sentimentos, pelo toque e por expressões faciais. A proteção física é decorrente da presença da camada queratinizada, impedindo a absorção de radiações ultravioletas.

Outra função é a manutenção do equilíbrio hidroeletrolítico, por meio de sua impermeabilidade da água e de eletrólitos, além da função físico-química, mantendo o pH ácido na superfície cutânea (oscilando entre 4 e 6,5, dependendo da área do corpo), e tornando a pele menos permeável à água e mais protegida da ação de microrganismos.

A função química ocorre pelo manto lipídico, que desempenha atividade antimicrobiana, dificultando a penetração de fungos e bactérias. Pela presença das células de Langerhans, existentes na epiderme, e dos macrófagos, linfócitos e mastócitos na derme, a pele executa também uma função imunológica.

A sensibilidade e a percepção processa-se por neurotransmissores e receptores cutâneos, que permitem reconhecer sensações como pressão, calor, frio, aspereza e suavidade.

A função de termorregulação, que é a regulação da temperatura corporal, é realizada por vasoconstricção ou dilatação, e também pela atuação das glândulas sudoríparas écrinas, que previnem e controlam a evaporação de calor e a perda de água e eletrólitos, e, ainda, pela ereção dos pelos na unidade pilossebácea, retardando a troca de calor. A hemorregulação mantém e regula o débito circulatório, por meio dos plexos vasculares, e o metabolismo que a pele regula pela secreção de queratina, melanina, suor e sebo, além de sintetizar a vitamina D pela ação dos raios ultra violeta. A vitamina D é um nutriente essencial para absorção do cálcio e formação dos ossos, atuante na liberação de agentes inflamatórios (citocinas) e protetora da pele ao interferir no processo de morte celular.

Além destas funções descritas, não podemos deixar de destacar a de suporte, realizada pelas linhas de tensão, que mantêm a manutenção da forma do corpo, moldando os outros tecidos ao corpo.

Histologicamente, a pele é constituída por duas camadas: a epiderme e a derme. A primeira é a mais externa, formada por células dispostas em camadas, e a segunda a mais interna, composta principalmente por fibras de colágeno, fibras elásticas e vasos sanguíneos. Ambas são separadas pela membrana basal.

Abaixo da derme, encontra-se uma estrutura chamada hipoderme ou tecido subcutâneo, formado por tecido conjuntivo frouxo, com células adiposas, que servem de união entre a pele e os órgãos do corpo. A hipoderme é considerada, por alguns autores, a terceira camada da pele, sendo descrita como a mais profunda. A epiderme deriva-se do folheto embrionário ectoderma, e a derme, do mesoderma.

A epiderme é um epitélio estratificado pavimentoso queratinizado e avascular, composta por cinco camadas: germinativa ou basal, espinhosa, granulosa, lúcida e córnea. Suas diferenças correspondem ao processo de queratinização, que, de maneira ascendente (camada basal até a córnea), desloca os queratinócitos por meio de um processo de perda do núcleo e membrana, até se tornarem um "tijolo" de queratina no exterior da pele, descamados ciclicamente. Sua espessura é relativamente uniforme (75 a 150 μm) – exceto a planta dos pés e a palma das mãos, que podem alcançar 0,4 a 0,6 mm de espessura.

As células presentes na epiderme são os ceratinócitos, ou queratinócitos, e têm origem na camada basal. Constituem cerca de 92% das células da epiderme e sofrem diferenciação celular até atingirem as camadas mais superficiais. A maturação das células da camada basal, até elas atingirem a camada córnea, leva em torno de 26 dias.

Os melanócitos são responsáveis pela síntese da melanina, localizam-se na camada basal, totalizam cerca de 3% das células na epiderme. As células de Langerhans, originadas na medula óssea, constituem, em média, 2% das células da epiderme e estão presentes na camada espinhosa, apresentando função imunológica. As células de Merkel, que estão presentes na camada basal da epiderme, possuem substâncias neurotransmissoras e são responsáveis pela transmissão de sinais de mecanorrecepção ao sistema nervoso central.

As camadas da epiderme são:

- **Camada basal ou germinativa**: é a mais profunda, formada por células cuboides, dispostas em uma membrana que separa a epiderme da derme papilar, chamada membrana basal. É dela que originam-se as demais camadas da epiderme, por meio da diferenciação celular. É a responsável pela produção de novas células (queratinócitos) para a renovação constante da epiderme (cada 15 a 30 dias). Nela ocorre intensa atividade mitótica.
- **Camada espinhosa**: é a camada constituída por células escamosas ou espinhosas, que têm configuração poliédrica, achatando-se progressivamente em direção à superfície. Ocorre menor quantidade de mitoses que na camada anterior.
- **Camada granulosa**: formada por células granulosas, poligonais achatadas em três ou cinco fileiras, que apresentam grânulos de tamanho e forma irregulares compostos de querato-hialina. Apresenta grânulos lamelares contendo lipídeos, que são depositados no exterior da célula. Tais grânulos tornam o epitélio impermeável, além de fornecer proteção contra a desidratação e a favor da absorção seletiva.
- **Camada lúcida**: é mais encontrada nas regiões da palma das mãos e planta dos pés. Formada por células achatadas em fileiras e anucleadas.
- **Camada córnea**: constituída por células achatadas, mortas e sem núcleo, possui grande quantidade de queratina no interior do citoplasma e descama facilmente.

A derme é formada por tecido conjuntivo, e sua espessura varia de acordo com a região anatômica, sendo mais espessa na planta dos pés. É constituída pelas camadas derme papilar, reticular e profunda. Encontramos na derme também os anexos cutâneos: folículos pilosos (pelos), glândulas sebáceas e glândulas sudoríparas ápocrinas e écrinas, sendo as primeiras responsáveis pela produção do suor, que contém materiais gordurosos, e as segundas responsáveis por excretar o suor.

A derme é dividida em três camadas:

- **Papilar**: também conhecida como "superficial", é uma fina camada de tecido conjuntivo frouxo. Localiza-se logo abaixo da camada basal da epiderme, sendo rica em células, capilares sanguíneos, fibras nervosas e corpúsculos táteis. Tem papel importante de sustentação dos tecidos, pois nela encontram-se fibras especiais de colágeno, elastina e fibronectina. Os fibrócitos são células responsáveis pela síntese de macromolécula, que formam o tecido conjuntivo da derme, e os histiócitos são responsáveis pela fagocitose de corpos estranhos. Na derme, encontramos os receptores sensitivos da dor, da temperatura e também do tato (corpúsculos de Meissner).
- **Reticular**: rica em colágeno, elastina, fibronectina, fibroblastos, histiócitos e líquido extracelular, sendo formada por tecido conjuntivo denso. Possui também vasos sanguíneos, glândulas sebáceas e sudoríparas, além de células que realizam fagocitose, protegendo contra infecções.
- **Profunda**: é de difícil diferenciação da camada reticular. Composta de grandes feixes de fibras colágenas, penetra no tecido subcutâneo e contém fibras musculares lisas em algumas regiões do corpo. Apresenta, ao redor dos vasos sanguíneos dérmicos, os tecidos linfoides dérmicos que são constituídos por linfócitos, mastócitos, macrófagos e células dendríticas, constituindo elementos de defesa da pele.

A hipoderme, também chamada de tecido subcutâneo, é formada por lóbulos de adipócitos delimitados por septos de colágeno com vasos sanguíneos. Faz a interface da derme com estruturas como fáscia muscular e tendões. As fibras de colágeno e elastina permitem sua aderência à derme e ainda mantém a estrutura ma-

Características da pele nos extremos da vida

leável. Os adipócitos são células que realizam o armazenamento de gordura e se agrupam para formar o tecido adiposo, que atua como reserva lipídica. Protegem o organismo contra traumas mecânicos e das variações de temperatura. Tem espessura variável, de acordo com a localização no corpo, o sexo e a idade do indivíduo, e o seu peso corporal pode variar de 15 a 30%.

Características da pele nos extremos da vida

A pele de um recém-nascido, assim como a de um idoso, apresenta características que necessitam de atenção especial e cuidados específicos para evitar surgimento de lesões. Manter a pele íntegra dentro do ambiente hospitalar constitui um desafio para as equipes de saúde, principalmente dentro da unidade de terapia intensiva, onde são realizados inúmeros procedimentos que agridem a pele. A manutenção da pele íntegra também torna-se difícil nos idosos acamados institucionalizados ou em domicílios.

A pele do recém-nascido não possui barreira eficaz, por não estar totalmente formada, principalmente a do neonato prematuro, podendo ser lesada facilmente. É necessária, dentro do cenário da unidade de tratamento intensivo neonatal (UTIN), a manutenção da integridade cutânea, pelo elevado risco de infecção.

Estudos mostram que, no Brasil, há em torno de 3 milhões de nascimentos a cada ano, com aproximadamente 7 a 10% destes neonatos necessitando de cuidados intensivos ou especiais durante algum tempo. Aproximadamente 80% dos neonatos prematuros desenvolvem alguma injúria na pele até o primeiro mês de vida, e cerca de 25% dos pré-termos e de baixo peso desenvolvem ao menos um episódio de sepse até o terceiro dia de vida, sendo a pele a principal porta de entrada. Ainda, a pele desenvolve a maturidade da função protetora depois de 14 a 21 dias de idade pós-natal, independentemente do tempo de gestação do bebê.

No outro extremo, temos o envelhecimento do indivíduo, que é um processo natural, e durante o qual a pele perde progressivamente as características estruturais e funcionais normais dos componentes teciduais – o epitélio e o tecido conjuntivo. Por ser um órgão exposto, a pele está sujeita aos danos ambientais e muitos fatores influenciam nas características da pele nas diferentes fases da vida, como, por exemplo, idade, hidratação, exposição aos raios solares, tensoativos, nutrição, tabagismo e medicamentos. Classifica-se o envelhecimento cutâneo em intrínseco ou cronológico (relacionado à genética) e em extrínseco ou fotoenvelhecimento (as causas podem ser controladas).

A expectativa de vida média do brasileiro aumentou de 69,3 anos para 72,7 anos em uma década (1997 a 2007). O censo de 2010 mostrou que, no Brasil, a representatividade dos grupos etários até 25 anos acha-se reduzida em relação a 2000, em todas as faixas. Simultaneamente, houve aumento no topo da pirâmide, pois a população acima de 65 anos passou de 4,8%, em 1991, para 5,9%, em 2000, e 4,7%, em 2010.

Destacamos, no Quadro 3.7.1, as principais diferenças morfológicas da pele nos extremos da idade, do recém-nascido pré-termo ao idoso. No Quadro 3.7.2, estão as diferenças nas funções da pele nos extremos de idade – recém-nascido e idoso.

Diante das características peculiares que encontramos na pele nos extremos de idade (recém-nascido pré-termo e idoso), é necessária especial atenção dos profissionais, para evitar o surgimento de lesões de pele, oscilações importantes de temperatura e desidratação, minimizando a ocorrência de complicações e iatrogenias dentro dos serviços de saúde.

Lesões por pressão no paciente grave e sua prevenção

Dentre os problemas de pele nos pacientes graves, a lesão por pressão (LP) ocorre com frequência no ambiente da terapia intensiva, apresentando variações de 1,4 a 30,9%. O desenvolvimento de LP também está relacionado a um pior desfecho, com maior taxa de mortalidade entre os pacientes que a desenvolveram.

O desenvolvimento da LP não está relacionado a um fator, mas a uma complexa interação de fatores. A diminuição da mobilidade/atividade e problemas com a perfusão tecidual são os mais comuns, porém temos outros fatores associados, que potencializam o desenvolvimento da LP, como umidade da pele, idade, alterações hematológicas, condições nutricionais e estado geral de saúde[15]. No ambiente de terapia intensiva, ainda há fatores que podem influenciar, além dos citados anteriormente, pelas peculiaridades dos pacientes.

O uso de ventilação mecânica diminui a mobilidade do paciente e também a utilização de sedativos e analgésicos, que, por sua vez, diminuem a sensibilidade. Também foi identificado que o tempo de ventilação mecânica e a gravidade das alterações respiratórias estão relacionadas ao desenvolvimento de LP no paciente em ventilação mecânica. O uso de ventilação mecânica pode aumentar em até 23 vezes a chance de desenvolvimento de LP. Uma das hipóteses relaciona uma maior chance de desenvolvimento de LP nos pacientes em ventilação mecânica devido a hipóxia, hipoperfusão tecidual e restrições de manipulação no leito, por conta do risco de instabilidade.

O uso de drogas vasopressoras, com o objetivo de manutenção de níveis adequados de pressão arterial por terem um efeito de vasoconstrição das arteríolas, pode levar a uma diminuição da perfusão tecidual e também à hipóxia. A manutenção de períodos longos,

Quadro 3.7.1. Diferenças morfológicas da pele nos extremos da idade.		
Parâmetros morfológicos	**Recém-nascido pré-termo**	**Idoso**
Espessura da pele	50% da espessura da pele do adulto; maior superfície em relação ao peso; 13% do peso corporal	65%-70% da espessura da pele do adulto
Epiderme	Mais fina, estrato córneo ausente até 2-4 semanas de vida; produção de melanina ausente; integridade da junção dermoepidérmica imatura; feixes de filamentos de creatinina imaturos	Epiderme de espessura mínima (10%-50%), diminuição de 10%-20% do número ativo de melanócitos a cada década; tempo aumentado para troca da epiderme; perda da população de células tronco epidérmicas
Junção entre derme e epiderme	Plana; pouca ou ausente antes das 34 semanas e imaturidade dos hemidesmossomos	Diminuída; a superfície apresenta perda da derme papilar
Derme	Fina; maior quantidade de colágeno tipo I em comparação ao do tipo III; cerca de 24% de colágeno solúvel, em comparação a 1% do adulto; colágeno mais jovem e uniforme, com feixes de fibras em ambas as camadas das dermes reticular e papilar; alta quantidade de ácido hialurônico; maior conteúdo de água; mais feixes de fibra de elastina imatura, fibroblastos mais abundantes na derme reticular	Matriz de metaloprotease aumentada; aumento avançado nos produtos finais da glicação da matriz extracelular; geração de radicais livres e danos oxidativos; acúmulo de proteínas disfuncionais, capacidade limitada de divisão celular; mudanças mais acentuadas na derme papilar do que na derme reticular
Subcutâneo	Nenhum ou pouco tecido subcutâneo	Contração do septo e perda da gordura subcutânea
Vascularização	Vasoconstricção e vasodilatação reduzidas nos vasos subcutâneos	Diminuição de até 50% na espessura da parede vascular aos 80 anos de idade; diminuição da resposta arteriolar; diminuição do fator de crescimento endotelial e na resposta de permeabilidade na célula endotelial
Inervação/sensibilidade	Os corpúsculos de Meissner não estão plenamente desenvolvidos; a rede nervosa não está organizada; a resposta dos axônios está atenuada	Redução de um terço dos corpúsculos de Meissner e de Vater-Pacini em comparação ao adulto; limiar de dor aumenta em até 20%
Glândula apócrina	Presente	Redução no tamanho da glândula e na função
Glândula écrina	Estrutura presente entre 24 e 29 semanas de vida	Redução de 15% na quantidade e na função; redução de 70% do suor
Glândula sebácea	Grande e ativa	Diminuição de 65% na produção de sebo
Células imunológicas	Função imunológica diminuída	Redução de 20 a 505 das células de Langerhans; aumento de anticorpos e de imunocomplexos
Cabelo	Pode haver lanugem	Densidade do folículo piloso reduzida; 50% dos cabelos brancos ou grisalhos aos 50 anos de idade; redução do diâmetro do cabelo; discreta alopécia, principalmente frontal, em ambos os sexos; aumento do risco de calvície

com a pressão arterial média abaixo de 60 mmHg, aumenta o risco de desenvolvimento de LP. Para manter a preservação da função dos órgãos, o sangue periférico que perfunde a pele é desviado, levando à sua hipoperfusão. A associação de mais de um agente vasopressor para manutenção de níveis pressóricos adequados pode ser um indicativo de maior atenção nas estratégias de prevenção.

A relação entre o índice de massa corporal (IMC) e o desenvolvimento de LP foi estudada. Os pacientes com baixo peso são três vezes mais propensos a desenvolverem LP quando comparados àqueles considerados obesos, e os pacientes extremamente obesos apresentam chance quase quatro vezes maior de desenvolverem LP do que os obesos. Os pacientes extremamente obesos apresentam esta maior chance devido à dificuldade de mobilidade, sendo necessária a utilização de um número maior de integrantes na equipe para os reposicionamentos e as estratégias tecnológicas e de segurança, para manipulação desses pacientes. A hipoalbuminemia pode ocorrer em pacientes com baixo peso, com condições clínicas graves ou que sofrem intervenções terapêuticas complexas. Os baixos níveis de albumina aumentam o risco de desenvolvimento de LP entre cinco e 11 vezes. O nível de albumina reflete o estado da síntese proteica corporal, e seus baixos níveis podem interferir na manutenção da pressão oncótica, diminuindo a tolerância da pele e a perfusão tecidual.

Alguns estudos apontam que os pacientes com LP em geral têm idade mais avançada. Com o envelhecimento, há diminuição na elasticidade da pele e perda de suas características, como também perda da hidratação e alteração do pH e do tecido adiposo, levando à fragilidade e às menores tolerâncias de pressão e cisalhamento.

A escala de Braden foi desenvolvida para acompanhamento do risco de desenvolvimento de LP. Elabora-

CAPÍTULO 3.7 · CUIDADO COM A PELE DENTRO DO SERVIÇO DE TERAPIA INTENSIVA

Quadro 3.7.2. Diferenças nas funções da pele nos extremos de idade.

Funções	Recém-nascido pré-termo	Idoso
Proteção	Altamente permeável; perda de água 10 vezes maior em pré-maturos de 24 semanas; maturidade da pele se desenvolve entre 5-7 semanas após nascimento; aumenta a absorção de agentes tóxicos da pele; excessiva perda de líquidos corporais aumenta o risco de hipernatremia; baixa produção de melanina leva ao aumento do risco de queimadura solar; aumento do risco de infecção bacteriana; aumento de 15% do risco de lesões de pele pela fixação de tubos, cateteres, monitorização, fricção; estrato córneo altamente hidratado, se comparado ao recém-nascido a termo e ao adulto	Diminuição da função de barreira e da barreira que recobre o estrato córneo; estrato córneo seco e descamativo; pH aumenta aos 80 anos, elevando o risco de infecção; redução de lipídeos e da proteção de sebo; menor proteção a RU/V, pela baixa atividade de melanócitos; atraso na reparação tecidual (retardo nas cicatrizações); diminuição dos fibroblastos; redução da síntese de colágeno; aumento da degradação de colágeno; aumento do risco de traumas mecânicos (lesões por fricção); diminuição do turgor da pele; aumento do risco de pré-malignidade e de lesões malignas
Imunidade/defesa	Ausência de peptídeos antimicrobianos no suor; redução das imunoglobulinas G e M; baixa quimiotaxia e fagocitose dos neutrófilos; linfócitos T reduzidos	Proteção reduzida aos quadros alérgicos de contato; diminuição da resposta inflamatória; mais reativa quando exposta ao sol; redução da capacidade de reparar DNA; alta atividade de oncogênese
Sensibilidade	Terminações nervosas sensoriais presentes e ativas	Atraso na percepção sensorial, ocasionando lesões mecânicas e químicas; aumento do prurido
Metabolismo	Imaturo	Diminuído; redução da produção de 7-desidrocolesterol, que converte vitamina D; redução da depuração transepidérmica de substâncias; indução a danos celulares em razão da lentidão da atividade metabólica do oxigênio
Termorregulação	Alto risco de hipotermia; redução ou ausência da produção de suor até 24 dias de vida; capacidade de regulação térmica comprometida, necessitando de encubadora para umidificação; perda de calor por meio da evaporação, pode estar acima do calor produzido	Baixa capacidade de controle e manutenção da temperatura corporal quando exposta ao calor ou ao frio; perda de gordura subcutânes; alteração da sudorese

RU/V: raios ultravioletas.

da por Bergstron e Braden, ela tem alta especificidade e sensibilidade na capacidade de predizer uma LP. Utiliza seis subescalas na avaliação do risco, que incluem a avaliação da percepção sensorial, da umidade, da atividade, da mobilidade, da nutrição e da fricção e cisalhamento (Quadro 3.7.3). Sua pontuação final pode alcançar de 6 a 23 pontos, sendo classificado como sem risco quando ≥ 19 pontos, risco leve de 15 a 18 pontos, risco moderado entre 13 e 14 pontos, risco alto de 10 a 12 pontos e risco elevado quando 9 ou menos pontos.

A utilização da escala de Braden deve ser associada com análise de outros fatores, como condições de perfusão e oxigenação, estado e aporte nutricional, condições de umidade da pele, elevação da temperatura corporal, idade avançada, alterações sensoriais, condições hematológicas e estado geral de saúde. Em pacientes com risco alto, devem ser intensificados os cuidados de prevenção, devendo ser considerados: reposicionamento no leito a cada 1 ou 2 horas, superfície de suporte com ar fluidizado, acompanhamento com profissional da nutrição e avaliação da escala de Braden ao menos uma vez ao dia.

Na prevenção de LP, recomenda-se que a avaliação seja realizada até 8 horas após a admissão do paciente, identificando o risco e desenvolvendo o plano de estratégias de prevenção o mais precocemente possível. Associada à avaliação do risco, deve ser realizada a ins-

peção da pele nos possíveis locais de desenvolvimento de LP. Mesmo após o surgimento de alguma lesão, deve ser mantido o plano de avaliações para identificar precocemente a formação de novas LP. As avaliações devem ser registradas em todos os horários em que forem realizadas. Os pacientes acamados devem sempre ser considerados em risco, bem como os portadores de LP estágio 1.

A avaliação da condição da pele e dos tecidos deve incluir técnicas de identificação de respostas ao branqueamento, calor local, edema e induração/rigidez da pele. Deve ser realizada a diferenciação entre eritema branqueável e não branqueável, avaliação de dor local (em pacientes responsivos), temperatura da pele e edema. A pele ao redor de dispositivos, como cateteres, drenos e sondas, deve ser avaliada em busca de lesões causadas por posicionamento inadequado, fixadores ou tração da pele. Os pacientes com alteração de volemia ou com hipoproteinemia podem apresentar maior fragilidade na pele e desenvolver LP nos pontos de fixação de dispositivos.

Nos casos de identificação de alguma região corporal com eritema, o posicionamento sobre esta área deve ser evitado. Outros cuidados com regiões que apresentam alterações incluem evitar aplicar massagem, o que podem aumentar o dano tecidual pela fragilidade, e utilizar produtos de higiene de pele com pH equilibrado.

Quadro 3.7.3. Escala de Braden para avaliação de risco de desenvolvimento de lesão por pressão.			
A. Percepção sensorial: capacidade de reagir à pressão relacionada ao descorto	1. Totalmente limitado: não reage (não geme, não se esquiva ou agarra-se) a estímulo doloroso devido à diminuição do nível de consciência ou sedação, ou capacidade ilimitada de sentir dor na maior parte do corpo	2. Muito limitado: somente reage a estímulos dolorosos, não é capaz de comunicar o desconforto, exceto por gemidos ou agitação. Ou possui alguma deficiência sensorial que limita a capacidade de sentir dor ou desconforto em mais da metade do corpo	3. Levemente limitado: responde a comando verbal, mas nem sempre é capaz de comunicar o desconforto, ou necessidade de ser mudado de posição, ou tem um certo grau de deficiência sensorial que limita sua capacidade de sentir desconforto em uma ou duas extremidades	4. Nenhuma limitação: responde a comandos verbais, não tem défice sensorial que limitaria a capacidade de andar ou verbalizar dor ou desconforto
B. Umidade: nível ao qual a pele está exposta à umidade	1. Completamente molhado: a pele é mantida molhada quase constantemente por transpiração, urina etc. Umidade é detectadas ao movimentar do paciente	2. Muito molhado: a pele está frequentemente, mas nem sempre molhada. A roupa de cama precisa ser trocada pelo menos uma vez por turno	3. Ocasionalmente molhado: a pele fica ocasionalmente molhada, requerendo troca extra de roupa de cama por dia	4. Raramente molhada: a pele está geralmente seca, a troca de cama é necessária somente nos horários de rotina
C. Atividade: grau de atividade fisica	1. Acamado: confinado à cama	2. Confinado à cadeira: capacidade de andar está severamente limitada ou inexistente. Não é capaz de sustentar o próprio peso e/ ou precisa ser ajudado para sentar	3. Caminha ocasionalmente: anda ocasionalmente durante o dia, embora distâncias muito curtas, com ou sem ajuda; passa a maior parte do tempo na cama ou na cadeira	4. Anda frequentemente: anda frequentemente fora do quarto, pelo menos duas vezes por dia, e dentro do quarto, pelo menos a cada 2 horas, quando está acordado
D. Mobilidade: capacidade de mudar e controlar a posição do corpo	1. Totalmente imóvel: não faz nem mesmo pequena mudanças ocasionais na posição do corpo ou extremidades sem ajuda	2. Bastante limitado: faz pequenas mudanças ocasionais na posição do corpo ou extremidades, mas é incapaz de fazer mudanças frequentes ou significativas na posição do corpo ou extremidades	3. Levemente limitado: faz frequentes, embora pequenas mudanças na posição do corpo ou das extremidades, sem ajuda	4. Não apresenta limitação: faz importantes mudanças e frequentes na posição sem auxílio
E. Nutrição: pedido usual de consumo alimentar	1. Muito pobre: nunca come uma refeição completa, raramente come um terço do alimento oferecido. Come 2 porções ou menos de proteínas (carne ou laticíneos) por dia. Ingere pouco líquido, ou é mantido em jejum e/ou mantido com dieta líquida ou hidratação intravenosa por mais de 5 dias	2. Provavelmente inadequado: raramente come uma refeição completa e geralmente come cerca de metade do alimento oferecido. Ingestão de proteínas inclui somente porções de carne e laticínios por dia. Ocasionalmente aceita um suplemento alimentar, ou recebe abaixo da quantidade satisfatória de dieta líquida ou alimentação por sonda	3. Adequado: come mais da metade da maioria das refeições. Come um total de 4 porções de alimentos rico em proteína (carne ou laticínio) todo dia. Ocasionalmente recusa refeição, mas geralmente aceita um suplemento alimentar, é alimentado por sonda ou regime de nutrição parenteral total, o que provavelmente satisfaz a maior parte das necessidades nutricionais	4. Excelente: come maior parte de cada refeição. Nunca recusa uma refeição. Geralmente ingere um total de 4 ou mais porções de carne e laticínios. Geralmente come entre as refeições. Não necessita de suplemento alimentar
F. Fricção e cisalhamento	1. Problema: requer assistência moderada ou máxima para mover. É impossível levantá-lo ou erguê-lo completamente sem que aja atrito da pele com os lençóis. Frequentemente escorrega na cama ou cadeira, necessitando de frequentes ajustes de posição, com o máximo de assistência. Espasticidade, contratura ou agitação leva à quase somente fricção	2. Problema em potencial: move-se sem vigor ou requer mínima assitência. Durante o movimento provavelmente ocorre um certo atrito da pele com lençol, cadeira e outros. Na maior parte do tempo, mantém posição relativamente boa na cama ou cadeira, mas ocasionalmente escorrega	3. Nenhum problema: move-se sozinho na cama ou cadeira e tem força muscular suficiente para erguer o corpo completamente durante o movimento. Sempre mantém boa posição na cama ou cadeira	-

Fonte: Paranhos WY, Santos VL. Avaliação de risco para úlceras de pressão por meio da escala de Braden, na língua portuguesa. Rev Esc Enferm USP. 1999;33(no esp):191-206.

Na presença de incontinência, estratégias devem ser implantadas para minimizar a umidade. O uso de produtos de barreira auxiliam na prevenção de LP nestes casos. A hidratação da pele deve ser mantida por meio de uso de emolientes.

A superfície de suporte deve ser avaliada quanto a capacidade de imersão e envelopamento do corpo. Colchões com sistema de células que insuflam alternadamente e automaticamente têm se mostrado estratégia importante na prevenção de LP, válida inclusive para aqueles instáveis, cujo reposicionamento pode agravar o quadro clínico.

Os pacientes de terapia intensiva em geral são mantidos com a cabeceira elevada a 30°, visando minimizar a broncoaspiração e o desenvolvimento de pneumonia associada à ventilação mecânica, e, nos pacientes neurocríticos, a elevação da cabeceira melhora no retorno venoso das jugulares. Porém, esta posição aumenta o risco de fricção e cisalhamento se eles não forem adequadamente colocados em posição de semi-Fowler.

A utilização de placas para prevenção de LP em áreas suscetíveis ainda é controversa. Elas possibilitam a diminuição da fricção e cisalhamento, porém devem ser consideradas quanto a capacidade de gerir microclima, facilidade de aplicação e remoção, capacidade de avaliação da pele, região a ser aplicada e tamanho correto. Em pacientes críticos e com alto risco, está indicado o curativo de silicone de cinco camadas (Mepilex®) para a prevenção de LP na região sacral. Esta recomendação advém de um painel de especialistas após avaliarem estudos que compararam curativos para prevenção de LP, sendo este o único que demonstrou diferença significativa.

A prevenção de LP ainda é um desafio dentro das unidades de terapia intensiva, devido à heterogeneidade das características dos pacientes, dos múltiplos fatores que envolvem o desenvolvimento desta complicação e dos poucos estudos com alto grau de evidência que avaliam estratégias de prevenção.

O plano de cuidados de prevenção de LP deve ser individualizado com base nas características do paciente, levando em conta suas peculiaridades e sua estabilidade. O registro dos cuidados prestados e das estratégias de prevenção deve ser realizado desde a admissão do paciente na unidade, mesmo naqueles que tenham desenvolvido uma LP. As equipes que atuam com pacientes críticos devem receber treinamentos regulares quanto às estratégias de prevenção e tratamento de LP, baseados em informações atualizadas.

A implementação da cultura de segurança tem se mostrado eficaz na diminuição da taxa de LP, indicando que organização, trabalho em equipe, atitudes, competências e compromisso são aliados na prevenção de LP. Entretanto, pacientes com alto risco podem elevar as taxas de LP em unidades com cultura de segurança implementada.

Referências

Araújo BB, Esteves SX, Cardoso ES, et al. A enfermagem e os (des) cuidados com a pele do prematuro. Revista de Pesquisa: Cuidado é Fundamental. 2012;4(3):2679-91.

Araújo DG, Pereira T. Princípios de dermatologia na cicatrização das feridas. In: Geovanini T. Tratado de feridas e curativos – enfoque multiprofissional. São Paulo: Rideel; 2014. p. 119-27.

Ayello EA, Braden B. How and why to do pressure ulcer risk assessment. Adv Skin & Wound Care. 2002;15(3):125-33.

Becker D, Tozo TC, Batista SS, et al. Pressure ulcers in ICU patients: Incidence and clinical and epidemiological features: A multicenter study in southern Brazil. Intensive Crit Care Nurs. 2017;42:55-61.

Borges EL, Domansky RC. Manual para prevenção de lesões de pele: recomendações baseadas em evidências. 2 ed. Rio de Janeiro: Rubio; 2014.

Borghardt AT, Prado TN, Araújo TM, et al. Evaluation of the pressure ulcers risk scales with critically ill patients: a prospective cohort study. Rev Latino-Am Enfermagem. 2015;23(1):28-35.

Borghardt AT, Prado TN, Bicudo Sheilla SD, et al. Úlcera por pressão em pacientes críticos: incidência e fatores associados.Rev Bras Enferm. 2016;69(3):460-7.

Brandão SE, Dib C. Pele – características anatomofisiológicas e principais lesões elementares. In: Brandão ES. Enfermagem em dermatologia – cuidados técnico, dialógico e solidário. Rio de Janeiro: Cultura Médica; 2006. p. 71-83.

Black J, Clark M, Dealey C, et al. Dressings as an adjunct to pressure ulcer prevention: consensus panel recommendations. Int Wound J. 2015;12(4):484-8.

Bredesen IM, Bjøro K, Gunningberg L, et al.Patient and organisational variables associated with pressure ulcer prevalence in hospital settings: a multilevel analysis. BMJ Open. 2015;5(8):e007584.

Chen HL, Cao YJ, Wang J, et al. A Retrospective Analysis of Pressure Ulcer Incidence and Modified Braden Scale Score Risk Classifications. Ostomy Wound Manage. 2015;61(9):26-30.

Coleman S, Gorecki C, Nelson EA, et al. Patient risk factors for pressure ulcer development: systematic review. Int J Nurs Stud. 2013; 50(7):974-1003.

Cox J. Predictors of pressure ulcers in adult critical care patients. Am J Crit Care. 2011;20(5): 364-374.

Cox J, Roche S. Vasopressors and development of pressure ulcers in adult critical care patients. Am J Crit Care. 2015;24(6): 501-10.

Dealey C, Brindle CT, Black J, et al. Challenges in pressure ulcer prevention.Int Wound J. 2013;12(3): 309-12.

Efteli EÜ,Günes ÜY. A prospective, descriptive study of risk factors related to pressure ulcer development among patients in intensive care units. Ostomy Wound Manage. 2013;59(7):22-7.

Filho DL, Kassuga LE. Anatomia e fisiologia da pele. In: Blanck M. Úlceras e feridas. As feridas têm alma. São Paulo: Di Livros; 2014. p 139-59.

Flattau A, Blank AE. Risk factors for 90-day and 180-day mortality in hospitalised patients with pressure ulcers. Int Wound J. 2012; 11(1):14-20.

González CV, Yamada BF. Anatomia funcional. In: Yamada BF. Pele: o manto protetor – higiene & hidratação. São Paulo: Andreoli; 2015. p. 35-45.

Haesler E, editor. National Pressure Ulcer Advisory Panel, European Pressure Ulcer Advisory Panel and Pan Pacific Pressure Injury Alliance. Prevention and Treatment of Pressure Ulcers: Quick Reference Guide. Cambridge Media: Osborne Park, Australia; 2014.

Hyun S, Li X, Vermillion B. Body mass index and pressure ulcers: improved predictability of pressure ulcers in intensive care patients. Am J Crit Care. 2014;23(6):494-500.

Hyun S, Vermillion B, Newton C, et al. Predictive validity of the Bradenscale for patients in intensive care units. Am J Crit Care. 2013;22(6):514-20.

Oliveira RA. A pele em diferentes etapas da vida. In: Domansk RC, Borges EL. Manual de prevenção de lesões de pele: recomendações baseadas em evidências. 2. ed. Rio de Janeiro: Rubio; 2014. p. 9-40.

Ortolan MG, Biondo-Simões ML, Baroni VE, et al. Influência do envelhecimento na qualidade da pele de mulheres brancas: o papel do colágeno, da densidade de material elástico e da vascularização. Rev Bras Cir Plást. 2013;28(1):41-8.

Ranzani OT, Simpson ES, Japiassú AM, et al.; Amil Critical Care Group. The challenge of predicting pressure ulcers in critically ill patients. A multicenter cohort study. Ann Am Thorac Soc. 2016; 13(10):1775-83.

Tayyib N, Coyer F. Effectiveness of Pressure Ulcer Prevention Strategies for Adult Patients in Intensive Care Units: A Systematic Review. Worldviews Evid Based Nurs. 2016;13(6):432-44.

Yamada BF. Pele – o manto protetor: higiene e hidratação. São Paulo: Andreoli; 2015.

CAPÍTULO 3.8

Terapia nutricional

Sandra Regina Justino da Silva

Introdução

O paciente grave apresenta uma série de alterações metabólicas, decorrentes da resposta do organismo à agressão (por exemplo: trauma acidental ou cirúrgico, sepse, queimadura e intoxicação). Com frequência, desenvolve elevada resposta inflamatória sistêmica (SIRS) associada a aumento das infecções, insuficiência de múltiplos órgãos e prolongada hospitalização. Grande parte das alterações metabólicas é orquestrada por diversos mediadores, como hormonais (catecolaminas, glucagon, cortisol, insulina e hormônio do crescimento), lipídicos (leucotrienos, prostaglandinas e tromboxanos; série pró-inflamatória), citocinas pró-inflamatórias (interleucina – IL – 1, fator de necrose tumoral – TNF – e interferon – IFN) e proteínas da fase aguda positiva (proteína C-reativa, alfa 1-glicoproteína ácida e fibrinogênio). Estes mediadores, de forma direta ou indireta, dependendo de sua intensidade, podem promover elevada proteólise, lipólise, glicogenólise, gliconeogênese (no jejum ou na vigência da terapia nutricional – TN); alterações da função imune; resistência à insulina; íleo adinâmico, gastroparesia, alteração da permeabilidade vascular e hipoalbuminemia. Estes pacientes rapidamente desenvolvem ou intensificam a desnutrição, pois, com frequência, ela já está presente na internação. De acordo com Heyland, a maioria dos pacientes de unidade de terapia intensiva (UTI) já é admitida com sarcopenia.

Assim, a TN deve ser conduzida por uma equipe multiprofissional (médico, nutricionista, enfermeiro e farmacêutico), devidamente qualificada, que deve atuar de acordo com as legislações brasileiras vigentes, por meio das portarias da vigilância sanitária 272 e das resoluções (Resoluções da Diretoria Colegiada 7, de 2010, e 63, de 2011), que normatizam a assistência à TN parenteral e enteral, conforme apresentadas e referenciadas na seção III, item 14. Além destes profissionais, outros, como fisioterapeuta, fonoaudiólogo, psicólogo e dentista, participam direta ou indiretamente para o sucesso da TN. Este capítulo não tem a pretensão de estabelecer as atividades de cada profissional na condução da TN, as quais já estão, em grande parte, definidas nas portarias citadas.

A TN do paciente crítico tem como principais estratégias atenuar a resposta metabólica do estresse, prevenir a lesão celular oxidativa, modular favoravelmente a resposta imunológica, garantir a cicatrização e manter o trofismo intestinal. Para promover tais estratégias, devem-se atingir as seguintes metas: TN precoce, oferta adequada de macro e micronutrientes e adequado controle glicêmico. As condutas relacionadas à TN devem também visar às condições do paciente, a longo prazo, no sentido de manter e/ou recuperar sua capacidade funcional e qualidade de vida, após a alta hospitalar. Por esta razão, deve contar com o apoio de toda a equipe, para mobilização precoce do paciente.

Os tópicos que fazem parte do protocolo de TN do paciente crítico estão de acordo com as evidências científicas atuais. Este protocolo serve como guia, porém é com acompanhamento diário à beira leito que a equipe multiprofissional decidirá pela melhor conduta e/ou indicação, com base na evolução clínica e nas prioridades de cada paciente.

Avaliação da condição nutricional

A avaliação da condição nutricional é de fundamental importância e, devido às suas particularidades, deve ser realizada pelo nutricionista da equipe da UTI, que deve optar por um ou mais dos métodos e/ou instrumentos disponíveis, aplicando-os dentro do prazo, conforme discutido na seção I, item 2, sobre admissão do paciente, no qual verificam-se as recomendações atuais e as limitações dos métodos tradicionais de avaliação nutricional.

Terapia nutricional precoce

O paciente deve iniciar a TN enteral de forma precoce, tão logo encontre-se hemodinamicamente compensado, de preferência dentro de 24 a 48 horas da internação na UTI, inclusive os obesos. Em recente metanálise, observou-se que TN enteral precoce revelou de forma significante menos mortalidade (p=0,05) e menos complicações infecciosas (p=0,01).

Cabe à equipe multiprofissional da UTI estabelecer o melhor momento para o início da TN, considerando as condições clínicas e segurança do paciente.

Vias de administração da terapia nutricional enteral ou parenteral

A via de administração da TN deve ser discutida pela equipe, pois depende de várias informações relacionadas à condição do paciente, como estado nutricional (se em risco nutricional, desnutrido etc.), possibilidade ou impossibilidade de receber nutrição de forma total ou parcial no trato digestivo, entre outras.

Terapia nutricional enteral

A TN enteral é a oferta de alimentos e/ou nutrientes específicos por via digestiva (oral ou sonda). A via enteral é a preferida, sempre que possível, pois preserva a integridade funcional intestinal, mantendo as junções entre as células intraepiteliais, estimulando o fluxo sanguíneo, e induzindo a liberação de agentes endógenos tróficos (como colecistoquinina, bombesina, gastrina e sais biliares); e preserva também a integridade estrutural, mantendo o comprimento das vilosidades, o tecido linfoide associado ao intestino (GALT), e contribuindo para tecidos linfoides associados a mucosas em locais distantes (pulmões, fígado e rins). No ambiente de UTI, a nutrição via sonda, em geral, é indicada com mais frequência, já que grande parte dos pacientes encontra-se intubada, sedada ou com dificuldade para deglutir.

Posicionamento da sonda

A introdução do tubo de sonda (nasal, oral ou ostomias) e sua posição (gástrica ou pós-pilórica) dependem da condição clínica do paciente e do tempo que ele permanecerá com ela. A diretriz canadense de 2015 aconselha, de acordo com a disponibilidade da UTI em obter o acesso, fácil acesso (considerar sonda pós-pilórica na rotina); dificuldade logística (considerar para paciente em risco de intolerância, por exemplo: uso de inotrópicos, sedação contínua, agentes paralisantes, elevada drenagem gástrica e posição supina); muito difícil (considerar para os pacientes com repetido e elevado volume residual gástrico — VRG).

A diretriz americana de 2016 considera aceitável para a maioria dos pacientes críticos administração da nutrição enteral no estômago. Deixa reservada a nutrição pós-pilórica para pacientes com elevado risco de aspiração ou intolerância gástrica. Assim, cabe a cada serviço estabelecer sua rotina.

Terapia nutricional parenteral

A indicação de nutrição parenteral (NP) deve ser reservada para pacientes que não apresentam condições ou têm contraindicação para o uso do trato gastrintestinal de forma total ou parcial (insuficiente para manter o estado nutricional). De acordo com a *American Society of Parenteral and Enteral Nutrition* (ASPEN), para paciente com baixo risco nutricional (*Nutrition Risk Screening* − NRS-2002 ≤ 3 ou escore *Nutrition Risk in the Critically Ill* − NUTRIC ≤ 5), iniciar apenas após 7 dias de admissão na UTI, caso a via enteral não tenha sido possível. Quanto paciente com elevado risco nutricional (NRS ≥ 5 ou NUTRICI ≥ 5) ou severamente desnutrido, e a nutrição enteral não for possível, sugere-se iniciar a NP tão logo seja possível a partir da admissão na UTI.

Vias de administração da nutrição parenteral

Sua administração pode ser feita por via periférica, com dispositivo inserido em veia periférica (por exemplo: antebraço), quando não é possível atingir TN plena, uma vez que a osmolaridade máxima não deve ultrapassar 850 mOsm/L − condição que pode acarretar dor, flebite e trombose. É indicada por curto período de tempo (10 a 14 dias). A administração também pode ser por via central, quando o cateter, em geral, é inserido na veia cava superior, que é uma veia de grande calibre e alto fluxo, sendo possível ofertar TN plena, pois permite infundir nutrientes em altas concentrações.

Recomendações de calorias, macro e micronutrientes

Os pacientes devem receber quantidades adequadas de calorias e nutrientes, de forma a evitar: hiponutrição não intencional, que pode intensificar ou promover a desnutrição, comprometer a função imune e levar a fraqueza muscular e, como consequência, atraso no desmame do ventilador e comprometimento na capacidade funcional; e hiperalimentação, que pode acarretar em hiperglicemia, esteatose hepática e hipercapnia (dificulta o desmame do ventilador).

Oferta de calorias

A determinação das necessidades de calorias continua um desafio para esta população de pacientes. A calorimetria indireta (CI) tem sido considerada padrão-ouro, porém é de difícil acesso, devido ao custo e à manutenção do aparelho. Em sua ausência, devem-se utilizar fórmulas. Existem mais de 200 fórmulas disponíveis na literatura para esta determinação − algumas têm sua origem proveniente da população saudável e/ou de doentes não críticos, e outras provêm de doentes críticos.

Este capítulo dá ênfase às fórmulas de bolso, que consideram certa quantidade de calorias preestabelecidas multiplicadas pelo peso em quilos, que resulta em uma quantidade de calorias necessárias para o período de 24 horas. Na Tabela 3.8.1, podem-se visualizar as recomendações propostas pela *European Society for*

CAPÍTULO 3.8 TERAPIA NUTRICIONAL

Tabela 3.8.1. Fórmulas de bolso para a determinação das necessidades de energia para paciente graves, de acordo com o peso corporal ou índice de massa corporal (IMC)

Peso corporal (ESPEN 2006)		
Fase da doença	Kcal/kg/dia	Considerações
Aguda (inicial)	20-25	Quantidades superiores podem promover resultados desfavoráveis
Anabólica	25-30	
Desnutridos	25-30	
IMC (ASPEN, 2016)		
Obeso IMC > 30 kg/m² (ASPEN, 2009)	Não exceder de 60-70% da meta estabelecida pela calorimetria indireta (quando disponível) OU 11-14 (peso real) OU 22-25 (peso ideal)	
Para todas as classes de obesidade Obeso IMC 30-50 kg/m² (ASPEN, 2016) Obeso IMC > 50 kg/m²	Não exceder 60-70% da meta estabelecida pela calorimetria indireta (quando disponível) 11-14 (peso atual) 22-25 (peso ideal)	Estudo piloto com base na calorimetria indireta

Pacientes com cirrose e insuficiência hepática seguem as mesmas recomendações, utilizando-se o peso usual ou seco, devido à presença de ascite, depleção de volume intravascular, edema, hipertensão portal e hipoalbuminemia. Com relação à via de administração (enteral ou parenteral): recomenda-se a mesma prescrição independente da via; para nutrição parenteral (na ausência de calorimetria indireta), ter como meta 25 Kcal/kg/dia (evoluindo nos próximos 2 a 3 dias). ESPEN: *European Society for Clinical Nutrition and Metabolism*; ASPEN: *American Society of Parenteral and Enteral Nutrition*.

Clinical Nutrition and Metabolism (ESPEN), de 2006, que considera a oferta de acordo com a fase em que o paciente se encontra, e pela ASPEN, de 2016, a qual recomenda que a oferta seja atingida de forma mais rápida, dentro de 48 horas do início da TN. Ao iniciar ou evoluir a TN, é fundamental considerar o risco da síndrome de realimentação e as condições clínicas do paciente, podendo iniciar desde uma nutrição com baixa oferta (em torno de 10 a 20 Kcal/hora) até valores maiores.

Atualmente, discutem-se as questões da nutrição hipocalórica, nutrição trófica e nutrição plena. A nutrição hipocalórica tem sido recomendada, de forma intencional, para pacientes com índice de massa corporal (IMC) > 30 (Tabela 3.8.1), porém não se deve confundir com hiponutrição (redução de calorias e nutrientes totais), pois, no caso do obeso, como pode-se verificar na Tabela 3.8.2, a oferta proteica deve ser elevada, já que se pretende mobilizar a gordura em estoque como fonte de energia, sem perder massa magra. Esta conduta visa também a um melhor controle glicêmico e, consequentemente, à menor morbimortalidade desta população de pacientes críticos.

Oferta de macro e micronutrientes

Carboidrato

A glicose é o substrato essencial que pode ser utilizado por praticamente todas as células do corpo humano. É fonte de energia primordial para determinadas células e tecidos, principalmente medula renal, eritrócitos

e sistema nervoso central. Acredita-se que aproximadamente de 100 a 150 g ao dia ou 2 g/kg ao dia sejam suficientes para atender esta demanda. Aconselha-se não ultrapassar 3 mg/kg/dia, se paciente grave, e 5 mg/kg/dia, se paciente estável.

No século passado, o carboidrato era considerado o vilão, no sentido de retardar o desmame do ventilador de pacientes com reserva pulmonar, como portadores de doença pulmonar obstrutiva crônica (DPOC), que são retentores de dióxido de carbono, mas foi demonstrado que o responsável pela hipercapnia não era o carboidrato, mas o excesso de oferta de energia total. Logo, o que se deve evitar é a hiperalimentação.

Proteína

A proteína tem papel fundamental, principalmente na manutenção da massa corporal magra (importante para a capacidade funcional), do sistema imunológico e da cicatrização. Ela vem sendo foco de atenção nos estudos que envolvem paciente grave, no sentido de elevar sua oferta. Recomenda-se que a oferta proteica seja atingida, mesmo quando a oferta calórica não foi atingida. Elevada oferta proteica nos primeiros 3 dias de TN foi relacionada com maior mortalidade, enquanto sua elevação, a partir deste período, correlacionou-se com menor mortalidade.

Embora exista estímulo para elevar a oferta de proteína para esta população de paciente, chama atenção que ela não têm sido atingida em diversos estudos publicados. Convém ressaltar que, com frequência, temos

Tabela 3.8.2. Recomendação de proteína para paciente crítico, de acordo com o índice de massa corporal (IMC) ou peso corporal

IMC		
IMC	g/kg de peso/dia	Observação
< 30	1,2-2,0 (peso real)	Podendo ser aumentada no trauma, queimado e politraumatizado
Classe I e II (30-40)	≥ 2,0 (peso ideal)	
Classe III > 40	≥ 2,5 (peso ideal)	
Peso corporal		
Peso corporal	1,3-1,5 g/kg de peso ideal/dia	Para paciente em nutrição parenteral
Peso corporal	1,2-2,0 g/kg/peso atual	Podendo estar elevado nos pacientes queimados ou com multitraumas

As recomendações para cirrose e insuficiência hepática seguem estas mesmas recomendações, utilizando-se o peso usual ou seco, devido à presença de ascite, depleção de volume intravascular, edema, hipertensão portal e hipoalbuminemia. Para insuficiência renal, segue as mesmas orientações. Em casos de pacientes com terapias renais substitutivas, a oferta de proteína poderá ser de até 2,5 g/kg/dia. Com relação à via de administração (nutrição enteral e nutrição parenteral): recomenda a mesma prescrição independente da via (nutrição enteral ou nutrição parenteral); para nutrição parenteral de 1,3 a 1,5 g/kg de peso ideal/dia.

que administrar módulo proteico, para atingir a quantidade de proteína prescrita, principalmente quando trata-se de pacientes obesos ou com elevada estatura.

Qualidade proteica e forma de administrar o módulo proteico

Ao escolher o módulo, deve-se optar por uma proteína de elevado valor biológico, que deve ser administrada em bólus de duas a quatro vezes ao dia, ao invés de uma única dose diária. Em nossa experiência, fornecemos em cotas de 50 a 150 mL/dose na diluição a 10%.

Estratégias para elevar a oferta proteica

TN precoce, fórmulas enterais hiperproteicas, adição de suplemento proteico para pacientes recebendo nutrição enteral, implementar protocolo que eleve a oferta proteica (por exemplo: PePUp), monitores para controlar se o paciente recebe quantidade suficiente e suplementar a nutrição enteral com aminoácidos da NP são estratégias para elevar a oferta proteica.

Lipídeo

Os lipídeos, em geral, são importantes fontes de energia e podem variar no comprimento de sua cadeia (longa, média e curta) e no tipo de saturação (saturados e insaturados).

Os ácidos graxos poli-insaturados (PUFAs) destacam-se também por serem fontes de ácidos graxos essenciais. Os PUFAs podem influenciar na resposta inflamatória, dependendo de sua quantidade e composição (W-3 ou W-6) na membrana das células envolvidas, como as do sistema imune (linfócitos, macrófagos, monócitos e neutrófilos) e dos endotélios.

- **W-6 (ácido araquidônico/AA) e ácido linoleico/LA:** ao serem metabolizados pelas enzimas ciclo-oxigenase e lipo-oxigenase, produzem, direta ou indiretamente, os mediadores pró-inflamatórios, como a série par das PGE_2, TXA_2 e LTB_4 e as citocinas (TNF-α, IL-1 e IL-6 e INF-γ). Um exemplo de fonte de W-6 é o óleo de soja (presente em certas fórmulas enterais e em emulsões lipídicas de uso parenteral).

- **W-3 (eicosapentaenoico – EPA, docosa-hexaenoico – DHA e o ácido alfa-linolênico):** ao ser metabolizado pelas enzimas ciclo-oxigenase e lipo-oxigenase, produz, direta ou indiretamente, os mediadores anti-inflamatórios, ou menos potentes, como eicosanoides (prostaglandinas, tromboxanos e leucotrienos) da série ímpar (3 e 5), os resolvins e as citocinas anti-inflamatórias (IL-4, IL-10 e IL-13). O W-3 também está presentes em determinadas fórmulas enterais e parenterais, como no óleo de peixe.

Tem sido demonstrado que, ao incluir o W-3 na oferta de lipídeo, o primeiro modifica a composição lipídica da membrana celular, modulando a resposta inflamatória. São mecanismos complexos que promovem alteração na fisiologia celular, uma vez que o ácido graxo W-3, ao ser suplementado, como parte do lipídeo da TN, compete com as enzimas (ciclo-oxigenase e lipo-oxigenase) envolvidas no metabolismo dos lipídeos presentes na membrana celular, gerando mediadores anti-inflamatórios.

Considerando estes mecanismos, por anos o W-3 vinha sendo recomendado de forma unânime por diretrizes canadense e americana, devido a diversos benefícios. No entanto, surgiram polêmicas nos últimos anos com relação a esta indicação, o que levou a uma modificação nas recomendações. A diretriz canadense realizou um *downgrade* em 2013: ao invés de recomendar, passou a sugerir, e, em 2015, manteve a mesma recomendação. A ASPEN, em 2016, passou a não recomendar, devido às divergências dos resultados, até que novos estudos sejam realizados. Cabe, portanto, à equipe fazer sua opção quanto à indicação ou não do W-3 para paciente com síndrome do desconforto respiratório agudo (SDRA).

Recomendações de lipídeos

Lipídeos totais, em condições normais, devem corresponder a 20 a 35% das calorias totais e, para obter a quota diária de ácidos graxos essenciais, de 2% a 4% das calorias totais seriam suficientes.

Triglicerídeo de cadeia longa (TCL) deve ser ingerido na quantidade de 1 mg/kg/minuto (1,4 g/kg/dia).

Mistura de TCL e triglicerídeo de cadeia média (TCM) deve ser ingerida na quantidade de 1,0 a 1,2 g/kg/dia sendo que, para o TCM, recomenda-se, no máximo, 0,5 a 0,6 mg/kg/minuto.

A mistura de 0,7 a 1,5 g/kg/dia de TCL/TCM pode ser utilizada com segurança na parenteral.

Com relação à NP, sugere-se redução na oferta de W-6 nas fórmulas parenterais, mas não estão estabelecidas nem qual seria a composição de lipídeos nem suas quantidades.

Vitaminas, oligoelementos e antioxidantes

As vitaminas e os oligoelementos são micronutrientes fundamentais para a fisiologia adequada do organismo. Eles participam como cofatores de enzimas ou parte da estrutura de enzimas específicas, sendo fundamentais não apenas no metabolismo intermediário, mas também na cicatrização de feridas, funções imunológicas e como antioxidantes. Toda prescrição de TN deve conter doses adequadas de multivitaminas e oligoelementos. Nas Tabelas 3.8.3 a 3.8.5, pode-se verificar as recomendações para NP e enteral, as quais devem sofrer adequações, de acordo com a condição clínica do paciente.

Tem sido sugerida uma combinação de vitaminas antioxidantes (E e ácido ascórbico) e minerais-traços (selênio, zinco e cobre), em doses consideradas seguras, para pacientes críticos que requerem TN especializada. Esta suplementação foi associada com redução na mortalidade. Para pacientes internados na UTI pós-cirurgia bariátrica recomenda-se suplementação com tiamina (vitamina B1), antes de iniciar fluídos intravenoso contendo dextrose ou TN, e também avaliar e tratar deficiência de micronutrientes, como cálcio, tiamina, cianocobalamina (B12), vitaminas lipossolúveis (A, D, E e K), folato, juntamente de elementos-traço (ferro, selênio, zinco e cobre).

Controle glicêmico

Hiperglicemia e resistência à insulina são comuns na população de pacientes críticos e estão relacionadas com resultados adversos (mais infecção, morbidade e mortalidade). Desde o estudo de Van den Berghe et al., em 2001, que sugeria manter a glicemia no limite de normalidade (80 a 110 mg/dL), mesmo que à custa de insulinoterapia, passou-se a dar ênfase aos níveis glicêmicos do paciente internado em UTI.

Tabela 3.8.3. Recomendações de vitaminas e oligoelementos para pacientes em terapia nutricional

	Nutrição enteral		Nutrição parenteral
	DRIs*		
	RDA†	AI‡	AMA/ASPEN
Vitaminas hidrossolúveis			
Ácido ascórbico (vitamina C)	75-90 mg		100 mg
Ácido fólico (B9)	400 µg		400 µg
Niacina	14-16 mg		40 mg
Riboflavina (B2)	1,1-1,3 mg		3,6 mg
Tiamina (B1)	1,1-1,2 mg		3 mg
Piridoxina (B6)	1,3-1,7 mg		4 mg
Cobalamina (B12)	2,4 µg		5 µg
Ácido pantotênico		5 mg	15 mg
Biontina		30 µg	60 µg
Vitaminas lipossolúveis			
A	700-900 µg EaR§		3.300 UI / 1.000 µg
D	15 µg		200 UI / 5 µg
E	15 mg		10 mg
K		90-120 µg	¶ /1mg

* www.nap.edu; † representa a necessidade de 97% a 98% da população saudável; ‡ ingesta diária recomendada para o nutriente; § equivalente à atividade do retinol (1 mcg EAR = 1 mcg retinol, 12 mcg de betacaroteno, ou 24 mcg de alfacaroteno); 1 UI de vitamina A = 0,344 mcg; ¶ não informado. DRIs: *Dietary Reference Intakes*; RDA: *Recommended Dietary Allowance*; AI: ingesta adequada; AMA/ASPEN: *American Medical Association/American Society of Parenteral and Enteral Nutrition*. Fonte: Justino SR, Medeiros R. Cálculos nutricionais e acompanhamento da terapia nutricional. In: Rosenfeld R. Terapia nutricional do paciente crítico. São Paulo: Atheneu, 2014. p. 23-34.

Tabela 3.8.4. Recomendações diárias de oligoelementos na terapia nutricional

Oligoelementos	Nutrição enteral	Nutrição parenteral
Selênio	55 µg	20-60 µg
Zinco	11 mg	2,5-5 mg
Cobre	0,9 mg	0,3-0,5 mg
Manganês	2,3 mg	60-100 µg
Cromo	30 µg	10-15 µg
Ferro	18 mg	Não adicionado na rotina

Fonte: adaptado de ASPEN Board of Directors and the Clinical Guidelines Task Force. Guideline for the use of parenteral and enteral nutrition in adult and pediatric patients. JPEN J Parenter Enteral Nutr. 2002;26(1 Suppl): 1SA-138SA. Erratum in: JPEN J Parenter Enteral Nutr 2002;26(2):144.

Tabela 3.8.5. Recomendações diárias para eletrólitos

Eletrólito	Enteral	Parenteral
Potássio	2 g (51 mEq/kg)	1-2 mEq/kg
Sódio	500 mg (22 mEq/kg)	1-2 mEq/kg
Cloreto	750 mg (21 mEq/kg)	Conforme a necessidade (manter o equilíbrio acidobásico)
Cálcio	1.200 mg (30 mEq/kg)	5-7,5 mEq/kg
Magnésio	420 mg (17 mEq/kg)	4-10 mEq/kg
Fósforo	700 mg (23 mEq/kg)	20-40 mEq/kg

Fonte: adaptado de ASPEN Board of Directors and the Clinical Guidelines Task Force. Guideline for the use of parenteral and enteral nutrition in adult and pediatric patients. JPEN J Parenter Enteral Nutr. 2002;26(1 Suppl): 1SA-138SA. Erratum in: JPEN J Parenter Enteral Nutr 2002;26(2):144.

Após muitos estudos com resultados adversos e polêmicos, chegou-se ao estudo multicêntrico conhecido como NICE SUGAR, cuja conclusão foi a de aceitar níveis mais elevados de glicemia, para só então iniciar insulinoterapia. São indesejadas a hiperglicemia, a variabilidade glicêmica e a hipoglicemia. Atualmente, aceitam-se, para pacientes em TN, os níveis máximos toleráveis de glicemia entre 140 e 180 mg/dL, sendo considerado hipoglicemia um nível glicêmico < 70 mg/dL. O protocolo de insulinoterapia deve ser estabelecido, com base nos valores de tolerância de cada UTI.

Seleção e composição da fórmula enteral e parenteral

Fórmula enteral

Ao iniciar a TN do paciente crítico, sugerem-se fórmula polimérica, isotônica (entre 1 e 1,5 Kcal/mL).

Fórmulas enterais imunomoduladas ou módulos de nutrientes específicos

Houve muitas controvérsias a respeito do uso de fórmulas contendo imunonutrientes, tanto em coque-

tel (mistura dos nutrientes) quanto de forma isolada. Com base nesse contexto, a ASPEN, desde 2016, recomenda fórmulas enterais imunomoduladas (arginina com outros compostos, incluindo EPA, DHA, glutamina e ácido nucleico) para pacientes com traumatismo craniano e no perioperatório de pacientes com cirurgia de grande porte. Sugere-se ainda que não sejam indicadas na rotina de pacientes de UTI de clínica médica e nem àqueles com sepse grave.

Outros componentes da nutrição enteral

- **Fibras:** recomenda-se que fibra solúvel (inulina, fruto-oligossacarídeos – FOS) seja considerada na rotina de todos os pacientes críticos de clínica médica e cirúrgica, hemodinamicamente estáveis. Em caso de diarreia, pode-se optar por fórmula contendo fibra solúvel (fermentável), na dose de 10 a 20 g, ou sua suplementação, desde que o paciente também encontre-se hemodinamicamente estável e sem nenhuma contra indicação.

- **Probióticos:** de acordo com a diretriz canadense, o probiótico deveria ser considerado para paciente grave. Segundo a ASPEN, desde 2016, ele deve ser indicado para pacientes de UTI médica e cirúrgica, porém não é possível recomendar de forma generalizada para pacientes graves.

Fórmula parenteral

Quanto à composição da NP, também recomenda-se fórmula padrão, não sendo recomendadas fórmulas com aminoácidos específicos, tanto para insuficiência renal quanto para hepática.

Controle da tolerância e adequação da terapia nutricional enteral

Os pacientes graves devem ser avaliados diariamente para a tolerância da nutrição enteral. É importante que a equipe – principalmente de enfermagem – esteja apta para esta avaliação, para evitar suspender a terapia nutricional enteral (TNE) de forma inadequada, condição que impede que sejam atingidas as metas de calorias, proteínas e demais nutrientes. Em geral, a intolerância é definida pela presença de vômito, distensão abdominal, queixas de desconforto, elevado VRG, diarreia (excluir outras possibilidades, como certos antibióticos, medicamentos contendo sorbitol e magnésio), reduzida presença de flatos/fezes ou radiografia abdominal anormal.

A intolerância tem sido responsável por um terço da cessação da TNE, sendo que apenas metade deste valor representa verdadeira intolerância. Foi descrito que 97% da enfermagem avalia intolerância somente pela medida do VRG, considerando um limiar para interromper entre 200 e 250mL.

Estratégias para otimizar a oferta e minimizar o risco da terapia nutricional enteral

Ao estabelecer as estratégias para otimizar a oferta e minimizar o risco da TNE, o VRG é considerado importante fator de risco para broncoaspiração e, conforme mencionado anteriormente, um dos grandes responsáveis pela suspensão da TNE – e, portanto, de sua inadequação. Neste sentido, as diretrizes recentemente realizam as seguintes recomendações:

- **Canadense** (2015): ressalta que não há dados suficiente para estabelecer um valor específico de VRG. Considera como estratégias para otimizar o fornecimento de nutrição enteral em paciente crítico: observar o VRG entre 250 e 500 mL, realizar sua checagem a cada 4 ou 8 horas, administrar procinético (por exemplo: metoclopramida) e tubo de sonda pós-pilórica (sempre que possível).
- **ASPEN** (2016): sugere que o volume VRG não seja utilizado na rotina para monitorar aspiração de pacientes críticos recebendo NE. Sugere, para as UTI que ainda utilizam em sua rotina a avaliação do VRG, que não suspenda a TNE, quando VRG < 500 mL na ausência de sinais de intolerância. Para estas considerações, esta sociedade toma como base uma série de trabalhos publicados e chama atenção para estudos que demonstraram que cessar a TNE considerando baixo VRG (50 a 150 mL) ou mais elevado VRG (250 a 500 mL) não aumentou a incidência de regurgitação, aspiração ou pneumonia. Também sugere, para paciente com risco de aspiração, a administração de procinéticos (como metoclopramida ou eritromicina).

A adequação da TNE também é prejudicada quando mantém-se o paciente em jejum prolongado, cessa TN para testes e/ou diversos procedimentos ao longo do dia. Estes itens afetam 25% a 33% dos pacientes e representam 25% do tempo de cessação da TNE.

Indicadores de qualidade e segurança da terapia nutricional

Os indicadores de qualidade e a segurança da TN são extremamente importantes e envolvem várias etapas do processo (da manipulação à administração). Assim, envolvem toda a equipe multiprofissional. Uma das questões importantes que deve ser reforçada na segurança do paciente e é fundamental para prevenção da pneumonia associada à ventilação (PAV), no que se refere à TN, é manter a cabeceira do paciente entre 30° a 45°, se não houver contra indicação clínica.

Monitorização da terapia nutricional

A TN deve ser monitorizada diariamente pela equipe multiprofissional, que deve envolver uma série de itens relacionados ao paciente: evolução clínica, exames laboratoriais (sódio, potássio, cálcio, fósforo, magnésio, enzimas hepáticas e pancreáticas, função renal etc.), e intercorrências que possam estar relacionadas ou afetar direta ou indiretamente a TN (estase, náusea, cólica, vômito, diarreia e distensão abdominal). É necessário estar atento às condições física (capacidade funcional) e psicológica (aspectos que possam interferir na nutrição adequada) do paciente. Deve-se buscar a TN mais natural e fisiológica possível, daí a importância de a equipe estar atenta à transição entre as vias de administração, para que o paciente, assim que possível, desmame da alimentação artificial (sonda e/ou parenteral) e volte a alimentar-se pela via oral.

Conclusão

O protocolo de TN deve ser desenvolvido de acordo com as evidências científicas atualizadas e servir como um guia. Porém é à beira leito que a equipe multiprofissional, devidamente capacitada, decide a melhor conduta, de forma individualizada, conforme as condições clínicas do paciente. A TN deve focar a qualidade de vida do paciente após a alta hospitalar, e reduzir a reinternação e o custo com da assistência.

Referências

ASPEN Board of Directors and the Clinical Guidelines Task Force. Guideline for the use of parenteral and enteral nutrition in adult and pediatric patients. JPEN J Parenter Enteral Nutr. 2002; 26(1 Suppl):1SA-138SA. Erratum in: JPEN J Parenter Enteral Nutr 2002;26(2):144.

Bagshaw SM, Bellomo R, Jacka MJ, et al.; ANZICS CORE Management Committee. The impact of early hypoglycemia and blood glucose variability on outcome in critical illness. Crit Care. 2009;13(3):R91.

Calder PC. Omega-3 fatty acids and inflammatory processes. Nutrients. 2010;2(3):355-74.

Canadian Critical Care Nutrition guidelines in 2015: An Updated on Current Recommendation and Implementation Strategies.

Dickerson RN, Maish GO 3rd, Minard G, et al. Nutrition Support Team-Led Glycemic Control Program for Critically Ill Patients. Nutr Clin Pract. 2014;29(4):534-41.

Frankenfield DC, Ashcraft CM. Estimating energy needs in nutrition. JPEN 2011;35(5):563-70.

Heyland DK. Critical care nutrition support research: lessons learned from recent trials. Curr Opin Clin Nutr Metab Care. 2013;16(2): 176-81.

Heyland DK, Dhaliwal R, Drover JW, et al.; Canadian Critical Care Clinical Practice Guidelines Committee. Canadian clinical practice guidelines for nutrition support in mechanically ventilated, critically ill adults patients. JPEN J Parenter Enteral Nutr. 2003;27(5):355-73.

Heyland DK, Weijs PJ, Coss-Bu JA, et al. Protein delivery in the intensive care unit: optimal or suboptimal? Nutr Clin Pract. 2017; 32(1 suppl):58S-71S.

Hurt RT, McClave SA, Martindale RG, et al. Summary points and consensus recommendations from the international proteins summit. Nutr Clin Pract. 2017;32(1_suppl):142S-151S.

Justino SR. Ômega-3. In: Toledo D, Castro M. Terapia nutricional em UTI. Rio de Janeiro: Rubio, 2015. p. 187-195.

Justino SR. Terapia nutricional na síndrome do desconforto respiratório agudo. In: Associação Brasileira de Nutrição (Asbran). PRONUTRI - Programa de Atualização em Nutrição Clínica: Ciclo 4. Porto Alegre: Artmed; 2015. p. 55-90.

Justino SR, Medeiros R. Cálculos nutricionais e acompanhamento da terapia nutricional. In: Rosenfeld R. Terapia nutricional do paciente crítico. São Paulo: Atheneu, 2014. p. 23-34.

Kreymann KG, Berger MM, Deutz NE, et al.; DGEM (German Society for Nutritional Medicine), Ebner C, Hartl W, Heymann C, Spies C; ESPEN (European Society for Parenteral and Enteral Nutrition). ESPEN guidelines on enteral nutrition: intensive care. Clin Nutr. 2006;25(2):210-2.

McClave SA, Martindale RG, Vanek VW, et al.; A.S.P.E.N. Board of Directors; American College of Critical Care Medicine; Society of Critical Care Medicine. Guidelines for the Provision and Assessment of Nutrition Support Therapy in the Adult Critically Ill Patient: Society of Critical Care Medicine (SCCM) and American Society for Parenteral and Enteral Nutrition (A.S.P.E.N.). JPEN J Parenter Enteral Nutr. 2009;33(3):277-316.

McClave SA, Taylor BE, Martindale RG, et al.; Society of Critical Care Medicine; American Society for Parenteral and Enteral Nutrition. Guidelines for the Provision and Assessment of Nutrition Support Therapy in the Adult Critically Ill Patient: Society of Critical Care Medicine (SCCM) and American Society for Parenteral and Enteral Nutrition (A.S.P.E.N.). JPEN J Parenter Enteral Nutr. 2016 Feb;40(2):159-211. Erratum in: JPEN J Parenter Enteral Nutr. 2016;40(8):1200.

McMahon MM, Nystrom E, Braunschweig C, et al.; American Society for Parenteral and Enteral Nutrition (A.S.P.E.N.) Board of Directors; American Society for Parenteral and Enteral Nutrition. A.S.P.E.N. clinical guidelines: nutrition support of adult patients with hyperglycemia.

JPEN J Parenter Enteral Nutr. 2013;37(1):23-36. Erratum in: JPEN J Parenter Enteral Nutr. 2014;38(4):524.

Multivitamin preparations for parenteral use. A statement by the Nutrition Advisory Group. American Medical Association Department of Foods and Nutrition, 1975. JPEN J Parenter Enteral Nutr. 1979;3(4):258-62.

Ochoa Gautier JB, Martindale RG, Rugeles SJ, et al. How much and what type of protein should a critically ill patient receive? Nutr Clin Pract. 2017;32(1_suppl):6S-14S

Pertkiewicz S, Dudrick SJ. Vias de administração de nutrição parenteral. In: Sobotka L, editor. Bases da nutrição clínica. 3a ed. Rio de Janeiro: Rubio; 2008. p. 211-21.

Singer P, Berger MM, Van den Berghe G, et al. ESPEN guidelines on parenteral nutrition: intensive care. Clin Nutr. 2009;28(4):387-400.

Singer P, Cohen JD. To implement guidelines: the (bad) example of protein administration in the ICU. JPEN J Parenter Enteral Nutr. 2013;37(3):294-6.

Singer P, Theilla M, Fisher H, et al. Benefit of an enteral diet enriched with eicosapentaenoic acid and gamma-linolenic acid in ventilated patients with acute lung injury. Crit Care Med. 2006;34(4):1033-8. Erratum in: Crit Care Med. 2006;34(6):1861.

Stapleton RD, Martin JM, Mayer K. Fish oil in critical illness: mechanisms and clinical applications. Crit Care Clin. 2010;26(3):501-14, ix.

Sungurtekin H, Degirmenci S, Sungurtekin U, et al. Comparasion of the effects of different intravenous fat emulsions in patients with systemic inflamatory response syndrome and sepsis. Nutr Clin Pract. 2011;26(6):665-71.

van den Berghe G, Wouters P, Weekers F, et al. Intensive insulin therapy in critically ill patients. N Engl J Med. 2001;345(19):1359-67.

van Zanten AR. Should We Increase Protein Delivery During Critical Illness? JPEN J Parenter Enteral Nutr. 2016;40(6):756-62.

CAPÍTULO 3.9

Tecnologias em unidade de terapia intensiva

Andrezza Serpa Franco
Cesar Mello
Flávia Tavares da Silva Elias
Roberto Carlos Lyra da Silva

Introdução

A crescente complexidade tecnológica, envolvendo um contingente cada vez maior de recursos humanos especializados, o emprego de equipamentos sofisticados, medicamentos de alto custo e outros insumos de ponta, têm contribuído para o aumento da expectativa e da qualidade de vida, porém têm acrescido nos custos e nos gastos assistenciais (é o chamado sacrifício financeiro) necessários para satisfazer tais expectativas para todos.

Nas unidades de terapia intensiva (UTI), a necessidade de discutir a incorporação de novas tecnologias, como medicamentos, equipamentos, procedimentos técnicos, sistemas organizacionais, educacionais, de informação e de suporte, e os programas e protocolos assistenciais, baseada na análise econômica e no uso racional dos recursos disponíveis, quase sempre escassos, é uma demanda cada vez maior, e trata-se de um dos grandes desafios para os profissionais e tomadores de decisões nestas unidades.

Em uma época não muito distante, UTIs com tecnologias mais avançadas eram consideradas de alta *performance* e sinônimos de alta qualidade. Porém diante de inúmeras opções tecnológicas e com recursos limitados, pensar na avaliação da tecnologia em saúde (ATS) passa a ser fundamental para um sistema saúde, seja ele público ou privado, de forma que esta suposta qualidade possa ser sustentável.

A ATS pode ser entendida como a pesquisa sistemática da melhor evidência disponível acerca das características técnicas, segurança, eficácia, efetividade, custos, custo-efetividade, impacto da implementação e considerações socioculturais, éticas e legais em relação à tecnologia que está sendo avaliada. Tem como objetivo permitir que profissionais de saúde, gestores, sistemas,

serviços e organizações de saúde possam, a partir destas evidências, aumentar a qualidade e o bem-estar do paciente e a otimização da relação de custo-efetividade – e, portanto, da eficiência de produtos para saúde.

É importante considerar mais detalhadamente a diferença entre os conceitos de eficácia e efetividade. Uma tecnologia que funciona sob condições cuidadosamente controladas ou com um grupo selecionado de pacientes sob a supervisão de equipes capacitadas, ou mesmo pelos responsáveis por seu desenvolvimento nem sempre vai funcionar tão bem em outros cenários, quando utilizada por profissionais sem adequada capacitação ou quando as indicações para o uso da tecnologia tenham sido estendidas para outras populações de pacientes, ou, ainda, as condições ambientais e de infraestrutura são inapropriadas. Diante do contexto de ATS, eficácia é a probabilidade de que indivíduos de uma população definida obtenham benefício da aplicação de uma tecnologia a um determinado problema em condições ideais de uso; efetividade é a probabilidade de que indivíduos de uma população definida obtenham benefício da aplicação de uma tecnologia a um determinado problema em condições normais de uso; e segurança é o risco aceitável em uma situação específica.

ATS, sendo um processo de pesquisa multidisciplinar, é capaz de discutir questões multifatoriais relacionadas ao uso de determinas tecnologias em saúde, apoiando decisões sobre qual tratamento deve ser oferecido, para quais pacientes e até mesmo por quanto tempo ele pode receber um determinado tratamento, observando múltiplos conceitos.

As discussões sobre a implementação de ATS no Brasil são recentes, mas o destaque foi em 2003, por meio do Conselho de Ciência, Tecnologia e Inovação em Saúde (CCTI), criado pelo Ministério da Saúde. Em 2005, por meio deste conselho, um Grupo Permanente de Trabalho em Avaliação de Tecnologias em Saúde (GT/ATS) ampliou os estudos para o desenvolvimento desta temática no país.

Em 2008, a Rede Brasileira de Avaliação em Tecnologias em Saúde (REBRATS) foi, então, criada. A rede, coordenada pelo Departamento de Ciência e Tecnologia (DECIT), do Ministério da Saúde, atualmente formada por 80 membros, reúne instituições gestoras do Sistema Único de Saúde (SUS) e instituições de ensino e pesquisa.

A REBRATS tem como objetivo produzir e disseminar estudos e pesquisas prioritárias no campo da ATS; padronizar metodologias; validar qualidade dos estudos; e promover o uso da evidência científica para o processo de tomada de decisão em saúde.

Como resultado das atividades de estruturação da ATS no Brasil, foi aprovada a Política Nacional de Gestão de Tecnologias em Saúde (PNGTS) por meio da portaria 2.690/2009, e o Brasil foi escolhido, em 2011, para sediar o *HTAi Annual Meeting*.

Quando nos referimos às tecnologias relacionadas a equipamentos médicos-assistenciais (EMA) ou eletromédicos, como monitores multiparamétricos, ventiladores mecânicos, bombas infusoras ou qualquer outra tecnologia de suporte avançado de vida, as UTIs são espaços de sua maior concentração. Estas tecnologias são cada vez mais dispendiosas, elevando consideravelmente os custos. Apesar da clareza do aumento de custos, ainda não está totalmente evidenciado se a incorporação de novas tecnologias envolve processo de substituição ou acúmulo.

Se uma UTI adquire tecnologias de monitorização minimamente invasivas em detrimento das invasivas, há de se obterem dados evidentes de que estas oferecem maior eficácia, segurança e efetividade relacionadas à tecnologia anteriormente utilizada. Em muitas situações, as tecnologias são incorporadas de forma acelerada, com pouca ou nenhuma evidência. Por exemplo, a incorporação de bombas de infusão volumétricas de peristalse linear não substitui, em muitos serviços de saúde, a utilização de bombas de infusão de peristalse por roldana, que é uma tecnologia já superada. A utilização da ressonância magnética é outro exemplo. Ela, na maioria das vezes, não excluiu o uso da tomografia computadorizada nos testes diagnósticos.

Este modelo de incorporação de tecnologias em modalidade acumulativa torna-se agravante em um cenário de alta complexidade, no qual as tecnologias precisam ser capazes de direcionar a tomada de decisões com a devida justificativa para alocação de recursos. Há ainda outros desafios, como a probabilidade de não haver usabilidade pelo excesso de tecnologias presentes em uma unidade por profissionais de saúde.

Usabilidade é a característica que determina se o manuseio de um produto é fácil e rapidamente aprendido, dificilmente esquecido, não provoca erros operacionais, oferece alto grau de satisfação para seus usuários e resolve eficientemente as tarefas para as quais ele foi projetado.

Novas soluções em tecnologias podem garantir qualidade na assistência dos serviços prestados, desde que incorporada por meio de ATS, pois o impacto sobre os recursos humanos disponíveis precisa ser reavaliado, uma vez que torna-se complexo acompanhar tamanho desenvolvimento e aceleração no processo de incorporação de novas tecnologias, além do investimento em profissionais mais bem qualificados e especialistas. Neste sentido, a curva de aprendizado e o fator humano tem sido objeto de enorme preocupação por parte dos gestores, sobretudo no que tange ao processo de trabalho e à utilização das tecnologias disponíveis na unidade. Na Figura 3.9.1, de forma esquemática, corroboramos a afirmação anterior.

Monitor Vigilance
Monitorar débito cardíaco contínuo entre outras variáveis

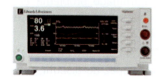

Informações numéricas em tela associadas a informação textuais com interface de atuação por meio botões e seletores

Tela do monitor EV1000
Monitorar débito cardíaco contínuo entre outras variáveis

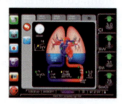

Nova geração de monitores com gráficos, imagens de alta qualidade animadas, tela de navegação em *touch screen*

Figura 3.9.1. Esquema representativo de tecnologias que geram informações similares de forma invasiva e minimamente invasiva de diferentes gerações (1970 a 2010). Fonte: Eduard Critical Care Education. Guia Rápido para Tratamento Cardiopulmonar. 2º Suplemente. Disponível em http://ht.edwards.com/scin/edwards/br/sitecollectionimages/products/mininvasive/ewquickguide2edbr.pdf.

Com uma realidade de diversas tecnologias complexas, o profissional defronta-se com situações aparentemente sem solução, envolvendo EMA, como despreparo técnico, elevado risco de erros, desempenho insatisfatório, alto custo de manutenção, adoções desnecessárias, elevado índice de reparos, uso inadequado e rápida obsolescência tecnológica. A ATS, que pode ser vista tanto pela perspectiva clínica quanto pela econômica, vislumbra como importante ferramenta para minimizar estes problemas no processo de incorporação de EMA em terapia intensiva.

Estudos relacionados a eventos adversos com EMA comprovaram que boa parte deles são falhas no desempenho dos aparelhos, como, por exemplo, o não acionamento dos alarmes em equipamentos de monitoração ao suporte de vida. Estas falhas podem ser associadas a problemas de gerenciamento do ambiente e à gestão das tecnologias em saúde.

É estreita a relação entre os fatores organizacionais, as características, as condições de trabalho e os resultados de morbidade e mortalidade de uma UTI. Não é possível analisar um evento adverso fora do sistema de funcionamento da organização, sem levar em consideração as condições de trabalho da mesma. Atualmente a decisão sobre o cuidado depende de múltiplos fatores econômicos, políticos e operacionais que criam pressões e interferem nas decisões. Tudo isto pode não ser evidente até que um evento adverso ocorra.

Dentre os principais fatores relacionados, encontramos as características dos pacientes na UTI; a disponibilidade e o uso de protocolos; as características individuais da equipe, os fatores relacionados à equipe e ao ambiente, como a manutenção de equipamentos; e, por fim, a organização e o gerenciamento da unidade, além do modo como as tecnologias em saúde são incorporadas e gerenciadas.

Pesquisa em avaliação da tecnologia em saúde envolvendo equipamentos médicos-assistenciais

No delineamentos de pesquisas em ATS, devemos sempre primar pela elaboração de estudos com a melhor qualidade e o melhor rigor metodológico possíveis, capazes de produzir evidências científicas robustas acerca da segurança, da eficácia e da efetividade das tecnologia, bem como da eficiência (maior desempenho a um menor custo), que podem mudar desfechos clínicos e trazer impacto, do ponto de vista prático, no cenário brasileiro, no que tange à otimização contínua do nível de saúde, em diferentes níveis de assistência.

Neste capítulo, considerando tratar-se de uma obra voltada para intensivistas, o enfoque é dado somente aos delineamentos de pesquisa em ATS para a avaliação de EMA, embora saibamos que equipamentos não são as únicas tecnologias que precisam ser avaliadas, em se tratando de cenários de terapia intensiva, mas,

sobretudo, por se tratar de uma tecnologia ainda pouco investigada na perspectiva da ATS.

Em parte, a incipiente exploração de estudos de ATS sobre EMA pode ser atribuída ao fato de se tratar de tecnologias, que, diferentemente dos medicamentos, não são tão passíveis de serem avaliadas a partir de delineamentos experimentais, como os ensaios clínicos controlados e randomizados, por exemplo, necessitando de desenhos mais específicos. Nesta perspectiva, com a publicação da Diretriz Metodológica: Elaboração de Estudos de Avaliação de Equipamento Médico-Assistencial pela REBRATS, esperamos aumentar o número de estudos de ATS envolvendo EMA, de modo a melhor informar decisões em saúde, em especial na alta complexidade, que muito se utiliza dessas tecnologias, à exemplo das UTIs.

A Diretriz Metodológica: Elaboração de Estudos de Avaliação de Equipamento Médico-Assistencial, publicada pela Secretaria de Ciência, Tecnologia e Insumos Estratégicos do Departamento de Ciência e Tecnologia do Ministério da Saúde, em 2013, é a primeira e única referência para orientar os estudos de ATS para EMA na América Latina. Essa diretriz recomenda levantar informações e avaliá-las diante dos seguintes domínios:

- **Clínico:** promove recapitular os conceitos básicos de saúde baseados em evidências (SBE), na busca de estudos clínicos que comprovem eficácia e a segurança da tecnologia.

- **Admissibilidade:** orienta a análise de mérito de questões como cobertura assistencial, regulação sanitária, pertinência da solicitação, indicadores de capacidade instalada, entre outras.

- **Técnico:** conduz a análise técnica de forma pormenorizada, sobre o princípio de funcionamento, seus elementos construtivos e suas aplicações, comparando os modelos comercializados em suas diversas características.

- **Operacional:** discute as ações envolvidas na sustentabilidade destas tecnologias em seu campo de atuação, como usabilidade, ergonomia, capacitação, infraestrutura, acessórios, insumos, armazenamento, gestão de resíduos, entre outras.

- **Econômico:** apresenta os diversos tipos de avaliação econômica (AE) utilizados na gestão de tecnologias em saúde.

- **Inovação:** discute a importância estratégica que um estudo de ATS em EMA pode proporcionar ao identificar potenciais tecnologias candidatas ao fomento de pesquisa e desenvolvimento em saúde.

A diretriz recomenda que, para a adequada avaliação do EMA, em especial no âmbito do SUS, conheçam-se muito bem os processos nos quais serão inseridas tais tecnologias. Neste sentido, o processo de avaliação, quando pautado no momento de aquisição dos EMA pelos serviços de saúde, deve considerar as seguintes etapas: planejamento, especificação, aquisição, recebimento, instalação e treinamento – ressaltando que, já na etapa de planejamento, as necessidades, os impactos, os custos e os benefícios dos equipamentos devem ser avaliados com o auxílio da ATS.

Tão importante quanto é conhecer o ciclo de vida das tecnologias (Figura 3.9.2) que se pretendem incorporar, visando ao melhor planejamento possível dos recursos necessário durante as diferentes etapas das fases de seu ciclo de vida. Cabe advertir que as tecnologias pouco investigadas durante o processo de avaliação tendem a ser mais propensas à variação do seu efeito. Existe ainda o risco de incorporação de tecnologias que já estão obsoletas.

A fase de inovação pode ser entendida como a invenção da tecnologia, a elaboração do projeto, sua prototipagem até sua primeira utilização prática. Na fase de difusão, ocorre o lançamento propriamente dito da tecnologia, cujos primeiros usos possibilitam identificar possíveis alterações técnicas necessárias, que visam preparar a tecnologia para incorporação, constituindo-se no momento mais indicado para adesão a ela.

A fase seguinte é a de utilização plena da tecnologia, até que ela possa apresentar sinais sugestivos ou indicativos de desgaste e obsolescência, momento em que se faz necessário abandoná-la. É importante destacar que falhas no processo de incorporação de tecnologia, ou mesmo deixar de utilizar a ATS, pode impactar em desperdícios de recursos durante a vida útil do EMA.

A Diretriz Metodológica: Elaboração de Estudos de Avaliação de Equipamento Médico-Assistencial tem por objetivo contribuir para o uso racional de EMA na UTI, buscando apoiar e orientar os gestores na tomada decisões sobre incorporação/abandono, monitoramento e desinvestimento de equipamentos, a partir da padronização dos estudos de ATS e da definição de critérios claros para emissão de pareceres e análise de estudos no âmbito da saúde pública.

Outros instrumentos que podem e devem ser utilizados em estudos de ATS para assistir os gestores nestas decisões estão baseados em diversas metodologias, algumas desenvolvidas pela REBRATS, como as Diretrizes Metodológicas: Elaboração de Pareceres Técnico-Científicos, a Avaliação Econômica de Tecnologias em Saúde, a Análise de Impacto Orçamentário, entre outras. Esta nova ferramenta integra as demais e não as substitui.

Os tomadores de decisão e profissionais de UTI podem utilizar diferentes fontes de apresentação e consultas de resultados de estudos de ATS, que podem variar de acordo com a solicitação, o tempo, o formato e a perspectiva da análise. Estão disponíveis, na literatura, as notas técnicas de revisão rápida (NTRR), os pareceres técnicos-científicos (PTC), estudos de AE, revisões sistemáticas (RS) com e sem metanálise, estudos de impacto orçamentário (AIO), entre outros.

Os PTC baseiam-se em *rapid review* ou *rapid HTA*, ferramentas de suporte à gestão e à decisão, baseadas na mesma racionalidade que envolve uma RS, com ou sem metanálise, mas com execução e conteúdo mais simples. Embora envolvam revisão da literatura menos extensa e abrangente do que uma RS, e sejam de execução e elaboração mais rápidas, representam um relato sistematizado e abrangente do conhecimento possível de ser fornecido neste contexto, contribuindo

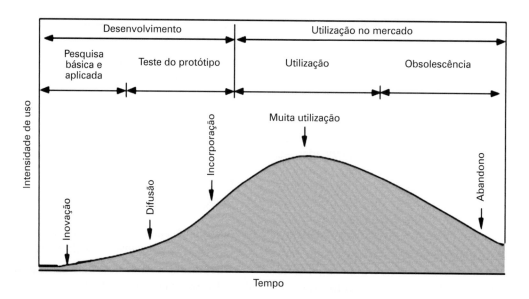

Figura 3.9.2. Ciclo de vida das tecnologias em saúde (1970 a 2010). Fonte: adaptado de Banta HD, Jonsson E. History of HTA: Introduction. Int J Technol Assess Health Care. 2009;25(Suppl 1):1-6.

CAPÍTULO 3.9 — TECNOLOGIAS EM UNIDADE DE TERAPIA INTENSIVA

para qualificar as decisões a serem tomadas e, por estas características, costumam ser a primeira opção para gestores que precisam informar decisões que devem ser tomadas em um curto prazo.

Embora muitos métodos atualmente estabelecidos em ATS para medicamentos possam ser adaptados para avaliar EMA, existem questões metodológicas específicas, que exigem maior atenção quando avaliamos EMA. Tal fato deve ser considerado quando precisamos, de forma sistemática, sintetizar a evidência científica, considerando ainda a perspectiva de diferentes atores sobre os aspectos decorrentes da adoção, do monitoramento ou da exclusão de equipamentos em UTI.

Porém, a difusão da ATS está fortemente disseminada para tecnologias em saúde, como medicamentos, e ainda é muito incipiente no que se refere a EMA, o que tem feito com que, na UTI, sejam realizados estudos primários, afim de produzir evidências científicas, dada a escassez deste tipo de estudo na literatura, dificultando a realização de RS para sumarizar evidências. O problema é que, como nem sempre os gestores de UTIs dispõem de tempo para informar com base em evidências científicas suas decisões, geralmente observamos problemas na incorporação das tecnologias nas unidades.

Muito embora nos estudos de ATS envolvendo EMA a diretriz recomende a análise de todas as dimensões, diante da escassez de tempo para a finalização de uma análise que contemple todas elas, antes do final do prazo para tomar a decisão, o gestor da UTI deve, pelo menos, analisar a tecnologia a partir dos domínios clínico, econômico e operacional, o que já pode aumentar significativamente (se bem desenvolvidas estas análises), as chances de êxito no processo de incorporação do EMA na unidade.

O domínio clínico tem papel importante na elaboração de qualquer estudo de ATS, seja qual for a tecnologia estudada, pois é aqui que buscamos, em estudos primários, como ensaios clínicos, por exemplo, evidências sobre a eficácia e a segurança da tecnologia estudada. Constitui a etapa inicial nos estudos de ATS e deve se apoiar na SBE, definida como uma abordagem que utiliza as ferramentas da epidemiologia clínica, estatística, metodologia científica e informática, para trabalhar a pesquisa, o conhecimento e a atuação aplicada em saúde, oferecendo a melhor informação disponível para apoio à tomada de decisão

A prática da SBE busca aplicar, de forma consistente, evidências provenientes de pesquisa em saúde à prática clínica e, deste modo, promover a integração da experiência clínica com as melhores evidências disponíveis.

A essência da SBE é usar evidências científicas relacionadas com efetividade, segurança e eficácia das intervenções clínicas, capazes de orientar as decisões sobre usá-las ou não na prática.

Cabe destacar que, ao avaliar as mesmas evidências, diferentes gestores podem utilizar critérios diversos para priorizar cuidados em saúde. Formuladores de políticas, por exemplo, podem visualizar os ganhos sociais na saúde e na eficiência, enquanto os clínicos podem considerar o bem-estar de um ou alguns pacientes como mais importante.

As evidências científicas de segurança e eficácia são aplicáveis entre as populações, em diferentes regiões do mundo, tendo maior validade externa ou maior poder de generalização. No entanto, os níveis desejáveis ou aceitáveis de segurança, eficácia, efetividade e custo-efetividade, além de outros atributos de uma tecnologia em saúde, podem variar de uma UTI para outra e, sobretudo, em diferentes lugares, comunidades, países ou outras circunstâncias.

Nesse contexto, o processo de tomada de decisão baseado em evidências não invalida a tomada de decisão individual, moldada pela cultura e por circunstâncias locais. Este é o equilíbrio entre a globalização das evidências e a localização das decisões, que pode melhorar a prestação de cuidados de saúde em todo o mundo.

Um dos grandes desafios na identificação dos possíveis riscos e benefícios que um determinado EMA pode trazer ao ser incorporado na UTI é a escassez de evidências científicas de alta qualidade, como as provenientes de estudos com rigor metodológico, tais como ensaios clínicos controlados randomizados e RS destes estudos primários, com metanálise. Estudos com estes delineamentos não são tão comuns, como nos casos em que a tecnologia avaliada trata-se de medicamentos. Por isto, os estudos de avaliação de efetividade de EMA, que levam em consideração os cenários reais de uso, costumam ser mais comuns, pelo fato de se utilizarem de outros tipos de delineamentos, como os pragmáticos, observacionais e descritivos.

Além de informação abrangente e de qualidade sobre efetividade, pertinência, viabilidade, confiabilidade e adequação das tecnologias em saúde que se pretendem incorporar na UTI, os profissionais da saúde e os tomadores de decisões não podem, de forma alguma, deixar de considerar o custo de incorporação e utilização.

Mesmo não sendo propósito deste capítulo abordar, de modo aprofundado, como fazer RS para sumarizar e sintetizar resultados de estudos, cabe destacar que a Diretriz Metodológica: Elaboração de Estudos de Avaliação de Equipamento Médico-Assistencial recomenda as seguintes questões-chave, que podem servir de base para a investigação clínica, considerando determinada tecnologia em saúde associada à intervenção clínica, a saber:

- Os pacientes que receberam intervenção com o EMA obtiveram benefícios adicionais significativos em termos de resultados clínicos relevantes, como para melhoria da condição e porcentual de alteração clínica, em comparação com outras tecnologias?

- Os pacientes que receberam intervenção com o EMA obtiveram benefícios adicionais significativos terapêuticos ou diagnósticos em termos de resultados clínicos orientados ao paciente, como tempo para a cura, qualidade de vida ou satisfação, em comparação com outras tecnologias?
- Entre os pacientes que recebem intervenção com a tecnologia em investigação, foram identificados eventos adversos (ocorrências de dor, sangramento, infecção, mortalidade ou outras complicações)?
- Os pacientes tratados com a tecnologia avaliada obtiveram diferença terapêutica/diagnóstica significativa dos eventos adversos em comparação com outras tecnologias?

As questões de pesquisa em ATS devem ser estruturadas no formato de perguntas, abrangendo pacientes, intervenção, comparador e resultados (*outcomes*, em inglês), com o tradicional acrônimo PICO. A partir da pergunta estruturada, segue-se a recuperação das informações em bases e portais de periódicos científicos, incluindo, sempre que possível, aqueles destinados à literatura cinzenta.

Após a avaliação das evidências que foram recuperadas, selecionadas e incluídas na RS, devem-se fazer descrição sintetizada dos resultados incluídos e análise conjunta deles — quando realizada. A partir da sumarização e da síntese destas evidências, conclusões significativas acerca da questão estruturada de pesquisa podem ser feitas, sempre buscando conhecer se os efeitos observados são consistentes entre os diversos estudos. Caso contrário, entender os motivos pelos quais não o são.

No domínio econômico, o tomador de decisões pode utilizar diversos tipos de avaliações econômicas existentes e aplicáveis no setor saúde, sempre considerando a perspectiva — se de quem paga ou de quem recebe o serviço —, optando pela abordagem mais apropriada.

Diante de cenários nos quais os EMA constituem maior aplicações de recursos financeiros, como nas UTIs, e considerando a necessidade de assegurar alocação de recursos equitativa e justa socialmente, os estudos para a incorporação possuem importância crucial para o planejamento do sistema de saúde.

Para isso, fazem-se necessários a devida clareza e o entendimento de alguns conceitos, como o de economia da saúde, que é definido, pelo Ministério da Saúde, como a alocação eficiente de recursos para a promoção de saúde, bem-estar e qualidade de vida. Sua aplicação busca avaliar os custos e os benefícios de saúde a um nível macropolítico, bem como responder perguntas como: Quanto um país deve gastar com saúde? Como devem ser financiados os gastos com saúde? Qual a melhor combinação de pessoal e tecnologia para produzir o melhor serviço? Qual a demanda e qual a oferta de serviços de saúde? Quais as necessidades de saúde da população? O que significa atribuir prioridade? Quando

e onde deve ser construído um novo hospital? Quais as implicações da introdução das taxas moderadoras sobre a utilização de serviços?

Com isto, é de fundamental importância que a tecnologia em saúde que estamos avaliando, no caso, um EMA, seja comparada com alternativas padrões ou concorrentes. A Diretriz Metodológica: Elaboração de Estudos de Avaliação de Equipamento Médico-Assistencial orienta que as seguintes etapas devem ser consideradas: definir o problema, o objetivo e a perspectiva da análise; definir a população, o local e o período da análise; descrever e especificar as alternativas de tratamento; para cada alternativa, especificar os possíveis desfechos e probabilidades de ocorrência; especificar a unidade do desfecho (que tipo de benefício/consequência se pode mensurar?); especificar recursos consumidos em cada alternativa; atribuir valor monetário aos recursos consumidos; realizar análise de sensibilidade.

São fontes de informação que podem subsidiar algumas respostas para estas questões: RS da literatura; metanálises; ensaios clínicos (controlados, randomizados e duplos-cegos); estudos observacionais prospectivos; estudos retrospectivos; *patient registries*; painel de especialistas (Delphi); e estimativas subjetivas.

Em uma AE completa, devemos comparar os custos e as consequências de duas ou mais tecnologias/intervenções, com o objetivo de identificar, medir, valorar e comparar os custos e benefícios de cada uma.

Para o leitor que estiver interessado em desenvolver um estudo de AE de tecnologia em saúde de forma completa, recomendam-se seguir as diretrizes do Ministério da Saúde, publicadas nas Diretrizes Metodológicas: Estudos de Avaliação Econômica de Tecnologia em Saúde, que ressaltam, entre outras coisas, a importância de definição prévia da perspectiva ou do ponto de vista a ser avaliado.

Os diferentes tipos de estudos de AE incluem os quatro tipos de análise que podem ser utilizadas, de acordo com a forma como são mensuradas as consequências das tecnologias ou intervenções em saúde:

1. Custo-minimização: calcula-se a diferença de custos entre as tecnologias alternativas que comprovadamente produzem resultados equivalentes para a saúde, diferindo apenas nos custos que incorrem. Quando duas estratégias têm a mesma eficácia terapêutica e consequências sobre a saúde do paciente, mas custos diferentes, a estratégia de custo mais baixo é a preferível. É considerado um tipo particular de estudo de custo-efetividade, cujas consequências demonstraram ser equivalentes e, portanto, apenas os custos são comparados.

2. Custo-efetividade: a análise de custo-efetividade consiste em uma comparação dos custos (unidades

monetárias) com os resultados em unidades quantitativas (não monetárias). Por definição, compara duas ou mais tecnologias alternativas direcionadas em promover saúde, diagnosticar, curar, reabilitar e/ou prolongar a vida, subsidiando e/ou informando de maneira mais segura que a tomada de decisões na alocação de recursos seja a mais apropriada.

3. Custo-benefício: é, sem dúvida, entre os economistas e gestores, considerada a mais abrangente e que realmente contempla todos os aspectos da eficiência alocativa de recursos. Os benefícios são medidos em unidades monetárias, ou seja, demandam que os efeitos (por exemplo, anos de vida ganhos) sejam transformados em benefícios expressos em valores reais. Os benefícios são calculados a partir da disposição do paciente a pagar pelo cuidado médico e a adquirir a melhoria da saúde comparativamente a outros bens, que poderia adquirir com a mesma quantia.

4. Custo-utilidade: considerado como um tipo especial de custo-efetividade, na qual se sintetizam e ajustam por qualidade de vida os diferentes resultados de saúde. A diferença de qualidade de vida pode ser medida por meio de instrumentos (por exemplo: EuroQol) que avaliam estados de saúde, associados a métodos que estimam a preferência do paciente pelo estado de saúde, resultante do efeito de diferentes tecnologias. A utilidade nada mais é do que a medida quantitativa, que avalia a preferência do paciente para uma determinada condição de saúde.

É costumeiro utilizar, neste tipo de avaliação, as consequências medidas em anos de vida ajustados pela qualidade (QALYs, sigla do inglês *quality-adjunted life-years*), para tentar demonstrar a quantidade de anos de vida adicionais resultantes da utilização de uma tecnologia em saúde, bem como a qualidade de vida resultante.

O domínio operacional consiste em analisar as variáveis externas e internas que influenciam no desempenho da tecnologia e do serviço que utiliza a tecnologia, e, por contemplar diversas variáveis de análise, este domínio é subdividido em diversos itens, entre os quais a usabilidade, que pode ser compreendida como uma característica do fator humano relacionada à facilidade de uso, efetividade, eficiência e satisfação do usuário, a qual deve ser considerada desde o desenvolvimento do produto até sua utilização, demandando, desta forma, a devida capacitação do usuário. Esta análise é fundamental quando precisamos avaliar o EMA.

Em seu sentido mais amplo, a usabilidade da interação humano-computador, por exemplo, não abrange apenas o sistema informatizado, mas o equipamento e o mobiliário incluídos no ambiente de trabalho, fazendo interseção com a usabilidade de produtos.

Vale destacar que, entre os principais fatores relativos à abrangência do termo "usabilidade", destacam-se alguns cujas pesquisas parecem apontar alguma relação com os problemas inerentes ao fenômeno da fadiga de alarmes, entre os quais:

- **Efetividade:** deve ser alcançada por uma proporção definida da população usuária, em relação a um limite de variação de tarefas e de variação de ambientes (constitui nossa maior preocupação e trata-se do foco das atividades de extensão a serem desenvolvidas).

- **Atitude:** devem ser considerados custos humanos aceitáveis em termos de fadiga, estresse, frustração, desconforto e satisfação.

- **Flexibilidade:** o produto deve ser capaz de lidar com um limite razoável de variação de tarefas.

- **Facilidade de aprendizagem:** deve permitir que os usuários alcancem níveis de desempenho aceitáveis.

- **Utilidade percebida do produto:** o maior indicador da usabilidade de um produto é se ele é usado. Porém, deve-se levar em conta questões como há outras alternativas no mercado? É usado por causa de um custo menor? Por causa da disponibilidade?

- **Adequação à tarefa:** um produto "usável" deve apresentar adequação aceitável entre as funções oferecidas pelo sistema e as necessidades e requisitos dos usuários.

- **Características da tarefa:** a frequência com que uma tarefa pode ser desempenhada e o grau no qual a tarefa pode ser modificada.

- **Características dos usuários:** incluída nas definições de usabilidade que se referem a conhecimento, habilidade e motivação da população usuária.

Considerações finais

Embora ainda incipiente, é possível perceber um discreto avanço nos projetos de pesquisa no Brasil alinhados ao desenvolvimento científico internacional, preocupados com a problemática da usabilidade de EMA. No entanto, há ainda muito a fazer nesta longa caminhada da ATS, quando o assunto é avaliação de EMA, e, para que possamos melhorar o desempenho e tornar mais custo-efetivas as UTIs, é essencial avaliar a usabilidade de EMA.

Para identificar os problemas de usabilidade de EMA, não existe uma única técnica que forneça todas as respostas. É preciso combinar técnicas, ferramentas e delineamentos de pesquisa, considerando sempre as limitações das unidades — não somente sua complexidade, mas, também, a disposição dos usuários, que são os fatores humanos que podem, na operação e durante o uso destas tecnologias, impactar significativamente em seu desempenho. Outras técnicas para avaliação de usabilidade têm sido desenvolvidas e aplicadas nos dias atuais, com destaque para a análise heurística, a análise de atividades e os laboratórios de avaliação de usabilidade/simulações e fator humano, como é o caso do primeiro Laboratório de Simulação e Avaliação de Usabilidade e Fator Humano da Região Sudeste, instalado pelo Laboratório de Avaliação Econômica e de Tecnologias em Saúde (LAETS), na Universidade Federal do Estado do Rio de Janeiro (Unirio), para avaliação de usabilidade de EMA.

Iniciativas como esta do LAETS precisam ser valorizadas e difundidas no Brasil para que possamos dar maior visibilidade para a pesquisa aplicada à prática diária das avaliações de tecnologias em saúde, inclusive nos programas de pós-graduação das universidades e nos grupos de pesquisa, identificando equipamentos cuja segurança, eficácia, efetividade e eficiência sejam comprovadas; e otimizando os benefícios, com custos compatíveis à nossa realidade atual.

Urge responder questões clínicas e econômicas relevantes e determinantes à prática dos cuidados em terapia intensiva. Assim, torna-se um pré-requisito para os profissionais que desenvolvem suas atividades, assistenciais ou de gestão, o maior domínio das diferentes opções metodológicas, tanto para sua execução, quanto para sua leitura e aplicação prática.

Esperamos que este capítulo tenha sido um estímulo para que os leitores busquem conhecimentos mais robustos sobre da ATS e sua importância nos processos de tomada de decisões em saúde, na terapia intensiva e em qualquer que seja a unidade de atenção à saúde.

Bibliografia

Banta HD, Jonsson E. History of HTA: Introduction. Int J Technol Assess Health Care. 2009;25(Suppl 1):1-6.

Brasil. Ministério da Saúde. Área de Economia da Saúde e Desenvolvimento. Avaliação de tecnologias em saúde: ferramentas para a gestão do SUS. Brasília, DF: Ministério da Saúde, 2009. Série A. Normas e Manuais Técnicos. Disponível em: http://bvsms.saude.gov.br/bvs/publicacoes/avaliacao_tecnologias_saude_ferramentas_gestao.pdf

Brasil. Ministério da Saúde. Departamento de Ciência e Tecnologia. Secretaria de Ciência, Tecnologia e Insumos Estratégicos. Consolidação da área de avaliação de tecnologias em saúde no Brasil. Rev Saúde Pública. 2010;44(2):381-3. Disponível em: http://www.scielo.br/pdf/rsp/v44n2/22.pdf

Brasil. Ministério da Saúde. Lei no 12.401, de 28 de abril 2011. Altera a Lei no 8.080, de 19 de setembro de 1990, para dispor sobre a assistência terapêutica e a incorporação de tecnologia em saúde no âmbito do Sistema Único de Saúde – SUS. Brasília, DF: Diário Oficial da União, 2011.

Brasil. Ministério da Saúde. Secretaria de Ciência, Tecnologia e Insumos Estratégicos. Departamento de Gestão e Incorporação de Tecnologias em Saúde. Diretrizes metodológicas: elaboração de diretrizes clínicas. Brasília, DF: Ministério da Saúde, 2016.

Eisenberg JM. What does evidence mean? Can the law and medicine be reconciled? Health Affairs. 2001;20(5):369-81.

Florence G, Calil SJ. Uma nova perspectiva no controle dos riscos da utilização de tecnologia médico-hospitalar. Rev. Multi Ciência. 2005;5(10):138-9.

Laselva CR, Moura Junior DF, Spolaore FH. Segurança do paciente em UTI: o enfermeiro e a prevenção de iatrogenias. In: Knobel E, Laselva CR, Moura Junior DF. Terapia Intensiva Enfermagem. São Paulo: Atheneu, 2006. p. 59-66.

Nielsen J. How to conduct a heuristic evaluation. California: Nielsen Norman Group, 1995. Disponível em: http://www.useit.com/papers/heuristic/heuristic_evaluation.html. Acessado em: 4 Maio. 2017

Ribeiro MG, Sancho LG, Lago RF. Gastos com internação do idoso em serviços privados de terapia intensiva em três capitais da região sudeste: São Paulo, Rio de Janeiro e Belo Horizonte. Cad Saúde Coletiva. 2015;23(4):394-401.

CAPÍTULO 3.10

Checklist: uma ferramenta para melhoria e segurança do cuidado

Ana Lúcia Cascardo Marins
Ayla Maria Farias de Mesquita

Introdução

A unidade de terapia intensiva (UTI) é caracterizada por um ambiene de alta vigilância, destinada ao tratamento de pacientes graves, e exige esforços sincronizados e colaborativos de profissionais de várias disciplinas. Estudos recentes sobre a segurança e a qualidade do cuidado em UTI apontam para a importância da interdisciplinaridade na execução do cuidado à beira do leito, destacando os *rounds* diários (visitas para discussão dos casos) e a elaboração do plano de cuidados como imperativos para alcance das metas desejadas. É notório que da construção do cuidado interdisciplinar derivam melhores resultados clínicos, à medida que se reduzem os eventos adversos que podem ser evitados, diminui-se o tempo de permanência no hospital, melhora-se a comunicação e minimizam-se os conflitos entre os membros da equipe.

O *checklist* surge como ferramenta necessária para aumentar a probabilidade do uso de intervenções baseadas em evidências, prevenir erros e melhorar os desfechos clínicos dentro da área de saúde. Vale ressaltar que há muito tempo já vem sendo utilizado por outras áreas que desempenham suas funções mediante alto risco, como tripulações submarinas e operadoras de usinas nucleares, com a finalidade de garantir a confiabilidade e a segurança na realização dos procedimentos complexos. Recentemente, na área da saúde, enfermeiros e médicos vem desenvolvendo listas de verificação, cujo alvo principal é a diminuição dos eventos adversos preveníveis. Como exemplo, podemos citar a utilização do *checklist* para prevenção da infecção de corrente sanguínea, pneumonia associada à ventilação mecânica, e outro exemplo notório é a utilização do *checklist* da Organização Mundial da Saúde (OMS) destinado à cirurgia segura.

Essa ferramenta vem sendo considerada de grande valia, para garantir a qualidade e a segurança do cuidado destinado à recuperação do paciente grave, especialmente no ambiente da UTI, que exige tomada de decisão em condições de grandes incertezas e tempo limitado.

Utilizando o *checklist* na unidade de terapia intensiva

A *Agency for Healthcare Research & Quality* (AHRQ) define *checklist* como uma lista de verificação de ações a serem executadas em um ambiente clínico, tendo como objetivo garantir que nenhuma fase do processo a ser executado seja esquecida. A AHRQ afirma que

> apesar de uma intervenção aparentemente simples, a checagem por itens possui uma base teórica forte, considerando o fator humano e tem exercido um papel importante nos êxitos alcançados no cuidado seguro aos pacientes.

O *checklist* foi divulgado pela OMS e teve inicialmente sua implantação na unidade de centro cirúrgico, demonstrando redução de complicações cirúrgicas de 11% para 7% após sua introdução. Este marco foi fundamental para corroborar a utilização desta fermenta na área da saúde, facilitando a realização desde tarefas simples até as mais complexas, diminuindo a variabilidade, melhorando a comunicação entre a equipe, e garantindo que tudo o que deveria ser feito fosse realizado.

A AHRQ também afirma que os erros estão repetidamente associados a diferentes tipos de conduta, como, por exemplo, os denominados deslizes que podem ocorrer devido ao lapso de concentração, distração ou fadiga, diferentes das falhas de comportamento frequentemente causadas por falta de experiência ou treinamento ineficiente.

Neste sentido, o cenário complexo da UTI exige conhecimento, habilidades, atitudes e disciplina, para executarmos de forma segura os cuidados demandados por um paciente grave. Como ressalta Gawande,

> falhas evitáveis são comuns e persistentes, para não mencionar desmoralizantes e frustrantes, em muitos campos da área da saú-

de e financeira. E a razão é cada vez mais evidente: o volume e a complexidade dos processos ultrapassou nossa capacidade individual para entregar o melhor, com segurança ou de forma confiável. O conhecimento tem tanto nos salvado quanto sobrecarregado.

No intuito de melhorar este cenário, o *checklist Fast Hug*, ainda muito utilizado, foi proposto por Jean-Louis Vincent como ferramenta simples para sistematizar o atendimento diário ao paciente grave. Trata-se de um mnemônico para:

- *Feeding* (alimentação): preconizando o início da dieta o mais breve possível, a fim de evitar o processo de desnutrição.
- *A*nalgesia: devemos lembra que a dor na UTI não é causada somente pela condição de base, mas também por procedimentos de rotina, como a coleta de gasometria, portanto diagnosticar e prevenir a dor são cuidados imperativos no que tange à assistência de enfermagem.
- *S*edation (sedação): a sedação indevida está relacionada com aumento do risco de trombose venosa profunda (TVP), redução da motilidade intestinal, hipotensão, redução da extração periférica de oxigênio, aumento do risco de polineuropatia, prolongamento da internação na UTI e aumento de custos.
- *T*hrombosis prophylaxis (profilaxia de trombose venosa profunda): objetivando minimizar os eventos adversos preveníveis.
- *H*ead of bed elevated (cabeceira elevada): a elevação da cabeceira a 45° reduz a incidência de refluxo gastresofágico e também está intimamente associada à redução da taxa de pneumonia associada à ventilação mecânica.
- *Stress u*lcer prophylaxis (profilaxia de úlcera de estresse): a finalidade desta ação é prevenir o sangramento gastrintestinal relacionado ao estresse.
- *G*lucose control (controle glicêmico).

O *Fast Hug* apresenta-se como um conjunto de sete itens que devem ser avaliados pelo menos uma vez ao dia para evitar possíveis omissões nos cuidados diários (Figura 3.10.1).

Mais recentemente, a *Society of Critical Care Medicine* (SCCM) destacou a evidência do *checklist* ABCDEF como uma ferramenta que pode ser utilizada para medir a qualidade da assistência desempenhada pela unidade de terapia intensiva. Esta lista de verificação também deve ser acompanhada diariamente pela equipe muldisciplinar, principalmente durante as visitas destinadas à discussão dos pacientes (*round*). A letra "A" refere-se à boa prática da avaliação, e à prevenção e ao controle da dor, por meio da utilização de escalas e medicações adequadas. A dor é reconhecidamente um fator de risco para a presença de *delirium* e aumenta o tempo de permanência em ventilação mecânica, o risco de infecções e o tempo de internação. A letra "B" está relacionada

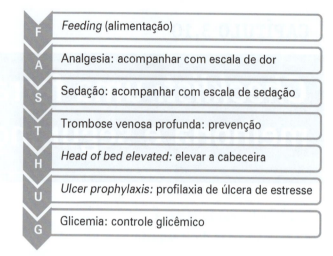

Figura 3.10.1. *Checklist Fast Hug*.

ao teste de despertar diário e respiração espontânea. A letra "C" aponta para a escolha correta do nível de sedação, no qual devemos utilizar escalas de sedação para medição adequada e mantermos o paciente com o menor nível de sedação possível, exceto em doença que estiver contraindicada. A letra "D" leva em consideração a prevenção e o tratamento do *delirium* – distúrbio agudo caracterizado pela alteração da consciência, com curso flutuante, acompanhada de alteração cognitiva ou da percepção. Está recomendado também o uso de ferramenta diagnóstica, como o *Confusion Assessment Method for the Intensive Care Unit* (CAM-ICU). A letra "E" sinaliza para a seriedade da mobilização precoce dos pacientes internados na UTI, por meio da aplicação de exercícios passivos ou ativos. A letra "F" está associada à importância do envolvimento da família no processo de cuidar (Figura 3.10.2).

Nesta direção, o *checklist* pode contribuir para uma UTI mais eficiente, à medida que uniformiza o modo como o trabalho deve ser realizado estabelecendo o tempo adequado para cada procedimento, e diminuindo a possibilidade de omissões ou eventos adversos evitáveis.

Pontos importantes para confecção do *checklist*

O *checklist* necessita ser cuidadosamente planejado para que alcance seu objetivo. Uma lista de verificação bem projetada deve levar em consideração não só o que deve ser feito, mas quem vai fazer e em que condições. A Figura 3.10.3 apresenta o que deve ser considerado ao se construir um *checklist*.

Após elaboração do *checklist*, faz-se necessário testá-lo em campo de prática, para averiguar se ele contempla os questionamentos listados na Figura 3.10.4.

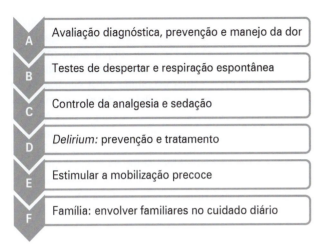

Figura 3.10.2. Checklist ABCDEF.

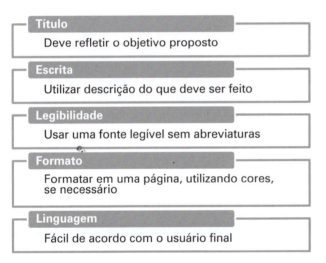

Figura 3.10.3. Aspectos a serem considerados ao se construir um *checklist*.

A fase de teste oferece aos usuários a chance de contribuir com o processo de desenvolvimento do *checklist*, relatando as expectativas, oferecendo *feedback*, sentindo-se como parte do processo e agregando valor na construção da metodologia.

Barreira para utilização do *checklist*: da teoria à prática

Novos desafios envolvem organização, mensuração de resultados e capacitação de pessoas. Estes são fatores críticos de sucesso para trabalhar a implantação e a sustentação bem-sucedida de qualquer ferramenta dentro da unidade. Em uma perspectiva de gestão, as principais barreiras encontradas para a implantação e a sustentação de uma lista de verificação (*checklist*) normalmente estão associadas quando os usuários finais são obrigados a utilizar o *checklist* e não se sentem parte do processo; a liderança não está envolvida no processo de implantação e sustentação; os *checklists* não estão corretamente formulados; não são fundamentados em evidências atuais; não foram projetados de forma personalizada, para atender as necessidades da unidade; parecem mais demorados do que úteis; são percebidos como inapropriados ou geram duplicações de trabalho.

Na prática, existem três pontos fundamentais, que devemos considerar para a implantação e a sustentação bem-sucedida do *checklist*. São eles: humildade (reconhecer que errar é humano, então qualquer um pode falhar, não importa o quão experiente ou inteligente nós somos); disciplina (fazer as coisas da mesma forma toda vez, para reduzir a chance de falha) e trabalho em equipe (aprimorar a capacidade do colaborador, para desenvolver novas competências que facilitem executar o trabalho complexo em equipe).

O envolvimento integral no planejamento e a implantação do método, da alta liderança, da média gestão e dos usuários finais são essenciais para aumentar a possibilidade de sucesso na execução do projeto.

Figura 3.10.4. Pontos a serem avaliados ao se testar o *checklist* em campo de prática.

Qual caminho percorrer para implantação do *checklist* na unidade?

O levantamento da frequência dos erros e das barreiras que devem ser encontradas por parte do usuário final compõe a primeira fase a ser estudada para escolha e implantação do *checklist*. Ferramentas já existentes na literatura, como, por exemplo, o *checklist* de prevenção de infecção de corrente sanguínea ou de cirurgia segura, podem ser utilizadas, desde que alinhadas com suas necessidades.

Após a elaboração da lista de verificação, um relevante fator de sucesso é o envolvimento da liderança, que deve capacitar os usuários, informando a importância da existência do *checklist* e qual o resultado esperado. Também deve acompanhar a utilização do *checklist* em tempo real, e oferecer e receber *feedback* sobre como a ferramenta pode ser melhorada diante das necessidades vigentes da unidade.

Tendo em vista os benefícios potenciais da implantação de um *checklist* cuidadosamente elaborado, rigorosamente testado e seriamente implementado, sua aplicabilidade na área da saúde é aparentemente infinita. Nestas circunstâncias, podemos utilizar a metodologia em situações, como otimizar os processos assistenciais considerando a prática clínica baseada em evidência; aperfeiçoar o trabalho em equipe, a comunicação efetiva e a linha de cuidado; reduzir os erros relacionados à assistência de saúde, garantido o cuidado seguro; reduzir a mortalidade; e reduzir as omissões, as complicações e os eventos adversos evitáveis durante a hospitalização.

O *checklist* é um instrumento que corrobora a organização da gestão do cuidado. Ele pode ser aplicado por todos os membros da equipe, para diminuir a ocorrência de erros e garantir práticas mais seguranças. Quando apropriado, sua objetividade funciona como um facilitador em potenciais benefícios, como, por exemplo, o aumento da adesão aos protocolos, além de fortalecer a postura da equipe multidisciplinar na UTI.

A Figura 3.10.5 apresenta um exemplo de formatação de *checklist*, no diz respeito à gestão do cuidado em UTI. A elaboração do *checklist* deve ser personalizada para cada instituição, ou seja, considerar a realidade de cada unidade, para possibilitar alcançar os objetivos esperados. Em 2004, a OMS lançou a Aliança Mundial para Segurança do Paciente, objetivando melhorar a segurança do paciente e a qualidade dos serviços de saúde. Em 2008, a área escolhida foi a segurança da assistência cirúrgica, para a qual foi desenvolvido o Manual Cirurgia Segura Salva Vidas, adaptado pela Agência Nacional de Vigilância Sanitária (Anvisa) e amplamente divulgado no Brasil. O *checklist* consiste em 19 itens divididos em três momentos: antes da indução anestésica, antes da incisão cirúrgica e antes da transferência do paciente do centro cirúrgico (Figura 3.10.5).

Utilizando o *checklist* para transferência de informação

A passagem de informação entre os setores ou turno de trabalho é uma prática utilizada pela equipe de saúde para assegurar a continuidade do cuidado prestado. Deve transmitir informações de forma objetiva, clara e concisa sobre os acontecimentos ocorridos durante um turno de trabalho para outro profissional que ainda não possui conhecimento prévio da situação existente.

Admitindo que o cenário de uma UTI é complexo e a transferência de informação depende do canal humano

---

Checklist cirurgia segura

Hospital: _____ Unidade: _____

Elaborado por: _____ Data da elaboração: _____

	Antes da indução anestésica	Sim	Não
1	Revisar verbalmente com o próprio paciente, sempre que possível, sua identificação e/ou pela pulseira de identificação		
2	Conferir a marcação da lateralidade, local ou locais a serem operados (distinção entre direita e esquerda), estruturas múltiplas e níveis múltiplos		
3	Confirmar o tipo de cirurgia		
4	Certificar a presença do Termo de Consentimento anestésico e cirúrgico		
5	Revisar verbalmente com o anestesiologista a verificação completa do carro anestésico		
6	Estabelecer a conexão de um monitor multiparâmetro ao paciente e seu funcionamento		
7	Revisar risco de perda sanguínea, dificuldades nas vias aéreas e histórico de reação alérgica		
	Antes da incisão cirúrgica	**Sim**	**Não**
8	Realizar a apresentação de cada membro da equipe pelo nome e pela função		
9	Confirmar verbalmente entre os membros da equipe a identificação do paciente, do sítio cirúrgico e do procedimento		
10	Rever com o cirurgião etapas críticas, duração da cirurgia e perda sanguínea prevista		
11	Confirmar a conclusão da verificação de segurança anestésica		
12	Revisar os materiais e os equipamentos necessários		
13	Verificar a administração de antimicrobianos profiláticos nos últimos 60 minutos da incisão cirúrgica		
14	Confirmar a acessibilidade dos exames de imagens necessários		
	Antes da saída do paciente da sala de cirurgia	**Sim**	**Não**
15	Revisar em conjunto com a equipe o registro completo do procedimento intraoperatório, incluindo procedimento executado		
16	Concluir a contagem de compressas e instrumentais cirúrgicos		
17	Identificar qualquer amostra cirúrgica obtida		
18	Rever o funcionamento inadequado de equipamentos ou questões que necessitem ser solucionadas		
19	Analisar o plano de cuidado e as providências quanto à abordagem pós-operatória e da recuperação pós-anestésica		

Figura 3.10.5. Exemplo de formatação de *checklist*. Trata-se de listagem adaptada pela Agência Nacional de Vigilância Sanitária, amplamente divulgada no Brasil, desenvolvida a partir do Manual Cirurgia Segura Salva Vidas.

| CAPÍTULO 3.10 | *CHECKLIST:* UMA FERRAMENTA PARA MELHORIA E SEGURANÇA DO CUIDADO | 103 |

para transmissão e recepção da mensagem, o processo é frágil e de alta variabilidade. No dia a dia da UTI, são também necessários cuidados e intervenções contínuas e dependentes de ações coletivas (equipe multidisciplinar). Neste ambiente, é imperativa a existência de uma ferramenta que norteie a passagem de informação, contemplando os cuidados necessários à beira do leito, as intercorrência e os tópicos de interesses institucional.

Com a finalidade de facilitar a transferência das informações, foi criado um modelo de comunicação estruturada, objetivando minimizar os défices de comunicação e, consequentemente, os erros advindos das omissões. Este modelo foi chamado de SBAR, acrônimo de Situação, Background, Avaliação e Recomendação. Originalmente, este método foi desenvolvido pela marinha nos Estados Unidos para ser usado em submarinos nucleares.

Recentemente, esta metodologia tem sido empregada com sucesso na área da saúde, por ser considerada de fácil aplicação, após processo de capacitação dos profissionais. Atualmente, também tem sido utilizada pela equipe muldisciplinar, como, por exemplo, na passagem de informação durante a solicitação de avaliação médica, por uma enfermeira de unidade clínica, conforme Figura 3.10.6.

Algumas modificações do SBAR vêm sendo desenvolvidas, com o objetivo de melhorar a transferência de informação inter e/ou intra-hospitar. A comissão de segurança em saúde do *Western Australia Country Health Service and Royal Perth Hospital*, estudando ações de melhoria do processo, propôs a utilização da mnemônica ISOBAR (I – *Identification*; S – *Situation*; O – *Observation*; B – *Background*; A – *Assessment* e R – *Read-back*) para a passagem efetiva de informação no contexto dos cuidados de saúde australianos (Figura 3.10.7). A mudança tem contribuído para a promoção da segurança dos pacientes graves, por meio de melhor organização do processo, da redução dos eventos adversos e da promoção dos cuidados centrado no paciente e família.

S – Situação	Descrever a situação inicial
	Seu nome, nome do paciente, prontuário, número do leito, descrição do problema e mudança do estado do paciente
B – *Background*	**Avaliar e descrever o problema observado**
	Diagnóstico principal, cormorbidades, tratamento atual, principais resultados de exames, exame clínico, sinais vitais e suporte ventilatório
A – Avaliação	**Avaliar e descrever o problema observado**
	Estratificação do caso. Apresentar resumidamente dados do exame físico encontrado, o que mudou e últimas medicações utilizadas
R – Recomendação	**Estabelecer uma recomendação**
	Em relação à situação clínica observada, estabelecer um plano de cuidados, incluindo exames complementares, e solicitar respostas aos questionamentos
Situação	Bom dia doutor, aqui é a enfermeira Ana Maria da unidade clínica e estou acompanhando a paciente Sra. Madalena Silva internada no leito 241. Ela relata dor torácica de forte intensidade aproximadamente há 5 minutos, acompanhada de sudorese intensa, náuseas e vômito
Background	É uma mulher de 55 anos, em pós-operatório de colecistectomia, há 24 horas. Apresenta história prévia de doença coronariana, diabetes e dislipidemia. A glicemia está controlada e os exames laboratoriais estão dentro da normalidade
Avaliação	Solicitei a realização de um eletrocardiograma, e minha preocupação é que ela esteja tendo um infarto agudo do miocárdio
Recomendação	Sua presença neste momento para avaliação é muito importante

Figura 3.10.6. SBAR, acrônimo de Situação, Background, Avaliação e Recomendação, exemplo de modelo compartilhado de comunicação.

I – *Identification*	Identificação dos profissionais que estão realizando a transferência do paciente
S – *Situation*	Motivo da solicitação, alterações evidenciada no quadro clínico do paciente
O – *Observation*	Exames laboratoriais recentes, sinais vitais e avaliação clínica do paciente
B – *Background*	História pregressa relevante (por exemplo: alergias e riscos observados)
A – *Assessment*	Diante da situação evidenciada, responder questionamentos como: O que foi feito? O que devemos fazer? O que continua pendente?
R – *Read-back*	Confirma se a informação foi entendida. Quem está fazendo o quê? Quando?

Figura 3.10.7. Mnemônica ISOBAR: I – *Identification*; S – *Situation*; O – *Observation*; B – *Background*; A – *Assessment* e R – *Read-back*.

Checklist no transporte de paciente

O transporte do paciente crítico, por exemplo, para realização de exames fora da UTI, é uma atividade frequente e com alto potencial para eventos adversos, relacionados principalmente aos equipamentos e/ou ao paciente. Este é um dos processos mais complexos dentro da UTI e exige monitorização adequada, equipe capacitada e comunicação efetiva. Assim, os riscos e os benefícios em deslocar um paciente devem ser cuidadosamente avaliados.

O *checklist* tem sido considerado um instrumento positivo para auxiliar no planejamento do transporte, minimizando os riscos e maximizando a segurança do paciente (Figura 3.10.8).

Segurança no preparo e na administração de medicamentos

A segurança em medicamentos é a meta do Terceiro Desafio Global da Segurança do Paciente da OMS, após o Primeiro Desafio Global, que focou as infecções relacionadas com a assistência à saúde, e o segundo Desafio Global, que dirigiu a atenção para os fundamentos e as práticas da segurança cirúrgica.

O preparo e a administração de medicação são reconhecidos como a última barreira para se evitar um erro. Não podemos esquecer, porém, que o processo de administração medicamentosa envolve as etapas de prescrição e distribuição do medicamento, que também estão sujeitas ao erro.

Um guia de conduta para o preparo e a administração de medicamentos deve ser aplicado em todos os estabelecimentos que prestam cuidados à saúde, em todos os níveis de atenção, para que os medicamentos sejam utilizados para profilaxia, exames diagnósticos, tratamento e/ou medidas paliativas (Figura 3.10.9).

Utilização do *checklist* na prevenção das infecções relacionadas à assistência em saúde

A partir de 1990, o termo "infecções hospitalares" foi substituído por "infecções relacionadas à assistência

Transporte intra-hospitalar de paciente grave			
Hospital: _____ Unidade: _____			
Elaborado por: _____ Data elaboração: _____			
Fase do planejamento		**Sim**	**Não**
1	Avaliar as condições clínicas do paciente, meio de transporte que será conduzido (maca ou leito), necessidade de equipamentos e materiais específicos para garantir o transporte com segurança		
2	Realizar comunicação efetiva com o local de destino e relatar condições clínicas e medidas de precaução específica		
3	Identificar corretamente o paciente por meio dos identificadores definidos institucionalmente (por exemplo: nome completo e data de nascimento)		
4	Orientar o paciente/acompanhante sobre a transferência		
5	Garantir a disponibilidade da equipe envolvida no transporte		
6	Prover suporte de soro, monitor de transporte (pressão invasiva/não invasiva, oximetria de pulso e eletrocardiograma), ventilador mecânico portátil, cilindro de oxigênio, bomba infusora, maleta de transporte contendo material de intubação e medicações de emergência		
7	Checar dispositivos invasivos: tubo/cânula traqueal, dreno, sonda, cateteres venoso e arterial		
8	Observar os medicamentos em infusão: aminas simpaticomiméticas e/ou drogas vasoativas, garantindo a continuidade da terapia		
9	Avaliar condições técnicas dos equipamentos; nível de gases nos cilindros de oxigênio e baterias do ventilador de transporte e bombas infusoras		
11	Utilizar medidas de proteção (grades e cinto de segurança) para assegurar a integridade física do paciente		
12	Encaminhar o paciente para a unidade ou serviço de destino		
13	Disponibilizar o prontuário, com prescrições médica e de enfermagem do dia, especificando aprazamento de horários e cuidados administrados antes da transferência, perfil de monitorização hemodinâmica, balanço hídrico e sinais vitais das últimas 24 horas		
Fase do transporte		**Sim**	**Não**
14	Posicionar os equipamentos com os *displays* voltados para visualização da equipe		
15	Monitorar o nível de consciência e as funções vitais, de acordo com o estado geral do paciente, bem como pressão arterial, frequência cardíaca e respiratória, e saturação de oxigênio		
16	Manter a conexão dos dispositivos, garantindo o suporte hemodinâmico, ventilatório e medicamentoso ao paciente		
17	Todas as intercorrências e as intervenções de enfermagem durante o processo de transporte devem ser registradas no prontuário do paciente		

Figura 3.10.8. *Checklist* sugerido para transporte intra-hospitalar de paciente grave.

CAPÍTULO 3.10 *CHECKLIST:* UMA FERRAMENTA PARA MELHORIA E SEGURANÇA DO CUIDADO

Checklist preparo e administração de medicamento endovenoso

Hospital: _____ Unidade: _____

Elaborado por: _____ Data elaboração: _____

	Preparo	Sim	Não
1	Conferir a prescrição; nome do medicamento, concentração, forma farmacêutica, dose, diluente, volume, via de administração, velocidade de infusão, posologia, orientações de administração e uso		
2	Observar possíveis alterações na apresentação do medicamento		
3	Lavar as mãos		
4	Reunir o material necessário: medicamento, diluente, seringa (tamanho a ser definido conforme o volume da medicação a ser ministrada), agulha para aspirar medicação (40 mm × 12 mm ou 30 mm × 10 mm) e gaze não estéril		
5	Fazer a desinfecção da bancada ou bandeja de preparo com álcool a 70%		
6	Fazer o rótulo do medicamento contendo dois identificadores, nome do medicamento, dose, via, data e hora		
7	Paramentar-se com Equipamento de Proteção Individual (gorro, máscara cirúrgica e óculos de proteção)		
8	Lavar as mãos e calçar luvas de procedimento		
9	Realizar a desinfecção do flaconete e/ou frasco ampola com gaze não estéril embebida em álcool 70% (5 a 15 segundos) antes da abertura		
10	Abrir a embalagem da seringa e acoplá-la à agulha para aspiração do medicamento, protegendo-as em sua embalagem original		
11	Retirar o protetor da agulha e mantê-lo dentro de sua embalagem original sobre o balcão de preparo do medicamento ou dentro da bandeja		
12	Abrir o flaconete, envolvendo-o com gaze não estéril seca, pressionando-a com os dedos indicadores e polegar da mão dominante		
13	Utilizar agulha 40 mm × 12 mm para aspirar o conteúdo do flaconete e agulha 30 mm × 10 mm para aspirar o conteúdo do frasco-ampola		
14	Aspirar o conteúdo, introduzindo a agulha cuidadosamente, com o bisel voltado para baixo, sem tocar nas bordas do falconete/frasco		
15	Utilizar o próprio invólucro da seringa para proteger o êmbolo e manter a segurança microbiológica		
16	Realizar dupla checagem para o grupo de medicamentos chamados de potencialmente perigosos ou de alta vigilância		
17	Organizar o medicamento na bandeja e encaminhar-se à unidade do paciente		
	Administração	**Sim**	**Não**
18	Conferir o medicamento prescrito com os identificadores do paciente definidos institucionalmente (por exemplo: nome completo e data de nascimento)		
19	Informar ao paciente e/ou acompanhante o medicamento a ser administrado, atentando para a história de alergia		
20	Realizar a desinfecção do conector de válvula unidirecional com gaze não estéril embebida em álcool 70%		
21	Retirar a agulha e conectar a seringa com a medicação ao conector de válvula unidirecional		
22	Administrar o medicamento, de acordo com a recomendação		
23	Desconectar a seringa do conector de válvula unidirecional, após o término da administração		
24	Acoplar a seringa com solução salina a 0,9% ao conector de válvula unidirecional para lavar a via		
25	Desprezar a agulha no coletor de resíduos perfurocortantes		
26	Descartar o restante do material na lixeira de resíduo comum		
27	Organizar a unidade do paciente		
28	Desinfetar a bandeja com álcool a 70%		
29	Retirar os Equipamentos de Proteção Individual		

Figura 3.10.9. *Checklist* para preparo e administração de medicamento endovenoso.

em saúde" (IRAS), sendo esta denominação uma ampliação conceitual, que incorpora infecções adquiridas e relacionadas também aos ambientes não hospitalares, nos quais são realizados procedimentos e práticas de assistência à saúde, como clínicas, consultórios, atendimento de *homecare*, entre outros. Os avanços da terapia intensiva, levando ao uso de dispositivos invasivos como cateter venoso central, ventilação mecânica, cateter vesical de demora, nutrição parenteral, sem dúvida proporcionaram melhorias indiscutíveis, expressas principalmente pelo aumento da sobrevida. Paradoxal-

mente, o emprego destes dispositivos foi identificado como fator de risco para IRAS em UTI.

As IRAS aumentam a mortalidade hospitalar, o tempo de internação, os custos e a probabilidade de disseminação de microrganismo multirresistente para outros pacientes (Figura 3.10.10).

Conclusão

O processo de comunicação é essencial na garantia da segurança do cuidado na área hospitalar. A imple-

Checklist de prevenção de infecção relacionada à saúde

Hospital: _____ Unidade: _____

Elaborado por: _____ Data elaboração: _____

Infecção do trato urinário relacionada a cateter vesical de demora	Sim	Não
1 Higienizar as mãos antes e após manipular o cateter e/ou sistema de drenagem de urina		
2 Realizar higiene da região perineal e do meato urinário no mínimo uma vez ao dia, com água e sabão		
3 Manter o sistema de drenagem fechado e estéril		
4 Manter bolsa coletora abaixo do nível da bexiga para facilitar o fluxo contínuo e drenagem da urina por gravidade		
5 Esvaziar a bolsa coletora regularmente, utilizando recipiente coletor individual, e evitar contato do tubo de drenagem com o recipiente coletor		
6 Manter nível da urina até dois terços da capacidade da bolsa coletora		
7 Fixar adequadamente o cateter na região hipogástrica ou na face anterior da raiz da coxa, para o sexo masculino, e na face anterior da raiz da coxa, para o sexo feminino		
8 Utilizar técnica estéril, caso haja necessidade de abertura do sistema, e desinfecção da conexão com álcool a 70%		
9 Trocar todo o sistema quando ocorrer desconexão, quebra da técnica asséptica ou vazamento		
10 Coletar amostras de urina para realização de exames laboratoriais por meio do dispositivo próprio no sistema de drenagem, com agulha fina e seringa estéril, após desinfecção do local com álcool a 70%		
11 Evitar manter cateter urinário por tempo desnecessário		
Infecção da corrente sanguínea relacionada à permanência de cateter venoso central	**Sim**	**Não**
12 Higienizar as mãos antes e após manipular o cateter e o sistema de infusão		
13 Manter curativo com gaze e micropore nas primeiras 24 horas de inserção do cateter venoso central; trocar sempre que necessário (sujo ou descolado)		
14 Realizar curativo com clorexidina alcoólica, cobertura adesiva estéril transparente, após as primeiras 24 horas de inserção. Identificar com data e nome do profissional		
15 A cobertura deve ser trocada imediatamente, se houver suspeita de contaminação, e sempre quando úmida, solta, suja ou com a integridade comprometida		
16 Avaliar o sítio de inserção do cateter, por inspeção visual e palpação sobre o curativo intacto		
17 Realizar desinfecção dos conectores valvulados, antes da administração medicamentosa, com álcool a 70%, em movimentos aplicados de forma a gerar fricção mecânica, por 15 segundos		
18 Trocar equipos utilizados em infusão de medicações contínuas em sistema fechado (soroterapia, sedação e drogas adrenérgicas) a cada 96 horas		
19 Trocar equipos utilizados em infusões intermitentes a cada 24 horas (antibióticos, analgésicos, anti-inflamatórios, vitaminas e reposição de eletrólitos)		
20 Trocar equipos utilizados em infusões de nutrição parenteral, sangue e hemocomponentes, a cada infusão		
21 Trocar conectores valvulados a cada 7 dias. Polifix e torneirinhas devem ser trocados a cada 96 horas (4 dias). Os protetores de ponta de equipo devem ser estéreis e trocados a cada uso		
22 Manter acessórios datados e no prazo de validade		
23 Proteger com saco plástico todos os cateteres vasculares durante o banho		
24 Reavaliação diária da necessidade de manutenção do cateter		
Pnemonia associada à ventilação mecânica	**Sim**	**Não**
25 Higienizar as mãos antes e após a realização de qualquer procedimento associado à ventilação		
26 Utilizar os Equipamentos de Proteção Individual (luvas, máscara, óculos e capote) sempre que houver risco de respingo de material biológico		
29 Manter cabeceira a 30-45°		
27 Realizar aspiração de secreções de vias aéreas sempre que necessário		
28 Utilizar técnica asséptica e materiais estéreis para técnica de aspiração aberta de vias aéreas (luva estéril, sonda de aspiração descartável)		
30 Realizar higiene oral com clorexidina aquosa a 0,12% em pacientes entubados ou traqueostomizados em ventilação mecânica		
31 Monitorar pressão do *cuff* diariamente e mantê-la entre 25 e 30 cmH$_2$O ou pressão mínima de oclusão		
32 Diminuir o nível de sedação — despertar diário		
33 Utilizar cânula orotraqueal, com um sistema de aspiração de secreção subglótica, para pacientes que permanecerão sob ventilação mecânica por mais de 48 ou 72 horas		
34 Realizar troca do circuito respiratório apenas se ele estiver visivelmente sujo ou com mau funcionamento		
35 Trocar o sistema fechado de aspiração a cada 72 horas, quando houver sujidade ou mau funcionamento.		
36 Trocar umidificadores passivos (por exemplo: filtros trocadores de calor e umidade) sempre que presente sujidade, ou a cada 24 horas, ou de acordo com a recomendação do fabricante.		
37 Utilizar líquidos estéreis para a realização das nebulizações (se necessário)		
38 Fixar a cânula de entubação de forma segura, a fim de evitar extubações não programadas e reintubações		
39 Manter cateter enteral na posição pós-pilórica, sempre que possível		
40 Utilizar medicação para proteção da mucosa gástrica		
41 Utilizar medicação e procedimentos mecânicos para prevenção da trombose venosa profunda		

Figura 3.10.10. *Checklist* de prevenção de infecção relacionada à saúde.

mentação de um *checklist* ou método mnemônico é reconhecidamente uma ferramenta que permite a avaliação da intervenção e sua reformulação, se necessárias.

Os *checklists* devem ser elaborados respeitando a realidade de cada unidade e ser continuamente melhorados e atualizados. Outro benefício da lista de verificação é criar disciplina, normatizar e organizar processos de trabalho, a fim de aumentar a produtividade, fazendo com que o produto atenda as expectativas de maneira mais simples, com menor custo e menor variação possível.

A cultura de trabalho por meio de *checklist* promove ainda a obtenção de melhores *outcomes*, quer para os pacientes quer para a própria equipe de saúde.

Referências

Agência Nacional de Vigilância Sanitária (Anvisa). Protocolo de Segurança na Prescrição, uso e Administração de Medicamentos. Disponível em: https://www20.anvisa.gov.br/segurancadopaciente/index.php/publicacoes/item/seguranca-na-prescricao-uso-e-administracao-de-medicamentos

Agency for Healthcare Research and Quality (AHRQ). Checklists. Patient Safety Network, Disponível em: https://psnet.ahrq.gov/primers/primer/14/checklists

Australian Commission on Safety and Quality in Health Care. The OSSIE Guide to Clinical Handover Improvement. Sidney, ACSQHC, 2010. Disponível em: https://www.safetyandquality.gov.au/wp-content/uploads/2012/01/ossie.pdf

Azoulay E, Timsit JF, Sprung CL, et al.; Conflicus Study Investigators and for the Ethics Section of the European Society of Intensive Care-Medicine.Prevalence and factors of intensive care unit conflicts: the conflicus study. Am J Respir Crit Care Med. 2009;180(9):853-60.

Balas MC, Vasilevskis EE, Burke WJ, et al. Critical care nurses' role in implementing the "ABCDE bundle" into practice. 2012;32(2):35-48.

Bohrer CD, Marques LGS, Vasconcelos RO, et al. Comunicação e cultura de segurança do paciente no ambiente hospitalar: visão da equipe multiprofissional. Rev Enferm UFSM. 2016;6(1):50-60.

Fox J. What sort of checklist should you be using? Harv Bus Rev. 2010. Disponível em: https://hbr.org/2010/02/draftwhat-sort-of-checklist-sh.htmlGawande A. The Checklist Manifesto – How to Get Things Right. New York: Metropolitan Books; 2009.

Haynes AB, Weiser TG, Berry WR, et al.; Safe Surgery Saves Lives Study Group. A surgical safety checklist to reduce morbidity and mortality in a global population. N Engl J Med 2009;360(5):491-9.

Horan TC, Andrus M, Dudeck MA. CDC/NHSN surveillance definition of health care-associated infection and criteria for specific types of infections in the acute care setting. Am J Infect Control. 2008;36(5):309-32.

Joint Commission Resources. On the CUSP: Implementing cultural change and improving patient safety. 2015.

Karl R. Briefings, checklists, geese, and surgical safety. Ann Surg Oncol. 2010;17(1):8-11.

Kim MM, Barnato AE, Angus DC, et al. The effect of multidisciplinary care teams on intensive care unit mortality. Arch Intern Med. 2010;170(4):369-76. Erratum in: Arch Intern Med. 2010; 170(10):867. Fleisher, Lee F [corrected to Fleisher, Lee A].

Pronovost P, Needham D, Berenholtz S, et al. An intervention to decrease catheter-related bloodstream infections in the ICU. N Engl J Med. 2006;355(26):2725-32. Erratum in: N Engl J Med. 2007;356(25):2660.

Quenot JP, Milési C, Cravoily A, et al. Intrahospital transport of critically ill patients (excluding newborns) recommendations of the Société de Réanimation de Langue Française (SRLF), the Société Française d'Anesthésie et de Réanimation (SFAR), and the Société Française de Médecine d'Urgence (SFMU). Annals of Intensive Care. 2012;2:1.

Richardson J, West MA, Cuthbertson BH. Team working in intensive care: Current evidence and future endeavors. Curr Opin Crit Care. 2010;16(6):643-8.

Rice S. Making checklists work. Mod Healthc. 2016;23. Disponível em: http://www.modernhealthcare.com/article/20160123/MAGAZINE/301239988

Rice S. Surgical checklists - high hopes and dashed expectations. 2015. Disponível em: http://www.modernhealthcare.com/article/20150114/NEWS/301149966?template=print

Society of Critical Care Medicine (SCCM). Disponível em: http://www.sccm.org

Stufflebeam DL. Guidelines for developing evaluation checklists: The checklists development checklist (CDC). 2000. Disponível em: https://www.wmich.edu/sites/default/files/attachments/u350/2014/guidelines_cdc.pdf

Suter E, Goldman J, Martimianakis T, et al. The use of systems and organizational theories in the interprofessional field: findings from a scoping review. J Interprof Care. 2013;27(1):57-64.

World Health Organization (WHO). Patient Safety. Checklists. 2014. Disponível em: http://www.who.int/patientsafety/safesurgery/checklist/en/

Viana RA, Torre M. Terapia Intensiva – Práticas Integrativas. São Paulo: Manole, 2016.

Vincent JL. Give your patient a fast hug (at least) once a day. Crit Care Med. 2005;33(6):1225-9.

SEÇÃO 2

Temas Clássicos

CAPÍTULO 4

Sepse

Ábner Souza Paz

Fernando Martins Baeder

José Melquiades Ramalho Neto

Paola Hoff Alves

Renata Andréa Pietro Pereira Viana

Teresa Márcia Nascimento de Morais

Identificação da sepse e os cuidados intensivos de enfermagem

A despeito de todo o avanço da ciência contemporânea para o suporte artificial das funções orgânicas do paciente grave, a sepse representa uma das maiores causas de morte em unidades de terapia intensiva (UTI) de todo o mundo e, em sua complicada teia fisiopatogênica, ela é marcada pela ativação de citocinas pró e anti-inflamatórias; distribuição heterogênea do fluxo sanguíneo entre os órgãos e no interior deles; comprometimento da relação entre a oferta e o consumo de oxigênio; ativação de células endoteliais; vasodilatação; grandes perdas hídricas para o espaço intersticial, devido ao aumento da permeabilidade capilar; deposição de microtrombos na microcirculação sistêmica; exacerbação de apoptose e disfunção mitocondrial com consequente hipóxia citopática.

Infecções de origem comunitária e aquelas relacionadas à assistência à saúde podem suscitar um quadro clínico de sepse, porém, no ambiente de cuidados intensivos, há um risco maior para desenvolvê-la, devido aos vários fatores relevantes para seu desencadeamento: doenças crônicas predisponentes do paciente e seu grau de severidade; tempo de internação prolongado e debilitante, principalmente nos pacientes idosos; prevalência maior de resistência bacteriana; necessidade de procedimentos invasivos, como a intubação traqueal e uso da ventilação mecânica, sondagem vesical, acessos intravasculares para a administração de fluidos, nutrientes, medicamentos, hemocomponentes, monitorização hemodinâmica e/ou realização de hemodiálise; além de intervenções outras à beira do leito, que ocasionam a quebra das barreiras naturais do organismo.

Diante disso, percebe-se que uma adequada triagem para a identificação de pacientes potencialmente infec-

tados na UTI sempre representou desafio constante para os profissionais, tendo em vista que a síndrome da resposta inflamatória sistêmica (SRIS) induz a sensibilidade exacerbada diante do vasto aparato tecnológico – hoje disponível – para a monitorização das funções fisiológicas do paciente grave. Seus sinais cursam igualmente com alterações agudas em outras situações clínicas (politrauma, pós-operatório, grande queimado e pancreatite) que não a sepse e, mais ainda, as novas definições advindas do *Sepsis 3* ressaltam que a presença de tais critérios de SRIS tornou-se desnecessária para a própria definição da doença, atualmente considerada como disfunção orgânica ameaçadora à vida causada por resposta desregulada do organismo à infecção.

Neste ínterim, o enfermeiro intensivista é instigado a diuturnamente planejar, coordenar e implementar ações que promovam a avaliação mais criteriosa à beira do leito, no sentido de rastrear a presença de infecção e possível sepse não mais à luz dos critérios de SRIS, mas pelo reconhecimento precoce de disfunções orgânicas, com manifestações clínicas decorrentes daqueles órgãos em disfunção ou, ainda, embasar tal desconfiança, a partir de discussões clínicas com a equipe multiprofissional de plantão. Por outro lado, a triagem de sepse em pacientes com suspeita de infecção no pronto-socorro ou em enfermarias deve se basear em ferramentas sensíveis, de acordo com a disponibilidade de recursos de cada instituição, buscando sempre o equilíbrio entre sensibilidade (critérios de SRIS) e especificidade (disfunção orgânica clínica ou laboratorial).

O entendimento destes conceitos pelo enfermeiro reveste-se de grande importância não somente pelo objetivo diagnóstico de sepse ou choque séptico, mas também para que definições rápidas de planos terapêuticos e estratégias de monitorização sejam capazes de prontamente integrar habilidades técnicas pessoais, segundo a tecnologia existente em sua UTI, e as fundamentar em um conhecimento científico especialmente norteado pelas recomendações da *Surviving Sepsis Campaign* (SSC), potencializando sobremaneira a habilidade de liderança do enfermeiro para treinar, orientar e coordenar a equipe de enfermagem, além de estar influenciando positivamente toda a equipe multiprofissional de cuidados críticos ao se antecipar de modo proativo às necessidades humanas destes pacientes sépticos.

Ainda com este olhar particular e investigativo para vislumbrar no paciente um quadro clínico de sepse junto à equipe médica, cabe também ao enfermeiro instituir, de imediato, um conjunto de intervenções baseadas em dois pilares cruciais: o tratamento e a ressuscitação volêmica precoces. Destacam-se como ações prioritárias a coleta de lactato sérico; a obtenção de culturas microbiológicas sem atraso substancial na administração dos antimicrobianos, com coleta de duas amostras de hemocultura e, quando apropriado, de outros sítios pertinentes (urina, líquido cefalorraquidiano, feridas, secreções respiratórias ou demais fluidos corporais que possam ser a fonte da infecção); e o início da terapia antimicrobiana empírica de amplo espectro dentro da primeira hora do diagnóstico, atentando-se para potenciais alterações do paciente grave decorrentes de disfunções orgânicas já instaladas, que possam interferir na farmacocinética (PK) e, consequentemente, afetar sua farmacodinâmica (PD).

No tocante à percepção da sepse e do choque séptico como emergências médicas que potencialmente carreiam consigo distúrbios hemodinâmicos envolvendo os sistemas macro e microvascular, ressalta-se a necessidade de rápida ressuscitação volêmica, com frequente (re)avaliação pelo enfermeiro do *status* hemodinâmico do paciente não mais guiada pelas metas terapêuticas propostas por Rivers et al., mas por meio de exame clínico minucioso, que estime variáveis fisiológicas efetivamente disponíveis no contexto em que aconteça o cuidado, com destaque para a frequência cardíaca, pressão arterial, saturação arterial de oxigênio, frequência respiratória, temperatura corporal, débito urinário, além de outras variáveis advindas de métodos invasivos ou minimamente invasivos de monitorização, como a variação da pressão de pulso.

Entretanto, independente do método para avaliação da fluido-responsividade do paciente, o enfermeiro tem que primar, antes de tudo, pela instalação de um acesso venoso periférico calibroso e estar especialmente atento aos sinais clínicos de hipotensão refratária ou hipoperfusão tecidual, para agregar valor às medidas terapêuticas médicas complementares, como a administração de vasopressores para manter um alvo de pressão arterial média em torno de 65 mmHg, remensuração dos níveis de lactato para nova avaliação do *status* perfusional ou, ainda, instalação de inotrópico na evidência clínica de hipoperfusão persistente ou disfunção miocárdica.

De acordo com o aparato tecnológico da UTI, a avaliação da equipe de plantão e a definição médica por monitorização invasiva, o enfermeiro intensivista pode realizar a punção arterial (preferencialmente a radial) para a instalação de um cateter e monitorização da pressão arterial invasiva de modo contínuo, atentando-se não somente para o valor bruto desta variável fisiológica, mas também para cuidados de enfermagem que garantam a fidedignidade desta monitorização, por meio da adequada montagem do sistema; calibração, para "zerar" o sistema sempre que o paciente for manipulado no leito; e, primordialmente, reconhecimento dos padrões de curva normais, para que o enfermeiro precocemente perceba, à beira do leito, alterações secundárias a interferências técnicas ou a eventos fisiopatológicos importantes do paciente séptico.

Mesmo após estas primeiras horas de abordagem da sepse e cuidado intensivo, os enfermeiros continuam a mobilizar conhecimentos para melhor entender sua intrigante fisiopatologia, o quadro clínico altamente instável do paciente e outras plausíveis intervenções terapêuticas, no contexto da ventilação mecânica, da sedação e analgesia guiada por metas individuais, do controle glicêmico rigoroso com infusão contínua de insulina e do suporte nutricional. Somente permeando por todos estes cenários é que se entende como o enfermeiro precisa evoluir em suas habilidades interpessoais e cognitivas para, por meio de uma assistência embasada em metodologia própria, clara, prática e coerente, conseguir agregar valor às suas ações e mostrar o quanto este cuidado por ele prestado se impõe como fator impactante na redução da mortalidade e dos exorbitantes dispêndios para o sistema de saúde, minimizando o impacto sobre as populações e suas consequentes repercussões econômicas e sociais.

Neste sentido, modelos assistenciais são construídos a partir da relação das teorias de enfermagem com a prática, as quais necessitam de um método ou um processo de enfermagem, que possibilite identificar, compreender, descrever, explicar e/ou predizer necessidades humanas, reais ou potenciais, e determinar que aspectos destas necessidades exijam intervenção profissional de enfermagem. No que diz respeito ao paciente séptico, o número de necessidades humanas afetadas, ou parcialmente atendidas, é muito grande, evidenciando-se problemas de enfermagem diversos e peculiares conceitos diagnósticos de débito cardíaco diminuído, perfusão tissular ineficaz, troca gasosa prejudicada, ventilação espontânea prejudicada, choque séptico, hipertermia, risco de infecção, risco de choque, risco de glicemia instável, dentre outros.

Embora a sepse não disponha de uma metodologia com sensibilidade e especificidade suficientes para o reconhecimento de pacientes de alto risco e nem de um *ictus* que acione subsequentes intervenções precoces, como nas síndromes coronarianas agudas, é importante a incessante busca, por parte dos profissionais de saúde, que não seja desencorajada por alta taxa de falso-negativo, nem negativamente influenciada pela fadiga de alarmes. As diretrizes da SSC continuam apostando que todas as instituições hospitalares possuam estratégias para esta triagem de sepse em pacientes com doença aguda grave, assim como recomendam a instituição de programas de melhoria da qualidade de atendimento baseados em indicadores. No cenário brasileiro, o Instituto Latino Americano para Estudos da Sepse (ILAS) tem efetivamente auxiliado inúmeras instituições neste processo, enfatizando as intervenções-ouro destas diretrizes, que geram importantes indicadores de qualidade assistencial, como tempo de disfunção orgânica; coleta de lactato; coleta de hemoculturas antes da terapia antimicrobiana; administração precoce de antimicrobiano nos pacientes das enfermarias, UTI e prontos-socorros; tempo para terapia antimicrobiana; infusão de volume/vasopressor; coleta de segundo lactato; reavaliação da volemia e da perfusão tecidual; bem como o indicador de letalidade.

Importância da terapia antimicrobiana na sepse

O tratamento antibiótico para pacientes graves continua a ser um desafio significativo para médicos em todo o mundo, e a importância de uma terapia eficaz aumenta diante do número crescente de pacientes admitidos com doenças cada vez mais graves na UTI. Estudos sugerem que, em pacientes infectados, o controle adequado do foco, e a antibioticoterapia precoce e apropriada continuam as intervenções mais importantes a serem implementadas. Entretanto, a cascata de alterações fisiopatológicas presentes na sepse faz com que ocorram importantes modificações na distribuição dos antibióticos, instigando a procura de conhecimento acerca de suas propriedades PK/PD, que são essenciais para que tais profissionais selecionem os melhores regimes posológicos de antibióticos e, consequentemente, promovam melhores resultados para estes pacientes sépticos.

Os parâmetros farmacocinéticos determinam os processos pelos quais o antimicrobiano passa pelo organismo, até chegar ao sítio de infecção. O volume de distribuição (Vd) é uma variável PK descrita como o volume em que o fármaco deveria se dissolver para que sua concentração se igualasse à do plasma. Assim, alterações no Vd antimicrobiano e *clearance* (Cl) são frequentemente observadas em pacientes graves, as quais podem alterar as concentrações antimicrobianas nos locais infectados, afetando os parâmetros PD associados à atividade antimicrobiana.

O quadro clínico de sepse cursa com perfusão microvascular heterogênea, sendo também comum a vasodilatação e o aumento da permeabilidade capilar como parte de uma resposta inflamatória, que leva à perda de fluido e proteínas plasmáticas para o compartimento extravascular. Neste sentido, a administração de fluidos para corrigir a hipovolemia relativa inicial do paciente séptico influencia diretamente na distribuição de antimicrobianos hidrofílicos, tendo em vista que a perda de líquidos para o extravascular aumenta o Vd destas drogas, necessitando que maiores doses sejam administradas para que se atinja a concentração adequada. A escolha da dose destes antimicrobianos nestes pacientes sépticos deve considerar os possíveis locais de infecção e se adequadas concentrações são efetivamente alcançadas no sítio pertinente ao processo infeccioso instalado.

Além de influenciar no Vd dos antimicrobianos, a administração de grandes volumes de fluidos, assim como o uso de vasopressores e/ou inotrópicos durante o choque séptico, pode levar a um aumento precoce do débito cardíaco e a um aumento da taxa de filtração glomerular. Desta maneira, como os antimicrobianos hidrofílicos são predominantemente eliminados pelos rins, o aumento das taxas de filtração resulta em menores concentrações plasmáticas, sendo importante estar atento à presença de disfunções orgânicas. Em geral, a diminuição do Cl ou do metabolismo hepático pode resultar em acúmulo do antimicrobiano ou seus metabólicos, aumentando o risco de toxicidade.

Outra variável PK importante a ser considerada na definição do esquema antimicrobiano é a ligação do fármaco à proteína plasmática. Considerando o fato de a albumina possuir um importante papel de ligação a fármacos de características ácidas, a hipoalbuminemia, comum em pacientes sépticos entre outros motivos pela redução da síntese no fígado, faz com que a fração de fármaco livre no sangue aumente e, consequentemente, aumente seu Vd. Em contraponto, o aumento do volume de fluido intersticial faz com que o antimicrobiano permaneça em baixas concentrações nos tecidos, apesar da quantidade aumentada de fármaco que se distribui.

Alguns parâmetros tornam-se essenciais na escolha do tratamento antimicrobiano, assim como na determinação do regime posológico otimizado:

- **Determinação do foco infeccioso:** conhecendo o local da infecção, pode-se estimar o antimicrobiano de espectro mais adequado, baseado na epidemiologia local. Além disso, o foco norteia para a escolha do antimicrobiano que melhor atinge concentrações no sítio da infecção.

- **Vd e ligação à proteína plasmática:** antimicrobianos hidrofílicos tendem a ter seu Vd aumentado em pacientes sépticos devido às grandes infusões de volume. Da mesma forma, antimicrobianos com alta ligação à proteína plasmática, como ertapenem e ceftriaxone, na condição de hipoalbuminemia, possuem seu Vd aumentado, porém não conseguem atingir adequadas concentrações nos tecidos.

- **CI renal**: características físico-químicas do antimicrobiano referentes à hidrofilia ou lipofilia, assim como o entendimento da função renal e metabólica do paciente no momento da infecção, determinam a necessidade ou não do ajuste de dose.
- **Parâmetros PK-PD dos antimicrobianos**: a atividade antimicrobiana é geralmente descrita por um dos três parâmetros PK-PD: o tempo que a concentração antimicrobiana permanece acima da concentração inibitória mínima (MIC) durante o intervalo de dosagem (T > MIC) é o parâmetro melhor correlacionado com a eficácia para betalactâmicos, incluindo carbapenêmicos e ceftazidima, podendo, nestes casos, o regime antimicrobiano ser otimizado pela administração de infusões estendidas. A proporção da concentração sérica máxima para a MIC (Cmax/MIC) correlaciona-se com a eficácia de muitos antimicrobianos dependentes da concentração, incluindo os aminoglicosídeos, que possuem sua melhor *performance* com esquemas de dose alta e única diariamente. A proporção da área sob a curva (ASC) durante um período de 24 horas para MIC (AUC/MIC) é o marcador associado à eficácia de vários antimicrobianos, incluindo tigeciclina, polimixinas e fosfomicina, sendo importante para estes antimicrobianos a administração de doses de ataque no início da terapia para rápida obtenção da Cmax e manutenção da ASC/MIC. Conhecer o comportamento PK-PD do antimicrobiano, assim como a MIC do patógeno, determina o melhor regime de administração e dose.

Alterações endócrinas e metabólicas na sepse

A emergência de quadros de sepse pode ser explicada por diversos mecanismos da interação (microrganismo-sistema imune inato e adaptado-sistema de coagulação-sistemas endócrino e metabólico), nos quais o agente etiológico penetra no organismo e, em condições favoráveis, pode desencadear reações inflamatórias locais, as quais são capazes de limitar o processo infeccioso. Porém, caso a replicação microbiana não seja contida, uma série de eventos se desenvolve à distância da porta de entrada, sendo significativo destacar que esta cascata inflamatória se inicia pelo reconhecimento dos padrões moleculares relacionados a patógenos (PMRP), que são moléculas habitualmente cruciais para a virulência e/ou sobrevivência do agente pelos receptores de reconhecimento de padrões (RRP), relativos ao sistema imune inato.

A interação entre microrganismo e hospedeiro ocorre pela detecção das estruturas *not-self* (não próprias) presentes nos agentes etiológicos. Após a fase de reconhecimento de estruturas não próprias, ocorrem eventos de ativação celular e produção de citocinas, os quais estão intimamente relacionados ao fator nuclear kappa B (NF-κB), molécula que participa da produção e da secreção de inúmeras citocinas pró-inflamatórias, como interleucinas (IL) 1, IL-2, IL-6, IL-8, IL-12, fator de necrose tumoral alfa (TNF-α) e beta (TNF-β), consideradas cruciais no desenvolvimento de sepse. Entretanto, igualmente são produzidas citocinas anti-inflamatórias, como IL-4, IL-5, IL-10, IL-11 e IL-13, sendo o balanço entre estas citocinas pró-inflamatórias e anti-inflamatórias uma das chaves para a compreensão do processo etiopatogênico da sepse.

Nas últimas décadas, organizações e sociedades profissionais desenvolveram diretrizes direcionadas aos cuidados nutricionais do paciente crítico, dentre eles o séptico, no intuito de congregar evidências para subsidiar as decisões acerca da terapêutica destes pacientes. Como exemplo, podem ser citadas as Diretrizes Brasileiras em Terapia Nutricional (DITEN), *European Society for Parenteral and Enteral Nutrition* (ESPEN) e a *American Society for Parenteral and Enteral Nutrition* (ASPEN).

Requerimentos nutricionais

Calorias

Todos os pacientes com sepse devem ser austeramente avaliados, do aspecto energético e metabólico, para oferecer o aporte nutricional estrito. A calorimetria indireta é o método considerado padrão-ouro para tal estimativa, medindo-se o consumo de oxigênio e a produção de gás carbônico durante as trocas respiratórias. Pela equação de Weir – bem como pela medida de oxigênio consumido e de dióxido de carbono produzido –, calcula-se o gasto energético basal (GEB) do seguinte modo:

$$GEB = \{[3,796 \times \text{consumo de oxigênio } (VO_2)] + [1,214 \times \text{produção de dióxido de carbono } (VCO_2)]\} \times 1.440$$

O GEB do paciente séptico situa-se entre 16 e 35 kcal/kg. Tal limite varia desde o paciente idoso hipometabólico até o enfermo extensamente queimado, modificando-se conforme a fase de evolução da condição mórbida.

Na ausência de calorimetria indireta, estimam-se as necessidades energéticas, com base em consensos nacionais e internacionais ou, ainda, por meio de equações estimativas, adicionando ou não fatores de ajustes, de acordo com o grau de estresse metabólico e etiologia da doença crítica, usando as fórmulas de Harris-Benedict, Mifflin e Penn-State, conforme os Quadros 4.1, 4.2 e 4.3.

Proteínas

O paciente grave sofre de elevada proteólise muscular e acentuada gliconeogênese, comandadas principalmente por citocinas inflamatórias (por exemplo: IL-1, IL-6 e TNF-α). Estas aceleram os sistemas enzimáticos de degradação de aminoácidos para vias endógenas, propiciando o balanço nitrogenado negativo. Os últimos

Quadro 4.1. Fórmula de cálculo energético estimado.

Fórmula Harris-Benedict (1919)	Fator metabólico de ajuste
GEB para homens = 66 + P (13,75) + A (5) – idade* (6,8)	$\times$ 1,3 se sepse
	$\times$ 1,5 a 1,6 se trauma + sepse
GEB para mulheres = 665 + P (9,6) + A (1,8) – idade* (4,7)	

* Idade em anos. GEB: gasto energético basal; P: peso em kg; A: altura em cm.

Quadro 4.2. Fórmula de cálculo energético estimado.

Fórmula Mifflin-St Jeor (1990)	
Homens	P (10) + A (6,25) – idade* (5) + 5
Mulheres	P (10) + A (6,25) – idade* (5) – 165

* Idade em anos. P: peso em kg; A: altura em cm.

Quadro 4.3. Fórmula de cálculo energético estimado.

Fórmula Penn-State (2004, 2010)		
Idade $\geq$ 60 com IMC $\geq$ 30 kg/m^2	Mifflin (0,71) + Tmax (85)+ Ve (64) – 3.085	
Todos os outros	Mifflin (0,96) + Tmax (167) + Ve(31) – 6.212	
Fórmula de bolso para estimativa de gasto energético		
Fase da doença	kcal/kg/dia	Considerações
Aguda (estável hemodinamicamente)	20-25	Atenção para oferta calórica durante a fase aguda; *overfeeding* pode promover desfechos desfavoráveis
Flow anabólica	25-30	
Desnutridos	30	

IMC: índice de massa corporal; Tmax: temperatura máxima do corpo nas últimas 24 horas em °C; Ve: ventilação por minuto (L/min). Fonte: adaptado de McClave SA, Taylor BE, Martindale RG, et al. Guidelines for the Provision and Assessment of Nutrition Support Therapy in the Adult Critically Ill Patient: Society of Critical Care Medicine (SCCM) and American Society for Parenteral and Enteral Nutrition (A.S.P.E.N.). JPEN J Parenter Enteral Nutr. 2016;40(2):159-211.

consensos de terapia nutricional (TN) no doente grave recomendam fortemente a oferta proteica como prioridade.

Recomendações de consensos atuais preconizam 1,2 a 2,0 g/kg de peso atual em doentes sépticos eutróficos, e 2,0 g/kg/peso ideal para doentes com índice de massa corporal (IMC) > 30, e 2,5 g/kg/peso ideal quando o IMC for de 30 a 50 kg/m^2. É importante dar atenção às perdas proteicas, quando a sepse for associada a situações que demandem maior consumo proteico, como grandes queimados, peritoneostomias e fístulas do trato gastrintestinal com grande débito.

Oferta proteico-calórica no doente séptico

Os objetivos da TN em pacientes graves consistem em fornecer aporte nutricional adequado, prevenir deficiências nutricionais, atenuar a perda de massa magra, evitar complicações e melhorar os desfechos clínicos, tendo em vista alguns estudos apontarem que estes pacientes recebem menor volume de nutrição enteral (NE) e não atingem a meta energética prescrita. Enquanto McClave et al. identificaram pacientes que receberam volume médio diário de NE de 51,6% do prescrito, e que apenas 14% atingiram 90% ou mais da prescrição diária até 72 horas após o início da infusão de NE, Teixeira et al. encontraram adequação de 74% no volume

de dieta administrada em relação à prescrição em uma UTI brasileira. Adequação semelhante (76%) foi encontrada em estudo realizado com 193 pacientes em cinco UTI da Inglaterra. O débito energético acumulado na primeira semana de internação na UTI é descrito como forte preditor de desfechos clínicos, sendo que a demora no início da TN pode expor tais pacientes a défices energéticos que, provavelmente, não são compensados durante a internação na UTI.

Em contrapartida, Arabi et al. avaliaram o efeito da suboferta permissiva (60 a 70%) vs. oferta adequada (90 a 100%), e da insulinoterapia intensiva vs. insulinoterapia convencional nos desfechos clínicos, em pacientes graves, verificando-se que o grupo que recebeu, em média, 59% (16,1%) das necessidades energéticas apresentou menores taxas de mortalidade hospitalar comparado ao grupo que recebeu, em média, 71,4% (22,8%) das necessidades. Importante ressaltar que o início do aporte nutricional ocorreu nas primeiras 24 horas.

Avaliações e métodos de triagens nutricionais

A adequada nutrição do paciente é uma estratégia terapêutica proativa, que pode reduzir a gravidade da doença; diminuir as complicações e o tempo de permanência na UTI; melhorar o resultado do tratamento do paciente; e minimizar custos. O uso de protocolos nutricionais aumenta o porcentual de metas atingidas quanto às quotas calóricas e deve ser implementado.

A má nutrição tem íntima relação com desfechos desfavoráveis. Reconhecer e estimar o risco nutricional (RN) são fatores importantes para traçar o plano de TN.

Risco nutricional

A avaliação do RN e as triagens nutricionais foram criadas, teoricamente, para pacientes não graves. Reconhece-se, então, a tendência de classificar os doentes graves de forma homogênea com RN elevado de desnutrição, não determinando os doentes que podem ser classificados com largo potencial para desfechos desfavoráveis.

Nutritional Risk Screening 2002

O *Nutritional Risk Screening 2002* (NRS 2002) foi desenvolvido na última década por Kondrup et al., com o propósito de detectar RN em adultos. Possui as mesmas questões do *Malnutrition Universal Screening Tool* (MUST), com o acréscimo da gravidade da doença e sua associação com os requerimentos nutricionais. Consiste em triagem inicial, composta por quatro questões referentes a IMC, perda ponderal indesejada no último trimestre, redução da ingestão alimentar na última semana e presença de doença grave, além de triagem final, que classifica as respostas da triagem inicial, considerando o porcentual de peso perdido e o tempo, IMC, aceitação da dieta e grau da severidade da doença.

É atribuído um escore para cada item e, em seguida, o somatório de todos; se a idade do paciente for superior a 70 anos, soma-se mais 1 ponto. Ao final, escore ≥ 3 indica RN, e escore < 3 sugere que se repita a triagem semanalmente. Tal ferramenta considera a idade superior a 70 anos como fator de risco extra para a desnutrição e, também, por avaliar a perda ponderal referente aos 3 meses anteriores, acaba por apontar mudanças no estado nutricional agudas ou mais recentes.

NUTRIC Score

Com o objetivo de identificar doentes graves de cuidados intensivos que pudessem se beneficiar com terapêutica nutricional mais agressiva, Heyland et al. desenvolveram e validaram uma nova ferramenta – a primeira especificamente para doentes críticos: o *NUTrition Risk in the Critically Ill* (NUTRIC score).

O modelo conceitual da ferramenta liga marcadores preditores de desnutrição aguda e crônica, inflamação aguda e crônica, e *outcome*. A gravidade da doença é dada pela utilização de escores tradicionais de gravidade utilizados habitualmente nas UTI, como *Acute Physiology and Chronic Health Evaluation II* (APACHE II) e *Sequential Organ Failure Assessment* (SOFA). O NUTRIC score é composto por seis variáveis fáceis de obter no ambiente de cuidados intensivos, à exceção dos níveis de IL-6, que não é medida de rotina. A pontuação final da ferramenta varia de zero a 10, quando dosada a IL-6, sendo considerados doentes de alto risco os que apresentam pontuação ≥ 6. Também é validado sem IL-6, mas a pontuação varia de zero a 9, sendo considerados de alto risco os doentes com pontuação ≥ 5.

Nutrientes imunomoduladores em sepse

Alguns nutrientes imunomoduladores, como os ácidos graxos W-3 e W-6, nucleotídeos, e aminoácidos arginina e glutamina, têm a capacidade de interferir tanto na resposta inflamatória quanto na resposta imune, promovendo a redução da frequência de infecções e suas complicações, além da diminuição no tempo de internação.

Arginina

Atualmente, há uma discussão se a suplementação de arginina deve ou não ser realizada, em casos de sepse. De modo geral, benefícios são encontrados, porém alguns autores já não acreditam nestes efeitos, demonstrando até aumento na taxa de mortalidade quando comparado ao uso de fórmula-padrão.

Heyland e Samis, na discussão de três estudos envolvendo subgrupos de pacientes doentes graves que, aparentemente, pioraram com o uso de dietas imunomoduladoras suplementadas com arginina, afirmam que este nutriente foi responsável pelos danos, sendo capaz de promover um aumento na produção de óxido nítrico por meio do aumento na produção de óxido nítrico-sintetase, podendo ter um efeito adverso nos pacientes críticos. Por estimulação de um desequilíbrio na liberação de óxido nítrico, a arginina pode intensificar a inflamação sistêmica nos pacientes sépticos e em outros grupos de pacientes em que o óxido nítrico-sintetase está acima do normal.

Alguns autores afirmam observar benefícios da suplementação da arginina em pacientes cirúrgicos, porém quando analisada uma população específica de pacientes com sepse, observa-se aumento da mortalidade, comparados ao grupo que fez uso de fórmulas padrão. Tal fato se explica pelo fato de a arginina aumentar a liberação de citocinas pró-inflamatórias e óxido nítrico, com aumento da resposta inflamatória, resultando em hipotensão temporária, aumento do débito cardíaco, diminuição na resistência vascular e pulmonar sistêmica e, além disso, maior custo. Devido a este risco potencial, seu uso não é recomendado nesses pacientes.

Glutamina

A glutamina é considerada o aminoácido mais abundante no organismo e com a maior concentração plasmática. Compõe a metade do total de aminoácidos livres no músculo esquelético e, sob condições normais, é considerado um aminoácido não essencial, podendo ser produzido em quantidades suficientes para suprir as necessidades do organismo.

Torna-se um aminoácido essencial no organismo humano quando se apresenta sob estresse, incluindo doentes graves, com grande trauma, submetidos à cirurgia ou gravemente queimados. A essencialidade da glutamina é evidenciada por sua queda plasmática e tecidual, como resultado do excesso de utilização em relação à produção endógena, e este decréscimo continua a ocorrer 21 dias após o início do estado de estresse.

Muitos estudos sobre a suplementação de glutamina em pacientes graves mostram que ela pode melhorar a morbidade por infecção e mortalidade. Entretanto, existem diferenças nos métodos utilizados nestes estudos, o que parece estar relacionado à dose e à via de administração. Estudos que demonstraram benefício utilizaram altas doses de glutamina (geralmente > 0,5 g/kg/dia) e administração de glutamina intravenosa. A tendência de utilização de altas doses de glutamina administradas via parenteral tem mostrado efeito benéfico.

Schulman et al. verificaram os efeitos da adição de glutamina em dieta imunomoduladora ou sua adição em dieta padrão em pacientes de UTI. Foram selecionados 185 pacientes, divididos em três grupos. O primeiro grupo recebeu dieta padrão com adição de proteína; o segundo, dieta padrão com 0,6 g/kg/dia de glutamina; e o terceiro, dieta imunomoduladora com 0,6 g/kg/dia de glutamina. As diferenças na taxa de mortalidade entre os grupos que receberam dieta padrão e os que receberam glutamina não foi significativa, concluindo-se que a adição de glutamina à NE padrão ou dieta imunomoduladora não melhorou resultados em relação à mortalidade.

Não se pode diferenciar os efeitos da suplementação de glutamina e a interação entre a glutamina adicionada e os outros imunonutrientes da fórmula. Não há como explicar qual destes nutrientes − se algum deles − poderia afetar o prognóstico destes pacientes. Porém, sabe-se que não há evidências de que dietas imunomoduladoras apresentem qualquer alteração na incidência de mortalidade intra-hospitalar em pacientes críticos.

Antioxidantes

Heyland et al. conduziram metanálise para investigar se a suplementação com micronutrientes antioxidantes (vitaminas A, C e E; selênio, zinco e cobre, juntamente ou separados) em pacientes graves com trauma, queimadura, sepse ou síndrome do desconforto respiratório agudo (SDRA) teria efeito sobre a mortalidade e complicações infecciosas. Os resultados sugeriram que as dietas suplementadas com antioxidantes reduziram significativamente a mortalidade, porém sem efeito nas complicações infecciosas. Em 11 ensaios clínicos, foi grande a variação no tipo de antioxidantes utilizados, na via de administração e na dosagem, tornando difícil atribuir os efeitos

a um único antioxidante ou a uma melhor combinação destes. Destes 11 estudos, sete continham selênio em sua composição, sozinho ou em combinação com outros antioxidantes, o que foi associado a uma tendência de menor mortalidade, apesar das diferentes quantidades ofertadas. Os autores ressaltam que, em sua maior parte, os ensaios foram pequenos e, por isto, inadequados para detectar efeitos clinicamente relevantes sobre a mortalidade, não sendo reportado nenhum efeito deletério na administração dos micronutrientes.

Outro estudo prospectivo, duplo-cego, controlado, randomizou 40 pacientes com sepse (APACHE II > 15), em tratamento na UTI, os quais foram divididos em dois grupos: grupo selênio, com 18 pacientes recebendo diariamente infusão intravenosa contínua de selenito de sódio, em dosagens que regrediam a cada 3 dias (474 μg, 316 μg e 158 μg ao dia) e, posteriormente, 31,6 μg ao dia até completar 14 dias; e grupo controle, com 22 pacientes recebendo apenas uma dose diária padrão de selenito de sódio (31,6 μg ao dia). A suplementação com altas doses de selenito de sódio aumentou a concentração plasmática de selênio, assim como da atividade da GPx, sugerindo aumento da função antioxidante no plasma.

Por outro lado, Forceville et al., em estudo prospectivo, multicêntrico, randomizado, duplo-cego, avaliaram os efeitos de altas doses de selênio em pacientes com choque séptico. Dos 60 pacientes, 29 eram do grupo placebo e 31 do grupo selênio. O grupo selênio recebeu, por 10 dias, selenito de sódio (4.000 μg no primeiro dia e 1.000 μg ao dia, nos 9 dias seguintes) por infusão contínua intravenosa (2 mL/hora). Esta superdosagem inicial se deve ao fato de que o selênio possui, além de propriedade antioxidante, propriedade pró-oxidante, o que poderia ser benéfico no início do choque séptico, por reduzir temporariamente a inflamação excessiva. Como resultado, não houve diferença significativa no tempo médio de ventilação mecânica, na retirada da terapia vasopressora, no tempo de permanência hospitalar, nem no SOFA, bem como na taxa de mortalidade. Os autores discutem que os resultados não positivos do estudo poderiam estar relacionados ao pequeno número da amostra, à dose inadequada e/ou à modalidade na administração ou, ainda, à incipiente toxicidade do selenito, contrabalanceando o moderado efeito benéfico. Ao realizar uma análise crítica deste estudo, Heyland sugere que doses superiores a 1.000g μg ao dia de selênio podem ser prejudiciais, e doses inferiores a 800 μg ao dia não são ideais em pacientes graves.

Referências

Abraham E, Singer M. Mechanisms of sepsis-induced organ dysfunction. Crit Care Med. 2007;35(10):2408-16.

Adam S, Batson S. A study of problems associated with the delivery of enteral feed in critically ill patients in five ICUs in the UK. Intensive Care Med. 1997;23(3):261-6.

Andrews FJ, Griffiths RD. Glutamine: essential for immune nutrition in the critically ill. Br J Nutr. 2002;87(Suppl 1):S3-8.

Arabi YM, Tamim HM, Dhar GS, et al. Permissive underfeeding and intensive insulin therapy in critically ill patients: a randomized controlled trial. Am J Clin Nutr. 2011;93(3):569-77.

Associação de Medicina Intensiva Brasileira; Sociedade Brasileira de Infectologia; Sociedade Brasileira de Nutrição Parenteral e Enteral. Diretrizes da Saúde Suplementar. Sepse e Nutrição. 2009. Disponível em: http://diretrizes.amb.org.br/ans/sepse-nutricao.pdf

Banerjee D, Levy MM. Sepsis definitions. In: Ward, NS, Levy MM. Sepsis: definitions, pathophysiology and the challenge of bedside management. New York: Humana Press; 2017.

Beghetto MG, Manna B, Candal A, et al. Triagem nutricional em adultos hospitalizados. Rev Nutr. 2008;21(5):589-601.

Cerra FB, Benitez MR, Blackburn GL, et al. Applied nutrition in ICU patients. A consensus statement of the American College of Chest Physicians. Chest. 1997;111(3):769-78.

Conejero R, Bonet A, Grau T, et al. Effect of a glutamine-enriched enteral diet on intestinal permeability and infectious morbidity at 28 days in critically ill patients with systemic inflammatory response syndrome: a randomized, single-blind, prospective, multicenter study. Nutrition. 2002;18(9):716-21.

Conselho Federal de Enfermagem (COFEN). Resolução COFEN n° 390/2011. Normatiza a execução, pelo enfermeiro, da punção arterial tanto para fins de gasometria como para monitorização de pressão arterial invasiva Disponível: http://www.cofen.gov.br/resoluo-cofen-n-3902011_8037.html

Dhaliwal R, Madden SM, Cahill N, et al. Guidelines, guidelines, guidelines: what are we to do with all of these North American guidelines? JPEN J Parenter Enteral Nutr. 2010;34(6):625-43.

Elke G, Wang M, Weiler N, Close to recommended caloric and protein intake by enteral nutrition is associated with better clinical outcome of critically ill septic patients: secondary analysis of a large international nutrition database. Crit Care. 2014;18(1):R29.

Ferreira IK. Terapia nutricional em Unidade de Terapia Intensiva. Rev Bras Ter Intensiva. 2007;19(1):90-7.

Forceville X, Laviolle B, Annane D, et al. Effects of high doses of selenium, as sodium selenite, in septic shock: a placebo-controlled, randomized, double-blind, phase II study. Crit Care. 2007;11(4):1-10.

Garcia TR, Nóbrega MM. Processo de Enfermagem: da teoria à prática assistencial e de pesquisa. Esc Anna Nery Rev Enferm. 2009;13(1):188-93.

Heyland DK. Selenium supplementation in critically ill patients: can too much of a good thing be a bad thing? Crit Care. 2007;11(4):1-3.

Heyland DK, Cahill NE, Dhaliwal R, et al. Enhanced protein-energy provision via the enteral route in critically ill patients: a single center feasibility trial of the PEP uP protocol. Crit Care. 2010;14(2):2-12.

Heyland DK, Dhaliwal R, Jiang X, et al. Identifying critically ill patients who benefit the most from nutrition therapy: the development and initial validation of a novel risk assessment tool. Crit Care. 2011;15(6):R268.

Heyland DK, Dhaliwal R, Suchner U, et al. Antioxidant nutrients: a systematic review of trace elements and vitamins in the critically ill patient. Intensive Care Med. 2005;31(3):327-37.

Heyland DK, Novak F, Drover JW, et al. Should immunonutrition become routine in critically ill patients? A systematic review of the evidence. JAMA. 2001;286(8):944-53.

Heyland DK, Samis A. Does immunonutrition in patients with sepsis do more harm than good? Intensive Care Med. 2003;29(5):699-71.

Henkin CS, Coelho JC, Paganella MC, et al. Sepse: uma visão atual. Scientia Medica. 2009;19(3):135-45.

Hotchkiss RS, Karl IE. The pathophysiology and treatment of sepsis. N Engl J Med. 2003;348(2):138-50.

Jones NE, Heyland DK. Pharmaconutrition: a new emerging paradigm. Curr Opin Gastroenterol. 2008;24(2):215-22.

Kleinpell R, Aitken L, Schorr CA. Implications of the new international sepsis guidelines for nursing care. Am J Crit Care. 2013;22(3):212-22.

Kondrup J, Allison SP, Elia M, et al. ESPEN Guidelines for Nutrition Screening 2002. Clin Nutr. 2003;22(4):415-21.

Kreymann KG, Berger MM, Deutz NEP, et al.; ESPEN (European Society for Parenteral and Enteral Nutrition). ESPEN Guidelines on Enteral Nutrition: intensive care. Clin Nutr. 2006;25(2):210-23.

Kumar A, Roberts D, Wood KE, et al. Duration of hypotension before initiation of effective antimicrobial therapy is the critical determinant of survival in human septic shock. Crit Care Med. 2006;34(6):1589-96.

Levi M. The coagulant response in sepsis. Clin Chest Med. 2008;29(4):627-42.

Luo M, Bazargan N, Griffith DP, et al. Metabolic effects of enteral versus parenteral alanyl-glutamine dipeptide administration in critically ill patients receiving enteral feeding: a pilot study. Clin Nutr. 2008;27(2):297-306.

Machado FR, Assunção MS, Cavalcanti AB, et al. Chegando a um consenso: vantagens e desvantagens do Sepsis 3 considerando países de recursos limitados. Rev Bras Ter Intensiva. 2016;28(4):361-5.

Maicá AO, Schweigert ID. Avaliação nutricional em pacientes graves. Rev Bras Ter Intensiva. 2008;20(3):286-95.

McClave SA, Sexton LK, Spain DA, et al. Enteral tube feeding in the intensive care unit: factors impeding adequate delivery. Crit Care Med. 1999;27(7):1252-6.

McClave SA, Taylor BE, Martindale RG, et al. Guidelines for the Provision and Assessment of Nutrition Support Therapy in the Adult Critically Ill Patient: Society of Critical Care Medicine (SCCM) and American Society for Parenteral and Enteral Nutrition (A.S.P.E.N.). JPEN J Parenter Enteral Nutr. 2016;40(2):159-211.

Martindale RG, McCarthy MS, McClave SA. Guidelines for nutrition therapy in critical illness: are not they all the same? Minerva Anestesiol. 2011;77(4):463-7.

Mishra V, Baines M, Perry SE, et al. Effect of selenium supplementation on biochemical markers and outcome in critically ill patients. Clin Nutr. 2007;26(1):41-50.

Montejo JC, Zarazaga A, López-Martínez J, et al. Immunonutrition in the intensive care unit: a systematic review and consensus statement. Clin Nutr. 2003;22(3):221-33.

Neuner EA, Gallagher JC. Pharmacodynamic and pharmacokinetic considerations in the treatment of critically III patients infected with carbapenem-resistant Enterobacteriaceae. Virulence. 2017;8(4):440-52.

Oberholzer A, Oberholzer C, Moldawer LL. Sepsis syndromes: understanding the role of innate and acquired immunity. Shock. 2001;16(2):83-96.

Ramalho Neto JM, Bezerra LM, et al. Nursing process and septic shock: intensive nursing care. Rev Enferm UFPE Online. 2011;5(9):2260-7.

Ramalho Neto JM, Campos DA, Marques LBA, et al. Conceptions of nurses who work in a general intensive care unit regarding sepsis. Cogitare Enferm. 2015;20(4):706-11.

Rhodes A, Evans LE, Alhazzani W, et al. Surviving Sepsis Campaign: International Guidelines for Management of Sepsis and Septic Shock: 2016. Intensive Care Med. 2017;43(3):304-77.

Ribeiro PC. Terapia nutricional na sepse. Rev Bras Ter Intensiva. 2004:16(3):175-8.

Rittirsch D, Flierl MA, Ward PA. Harmful molecular mechanisms in sepsis. Nat Rev Immunol. 2008;8(10):776-87.

Rivers E, Nguyen B, Havstad S, et al. Early goal-directed therapy in the treatment of severe sepsis and septic shock. N Engl J Med. 2001; 345(19):1368-77.

Roberts JA, Lipman J. Pharmacokinetic issues for antibiotics in the critically ill patient. Crit Care Med. 2009;37(3):840-51.

Salomão R, Diament D, Rigatto O, et al. Diretrizes para tratamento da sepse grave/choque séptico: abordagem do agente infeccioso – controle do foco infeccioso e tratamento antimicrobiano. Rev Bras Ter Intensiva. 2011;23(2):145-57.

Santos L, Torriani MS, Barros E. Medicamentos na prática da farmácia clínica. Porto Alegre: Artmed, 2013.

Schulman AS, Willcutts KF, Claridge JA, et al. Does the addition of glutamine to enteral feeds affect patient mortality? Crit Care Med. 2005;33(11):2501-6.

Singer M, Deutschman CS, Seymour CW, et al. The Third International Consensus Definitions for Sepsis and Septic Shock (Sepsis-3). JAMA. 2016;315(8):801-10.

Siqueira-Batista R, Gomes AP, Calixto-Lima L, et al. Sepse: atualidades e perspectivas. Rev Bras Ter Intensiva. 2011;23(2):207-16.

Siqueira-Batista R, Mendonça EG, Gomes AP, et al. Proteomic updates on sepsis. Rev Assoc Med Bras. 2012;58(3):376-82.

Teixeira AC, Caruso L, Soriano FG. Terapia nutricional enteral em unidade de terapia intensiva: infusão versus necessidades. Rev Bras Ter Intensiva. 2006;18(4):331-7.

Tsai JR, Chang WT, Sheu CC, et al. Inadequate energy delivery during early critical illness correlates with increased risk of mortality in patients who survive at least seven days: a retrospective study. Clin Nutr. 2011;30(2):209-14.

Varghese JM, Roberts JA, Lipman J. Antimicrobial pharmacokinetic and pharmacodynamic issues in the critically ill with severe sepsis and septic shock. Crit Care Clin. 2011;27(1):19-34.

Viana RA, Machado FR, Souza JL. Sepse, um problema de saúde pública: a atuação e colaboração da Enfermagem na rápida identificação e tratamento da doença. 2ª ed. São Paulo: Conselho Regional de Enfermagem de São Paulo, 2017.

Viana RA, Vargas MA, Carmagnani MI, et al. Desvelando competências do enfermeiro de terapia intensiva. Enferm Foco. 2015;6(1/4):46-50.

Villet S, Chiolero RL, Bollmann MD, et al. Negative impact of hypocaloric feeding and energy balance on clinical outcome in ICU patients. Clin Nutr. 2005;24(4):502-9.

Westphal GA, Gonçalves AR, Caldeira Filho M, et al. Diretrizes para tratamento da sepse grave/choque séptico – avaliação da perfusão tecidual. Rev Bras Ter Intensiva. 2011;23(1):6-12.

Westphal GA, Silva E, Salomão R, et al. Diretrizes para tratamento da sepse grave/choque séptico – ressuscitação hemodinâmica. Rev Bras Ter Intensiva. 2011;23(1):13-23.

Wischmeyer PE. Glutamine: mode of action in critical illness. Crit Care Med. 2007;35(9 Suppl):S541-4.

Wischmeyer PE. Glutamine: role in critical illness and ongoing clinical trials. Curr Opin Gastroenterol. 2008;24(2):190-7.

Yokota PK, Marra AR, Martino MD, et al. Impact of appropriate antimicrobial therapy for patients with severe sepsis and septic shock - A quality improvement study. PLoS One. 2014;9(11):1104475.

CAPÍTULO 5

Ventilação mecânica

Anne Karolyne Leite

Christiane Albuquerque

Cleber Verona

Sergio Nemer

Introdução

A ventilação mecânica (VM), ou suporte ventilatório invasivo, consiste no método de tratamento para os pacientes que se encontram em quadro de insuficiência ventilatória aguda ou crônica. A aplicação da terapêutica melhora a troca gasosa e diminui o trabalho respiratório, podendo ser administrada de forma invasiva, por tubos endotraqueais ou cânulas de traqueostomia, ou de forma não invasiva (com máscaras). Neste capítulo abordaremos apenas o modo invasivo de VM.

Intubação traqueal

A intubação orotraqueal é realizada por meio da laringoscopia direta, com visualização da epiglote e introdução do tubo para dentro da traqueia. A escolha do diâmetro do tubo traqueal se dá baseado no tamanho do paciente; na perspectiva do tempo de ventilação ao qual o paciente será submetido; nas condições anatômicas da via aérea; e na experiência médica. Na prática diária, pacientes brevilíneos utilizam tubos de diâmetro de 6,5 a 7,5 mm; medianos, entre 7,0 e 8,0; e longilíneos, de 8,0 a 9,5 mm. A utilização de *cheklist* facilita a realização do procedimento, sendo necessários: posicionamento adequado do paciente (decúbito dorsal, cabeceira entre 20° e 30°); laringoscópio com as lâminas em condições funcionais; sistema de aspiração de secreções; oxigênio e dispositivos de administração; respirador manual; acesso venoso; fármacos usados para o procedimento; tubo com balonete testado, guia de intubação e seringa para insuflar o balonete; sistema de fixação do tubo (cadarço); gel lubrificante anestésico (xilocaína) para o balonete; e monitoramento multiparamétrico (eletrocardiograma, oximetria, tensão arterial e capnografia).

Após a intubação, as auscultas gástrica e pulmonar bilateral são utilizadas para verificação do sucesso do procedimento. O uso de capnografia também permite assegurar a introdução do tubo traqueal na via aérea. Contudo, o raio X de controle deve ser realizado para garantir o local adequado do tubo na via aérea.

Indução em sequência rápida

É o método inicialmente utilizado nos pacientes com risco de regurgitação e aspiração do conteúdo gástrico. Nos dias atuais, a técnica é amplamente utilizada e busca minimizar outros riscos decorrentes da intubação, como alterações pressóricas, hipoxemia, arritmias e broncoespasmos.

A intubação em sequência rápida requer pré-oxigenação com oxigênio a 100%; compressão da cartilagem cricoide com 1 kg de força (manobra de Sellick); e administração de fármacos hipnóticos e/ou opioides e/ou bloqueadores neuromusculares.

A escolha dos fármacos será baseada na condição clínica do paciente e na experiência clínica do profissional. As drogas de escolha geralmente são de rápido início e curta duração, objetivando as perdas dos reflexos fisiológicos do paciente durante no manuseio das vias aéreas. Os medicamentos comumente utilizados são agentes hipnóticos, bloqueadores neuromusculares e opioides.

Agentes hipnóticos

- **Propofol**: agente hipnótico de rápida ação, possui meia-vida curta (1 a 2 minutos); um de seus efeitos adversos é a hipotensão severa.
- **Midazolan**: agente hipnótico de ação intermediária (quando comparado ao propofol). Também causa hipotensão. Sua grande vantagem é causar amnésia, levando o paciente, caso consciente, a esquecer do evento intubação.
- **Cetamina**: agente hpnótico não tão eficaz, quando comparado a midazolan e propofol. Possui como vantagem não causar alterações na pressão arterial.

- **Etomidato**: também possui como vantagem não causar alterações hemodinâmicas.
- **Tiopental**: agente barbitúrico, atualmente em desuso na maioria das instituições, possui início de ação rápida e causa poucas alterações hemodinâmicas.

Bloqueadores neuromusculares

- **Suxametônio (succinilcolina)**: agente despolarizante (produz fasciculações) de rápido início e curta duração. Tem como desvantagem seus efeitos adversos. Entre os mais importantes, estão arritmias, alterações hemodinâmicas e hiperpotassemia.
- **Rocurônio**: bloqueador não despolarizante (não produz fasciculações) também de início rápido e ação mais longa. Quando comparado ao suxametônio, sua vantagem é não causar alterações hemodinâmicas e possuir agente antagonista específico (sugammadex).

Opioides

Fármacos opioides muitas vezes são utilizados durante o procedimento. Eles visam minimizar a resposta fisiológica à laringoscopia, como a hipertensão, além de reduzir a sensação de desconforto e dor que possa ocorrer durante o procedimento.

A droga amplamente utilizada é o fentanil e seus derivados, como o remifentanil ou alfentanil. Tem como efeitos adversos importantes bradicardia, hipotensão, rigidez torácica e broncoespasmo, entre outros.

Modos ventilatórios básicos

Os modos ventilatórios básicos são amplamente utilizados no ambiente de terapia intensiva. A maioria dos pacientes utiliza algum ou mais destes modos durante todo o período de VM. São divididos em:

- **Pressão de suporte ventilatório**: o início do ciclo respiratório é disparado pelo paciente, e o ventilador mecânico provê a pressão positiva previamente determinada durante a regulagem do ventilador. A frequência respiratória é determinada pelo paciente.
- **Pressão assistida/controlada**: o início do ciclo respiratório pode ser disparado pelo paciente (assistida) ou pelo ventilador mecânico (controlada) por meio de uma frequência respiratória previamente regulada no ventilador, caso o paciente não inicie o ciclo respiratório. Também, neste caso, o ventilador provê a pressão positiva programada.
- **Volume assistido/controlado**: o início do ciclo respiratório pode ser disparado pelo paciente (assistido) ou pelo ventilador mecânico (controlado), por meio de uma frequência respiratória previamente regulada no ventilador, caso o paciente não inicie o ciclo respiratório. Uma das diferenças para o modo "pressão" é que, neste caso, o ventilador provê um volume de ar previamente programado, ao invés de uma pressão.

- **Ventilação mandatória intermitente sincronizada (SIMV)**: ocorrem ciclos mandatórios (controlados pelo ventilador) a volume ou pressão, intercalados com ventilações espontâneas do paciente (pressão de suporte ventilatório), ou seja, entre os ciclos programados e iniciados pelo ventilador, podem ocorrer ciclos ventilatórios iniciados pelo paciente.

Cuidados gerais dos pacientes em ventilação mecânica

A literatura recomenda que o paciente seja adequadamente pré-oxigenado, medicado e intubado de maneira correta. O uso da sequência rápida de intubação minimiza possíveis efeitos adversos que o procedimento possa trazer ao paciente.

O dia a dia em unidades de terapia intensiva (UTI) permite observar alguns erros comuns durante o manuseio de alguns equipamentos e rotinas que podem gerar complicações ao paciente, como o uso inadequado do ressuscitador manual (por exemplo: Ambu) e a fixação dos tubos traqueais.

O volume de ar existente em um respirador manual adulto é de aproximadamente 1.500 mL. Partindo da premissa de que um paciente necessita de aproximadamente 6 a 8 mL de ar por quilo de peso para ser ventilado, raras serão as situações em que realizaremos a compressão de todo o volume do respirador manual para a execução de um ciclo ventilatório.

Outra situação comum no uso do respirador manual diz respeito à frequência respiratória. É comum observarmos a realização de frequências respiratórias acima de 20 incursões ventilatórias por minuto durante o uso deste dispositivo, o que, na maioria das vezes, é desnecessário para o paciente.

Ainda, durante o uso do respirador manual, o nível de sedoanalgesia do paciente merece atenção. Em situações de superficialização, o paciente apresenta incursões ventilatórias espontâneas, e o usuário deve respeitá-las e tentar sincronizar o uso do respirador manual com o ciclo ventilatório do paciente. Nesta situação, se o paciente estiver expirando e o profissional de saúde realizar compressão do respirador manual, ocorre elevação de pressão nas vias aéreas, o que pode ser deletério ao paciente. Outra medida que pode minimizar a ocorrência de ventilações espontâneas é a utilização de bólus de agentes sedoanalgésicos.

O uso adequado do respirador manual, respeitando volume, frequência e o momento em que se realiza sua compressão, reduz a possibilidade do surgimento de complicações como pneumotórax.

A fixação de tubos traqueais pode ser realizada por dispositivos industrializados, mas esta não é a realidade de grande parte das UTIs do Brasil. O material amplamente utilizado para fixação de tubos endotraqueais é o cadarço. Existem algumas variações da técnica de amarra, porém temos que lembrar o seguinte: o cadarço é responsável por manter o tubo na via área, por meio de sua fixação na cabeça do paciente. O balonete do tubo não tem este papel; ele apenas faz a vedação da via aérea. O cadarço deve ser bem fixo, porém temos que cuidar das áreas de maior pressão, principalmente a comissura labial e a porção superior da orelha, para não surgirem lesões por pressão. Uma alternativa para tal é a alternância de lados no posicionamento do cadarço em relação à comissura labial e às orelhas. A troca de cadarços deve ser realizada preferencialmente por dois profissionais, minimizando o risco de o tubo endotraqueal se posicionar de forma seletiva ou extubação do paciente. Algumas fixações aparentemente parecem dar mais conforto ao paciente (utilização de "bailarina"), porém permitem a mobilização do tubo dentro da via área, permitindo a seletivação ou extubação acidental (Figura 5.1).

A utilização de demarcação (com esparadrapo) e o registro no prontuário da comissura labial em que o tubo estava posicionado após a realização do raio X confirmatório com o posicionamento adequado permitem melhor controle da equipe de saúde (Figura 5.2).

Durante a avaliação diária dos pacientes submetidos à VM, deve atentar-se para os modos ventilatórios utilizados. Os modos pressão controlada, assistido-controlada, de suporte e volume assistido-controlado são os mais utilizados nos pacientes mecanicamente ventilados. Podemos, então, superficialmente dizer que utilizamos, na maioria das vezes, apenas dois modos: ventilado à pressão ou à volume.

Nos pacientes ventilados à pressão, o enfermeiro deve atentar-se para o volume de ar corrente (VAC) que a pressão programada no ventilador gera no sistema respiratório. Podendo ser o VAC excessivo ou insuficiente (Figura 5.3).

Nos pacientes ventilados a volume, o enfermeiro deve atentar-se para a pressão que o VAC gera na via área, que pode ser excessiva (Figura 5.4).

Estar atento a estas situações pode evitar complicações, como volutrauma, barotrauma, atelectasias e hipoventilações. O enfermeiro deve atentar-se também para as curvas ventilatórias. A maioria dos ventiladores microprocessados disponibiliza três curvas em seu visores: volume, pressão e fluxo. A observação da curva de fluxo pode auxiliar no achado de sinais como resistência (possível broncoespasmo), secreção e alçaponamento (Figura 5.5).

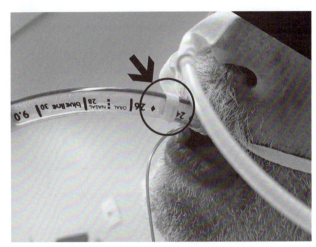

Figura 5.2. Demarcação no tubo na comissura 24 cm, local onde está adequadamente posicionado na via aérea.

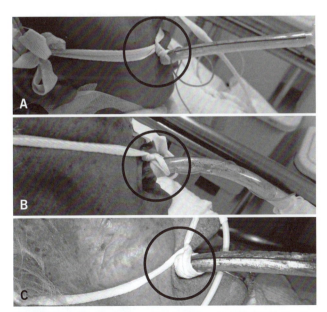

Figura 5.1. (A) Fixação realizada por meio de "bailarina" e com aparente adequada fixação. (B) A "bailarina" permite que o tubo migre gradativamente para fora da traqueia. (C) A fixação diminui o risco de migração do tubo na traqueia do paciente.

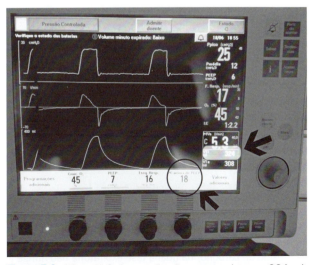

Figura 5.3. 18 cmH$_2$O de pressão são capazes de gerar 324 mL de volume de ar corrente no ciclo ventilatório do paciente.

Dispositivos

O uso de dispositivos como filtro de barreira bacteriana, além de proteger as vias aéreas de agentes patogênicos, minimiza a perda de calor e a umidade ocorrida durante a VM.

O uso do sistema fechado de aspiração está indicado em pacientes que necessitem de VM pesada, principalmente aqueles com pressão positiva expiratória final (PEEP) e frações inspiradas de oxigênio elevadas, pois possibilita a aspiração traqueal durante o ciclo ventilatório, sem reduções acentuada das pressões em vias aéreas. Alguns autores indicam o uso deste dispositivo em situações em que a PEEP seja mantida acima de 8 cmH$_2$O, e a fração inspirada de oxigênio supere os 60%. Cabe à equipe avaliar a real necessidade do uso do dispositivo, visto seu custo elevado. Alguns pacientes que transitoriamente tenham elevação da PEEP ou da fração inspirada de oxigênio talvez não sejam elegíveis para o uso deste dispositivo.

Outra prática comum nos pacientes submetidos à VM é a mensuração da capnografia, por meio do dióxido de carbono exalado. A instalação do sensor de capnografia deve sempre ser feita o mais próximo possível da extremidade do tubo, pois, quanto mais distante do tubo orotraqueal for a instalação do sensor, menos acurado o valor (provavelmente quanto mais distante for instalado do extremidade do tubo orotraqueal, menor seu valor) (Figura 5.6).

Drenos torácicos

Verifica-se, frequentemente, nas UTIs que pacientes utilizam VM na presença de drenos torácicos. A rotina de manutenção e verificação de drenos torácicos faz uso de selos d'água.

Os drenagem torácica é um procedimento historicamente realizado na Medicina muito antes da VM. Os pacientes submetidos ao procedimento necessariamente ventilavam espontaneamente. A inspiração espontânea se dá pela entrada de ar nas vias aéreas por pressão negativa, com a contração do diafragma. A função do selo d'água do dreno de tórax é não permitir a entrada de ar através orifício do dreno, para dentro da cavidade torácica, durante a inspiração. O selo d'água permite a migração do ar para fora da cavidade torácica.

A equipe deve estar ciente de que, durante a VM, não há, dentro do tórax do paciente, pressão negativa, o que torna quase impossível a migração de ar do ambiente para dentro do tórax.

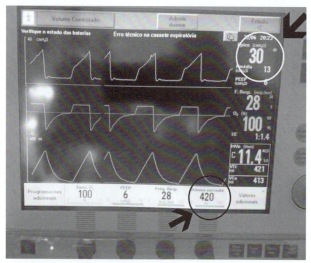

Figura 5.4. 420 mL de volume de ar corrente geram pressão de 30 cmH$_2$O de pressão de pico nas vias aéreas.

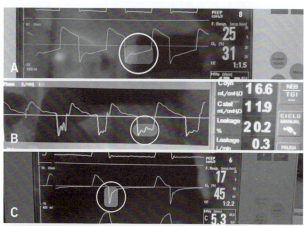

Figura 5.5. (A) Curva de fluxo de alçaponamento (retenção de dióxido de carbono) na qual a fase expiratória não atinge a linha de base. (B) Curva de fluxo característica da presença de secreção. (C) Curva de fluxo característica de broncoespasmo.

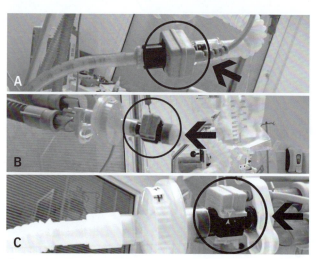

Figura 5.6. Na sequência A, B e C, o sensor de capnografia está sendo progressivamente instalado mais distal, sendo que a mensuração mais precisa ocorre quando instalado como na imagem A.

Deglutição e disfagia pós-ventilação mecânica

Pacientes submetidos à VM via intubação e/ou traqueostomia apresentam geralmente alteração na deglutição e risco significativo de broncoaspiração. A disfagia orofaríngea é bastante prevalente e pode acarretar incoordenação entre deglutição e respiração.

A presença do tubo orotraqueal por tempo superior a 48 horas pode alterar mecanorreceptores e quimiorreceptores das mucosas faríngea e laríngea, causando alteração no reflexo de deglutição, comprometendo os mecanismos de proteção, e aumentando o risco de broncoaspiração de saliva e alimentos.

Alguns estudos referem que a cânula de traqueostomia pós-intubação prolongada pode impor limitações morfofuncionais à deglutição, devido à obstrução esofagiana, redução da pressão aérea subglótica, e diminuição da elevação e anteriorização da laringe.

É considerada fator de alto risco para broncoaspiração, que, geralmente, é silenciosa, ou seja, sem sinais clínicos, principalmente quando associada ao uso de *cuff*. Diferente do que a maioria da equipe acredita, o *cuff* não impede a broncoaspiração, uma vez que não veda hermeticamente a via aérea e interfere diretamente na pressão aérea subglótica, sensibilidade faringolaríngea e movimentação hiolaríngea, comprometendo ainda mais os mecanismos de proteção das vias aéreas quanto maior o tempo de utilização.

A identificação precoce da disfagia orofaríngea e seu respectivo tratamento devem ser iniciados ainda na UTI, com o objetivo de minimizar os impactos da broncoaspiração, otimizar o gerenciamento salivar e favorecer a introdução adequada de dieta oral.

A equipe multidisciplinar deve estar apta a identificar os fatores de risco para disfagia e broncoaspiração em UTI, e a educação continuada é uma excelente ferramenta para tal. Consideram-se os seguintes critérios de risco: intubação orotraqueal superior a 48 horas; traqueostomia com *cuff* por período prolongado; VM prolongada; história prévia de disfagia, broncoaspiração, senilidade, doenças neurológicas e neuromusculares; doenças pulmonares crônicas; câncer de cabeça/pescoço; e sepse.

Para avaliação da deglutição e análise do retorno à alimentação, é necessário definir o momento oportuno e as ferramentas adequadas.

Avaliação da biomecânica da deglutição

Ainda não há consenso e nem pesquisas científicas que definam critérios mínimos de enquadramento do melhor momento para avaliação fonoaudiológica. Pressupõe-se que o paciente deva estar alerta, no mínimo reativo a estímulos e sem sedação.

Em indivíduos submetidos à intubação orotraqueal prolongada, a proposta é de avaliação por fonoaudiólogo especializado após a extubação, idealmente 24 horas após, no caso de adultos, e 48 horas, no caso de idosos, considerando os resultados já expressos em estudos que demonstram melhor biomecânica da deglutição e menor índice de broncoaspiração com estes intervalos de tempo.

Com relação à pacientes traqueostomizados, não há consenso e nem critérios de enquadramento sobre avaliar ou não o paciente na vigência da VM. A orientação é que a análise seja feita individualmente, considerando o diagnóstico funcional e o prognóstico, e entendendo que o melhor momento talvez seja após o desmame concluído — porém, a depender do caso, se houver estabilidade clínica e resposta satisfatória, é possível intervir na vigência da VM, sendo o desmame considerado um bom momento para iniciar a intervenção de forma precoce, mas com riscos minimizados. Alguns autores sugerem iniciar a intervenção fonoaudiológica durante a ventilação por pressão de suporte, considerando que é modalidade espontânea que, teoricamente, apresenta menos impacto na biomecânica da deglutição e pressupõe valores mínimos de referência estabelecidos por meio de experiência clínica.

É razoável pensar em avaliar o paciente na vigência da VM e até mesmo iniciar fonoterapia, se necessário, mas é fundamental conhecer a mecânica ventilatória e os aspectos hemodinâmicos. O paciente também deve preencher os demais critérios de enquadramento, devendo sempre considerar os achados da biomecânica da deglutição. Até o momento, não foram encontrados registros da literatura quanto a quaisquer ensaios clínicos com pacientes disfágicos em modalidades diversas de VM.

O procedimento de avaliação inclui a necessidade de desinsuflar o *cuff*, buscando direcionamento aéreo para via aérea superior, fechamento laríngeo e aumento de pressão aérea subglótica. Para aqueles que estiverem na vigência da VM, é fundamental avaliar, junto à equipe multidisciplinar, a necessidade de ajustes de parâmetros ventilatórios, para compensar a fuga para a via aérea superior, e de desligar alarmes, a fim de tornar menos desconfortável o momento da intervenção.

É pressuposta a avaliação morfoestrutural orofaríngea, com aspectos que consideram a mobilidade de órgãos fonoarticulatórios, força e resistência de língua, mobilidade hiolaríngea, qualidade da voz e capacidade de proteção de vias aéreas, além da avaliação funcional a ser realizada idealmente com *cuff* desinsuflado, adaptação de válvula de fala e em consistência alimentar de segurança, de acordo com cada caso. Está prevista a necessidade de aspiração de vias aéreas, e de monitorização hemodinâmica e respiratória, de modo que o profissional fonoaudiólogo deve estar habilitado a fazê-las.

Teste do corante azul – ou *blue dye test*

O teste do corante alimentício azul é bastante difundido para análise da broncoaspiração, talvez por ser um procedimento simples e de baixo custo. Tradicionalmente, o protocolo propõe a aplicação de quatro gotas de corante alimentício azul na cavidade oral em intervalos de 4 horas e monitoração por 48 horas, sendo considerado positivo para aspiração salivar em caso de saída de conteúdo corado pela traqueostomia a qualquer tempo. Atualmente, muitas são as discussões quanto à aplicabilidade, à acurácia do teste e a seus valores preditivos, e o período de monitorização é alvo de muitas discussões, com muita variabilidade do teste nas rotinas das UTI. Deve-se considerar que não há recomendação para colorizar dietas enterais ou volumes demasiadamente altos de dieta.

Na prática clínica, é frequente a dúvida sobre iniciar ou não a avaliação pela análise da deglutição salivar e quanto ao que, de fato, isto representa na tomada de decisão sobre alimentar ou não o paciente, substituir a cânula de traqueostomia, e até mesmo decanular. O fato é que a análise deve considerar a biomecânica da deglutição, e a avaliação deve considerar a capacidade de proteção de vias aéreas, sendo decidida em equipe a melhor conduta, de acordo com cada caso, diante da história clínica.

Tratamento das disfagias

A fonoterapia é uma ferramenta importante no gerenciamento das disfagias. Ajustes de consistências, posturas e utensílios, espessamento de líquidos para minimizar os riscos de broncoaspiração, exercícios para aumento da força de estruturas orofaríngeas, manobras posturais e de limpeza são estratégias normalmente utilizadas em pacientes críticos ou potencialmente críticos. É frequente a tolerância reduzida ao tempo de fonoterapia, tornando necessárias intervenções mais curtas e mais frequentes – em geral, mais de uma vez ao dia.

O primordial, em qualquer processo terapêutico – e na UTI não é diferente –, é a definição do diagnóstico funcional e da justificativa fisiopatológica que embasem os objetivos da fonoterapia. Vários têm sido os recursos adicionais utilizados para o tratamento da disfagia na UTI, cujos propósitos são principalmente mobilização hiolaríngea, direcionamento de fluxo, aumento da pressão aérea subglótica, e treino muscular respiratório, entre eles o Respiron, Voldyne, Shaker, POWERbreath e os *thresholds* expiratórios. Apesar de resultados significativos na biomecânica da deglutição com o *Expiratory Muscle Strength Training* (EMST), por exemplo, que é um *threshold* expiratório, é importante salientar que, embora os resultados clínicos sejam animadores, nenhum destes instrumentos foi testado na população da terapia intensiva.

Um dos recursos utilizados no tratamento do paciente disfágico, no cenário da terapia intensiva, é a válvula de fala, que é uma peça plástica que contém em seu interior um diafragma, que permite fluxo unidirecional de entrada de ar pela cânula de traqueostomia. O ar inspirado pela cânula de traqueostomia através da válvula de fala é expirado exclusivamente pelas vias aéreas superiores. Pode ser adaptada na vigência da VM, com ajustes nos parâmetros ventilatórios, sendo contraindicada em casos de obstrução alta, impossibilidade de deflação do *cuff* e secreção abundante.

Alguns autores relatam que o efeito ocasionado pela válvula na deglutição é a restauração do mecanismo glótico e da pressão subglótica, com resultados significativos na redução da broncoaspiração, impactando positivamente na biomecânica da deglutição, podendo ser adaptada na vigência da VM, com ajustes nos parâmetros ventilatórios, sendo contraindicada em casos de obstrução alta, impossibilidade de deflação do *cuff* e secreção abundante.

Administração de medicamentos inalatórios durante a ventilação mecânica

O uso de medicamentos inalatórios vem sendo bem empregado, por ser direcionado e com redução dos efeitos colaterais sistêmicos, como, por exemplo o uso de corticosteroide e beta-agonista na prevenção da síndrome do desconforto respiratório agudo (SDRA).

Medicamentos inalatórios, como broncodilatadores, corticosteroides e antimicrobianos, são indicados para tratamento de exarcebação, doença pulmonar obstrutiva crônica (DPOC), asma descompensada, broncoespasmo agudo ou sibilânica de quaisquer origem, hipoxemia, pneumonia ou traqueobronquite comunitária ou nosocomial e edema laríngeo. Na continuidade de tratamento crônico, mesmo em VM, existem adaptadores e nebulizadores que podem ser empregados em intubação orotraqueal e traqueostomia, utilizando nebulizadores ou nebulímetros (inaladores dosimetrados) acoplados a conectores no circuito ventilatório.

Nebulizadores

Nebulizadores a jato têm indicação de uso com fluxo de 6 a 8 L/minuto, em > 10 minutos com solução 3 a 4 mL, na maioria das situações com soro fisiológico 0,9% (depende da compatibilidade do medicamento utilizado) acoplado no circuito do ventilador (mantendo o sistema fechado e distante da peça em Y). Por vezes, torna-se necessária a retirada do filtro umidificador (quando o nebulizador for instalado distalmente no circuito, antes do filtro). No Brasil, existem várias opções de medicamentos apropriados ou adaptados para utilizar em nebulizadores, sendo que, atualmente, é a única forma de administração de antibióticos inalatórios, porém, devido ao alto volume residual, deve-se considerar ajuste de dose.

No uso de nebulizadores na posição distal, isto é, próximo ao ventilador e na posição distante do paciente, o volume residual tende a ser diferente entre pacientes adultos, pediátricos e neonatal; recomenda-se monitoramento dos efeitos adversos.

Para garantir segurança e o efeito esperado do medicamento inalatório, aplicar técnica adequada, de acordo com o fabricante do nebulizador e do medicamento.

Aerossóis dosimetrados (nebulímetro/*metered-dose inhaler* – MDI)

Nebulímetros são dispositivos portáteis, que dispensam preparo (garante maior segurança) e com redução significativa do tempo de administração. A deposição pulmonar é maior, comparada com os nebulizadores a jato. Durante VM, são necessários adaptadores acoplados no circuito do ventilador, para administração dos medicamentos. Quando possível, retirar o filtro umidificador para administração do medicamento inalatório ou acoplar o adaptador na posição proximal, na via inspiratória, e o filtro umidificador na posição distal.

No Brasil, nesta forma farmacêutica, são encontrados somente broncodilatadores e corticosteroides, associados ou não. Na apresentação dos nebulímetros disponíveis hoje com contador de doses acoplados, o contador não funciona sem espaçador, e os nebulímetros sem contador de doses dificultam a identificação das quantidades disponíveis, com a necessidade de contagem manual, para garantir segurança.

Durante a VM com traqueostomia, caso o adaptador contenha válvula, considerar uso na via distal, para redução da deposição.

Para garantir segurança e o efeito esperado do medicamento inalatório, aplicar a técnica adequada, de acordo com o fabricante do conector utilizado. Atualmente nenhum dos fabricantes dos nebulímetros comercializados recomenda desacoplar o nebulímetro do espaçador. Essa prática é utilizada de acordo com a literatura internacional.

Desmame da ventilação mecânica

O desmame da ventilação consome mais de 40% do tempo total da VM, sendo que este porcentual ainda ser elevado, de acordo com a etiologia da insuficiência respiratória, sobretudo quando se trata de pacientes neurológicos, com doenças de difícil resolução ou controle.

A VM prolongada está associada a várias complicações, como pneumonia associada à ventilação e polineuropatia do doente crítico, entre outras. Para evitar estas complicações, o desmame deve ser tentado o mais rapidamente possível. Os índices de desmame têm o objetivo de estabelecer um prognóstico para este processo, que não pode ser somente definido pela impressão clínica e pelo teste de respiração espontânea (TRE). No entanto, apesar de amplamente utilizados, a maioria dos índices não apresenta boa acurácia.

Definições básicas e essenciais

Desmame é o processo de liberação do suporte ventilatório. O TRE constitui na avaliação da tolerância à respiração espontânea durante 30 minutos a 2 horas em ventilação com suporte pressórico (PSV), pressão positiva contínua nas vias aéreas, ou em respiração espontânea não assistida por meio do tubo T. O TRE é recomendado antes da extubação.

Sucesso no desmame é a extubação com ausência de VM nas 48 horas seguintes. Para adequada distinção, falha no desmame é a intolerância TRE sem suporte ventilatório, enquanto falha de extubação é a intolerância à extubação.

Índice ou parâmetro preditivo para o desmame constitui critério que avalia alguma função fisiológica relacionada à respiração, objetivando identificar os pacientes que podem falhar ou completar com sucesso o TRE. Os índices de desmame devem ser avaliados antes do TRE, que funciona como teste diagnóstico para determinar a probabilidade do sucesso da extubação. Parâmetros integrativos são aqueles que avaliam mais de uma função fisiológica relacionada à respiração.

Critérios clínicos e parâmetros preditivos

O paciente apto ao desmame deve apresentar ao menos os seguintes critérios: resolução ou estabilização da doença de base, adequada troca gasosa, estabilidade hemodinâmica e capacidade de respirar espontaneamente. Preenchendo estes critérios, é recomendado que o TRE seja realizado. A avaliação clínica isolada não prediz de forma acurada o resultado do desmame, apresentando valores preditivos positivo e negativo de apenas 50 e 67%, respectivamente. A avaliação clínica isolada não inclui a análise da mecânica respiratória, da demanda ventilatória e da força muscular respiratória, que são critérios importantes, sobretudo quando avaliados em conjunto (Quadro 5.1).

Parâmetros preditivos para o desmame

Vários parâmetros preditivos para o desmame são utilizados ao redor do mundo. O mais conhecido e utilizado é o índice de respiração rápida e superficial, ou relação frequência respiratória/volume corrente (FR/VC). A FR/VC avalia o desenvolvimento da respiração rápida e superficial. Apesar de não apresentar boa acurácia em alguns estudos, valores elevados (> 100 a 105 respirações por minuto por litro) estão associados ao insu-

Quadro 5.1. Critérios clínicos para considerar se o paciente está pronto para o desmame.

Motivo de início da ventilação mecânica solucionado ou controlado
Hemoglobina > 8 g/dL
Adequada oxigenação: $PaO_2 \geq 60$ mmHg com $FiO_2 \leq 0,4$ e PEEP ≤ 8 cmH_2O
Adequado nível de consciência sem sedação ou com mínima infusão
Tosse adequada e ausência de quantidade excessiva de secreção traqueobrônquica
Estabilidade hemodinâmica: PAS 90-160 mmHg (sem vasopressores ou mínima infusão)
Estabilidade cardiovascular: FC < 140 bpm
Ausência de arritmia respiratória
Adequado balanço hídrico, equilíbrio acidobásico e eletrolítico

PaO_2: pressão parcial de oxigênio; FiO_2: fração inspirada de oxigênio; PEEP: pressão positiva expiratória final; PAS: pressão arterial sistólica; FC: frequência cardíaca.

cesso no desmame. A FR/VC deve ser mensurada em respiração espontânea, por um ventilômetro, para que seu ponto de corte, que geralmente se situa entre 100 a 105 respirações por minuto por litro, seja mantido. Se FR/VC for mensurada em CPAP ou em PSV, outro ponto de corte deve ser validado.

Os principais parâmetros de desmame, de acordo com grandes revisões, até o momento são: FR/VC, Índice Integrativo de Desmame (IWI, do inglês *Integrative Weaning Index*), pressão inspiratória máxima (Pimax), pressão de oclusão nas vias aéreas (P0.1), frequência respiratória, volume-minuto, relação P0.1/Pimax , volume corrente e capacidade vital.

Desenvolvido e criado no Brasil, o IWI, além de ter sido citado em várias revisões e/ou editoriais, vem sendo utilizado em vários estudos originais ao redor do mundo. Ele avalia, de forma integrativa, a mecânica respiratória, por meio da complacência estática ou *quasi* estática do sistema respiratório (Cst,rs ou Cqst,rs); a oxigenação, pela saturação arterial de oxigênio ($SatO_2$); e o padrão respiratório, por FR/VC. Portanto, IWI = Cst,rs x SaO_2 / (FR/VC). Como a Cst,rs e a $SatO_2$ são diretamente proporcionais e indiretamente proporcionais à FR/VC, quanto maior o resultado do IWI, melhor seu prognóstico. Valores ≥ 25 predizem o sucesso no desmame. IWI e FR/VC são apontados como os critérios mais acurados para avaliar o prognóstico do desmame.

Apesar de bastante utilizada, a Pimax apresenta acurácia apenas moderada. Já que a muscultaura inspiratória é predominantemente de resistência, apenas uma boa força muscular pode não ser suficiente para o desmame. Os valores que predizem o sucesso devem ser mais negativos que -20 a -30 cmH_2O. No entanto, a Pimax ainda tem seu valor, pois, quando um paciente apresenta fraqueza extrema da musculatura inspiratória, com valores da Pimax > -15 ou -10 cmH_2O, muito dificilmente este possui condições de se manter em respiração espontânea. Outro problema em relação à Pimax é sua grande variabilidade de formas (ao menos dez formas já reportadas) pela qual esta é mensurada.

Apesar de tradicionalmente idealizada e recomendada para mensuração com válvula unidirecional durante 20 segundos, há estudo que não mostra diferença entre os resultados encontrados com ou sem a válvula unidirecional, além de períodos superiores a 20 segundos também serem utilizados. Derivado da Pimax, o *Timed Inspiratory Effort Index* (TIE) também tem se mostrado critério acurado para o desmame. O TIE é calculado como a relação entre a Pimax e o tempo para alcançá-la por 60 segundos de observação. Valores > 1 cmH_2O/segundo estão associados ao sucesso no desmame.

O Quadro 5.2 mostra os principais parâmetros de desmame com seus respectivos pontos de corte.

Falha de extubação vs. falha de desmame

A falha no desmame é definida como a intolerância ao TRE sem a presença de suporte ventilatório, e a falha de extubação é a intolerância à extubação. No entanto, para ser diagnosticada, a falha de extubação necessita da evidência de algum comprometimento relacionado

Quadro 5.2. Principais parâmetros de desmame com seus respectivos pontos de corte.

Parâmetros	Ponto de corte
FR/VC	≤ 105 respirações/minuto/L
IWI	≥ 25 mL/cmH_2O.respirções/minuto/L
Volume-minuto	< 10-15 L/min
Pimax	< -20 - -30 cmH_2O
P0.1/Pimax	< 0,30 cmH_2O
CROP	< 13
Frequência respiratória	< 38 irpm
Capacidade vital	>10 mL/kg
Volume corrente	>325 mL ou > 4 - 5 mL/kg
PaO_2/FiO_2	> 150

FR/VC: relação frequência respiratória/volume corrente; IWI: Índice Integrativo de Desmame; Pimax: pressão inspiratória máxima; P0.1: pressão de oclusão nas vias aéreas; CROP: complacência, frequência respiratória, oxigênio e pressão; PaO_2/FiO_2: pressão parcial de oxigênio/fração inspirada de oxigênio.

às vias aéreas superiores, revelando a dependência do tubo orotraqueal. A falha de extubação tem etiologia distinta da falha do desmame, estando associada a comprometimentos das vias aéreas superiores, como laringoespasmo, secreções abundantes, tosse ineficaz, entre outras. Assim, índices de desmame apresentam limitada acurácia em predizer a falha de extubação. Testes para avaliar a extubação, como o *Cuff Leak Test* (avaliando a fuga aérea após a desinsuflação do balonete), apresentam algum Nível de Evidência. A falha de extubação está associada ao aumento do tempo de VM, de internação e da mortalidade, principalmente se a reintubação for retardada. Após constatada a falha de extubação ou desmame, salvo algumas exceções, como em pacientes cirúrgicos, o paciente deve ser prontamente reintubado. A ventilação não invasiva deve ser, ao menos, evitada após novo episódio de insuficiência respiratória após extubação.

Modos de desmame

Os modos de desmame são formas diferentes (mas como o mesmo objetivo) de transição dos modos controlados para a respiração espontânea. Entre os modos convencionais de desmame, temos: PSV, tubo T e SIMV. A SIMV parece estar associada à maior duração da VM, está em desuso e não oferece qualquer vantagem sobre os demais modos. O TRE pode ser realizado tanto em PSV, quanto em peça T.

Entre os modos não convencionais de desmame, podemos citar: ventilação assistida com ajuste neural (NAVA), ventilação assistida proporcional (PAV), *smart care*, ventilação com suporte adaptativo (ASV), ventilação com liberação de pressão nas vias aéreas (APRV), entre outros.

Tanto NAVA quanto PAV geram assistência proporcional ao esforço do paciente, sendo modos que se as-

semelham bastante com a real respiração fisiológica. Enquanto NAVA utiliza a atividade elétrica do diafragma como referência para seu ajuste, PAV utiliza o trabalho da respiração e a mecânica respiratória.

Os modos automáticos de desmame estão em grande foco na literatura, com a grande hipótese, cada vez mais precisa, de redução do tempo de VM. Estes modos não dispensam a participação do profissional, mas reduzem consideravelmente os ajustes rotineiros. Entre os modos automáticos, os que mais se destacam são o *smart care* e a ASV. Enquanto o *smart care* conta com redução automática da pressão inspiratória, de acordo com a pressão expirada de dióxido de carbono ($PetCO_2$), a ASV, além de possuir este mesmo ajuste, ainda apresenta ajustes automáticos da fração inspirada de oxigênio (FiO_2) e da pressão positiva expiratória final (PEEP), de acordo com a saturação periférica de oxigênio ($SatpO_2$).

Tanto os modos de desmame, quanto os índices de desmame fazem parte de protocolos, que, por sua vez, estão associados a redução do tempo de VM.

De acordo com as últimas recomendações da *American Thoracic Society* (ATS), estas são as três principais recomendações atuais para o desmame: (1) a PSV deve ser preferida como TRE ao invés do tubo T; (2) protocolos para minimizar a sedação nos pacientes ventilados por mais de 24 horas devem ser utilizados; (3) a ventilação não invasiva preventiva deve ser usada para pacientes com alto risco de falha de extubação, ventilados por mais de 24 horas, imediatamente após a extubação.

Referências

Albuquerque C. Avaliação e intervenção terapêutica fonoaudiológica em disfagia orofaríngea na UTI. In: Ferreira LP, Befi-lopes DM, Limongi CO. Tratado de Fonoaudiologia. São Paulo: Roca, 2014.

Arzu A, Fink JB. Differential Medical Aerosol Device and Interface Selection in Patients during Spontaneous, Conventional Mechanical and Noninvasive Ventilation. J Aerosol Med Pulm Drug Deliv. 2016; 29(2):95-106.

Arzu A, Hardwood RJ, Sherard MM, et al. Pressurized Metered-Dose Inhalers versus Nebulizers in the Treatment of Mechanically Ventilated Subjects with Artificial Airways: An In Vitro Study. Respiratory Care. 2015;60(11):1570-4.

Barbas CS, Ísola AM, Augusto MC, Recomendações Brasileiras de Ventilação Mecânica 2013. Parte 2. Rev Bras Ter Intensiva. 2014; 26(2):89-121.

Brodsky MB, González-Fernández M, Mendez-Tellez PA, et al. Associated with Swallowing Assessment after Oral Endotracheal Intubation and Mechanical Ventilation for Acute Lung Injury. Ann Am Thorac Soc. 2014;11(10):1545-52.

Burns KEA, Soliman I, AdhikararNKJ, et al. Trials directly comparing alternative spontaneous breathing trial techniques: a systematic review and meta-analysis. Crit Care. 2017;21:127.

Carvalho CR, Toufen Jr. C, Franca SA. III Consenso Brasileiro de Ventilação Mecânica Ventilação Mecânica. J Bras Pneumol. 2007; 33(supl 2):S54-S70.

Quadro 5.3. Sinais de intolerância à respiração espontânea ou falha no desmame.
Critérios para definir a falha no desmame
PaO_2 < 50-60 mmHg com FiO_2 > 0,5
$SatO_2$ < 88-90% com FiO_2 > 0,5
pH < 7,32 ou redução em mais de 0,07
FR > 38 irpm ou elevada em mais de 50%
FC > 140 bpm
PAS > 180 mmHg ou < 90 mmHg
Agitação psicomotora incontrolável
Redução do nível de consciência
Sudorese excessiva e/ou cianose
Atividade excessiva da musculatura acessória e/ou respiração paradoxal

PaO_2: pressão parcial de oxigênio; FiO_2: fração inspirada de oxigênio; $SatO_2$: saturação arterial de oxigênio; FR: frequência respiratória; FC: frequência cardíaca; PAS: pressão arterial sistólica.

Ehrmann S, Roche-Campo F, Bodet-Campo L, et al. Aerosol therapy in intensive and intermediate care units: prospective observation of 2808 critically ill patients. Intensive Care Medicine. 2016; 42(2):192-201.

Epstein SK. Weaning from ventilatory support. CurrOpinCrit Care. 2009(1);15:36-43

Festic E, Carr GE, Ceba-Cartin R, et al. Randomized Clinical Trial of a Combination of an Inhaled Corticosteroid and Beta Agonist in Patients at Risk of Developing the Acute Respiratory Distress Syndrome. Crit Care Med. 201745(5):798-805.

Hooper MH, Girard T. Sedation and weaning from mechanical ventilation: linking spontaneous awakening trials and spontaneous breathing trials to improve patient outcome. Anesthesiology Clin. 2011; 29:651-661.

Kim MJ, Park YH, Park YS, et al. Associations Between Prolonged Intubation and Developing Post-extubation Dysphagia and Aspiration Pneumonia in Non-neurologic Critically Ill Patients. Ann Rehabil Med. 2015;39(5):763-71.

Nemer SN, Barbas CS. Parâmetros preditivos para o desmame da ventilação mecânica. J Bras Pneumol. 2011;37(5):669-79.

Parker DK, Shen S, Zheng J, et al. inhaled treprostinil drug delivery during mechanical ventilation and spontaneous breathing using two different nebulizers.Pediatr Crit Care Med. 2017;18(6):e253-e260.

Rodrigues KA, Machado FR, Chiari BM, et al. Reabilitação da deglutição em pacientes traqueostomizados disfágicos sob ventilação mecânica em unidades de terapia intensiva: um estudo de factibilidade. Rev Bras Ter Intensiva. 2015;27(1):64-71.

Rose L, Schultz MJ, Cardwell CR, et al. Automated versus non-automated weaning for reducing the duration of mechanical ventilation for criticaly ill adults and children: a Cochrane systematic review and meta-anallysis. Crit Care 2015;19:48.

Schmidt GA, Girard TD, Kress JP, et al. Liberation From Mechanical Ventilation in Critically Ill Adults: Executive Summary of an Official American College of Chest Physicians/American Thoracic Society Clinical Practice Guideline. Chest. 2017;151(1):160-5.

SkoretzSA, Flowers HL, Martino R. The Incidence of Dysphagia Following Endotracheal Intubation. A Systematic Review. Chest. 2010; 137(3):665-73.

Tobin MJ, Jubran A. Weaning from mechanical ventilation. In: Tobin MJ, editor. Principles and practice of mechanical ventilation. 2a. ed. New York: Mc Graw Hill, 2006.

CAPÍTULO 6

Monitorização em unidade de terapia intensiva: o que há de novo? Revisitando métodos hemodinâmicos disponíveis

Rodrigo Francisco de Jesus
Vanessa Martins de Oliveira

Introdução

A assistência multidisciplinar especializada nos ambientes de terapia intensiva exige esforços entre os membros das equipes de saúde, no intuito de promover o cuidado centrado no paciente e a cultura de segurança. O reconhecimento precoce de situações de gravidade para a instituição de medidas apropriadas de cuidados e tratamentos é essencial na sobrevida dos pacientes internados nas unidades de terapia intensiva (UTI).

A tendência atual, a partir do avanço da tecnologia e do aumento da conectividade entre os aparelhos biomédicos, é cada vez mais que as informações advindas dos dispositivos de monitoramento na UTI estejam agrupadas em telas únicas, e uma das competências exigidas do profissional de UTI para o século 21 é a capacidade de coletar inúmeras informações de forma sistematizada e tomar decisões, de acordo com estas informações coletadas.

Enquanto paradigma, destacamos a importância do reconhecimento do fenômeno denominado "fadiga de alarmes" dentro do contexto da monitorização em UTI. Este fenômeno ocorre quando os sons dos alarmes de alta relevância, advindos dos diversos equipamentos das UTI, são encobertos por alarmes de baixa relevância, e importantes alarmes são desabilitados, silenciados ou ignorados pelos membros da equipe multiprofissional. A falta da resposta aos alarmes, sobretudo os de alta relevância, pode trazer consequências clínicas indesejáveis, na perspectiva da segurança do paciente.

As recomendações para que as equipes de saúde na UTI possam lidar efetivamente com os alarmes se baseiam no suporte multidisciplinar, para a identificação das diversas situação clínicas, na melhoria contínua dos processos, para evitar os atrasos nas respostas dos alarmes e no manejo clínico adequado, após a identificação por meio do parâmetro analisado.

Embora existam controvérsias na literatura, diversos autores sugerem a Terapia Guiada por Metas em pacientes graves, compreendida como instrumento de monitorização que avalia continuamente a *performance* cardiovascular, por meio de ações protocoladas, administração de fluidos e titulação de agentes vasoativos, no intuito de otimizar a oferta de oxigênio. Seu diferencial consiste na forma como as informações coletadas nos monitores promovem a otimização do cuidado, sobretudo na perspectiva da diminuição do uso de drogas e fluidos, e para a diminuição do tempo de internação em UTI.

Sob o ponto de vista das inovações na monitorização, inúmeros métodos têm sido estudados, na busca de predizer as condições neurológicas e hemodinâmicas cerebrais. A Espectroscopia no Infravermelho Próximo (NIRS, do inglês *Near Infrared Spectroscopy*) é uma ferramenta de neuroimagem não invasiva e pode ser utilizada à beira do leito. Ela estuda as alterações hemodinâmicas cerebrais, proporciona monitorização da oxigenação cerebral, e pode detectar também isquemias esplâncnicas, renais e da coluna vertebral.

Embora os estudos de métodos de monitorização dos diversos sistemas orgânicos tenham avançado, a monitorização hemodinâmica e da oxigenação de forma sistêmica é o foco de discussão neste capítulo.

Para o manejo do paciente gravemente enfermo, a monitorização hemodinâmica pode ser compreendida sob dois importantes aspectos: no aspecto preventivo, quando ela é utilizada para antecipar ações antes que problemas orgânicos aconteçam, otimizando os dados hemodinâmicos e de oxigenação; e no aspecto curativo, quando algum processo fisiopatológico foi identificado e há a necessidade da escolha da melhor intervenção a ser aplicada.

Os sistemas de monitorização hemodinâmica devem ter medidas de variáveis relevantes de forma acurada e reprodutível; ser de fácil uso para os profissionais; ter rápido tempo de resposta; não causar danos; ser custo-efetivos; e fornecer dados interpretáveis e que orientem a terapêutica. Os diversos sistemas de monitorização disponíveis podem ser um fator de confundimento para os profissionais de UTI na perspectiva da escolha do método mais preciso e com melhor acurácia para a investigação desejada, de modo que o conhecimento sobre as vantagens, as desvantagens e os princípios da utilização do método é fundamental nesta decisão.

Desde o início de seu uso, na década de 1970, o cateter de artéria pulmonar (CAP) surgiu como importante recurso de monitorização e permitiu o refinamento de análise do estado hemodinâmico. Embora existam evidências na literatura de que o cateter da artéria pulmonar não tenha reduzido a mortalidade, mesmo quando associado à terapia guiada por metas, este método continua o padrão-ouro no que diz respeito à aferição do débito cardíaco.

A disseminação de outras técnicas de monitorização menos invasivas, como a determinação do débito cardíaco por meio da análise do contorno da onda de pulso arterial, a termodiluição transpulmonar, o ecocardiograma, o Doppler, a reinalação do dióxido de carbono, a bioimpedância e a biorreactância, coincidiu com a diminuição do uso do CAP.

Cada vez mais há a incorporação de métodos menos invasivos, principalmente baseados na análise do contorno do pulso arterial, que exige a calibração do débito cardíaco por meio da termodiluição, da injeção periférica do cloreto de lítio ou de sistemas que utilizam dados demográficos e antropométricos para calibração.

Estudo realizado com intensivistas no Brasil apontou que o ecocardiograma é um dos métodos de monitorização hemodinâmica mais utilizados; o cateter da artéria pulmonar foi considerado o mais fidedigno e as variáveis utilizadas consideradas mais importantes são: débito cardíaco, saturação de oxigênio venoso misto ou central, pressão de oclusão da artéria pulmonar (POAP) e volume diastólico final do ventrículo direito.

Logo, subdividiremos este capítulo apresentando algumas importantes variáveis que podem ser monitoradas pelos diversos dispositivos e, a seguir, apresentaremos alguns métodos de monitorização, apresentando suas indicações, contraindicações, variáveis de monitorização, cuidados, fatores, riscos e possíveis complicações na interpretação.

O que monitorar?

Avaliação da responsividade a volume

A infusão de líquidos aumenta a pré-carga ventricular e, consequentemente, do débito cardíaco (pressão arterial corresponde a resistência vascular sistêmica multiplicado por débito cardíaco; e oferta de oxigênio igual a concentração arterial de oxigênio multiplicado por débito cardíaco). Se não houver aumento do débito cardíaco, a infusão de fluidos é ineficaz. Isto acontece quando o coração está na fase de platô da curva de Frank-Starling.

O monitoramento hemodinâmico de responsividade a volume pode ser obtido utilizando parâmetros estáticos ou dinâmicos. Os parâmetros estáticos são informações em um ponto específico no ciclo respiratório ou cardíaco. Os parâmetros dinâmicos avaliam alterações rápidas no estado cardiovascular, em períodos curtos de tempo. Os parâmetros que melhor refletem a situação são os dinâmicos.

São parâmetros estáticos: pressão arterial média (PAM), pressão venosa central (PVC) e POAP. São parâmetro dinâmicos: variação da pressão sistólica (VPS), PAM, variação da pressão arterial de pulso (VPP), PVC e variação do volume sistólico (VVS).

O tipo de monitorização ofertado pode ser invasivo (POAP, Volume View – EV1000, PiCCO® e ECODoppler esofágico); minimamente invasivo (PAM invasiva, PVC, FloTrac – Vigileo e LiDCO); e não invasivo (ultrassonografia transcutânea – índice de variabilidade da cava superior e inferior, manobra de elevação das pernas, biorreactância, tomografia de bioimpedância elétrica, teste de minialíquotas de volume, teste de oclusão expiratória e fotoplestimografia.

Métodos invasivos

Pressão de oclusão da artéria pulmonar

O CAP fornece dados oxi-hemodinâmicos, que permitem a monitorização de pressões na circulação pulmonar, fluxo sanguíneo, saturação venosa mista, estimativa do desempenho cardíaco e julgamento do estado circulatório.

Existem algumas complicações associadas ao uso do CAP: arritmias, infecção, ruptura na artéria pulmonar, injúria valvar, trombose e problemas no cateter, que podem gerar tomadas de decisões equivocadas. Embora existam riscos associados ao seu uso, ele é considerado padrão-ouro em algumas situações de monitorização, como no pós-operatório de cirurgia cardíaca.

Uma variável importante medida pelo CAP é a POAP, que deve ser medida na fase final do ciclo ventilatório independente da presença ou não de um suporte ventilatório (Figura 6.1), embora a presença de pressão positiva expiratória final (PEEP) elevada possa aumentar a POAP, sem necessariamente significar aumento

CAPÍTULO 6
MONITORIZAÇÃO EM UNIDADE DE TERAPIA INTENSIVA: O QUE HÁ DE NOVO? REVISITANDO MÉTODOS HEMODINÂMICOS DISPONÍVEIS

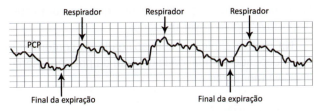

Figura 6.1. Oscilação da pressão de oclusão da artéria pulmonar na ventilação mecânica. PCP: pressão de capilar pulmonar.

da pressão diastólica do ventrículo esquerdo. Logo, a PAOP deve ser interpretada mediante a condição clínica, e a análise de seu valor deve estar associada a outras informações, que podem superestimá-la, como as condições que diminuem o retorno venoso e o índice cardíaco.

A POAP é uma medida estática para responsividade a fluidos, com baixa capacidade para estimar corretamente a pré-carga em indivíduos sadios e para prever a resposta aos fluidos em pacientes gravemente enfermos. No entanto, há evidências de que sua manutenção em valores acima de 18 mmHg em pacientes pós-infarto agudo do miocárdio seja preditora do aumento de mortalidade (Figura 6.2).

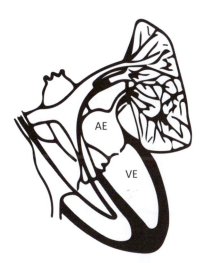

Figura 6.2. Pressão de oclusão da artéria pulmonar. AE: átrio esquerdo; VE: ventrículo esquerdo.

Volume View (EV1000)

Método invasivo que aplica termodiluição transpulmonar, determinado por mudanças de temperatura, após injeção de solução salina gelada. Requer colocação de cateter central e linha arterial femoral.

O débito também pode ser estimado a partir do formato da onda de pressão, quando ligado aos dispositivos FloTrac/Vigileo ou ClearSight™.

Este dispositivo, além do débito, mensura volume sistólico (VS), índice de água pulmonar extravascular (IAEVP), índice do volume diastólico final global (GEDV), VVS, VPS, VPP, índice de resistência vascular sistêmica (IRVS) e saturação venosa central (SvcO$_2$). VVS, VPS e VPP são variáveis preditores de resposta a volume, e IAEVP é uma medida da quantidade de água extrapulmonar (interstício e alvéolo – edema pulmonar) e com implicação prognóstica.

As variáveis derivadas da termodiluição têm suas limitações e são imprecisas na presença de derivação intracardíaca ou hemorragia intratorácica (Figura 6.3).

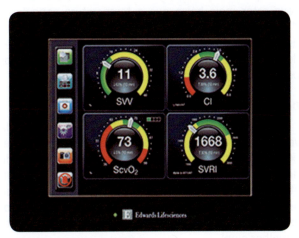

Figura 6.3. Tela do EV 1000.

PiCCO®

O PiCCO® utiliza a termodiluição transpulmonar por meio de soro infundido em temperatura inferior à temperatura sanguínea no acesso venoso central, combinada com a análise do contorno da onda de pulso em termistor localizado no cateter arterial. Pode ser utilizado no paciente pediátrico e tem breve período de resposta.

O cateter deve ser inserido preferencialmente na artéria femoral ou axilar para que se evite a alteração da morfologia da curva. As calibrações devem ser realizadas a cada 8 horas e são recomendadas três medições afim de eliminar o valor mais discrepante.

Dentre os parâmetros que podem ser monitorados, incluem-se: o débito cardíaco, o índice cardíaco, a PAM, a frequência cardíaca, a temperatura sanguínea, o VS, a VVS e a VPP, e a resistência vascular sistêmica (RVS). O PiCCO® permite a monitorização dos volumes dos compartimentos intravascular, e o cálculo do líquido extravascular pulmonar permite quantificar o grau do edema pulmonar, sendo ambos extremamente úteis na prática clínica.

O índice de permeabilidade pulmonar (PVPI) reflete se a causa do aumento da água pulmonar extravascular é devida ao excesso de volume ou por aumento da permeabilidade dos vasos pulmonares. Já a água pulmonar extravascular (ELWI) fornece a informação sobre a possibilidade da ocorrência do edema agudo de pulmão (EAP).

Esta monitorização pode ser usada nos pacientes com choque séptico e cardiogênico, em pacientes politraumatizados, em cirurgias de grande porte, nos pacientes com síndrome do desconforto respiratório agudo, pancreatite aguda e nos grandes queimados.

Há limitações para o uso do PiCCO® quando ocorrem mudanças da resistência vascular pulmonar e, nos pacientes hipotérmicos, há a necessidade da verificação da temperatura da solução utilizada no sistema, que deve estar mais baixa que a temperatura sanguínea. Pacientes com regurgitação valvular cardíaca e aneurismas de aorta também podem gerar subestimações dos parâmetros, e estes fatores devem ser considerados pela equipe multidisciplinar.

Doppler esofágico

É uma técnica que se baseia na mensuração da velocidade de fluxo sanguíneo na aorta descendente, por meio de um transdutor localizado na extremidade distal de uma sonda flexível introduzida por via oral, até que a ponta esteja localizada aproximadamente no nível médio do tórax, e girada para que o transdutor esteja defronte da aorta, ficando ajustada para obter o melhor sinal.

O débito cardíaco pode ser monitorado continuamente utilizando-se os mesmos princípios do Doppler e da ecocardiografia convencionais. Estudos de validação do método sugerem que as medidas são confiáveis.

É um método fácil, barato e pouco invasivo. No entanto, há problemas de deslocamento da sonda, com o passar do tempo, e dificuldade em mobilizar o paciente.

Minimamente invasivos

Análise do contorno da curva de pressão arterial

Estes métodos utilizam a análise do contorno da curva de pressão arterial para estimar o fluxo de volume, a partir do formato da onda do pulso da pressão arterial. São baseados no princípio do acoplamento ventrículo-arterial, uma vez que a pressão do pulso arterial e seu contorno são determinados pelo volume ejetado do ventrículo esquerdo e pela impedância arterial. Cada dispositivo usa diferentes algoritmos.

As vantagens deste sistema de análise de contornos de pulso são o tempo real e as alterações rápidas, com medidas terapêuticas. Em situações em que VPP e VVS não são válidos (respiração espontânea, arritmias, baixo volume corrente e baixa complacência pulmonar), o monitoramento durante os desafios de volume ou a elevação passiva das pernas (EPP), ou oclusão expiratória

final com monitorização do débito cardíaco com estes dispositivos, podem ser utilizados.

Na prática clínica, a confiabilidade do contorno de pulso depende da qualidade do sinal da pressão arterial invasiva monitorada.

Pressão arterial média

A inserção de um cateter arterial para a medida da pressão invasiva é um dos métodos mais utilizados em UTI, tornando-se o principal parâmetro usado pelos intensivistas para a avaliação hemodinâmica, sobretudo nos pacientes que necessitam do controle da infusão de drogas vasoativas, em emergências hipertensivas, em estados de choque, no intra e nos pós-operatórios de grandes cirurgias, e outras situações em exista a necessidade do controle contínuo da pressão arterial.

As contraindicações para a canulização arterial são relativas e incluem: doença vascular periférica, coagulopatia, uso de anticoagulantes e trombolíticos, áreas infectadas e queimaduras no local da punção.

Embora não seja um método novo na UTI, destacamos a importância dos cuidados relativos à sua inserção, à manutenção, à interpretação adequada de suas curvas, ao nivelamento do transdutor, à decisão para sua retirada e à própria remoção do cateter.

Dentre as principais complicações relacionadas à punção arterial, encontram-se infecção local e sistêmica, trombose e oclusão do cateter, embolia gasosa, pseudoaneurismas, hematoma local e dor, injeções acidentais de drogas, fístulas arteriovenosas e perda sanguínea acidental.

A compreensão das curvas (Figura 6.4) apresentadas na monitorização da PAM pode auxiliar o profissional intensivista em outros métodos de monitorização, sobretudo os que estimam o débito cardíaco por meio

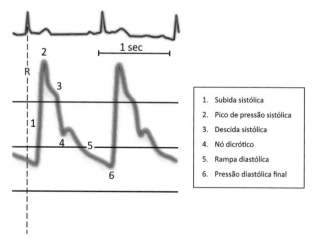

Figura 6.4. Curva de pressão invasiva. Fonte: Viana RA. Enfermagem em Terapia Intensiva: prática integrativas. Barueri, SP: Manole, 2017.

da onda de pulso. Graficamente, o componente anacrótico representa o débito cardíaco e o pico da pressão diastólica, e o componente dicrótico representa o fechamento da válvula aórtica, na diástole.

Avaliação da qualidade do sinal (teste de onda quadrada)

Um monitoramento ideal da pressão exige um sistema de pressão que reproduza, de modo preciso, os sinais fisiológicos a ele aplicados. É de extrema importância o teste do sistema antes do uso, pois um sistema de pressão sobreamortecido resulta em pressão sistólica subestimada e pressão diastólica sobrestimada; sistema de pressão subamortecido resulta em sobrestimação da pressão sistólica e subestimação da pressão diastólica. Além da falta de acurácia da pressão, alguns métodos de avaliação do débito cardíaco, que se baseiam no formato da curva de pressão, apresentam acurácia prejudicada.

A avaliação da resposta dinâmica pode ser obtida fazendo um teste de onda quadrada e observando as oscilações resultantes (Figura 6.5).

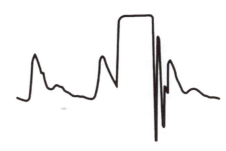

Figura 6.6. Amortecimento ideal da curva: 1,5 a 2 oscilações antes de retornar ao traçado. Os valores obtidos são precisos.

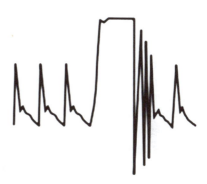

Figura 6.7. Onda subamortecida: > 2 oscilações. Pressão sistólica sobrestimada; as pressões diastólicas podem ser subestimadas.

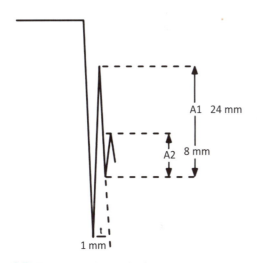

Figura 6.5. Teste de onda quadrada.

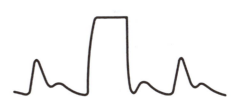

Figura 6.8. Onda sobreamortecida: < 1,5 oscilação. Subestimação de pressões sistólicas; a diastólica pode não ser afetada.

O teste consiste em:

1. Ativar a lingueta de encaixe ou de puxar no dispositivo de lavagem. Para poder fazer esta avaliação, o dispositivo de lavagem deve ser ativado e, depois, liberado rapidamente.
2. Observar a onda quadrada no monitor de cabeceira.
3. Contar as oscilações após a onda quadrada. Observar o traçado à medida que retorna ao ponto de partida.
4. Observar a distância entre as oscilações (Figura 6.6 a 6.8).

Verificação de alterações nas curvas no sistema

Revisar se não há bolha no sistema, o tamanho do extensor e se o cateter não está encostado na parede do vaso ou dobrado.

No que diz respeito à cultura de segurança relacionada a este método, estudo observacional, que investigou o tempo de estímulo resposta aos alarmes de pressão invasiva em uma UTI no Rio de Janeiro, evidenciou, neste cenário, que 72% dos alarmes foram atendidos com tempo superior a 10 minutos, o que desperta a necessidade de atenção especial a este fenômeno pela equipe multidisciplinar na UTI, considerando a possibilidade do comprometimento da segurança do paciente.

A segurança do paciente está diretamente relacionada ao tempo de resposta do profissional aos alarmes de pressão invasiva, que devem ser devidamente parametrizados, de acordo com a situação clínica.

Variação da pressão de pulso (delta PP)

É a diferença entre a pressão de pulso máxima e a pressão de pulso mínima dividida pela média das duas ao longo de um ciclo respiratório. A pressão de pulso é dada pela diferença entre a tensão arterial sistólica e a diastólica. Ela é diretamente proporcional ao VS e inversamente proporcional à elastância aórtica; como esta última se mantém constante entre um batimento cardíaco e outro, a pressão de pulso pode ser utilizada como marcador indireto do VS.

Em 2000, estudo de Michard et al. usou o delta PP como preditor de resposta a volume em pacientes com choque séptico, e o ponto de corte > 13% mostrou ser bom indicador de resposta a volume, com sensibilidade de 94% e especificidade de 96%. O delta PP mostrou-se indicador de resposta a volume mais confiável que a variação na pressão sistólica, a PVC e a POAP.

Alguns critérios devem ser observados:

- Os pacientes precisam estar em ventilação mecânica sedados e não podem interferir na ventilação.
- A ventilação mecânica deve estar em modo volume-controlado e com volume corrente > 6 mL/kg. Em paciente com síndrome da angústia respiratória com volume de ar corrente < 6 mL/kg e PEEP alta, o ponto de corte parece ser mais baixo.
- Não devem existir arritmia, *shunt* intracardíaco ou doença valvular significativa.
- Os traçados do pulso arterial e da ventilação mecânica precisam ser congelados para cálculo manual do delta PP, a partir da fórmula (delta PP% = 100 × {(PPmáx - PP mín) / [(PPmáx + PPmín) / 2]}, ou os monitores modernos demonstram, a partir do cálculo em suas telas, o valor constante do delta PP a cada ciclo respiratório (Figura 6.9).

Pressão venosa central

A monitorização da PVC pode ser obtida por meio da inserção de um cateter central na veia cava superior ou da aferição por cateter da artéria pulmonar no seu ramo proximal. Apesar da facilidade para seu uso e manuseio, ela deve ser interpretada de forma conjunta com outros parâmetros hemodinâmicos, já que há evidências do seu baixo valor preditivo para a responsividade a volume dos pacientes graves, sobretudo nos com disfunções cardíacas, em ventilação mecânica ou em uso de drogas vasoativas, pois não pode ser interpretada como um indicador preciso da função do ventrículo esquerdo ou da pré-carga do lado esquerdo do coração.

As contraindicações para seu uso estão relacionadas ao cateter central: síndromes obstrutivas da veia cava,

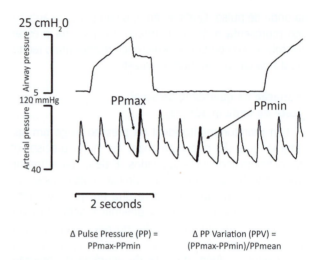

Figura 6.9. Variação do delta pressão de pulso (PP). Fonte: Suess EM, Pinsky MR. Hemodynamic monitoring for the evaluation and treatment of shock: what is the current state of the art? In: Seminars in Respiratory and Critical Care Medicine. Thieme Medical Publishers, 2015. p. 890-8.

trombose venosa profunda de membros superiores, infecção e queimaduras nos locais do acesso. Dentre as complicações para sua utilização estão posicionamento inadequado do cateter, pneumotórax, hemorragia, infecção e embolia gasosa.

Quando monitorada, deve ser realizada eletronicamente, de forma contínua, com transdutores de pressão, representada graficamente de acordo com a curva da Figura 6.10.

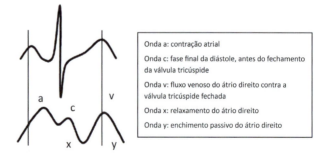

Figura 6.10. Curva de pressão venosa central. Fonte: Viana RA. Enfermagem em Terapia Intensiva: práticas baseadas em evidências. São Paulo: Atheneu, 2011.

Embora exista controvérsias em relação à sua utilização, a monitorização da PVC pode servir como método complementar na profilaxia da fibrilação atrial (FA) em cirurgias cardíacas. Estudo clínico randomizado realizado em pacientes submetidos à cirurgia de revascularização do miocárdio evidenciou que a manutenção da PVC abaixo de 15 cmH$_2$O pode reduzir o risco de FA nas primeiras 72 horas do pós-operatório.

Revisão clássica de cinco estudos que compararam a PVC com medidas mais sofisticadas de avaliação de volume sanguíneo em pacientes críticos mostrou correlação muito pobre (r = 0,16). Estes estudos demonstraram que pacientes com PVC baixa podem estar hipervolêmicos, e aqueles com PVC alta, hipovolêmicos. Nesta revisão, foram analisados 19 estudos; a fim de determinar se a PVC era capaz de prever respondedores a volume; em média, a PVC dos respondedores e dos não respondedores foi semelhante, sugerindo que um determinado valor de PVC não é capaz de prever quem responde ao teste de volume.

LiDCOplus

O sistema LiDCO® utiliza um complexo algoritmo baseado na força do pulso para calcular o VS e, por consequência, o débito cardíaco. Para sua aferição, é necessária a injeção periférica ou central do cloreto de lítio e um sensor conectado a um acesso arterial – de preferência a artéria femoral. O estudo da morfologia da onda de pulso permite calcular a VPP e a variação do volume ejetado (VVE), que são importantes índices dinâmicos que podem predizer a resposta hemodinâmica a uma reposição de volume.

O LiDCOplus apresenta melhor acurácia e oferece calibração precisa, que permite a titulação efetiva de fluidos e drogas. Permite mensurar também a pressão arterial, o índice cardíaco, a RVS, a PAM, a frequência cardíaca e o VS. Exige a interface com o usuário, e as informações que devem ser geradas no aparelho são peso, altura, idade, e o Id (obtido do cartão individualizado por paciente). Outros dados também podem ser acrescentados na calibração, como saturação venosa e arterial, hemoglobina e sódio.

Alguns fatores podem interferir na interpretação dos dados, como regurgitação da válvula aórtica, presença de balão intra-aórtico, vasoconstricção arterial periférica e linhas arteriais muito atenuadas. A calibração é recomendada em períodos de estabilidade hemodinâmica.

As principais limitações para seu uso estão associadas à utilização do lítio, já que pode haver reação com doses de relaxantes musculares e ser difícil a obtenção de leituras confiáveis em pacientes que já possuem o lítio terapêutico.

FloTrac/Vigileo

O sistema FloTrac não necessita de calibração do débito cardíaco, nem de acesso venoso central ou periférico, e permite, além da medição do débito cardíaco, também da RVS e da VPP. A calibração do aparelho é realizada por algoritmos que envolvem os dados antropométricos, como peso, altura, sexo e a idade, e o sinal é ajustado automaticamente com tempo resposta a cada 20 segundos. Para seu correto funcionamento, é necessária uma curva de pressão arterial de alta fidelidade a partir de cuidados importantes de manutenção do sistema.

As limitações do uso do sistema estão relacionadas às condições clínicas, como arritmias ou uso de balão intra-aórtico; e às situações que modifiquem a qualidade da curva de pressão, como a vasoconstrição periférica extrema, a variação da pressão intratorácica e a excessiva movimentação do paciente.

Variação do volume sistólico

É o porcentual de mudança entre os volumes sistólicos máximo e mínimo, ao longo de um intervalo predeterminado. Para determinação da variação no VS, é necessário um monitor de débito cardíaco (FloTrac/Vigileo).

A VVS é um parâmetro dinâmico e indicador sensível para reatividade pré-carga em pacientes controlados e ventilados. A VVS é um fenômeno que ocorre quando a pressão de pulso arterial cai durante a inspiração e sobe durante a expiração, devido a alterações na pressão intratorácica secundárias à ventilação. O intervalo normal de variação em pacientes respirando espontaneamente é entre 5 e 10 mmHg.

Em ventilação mecânica controlada, a pressão arterial sobe durante a inspiração e cai durante a expiração, devido a alterações na pressão intratorácica secundárias à ventilação de pressão positiva (Figura 6.11).

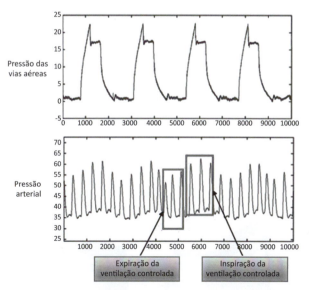

Figura 6.11. Cálculo da variação do volume sistólico (volume sistólico máximo – volume sistólico mínimo / volume sistólico sobre um ciclo respiratório).

Estudos comparando LiDCO®, PiCCO® e FloTrac com monitor de termodiluição (CAP) revelam concordância no resultado do débito medido dos três métodos quando os métodos foram calibrados. Portanto, não se pode esquecer de calibrar.

Monitorização não invasiva

Teste de elevação passiva das pernas

Trata-se de manobra simples de distribuir o sangue das veias de capacitância das pernas em direção ao tórax, mimetizando uma infusão rápida de volume. A manobra de EPP a 45° é aplicada em associação com testes dinâmicos de avaliação de resposta a volume.

A utilização do método da VPP associada à manobra de elevação das pernas demonstrou acurácia baixa (área sob a curva — ASC 0,77, com sensibilidade de 56% e especificidade de 83%). É um método de baixa confiabilidade (Quadro 6.1). A vantagem do método é seu uso em ventilação espontânea e arritmia.

Para ser usado, deve-se fazer a aferição basal do débito cardíaco do paciente em decúbito dorsal com cabeceira a 45° e pernas horizontalizadas; e a cabeceira deve ser rebaixada e as pernas elevadas a 45°, por 4 minutos; e, então, nova aferição do débito deve ser realizada (Figura 6.12).

Ecocardiografia transtorácica

A ecocardiografia transtorácica é um método de monitorização não invasiva que permite mensurar o débito cardíaco e avaliar a função cardíaca, por meio da imagem bidimensional ou do método baseado no Doppler.

Uma limitação associada à utilização deste método é que, em muitas instituições, sua realização é restrita ao acionamento de um cardiologista.

Este método permite a visualização das câmaras e das válvulas cardíacas. Pode orientar o uso de drogas como a dobutamina e o diagnóstico de valvulopatias, bem como o reconhecimento da dilatação ventricular direita pode direcionar o diagnóstico de embolia pulmonar ou infarto agudo do miocárdio. A presença de líquidos no pericárdio pode sugerir o tamponamento cardíaco.

Índice de variabilidade da cava superior e inferior

A avaliação ecocardiográfica do calibre da veia cava pode ser utilizada para determinar as pressões de enchimento e a resposta a volume no paciente grave.

Índice de variabilidade de cava superior

As variações produzidas pela pressão positiva durante ventilação mecânica produzem alterações cíclicas no diâmetro da veia cava. As variações da cava atingem seu diâmetro mínimo na insuflação (por compressão, em virtude do aumento da pressão pleural) e máximo na expiração. Estas alterações são mais acentuadas em pacientes hipovolêmicos, nos quais se observam grandes variações no diâmetro da veia cava superior (> 30%). O ponto de corte de 36% demonstrou-se capaz de discriminar os pacientes responsivos e não responsivos a volume, com sensibilidade de 90% e especificidade de 100%.

Índice de variabilidade da veia cava inferior

Oposto a veia cava superior, atinge seu diâmetro máximo durante a pressão positiva da ventilação mecânica (em virtude da resistência a seu fluxo, causada pelo aumento da pressão intratorácica), e seu diâmetro mínimo, no final da expiração.

Um valor de índice de variação respiratória do diâmetro da veia cava inferior > 12% identifica os pacientes que respondem a um desafio com volume capaz de predizer resposta a volume com 90% de sensibilidade e de especificidade.

Mensuração da veia cava inferior na porção abdominal a aproximadamente 3 cm do átrio direito, por ECO transtorácico na janela subcostal (modo M longitudinal), permite mensurar as variações no seu diâmetro. Pontos de corte sugerido nos estudos sobre índice de distensibilidade da veia cava inferior (IDVCI), pelas fórmulas 1 e 2 (Figura 6.13):

Fórmula 1: (máximo − mínimo) / valor médio: capaz de predizer a responsividade a fluidos, com valores de *cut-off* > 12%

Fórmula 2: (máximo − mínimo) / valor mínimo: *cut-off* considerado > 18%

Quadro 6.1. Aumento dos valores hemodinâmicos basais pós-manobra.

Débito cardíaco > 10% do basal (sensibilidade de 85%, especificidade de 91%)
Integral velocidade-tempo > 10% da basal
Velocidade do fluxo aórtico > 10% do basal (sensibilidade de 97% e especificidade de 94%)
Velocidade de fluxo na carótida > 10% (sensibilidade de 97% e especificidade de 94%)
ETCO$_2$ (Co$_2$ final mensurado por capnografia) > 5 % do basal foi associado com sensibilidade de 71% e especificidade de 100%

ETCO$_2$: dióxido de carbono de final de exalação.

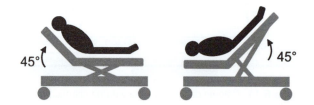

Figura 6.12. Angulação do leito.

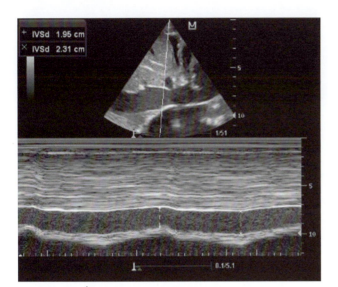

Figura 6.13. Índice de distensibilidade da veia cava inferior.

Existem diversas limitações para o uso destas técnicas: os pacientes devem estar em ventilação mecânica em modo controlado por volume e sedados; não comprovadas em pacientes ventilados com volume corrente baixo (< 8 mL/kg) e PEEP > 10 cmH$_2$O; situações que aumentam a pressão intra-abdominal (obesidade, trauma e laparotomia) dificultam seu emprego; falta de validação em pacientes com arritmias ou doença cardiopulmonar grave.

Tomografia de bioimpedância elétrica

A bioimpedância elétrica torácica (BET) é baseada no pressuposto de que a resistência elétrica do tórax está relacionada à intratorácica, ao volume de sangue e a suas mudanças. A impedância máxima está relacionada com a taxa máxima de fluxo aórtico (a taxa de pico de fluxo aórtico, quando calculada sua média durante o período de ejeção, é proporcional à taxa de fluxo aórtico significante). O tempo de ejeção ventricular é discernido do rastreamento de eletrocardiograma (ECG).

A bioimpedância é altamente sensível ao posicionamento dos eletrodos, ao ruído elétrico e ao edema pulmonar.

Dentre monitores de débito cardíaco disponíveis no mercado, são menos precisos do que dispositivos de termodiluição ou à base de Doppler.

Biorreactância

A técnica de biorreactância foi desenvolvida no sentido de diminuir as leituras errôneas secundárias a eletrodo, posicionamento, tamanho corporal, temperatura e umidade, encontradas com a técnica de bioimpedância.

A biorreactância mede continuamente o atraso (mudança de fase) entre a corrente elétrica, que é aplicada ao tórax e à tensão retornada. O sangue intratorácico se comporta como capacitor elétrico e indutor. Essas propriedades afetam a mudança de fase entre tensão aplicada e recebida, que estão relacionadas ao volume. Essas mudanças de fase se correlacionam com o sangue aórtico, e temos uma mensuração indireta do débito cardíaco. O único dispositivo no mercado é o monitor NICOM™ (Cheetah Medical), o qual fornece monitoramento hemodinâmico contínuo não invasivo.

A biorreactância requer a aplicação de quatro almofadas de sensor aplicadas sobre o tórax e a conexão com monitor (Figura 6.14).

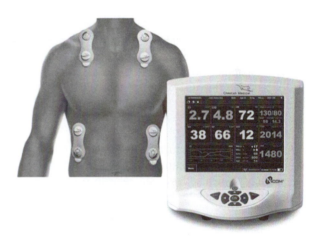

Figura 6.14. Monitorização com a biorreactância.

A evidência atual para uso ainda levanta discussão. Alguns estudos demonstram que a técnica é confiável para determinação de monóxido de carbono e capacidade de resposta do fluido, quando acoplado à manobra de elevação das pernas. A biorreactância foi comparada ao Doppler e, quando comparada com técnicas de termodiluição, seu coeficiente foi de 0,80.

Teste de resposta a minialíquotas de volume

Um aumento na integral velocidade-tempo calculada pela ecocardiografia à beira de leito após administração de pequeno volume de líquido (100 mL) prevê a capacidade de resposta dos fluidos, sem os efeitos prejudiciais associados aos grandes bólus de fluido.

Estudo com bólus de coloide de 100 mL em 1 minuto demonstrou aumento na integral velocidade-tempo > 10% do basal, com confiabilidade em sua capacidade de prever a capacidade de resposta fluida (ASC de 0,92).

Paciente sedados e em ventilação mecânica não têm indicação para seu uso, e arritmia cardíaca não pode estar presente.

Teste de oclusão no fim da expiração

Durante a ventilação mecânica, cada inspiração eleva a pressão intratorácica, dificultando o retorno venoso. Quando temporariamente interrompe-se o ciclo no final da expiração, há um aumento da pré-carga cardíaca, ajudando a testar a resposta a fluidos.

A oclusão do tubo endotraqueal por 15 segundos no final da expiração em pacientes em ventilação mecânica mostra um aumento da pressão de pulso e do débito cardíaco, igual ou superior a 5%, em resposta aos primeiros 5 segundos do teste de oclusão, sendo capaz de predizer a capacidade de resposta à administração de fluidos, com sensibilidade de 87% e especificidade de 100% para a pressão de pulso, e 91% de sensibilidade e 100% de especificidade para o débito cardíaco.

O teste de oclusão no fim da expiração exerce o efeito hemodinâmico ao longo de vários ciclos cardíacos, mantém valor mesmo na presença de arritmia e pode ser utilizado em doentes com alguma atividade ventilatória espontânea.

Fotoplestimografia

A onda da fotoplestimografia se relaciona com a forma de onda de pressão arterial e o volume de traçado em condições idealizadas. Esta relação é não clinicamente útil, no ambiente de cuidados intensivos.

Deve ser aplicada a técnica de *clamp* de volume, na qual mudanças no volume do sangue arterial do dedo podem ser monitoradas por combinação de transmissor e receptor de infravermelho (similar ao oxímetro de pulso), que está conectado ao dedo do paciente, em conjunto com uma bolsa inflável.

O manguito de dedo é inflado e deflacionado, para manter nível constante de absorção infravermelha (ou volume de sangue). Quando a artéria está em estado "não comprimido", a técnica de grampo de volume pressupõe que a pressão no manguito de dedo é igual à pressão arterial, gerando uma forma de onda de pressão arterial periférica que pode ser usada para estimar o volume, utilizando os métodos de análise de contorno de pulso.

A fotoplestimografia foi comparada à pressão arterial invasiva em uma variedade de configurações clínicas, como em cirurgia cardíacas e em cuidados intensivos pediátricos e adultos. Demonstrou-se a concordância entre os valores mensurados na técnica de grampo de volume e nas curvas dos monitores de pressão arterial invasivos.

Os dispositivos Finapres® e Nexfin, que utilizam a forma de onda de pressão derivada do grampo para estimar o volume do curso, foram comparados com CAP e índices ecocardiográficos, mas com dados limitados; portanto, esta classe de dispositivos não pode ainda ser recomendada para a medição confiável do débito cardíaco (Figuras 6.15 e 6.16).

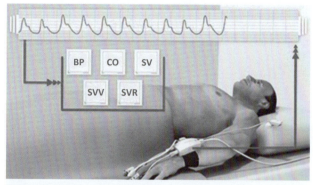

Figura 6.15. ClearSight Finger®.

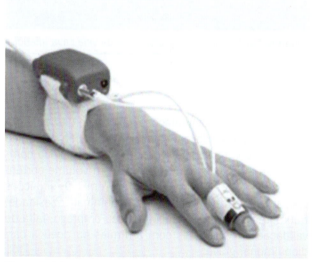

Figura 6.16. Nexfin.

Considerações finais

Os inúmeros métodos para realização da monitorização do paciente em UTIs desafiam os profissionais intensivistas, para a compreensão dos princípios básicos e as limitações destes sistemas, que devem ser escolhidos individualmente, mediante a situação clínica apresentada pelo paciente.

A tecnologia avança na perspectiva de que a usabilidade dos diversos dispositivos garanta a coleta de dados oxi-hemodinâmicos relevantes para a prevenção e o tratamento de situações de desequilíbrio entre a oferta e o consumo de oxigênio nos tecidos.

A escolha do sistema de monitorização que se adeque à condição clínica; a vigilância constante dos sistemas que permitem curta resposta de tempo, de acordo com as mudanças das variáveis; a parametrização dos alarmes e a decisão da melhor conduta são os paradigmas enfrentados pela equipe multidisciplinar na UTI.

Referências

Arora D, Mehta Y. Recent trends on hemodynamic monitoring in cardiac surgery. Ann Card Anaesth. 2016;19(4):580-3.

Barbier C, Loubieres Y, Schmit C, et al. Respiratory changes in inferior vena cava diameter are helpful in predicting fluid responsiveness in ventilated septic patients. Intensive Care Med. 2004;30(9):1740-6.

Berton C, Cholley B. Equipment review: new techniques for cardiac output measurement – oesophageal Doppler, Fick principle using carbon dioxide, and pulse contour analysis. Crit Care. 2002;6(3):216-21.

Bridi AC, Louro TQ, Silva RC. Alarmes clínicos em terapia intensiva: implicações da fadiga de alarmes para a segurança do paciente. Rev Latino-Am Enfermagem. 2014;22(6):1034-40.

Choudhury M. Hemodynamic monitoring in intensive care unit: where we are today? Northern Journal of ISA. 2016;1(2):46-53.

Costa MA, Lirani W, Wippich AC, et al. Comparison of Two Central Venous Pressure Control Strategies to Prevent Atrial Fibrillation After Coronary Artery Bypass Grafting. Arq Bras Cardiol. 2017; 108(4):297-303.

Dias FS, Rezende E, Mendes CL, et al. Parte II: monitorização hemodinâmica básica e cateter de artéria pulmonar. Rev Bras Ter Intens. 2010;18(1):63-77.

Dias FS, Rezende E, Mendes CL, et al. Monitorização hemodinâmica em unidade de terapia intensiva: uma perspectiva do Brasil. Rev Bras Ter Intens. 2010;26(4):360-60.

Feissel M, Michard F, Faller JP, et al. The respiratory variation in inferior vena cava diameter as a guide to fluid therapy. Intensive Care Med. 2004;30(9):1834-7.

Hofhuizen CM, Lemson J, Hemelaar AE, et al. Continuous non-invasive finger arterial pressure monitoring reflects intra-arterial pressure changes in children undergoing cardiac surgery. Br J Anaesth. 2010;105(4):493-500.

Huang CC, Fu JY, Hu HC, et al. Prediction of fluid responsiveness in acute respiratory distress syndrome patients ventilated with low tidal volume and high positive end-expiratory pressure. Crit Care Med. 2008;36(10):2810-6.

Keren H, Burkhoff D, Squara P. Evaluation of a noninvasive continuous cardiac output monitoring system based on thoracic bioreactance. Am J Physiol Heart Circ Physiol. 2007;293(1):H583-9.

Jozwiak M, Teboul J-L, Monnet X. Extravascular lung water in critical care: recent advances and clinical applications. Ann Intensive Care. 2015;5(1):38.

Laher AE, Watermeyer MJ, Buchanan SK, et al. A review of hemodynamic monitoring techniques, methods and devices for the emergency physician. Am J Emerg Med. 2017;35(9):1335-47.

Lemson J, Hofhuizen CM, Schraa O, et al. The reliability of continuous noninvasive finger blood pressure measurement in critically ill children. Anesth Analg. 2009;108(3):814-21. Erratum in: Anesth Analg. 2009;108(5):1661.

Marque S, Cariou A, Chiche JD, et al. Comparison between Flotrac-Vigileo and Bioreactance, a totally noninvasive method for cardiac output monitoring. Crit Care. 2009;13(3):R73.

Marik PE, Baram M, Vahid B. Does central venous pressure predict fluidresponsiveness? A systematic review of the literature and the tale of seven mares. Chest. 2008;134(1):172-8.

Martina JR, Westerhof BE, van Goudoever J, et al. Noninvasive continuous arterial blood pressure monitoring with Nexfin®. Anesthesiology. 2012;116(5):1092-103.

Michard F, Boussat S, Chemla D, et al. Relation between respiratory changes in arterial pulse pressure and fluid responsiveness in septic patients with acute circulatory failure. Am J Respir Crit Care Med. 2000;162(1):134-8.

Monnet X, Marik P, Teboul JL. Passive leg raising for predicting fluid responsiveness: a systematic review and meta-analysis. Intensive Care Med. 2016;42(12):1935-47.

Monnet X, Osman D, Ridel C, et al. Predicting volume responsiveness by using the end-expiratory occlusion in mechanically ventilated intensive care unit patients. Crit Care Med. 2009;37(3):9516.

Muller L, Toumi M, Bousquet PJ, et al. An increase in aortic blood flow after an infusion of 100 ml colloid over 1 minute can predict fluid responsiveness: the mini-fluid challenge study. Anesthesiology. 2011;115(3):541-7.

Osawa EA. Estudo randomizado para avaliação da terapia guiada por metas em cirurgia cardíaca de alto risco. Tese (Doutorado). São Paulo: USP, 2015.

Pergher AK, Silva RC. Tempo estímulo-resposta aos alarmes de pressão arterial invasiva: implicações para a segurança do paciente crítico. Revista Gaúcha de Enfermagem. 2014;35(2):135-41.

Pergher AK. Tempo estímulo-resposta aos alarmes de monitorização invasiva da pressão arterial: contribuições para a segurança do paciente em unidade de cuidados intensivos. Dissertação. Rio de Janeiro: Universidade Federal do Estado do Rio de Janeiro, 2013.

Raval NY, Squara P, Cleman M, et al. Multicenter evaluation of noninvasive cardiac output measurement by bioreactance technique. J Clin Monit Comput. 2008;22:113-9.

Rocha PN, Menezes JA, Suassuna JH. Hemodynamic assessment in the critically ill patient. J Bras Nefrol. 2010;32(2):201-12.

Saugel B, Vincent JL, Wagnera JY. Personalized hemodynamic management. Curr Opin Crit Care. 2017;23(4):334-41.

Silva WO. Monitorização hemodinâmica no paciente crítico. Revista Hospital Universitário Pedro Ernesto. 2013;12(3):57-65.

Siqueira LC. Avaliação da resposta hemodinâmica cerebral através da monitorização com a espectroscopia próxima ao infravermelho (NIRS) em pacientes com doença aterosclerótica submetidos à endarterectomia de carótida. Campinas: Unicamp, 2015.

Suess EM, Pinsky MR. Hemodynamic monitoring for the evaluation and treatment of shock: what is the current state of the art?. In: Seminars in Respiratory and Critical Care Medicine. Thieme Medical Publishers, 2015. p. 890-898.

Teboul JL, Saugel B, Cecconi M, et al. Less invasive hemodynamic monitoring in critically ill patients. Intensive Care Med. 2016; 42(9):1350-9.

Thiele RG, Bartels K, Gan TJ. Cardiac output monitoring: a contemporary assessment and review. Crit Care Med. 2015 Jan;43(1):177-85.

Viana RA. Enfermagem em Terapia Intensiva: práticas baseadas em evidências. São Paulo: Atheneu, 2011.

Viana RA. Enfermagem em Terapia Intensiva: prática integrativas. Barueri, SP: Manole, 2017.

Vincent JL. Let's give some fluid and see what happens" versus the "mini-fluid challenge. Anesthesiology. 2011;115(3):455-6.

Vicent JL, Rhodes A, Perel A, et al. Clinical review: Update on hemodynamic monitoring-a consensus of 16. Critical Care. 2011;15(4):229.

Vieillard-Baron A, Chergui K, Rabiller A, et al. Superior vena caval collapsibility as a gauge of volume status in ventilated septic patients. Intensive Care Med. 2004;30(9):1734-9.

Weisz DE, Jain A, McNamara PJ, et al. Non-invasive cardiac output monitoring in neonates using bioreactance: A comparison with echocardiography. Neonatology. 2012;102:61-7.

Welch J. Alarm fatigue hazards: the sirens are calling. Patient Saf Qual Healthc. 2012;9(3):26-33.

CAPÍTULO 7

Lesão renal aguda e métodos dialíticos

Cássia Maria Frediani Morsch

Geam Carles Mendes dos Santos

Patrícia Baruel Okumura

Tais Hochegger

Lesão renal aguda

A lesão renal aguda (LRA) é classicamente definida como redução aguda da função renal em horas ou dias, resultando na retenção de ureia e outros resíduos nitrogenados, e na desregulação do volume extracelular e eletrólitos. O termo "lesão renal aguda" substituiu, em grande parte, a insuficiência renal aguda (IRA), refletindo o reconhecimento de que reduções menores na função renal, que não resultam em falência dos rins, são de relevância clínica substancial e estão associadas ao aumento da morbidade e da mortalidade.

Em uma tentativa de uniformizar a definição e a classificação da LRA, foram criados os critérios *Risk, Injury, Failure, Loss, End-Stage* (RIFLE) e *Acute Kidney Injury Network* (AKIN). Atualmente, estes critérios são os mais utilizados para classificar a LRA em função da creatinina sérica e da diurese.

Mais recentemente, foram propostas alterações para estadiamento de LRA pelo *Kidney Disease: Improving Global Outcomes* (KDIGO) *Acute Kidney Injury Work Group*. Esta nova classificação foi importante e original para a prática clínica, principalmente no que diz respeito ao critério tempo. O KDIGO abrange tanto os critérios AKIN como RIFLE, contemplando alterações de creatinina dentro de 48 horas ou queda do ritmo de filtração glomerular em 7 dias. Além disso, acrescentou ao estágio 3 do AKIN indivíduos menores de 18 anos com taxa de filtração glomerular < 35 mL/minuto e também aqueles com creatinina sérica > 4,0 mg/dL^2 (Quadro 7.1)

Do ponto de vista clínico, a LRA também pode ser classificada de forma simples e didática considerando a origem da lesão e utilizando as referências anatômicas do aparelho urinário, sendo dividida em três categorias:

1. **Pré-renal**: quando ocorrem diminuição da perfusão renal e, consequentemente, redução da taxa de filtração glomerular.

2. **Pós-renal**: causada por obstrução do trato urinário inferior por tumores, cálculos, fibrose retroperitonial etc.

3. **Renal ou intrínseca:** quando a lesão renal ocorre no parênquima renal, com dano estrutural nos glomérulos, túbulos, vasos e/ou interstício. As causas são múltiplas: glomerulopatias, nefrite intersticial e hipertensão maligna. No entanto, a maior causa de LRA intrínseca é a necrose tubular aguda (NTA), causada por danos isquêmicos ou nefrotóxicos, sendo entidade histopatológica e fisiopatológica causada por distintos insultos renais. LRA pré-renal e NTA ocorrem em um *continuum* do mesmo processo fisiopatológico, e ambas respondem por 75% das LRA.

Os sinais e sintomas da LRA dependem da causa e do grau de comprometimento da função renal, sendo frequentemente inespecíficos e mascarados pela doença de base. A observação de sinais de hipovolemia e hipotensão arterial, ou sinais de obstrução do trato urinário auxilia no diagnóstico diferencial de LRA pré ou pós-renal. Devem-se procurar sinais associados com a

Quadro 7.1. Estadiamento da lesão renal aguda.

Estágio	Creatinina sérica	Diurese
1	Aumento de 0,3 mg/dL OU Aumento do valor basal em 1,5-1,9 vez	< 0,5 mL/kg/hora por 6-12 horas
2	Aumento do valor basal em 2-2,9 vezes	<0,5 mL/kg/hora por ≥ 12 horas
3	Aumento do valor basal em 3 vezes ou creatinina sérica ≥ 4,0 mg/dL, ou início de diálise OU Em pacientes menores de 18 anos, decréscimo na filtração glomerular a 35 mL/min/1.73 m²	<0,3 mL/kg/hora por 24 horas ou anúria por ≥ 12 horas

Fonte: Kidney Disease: Improving Global Outcomes (KDIGO). Clinical Practice Guideline for Acute Kidney Injury. Kidney Int Suppl. 2012;2:8.

etiologia e complicações da LRA. A redução do débito urinário em horas pode ser importante sinal de piora da função renal. A oligúria deve ser avaliada em conjunto com outros fatores, como o *status* hídrico e uso de drogas. Ao mesmo tempo, os tradicionais marcadores de função renal devem também ser avaliados. O aumento nos níveis séricos de ureia e creatinina pode ser atribuído à redução da função renal, mas também pode ter sua geração aumentada ou alterada em função de um estado de hidratação diminuído. Finalmente, novos biomarcadores para dano no tecido renal estão começando a ser utilizados na prática clínica: moléculas, como NGAL ou cistatina C, podem estar alteradas antes de surgir oligúria ou aumentar a creatinina.

O Quadro 7.2 descreve as principais manifestações clínicas, por sistema, encontradas em pacientes com LRA.

Quadro 7.2. Manifestações clínicas da lesão renal aguda.

Digestivas	Inapetência, náuseas, vômitos incoercíveis e sangramento digestivo
Cardiorrespiratórias	Dispneia, edema, hipertensão arterial, insuficiência cardíaca, edema agudo de pulmão, arritmias, pericardite e pleurite
Neurológicas	Sonolência, tremores, agitação, torpor, convulsão e coma
Hematológicas	Sangramentos, anemia e distúrbios plaquetários
Imunológicas	Depressão imunológica e tendência a infecções
Nutricionais	Catabolismo aumentado e perda de massa muscular
Cutâneas	Prurido

Fonte: Sociedade Brasileira de Nefrologia (SBN). Diretrizes de Insuficiência Renal Aguda. 2012. Disponível em: https://sbn.org.br/utilidades/diretrizes-e-recomendacoes/

Prevenção e tratamento clínico da lesão renal aguda

As recomendações para prevenção e tratamento conservador da LRA são:

- O nível basal de função renal deve ser estabelecido por dosagem de creatinina sérica ou depuração de creatinina. Pacientes com creatinina elevada apresentam maior possibilidade de desenvolver lesão renal após procedimentos de risco ou uso de drogas nefrotóxicas.

- As condições clínicas do paciente devem ser otimizadas, assegurando que o volume intravascular esteja convenientemente expandido, com pressão arterial média acima de 80 mmHg (ou mais, se o paciente for hipertenso), hematócrito acima de 30% e oxigenação tecidual adequada.

- O uso de drogas nefrotóxicas deve ser evitado, principalmente em associação, em pacientes com função renal já comprometida. As doses das drogas devem ser corrigidas de acordo com a função renal, mantendo o paciente adequadamente hidratado e com função renal monitorizada. Diuréticos de alça devem ser evitados para prevenção de nefrotoxicidade.

- Em caso de mioglobinúria e hemoglobinúria, o uso de solução expansora, com bicarbonato de sódio e manitol, reduz a prevalência e a gravidade da lesão renal.

- Evitar hiper-hidratação, que pode causar edema, hipertensão, insuficiência cardíaca e hiponatremia. LRA é um processo hipercatabólico, e um paciente que não perder ao redor de 300 g de peso corporal por dia, quase certamente, está em balanço positivo de água.

- Prevenir hipercalemia, diminuindo a ingestão de potássio, e evitar drogas que interferem em sua excreção. Tratar agressivamente hipercalemias graves ou sintomáticas com infusão endovenosa de cálcio, soluções polarizantes (glicose e insulina), uso de agonistas beta 2 e correção da acidose.

- Tomar precauções extremas contra processos infecciosos. Evitar antibioticoterapia desnecessária, quebras da barreira cutâneo-mucosa (sondas, cateteres etc.) e pesquisar cuidadosamente a presença de focos infecciosos.

- O paciente deve ser nutrido adequadamente, tentando obter o balanço nitrogenado menos negativo possível por meio da administração de uma relação calórico/proteica adequada e evitando restrições alimentares severas.

Tratamento dialítico

O tratamento dialítico está indicado quando as medidas conservadoras não forem suficientes para reverter desequilíbrios. Desta forma, as indicações absolutas de diálise em LRA são hipercalemia com alterações eletrocardiográficas (ou acima de 6,5 mEq/L), não sendo possível ou desejável a remoção do potássio corporal por outros meios; hipervolemia associada à congestão pulmonar, que dificulte ventilação ou edema cerebral não tratável com uso de diuréticos; acidose metabólica grave com acúmulo de ânions (pH < 7,2), em que tratamento com álcalis não é possível; azotemia severa na presença ou não de hipercatabolismo, independente de níveis preestabelecidos de ureia e creatinina séricas, que não refletem adequadamente a taxa de filtração glomerular; encefalopatia urêmica; pericardite; diátese hemorrágica secundária à uremia; falência renal associada à intoxicação exógena por fármaco removível por método extracorpóreo; e disnatremia severa sem possibilidade de manejo conservador.

As indicações relativas de diálise em LRA são: desproporção no manejo de líquidos, que consiste na necessidade de infusão/ingestão de volumes superiores à capacidade do paciente em excretá-los, levando à

LESÃO RENAL AGUDA E MÉTODOS DIALÍTICOS

hipervolemia ou hiper-hidratação progressiva; oligúria (< 200 mL/12 horas) ou anúria (< 50 mL/12 horas), após adequada reposição volêmica, em pacientes recebendo aporte elevado de fluídos (vasopressores, inotrópicos, antibióticos e nutrição); congestão pulmonar por insuficiência cardíaca esquerda refratária a tratamento medicamentoso; hipertermia maligna; remoção de mediadores inflamatórios na síndrome de resposta inflamatória sistêmica (SIRS); e otimização da homeostasia de pacientes com insuficiência renal para intervenção.

Princípios da terapia de substituição renal

As terapias de substituição renal (TSR), ou terapias dialíticas, podem ser definidas como processos em que a composição de solutos de uma solução (sangue) é alterada pela exposição desta solução a uma segunda solução (dialisado), através de uma membrana semipermeável. Moléculas de água e solutos de pequeno peso molecular podem atravessar os poros da membrana, mas solutos maiores (proteínas) não podem atravessar a barreira, então as moléculas de alto peso molecular permanecem sem alterações em cada lado da membrana semipermeável.

A TSR tem como objetivos a correção das anormalidades metabólicas decorrentes da disfunção renal, e a regulação do equilíbrio e balanços influenciados pelos rins (acidobásico, eletrolítico, hídrico, volêmico e nutricional). Realiza a depuração de resíduos do catabolismo e outras moléculas presentes no sangue do paciente, mas também adiciona substâncias ao meio interno (bases, glicose e cálcio). Muitas funções renais são substituídas razoavelmente por estas técnicas, mas não a função endócrina.

Mecanismos de transporte nos métodos dialíticos

Os mecanismos de transporte de soluto e solvente nos métodos dialíticos são difusão, ultrafiltração, convecção e osmose.

Difusão

Movimento de solutos de uma área de alta concentração para outra, de baixa concentração, através de membrana semipermeável. Além da diferença de concentração, a difusão depende diretamente da temperatura, da área da superfície de troca e da difusibilidade do soluto (peso molecular, velocidade e tamanho das moléculas), sendo inversamente proporcional à espessura e à resistência da membrana.

Ultrafiltração

Movimento de fluidos, ou solvente, através de uma membrana semipermeável, causado por um gradiente de pressão, que pode ser positiva ou negativa.

Convecção

Transporte de solutos através de uma membrana semipermeável junto ao solvente e, portanto, subordinado ao gradiente de pressão transmembrana (PTM). Depende da taxa de ultrafiltração, da permeabilidade da membrana e da concentração plasmática do soluto. Movimento de solutos com um fluxo de água "dragagem pelo solvente". Princípio utilizado em terapias como hemofiltração e hemodiafiltração.

Osmose

É um processo físico, em que a água se movimenta entre dois meios com concentrações diferentes de soluto, separados por uma membrana semipermeável (peritônio). Nesse processo, a água passa de um meio hipotônico (menor concentração de soluto – sangue) para um hipertônico (maior concentração de soluto – solução de diálise). Na osmose, o processo se finaliza quando os dois meios ficam com a mesma concentração de soluto (isotônico).

Métodos de terapia de substituição renal

As TSR podem ser classificadas como intermitentes ou contínuas, de acordo com sua duração. Intermitentes são as terapia de purificação do sangue indicadas para substituir a ausência parcial ou total de função renal, aplicadas por período curto de tempo, usualmente ≤ 12 horas por dia. As terapias contínuas são aplicadas por período prolongado de tempo, usualmente durante as 24 horas do dia.

De acordo com o mecanismo de transporte, as terapias podem ser difusivas, convectivas ou combinadas. As terapias podem ainda ser classificadas como intracorpóreas e extracorpóreas.

A diálise peritoneal (DP) é uma diálise intracorpórea, que utiliza a infusão de uma solução hipertônica na cavidade peritoneal, o que provoca transporte transcapilar de água (por osmose) e de solutos (por difusão) através da membrana peritoneal. O acesso à cavidade abdominal faz-se por cateter rígido ou flexível. As sessões de DP podem ser contínuas ou intermitentes e, além disso, realizadas manualmente em sistema fechados ou com cicladoras em sistemas programáveis, tanto a nível hospitalar como no domicílio do paciente.

Hemodiálise e métodos correlatos são as terapias extracorpóreas, e podem ser intermitentes ou contínuas. Hemodiálise consiste em terapia primariamente difusiva, na qual solutos e água são transportados por meio de uma membrana de baixo fluxo e de baixa permeabilidade, em sistema de contracorrente.

A ultrafiltração isolada é um processo de remoção de líquidos através de uma membrana de baixa permeabilidade, sem a utilização de dialisado. O objetivo desta modalidade terapêutica é a remoção de líquidos em estados de sobrecarga hídrica.

Hemofiltração é uma terapia que utiliza o princípio de convecção (água e solutos são transferidos através de uma membrana de alto fluxo, que permite um volume alto de ultrafiltração). A infusão de uma solução de reposição, pré-dilucional (proximal ao hemofiltro) ou pós-dilucional (distal ao hemofiltro), é necessária para manutenção do balanço hídrico e da volemia.

A hemodiafiltração é uma terapia que associa os princípios de convecção e de difusão (entrada no sistema de uma solução de diálise em contracorrente, aumentando a capacidade de depuração). A infusão de uma solução de reposição, pré-dilucional (proximal ao hemofiltro) ou pós-dilucional (distal ao hemofiltro), é necessária para a manutenção do balanço hídrico e da volemia.

Nas técnicas intermitentes, utilizam-se altos fluxos de sangue e de dialisado, enquanto nas técnicas contínuas os fluxos são lentos.

Foram desenvolvidos regimes dialíticos que, embora não necessariamente contínuos, têm objetivos terapêuticos em comum. São as técnicas híbridas, chamadas de "diálise sustentada de baixa eficiência" (DSBE), ou "diálise diária prolongada" e "diálise contínua e lenta" .

Os principais métodos de TSR extracorpórea e suas caraterísticas estão sumarizados na Tabela 7.1.

Acesso vascular para terapia de substituição renal

A hemodiálise requer acesso a vasos sanguíneos capazes de fornecer fluxo sanguíneo extracorpóreo rápido. O acesso imediato à hemodiálise deve ser direto, disponível para uso imediato e com complicações mínimas no curto prazo (dias a semanas). Um cateter não tunelizado de duplo lúmen de grande diâmetro é o mais utilizado

quando surge necessidade imediata de hemodiálise. Os cateteres de diálise geralmente têm pelo menos dois lúmens com duas portas (azul e vermelha). Por convenção, a porta vermelha identifica o lúmen "arterial", que extrai sangue do corpo (abertura proximal/lateral), e a porta azul identifica o lúmen "venoso", para o retorno do sangue da máquina de diálise para o paciente.

Os cateteres de diálise podem ser inseridos em qualquer uma das veias centrais, como a veia jugular interna, femoral ou subclávia. As veias periféricas grandes, como a veia jugular externa, também podem ser usadas. A escolha do local de acesso vascular e do cateter deve ser orientada pela urgência da diálise, pelo tipo de diálise, pelo histórico de acesso prévio e pela condição médica geral do paciente.

A veia jugular interna direita é a preferida para o acesso à hemodiálise, porque leva a um caminho direto para a veia cava superior. A colocação de cateteres na veia jugular interna esquerda requer que o cateter faça dois ângulos retos antes de atingir a veia cava superior, o que pode causar dificuldades durante a inserção e tem maior incidência de disfunção do cateter. Cateteres de veia jugular interna do lado esquerdo apresentam maiores taxas de infecção e disfunção em comparação com os inseridos a partir da direita.

Os cateteres de diálise são inseridos usando uma técnica de fio-guia de Seldinger modificada, tipicamente na veia jugular ou femoral. As diretrizes *The National Kidney Foundation Kidney Disease Outcomes Quality Initiative* (KDOQI) sugerem evitar o acesso à hemodiálise na veia subclávia, a menos que não haja outra opção disponível.

Posicionamento do cateter

Antes do uso de um cateter central para hemodiálise, o posicionamento da ponta do cateter precisa ser

Tabela 7.1. Características técnicas dos diferentes métodos de terapia renal substitutiva extracorpórea

Método dialítico	Princípio	Permeabilidade da membrana	Fluxo de sangue	Fluxo do dialisado (mL/minuto)	Tempo de terapia	Depuração de ureia (mL/minuto)	Solução de reposição (L/dia)
Hemodiálise convencional	Difusão	Variável	250-400	500-800	3-5 horas	180-240	—
Hemodiálise sustentada de baixa eficiência	Difusão	Variável	100-200	100	8-12 horas	75-90	—
Hemodiálise contínua	Difusão	Alta	100-150	16-35	> 24 horas	22	—
Hemofiltração contínua	Convecção	Alta	~150	—	> 24 horas	17-67	22-90 pré ou pós-dilucional
Hemodiafiltração contínua	Difusão e convecção	Alta	~150	16-35	> 24 horas	30-60	23-44 pré ou pós-dilucional
Ultrafiltração isolada contínua	Diferença de pressão hidrostática	Alta	100-200 mL/minuto	—	Variável	1,7 mL/minuto	—

Fonte: adaptado de Teo BW, Messer JS, Chua HR, et al. Terapias de substituição renal contínua. In: Daugirdas J, Blake P, Ing T. Manual de diálise. 5a ed. Rio de Janeiro: Guanabara Koogan, 2016. p. 216-45.

verificado, tipicamente usando fluoroscopia ou radiografia simples. A ponta dos cateteres de hemodiálise jugular deve estar posicionada na veia cava superior.

Soluções de preenchimento dos lúmens

A profilaxia contra a trombose do cateter é importante e deve começar no momento da inserção e uso do cateter. Existe grande variedade de soluções usadas para preencher ou "bloquear" os cateteres de hemodiálise. Estes incluem a heparina (mais amplamente utilizada) em concentrações variáveis, como 1:5.000, 1:1.000 e 1:100 unidades/mL, bem como agentes alternativos, como citrato, ativador de plasminogênio tecidual (tPA) e solução salina hipertônica a 0,9%.

Aplicação clínica das diferentes modalidades dialíticas

A escolha de um método dialítico depende principalmente das características clínicas do paciente no momento de iniciar a terapia dialítica; da disponibilidade de recursos humanos, técnicos e econômicos; e da experiência da equipe assistente com cada um dos diferentes métodos.

Ao iniciar qualquer terapia dialítica, o objetivo é conseguir uma adequada substituição da função renal, dirigida às necessidades clínicas de cada paciente com um mínimo de complicações relacionadas ao procedimento. A escolha de um método dialítico não exclui a possibilidade de passar para outro quando as características clínicas do paciente ou o objetivo terapêutico são modificados.

Os métodos intermitentes são utilizados nos pacientes que apresentam estabilidade hemodinâmica (sem uso de droga vasoativa) e não necessitam da retirada de volume elevado (mais do que 4.000 mL/dia) para a manutenção do equilíbrio volêmico. Em pacientes estáveis hemodinamicamente, porém com hipertensão intracraniana, quadros de intoxicação exógena (lítio) ou com impossibilidade de manter tratamento dialítico adequado sem anticoagulação, a terapia intermitente também não é indicada. Antes do início da sessão, o paciente deve ser avaliado, bem como as decisões quanto ao uso de anticoagulação, o objetivo de ultrafiltração, a disponibilidade de equipamento e a remoção do paciente da unidade de terapia intensiva para exames. Ainda em relação à terapia intermitente, deve-se reavaliar o funcionamento na sessão anterior do acesso vascular. Embora a recomendação de que cada tratamento prescrito ofereça um Kt/V > 1,2, não é rotina fazer este teste em diálise aguda. A anticoagulação utilizada em diálise intermitente é heparina não fracionada ou lavagem intermitente do sistema com bólus de solução fisiológica.

Os métodos contínuos são indicados para os pacientes com instabilidade hemodinâmica e naqueles com hipertensão intracraniana, quadros de intoxicação exógena, como na intoxicação por carbonato de lítio ou naqueles com impossibilidade de manter tratamento dialítico adequado sem anticoagulação. A dose de diálise oferecida é avaliada pelo volume de efluente, ficando em 25 a 30 mL/kg/hora.

Anticoagulação em terapia de substituição renal

A anticoagulação é necessária para manter a permeabilidade do circuito extracorpóreo, sendo uma das principais limitações para o uso das TSR nos centros de tratamento intensivo. A anticoagulação ideal deve prover atividade antitrombótica ótima, com mínima ocorrência de sangramentos e de efeitos sistêmicos. Na seleção do melhor método de anticoagulação, devem-se considerar alguns fatores: a técnica hemodialítica utilizada, o quadro clínico do paciente, a familiaridade com a droga disponível e a infraestrutura para ajuste de sua dose. A escolha do agente anticoagulante deve ser individualizada para cada paciente e relacionada ao caso clínico.

Dentre as alternativas para a anticoagulação das TSR, as mais comumente utilizadas na prática clínica são a heparina não fracionada, a anticoagulação regional com citrato e o uso de solução salina para lavagem do sistema. As principais vantagens, complicações e desvantagens destes métodos estão sumarizados no Quadro 7.3.

Solução fisiológica 0,9% pode ser usada como lavagens do sistema nas terapias intermitentes, de forma mais comum, e nas contínuas, em casos específicos de não tolerância a nenhum outro método de anticoagulação.

As diretrizes de práticas clínicas de avaliação de doenças renais de 2012 da KDIGO recomendam o uso de heparina para anticoagulação das TSR intermitentes. Tipicamente, uma dose em bólus entre 50 a 2.000 unidades de heparina é administrada na via arterial do circuito extracorpóreo, seguida por infusão contínua entre 300 a 500 unidades por hora ou em forma bólus a cada hora. A terapia pode ser monitorada seguindo o tempo parcial de tromboplastina ativado (PTTa) coletado na via venosa do circuito. A dose de heparina deve ser titulada para manter um valor de 1,5 a 2,0 vezes o controle normal (valor de referência: 25 a 45 segundos). Podem ser necessárias doses maiores de heparina em pacientes com coagulação recorrente do sistema. A descontinuação pode ser necessária na ocorrência de sangramento clínico ou se a trombocitopenia grave se desenvolver.

A anticoagulação com citrato é alternativa segura e efetiva para os pacientes com risco elevado de sangramento e/ou contraindicação ao uso de heparina. As

Quadro 7.3. Vantagens, complicações e desvantagens dos métodos de anticoagulação.

Método	Vantagens	Complicações/desvantagens
Heparina não fracionada	Vasta experiência na prática clínica Baixo custo e alta eficiência Possibilidade de reversão com protamina Facilidade de monitorização do nível de anticoagulação com o PTTa	Anticoagulação sistêmica, aumentando o risco de sangramento no paciente Ligação da heparina à antitrombina endotelial inibe suas ações anti-inflamatórias e evita a formação local de prostaciclina, comprometendo a microcirculação Desenvolvimento de trombocitopenia
Citrato	Vida útil prolongada dos circuitos Redução da incidência de complicações hemorrágicas Menor necessidade de transfusões sanguíneas	Acúmulo de citrato Hipernatremia Alcalose metabólica Hipocalcemia Hipomagnesemia Custo elevado Maior monitoramento em pacientes com insuficiência hepática grave
Lavagem com soro fisiológico	Alternativa mais segura	Maior frequência de coagulação do circuito

PTTa: tempo parcial de tromboplastina ativado.

diretrizes de práticas clínicas para injúria renal aguda da KDIGO, de 2012, recomendam o uso de anticoagulação com citrato como método preferencial de anticoagulação para TSR contínuas em pacientes sem contraindicação ao uso de citrato, mesmo na ausência de risco de hemorragia ou distúrbio de coagulação.

O citrato impede a coagulação do sistema por sua ação de quelar o cálcio iônico no circuito extracorpóreo antes do sangue entrar no dialisador. Por esta redução do nível de cálcio iônico, é necessária a reposição por meio da infusão de uma solução de cálcio livre, devendo esta ser infundida sempre pós-filtro e, se separada do sistema de diálise, ser infundida por via venosa central. A maior porção do complexo citrato-cálcio é filtrada e perdida no efluente. A porção não filtrada retorna para o paciente e fica diluída no volume sanguíneo total, sendo então metabolizada em bicarbonato pelo fígado, rins e músculos esqueléticos. Cada molécula de citrato fornece três moléculas de bicarbonato. O citrato é infundido na via arterial do sistema, no início do circuito extracorpóreo. A taxa de infusão de citrato é ajustada para manter a concentração de cálcio ionizado no circuito extracorpóreo < 0,35 mmol/L (medida por meio da concentração de cálcio ionizado pós-filtro), que se correlaciona com a concentração sanguínea de citrato de 4 a 6 mmol/L. Uma infusão de cálcio separada é administrada ao paciente e titulada para manter a concentração sistêmica de cálcio ionizado nos intervalos de valores normais. Durante a utilização das TSR com citrato, há a necessidade de um rigoroso controle laboratorial dos níveis de cálcio iônico pré e pós-filtro, de outros eletrólitos e do *status* acidobásico. Além desta monitorização, é importante que as equipes destas unidades estejam treinadas e familiarizadas com o correto ajuste da infusão das soluções de citrato e de cálcio livre.

Nos últimos anos, como consequência do avanço técnico-científico e da utilização de equipamentos sofisticados nas terapias dialíticas no nefrointensivismo, faz-se necessário o fortalecimento da fundamentação científica e da competência do profissional enfermeiro, para que ele esteja preparado para manejar os cuidados e as intercorrências com os diferentes métodos de anticoagulação nas TSR, garantindo assistência focada na segurança do paciente crítico.

Complicações em terapia de substituição renal

Embora os avanços tecnológicos tenham tornado os tratamentos dialíticos mais seguros, podem ocorrer algumas complicações. Algumas delas estão relacionadas ao circuito extracorpóreo e às máquinas, que geralmente são precisas, mas não infalíveis. Erros ainda ocorrem por falha humana, muitas vezes por falta de seguimento das práticas padrão. Outras complicações são independentes de falhas humanas ou de equipamentos; trata-se de reações adversas do paciente ao tratamento. A enfermagem tem um papel importante ao garantir que a diálise prescrita seja a ofertada, de forma segura e com um mínimo de intercorrências.

Hipotensão

É o problema intradialítico mais comum encontrado na prática clínica de rotina. Sua incidência varia de 5% a 40% e está relacionada principalmente à remoção de líquidos do paciente. Durante a diálise, o fluido é removido do compartimento intravascular por meio da ultrafiltração, e a taxa de remoção pode exceder o reabastecimento dos espaços extra e intracelular, resultando em redução no volume de sangue circulante.

Arritmias cardíacas

São relatadas com muita frequência, com estimativas de até 50%. Geralmente são assintomáticas e regridem espontaneamente pós-tratamento. A fibrilação atrial é a arritmia mais comum, ocorrendo em até 20% dos tratamentos.

Reações anafilactoides

Podem ocorrer em raros pacientes na primeira conexão ao circuito extracorpóreo de TSR. Estas reações foram chamadas de tipos A e B, dependendo de sua gravidade.

Erro no preparo ou contaminação da solução de diálise

A solução de diálise resulta da mistura de bicarbonato e eletrólitos à água pura. Podem ocorrer erros no preparo das soluções para diálise contínua ou no sistema de proporção das máquinas de hemodiálise intermitente, resultando em composição inapropriada do dialisado e levando a distúrbios eletrolíticos potencialmente graves.

Reações pirogênicas

Podem ocasionalmente ocorrer devido à contaminação do sistema de tratamento de água na hemodiálise intermitente.

Problemas com anticoagulantes

A heparina é o anticoagulante mais utilizado e, além das raras reações anafiláticas agudas, podem ocorrer sangramento e trombocitopenia. A anticoagulação regional com citrato pode levar a problemas eletrolíticos, como hipernatremia e alcalose metabólica.

Hipotermia

Durante as TSR contínuas, o uso de soluções à temperatura ambiente tem sido associado ao desenvolvimento de hipotermia. A perda de energia térmica durante o tratamento pode exceder 1.000 quilocalorias por dia. O significado clínico desta hipotermia não está claro. Sugeriu-se que a hipotermia leve pode ser benéfica, contribuindo para a melhoria da estabilidade hemodinâmica com terapias contínuas, como observado com a hemodiálise tradicional.

Hemólise

A etiologia da hemólise em pacientes em hemodiálise geralmente está relacionada a problemas com a solução de diálise, contaminação química, sobreaquecimento, hipotonicidade devido à proporção insuficiente de concentrado/água. Se a hemólise não for reconhecida precocemente, pode ocorrer hipercalemia grave e levar à morte. Os achados altamente sugestivos de hemólise substancial incluem aparência vinhosa do sangue na linha venosa e sintomas de dor torácica, falta de ar e/ou dor nas costas. O tratamento inicial de suspeita de hemólise em paciente em hemodiálise é interromper a diálise imediatamente e não retornar o sangue, para evitar o aumento do risco de hipercalemia.

Embolia gasosa

A embolia durante a diálise é outra causa de dor torácica, bem como outros sintomas, particularmente a dispneia. Pode levar à morte, a menos que seja rapidamente detectada e tratada. Felizmente, é rara, em parte devido à presença de detectores de ar em máquinas de hemodiálise. A desconexão de tampas de conexão e/ou linhas de sangue também pode levar à embolia aérea em pacientes que estão sendo dialisados com cateteres venosos centrais. O aspecto mais importante da embolia aérea é a prevenção, por meio da função adequada de dispositivos de detecção de ar em máquinas de diálise.

Aspectos farmacológicos da atenção ao paciente com lesão renal aguda

Soluções de diálise

As soluções utilizadas em TSR apresentam uma composição semelhante ao plasma. Elas podem ser adquiridas prontas (industrializadas) ou preparadas no local de uso. As vantagens das soluções industrializadas são o menor tempo para o início da terapia, visto que já estão prontas; a redução do risco de erro de manipulação; e o menor desperdício. Existem algumas variações na composição destas soluções como, por exemplo, a concentração de cloro, de potássio e de magnésio. Estas soluções devem atender as necessidades de grande parte dos pacientes em diálise.

É comum a adição de eletrólitos às soluções para corrigir alterações eletrolíticas específicas e que mudam diariamente.

Uso de medicamentos em pacientes com lesão renal aguda e dialíticos

As propriedades das drogas que influenciam na remoção durante a diálise incluem ligação a proteínas plasmáticas, peso molecular e volume de distribuição. A carga elétrica é menos importante. A remoção de uma droga é inversamente proporcional à porcentagem de ligação a proteínas plasmáticas, ou seja, quanto maior o percentual de ligação, menor é a remoção durante a diálise. A ligação a proteínas plasmáticas afeta a remoção de drogas durante a diálise tanto pelo método de convecção quanto de difusão. Para drogas com baixa ligação a proteínas plasmáticas, o peso molecular pouco influencia na remoção durante a diálise, pois a maioria das drogas tem peso molecular menor do que 500 kDa. Portanto, a remoção destas moléculas, em qualquer método dialítico, é significativa e, conforme o peso molecular aumenta, sua remoção diminui.

O volume de distribuição é mais importante na diálise intermitente do que nas diálises contínuas. Isto porque, com o baixo fluxo utilizado em diálises contínuas, faz-se necessário um longo período para que a concentração das drogas se equilibre entre os compartimentos do corpo. As drogas que apresentam volume de distribuição < 0,6 L/kg têm um potencial maior de serem removidas.

A habilidade de uma molécula passar pelos poros de uma membrana é denominada, na língua inglesa, *sieving coefficient* (SC). Uma molécula que consegue transitar livremente através de uma membrana tem SC máximo, que é 1, e uma molécula incapaz de atravessar uma membrana tem o SC igual a zero. O SC de um medicamento pode ser calculado pela razão de sua concentração no plasma por sua concentração no ultrafiltrado. Quando estas concentrações não são conhecidas, é possível estimar o SC de um medicamento utilizando a proporção da droga que está ligada a proteínas plasmáticas, ou seja: SC = 1 – porção ligada.

Recomendações de doses

É difícil encontrar, na literatura científica, recomendações das doses de medicamentos que devem ser utilizadas durante as diálises contínuas e DSBE. Quando houver disponível literatura específica para alguma droga, esta deve ser utilizada para a definição de dose e intervalo de administração do medicamento. Apesar de ser um tipo de terapia sem intervalos, as diálises contínuas comumente precisam ser interrompidas. Se a terapia é pausada por períodos longos, podem ser necessários ajustes nas doses de medicamentos.

A LRA pode afetar significativamente o volume de distribuição de medicamentos, em função das alterações na quantidade total de água corporal e da distribuição da água no corpo. Pacientes com sepse apresentam danos epiteliais e extravasamento de líquido do intravascular para o interstício. Estas alterações patológicas podem alterar o volume de distribuição de drogas hidrofílicas como, por exemplo, aminoglicosídeos, betalactâmicos e glicopeptídeos.

Em pacientes com LRA, a ligação de medicamentos a proteínas plasmáticas é alterada por vários motivos. A redução da síntese de proteínas em pacientes críticos leva ao aumento da fração livre das drogas, que pode até atingir níveis tóxicos. A capacidade de ligação da albumina é reduzida por inibidores endógenos e alterações no pH e, ainda, em casos de uremia, fica alterada a conformação de ligação de substratos da albumina.

A dose de ataque de um fármaco depende principalmente de seu volume de distribuição. Apesar disso, na maioria dos casos, a dose de ataque, quando recomendada, não requer ajuste em pacientes com LRA. O peso atual e o estado volêmico do paciente devem ser avaliados para definir se a dose de ataque de drogas

hidrofílicas deve ser ajustada. Se uma droga é normalmente excretada pelos rins ou é removida por outras modalidades de diálise, possivelmente ela sofrerá influência importante durante a diálise contínua.

A dose de manutenção depende do *clearance* e, consequentemente, necessita de ajuste. O ajuste de dose pode ser feito por meio de redução de dose, aumento do intervalo entre as administrações, ou pela combinação de modificações de dose e intervalo.

A dose de muitos medicamentos pode ser titulada conforme o efeito (analgésicos, sedativos, vasopressores). No entanto, a concentração sérica de diversos antibióticos não é mensurada na prática clínica e, por isto, é difícil realizar o ajuste de dose destes medicamentos. Grande parte dos pacientes que necessitam de cuidados intensivos apresenta choque séptico, e torna-se fundamental a administração da dose adequada do antibiótico desde a primeira dose, em até 1 hora após a identificação deste quadro, para reduzir a morbimortalidade relacionada à sepse.

A equipe deve escolher uma dose adequada, considerando as alterações farmacocinéticas do paciente crítico e as influências da TSR. Uma dose terapêutica de um antibiótico utilizada em uma determinada situação de TSR pode ser sub ou supraterapêutica para outra diálise com parâmetros diferentes.

Em pacientes com sepse, o aumento da permeabilidade vascular resulta em acúmulo de líquido no espaço intersticial, o que significa aumento no volume de distribuição de alguns antibióticos. As drogas hidrofílicas (por exemplo, betalactâmicos) são mais afetadas por esta alteração do que as lipofílicas (por exemplo, fluoroquinolonas). Hipoalbuminemia, uma condição comum em doentes críticos, também altera diretamente o volume de distribuição, devido ao aumento da fração livre das drogas altamente ligadas a proteínas plasmáticas. O aumento da fração não ligada a proteínas pode intensificar o efeito e a toxicidade dos medicamentos, e, ao mesmo tempo, aumenta a quantidade do fármaco que pode ser filtrada e retirada do sangue durante a diálise.

As doses de medicamentos recomendadas para pacientes em diálise intermitente são predominantemente originadas a partir de dados de pacientes com doença renal crônica, que geralmente realizam três sessões de diálise por semana. Os pacientes críticos que recebem terapia dialítica intermitente muitas vezes necessitam de frequência maior, até diária, para alcançar a filtração necessária, devido ao seu estado hipercatabólico. Além disso, o fluxo sanguíneo que se consegue nos cateteres venosos centrais é menor do que aqueles utilizados nas fístulas. Tudo isso sem falar na tolerância hemodinâmica do paciente grave durante uma sessão de filtração rápida e brusca. Consequentemente, a remoção de solutos durante a diálise intermitente é menor nos pacientes críticos, em comparação com pacientes crônicos estáveis.

Um dos fatores que influencia no *clearance* das drogas pela diálise é o tempo de duração da terapia. A diálise intermitente estendida retira mais solutos do sangue do que uma diálise intermitente, e menos do que a terapia contínua. Outros parâmetros que devem ser considerados na decisão da melhor dose para cada caso são fluxo de sangue e de soluções da diálise, tipo da membrana e tamanho dos poros e uso de fluídos de reposição (se são incorporados na posição pré ou pós-filtro). Estas características podem ser combinadas de diversas formas, por isso é necessário ter cautela na hora de interpretar os dados de estudos sobre a filtração de medicamentos, especialmente durante diálise intermitente estendida e contínua.

Como muitos estudos têm mostrado, a principal causa de morte dos pacientes de unidade de terapia intensiva é a sepse, e a prevalência de subdose de antimicrobianos é alta. Além disso, pacientes que necessitam de diálise têm desfechos desfavoráveis devido a infecções, e não à toxicidade de medicamentos. Portanto, para pacientes em diálise, especialmente contínua, no que diz respeito à dose de antimicrobianos, é melhor adotar uma estratégia mais agressiva.

Aspectos nutricionais do paciente com lesão renal aguda e em diálise

A LRA é complexa e ocorre em uma variedade de situações, com manifestações clínicas que podem variar entre mínimas elevações na creatinina sérica até lesão renal com necessidade de diálise. Ela não afeta apenas o metabolismo hídrico, eletrolítico e acidobásico, mas interfere também no metabolismo de todos os macronutrientes, propiciando situações pró-inflamatórias, pró-oxidativas e de hipermetabolismo.

Quando analisamos o paciente, temos preocupação com estado nutricional, por conta das principais alterações metabólicas que acontecem os pacientes com LRA, como o hipercatabolismo, hiperglicemia e hipertrigliceridemia.

Os principais fatores envolvidos no início destas alterações são resistência insulínica, circulação de mediadores inflamatórios, acidose, aumento da secreção de hormônios catabólicos e inadequada oferta de substratos nutricionais, contribuindo para a perda acentuada de massa magra por meio da ativação de catabolismo proteico muscular, gliconeogênese e alteração do metabolismo dos aminoácidos vigentes nestas situações.

A partir destas alterações, na maioria das vezes, o paciente precisa de TSR que também interfere de modo deletério no estado nutricional, por conduzir diretamente à perda de nutrientes pelo dialisato e interferir na homeostase proteica. Normalmente, este paciente apresenta desnutrição, que leva à depleção do tecido adiposo e da massa magra, mesmo com ingestão adequada.

O termo "depleção energético-proteica" (PEW, do inglês *protein-energy wasting*) é o mais apropriado para indicar uma condição de redução das reservas corporais de proteína e energia (massa corporal magra e massa de gordura) que pode ocorrer tanto na LRA como na doença renal crônica, independentemente da causa, e pode estar associada à diminuição da capacidade funcional relacionada ao estresse metabólico.

Assim, diagnosticar precocemente o estado nutricional seria uma forma de diminuir as depleções deste paciente. Entretanto, a avaliação do estado nutricional é difícil em tais condições clínicas, na medida em que os métodos tradicionais (peso, índice de massa corporal, antropometria e proteínas plasmáticas) estão comprometidos pelo quadro clínico agudo e/ou pelos distúrbios hidroeletrolíticos inerentes, que levam a erros nas interpretações de parâmetros usuais de avaliação. O Quadro 7.4 resume os principais marcadores nutricionais que podem ser aplicados em pacientes com LRA, bem como suas limitações.

Quadro 7.4. Lesão renal aguda. Marcadores nutricionais e suas limitações em pacientes com lesão renal aguda (LRA)

Albumina, pré-albumina e colesterol	**Podem estar reduzidos independentemente do PEW (marcadores negativos de inflamação)**
Contagem de linfócitos	Baixa especificidade
Alterações no peso corporal	Água corporal total está aumentada na LRA. Hipervolemia pode mascarar as alterações na massa muscular
Antropometria (prega cutânea tricipital, circunferência do braço etc.)	Sofrem interferência do edema
Taxa de catabolismo proteico ou equivalente proteico do aparecimento de nitrogênio	Medidas requerem cálculos baseados na cinética da ureia durante TRS + coleta do dialisato
Gasto energético	Fórmulas para predição nem sempre são confiáveis em pacientes críticos (geralmente baseiam-se no peso corporal)
Escores nutricionais (ASG e suas modificações)	A maioria dos dados é proveniente de pacientes com doença renal crônica
Outras ferramentas potenciais ou em desenvolvimento	
Hormônio de crescimento e níveis de IGF-1	Poucos dados disponíveis na LRA
Marcadores inflamatórios (PCR, interleucinas séricas etc.)	Marcadores de prognóstico/risco de PEW do paciente; parâmetros não nutricionais (não são úteis para diagnóstico ou monitoração nutricional)
Bioimpedância elétrica	Sem dados na LRA

ASG: ácido graxos saturados; PCR: proteína C-reativa; PEW: depleção energético-proteica; TRS: terapia de substituição renal.

Segundo as diretrizes da Sociedade Brasileira de Nutrição Parenteral e Enteral (SBNPE), de 2011, o exame físico, os métodos antropométricos, de composição corporal, e os níveis nutricional séricos isolados de proteínas viscerais não são clinicamente úteis para avaliar o estado nutricional neste pacientes. A única indicação seria a história do paciente para determinação do risco e da necessidade de intervenção nutricional.

Os objetivos dietoterápicos para plano nutricional na LRA devem se levar em conta inicialmente a atenuação do estado inflamatório e a remoção de radicais oxidativos para evitar o estímulo das alterações metabólicas e, assim, evitar a depleção energética-proteica com a oferta de energia e proteína adequada. O profissional deve buscar a preservação da massa magra e consequente do estado nutricional.

As necessidades nutricionais de pacientes com LRA dependem muito mais da gravidade da doença básica, do estado nutricional preexistente e das comorbidades do que da LRA propriamente dita. As modificações mais específicas acontecem em casos de TSR que podem influenciar devidos às perdas provocadas pelos métodos.

As necessidades energéticas em pacientes hipercatabólicos com LRA são calculadas a partir do Gasto Energético Basal (GEB) multiplicado por um fator de estresse que, quando utilizada a calorimetria indireta, verificamos que normalmente não temos elevação maior que 30% do repouso, sendo o fator a ser utilizado não maior que 1,3. Segundo a *American Society of Parenteral and Enteral Nutrition* (ASPEN), podemos utilizar uma equação em relação ao peso de 25 a 30 kcal/kg/dia para os pacientes com LRA.

O catabolismo de proteínas pode ser determinado calculando a ureia pela taxa de aparência de nitrogênio (UNA). A UNA indica os requerimentos diários de proteínas para pacientes com insuficiência renal aguda. A provisão de proteínas pode ser projetada por estimativa pela UNA.

Com base na UNA, os pacientes podem ser divididos em três grupos (Figura 7.1):

Grupo 1 – UNA < 6 g/dia: estes pacientes não estão emagrecidos e não estão em diálise; pode ser utilizado 0,6 g/kg/dia de proteína. Deve ser utilizado por, no máximo, 2 semanas, e a via preferencial deve ser a oral.

Grupo 2 – UNA 6 a 12 g/dia: estes pacientes são moderadamente catabólicos e têm indicação de terapia nutricional enteral, ofertando 0,8 a 1,2 g/kg/dia.

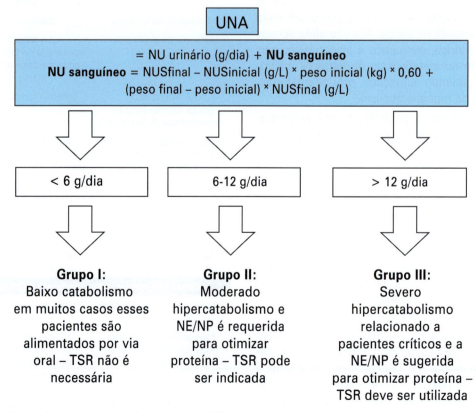

Figura 7.1. Avaliação do grau de catabolismo proteico. TRS: terapia de substituição renal; NE: nutrição enteral; NP: nutrição parenteral.

Grupo 3 – UNA > 12 g/dia: estes pacientes estão mais críticos, com lesão grave, podendo estar em sepse e, em geral, estão em TSR frequentes; a necessidade de proteína chega a 1,2 a 1,5 g/kg/dia.

De modo mais direto, em 2009, as diretrizes da *European Society for Clinical Nutrition and Metabolism* (ESPEN) recomendaram a utilização de, no mínimo, 1,5 g/kg/dia de proteína para pacientes com LRA recebendo TSR. Em 2016 a ASPEN recomendou que a necessidade de proteína deveria ser padrão para paciente em terapia intensiva (1,2 a 2 g/kg/dia), e, se este estivesse em TSR, não deveria ter restrição proteica, podendo se utilizarem até 2,5 g/kg/dia de proteínas, dependendo do balanço nitrogenado do paciente.

As alterações metabólicas nos pacientes com LRA ocorrem normalmente e, na doença crítica, é mais intensa. Um dos fatores destas alterações seria o aumento da gliconeogênese hepática e da resistência periférica à insulina. Esta resistência pode limitar a provisão de carboidratos e a tolerância lipídica, levando assim à hiperglicemia e à hipertrigliceridemia.

As recomendações para lipídeos, segundo as diretrizes europeias, variam de 0,7 a 1,5 g/kg/dia. Outros autores orientam a utilização em torno de 30% ou um terços das calorias totais não proteicas, ambos utilizando-se emulsão lipídica composta por triglicérides de cadeia média e longa. Como a oxidação de ácidos graxos se encontra reduzida na LRA, os triglicérides séricos devem ser monitorados cuidadosamente, suspendendo a administração de dieta quando seus níveis excederem 400 mg/dL. Quanto aos carboidratos, dois terços das calorias não proteicas totais ou entre 2 e 5 g/kg/dia de glicose devem ser ofertados. É importante ressaltar que pacientes com LRA em DP podem absorver em torno de 40% a 50% da glicose total prescrita no dialisato, contribuindo de modo importante na oferta de calorias de glicose, devendo ser consideradas no cálculo das necessidades totais.

Existem poucos estudos sobre as necessidades de minerais e vitaminas em pacientes com LRA, e a maioria deles é proveniente de pacientes com doença renal crônica. Nos pacientes com LRA, as perdas durante o procedimento dialítico estão entre as causas mais importantes de depleção de micronutrientes.

A LRA está associada a grandes distúrbios de equilíbrio líquido, eletrólito e ácido-base, tais como hipo e hipernatremia, hipercalemia, hiperfosfatemia e acidose metabólica. As restrições de potássio, magnésio e fosfato no suporte nutricional são, no entanto, desnecessárias se os pacientes estiverem em TSR diária. Os níveis de eletrólitos dependem, em grande parte, da composição eletrolítica das soluções de dialisado/reinfusão, e a intensidade da TSR instituída.

Em síntese, a terapia nutricional é um suporte na gestão de todas as fases da LRA. É importante que os profissionais de saúde estejam conscientes das implicações da desnutrição nestes casos, e que a identificação precoce e a terapia nutricional adequada sejam tratadas como vitais para recuperação. O estado nutricional deve ser avaliado no início da lesão renal, com especial atenção ao início rápido da terapia adequada, antes que os défices de nutrientes se tornem graves.

Bibliografia

Awdishu L, Wu SE, Mohorn PL, et al. Module 1: Renal Critical Care I. In: American College of Clinical Pharmacy (ACCP). Critical Care Self-Assessment Program. 2017. Book 2.

Bander SJ, Woo K. Central catheters for acute and chronic hemodialysis access. UpToDate®. Disponível em https://www.uptodate.com/contents/central-catheters-for-acute-and-chronic-hemodialysis-access

Cano NJ, Aparicio M, Brunori G, et al.; ESPEN. ESPEN guidelines on parenteral nutrition: adult renal failure. Clin Nutr. 2009;28(4):401-14.

Cerdá J, Ronco C. Choosing a renal replacement therapy in acute kidney injury. In: Kellum J, Bellomo R, Ronco C, editors. Continuous Renal Replacement Therapy. New York: Oxford University; 2010. p. 79-92.

Davenport A. Anticoagulation for continuous renal replacement therapy. UpToDate®. Disponível em: https://www.uptodate.com/contents/anticoagulation-for-continuous-renal-replacement-therapy?source=search_result&search=anticoagulation-for-continuous-renal-replacement

Davenport A. Intradialytic complications during Hemodialysis. Hemodialysis International. 2006;10:162-7.

Daugirdas J. Princípios fisiológicos e modelo de cinética da ureia. In: Daugirdas J, Blake P, Ing T. Manual de diálise. 5a ed. Rio de Janeiro: Guanabara Koogan, 2016. p. 27-53.

Durão MS, Monte JC, Batista MC, et al. The use of regional citrate anticoagulation for continuous venovenous hemodiafiltration in acute kidney injury. Crit Care Medicine 2008;36(11):3024-9.

Fiaccadori E, Cremaschi E, Regolisti G. Nutritional assessment and delivery in renal replacement therapy patients. Semin Dial. 2011; 24(2):169-75.

Fissell WH. Antimicrobial Dosing in Acute Renal Replacement. Adv Chronic Kidney Dis. 2013;20(1):85-93.

Golper TA. Continuous renal replacement therapies. Disponível em: https://www.uptodate.com/contents/continuous-renal-replacement-therapies-overview/contributors

Kempke AP, Leino AS, Daneshvar F, et al. Antimicrobial Doses in Continuous Renal Replacement Therapy: A Comparison of Dosing Strategies. Crit Care Res Pract. 2016;2016:3235765.

Kidney Disease: Improving Global Outcomes (KDIGO). Clinical Practice Guideline for Acute Kidney Injury. Kidney Int Suppl. 2012;2:8.

Holley JL. Acute complications during hemodialysis. UpToDate®. Disponível em: https://www.uptodate.com/contents/acute-complications-during-hemodialysis

Lameire N. The Pathophysiology of Acute Renal Failure. Crit Care Clin. 2005;21(2):197-210.

McClave SA, Taylor BE, Martindale RG, et al.; Society of Critical Care Medicine; American Society for Parenteral and Enteral Nutrition. Guidelines for the Provision and Assessment of Nutrition Support Therapy in the Adult Critically Ill Patient: Society of Critical Care Medicine (SCCM) and American Society for Parenteral and EnteralNutrition (A.S.P.E.N.). JPEN J Parenter Enteral Nutr. 2016;40(2):159-211. Erratum in: Corregendum. JPEN J Parenter Enteral Nutr. 2016;40(8):1200.

Palevsky PM. Definition and staging criteria of acute kidney injury (acute renal failure). UpToDate®. 2017. Disponível em: http://www.uptodate.com/contents/definition-and-staging-criteria-of-acute-kidney--injury-acute-renal-failure

Patel JJ, McClain CJ, Sarav M, et al. Protein Requeriments for Critically ill Patients with Renal and Liver Failure. Nutr Clin Pract. 2017;32(1- suppl):101S-111S.

Sociedade Brasileira de Nefrologia (SBN). Diretrizes de Insuficiência Renal Aguda. 2012. Disponível em: https://sbn.org.br/utilidades/diretrizes-e-recomendacoes/

Sociedade Brasileira de Nutrição Parenteral e Enteral. Sociedade brasileira de Clínica Médica. Associação Brasileira de Nutrologia. Terapia nutricional no paciente com injúria renal aguda. Projeto Diretrizes. AMB; 2011. Disponível em: https://diretrizes.amb.org.br/_BibliotecaAntiga/terapia_nutricional_no_paciente_com_injuria_renal_aguda.pdf

Shum HP, Yan WW, Chan TM. Risks and benefits of citrate anticoagulation for continuous renal replacement therapy. Hong Kong Med J. 2015;21(2):149-54.

Teo BW, Messer JS, Chua HR, et al. Terapias de substituição renal contínua. In: Daugirdas J, Blake P, Ing T. Manual de diálise. 5a ed. Rio de Janeiro: Guanabara Koogan, 2016. p. 216-45.

CAPÍTULO 8

Assistência nos diferentes tipos de choques

Andréia Martins Specht

Fernando Gutierrez

Introdução

Choque é uma forma generalizada de insuficiência circulatória aguda associada à utilização inadequada de oxigênio pelas células. O paciente grave em choque tem redução da perfusão tecidual sistêmica, resultando em incapacidade de fornecer oxigênio de maneira a atender às demandas dos tecidos, resultando em disfunção celular. Como a perfusão tecidual depende fundamentalmente da oferta de oxigênio aos tecidos (DO_2), isto é, do resultado do débito cardíaco (DC) associado ao conteúdo arterial de oxigênio (CaO_2), e da resistência vascular sistêmica, invariavelmente um destes fatores ou mais está comprometido em um paciente em choque. O resultado é a disóxia celular, que é a perda da independência fisiológica entre o fornecimento de oxigênio e o consumo de oxigênio, geralmente associada ao aumento dos níveis de lactato. A resposta é mediada pelo sistema neuroendócrino, com liberação de catecolaminas, vasopressina, cortisol, renina-angiotensina entre outros mediadores. Trata-se de uma resposta clínica complexa, responsável pelas manifestações clínicas. O choque faz parte da via final comum de inúmeras doenças fatais.

Apresentação clínica

Pacientes em choque podem representar cerca de um terço dos pacientes internados em unidades de terapia intensiva.

Um paciente em choque pode apresentar diversos sinais e sintomas sugestivos de hipoperfusão em variados órgãos e sistemas, em diferentes intensidades (Quadro 8.1). Alguns sinais clínicos podem ser semelhantes nos diferentes tipos de choque. Na apresentação clínica mais típica, sinais de hipoperfusão tecidual evidenciada por vasoconstrição periférica, caracterizada por pele fria, cianose, diminuição de diurese (< 0,5 mL/kg/hora), enchimento capilar lentificado, aumento do gradiente de temperatura central e periférica, torpor e/ou confusão mental estão presentes, acompanhados de hipotensão arterial sistêmica. Entretanto, presença de hipotensão sustentada não é necessária para o diagnóstico de choque. Considera-se hipotensão sustentada a pressão arterial sistólica < 90 mmHg e/ou pressão arterial média < 65 mmHg ou 40 mmHg abaixo da pressão arterial média usual do paciente por mais de 30 minutos. Outro sinal frequente de hipoperfusão é o aumento do lactato sérico

Quadro 8.1. Manifestações de hipoperfusão	
Sistema comprometido	**Efeitos da hipoperfusão**
Sistema nervoso central	Agitação, sonolência e torpor
Sistema cardiocirculatório	Inotropismo e cronotropismo negativos, vasodilatação ou vasoconstricção e arritmias
Pulmões	Taquipneia, hipóxia e síndrome do desconforto respiratório agudo
Rins	Hipoperfusão, congestão, redução da filtração, retenção de Na^+ e água
Trato gastrintestinal	Hipomotilidade, pancreatite, colecistite e translocação
Fígado	Colestase e hepatite isquêmica
Hematológicas	Anemia, trombocitopenia e coagulação intravascular disseminada
Metabólicas	Hiperglicemia, hipoglicemia, hiperlactatemia e hipercatabolismo

(hiperlactatemia), que, em uma situação de choque, indica metabolismo anormal do oxigênio celular. A hiperlactatemia é bastante útil para o diagnóstico de choque em fases precoces, para estabelecer prognóstico ou, ainda, como auxílio na orientação terapêutica. O tratamento do choque deve ser direcionado à causa e às manifestações clínicas apresentadas pelo paciente. Hipotensão arterial sistêmica geralmente está presente, mas com magnitude, muitas vezes, apenas discreta, especialmente em pacientes com hipertensão crônica.

Classificação do choque

O choque pode ser didaticamente classificado de diferentes formas: (1) de acordo com o tipo de hipóxia; (2) a apresentação clínica; (3) o tipo de fluxo; e (4) a fisiopatologia e padrão hemodinâmico que o provocou/sustenta. O conhecimento dos diferentes tipos de choque permite abordagem terapêutica mais individualizada com maior chance de sucesso.

Tipo de hipóxia

Em uma condição de choque, podemos ter diferentes mecanismos relacionados à diminuição do oxigênio celular: hipóxia por hipofluxo, na qual o DC é inadequado em relação às demandas metabólicas; hipóxia anêmica, na qual ocorre diminuição da oferta tecidual de oxigênio por anemia aguda; hipóxia hipóxica, quando ocorre redução da oxigenação do sangue; e, finalmente, hipóxia citopática, se a célula for incapaz de utilizar o oxigênio que lhe é oferecido. É importante compreender que estes mecanismos não são excludentes, podendo estar presente em um mesmo paciente em choque.

Apresentação clínica

Clinicamente, o choque pode se apresentar de três formas. No choque compensado (oculto ou críptico), o paciente geralmente não apresenta hipotensão, e os sinais clássicos de choque são pouco frequentes. O paciente se apresenta com taquicardia e mantém diurese em volume próximo do adequado, com aspecto concentrado. As medidas de lactato e a saturação venosa central ou mista ($SatcVO_2$ e $SatVO_2$) estão geralmente alteradas, caracterizando a hipoperfusão oculta.

O choque descompensado é a forma classicamente descrita de choque com todas as características clínicas de má perfusão periférica. As disfunções orgânicas se apresentam em progressão quantitativas (cardiovascular, respiratória, neurológica, digestiva, hepática e hematológica) e também em intensidade. Quanto mais intensas e mais numerosas as disfunções, pior o prognóstico.

O choque irreversível é caracterizado pela refratariedade às intervenções (fluidos, aminas etc.), caracterizando a falência orgânica. Convencionalmente, fala-se

em disfunção quando ainda há possibilidades de reversão e em falência se as medidas passarem a ser fúteis.

Tipo de fluxo

O choque de baixo fluxo é o resultado de um DC inadequado às demandas metabólicas (geralmente reduzido). A $SatVO_2$ geralmente está reduzida.

No paciente em choque de alto fluxo, o DC geralmente está aumentado (o que caracteriza o alto fluxo). A $SatVO_2$ encontra-se normal ou elevada. Nestas condições, os tecidos não têm tempo de extrair o oxigênio da circulação de maneira adequada

Fisiopatologia e hemodinâmica

Diferentes mecanismos fisiopatológicos e hemodinâmicos podem determinar a hipoperfusão sistêmica ou choque, de maneira isolada ou combinados. No choque hipovolêmico, ocorre redução do retorno venoso, por perda do volume circulante efetivo (perda interna ou externa de fluidos). No choque cardiogênico, há falha de bomba do coração, por perda de contratilidade ou relaxamento (insuficiência sistólica e/ou diastólica), associada ou não a uma disfunção de ritmo (taquicardia ou bradicardia acentuada). No choque obstrutivo, o fluxo fica reduzido por uma barreira mecânica no sistema circulatório (embolia pulmonar, pneumotórax hipertensivo ou tamponamento cardíaco). Finalmente, no choque distributivo, ocorre perda do tónus vascular, que resulta em distribuição incorreta do fluxo sanguíneo (devido a sepse, anafilaxia ou lesão medular). As características de cada um desses quatro tipos de choque geralmente se sobrepõem, e os pacientes admitidos com um tipo de choque podem desenvolver outros tipos. Por exemplo, os pacientes hospitalizados com choque hemorrágico por trauma ou com choque cardiogênico ocasionalmente desenvolvem choque séptico. Assim, apesar da fisiopatologia ser classicamente dividida em quatro tipos diferentes, deve-se sempre considerar a possibilidade de mais de um mecanismo envolvido.

Tratamento

As medidas para tratamento devem sempre ser guiadas para a reversão da causa do choque, sendo fundamentais classificar o choque e compreender os mecanismos envolvidos na causa. O tratamento deve ser iniciado precocemente, visando à correção de forma rápida das disfunções secundárias ao choque, pois, uma vez que o quadro esteja estabelecido, aumenta-se a dificuldade em tratar. Portanto, quanto mais precoce a adoção do tratamento, melhor o prognóstico para o paciente.

Nos choques hemorrágicos, a medida primária a ser adotada é a cessação da hemorragia. Nos casos de choque séptico, são necessárias a identificação do foco infeccioso com posterior remoção (quando for cirúrgico) e a administração precoce de antimicrobianos, associada à reposição volêmica intravascular, à manutenção da pressão de perfusão e ao fornecimento de oxigênio para os tecidos. No choque cardiogênico, quando a causa for identificada como secundária ao infarto agudo do miocárdio, o tratamento se dá com trombólise e angioplastia transluminal percutânea.

Para o tratamento de todos os tipos de choque, é fundamental a reposição volêmica, com administração intravenosa de coloide e cristaloide, de forma precoce. Infusão de 1 a 2 L de solução cristaloide ou coloide deve ser realizada em 30 a 60 minutos para corrigir a hipotensão (pressão arterial sistêmica $\leq$ 90 mmHg ou média $\leq$ 60 mmHg); em termos de transfusão, é esperado que a hemoglobina fique próxima de 10 g/dL no curso do choque.

A oferta de oxigênio também é medida prioritária no tratamento ao choque. Devem-se manter ou restabelecer via aérea permeável e oferecer oxigênio, com vistas a manter a $SatO_2$ da hemoglobina > 90%.

A infusão de agentes adrenérgicos no choque deve ser iniciada sempre que a reposição inicial de volume não for capaz de corrigir a hipotensão. As drogas de escolha são dopamina ou noradrenalina; pode-se associar infusão de adrenalina e vasopressina, quando a infusão de noradrenalina já estiver em dose elevada. Pode-se considerar uso de hidrocortisona em dose de estresse, quando o choque for refratário ao uso de vasopressor.

Referências

Assunção MS, Silva E. Classificação dos Estados de Choque. In Assunção MS, Fernandes HS, editor. Monitorização hemodinamica no paciente grave. São Paulo: Atheneu, 2013.

Bakker J, Vincent JL. The oxygen supply dependency phenomenon is associated with increased blood lactate levels. J Crit Care. 1991; 6:152-9.

Cecconi M, De Backer D, Antonelli M, et al. Consensus on circulatory shock and hemodynamic monitoring. Task force of the European Society of Intensive Care Medicine. Intensive Care Med. 2014; 40(12):1795-815.

Felice CA, Susin CF, Costabeber AM, et al. Choque: diagnostic de tratamento na emergências. Revista da AMRIGS. 2011;55(2):179-196.

Howell M, Donnino M, Clardy P, et al. Occult hypoperfusion and mortality in patients with suspected infection. Intensive Care Med. 2007; 33(11):1892-9.

Jansen TC, van Bommel J, Schoonderbeek FJ, et al. Early lactate-guided therapy in intensive care unit patients: a multicenter, open-label, randomized controlled trial. Am J Respir Crit Care Med. 2010; 182(6):752-61.

Moraes RB, Boniati MM, Cardoso PC, et al. Medicina Intensiva: consulta rápida. Porto Alegre: Artmed, 2014.

Nguyen HB, Rivers EP, Knoblich BP, et al. Early lactate clearance is associated with improved outcome in severe sepsis and septic shock. Crit Care Med. 2004;32(8):1637-42.

Rady MY, Rivers EP, Nowak RM. Resuscitation of critically ill in ED: responses of blood pressure, heart rate, shock index, central venous oxygen saturation, and lactate. Am J Emerg Med. 1996;14(2):218-25.

Rocha LL, Pessoa CM, Corrêa TD, et al. Conceitos atuais sobre suporte hemodinâmico e terapia em choque séptico. Rev Bras de Anestesiol. 2015;65(5):395-402.

Ronco JJ, Fenwick JC, Tweeddale MG, et al. Identification of the critical oxygen delivery for anaerobic metabolism in critically ill septic and nonseptic humans. JAMA. 1993;270(14):1724-30.

Sakr Y, Reinhart K, Vincent JL, et al. Does dopamine administration in shock influence outcome? Results of the Sepsis Occurrence in Acutely Ill Patients (SOAP) Study. Crit Care Med. 2006;34(3):589-97.

Vincent JL, De Backer D. Circulatory shock. N Eng J Med. 2013; 369(18):1726-34.

Vincent JL, Ince C, Bakker J. Clinical review: circulatory shock-an update: a tribute to Professor Max Harry Weil. Crit Care 2012;16(6):239.

CAPÍTULO 9.1

Grande queimado

Nara Lopes
Giane Leandro Araujo
James Francisco Santos

Introdução

Epidemiologia e definição

Os acidentes por queimadura constituem o maior trauma ao qual um ser humano pode ser exposto. Nenhum outro tipo de trauma desencadeia uma resposta metabólica tão intensa e com tantas repercussões em praticamente todos os órgãos e sistemas. Estes acidentes determinam intensa dor física, que envolve não somente o acidentado, mas também seus familiares e o círculo de relações. Além disso, dependendo da extensão e da gravidade, podem causar sequelas físicas e psíquicas, que podem diminuir as chances dos indivíduos afetados de usufruir plenamente de seu potencial produtivo, do ponto de vista econômico e social. O impacto que as deformidades causam na vida destas pessoas é difícil de ser medido.

Estima-se que mais de 300 mil pessoas morrem por queimaduras por fogo, sem incluir as outras mortes decorrentes de queimaduras químicas, contato com substâncias quentes, eletricidade, entre outras. Além disso, chama atenção que cerca de 95% dessas mortes ocorrem nos países de baixa e média rendas, exemplificando que as taxas de mortalidade variam de 11,6/100 mil, média dos países do Sudeste da Ásia, até 1,0/100 mil, média dos países desenvolvidos. No Brasil, apesar de não determinarem um forte impacto no perfil da mortalidade da população, têm alta relevância na morbidade. Segundo a Sociedade Brasileira de Queimaduras, ocorreram cerca de 1 milhão de casos de queimaduras a cada ano, sendo que, destes, 200 mil são atendidos em serviços de emergência e 40 mil demandam hospitalização. Estes atendimentos geram despesa anual de R$ 63 milhões.

Até a década de 1930, praticamente todos os pacientes vítimas de queimaduras morriam por três fatores: choque do queimado (*burn shock*), insuficiência respiratória e infecções relacionadas à ferida queimada. Nos últimos anos, o avanço no tratamento das quei-

maduras resultou no maior índice de sobrevida dos indivíduos com queimaduras graves. Isso é reflexo de uma abordagem cirúrgica mais agressiva e estratégia de manejo multiprofissional, em que se somam os avanços na reposição volêmica àqueles de controle da infecção e com o suporte nutricional da resposta hipermetabólica.

As queimaduras são feridas traumáticas causadas, em sua maioria, pela exposição aos agentes térmicos, químicos, elétricos ou radioativos. Afetam os tecidos de revestimento do corpo, promovendo a destruição parcial ou total da pele e seus anexos. Podem acometer camadas mais profundas, como o tecido celular subcutâneo, músculos, tendões e ossos. Na queimadura, ocorre a destruição da barreira epitelial e da microbiota residente da pele, rompendo assim seu efeito protetor

Mediante a isso, o planejamento da assistência se pauta na identificação de inferências e determinação de intervenções necessárias para cada paciente, seja ele pequeno ou grande queimado, buscando alcançar resultados estabelecidos e levando-se em conta o tratamento terapêutico. Para a implementação do plano de cuidado multidisciplinar, é necessário determinar as prioridades diárias, realizando mudanças de acordo com a evolução do quadro do cliente, registrando diariamente todas as ações e as intercorrências.

Desta forma, esse planejamento deve ser construído a partir da identificação da gravidade das queimaduras, da profundidade da lesão, assim como da área de superfície corporal queimada (SCQ).

Atendimento inicial e classificação das queimaduras

Os principais agentes causais das queimaduras são os líquidos quentes, combustível, chama direta, superfície superaquecida, eletricidade, agentes químicos e radioativos, radiação solar e frio.

O paciente queimado é um paciente de extrema gravidade, com evolução dinâmica, em que as complicações hemodinâmicas e hidroeletrolíticas, e os desequilíbrios acidobásico, renal, respiratório e metabólico desenvolvem-se muito rápido. Para tanto, este paciente depende da precocidade de seu tratamento e da escolha correta de fluidos.

No momento da admissão, é necessário que o atendimento seja protocolado e sistematizado, com proposta de atendimento inicial pelo *Advanced Trauma Life Support*® (ATLS®), conforme Quadro 9.1.1.

A classificação da queimadura pode ser realizada com base na extensão das lesões ou em sua profundidade. A extensão pode ser medida quanto à SCQ, e sua profundidade pelo grau de destruição celular causado na pele e no tecido subcutâneo, podendo ser classificadas em primeiro grau, segundo grau superficial, segundo grau profundo, terceiro grau e quarto grau; assim, determina-se o tratamento.

Para medir a intensidade do comprometimento que a vítima queimada sofreu, é necessário que os profissionais de saúde tomem por base alguns instrumentos estabelecidos em protocolos de tratamento com feridas provocadas por queimaduras. Assim, será possível avaliar as características que indiquem a gravidade da lesão, permitindo calcular o total da área corpórea comprometida. Dois métodos são utilizados atualmente para o diagnóstico das lesões.

O primeiro deles é a da regra dos nove (Figura 9.1.1), na qual se pontuam até 9 pontos, associados à cada região do corpo, frequentemente usada nas salas de emergência; é a base da reposição volêmica da vítima.

O segundo é a Lund-Browder (Figura 9.1.2), de maior precisão e o mais adequado para o seguimento pós-internação, levando-se em consideração as proporções do corpo em relação à idade a um valor preestabelecido. Nesse caso, considera-se a superfície corporal da criança semelhante à do adulto, a partir da puberdade.

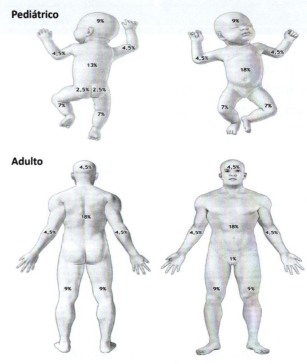

Figura 9.1.1. Regra dos nove. Fonte: American College of Surgeons. Committee on Trauma. Advanced trauma life support: student course manual. 9ª ed. American College of Surgeons, 2012.

Quadro 9.1.1. Protocolo de atendimento ao paciente, segundo o *Advanced Trauma Life Support*® (ATLS®).

A – permeabilidade das vias aéreas	Verificar via aérea pérvia
	Avaliar sinais de edema pós-lesão inalatória
	Avaliar desconforto respiratório ou nível de consciência diminuída, que impossibilite a proteção da via aérea adequada – considerar intubação orotraqueal
B – respiração e ventilação	Aplicar suplementação de oxigênio
	Observar o padrão ventilatório
	Considerar escarotomia; queimaduras circunferenciais de terceiro grau no tórax podem prejudicar a ventilação
C – circulação	Realizar acesso venoso periférico calibroso
	Iniciar a ressuscitação volêmica precocemente
	Avaliar comprometimento da perfusão de extremidades, considerando escarotomia no membro com queimadura de terceiro grau circunferencial
D – avaliação neurológica	Descartar trauma craniano e cervical
	Excluir outras lesões esqueléticas associadas
E – exposição	Expor todo o paciente, procurando lesões em membros ou lesões distantes da queimadura
	Quantificar área corpórea queimada
	Manter cabeceira elevada a 30°, para reduzir edema de face
	Descartar lesão de córnea nas queimaduras de face

Fonte: adaptado do protocolo de atendimento inicial do ATLS®.

CAPÍTULO 9.1 — GRANDE QUEIMADO

Diagrama da superfície corporal queimada (adaptação do esquema de Lund-Browder)								
Paciente:					Enf:		Leito:	
Área	0 a 1	1 a 4	5 a 9	10 a 14	Adulto	2º Grau	3º Grau	Total
Cabeça								
Pescoço								
Tronco Anterior								
Tronco Posterior								
Braço Direito								
Antebraço Direito								
Mão Direita								
Braço Esquerdo								
Antebraço Esquerdo								
Genitália								
Nádega Direita								
Nádega Esquerda								
Coxa Direita								
Perna Direita								
Pé Direito								
Coxa Esquerda								
Perna Esquerda								
Coxa Esquerda								
Perna Esquerda								
Total:								

Figura 9.1.2. Lund-Browder. Fonte: Nunes A, Koterba E, Alves V, et al. Terapia nutricional no paciente grave. Projeto Diretrizes, 2011.

Em relação à complexidade, as queimaduras podem ser categorizadas como de pequeno, médio e grande queimado (Quadro 9.1.2). Se a lesão atinge menos de 10%, é classificada como pequeno queimado; quando o comprometimento é entre 10% a 20% da superfície corpórea, denomina-se médio queimado; e grande queimado é aquele que teve uma lesão que comprometeu mais de 20% da área corporal.

As queimaduras também são classificadas em profundidade e extensão, devido ao grau de destruição celular causado na pele e no tecido subcutâneo, e podem ser indicadas como de primeiro grau, segundo grau superficial, segundo grau profundo, terceiro grau e quarto grau e, assim, determina-se o tratamento (Quadro 9.1.3).

O paciente queimado é de extrema gravidade, com evolução dinâmica em que as complicações hemodinâmicas e hidroeletrolíticas, e os desequilíbrios acidobásicos, renais, respiratórios e metabólicos desenvolvem-se muito rapidamente. Para tanto, esse paciente depende

Quadro 9.1.2. Diagnóstico quanto à complexidade das queimaduras.

Pequeno queimado	Médio queimado	Grande queimado
Queimaduras de primeiro grau em qualquer extensão, em qualquer idade	Queimaduras de segundo grau com área corporal atingida entre 5% a 15% em menores de 12 anos	Queimaduras de segundo grau com área corporal atingida maior do que 15% em menores de 12 anos
Queimaduras de segundo grau com área corporal atingida até 5% em crianças menores de 12 anos	Queimaduras de segundo grau com área corporal atingida entre 10% a 20% em maiores de 12 anos	Queimaduras de segundo grau com área corporal atingida maior do que 20% em maiores de 12 anos
Queimaduras de segundo grau com área corporal atingida até 10% em maiores de 12 anos	Qualquer queimadura de segundo grau envolvendo mão ou pé ou face ou pescoço ou axila ou grande articulação (axila ou cotovelo ou punho ou coxo femoral ou joelho ou tornozelo), em qualquer idade	Queimaduras de terceiro grau com área corporal atingida maior do que 5% em menores de 12 anos
	Queimaduras que não envolvam face ou mão ou períneo ou pé, de terceiro grau com até 5% da área corporal atingida em crianças até 12 anos	Queimaduras de terceiro grau com área corporal atingida maior do que 10% em maiores de 12 anos
	Queimaduras que não envolvam face ou mão ou períneo ou pé, de terceiro grau com até 10% da área corporal atingida em maiores de 12 anos	Queimaduras de segundo ou terceiro grau atingindo o períneo, em qualquer idade
		Queimaduras de terceiro grau atingindo mão ou pé ou face ou pescoço ou axila, em qualquer idade
		Queimaduras por corrente elétrica
		Paciente que for vítima de queimaduras de qualquer extensão associada a: lesão inalatória, politrauma, fratura óssea em qualquer localização, trauma craniano, choque de qualquer origem, insuficiência renal, cardíaca ou hepática, diabetes, distúrbios de coagulação, embolia pulmonar, infarto agudo do miocárdio, quadros infecciosos graves decorrentes ou não da queimadura, síndrome compartimental, doenças consuptivas, qualquer outra afecção que possa ser fator de complicação à lesão ou ao quadro clínico da queimadura

Fonte: adaptado de Nunes A, Koterba E, Alves V, et al. Terapia nutricional no paciente grave. Projeto Diretrizes, 2011.

Quadro 9.1.3. Classificação da profundidade da queimadura e suas principais características.

Grau	Sinais	Comprometimento	Sintomas	Formas de reparação
Primeiro grau	Eritema	Epiderme	Dor intensa	Epidermização a partir da derme superficial Regeneração
Segundo grau	Eritema e flictenas	Epiderme e derme superficial	Dor intensa	Epidermização a partir da derme superficial ou a partir dos brotos dérmicos Restauração
	Flictenas	Epiderme e derme profunda	Dor moderada	Epitelização a partir dos brotos dérmicos (folículos e glândulas) Restauração ou enxertia
Terceiro grau	Pele nacarada cinza, seca e vasos observados por transparência	Epiderme e derme total	Dor ausente	Epitelização concêntrica ou por transplantes cutâneos ou enxertia
Quarto grau	Pele nacarada, cinza, seca e vasos observados por transparência	Epiderme, derme total e estruturas profundas (tendões e ossos)	Dor ausente	Epitelização concêntrica ou por transplantes cutâneos Enxertia e retalhos

Fonte: retirado e adaptado Knobel E, ed. Condutas no Paciente Grave. 4ª ed. São Paulo: Atheneu, 2016.

da precocidade de seu tratamento, da escolha correta de fluidos e de internação na unidade de terapia intensiva (Quadro 9.1.4).

O exame físico é primordial na avaliação do paciente queimado. Levando em conta suas limitações pelas lesões que sofreu, o exame físico deve ser realizado de

CAPÍTULO 9.1 — GRANDE QUEIMADO

Quadro 9.1.4. Critérios de admissão em centros de tratamento de queimados.

Queimaduras de segundo grau acima de 20% de superfície corporal queimada em adultos ou acima de 10% em crianças	Queimaduras de segundo grau acima de 10% de superfície corporal queimada em adultos acima de 50 anos ou crianças menores de 10 anos
Queimaduras de terceiro grau em qualquer idade	Suspeita de queimadura em via aérea
Queimaduras químicas	Queimaduras circunferenciais
Traumas associados ou comorbidades	Suspeita de lesão inalatória
Sítios corpóreos especiais (face, genitália, mãos e pés)	Crianças queimadas internadas em hospitais não qualificados para atendimento de queimaduras

Fonte: adaptado de Guimarães HP, de Assunção MS, Carvalho FB, et al. Manual de medicina intensiva AMIB. São Paulo: Atheneu, 2014.

forma criteriosa, atentando-se, com frequência, aos sinais vitais, dando ênfase aos pulsos periféricos em que, por sua vez, pode ser inviável a verificação, devido à presença de edema. A avaliação desses parâmetros permite ao enfermeiro amplo conhecimento da evolução no quadro clínico do paciente, pois somente assim será possível afirmar se o tratamento está tendo uma resposta efetiva.

Fisiopatologia

Na fase inicial da queimadura, pacientes com SCQ > 10% sofrem alterações similares a SCQ > 20%, pois ocorre aumento da permeabilidade capilar, com extravasamento de plasma do espaço intravascular para o compartimento extravascular, o que determina o edema. Ocorrem também perdas cutâneas de líquidos por exsudação, na área queimada, sendo que a perda é diretamente proporcional à extensão da lesão.

Os grandes queimados apresentam extremo dano tecidual e choque hipovolêmico secundário à perda de fluidos. A hipovolemia, associada à estimulação simpática, induz a liberação de catecolaminas, vasopressina, angiotensina II e neuropeptídeo, causando vasoconstrição e aumento da resistência vascular. A falha na ressuscitação associada à vasoconstrição, nestes pacientes, pode levar à isquemia em determinados órgãos, especialmente fígado e trato gastrintestinal.

Próximo à lesão da queimadura, há área de isquemia, cujo tecido vascular encontra-se comprometido, podendo ocorrer necrose tecidual progressiva. Nos casos mais graves, este tecido adjacente às lesões induz resposta inflamatória sistêmica, caracterizada pela liberação de diversos mediadores inflamatórios, como citocinas (fator de necrose tumoral alfa − TNF-α −, interleucina 1 beta − IL-1β − e IL-6), cininas, histamina, tromboxano e espécies reativas de oxigênio.

A resposta fisiológica decorrente da queimadura vai além do local da lesão e envolve alterações no funcionamento do fígado, coração, trato gastrintestinal, músculo, ossos, e rins além de aumento na concentração sérica de catecolaminas, corticosteroides e citocinas pró-inflamatórias.

Alteração metabólica

A resposta do organismo ao trauma pela queimadura pode ser subdividida em duas fases, seguidas pela fase de recuperação:

- **Fase *ebb*:** período de instabilidade hemodinâmica, imediatamente após o trauma, que inclui hipoperfusão tecidual e liberação de elevados níveis de catecolaminas, bem como redução da taxa metabólica e menor consumo de oxigênio (VO_2). Essa fase pode durar poucas horas ou dias, pois depende da gravidade do traumatismo e da qualidade da ressuscitação.

- **Fase *flow*:** é caracterizada pelo aumento dos hormônios catabólicos (cortisol e catecolaminas) e diminuição dos hormônios anabólicos (hormônio do crescimento e testosterona), com consequente aumento da taxa metabólica basal, associada ao hipermetabolismo; pelo aumento da temperatura corporal e do débito cardíaco, elevado consumo de VO_2, aumento da demanda de glicose e neoglicogênese hepática, além do consumo da proteína muscular como fonte de energia. Nessa fase, o balanço de nitrogênio é negativo, em virtude das perdas proteicas pela superfície da pele, pelo intenso catabolismo muscular, pelo aumento da síntese de proteínas de fase aguda com consequente redução das proteínas viscerais (Figura 9.1.3).

- **Fase de recuperação:** começa ao término da fase *flow*. Em pacientes com queimaduras graves, pode durar até 2 anos.

Tratamento clínico

Pacientes queimados apresentam situação complexa, que vai além das lesões cutâneas, cujo tratamento é prolongado e envolve equipe multiprofissional.

Os avanços na gestão dos cuidados intensivos, especialmente no que diz respeito à gestão da ventilação mecânica, da ressuscitação e da sepse, também têm contribuído para a melhoria da sobrevivência dos pacientes após a lesão por queimadura.

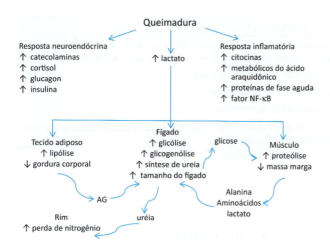

Figura 9.1.3. Resposta metabólica pós-queimadura.

O cuidado do paciente vítima de queimaduras deve garantir uma assistência de qualidade e otimizar a recuperação. Assim, alguns pontos se tornam de fundamental importância nesse cuidado

Reanimação volêmica inicial

A estimativa da extensão da SCQ é crucial para que se possa determinar o volume de fluidos endovenosos a ser administrado. A reposição volêmica é orientada pela fórmula de Parkland, preferencialmente com solução cristaloide. Nas primeiras 24 horas, devem-se evitar soluções coloides, diuréticos e drogas vasoativas.

A fórmula de Parkland é 2 a 4 mL × %SCQ × peso (kg) e deve ser seguida para pacientes adultos e pediátricos. Para idosos, portadores de insuficiência renal e cardíaca, o volume a ser considerada na fórmula é de 2 ou 3 mL. Metade do volume calculado deve ser administrado nas primeiras 8 horas (considerando a hora zero o momento da queimadura); o restante, nas 16 horas seguintes. O controle da diurese é importante, para garantir a reposição volêmica adequada; o volume de diurese deve estar entre 0,5 e 1 mL/kg/hora. Em pacientes com queimaduras elétricas, a diurese deve estar entre 1,5 mL/kg/hora ou até que a urina fique da cor amarelo-claro, em razão da mioglobinúria. O uso da sonda vesical de demora é recomendado se a SCQ for > 20% em adultos e > 10% em crianças.

Analgesia

O controle da dor representa um dos pontos fundamentais no tratamento do paciente queimado, com impacto direto na sobrevida do paciente e sua reabilitação (medicina intensiva). Além da lesão propriamente dita e dos dispositivos invasivos, podemos relacionar estímulos físicos dolorosos como curativos diários, múltiplas abordagens cirúrgicas e estresse psicológico intenso, pelo medo de sequela e incapacidade física.

Na vigência da dor, o paciente pode apresentar vários sintomas, como taquicardia, sudorese, hipertensão, agitação e desconforto respiratório. Para o controle da dor, existem vários procedimentos, como desbridamento, escarotomia, fasciotomia, enxertos, balneoterapia e manutenção do equilíbrio hidroeletrolítico. Como forma de maximizar a eficácia do tratamento da dor, recomenda-se, sempre que possível, a administração concomitante de analgésicos simples e opioides (Figura 9.1.4).

Controle da infecção

A infecção é uma das mais frequentes e graves complicações no paciente queimado. Passado o primeiro momento em que os cuidados respiratórios e hemodinâmicos são prioridades, o controle da infecção coloca-se, em seguida, como maior desafio. A infecção lidera as causas de morbidade e de letalidade no grande queimado. Nos centros de tratamento de queimados, a infecção é responsável por 75 a 80% dos óbitos. Apesar das precauções assépticas e do uso de agentes antimicrobianos tópicos, a queimadura é um meio excelente para o crescimento e proliferação bacteriana, que consiste na colonização da pele do paciente por microrganismos da própria microbiota hospitalar. A progressão de simples colonização para infecção da ferida depende de fatores relacionados ao paciente (como idade avançada, extensão da SCQ e profundidade das lesões), ao microrganismo ou aos procedimentos terapêuticos e diagnósticos (tempo de internação, demora na abordagem cirúrgica, procedimentos invasivos e uso de antimicrobianos), além da falha nas rotinas básicas e nos cuidados com as lesões. A equipe multiprofissional deve estar atenta para sinais de infecção no local da queimadura. Os sinais locais de infecção da ferida incluem: coloração enegrecida da área queimada, evolução de necrose parcial para total, coloração esverdeada do tecido subcutâneo, aparecimento de vesículas em lesões cicatrizadas, descolamento rápido do tecido necrótico e aparecimento de sinais flogísticos (hiperemia e edema) em áreas próximas às queimaduras. Qualquer alteração no aspecto da lesão pode ser indício de infecção.

As complicações pulmonares constituem realidade nos pacientes queimados, principalmente quando associadas à inalação de fumaça. Entretanto, mesmo os pacientes sem inalação de fumaça, mas com queimaduras extensas, geralmente evoluem com complicações pulmonares, devido à hipoventilação, causada pela dor, ou a extensos curativos torácicos. Vários procedimentos anestésicos para os curativos ou para os atos cirúrgicos podem levar à atelectasia e, consequentemente, à pneumonia. O emprego excessivo de sedativos e de bloqueadores neuromusculares propicia a retenção de secreções brônquicas e aspiração traqueal. O uso de cateter enteral favorece complicações pulmonares, mas o suporte nutricional é fundamental no paciente queimado. A infusão contínua de alimentos mantém a

CAPÍTULO 9.1 GRANDE QUEIMADO

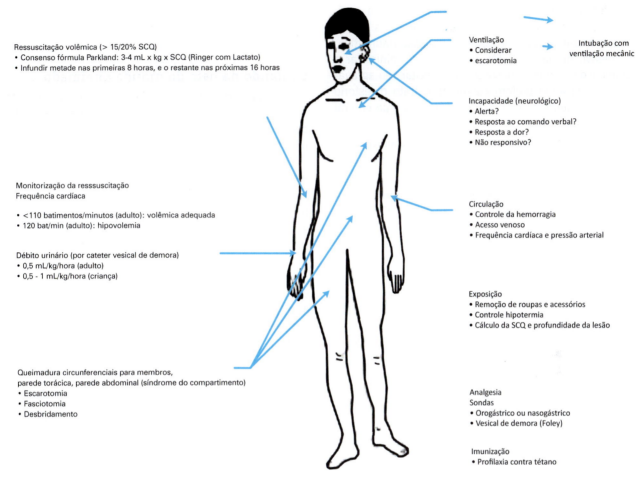

Figura 9.1.4. Passos para gestão de queimaduras. SCQ: superfície corporal queimada.

motilidade gastrintestinal e a integridade da mucosa, minimizando a estase e a translocação bacteriana.

Tratamento nutricional no paciente queimado

A avaliação nutricional no paciente queimado é um processo contínuo e dinâmico. No momento da admissão, fatores relacionados à história antes da lesão por queimadura, como a estatura e o peso corporal, bem como o exame físico na admissão, servem como base para a avaliação do estado nutricional inicial do paciente.

A *American Society for Parenteral and Enteral Nutrition* (ASPEN) e a *Society of Critical Care Medicine* (SCCM) indicam a *Nutritional Risk Screening* (NRS2002) e a *Nutritional Risk in Critically Ill* (NUTRIC score) como opções de triagem nutricional para todos os pacientes admitidos em unidade de terapia intensiva.

As ferramentas tradicionais de avaliação nutricional, como antropometria, exames bioquímicos e medidas dos compartimentos corporais, sofrem grande interferência no paciente crítico, dificultando sua interpretação, principalmente pelo aumento da água extracelular após a lesão aguda pela queimadura.

Em relação aos exames bioquímicos, as proteínas viscerais, dentre elas a albumina e a pré-albumina, são melhores utilizadas como indicadores do prognóstico de gravidade do que como parâmetros do estado nutricional, em pacientes com queimaduras, durante o período do hipermetabolismo.

O balanço nitrogenado tem suas limitações, e a chance do erro para essa análise, nesses pacientes, é potencializada pelas perdas nitrogenadas nas feridas exsudativas, visto que estas não podem ser quantificadas com precisão e não são incluídas no cálculo final do nitrogênio excretado.

Não há ferramenta ideal para a avaliação e monitorização do estado nutricional no paciente grave, então a combinação entre as diferentes técnicas disponíveis pode melhorar a sensibilidade dos métodos. Conforme o quadro clínico do paciente ficar mais estável, no início da fase de recuperação, a avaliação nutricional passa a ser útil e desejável, devendo ser utilizada.

A terapia nutricional (TN) em pacientes com queimaduras envolve a compreensão das alterações fisiológicas e metabólicas, que resultam da lesão traumática. O objetivo primário da TN, no trauma, é minimizar o catabolismo, conter a desnutrição ou evitar seu agravamento, utilizando preferencialmente o trato digestório com a via enteral e, quando necessário, a via parenteral complementar.

A oferta adequada de macro e micronutrientes é essencial para atenuar o estado hipercatabólico resultante de uma queimadura.

Na Quadro 9.1.5, estão relacionados alguns indispensáveis no tratamento do traumatizado queimado.

Gasto energético do grande queimado

A subnutrição ou a supernutrição podem promover consequências graves e indesejáveis para o paciente queimado. A adequada avaliação do gasto energético (GE) se faz necessária. A calorimetria indireta que determina o GE de repouso (GER) é a melhor forma de aferição, mas não está disponível para ser realizada com tanta facilidade. A equação de Curreri não deve mais ser utilizada, visto que predispõe à hiperalimentação nestes pacientes.

A equação de Toronto é a mais acurada e útil na ausência da calorimetria indireta, e a equação de Harris-Benedict, quando acrescida de fatores entre 1,3 e 1,5, muitas vezes pode aproximar a estimativa da realidade (Quadros 9.1.6 e 9.1.7). O método mais simples de estimativa do GE é baseado na relação kcal por kg de peso corporal, ou regra de bolso: 30 a 35 kcal/kg/dia para queimaduras menor que 40% da SCQ e 35 a 50 kcal/kg/dia em queimaduras maior e igual a 40% da SCQ.

Vias de administração da terapia nutricional

A nutrição enteral é preferida à parenteral para os pacientes queimados, visto que a administração precoce de nutrientes pelo trato gastrintestinal pode melhorar a perfusão esplâncnica, atenuar a produção de IgA intestinal e manter a integridade da mucosa intestinal.

O início da administração da dieta enteral intragástrica deve ocorrer durante as primeiras 12 horas após a lesão, no entanto o esvaziamento gástrico nesses pacientes, por vezes, é retardado, em função da necessidade de sedação e analgesia, dificultando a continuidade da nutrição enteral por essa via. Nesses casos, a alimentação pós-pilórica deve ser considerada.

Nos pacientes com queimaduras graves na face, a realização de gastrostomia, jejunostomia ou gastrojejunostomia (sonda de gastrostomia, para descompressão gástrica, com via para ser posicionada ao nível jejunal, para alimentação) pode ser uma alternativa apropriada, visto a dificuldade da manutenção do cateter enteral fixado nas narinas.

Deve ser sempre avaliada a precisão da nutrição parenteral complementar, caso as necessidades nutricionais do paciente queimado não estiverem sendo alcançadas com a nutrição enteral.

Cuidando da pele do grande queimado

O cuidado da pele no grande queimado é um aspecto secundário à sua assistência, mas não menos importante, considerando que será um dos principais fatores de complicações durante a internação prolongada do doente.

A finalidade do tratamento das queimaduras é a cura delas, definida convencionalmente como o fechamento da ferida por uma ponte epitelial. O padrão-ouro para o tratamento das queimaduras que requerem cobertura é a utilização da própria pele do paciente, seja com autoenxertia de espessura parcial ou total, ou aguardando o processo de cicatrização natural, o qual pode demorar, apresentando riscos, altas taxas de complicações e sequelas. Neste sentido, não existe substituto para a própria pele, mas existem materiais projetados com funções específicas no processo de cicatrização.

Revisando a literatura, não conseguimos encontrar um consenso entre os autores, no que tange às coberturas das lesões causadas pela queimadura. No Quadro 9.1.8, encontramos opções de coberturas disponíveis na atualidade para cuidar das lesões dos grandes queimados.

A balneoterapia, também definida como hidroterapia, é considerada essencial aos cuidados da queimadura em pacientes internados nos hospitais, sendo um procedimento diário. Deve ser realizada em área designada, onde possam existir prevenção e controle da infecção. O paciente, durante o banho, deve permanecer sob analgesia e sedação. A ferida é lavada e esfregada com degermante e água, utilizando mangueira de pulverização. Durante este procedimento, os agentes tópicos e tecido necróticos devem ser removidos quando houver necessidade, por técnicas de desbridamento.

Podem-se utilizar água filtrada ou soro fisiológico, à temperatura de 37°C e temperatura ambiente entre 26°C e 27°C. O banho não deve durar mais que 30 minutos para evitar calafrios e hipotermia. As áreas não queimadas também devem ser lavadas com regularidade. Soluções degermantes são utilizadas para a realização de antissepsia da pele e mucosas, para prevenir a colonização.

O desbridamento da ferida é realizado com dois objetivos: remover os tecidos contaminados por bactérias e outros corpos estranhos, e eliminar os tecidos desvitalizados ou feridas, como preparação para os enxertos e o curativo, afim de proteger o paciente contra a invasão bacteriana.

O antimicrobiano tópico mais comumente usado é a sulfadiazina de prata a 1%, como principal terapêutica nos estabelecimentos de saúde. Ressaltamos que a melhor forma de tratamento a ser instituída para as

CAPÍTULO 9.1 — GRANDE QUEIMADO

Quadro 9.1.5. Nutrientes indispensáveis no tratamento nutricional no paciente queimado.

Componentes		Característica
Macronutrientes	Proteínas	Aproximadamente dois terços da depleção proteica são provenientes do músculo esquelético e, após os primeiros 10 dias pós-trauma, advêm das proteínas viscerais Nos primeiros 21 dias após o trauma, os pacientes perdem até 16% de seu conteúdo de proteína corporal total Propõe-se oferta de 1,5 a 2,0 g proteína/kg/dia A ESPEN relata que doses acima de 2,2 g proteína/kg/dia não apresentam efeitos benéficos para a síntese de proteína muscular nesses pacientes
	Aminoácidos específicos	Arginina é precursora da prolina e hidroxiprolina; eleva a síntese de colágeno e aumenta a elasticidade; mantém a perfusão tecidual via aumento da produção de óxido nítrico; melhora a função imune e intensifica as funções mediadas pelas células T; e aumenta a fibroplasia Glutamina é importante precursor para a síntese de nucleotídeos, incluindo fibroblastos e macrófagos; essencial para proliferação dos linfócitos; e tem papel crucial na estimulação da resposta imune inflamatória, que ocorre no início de cicatrização da ferida Lisina e prolina são precursores do colágeno, bem como a metionina e a cisteína, que estão envolvidos na síntese de tecido conjuntivo e do colágeno
	Carboidratos	A glicose serve preferencialmente como combustível celular para a cicatrização das feridas e dos tecidos inflamados É aconselhável ofertar no máximo 5 g/kg/dia de glicose Manter um rígido controle glicêmico
	Lipídios	Não ultrapassar 35% das calorias totais ofertadas, sendo que 1 a 2% destas deve ser na forma de ácidos graxos essenciais. Os ácidos graxos ômega 3 são agentes potencialmente imunomoduladores e anti-inflamatórios em doses de 3 a 5 g/dia
Micronutrientes	Zinco	Antioxidante Cofator em mais de cem diferentes enzimas que promovem a síntese proteica Cofator da polimerase, do RNA e do DNA Replicação celular e formação de colágeno Recomendação de ingestão diária: 25 a 40 mg
	Magnésio	Cofator para enzimas envolvidas na síntese proteica e de colágeno
	Vitamina B12 (cobalamina)	Coenzima na síntese de DNA
	Vitamina B6 (piridoxina)	Coenzima na ativação da síntese proteica
	Vitamina B1 (tiamina)	Cofator no metabolismo de colágeno
	Vitamina B2 (riboflavina)	Cofator no metabolismo de colágeno
	Vitamina A	Antioxidante Cofator na síntese de colágeno Envolvida no aumento da regeneração tecidual Auxilia a síntese de glicoproteínas Interfere na resposta imunológica Recomendação de ingestão diária: 10.000 UI
	Selênio	Antioxidante essencial para a atividade da glutationa peroxidase Recomendação de ingestão diária: 300-500 mcg
	Manganês	Hidroxilação de colágeno
	Ferro	Hidroxilação da prolina e lisina na síntese de colágeno Essencial no processo de transporte de oxigênio pela hemoglobina ao leito da ferida
	Cobre	Tem especial importância para as reações de *crosslinking* na síntese de colágeno e elastina Recomendação de ingestão diária: 4 mg
	Cálcio	Ação de colagenases
	Vitamina C	Importante na síntese de colágeno Possui efeito antioxidante Recomendação de ingestão diária: 1.000 mg
	Vitaminas D, E, K	Envolvida na reparação tecidual Recomendação de ingestão diária de vitamina D: 600 UI Recomendação de ingestão diária de vitamina E: 23 UI
	Fibras	Possui vários benefícios do uso de fibras na função intestinal Não existem recomendações específicas para o uso de fibras no paciente queimado.
	Líquidos	A alteração na permeabilidade capilar promove saída de líquido do meio intravascular para o extravascular As perdas de água pela evaporação e exsudato na área da queimadura são as principais causas para a maior necessidade de fluidos

ESPEN: *European Society for Parenteral and Enteral Nutrition.*

Quadro 9.1.6. Equação de Toronto.

GE = 4.343 + (10,5 × %SCQ) + (0,23 x IC) + (0,84 x GEHB) + (114 x T°C) – (4,5 × dias pós trauma)

GE: gasto energético; SCQ: superfície corporal queimada; IC: ingestão calórica durante o dia anterior (kcal); GEHB: gasto energético estimado por Harris-Benedict (kcal); T°C: febre (°C).

Quadro 9.1.7. Equação de Harris-Benedict.

Homem: GEB = 66,47 + (13,75 × P) + (5,0 × E) + (6,755 × I)
Mulher: GEB = 655,1 + (9,563 × P) + (1,85 × E) + (4,676 × I)

GEB: gasto energético basal (kcal); P: peso (kg); E: estatura (cm); I: idade (anos).

Quadro 9.1.8. Categorias de coberturas empregadas no tratamento do grande queimado.

Coberturas sintéticas (malhas)	De gaze fina, em combinação com um antimicrobiano tópico, coberturas de hidrocoloide e coberturas com prata
Coberturas biossintética ou substitutos semiológicos de pele	Membrana bilaminada, que contém fina membrana semipermeável de silicone unida a uma camada de uma rede de *nylon* e coberta por uma camada monomolecular de colágeno porcino tipo 1
Coberturas biológicas	Como enxertias (aloenxertia e xenoenxertia) e membrana amniótica humana
Barreira e curativos impermeáveis	

Fonte: Bustillo AM, Ohana B. Omiderm® use in a severe (major) burn: case report. Rev Bras Queimaduras. 2016;15(1):50-3.

queimaduras é aquela escolhida pela equipe multiprofissional e disponível em seu estabelecimento de saúde.

Outra forma de terapia adjuvante é a oxigenoterapia hiperbárica, que tem ação exclusivamente sistêmica, não sendo necessário expor a lesão para o tratamento. Provoca efeitos terapêuticos específicos, como estimulação da lise bacteriana pelos leucócitos, aumento da proliferação de fibroblastos e de colágeno, neovascularização de tecidos isquêmicos ou irradiados, redução de edemas tanto inflamatórios quanto traumáticos e redução da translocação bacteriana intestinal, causada pela queimadura. O tempo de cicatrização de lesões teciduais é acelerado, os resultados estéticos são melhores, e o custo final do tratamento se reduz.

Complicações

Os avanços da saúde no tratamento de queimados têm melhorado a qualidade de vida das vítimas de queimaduras, mas as complicações infecciosas continuam um obstáculo a ser superado.

As principais complicações dos pacientes queimados são distúrbios respiratórios, cardíacos, sanguíneos, renais ou gastrintestinais; transtornos emocionais; infec-

ção; e sepse – uma das principais causas de morte em pacientes de unidade de terapia intensiva. Os principais sítios de infecção são a corrente sanguínea, a ferida resultante da queimadura e o pulmão, respectivamente.

Os fatores de risco para infecções relacionadas ao cateter são a longa permanência da cateterização, a ausência de cuidados adequados, a inserção em situações de emergência, a localização femoral e a manipulação frequente do cateter.

As complicações pulmonares constituem realidade associada ou não à inalação de fumaça, geralmente evoluindo devido à hipoventilação causada pela dor ou por extensos curativos torácicos. Vários procedimentos anestésicos, para os curativos ou para os atos cirúrgicos, podem levar à atelectasia e à consequente pneumonia. O emprego excessivo de sedativos e de bloqueadores neuromusculares propicia a retenção de secreções brônquicas e aspiração traqueal.

Considerações finais

Para o paciente com queimaduras, o tratamento requer, da equipe multiprofissional, conhecimento técnico-científico, para manutenção de assistência sistematizada, em que se devem reconhecer as necessidades individuais do indivíduo. Classificar e avaliar o paciente queimado são parâmetros utilizados para o direcionamento da conduta adequada, proporcionando subsídios para maior possibilidade de sobrevida. A assistência prestada pela equipe multidisciplinar baseia-se na escolha e na definição, na unidade de urgência, nas prioridades e nas condutas a serem adotadas diante do paciente queimado.

O pensamento crítico e a complexidade da assistência devem abranger integralmente e holisticamente todas as necessidades, optando-se pela melhor conduta, a fim de diminuir a morbidade e todas as complicações físicas e psicológicas do paciente queimado e seus familiares.

Bibliografia

American College of Surgeons. Committee on Trauma. Advanced trauma life support: student course manual. 9a ed. American College of Surgeons, 2012.

Auger C, Samadi O, Jeschke MG. The biochemical alteration sunderlying post-burn hypermetabolism. Biochim Biophys Acta. 2017 pii: S0925-4439(17)30068-6.

Barbosa E, Moreira EA, Faintuch J, et al. Suplementação de antioxidantes: enfoque em queimados. Rev Nutr. 2007;20(6):693-702.

Bergamasco EC. Assistência de enfermagem ao paciente queimado. In: Waksman DR, Farah OG. Enfermagem em terapia intensiva. Barueri: Manole, 2015. p. 328-37.

Berger M, Harsanyi R, Chioléro RL. Terapia Nutricional em Pacientes Queimados. Bases da Nutrição Clínica. Rio de Janeiro: Rubio; 2008. p. 345-52.

Bustillo AM, Ohana B. Omiderm® use in a severe (major) burn: case report. Rev Bras Queimaduras. 2016;15(1):50-3.

Campos E. Grande Queimado. In: Azevedo LC, Taqniguchi LU, Ladeira JP, ed. Medicina intensiva: abordagem prática. 2a ed. Barueri: Manole, 2015. p. 863-87.

Cardoso RM, Shima M, Fernandes-Junior CJ. Terapia nutricional no paciente queimado. Terapia intensiva: nutrição. São Paulo: Atheneu; 2005. p. 227-37.

Chaves SC. Nursing actions to reduce the risks of infection in major burn in an ICU. Rev Bras Queimaduras. 2013;12(3):132-9.

Clark A, Imran J, Madni T, et al. Nutrition and metabolism in burn patients. Burns Trauma. 2017;5:11.

Clark DE, Lowman JD, Griffin RL, et al. Effectivenes sofan Early Mobilization Protocol in a Trauma and Burns Intensive Care Unit: A Retrospective Cohort Study. Physical Therapy. 2013;93(2):186-96.

Coutinho JGV, Anami V, Alves TD, et al. Estudo de incidência de sepse e fatores prognósticos em pacientes queimados. Rev Bras Queimaduras. 2015;14(3):193-7.

Deutsch G. Influência da balneoterapia na descolonização de Staphylococcus aureus e Pseudomonas aeruginosa em pacientes queimados internados em um hospital público localizado na cidade do Rio de Janeiro. Dissertação. Niterói: Universidade Federal Fluminense, 2014.

Fernandes Jr JF, Fontana C, Vana LP. Condutas no paciente grande queimado. In: Knobel E, ed. Condutas no Paciente Grave. 4a ed. São Paulo: Atheneu, 2016. p. 2103-16.

Fernández A. Paciente queimado. In: Viana RA, Torre M, ed. Enfermagem em terapia intensiva. Barueri: Manole, 2017. p. 947-58.

Ferreira FV. Paula LB. Silver sulfadiazine versus herbal medicines: a comparative study of the effects in the treatment of burn injuries. Rev Bras Queimaduras. 2013;12(3):132-9.

Garcia LM, Ortiz LC, Sánchez SM. Guidelines for specialized nutritional and metabolic support in the critically-ill patient: update. Consensus SEMICYUC-SENPE: critically-ill burnt patient. Nutr Hosp. 2011; 26 Suppl 2:59-62.

Gawryszewski VP, Bernal RT, Silva NN, et al. Atendimentos decorrentes de queimaduras em serviços públicos de emergência no Brasil, 2009. Cad Saúde Pública. 2012;28(4):629-40.

Hall K, Shahrokhi S, Jeschke M. Enteral nutrition support in burncare: a review of current recommendations as instituted in the Ross Tilley Burn Centre. Nutrients. 2012;4(12):1554-65.

Holt B, Graves C, Faraklas I, et al. Compliance with nutrition support guidelines in acutely burned patients. Burns J Int Soc Burn Inj. 2012;38(5):645-9.

Kreymann KG, Berger MM, Deutz NE, et al. ESPEN Guideline son Enteral Nutrition: Intensive care. Clin Nutr. 2006;25(2):210-23.

Jafarzadeh SR, Thomas BS, Marschall J, et al. Quantifying the improvement in sepsis diagnosis, documentation, and coding: the marginal causal effect of year of hospitalization on sepsis diagnosis. Ann Epidemiol. 2016;26(1):66-70.

Lima Junior EM. Tratado de queimaduras no paciente agudo. 2a ed. São Paulo: Atheneu, 2008.

Lurk LK, Oliveira AF, Gragnani A, et al. Evidências no tratamento de queimaduras. Rev Bras Queimaduras. 2010;9(3):95-9.

Macedo JL, Santos JB. Nosocomial infections in a Brazilian Burn Unit. Burns. 2006;32(4):477-81.

Mendonça MN, Gragnani A, Masako FL. Burns, metabolism and Nutritional requirements. Nutr Hosp. 2011;26(4):692-700.

McClave SA, Taylor BE, Martindale RG, et al. Guidelines for theProvision and Assessment of Nutrition Support Therapy in the Adult Critically-ill Patient: Society of Critical Care Medicine (SCCM) and American Society for Parenteral and Enteral Nutrition (A.S.P.E.N.). JPEN J Parenter Enteral Nutr 2016;40(2):159-211.

Moser H, Pereima RR, Pereima MJL. Evolução dos curativos de prata no tratamento de queimaduras de espessura parcial. Rev Bras Queimaduras. 2013;12(2):60-7.

Nunes A, Koterba E, Alves V, et al. Terapia nutricional no paciente grave. Projeto Diretrizes, 2011.

Palmieri TL. What's new in critical care of the burn-injured patient? Clin Plast Surg. 2009;36(4):607-15.

Prelack K, Dylewski M, Sheridan RL. Practical guidelines for nutritional management of burn injury and recovery. Burns J Int Soc Burn Inj. 2007;33(1):14-24.

Piccolo NS, Serra MC, Leonardi DF, et al. Queimaduras: diagnóstico e tratamento inicial. Associação Médica Brasileira e Conselho Federal de Medicina, 2008.

Oliveira TS, Moreira KF, Gonçalves TA. Assistência de enfermagem com pacientes queimados. Rev Bras Queimaduras. 2012;11(1):31-7.

Palmieri TL. What's new in critical care of the burn-injured patient? Clin Plast Surg. 2009;36(4):607-15.

Pinto E, Della-Flóra AM, Silva LD, et al. O sentimento e a assistência de enfermagem perante um grande queimado. Rev Bras Queimaduras. 2014;13(3):127-9.

Rego LR, Machado NJ, Dias MD. Grande Queimado. In: Guimarães HP, de Assunção MS, Carvalho FB, et al. Manual de medicina intensiva AMIB. São Paulo: Atheneu, 2014. p. 1037-49.

Rodriguez NA, Jeschke MG, Williams FN, et al. Nutrition in burns: Galveston contributions. JPEN J Parenter Enteral Nutr. 2011;35(6): 704-14.

Rousseau AF, Losser MR, Ichai C, et al. ESPEN endorsed recommendations: Nutrition al therapy in major burns. Clin Nutr. 2013; 32(4):497-502.

Sala LG, Lima NL, Simioni PU, et al. Main pathogens involved in the cases of sepsis in burned patients: a review on the literature. Rev Bras Queimaduras. 2016;15(3):164-8.

Silva AP, Freitas BJ de, Oliveira FL, et al. Terapia Nutricional em queimaduras: uma revisão. Rev Bras Queimaduras. 2012;11(3):135-41.

Silva BA, Ribeiro FA. Participação da equipe de enfermagem na assistência à dor do paciente queimado. Rev Dor. 2011;12(4):342-8.

Sociedade Beneficente Israelita Brasileira Hospital Albert Einstein. Primeiros socorros: queimaduras. 2013. Disponível em: http://www. einstein.br/einstein-saude/primeiros-Socorros/Paginas/queimadura. aspx

Stechmiller JK. Understanding the Role of Nutrition and Wound Healing. Nutr Clin Pract. 2010;25(1):61-8.

Tenenhaus M, Rennekampff H. Local Treatment of burns: Topical antimicrobial agentes and dreessings. Waltham (MA): UpToDate, 2015. Disponível em: http://www.uptodate.com/contents/local-treatment-of-burns-topicalantimicrobial- agents-and-dressings

Williams FN, Herndon DN. Metabolic and endocrine considerations after burn injury. Clin Plast Surg. 2017;44(3):541-53.

Williams JZ, Barbul A. Nutrition and wound healing. Crit Care Nurs Clin North Am. 2012;24(2):179-200.

CAPÍTULO 9.2

O paciente com câncer na unidade de terapia intensiva

Henrique Abreu

Irene Pedro Netto Vartanian

Jéssica Cerioli Munaretto

Patricia Nascimento

Renata Fumis

Introdução

A unidade de terapia intensiva (UTI) é um ambiente destinado a assistir pacientes grave e complexos, prioritariamente com tecnologia avançada e equipe multidisciplinar capacitada para o cuidado. Ao longo das últimas décadas, as admissões de pacientes oncológicos tiveram aumento considerável nestas unidades, seja para recuperação pós-anestésica, complicações relacionadas à doença ou por efeitos adversos do tratamento.

A insuficiência respiratória não é somente a indicação mais comum, mas a causa mais frequente de óbito por quadros não relacionados ao câncer. Outras internações são sepse, edema agudo de pulmão, instabilidade hemodinâmica, distúrbios eletrolíticos, insuficiência renal dialítica, confusão mental e coma, obstrução de vias aéreas e cuidados pós-operatórios em cirurgias de grande porte.

Os benefícios da admissão na UTI para os pacientes oncológicos assemelham-se aos dos não oncológicos, especialmente aqueles submetidos a cirurgias com intenção curativa, que reconhecidamente têm melhor prognósticos quando comparados a pacientes clínicos.

Devem-se considerar a gravidade das disfunções orgânicas, o comprometimento da capacidade funcional (*performance* e *status*) e a fase da doença para determinar prognóstico e benefícios da internação na UTI. Em função da evolução clínica, alguns autores consideram que a sobrevida dos pacientes oncológicos recebendo ventilação mecânica em UTI pode chegar a 50%, e sua permanência neste setor é semelhante à dos demais pacientes internados. Em contrapartida, o benefício da internação na UTI para pacientes em está-

gio avançado da doença deve ser discutido pela equipe multidisciplinar.

Sintomas de ansiedade, depressão e estresse pós-traumático

A admissão na UTI pode ser uma experiência traumática para o paciente e o familiar. O próprio ambiente da UTI é, por si só, gerador de estresse. A presença de drenos e cateteres, o monitoramento, o barulho, os procedimentos invasivos e dolorosos, a ausência de iluminação natural, a perturbação dos padrões de sono e vigília formam um cenário que faz com que os pacientes experimentem diferentes tipos de desconforto físico e psicológico.

São vários os fatores de risco para ansiedade e depressão na UTI. O paciente jovem, mais grave, necessitando de ventilação mecânica invasiva, com diagnóstico de câncer e internação mais prolongada são fatores consideráveis para sintomas de ansiedade e depressão, que pode evoluir para estresse pós-traumático.

O estresse pós-traumático é um conjunto de reações associadas à memória do trauma. A pessoa vivenciou ou testemunhou um evento que envolveu morte real, ameaça de morte, ferimento grave, ameaça à integridade física da própria pessoa ou de outros. A resposta envolveu medo, desamparo ou terror intenso. O cenário de terapia intensiva e o diagnóstico de câncer podem, então, ser situações potencialmente traumáticas aos pacientes.

A prevalência dos sintomas de ansiedade é maior que a de sintomas de depressão. Manifestações de sintomas independem do tempo de internação do paciente, podendo manifestar-se já no início da internação, mais tardiamente e ou durante o tempo da internação do paciente. Trabalhos recentes revelam que o transtorno emocional para a família pode ser ainda maior, principalmente para os que perderam seu ente querido na UTI. A presença desses sintomas é um grande fator de risco para o estresse pós-traumático e, portanto, necessita de cuidados preventivos, a fim de minimizar outro grande sofrimento.

A espiritualidade e a comunicação efetiva são fatores de proteção ao paciente e à família e, sempre que possível, devem ser abordados por toda a equipe multiprofissional. É importante que a espiritualidade seja incluída nos cuidados à saúde. Os profissionais da UTI devem proporcionar acolhimento aos pacientes e familiares, de modo que estes sintam-se à vontade para expressarem suas necessidades espirituais, suas crenças, sua fé e a necessidade de auxílio.

O Quadro 9.2.1 mostra que a prevalência do estresse pós-traumático após permanência na UTI é semelhante aos desastres naturais. O diagnóstico de câncer também pode causar estresse pós-traumático.

Quadro 9.2.1. Taxas de prevalência de transtorno de estresse pós-traumático (TEPT) em população adulta de risco

Evento traumático	Estimativa de TEPT (%)
Estupro	14-80
Catástrofe provocada pelo homem	25-75
Unidade de terapia intensiva	5-63
Desastre natural	5-60
Refugiado político	4-44
Sobrevivente de câncer	1,9-39
Acidente de automóvel	7,6-34
Enfarte do miocárdio	0-16
Combate no Vietnã	1,8-15

Fonte: Jackson JC, Hart RP, Gordon SM, et al. Post-traumatic stress disorder and post-traumatic stress symptoms following critical illness in medical intensive care unit patients: assessing the magnitude of the problem. Critical Care. 2007;11(1):R27.

Repercussão para o paciente e a família

As experiências do paciente na UTI podem permanecer na memória do paciente e de sua família por um período de tempo variável, com consequências a curto, médio ou longo prazo. São recordações aflitivas, que podem acarretar grande sofrimento como o estresse pós-traumático ou fazer parte da síndrome pós-UTI. A síndrome pós-UTI é um conjunto de alterações nas dimensões físicas, neurológicas, cognitivas e sociais que, de acordo com as experiências vividas, podem repercutir após a alta.

É inegável o quanto receber o diagnóstico de câncer já é um evento traumático, com impacto significativo

para os pacientes e os familiares. O diagnóstico é um choque, causa incertezas, e a comunicação efetiva tem papel importante para diminuir estes sintomas. Embora o transtorno de estresse pós-traumático (TEPT) relacionado ao câncer esteja presente apenas em uma minoria de pacientes e seus familiares, está associado a outros índices de angústia e qualidade de vida reduzida e fatores de risco, como, por exemplo, histórico de trauma prévio, condições psiquiátricas preexistente e apoio social fraco. Entretanto, na UTI, os sintomas de ansiedade, depressão e estresse pós-traumático são mais prevalentes para pacientes e familiares, e o diagnóstico de câncer é um fator de risco.

É fundamental que os pacientes e familiares compreendam o diagnóstico, o tratamento e o prognóstico. Em especial, o prognóstico, em se tratando de câncer avançado, para ajudar nas discussões e nas limitações de tratamento sempre que necessário. Muitos admitidos na UTI não respondem à terapêutica inicial e apresentam quadros infecciosos, necessitando de suporte avançado de vida, quadro este, que pode piorar significativamente o prognóstico. Os cuidados paliativos devem ser acionados o mais precocemente possível, pois só trazem benefícios para pacientes e família.

Comunicação efetiva

A comunicação efetiva é a maior necessidade do paciente e família. Muitos pacientes se encontram incapacitados para se comunicarem e, nestes casos, a família é seu porta-voz. Por isto, a conferência com a família é primordial. Ser empático, ou seja, colocar-se no lugar do outro, valorizando os sentimentos, favorece a comunicação. Saber ouvir é o aspecto mais importante da conferência familiar, na qual a escuta ativa proporciona maiores compreensão e satisfação.

Compreender o prognóstico é fundamental. Assim como qualquer outra doença crônica, a concordância entre paciente, família e equipe, quanto à falência do tratamento e à mudança de metas do tratamento curativo para paliativo, deve ser feita o quanto antes, em prol do paciente. Quanto maior a compreensão, maior a satisfação e menos problemas emocionais para pacientes e familiares.

A comunicação não se limita ao que é dito. Precisamos prestar atenção no não verbal, nas emoções que estão por trás, ser acolhedor, ter respeito e compaixão. É necessário validar as emoções, respeitar os silêncios, ter forte vínculo de confiança, respeitar crenças e valores e checar o conhecimento.

Dor e sofrimento

A dor é definida pela Associação Internacional para o Estudo da Dor como uma experiência sensitiva e

CAPÍTULO 9.2 O PACIENTE COM CÂNCER NA UNIDADE DE TERAPIA INTENSIVA

emocional desagradável. É um sintoma frequente nas neoplasias malignas e é, com certeza, o sintoma mais temido. O tratamento da dor é inadequado e, nos casos avançados, ela ocorre em 70% a 80% deles, e, não à toa, a Organização Mundial da Saúde (OMS) declarou que a dor associada ao câncer é uma emergência mundial, uma vez que é de grande intensidade nesses pacientes.

A avaliação eficaz e a compreensão do quadro álgico, assim como providenciar medidas analgésicas são necessidades prioritárias para o paciente e a família que o acompanha. O paciente pode apresentar, além da dor, efeitos adversos, como náuseas, vômitos, fraqueza, mal-estar, entre outros sintomas desconfortantes, que comprometem a qualidade de vida do paciente. Medidas não farmacológicas também são importantes e bem-vindas, como musicoterapia, técnicas de relaxamento, acupuntura, *reiki*, entre outros. Amenizar a dor e o sofrimento e melhorar a qualidade de vida devem ser a meta de todos na UTI. É preciso um elo muito forte, que aproxime o paciente, a equipe e a família, para que estas metas possam ser atingidas.

O sofrimento, entretanto, é mais abrangente. Para amenizar o sofrimento é necessário tratar da dor em sua totalidade, ou seja, todos os aspectos devem estar integrados: físico, emocional, psicológico, espiritual, social, informacionais e apráticos.

Paciente oncológico e fonoaudiologia

A disfagia é qualquer dificuldade no ato de transportar o alimento da boca ao estômago e pode impactar de forma significante no estado nutricional, pulmonar, emocional e social do indivíduo, com consequência em sua qualidade de vida. Um conceito importante é que a disfagia em si não é uma doença, mas um conjunto de sintomas que ocorrem como resultado de uma doença de base. Suas complicações podem vir a ser graves, e o reconhecimento deste quadro precocemente evitaria a piora imediata do estado clínico do paciente, que pode evoluir para o óbito. Dentre as complicações, a pneumonia aspirativa consiste em um processo infeccioso pulmonar resultante da aspiração de secreções da orofaringe, alimentos ou conteúdo gástrico para os pulmões.

A habilidade de deglutir envolve a ação de aproximadamente 50 pares de músculos na região da cabeça e do pescoço. Enquanto algumas alterações da deglutição são relacionadas ao processo de envelhecimento, há também o comprometimento decorrente de alterações neurológicas, que podem interferir com o funcionamento adequado destes grupos musculares e, por sua vez, no fechamento laríngeo, permitindo que alimentos ou líquidos alcancem a via aérea inferior. Pacientes hospitalizados, principalmente em unidades de terapia intensiva, apresentam maior risco de desenvolverem disfagia orofaríngea.

O câncer pode ocasionar complicações clínicas que se manifestam com uma série de distúrbios metabólicos, como perda de peso, desnutrição e caquexia, as quais decorrem da diminuição da ingestão alimentar. Esta diminuição pode ser decorrente de um quadro de disfagia presente, ou a presença da disfagia pode levar ao quadro de desnutrição grave.

A perda de peso decorrente do câncer e do seu tratamento interfere diretamente no processo de reabilitação. A diminuição da massa muscular ocasiona dificuldade não só motora, mas também fraqueza, lentidão e falta de força da musculatura orofaringolaríngea, ocasionando alteração da fonoarticulação e da deglutição em graus variados.

A reserva muscular tem importante papel na segurança da deglutição, e o desuso da musculatura envolvida neste processo pode levar à atrofia e à diminuição de força, da ativação motora do cérebro e da resistencia à fadiga. Tais achados são comumente encontrados na unidade de terapia intensiva, onde encontramos pacientes com a presença do tubo orotraqueal, traqueostomizados com *cuff* insuflado, traqueostomizados na ventilação mecânica. Estudos demonstram alterações nos mecanorreceptores e quimioceptores da mucosa laríngea e faríngea, quando os pacientes encontram-se em uma destas condições, levando à disfagia. Em pacientes com idade avançada, estas condições são agravadas.

O diferencial na reabilitação dos pacientes oncológicos na UTI dos demais são as complicações clínicas, que se manifestam por uma série de distúrbios metabólicos gerados pelo tumor e pelos efeitos colaterais e sequelas de seu tratamento. Ao se planejar fonoterapia para os pacientes oncológicos, deve-se levar em consideração todos estes fatores, os quais são essenciais no processo terapêutico.

É uma realidade dentro das unidades de terapia intensiva a admissão de pacientes idosos, que se encontram em tratamento oncológico, tanto para suporte em período perioperatório, quanto para suporte e tratamento de complicações clínicas decorrentes de tratamentos quimioterápicos sistêmicos.

Durante a quimioterapia, a toxicidade dos agentes antineoplásicos nas células dos tecidos hematopoiéticos pode resultar no efeito colateral mais importante e comum relacionado ao tratamento quimioterápico: a redução do número de células sanguíneas, ou seja, a mielodepressão. De todas as células sanguíneas, a redução severa das células da série branca, os leucócitos, é uma das mais graves, pois torna os indivíduos afetados muito mais suscetíveis a infecções, quadro genericamente chamado de leucopenia febril. Trata-se de um fator limitante e seu conhecimento propicia maior compreensão dos problemas apresentados pelos pacientes. Quando os pacientes internam por leucopenia febril, o fonoaudiólogo deve ficar atento ao risco de pneumonia aspirativa, devido à queda de seu estado geral, principalmente se o paciente tiver idade avançada, fazendo com que este risco aumente. Durante ou logo após o tratamento quimioterápico, é comum que o paciente apresente mucosite na região da orofaringe e, dependo de seu grau, pode inviabilizar a dieta por via oral. Modificações para alimentos pastosos e frios podem ajudar quando nesta condição, facilitando as fases oral e faríngea da deglutição, evitando-se uma via alternativa de alimentação.

A radioterapia é a das modalidade de tratamento realizada para tumores de laringe, cavidade oral ou orofaringe. as reações podem ser agudas ou tardias, como mucosite, xerostomia, alteração do paladar, osteorradionecrose da mandíbula, ulcerações da mucosa, trismo, fibrose, necrose dos tecidos, cáries dentárias, disfunção endócrina, edema de laringe, paralisia de prega vocal, diminuição do início da fase faríngea da deglutição e do peristaltismo faríngeo, os quais podem permanecer por longos períodos quando não estimulados.

Alguns podem evoluir com disfagia e odinofagia, dificultando a alimentação por via oral. Estudos defendem a fonoterapia intensiva, para minimizar os efeitos da radioterapia e melhorar a função da voz e da deglutição, tanto durante quanto após o tratamento radioterápico.

Em UTI oncológicas, deparamo-nos com pacientes com pneumonia aspirativa associada a sequelas da radioterapia. A odinofagia pode estar associada ao quadro, podendo levar a pontos extremos de incapacitação funcional.

Protocolo de broncoaspiração

Atualmente, instituições hospitalares têm desenvolvido instrumentos de rastreio para identificar estes indivíduos com potenciais riscos de aspiração o mais precocemente possível e encaminhá-los para avaliação fonoaudiológica, para confirmar ou não o diagnóstico de disfagia e, assim, proporcionar a eles o tratamento adequado.

Em estudo realizado, verificou-se que, do total de 442 pacientes que foram triados pela equipe de enfermagem na admissão hospitalar, 109 foram reconhecidos como de risco para disfagia orofaríngea e encaminhados para avaliação fonoaudiológica propriamente dita.

Pacientes internados em unidades de terapia intensiva (UTI) são constantemente submetidos a procedimentos invasivos, a fim de melhorar suas condições clínicas, mas tais procedimentos podem levar à disfagia e, consequente, aumentar a incidência de pneumonia aspirativa nesta população.

Este atendimento também engloba uma série de conhecimentos específicos, que pode ser o diferencial no momento da definição da conduta terapêutica e no prognóstico da reabilitação. A presença de um protocolo para prevenção de broncoaspiração nas UTI bem estruturado trará excelência ao cuidados com paciente oncológico.

A atuação fonoaudiológica nas UTI de forma precoce auxilia na redução de custos e no tempo de internação destes pacientes; diminui os riscos de complicações clínicas; propicia a introdução de alimentação por via oral de forma segura e precoce, e menor tempo de permanência com vias alternativas de alimentação; acelera o processo de decanulação; e auxilia na redução da mortalidade e morbidade.

A reabilitação fonoaudiológica dos pacientes, quando se encontram na UTI, depende das alterações apresentadas. Nos casos mais avançados, discute-se o objetivo terapêutico com a equipe multidisciplinar e com os familiares. Além disso, a avaliação do fonoaudiólogo está indicada em complicações clínicas que ocasionam distúrbio na voz, fala, linguagem e/ou deglutição.

Cuidado nutricional do paciente oncológico crítico

A desnutrição frequentemente acomete pacientes oncológicos, e ela está diretamente relacionada com o estádio da doença, seu tipo e sua localização da neoplasia. O estado nutricional é um fator importante na determinação da tolerância e dos resultados alcançados durante o tratamento. Pacientes desnutridos apresentam menor tolerância à quimioterapia e radioterapia, maior complicações no pós-operatório e maior morbimortalidade durante todos os estágios do tratamento.

Devido à agressividade da doença e do tratamento oncológico, muitos pacientes se tornam críticos e necessitam de internação na UTI. A doença crítica está associada a um intenso catabolismo proteico, que somada à síndrome da resposta inflamatória sistêmica, pode resultar em falência múltipla de órgãos, infecções secundárias, aumento do tempo de internação e da morbimortalidade hospitalar.

Triagem nutricional

A triagem nutricional é o início do cuidado, uma vez que ela permite identificar os pacientes em risco ou já desnutridos. Pacientes em risco nutricional apresentam aumento de morbimortalidade relacionada ao seu estado nutricional. A triagem nutricional deve ser realizada, preferencialmente, dentro das primeiras 24 horas da admissão na UTI.

O Quadro 9.2.2 apresenta as principais ferramentas de triagem nutricional utilizadas nos pacientes oncológicos ou críticos. Ainda não existe uma ferramenta que aborde as duas condições clínicas simultaneamente.

Deve ser realizada uma avaliação nutricional completa nos pacientes que apresentaram risco nutricional. Tal avaliação é composta de dados antropométri-

Quadro 9.2.2. Ferramentas de triagem nutricional no paciente com câncer.

Método de avaliação do risco nutricional	Parâmetros incluídos
NRI	Albumina
	Perda ponderal
Ferramenta de triagem de desnutrição	Perda ponderal
	Alteração de apetite
Ferramenta de triagem de desnutrição para o paciente com câncer	Alteração na ingestão alimentar
	Perda ponderal
	Performance status
	IMC
Avaliação subjetiva global produzida pelo próprio paciente	Alteração na ingestão alimentar
	Sintomas relacionados com a ingestão alimentar
	Alteração da capacidade funcional
Ferramenta universal de triagem de desnutrição	IMC
	Perda ponderal não intencional > 5% em 3-6 meses
	Diminuição da ingestão alimentar por via oral > 5 dias
NRS-2002	IMC < 20,5 kg/m²
	Perda ponderal
	Alteração na ingestão alimentar
	Gravidade da doença
NUTRIC	Idade
	Apache II
	SOFA
	Dias de internação hospitalar antes da admissão na UTI
	Número de comorbidades
	Interleucina 6

NRI: *Nutritional Risk Index*; NRS-2002: *Nutritional Risk Screening*; NUTRIC: *Nutrition Risk in the Critically III*; IMC: índice de massa corporal: APACHE II: *Acute Physiologic and Chronic Health Evaluation II*; SOFA: *Sepsis Organ Failure Assessment*; UTI: unidade de terapia intensive.

cos (peso atual, peso usual, perda ponderal recente, estatura, circunferência do braço, prega cutânea tricipital e área muscular do braço), inquéritos alimentares, presença sintomas gastrintestinais, alteração da capacidade funcional, exame físico (procurar por deficiências nutricionais especificas, depleção de tecido adiposo, depleção de massa muscular, edema), exames laboratoriais e análise da composição corporal (bioimpedanciometria, densitometria óssea de corpo inteiro e tomografia computadorizada). A obtenção destes dados de forma precisa é um ponto crucial para o acompanhamento nutricional desses pacientes.

Terapia nutricional

A terapia nutricional é um conjunto de procedimentos que visam à manutenção ou à recuperação do estado nutricional dos pacientes por meio da nutrição oral, enteral e/ou parenteral. No contexto do paciente crítico,

ela deve ser implementada o mais precocemente possível, logo após a estabilização hemodinâmica.

O paciente em terapia nutricional deve ter os seguintes parâmetros acompanhados diariamente: hemodinâmica, dose das drogas vasoativas, equilíbrio hidroeletrolítico e ácido-base, função gastrintestinal, tolerância metabólica e digestiva da terapia nutricional prescrita.

Dessa forma, a terapia nutricional nos pacientes oncológicos críticos tem por objetivo: identificar os pacientes em risco nutricional; prevenir ou tratar a desnutrição, manutenção da massa muscular e a capacidade funcional; reduzir os sintomas relacionados com a toxicidade do tratamento; e manter ou melhorar a qualidade de vida do paciente.

Ela pode ser ofertada por via oral, enteral e/ou parenteral. A terapia nutricional por via oral é indicada quando o paciente está acordado, é colaborativo e não apresenta risco de broncoaspiração. Pacientes que toleram entre 60 a 80% de suas necessidades nutricionais pela dieta por via oral têm indicação de utilização de suplementação hipercalórica e hiperproteica. A dieta por via oral deve ser adaptada às preferências, à tolerância e às necessidades nutricionais dos pacientes.

A terapia nutricional enteral está indicada em pacientes que não apresentam condições de se alimentarem por via oral, ou quando a ingestão alimentar é insuficiente (< 60% das suas necessidades nutricionais). A falência gastrointestinal pode ocorrer em pacientes críticos, no qual há intolerância parcial ou total à terapia nutricional oral e/ou enteral ofertada. Em casos de intolerância parcial, pode-se lançar mão da nutrição enteral trófica, que é a administração de nutrição enteral, em pequenos volumes (10 a 20 mL/hora), com o objetivo de manter a homeostasia do trato gastrintestinal.

Ficam reservados para a terapia nutricional parenteral os casos em que a nutrição enteral não é tolerada ou está contraindicada: fístulas digestivas de alto débito, hemorragia digestiva, obstrução do trato gastrintestinal, síndrome de má absorção, íleo paralitico, isquemia intestinal, diarreia e vômitos intratáveis. Em pacientes com tolerância parcial à terapia nutricional enteral, a terapia nutricional está indica em associação com a enteral.

Necessidades nutricionais

As necessidades nutricionais do paciente oncológico críticos dependem da fase e da gravidade da doença. Durante a fase aguda, há um estado de hipermetabolismo e hipercatabolismo, que, associado com a anorexia, leva o paciente à desnutrição. Na fase de recuperação, há maior tolerância e utilização dos nutrientes ofertados, uma vez que eles são utilizados para o anabolismo e a recuperação do estado nutricional.

O método padrão-ouro para a avaliação da necessidade energética é a calorimetria indireta. No entanto, devido ao alto custo do equipamento e de insumos para a realização do exame, este não é utilizado de rotina no cuidado nutricional. Quando a calorimetria indireta não está disponível, utilizam-se equações preditivas, que, a partir do peso seco atual, estatura, idade, sexo e condição clínica do paciente, estimam o gasto energético.

As necessidades proteicas desses pacientes estão aumentadas em decorrência do hipercatabolismo. Assim, uma oferta proteica adequada deve ficar entre 1,5 e 2,0 g/kg/dia, ou ser ajustada conforme o balanço nitrogenado. Ele é calculado a partir da oferta proteica proveniente da terapia nutricional, subtraído do nitrogênio urinário e da estimativa das perdas fecais. Em pacientes críticos, objetiva-se sempre o balanço nitrogenado positivo. O Quadro 9.2.3 resume as necessidades nutricionais do paciente crítico.

Quadro 9.2.3. Necessidades nutricionais de pacientes oncológicos críticos.

Necessidades nutricionais	Recomendações
Calórica	Se acordo com a calorimetria indireta – se não estiver disponível: - Fase aguda: 20-25 kcal/kg de peso seco atual/dia - Fase de recuperação:25-30 kcal/kg de peso seco atual/dia Obeso crítico: - IMC de 30-50 kg/m²: 11-14 kcal/kg de peso seco atual/dia - IMC > 50 kg/m²: de 22-25 kcal/kg de peso ideal/dia
Proteicas	De acordo com o balanço nitrogenado – se não estiver disponível: de 1,5-2,0 g/kg de peso seco atual/dia Obeso crítico com: - IMC de 30-40 kg/m²: 2,0 g/kg de peso ideal/dia - IMC ≥ 40 kg/m²: 2,5 g/kg de peso ideal/dia
Hídrica	30-35 mL/kg de peso seco atual/dia

IMC: índice de massa corporal.

Odontologia e o paciente oncológico

A odontologia tem papel importante na equipe multidisciplinar, tanto no diagnóstico precoce, por meio da observação de sinais e sintomas que surgem na cavidade bucal, quanto no manejo odontológico das patologias já diagnosticadas.

A cavidade bucal é repleta de microrganismos que podem desencadear infecções locais e sistêmicas, assim, ao considerar que o paciente com câncer é um indivíduo de risco de agravamento do quadro clínico, deve-se dar atenção aos cuidados com a saúde bucal. A avaliação e o acompanhamento odontológico devem ser realizados em todas as fases do tratamento oncológico.

Manifestações bucais da terapia antineoplásica

A quimioterapia provoca alterações na cavidade bucal, pois atua em células com alto perfil proliferativo, sejam elas sadias ou tumorais, o que faz com que as células da mucosa bucal sejam afetadas, uma vez que apresentam intensa renovação celular. Surgem efeitos adversos importantes decorrentes da quimioterapia, como: mucosite, hemorragia, neurotoxicidade, maior risco a infecções fúngicas, bacterianas e virais, alteração da microflora bucal, disgeusia, odinofagia e disfunção das glândulas salivares. A radioterapia de cabeça e pescoço também pode ocasionar, além das alterações acima, cárie de radiação, trismo, malformação dentária (pediatria) e osteorradionecrose.

A mucosite é uma inflamação que pode levar à ulceração e acometer todo o trato gastrintestinal. A complicação bucal nos pacientes oncológicos pode levar o indivíduo à redução da ingesta de alimentos e aporte calórico, o que interfere em seu estado nutricional, com necessidade, nos casos de maior severidade, de nutrição enteral ou parenteral. Ocorre comprometimento da imunidade humoral e celular, o que favorece infecções oportunistas e piora na capacidade da resolução de feridas e da resposta ao tratamento. A mucosite causa intensa sintomatologia dolorosa, inviabiliza ou limita a fala, piora a qualidade de vida e pode levar ao aumento da morbidade.

Considerando que o paciente oncológico é imunossuprimido; que a presença de cárie, abcessos dentários e periodontais, inflamações e necroses ósseas pode comprometer ainda mais o paciente oncológico; e que a microbiota bucal pode desencadear patologias sistêmicas, o máximo empenho deve ser feito para adequação do meio bucal antes do início da terapia antineoplásica. Diversos estudos mostram associação entre essa adequação e a diminuição da manifestação e da severidade da mucosite. Uma condição de saúde desfavorável da cavidade bucal pode interferir negativamente na qualidade de vida do paciente e no prognóstico da doença.

Avaliação e tratamento odontológico

O ideal é que indivíduos com forte suspeita ou com diagnóstico de neoplasia maligna confirmada sejam examinados e tenham as necessidades odontológicas rapidamente resolvidas, mas nem sempre esta é a realidade. Em muitas ocasiões, o tratamento odontológico ocorre durante ou entre as sessões de quimioterapia ou radioterapia. O tratamento deve ser planejado em conjunto com a equipe multidisciplinar, a fim de que possa ser realizado no momento mais oportuno, considerando o hemograma, o coagulograma, o estado geral, os ciclos de quimioterapia e/ou radioterapia, as terapias complementares e a necessidade ou não de profilaxia antibiótica.

A intervenção odontológica inicial tem como prioridade identificar e eliminar possíveis focos de infecção

CAPÍTULO 9.2 — O PACIENTE COM CÂNCER NA UNIDADE DE TERAPIA INTENSIVA

bucal. Nesse momento, os tratamentos periodontal e endodôntico devem ser realizados, os dentes cariados, por sua vez, devem ser avaliados e restaurados, ou removidos cirurgicamente, caso haja amplo comprometimento que possa representar risco. Recomenda-se, também, a remoção de dentes retidos e restos radiculares. Preferencialmente, os procedimentos cirúrgicos devem ser realizados entre 5 a 7 dias antes da quimioterapia e 2 a 3 semanas antes da radioterapia na região de cabeça e pescoço, das terapias MABs, bisfosfonatos e TKIs, na dependência do resultado dos exames laboratoriais.

As próteses dentárias devem ser higienizadas para não se transformarem em reservatórios de fungos e bactérias, e, assim, servirem como meio de cultura; ao mesmo tempo, devem ser avaliadas quanto às suas condições de adaptação. No caso de trauma aos tecidos moles, a prótese deve ser refeita, ajustada ou ter seu uso temporariamente suspenso. Quando retiradas as próteses dentárias removíveis, estas devem ser entregues aos familiares do paciente. Sugere-se, nesse caso, que seja protocolada a entrega, pois, frequentemente, essas são extraviadas e geram um custo extra para o hospital. Os aparelhos ortodônticos fixos devem ser avaliados quanto à sua remoção, pelo risco de aumento do trauma aos tecidos moles e por servir de fator de retenção de biofilme. No paciente pediátrico, deve-se desestimular o uso de chupetas.

A higiene bucal é fundamental para manutenção da saúde e prevenção de complicações. Pacientes em tratamento oncológico devem receber orientações de cuidados odontológicos preventivos, incluindo escovação diária com escova dentária macia e uso de fio dental. A trombocitopenia não deve ser o fator determinante para a interrupção da escovação, pois o acúmulo de biofilme dentário promoverá a inflamação gengival, facilitando o sangramento gengival espontâneo. Quando há mucosite, a higiene bucal fica ainda mais comprometida, em virtude, principalmente, da dor. A realização da adequada higiene bucal deve ser prioridade, inclusive na UTI. O procedimento operacional padrão (POP) de higiene bucal da Associação de Medicina Intensiva Brasileira (AMIB) deve ser realizado com a importante participação da equipe de enfermagem. É recomendado o uso de solução aquosa de digluconato de clorexidina a 0,12%, a cada 12 horas, para controle químico do biofilme, associada ao controle mecânico, por meio da escovação.

A prescrição adicional de fluoreto de sódio neutro a 1% para os pacientes adultos que realizaram radioterapia na região de cabeça e pescoço está indicada, devido ao aumento do risco de cárie, pela diminuição do fluxo salivar ou pela eventual limitação de abertura bucal (trismo), que pode dificultar a remoção adequada do biofilme dentário.

A prevenção da mucosite pode ser realizada por meio de um rigoroso controle do biofilme dentário, lasertera-

pia e uso de colutórios, três a quatro vezes ao dia, como a solução salina a 0,9%, o cloridrato de benzidamida ou a água bicarbonatada. Além disto, crioterapia tópica intrabucal durante a infusão do quimioterápico está indicada como agente preventivo da manifestação da mucosite bucal, uma vez que gera uma vasoconstrição periférica e diminui a ação do fármaco na mucosa bucal. A prescrição de analgésicos sistêmicos, incluindo os opiáceos, narcóticos e os derivados da morfina, bem como os anestésicos tópicos, pode auxiliar a minimizar a dor temporariamente.

Lesões na cavidade bucal podem servir de porta de entrada para as infecções fúngicas, virais e bacterianas. Nesses casos, a prescrição de antifúngicos e antivirais tópicos e/ou sistêmicos deve ser considerada.

A desidratação da mucosa e dos lábios, como resultado da ação da radioterapia, da quimioterapia, do uso de antidepressivos e anti-hipertensivos, da ventilação não invasiva ou até mesmo da abertura bucal constante nos pacientes com intubação orotraqueal, pode contribuir para o aparecimento de novas lesões. O uso de agentes lubrificantes hidrossolúveis, como o dexpantenol creme a 5% para os lábios, e de saliva artificial está indicada nestes casos, inclusive antes da manipulação dos tecidos bucais e para a realização da higiene bucal. No caso de sangramento intrabucal, recomenda-se a irrigação local com água oxigenada 10 volumes diluída na proporção de 1:2 em água, para favorecer a remoção do sangue aderido nas estruturas dentárias, sem a necessidade de fricção. Além disso, a compressão local com gaze umidificada em ácido tranexâmico pode ser importante recurso adicional para a hemostasia.

A laserterapia de baixa intensidade (LBI) auxilia na prevenção e no tratamento da mucosite bucal, pois vários são os estudos que evidenciam a redução significativa da dor, e a severidade e o tempo de duração dos sintomas pelo efeito analgésico, anti-inflamatório e biomodulador, auxiliando no processo de reparação tecidual. Resultados promissores começam a surgir recentemente com outro tipo de luz, o uso de diodos emissores de luz (LED, do inglês *light emitting diode*), porém mais estudos ainda são necessários para que seja admitido como estratégia de rotina.

A osteonecrose relacionada à medicação é uma reação adversa severa ao fármaco, que consiste na destruição óssea progressiva na região maxilofacial dos pacientes. A fisiopatologia ainda não é completamente esclarecida, porém várias hipóteses sugeridas que poderiam explicar sua localização única nos maxilares: inflamação ou infecção, microtrauma, remodelação óssea alterada ou superexpressão da reabsorção óssea, inibição da angiogênese, biofilme peculiar da cavidade bucal, vascularização terminal mandibular, supressão da imunidade ou deficiência de vitamina D. O rastreio odontológico e o tratamento adequado são fundamentais para reduzir o risco de osteonecrose em pacientes que serão submetidos à terapia antirreabsortiva ou antiangiogênica. O tratamento das necroses ósseas é geralmente difícil, e a estratégia ideal de terapia ainda está por ser estabelecida, mas a prevenção é essencial. Recomenda-se, sempre que possível, o tratamento odontológico conservador.

O tratamento das necroses ósseas não pode ser enquadrado em um protocolo rígido. Os objetivos mais importantes do tratamento para esses pacientes são, principalmente, o controle de infecção, e a progressão da necrose óssea e da dor. Cada caso deve ser avaliado quanto à patogênese, na seleção do método terapêutico. Terapias como antibioticoterapia, uso de colutórios, laserterapia (associada ou não a terapia fotodinâmica – PDT), ozonioterapia, câmara hiperbárica e, em alguns casos, a cirurgia, têm sido utilizadas, isoladas ou associadas, na tentativa de controle dessa patologia crônica.

Nas necroses ósseas associada à radioterapia (osteorradionecrose), o manejo depende da extensão da lesão e baseia-se em uma combinação de medidas conservadoras no processo inicial. Ao contrário das necroses por medicamentos, nesses casos pode ser indicada a ressecção cirúrgica da lesão, seguida de reconstrução, nos casos mais avançados. A quantidade de tecido ósseo a ser ressecada é uma decisão do cirurgião, que deve levar em conta a vitalidade do osso remanescente.

O acompanhamento odontológico em paciente póstratamento oncológico está indicado para a manutenção da condição bucal. Pacientes que já completaram a quimioterapia com sucesso e foram curados da lesão neoplásica maligna podem ser submetidos a esquemas normais de tratamento odontológico. Procedimentos cirúrgicos devem sempre estar associado ao resultado dos exames hematológicos. Deve-se considerar o uso dos medicamentos ou de terapias que possam ter como efeito adverso as necroses ósseas e, nesses casos, mesmo que a longo prazo, é necessário evitar procedimentos cirúrgicos. Bochechos diários ou irrigação local com água oxigenada 10 volumes, diluída em água na proporção de 1:1, auxiliam na remoção de resíduos nas áreas de exposição óssea, agindo mecanicamente, devido à ação borbulhante.

Pacientes que estão realizando ou realizaram terapia com bisfosfonatos, MABs, TKIs e radioterapia na região de cabeça e pescoço devem ser informados quanto ao risco de desenvolvimento de necroses óssea e da importância de controles odontológicos clínicos e de imagem periódicos.

Consideração final

O paciente oncológico e sua família precisam de acolhimento na UTI. É extremamente importante que a UTI seja o ambiente mais acolhedor possível, que torne a dor mais humana e com a equipe multidisciplinar integrada, fortalecendo o paciente e sua família. Neste momento tão difícil e doloroso. Não devem faltar o respeito e a compaixão, para amenizar o sofrimento.

O tratamento do câncer é um grande desafio para o paciente, a família e os profissionais de saúde envolvidos no cuidado. A equipe multiprofissional deve ser preparada para atender a esses pacientes, uma vez que apresentam demandas diferentes de outros processos patológicos, desde o estresse psicológico no momento do diagnóstico até a desnutrição grave apresentada por esses doentes (caquexia), que podem ser a causa ou a consequência de manifestações orais do tratamento antineoplásico, do hipercatabolismo e/ou da disfagia.

A equipe multidisciplinar proporciona o cuidado global do indivíduo com câncer, e tornam-se fundamentais o cuidado psicológico do paciente e da família, a identificação e tratamento precoce da disfagia, as alterações do estado nutricional e da cavidade bucal, para reduzir as comorbidades e melhorar a qualidade de vida dos pacientes oncológicos.

"A pessoa, antes de morrer, tentará depositar naqueles que a acompanham o essencial de si mesma. Mediante um gesto, uma palavra, às vezes somente um olhar tratará de dizer o que lhe importa verdadeiramente." diz Hennezel, em *A morte íntima*, de 1995.

Bibliografia

Altman KW, Yu GP, Schaefer SD. Consequence of dysphagia in the hospitalized patient: impact on prognosis and hospital resources. Arch Otolaryngol Head Neck Surg. 2010;136(8):784-9

Arends J, Bachmann P, Baracos V, et al. ESPEN guidelines on nutrition in cancer patients. Clinical Nutrition. 2017;36(1):11-48.

Auclin E, Charles-Nelson A, Abbar B, et al. Outcomes in elderly patients admitted to the intensive care unit with solid tumors. Ann Intensive Care. 2017;7(1):26.

August DA, Huhmann MB; American Society for Parenteral and Enteral Nutrition (A.S.P.E.N.) Board of Directors. A.S.P.E.N. clinical guidelines: nutrition support therapy during adult anticancer treatment and in hematopoietic cell transplantation. JPEN J Parenter Enteral Nutr. 2009;33(5):472-500.

Aksoy Y, Kaydu A, Sahin OF, et al. Analysis of cancer patients admitted to intensive care unit. North Clin Istanb. 2016;3(3):217-21.

Azoulay E, Soares M, Darmon M, et al. Intensive care of the cancer patient: recent achievements and remaining challenges. Ann Intensive Care. 2011;1(1):5.

Borneman T, Ferrell B, Puchalski CM. Evaluation of the FICA Tool for Spiritual Assessment. J Pain Symptom Manage. 2010;40(2):163-73.

Bonassa EM. Enfermagem em terapêutica oncológica. São Paulo: Atheneu, 2005.

Brasil. Ministério da Saúde. Instituto Nacional de Câncer José Alencar Gomes da Silva (INCA). Consenso nacional de nutrição oncológica. Rio de Janeiro: NCA, 2016. Disponível em: https://www.sbno.com.br/UploadsDoc/consensonacional-de-nutricao-oncologica-2-edicao_2015_completo.pdf

Cichero JA, Heaton S, Bassett L. Triaging dysphagia: nurse screening for dysphagia in an acute hospital. Journal of Clinical Nursing. 2009; 18(11):1649-59.

Cordova MJ, Riba MB, Spiegel D. Post-traumatic stress disorder and cancer. Lancet Psychiatry. 2017;4(4):330-8.

Curtis JR, White DB. Practical guidance for evidence-based ICU family conferences. Chest. 2008;134(4):835-43.

Deandrea S, Montanari M, Moja L, et al. Prevalence of undertreatment in cancer pain. A review of published literature. Annals of Oncology. 2008;19(12):1985-91.

Deheinzelin D. Indicação de UTI em pacientes oncológicos. In: Kowalski LP, Guimarães GL, Salvajoli JV, et al. Manual de condutas diagnósticas terapêuticas em oncologia. 3 ed. São Paulo: Âmbito, 2006.

Fumis RR, Deheinzelin D. Family members of critically ill cancer patients: assessing the symptoms of anxiety and depression. Intensive Care Medicine. 2009;35(5):899-902.

Fumis RR, Nishimoto IN, Deheinzelin D. Measuring satisfaction in family members of critically ill cancer patients in Brazil. Intensive care medicine. 2006;32(1):124-8.

Fumis RR, Ranzani OT, Martins PS, et al. Emotional disorders in pairs of patients and their family members during and after ICU stay. PloS One. 2015;10(1):e0115332.

Guideline on Dental Management of Pediatric Patients Receiving Chemotherapy, Hematopoietic Cell Transplantation, and/or Radiation Therapy. Pediatr Dent. 2016;38(6):334-42.

Jackson JC, Hart RP, Gordon SM, et al. Post-traumatic stress disorder and post-traumatic stress symptoms following critical illness in medical intensive care unit patients: assessing the magnitude of the problem. Critical Care. 2007;11(1):R27.

Jotz GP, De Angelis EC. Definição de disfagia, Incidência e prevalência, Passado, Presente e Futuro. In: Autores. Disfagia: abordagem clínica e cirúrgica – criança, adulto e idoso. Rio de Janeiro: Elsevier, 2017.

Kim J, Sapienza CM. Implications of expiratory muscle strength training for rehabilitation of the elderly: Tutorial. J Rehabil Res Dev. 2005;42(2):211-24.

Lach K, Peterson SJ. Nutrition Support for Critically Ill Patients With Cancer. Nutr Clin Pract. 2017;32(5):578-86.

Lalla RV, Bowen J, Barasch A, et al. MASCC/ISOO clinical practice guidelines for the management of mucositis secondary to cancer therapy. Cancer. 2014;120(10):1453-61.

Leung YW, Li M, Devins G, et al. Routine screening for suicidal intention in patients with cancer. Psycho-Oncology. 2013;22(11):2537-45.

Mazutti SR, Nascimento AF, Fumis RR. Limitation to Advanced Life Support in patients admitted to intensive care unit with integrated palliative care. Rev Bras Terapia Intensiva. 2016;28(3):294-300.

McClave SA, Taylor BE, Martindale RG, et al. Guidelines for the Provision and Assessment of Nutrition Support Therapy in the Adult Critically Ill Patient: Society of Critical Care Medicine (SCCM) and American Society for Parenteral and Enteral Nutrition (A.S.P.E.N.). JPEN Journal of Parenteral and Enteral Nutrition. 2016;40(2):159-211.

Mehlhorn J, Freytag A, Schmidt K, et al. Rehabilitation interventions for postintensive care syndrome: a systematic review. Critical Care Medicine. 2014;42(5):1263-71.

Morais TM, Silva A. Fundamentos da odontologia hospitalar/UTI. Rio de Janeiro: Elsevier, 2015.

Nascimento PBL, Santos LCO, Carvalho CN, et al. Avaliação das manifestações em crianças e adolescentes internos em um hospital submetidos à terapia antineoplásica. Pesq Bras Odontop Clin Integr. 2013;13(3):279-85.

Nedel DN, Felin FD, Felin ID, et al. Dor oncológica: emergência médica mundial. In: II Congresso Brasileiro de Medicina Hospitalar. II CBMH Blucher Med Proc. 2014;1(5):29.

Netto IP, De Angelis EC. Intervenção fonoaudiológica em pacientes oncológicos na Unidade de Terapia Intensiva. In: Furkim AM, Rodrigues KA. Disfagias na Unidade de Terapia Intensiva. São Paulo: Roca, 2014.

Rosella D, Papi P, Giardino R, et al. Medication-related osteonecrosis of the jaw: Clinical and practical guidelines. J Int Soc Prev Community Dent. 2016;6(2):97-104.

Ryan AM, Power DG, Daly L, et al. Cancer-associated malnutrition, cachexia and sarcopenia: the skeleton in the hospital closet 40 years later. Proc Nutr Soc. 2016;75(2):199-211.

Shigemitsu H, Afshar K. Aspiration pneumonias: under-diagnosed and under-treated. Curr Opin Pulm Med. 2007;13(3):192-8.

Souza AF, Moraes TM. Cuidados com a cavidade bucal. In: Rosenfeld R. Terapia Nutricional no paciente grave. São Paulo: Atheneu, 2014.

Starks B, Harbert C. Aspiration prevention protocol: decreasing postoperative pneumonia in heart surgery patients. Crit Care Nurse. 2011; 31(5):38-45.

Torres VB, Vassalo J, Silva UV, et al. Outcomes in Critically Ill Patients with Cancer-Related Complications. PloS one. 2016;11(10): e0164537.

Van Gogh CD, Verdonck-de Leeuw IM, Boon-Kamma BA, et al. The efficacy of voice therapy in patients after treatment for early glottic carcinoma. Cancer. 2006;106(1):95-105.

Videira RV, Friedrich CF, Denari SC. Reabilitação: fisioterapia. In: Kowalski LP, Anelli A, Salvajoli JV, et al. Manual de condutas diagnósticas terapêuticas em oncologia. 3 ed. São Paulo: Âmbito, 2006.

CAPÍTULO 9.3

Aspectos médicos e psicológicos no cuidado a gestantes

Luciane Bozza Bertoncello
Max Morais Pattacini
Raphaella Ropelato

Gestante na unidade de terapia intensiva

Ao se falar em gestante na unidade de terapia intensiva (UTI), pensa-se numa situação preocupante e, muitas vezes, assustadora prestes a explodir a qualquer passo em falso. Esse tema causa anseio e preocupação nas equipes não acostumadas com esse perfil de paciente.

Por que isso ocorre?

São algumas situações:

- "Que medicação posso e, principalmente, não posso usar?"
- Intubação mais difícil.
- "Não estou lidando com apenas uma paciente. São duas (e, às vezes, até mais) pacientes".
- Paciente jovem e hígida – "tenho a obrigação de salvá-la".
- "Se não estou numa unidade de referência, essa paciente é fora da rotina".
- "Não resolvo tudo – preciso e tenho interdependência com a obstetrícia".
- "Posso fazer exames de imagem? Radiografias, tomografias? E contraste?"

Levando em consideração essas situações, vamos discutir neste capítulo: alterações fisiológicas da gestação (Quadro 9.3.1); doença hipertensiva específica da gravidez (DHEG); síndrome HELLP; sepse na gravidez; radiologia; medicações; hemorragia; e aspectos psicológicos no atendimento a gestantes.

Por quais motivos a paciente obstétrica é admitida na unidade de terapia intensiva?

- DHEG – HELLP.
- Sepse.
- Hemorragia.
- Gestação de alto risco: cardiopatia, lúpus eritematoso sistêmico (LES), asma, anemia falciforme.
- Vigilância no pós-operatório.
- Complicações do parto.
- Complicações clínicas.

Alterações fisiológicas da gestação
Critérios de admissão na unidade de terapia intensiva

Pacientes que desenvolvem falência orgânica precisam de monitorização intensiva e cuidados médicos realizados de um modo aprimorado no cenário de uma UTI.

As indicações de admissão incluem sepse, edema agudo de pulmão (EAP), hipertensão refratária, anúria ou insuficiência renal aguda (IRA), convulsões repetidas, hemorragia maciça, coagulopatia intravascular disseminada (CIVD), deterioração neurológica (edema cerebral, acidente vascular isquêmico ou hemorrágico), necessidade de suporte ventilatório (ventilação mecânica invasiva – VMI), patologias abdominais (esteatose hepática aguda, ruptura de aneurisma arterial, hemorragia adrenal).

Quadro 9.3.1. Alterações fisiológicas da gestação.

Sistema	Alterações	Impacto
Cardiovascular	Redução da resistência periférica Aumento da frequência cardíaca Redução da pressão arterial Aumento do débito cardíaco	Dissimular sinais iniciais de sepse Intensificar a hipoperfusão
Hematológico	Aumento do volume plasmático Aumento do volume globular Anemia	Intensificar a diminuição da oferta de oxigênio ao tecido
Respiratório	Aumento do volume corrente Redução do volume residual Aumento do volume-minuto em 30 a 40% Aumento do estímulo ao centro respiratório → aumento da frequência respiratória Redução da $PaCO_2$	Retardar resposta fisiológica frente à acidose metabólica Prejudicar a oxigenação
Renal	Dilatação ureteropiélica devido a relaxamento da musculatura lisa Flacidez vesical Aumento da pressão intravesical devido a peso do útero gravídico Aumento do refluxo vesicoureteral Aumento do fluxo plasmático renal Aumento da taxa de filtração glomerular Redução dos valores médios de ureia e creatinina Bacteriúria assintomática	Retardar a identificação de lesão renal secundária à sepse Facilitar a ocorrência de pielonefrite
Gastrintestinal	Redução do tônus muscular em todo trato Retardamento do esvaziamento gástrico Elevação do diafragma devido a útero gravídico Alteração da composição da bile Aumento da produção de citocinas inflamatórias pelas células de Kupffer	Aumentar o risco de translocação bacteriana Aumentar o risco de pneumonia aspirativa Aumentar o risco de colestase, hiperbilirrubinemia e icterícia
Coagulação	Aumento dos fatores VII, VIII, IX, X, XII, fator de Willebrand e fibrinogênio Redução da proteína S Redução da atividade fibrinolítica	Aumentar o risco de eventos trombóticos Aumentar o risco de coagulopatia intravascular disseminada
Genital	Redução do pH vaginal Aumento do glicogênio no epitélio vaginal	Aumentar o risco de corioamnionite

$PaCO_2$: pressão parcial de dióxido de carbono.

Um retardo no reconhecimento de uma condição grave contribui para o aumento de morbidade e óbito evitáveis na paciente obstétrica.

Exemplos de indicações para admissão na unidade de terapia intensiva

O Quadro 9.3.2 relaciona os principais casos que podem justificar a internação de gestantes em UTI. Esta lista não é exaustiva, e toda indicação deve ser avaliada de forma individual.

Em resumo, são indicações de internação em UTI pacientes que necessitam ou com risco de deterioração e que podem necessitar de VMI, choque circulatório e hipoperfusão, disfunção orgânica (neurológica, respiratória, cardiovascular, hepática, hematológica e renal) e monitorização hemodinâmica e cardiológica com necessidade ou risco de intervenções imediatas.

Doença hipertensiva específica da gravidez – eclâmpsia

A DHEG é o aparecimento de convulsões e/ou coma em gestantes com pré-eclâmpsia, excluindo-se outras

Quadro 9.3.2. Principais indicações para admissão de gestantes na unidade de terapia intensiva.

Indicações obstétricas	Indicações não obstétricas
Eclâmpsia	Transferência de outra unidade de terapia intensiva
Sepse	
Pré-eclâmpsia grave	Procedimentos cirúrgicos ou complicações pós-operatórias
Asma grave	Pneumonia
Hemorragia maciça	Insuficiência respiratória e ventilação mecânica invasiva
Cetoacidose diabética	
Tromboembolismo	Hipertensão não controlada
Síndrome HELLP	Insuficiência renal
Sepse puerperal	Tireotoxicose
	Comorbidades neurológicas ou cardiopatias
	Obesidade mórbida (IMC > 40 kg/m²) com comorbidades
	Infarto agudo do miocárdio e arritmias
	Choque circulatório
	Uso de drogas vasoativas
	Parada cardiorrespiratória
	Coma
	Insuficiência hepática
	pH < 7,1 ou > 7,7
	Potássio sérico < 2 ou > 7 mEq/L
	Sódio sérico < 110 ou > 170 mEq/L

IMC: índice de massa corporal.

doenças convulsivas. O tratamento da iminência de eclâmpsia é igual ao da eclâmpsia.

Caracterização da doença hipertensiva específica da gravidez

Hipertensão grave e proteinúria ou hipertensão leve à moderada e proteinúria com, no mínimo, um dos seguintes: cefaleia importante; distúrbios visuais como borramento ou escotomas; dor abdominal ou vômitos; dor em quadrante superior direito/hepatomegalia; papiledema; e síndrome HELLP (plaquetas < 100 mil, TGO ou TGP > 70 iu/L).

Exames laboratoriais

- Hemograma completo com contagem de plaquetas.
- Proteinúria de 24 horas.
- Ureia e creatinina.
- Ácido úrico.
- Desidrogenase lática (LDH).
- Transaminase glutâmico oxalacética (TGO) e transaminase glutâmico pirúvica (TGP).
- Bilirrubinas totais e frações.
- Coagulograma completo.
- Gasometria arterial e lactato.
- Sódio e potássio.

Cuidados gerais na crise convulsiva

Durante as crises convulsivas, deve-se garantir a permeabilidade das vias aéreas, realizar a administração de oxigênio, lateralizar e tentar manter a cabeceira elevada para evitar broncoaspiração e assistência ventilatória quando indicada.

Anticonvulsivantes

A primeira escolha na DHEG é o sulfato de magnésio ($MgSO_4$), conforme a seguir:

- **Dose de ataque**: 4 g por via endovenosa lenta (8 mL de sulfato a 50% diluído em 42 mL de água destilada em cinco minutos).
- **Dose de manutenção**: 1 a 2 g/hora por via endovenosa (50 mL de sulfato de magnésio a 50% + 450 mL de SG5% para correr em 24 horas em bomba de infusão de 21 mL/hora). Deve ser mantido por 24 horas após o parto.
- **Recorrência**: repetir uma dose por via endovenosa de 2 g (4 mL de sulfato de magnésio a 50%).
- **Intoxicação por sulfato de magnésio**: são sinais de intoxicação abolição do reflexo patelar, bradipneia (frequência respiratória menor do que 14 incursões por minuto) e oligúria (diurese < 25 mL/h). Na suspeita de intoxicação, suspende-se o uso do sulfato de magnésio até que haja resolução dos sinais de intoxicação. Se necessário utilizar o gluconato de cálcio 10% via endovenosa lentamente. Atenção para pacientes com insuficiência renal que têm maior

risco de hipermagnesemia. Nesses casos, pode ser necessária a realização de hemodiálise.

- **Persistência de convulsões**: se a paciente continuar com crises convulsivas, considerar o tratamento com sulfato de magnésio ineficaz e suspeitar de quadro neurológico não obstétrico e/ou hemorragia intracraniana. Nesses casos, realizar tratamento com fenitoína, fazer com urgência exame de imagem (tomografia de crânio ou ressonância magnética) e ter uma avaliação do neurologista.
- **Fenitoína – dose de ataque**: realizar 15 mg/kg (paciente de 70 kg – 1.000 mg – cada ampola 250 mg, nesse caso quatro ampolas). Correr numa dose máxima de 50 mg/minuto – com 1.000 mg, correr, no mínimo, em 20 minutos.
- **Fenitoína – dose de manutenção**: 100 mg por via endovenosa a cada 8 horas. Modificar para 100 mg por via oral a cada 8 horas assim que o quadro clínico permitir.

O Quadro 9.3.3 descreve o nível sérico do magnésio e as consequências da intoxicação por sulfato de magnésio.

Quadro 9.3.3. Nível sérico do magnésio.

4 a 7 mEq/L	Nível terapêutico
10 mEq/L	Perda do reflexo patelar
15 mEq/L	Depressão respiratória
30 mEq/L	Parada cardíaca

Anti-hipertensivos

A monitorização rigorosa dos níveis pressóricos deve ser realizada de forma sistemática.

A meta para o controle pressórico é de pressão arterial sistólica (PAS) < 150 mmHg e pressão arterial diastólica (PAD) entre 80 e 100 mmHg.

No Brasil, o anti-hipertensivo de primeira escolha na DHEG devido à efetividade e ao perfil de segurança para uso na gestação é a hidralazina – a dose deve ser de 5 mg por via endovenosa a cada 15 minutos até controle da hipertensão. A segunda opção é a nifedipina – dose de 10 mg por via oral.

Nos casos refratários, deve-se iniciar o nitroprussiato de sódio por via endovenosa de forma contínua (0,2 a 5 mcg/kg/minuto), devendo a paciente ter os níveis pressóricos controlados e monitorizados de forma rigorosa, idealmente num ambiente de cuidados intensivos ou semi-intensivos.

Síndrome HELLP

Estabilização

- Administrar o sulfato de magnésio (controle de diurese e reflexos).

- Usar anti-hipertensivos (160 × 105 mmHg).
- Deve-se evitar o uso de corticoides em altas doses, com o objetivo de benefício materno.
- Transfundir plaquetas se ≤ 20.000/mm³ ou < 50.000/mm³ com perspectiva de parto (transfundir 6 a 10 unidades de plaquetas).
- Avaliar transfusão em caso de anemia (transfundir concentrado de hemácias se hemoglobina < 8,0).
- Avaliar transfusão de plasma fresco congelado se presença de coagulopatia (por exemplo, ao apresentar sangramento nos sítios de punção venosa).
- Solicitar exame de imagem hepática (ultrassonografia de abdome total), quando indicado, principalmente na suspeita de hematoma hepático (dor quadrante superior direito, hipotensão, queda de hemoglobina e/ou coagulopatia).

Avaliação fetal

O feto deve ser avaliado pela realização de ultrassonografia com Doppler de artéria umbilical e cardiotocografia.

Transporte/latência

Transferir paciente para centro terciário em caso de instabilidade materno-fetal; se < 34 semanas, aguardar 24 a 48 horas, dependendo da condição da mãe e do concepto.

Parto

Parto cesariana sob anestesia geral se plaquetas < 75.000. Cesariana em caso de crescimento intrauterino restrito com alteração do Doppler de artéria umbilical ou para toda gestante que não esteja em trabalho de parto, com índice de Bishop < 5 e idade gestacional < 30 semanas; considerar parto vaginal se houver condição de indução do parto e feto com boa vitalidade, especialmente após 32 semanas – evitar bloqueio de pudendo pelo risco de hematomas.

Manutenção/resolução

Avaliação laboratorial a cada 6 a 24 horas, dependendo da gravidade do quadro, para avaliar a manutenção ou resolução do quadro; suspender sulfato de magnésio 24 horas após o parto se houver melhora; manter uso de anti-hipertensivos, caso necessário. Não há na síndrome HELLP indicação de interrupção imediata. Devem-se, antes, estabilizar o quadro toxêmico e realizar hemotransfusão no caso de indicação.

Sepse

A sepse apresenta incidência crescente e mortalidade elevada. Representa a principal causa de óbito nas UTIs. Parte dessa mortalidade ocorre devido à baixa percepção do risco que representa para o paciente e de que se trata de uma emergência médica; à falha na detecção dos critérios diagnósticos e de gravidade; e ao tratamento de modo e no tempo inadequado. Segundo a Organização Mundial da Saúde (OMS), é umas das quatro principais causas de mortalidade durante a gestação.

É importante o rápido reconhecimento da condição clínica de sepse, identificando aspectos de gravidade e intervindo de modo precoce, de modo a aumentar a probabilidade de um desfecho favorável.

Definições e conceitos

- **Sepse:** presença de infecção associada à disfunção orgânica definida como aumento em dois do escore do *Sequential Organ Failure Assessment* (SOFA).
- **Hipotensão induzida por sepse:** pressão arterial sistólica (PAS) menor que 90 mmHg, ou PA média menor que 70 mmHg, ou redução da PAS abaixo de 40 mmHg do valor normal, estando ausentes outras causas de hipotensão.
- **Hipoperfusão induzida por sepse:** hipotensão induzida por sepse, hiperlactatemia ou oligúria.
- **Choque séptico:** hipotensão induzida por sepse, que persiste a despeito de ressuscitação fluida adequada e lactato > 2 mmol/L.

Manifestações sistêmicas de infecção

Principais diagnósticos de infecção grave em pacientes obstétricas

Recomendações

Identificação da sepse e adoção de medidas iniciais

No momento que os pacientes apresentarem os sinais de alerta para sepse, o médico responsável deverá avaliar o caso o mais rápido possível.

Deve ser solicitado um pacote de exames laboratoriais em que constem hemoculturas (duas ou três amostras, no mesmo momento, de sítios diferentes); culturas específicas (urocultura, cultura e estudo de LCR ou cultura de aspirado de secreção traqueal conforme quadro clínico); lactato arterial; e gasometria arterial, hemograma completo, ureia e creatinina, TP e tempo de tromboplastina parcialmente ativada (TTPA) bilirrubinas, sódio e potássio (Quadros 9.3.4 e 9.3.5).

Exames de imagem necessários para diagnosticar e auxiliar na conduta devem ser realizados o mais rápido possível: radiografia de tórax nos casos de suspeita de pneumonia e/ou insuficiência respiratória; ultrassonografia de abdome total nos casos de suspeita de foco abdominal como colecistite e pielonefrite ou demais casos como exame de imagem inicial; e tomografia computadorizada de abdome nos casos de suspeitas de abdome agudo inflamatório, isquêmico ou outros (Quadro 9.3.6).

O controle do foco infeccioso deve ser realizado o mais precoce possível, até as primeiras 12 horas no máximo, como nos casos de abscessos, coleções intra-abdominais, empiema, pielonefrite ou retirada de cateter infectado.

Estratificação da gravidade

Na presença de sepse caracterizada pela presença de disfunções orgânicas, ou de hipoperfusão, lactato eleva-

CAPÍTULO 9.3 — ASPECTOS MÉDICOS E PSICOLÓGICOS NO CUIDADO A GESTANTES

Quadro 9.3.4. Manifestações sistêmicas de infecção.

Variáveis gerais	Variáveis inflamatórias
Febre (temperatura > 38,3°C)	Leucocitose (> 12.000 μ/L)
Hipotermia (temperatura central < 36°C)	Leucopenia (< 4.000 μ/L)
Frequência cardíaca > 90 bpm	Contagem leucocitária global normal com > 10% de formas imaturas
Taquipneia (frequência respiratória > 20 ipm)	Proteína C-reativa plasmática > 2 desvios padrão acima do valor normal
Alteração de consciência	Procalcitonina plasmática > 2 desvios padrão acima do valor normal
Edema periférico clinicamente significativo ou BH positivo (> 20 mL/kg em 24 horas)	-
Hiperglicemia (glicose sérica >140 mg/dL) na ausência de diabetes	-

Quadro 9.3.5. Variáveis características de disfunção orgânica.

Cardiovascular	Hipoperfusão ou hipotensão induzida por sepse
Respiratória	Hipoxemia arterial (PaO$_2$/FiO$_2$ < 300)
Renal	Oligúria aguda (diurese < 0,5 mL/kg/ hora, por pelo menos 2 horas, a despeito de ressuscitação fluida adequada), elevação de creatinina > 0,5 mg/dL, creatinina > 2,0 mg/dL
Neurológica	Alteração de consciência (confusão mental, agitação, sonolência, coma)
Hematológica	Trombocitopenia (< 100.000 μ/L), RNI > 1,5 ou TTPA > 60 segundos
Gastrintestinal	Íleo paralítico (ruídos hidroaéreos ausentes), hemorragia digestiva
Hepática	Hiperbilirrubinemia (BT > 2 mg/dL), elevação de transaminases, hiperlactatemia

PaCO$_2$: pressão parcial de dióxido de carbono; FiO$_2$: fração inspirada de oxigênio; RNI: Razão Normalizada Internacional; TTPA: Tempo de tromboplastina parcialmente ativada; BT: bilirrubina total.

> Condições de alerta para gravidade: hipoperfusão (hiperlactatemia, oligúria, redução do enchimento capilar e/ou pele mosqueada), hipotensão induzidas por sepse e/ou presença de variáveis de disfunção orgânica.

do (> 4 mmol/L) ou na presença de choque, o paciente deve ser imediatamente encaminhado para a UTI.

Deve-se avaliar a transferência para a UTI em casos específicos de portadores de comorbidades importantes, tais como cardiopatias graves ou apresentando deterioração clínica não enquadrada nos critérios citados.

Na ausência desses critérios de gravidade, manter paciente na unidade de enfermaria com maior vigilância e monitorização de dados vitais a cada hora e efetuar reavaliação médica a cada 4 horas ou conforme a evolução do quadro clínico.

Quadro 9.3.6. Principais diagnósticos de infecção grave em pacientes obstétricas.

Infecções associadas com a gestação e/ou seus procedimentos relacionados	Infecções não associadas com a gestação, mas de ocorrência maior nesse período
Corioamnionite	Infecção do trato urinário baixo
Endometrite	Pielonefrite
Aborto séptico	Pneumonia aspirativa
Tromboflebite séptica	Pneumonia comunitária
Infecção puerperal	-
Abscesso pélvico	-
Fasceiíte necrotizante	-

Infecções de ocorrência incidental	Infecções associadas a cuidados de saúde
Infecções gastrintestinais	Pneumonia nosocomial
Infecções abdominais	Pneumonia associada à ventilação mecânica
Infecções virais	Infecção do trato urinário associada à sonda vesical de permanência
Infecções relacionadas ao HIV	Infecção associada ao cateter venoso central ou periférico
Meningoencefalites	Infecção de ferida cirúrgica
Endocardites	-

Pacote que deve ser realizado nas 3 primeiras horas

- Coleta de exames laboratoriais do pacote de sepse em até 45 minutos.
- Antibioticoterapia venosa de largo espectro (conforme protocolo específico para cada condição clínica) até 1 hora após o reconhecimento do quadro.
- Antibioticoterapia por 7 a 10 dias conforme resolução do quadro.
- Descalonamento após resultado de culturas.
- Reposição volêmica (30 mL/kg de solução cristaloide) se hipotensão ou hiperlactatemia (≥4 mmol/L).
- A dose de reposição volêmica pode ser repetida se persistência de hipotensão ou sinais de hipoperfusão e quadro sugerindo benefício com fluidoterapia.
- Monitoramento da resposta ao uso de fluidos observando frequência cardíaca, níveis pressóricos, diurese, melhora do nível de consciência, delta pressão de pulso, variação de volume sistólico, cateter de artéria pulmonar e/ou ecocardiograma conforme disponibilidade do método de monitorização.

Pacote que deve ser realizado nas 6 primeiras horas

A meta para PAM deve ser maior que 65 mmHg, que deverá ser atingida com reposição volêmica com cristaloide. Se não atingido e PAM < 65 mmHg, a despeito de fluidoterapia, iniciar noradrenalina:

- A noradrenalina é superior à dopamina nos casos de choque séptico.
- Pacientes em uso de noradrenalina devem ser submetidos à passagem de cateter venoso central (preferencialmente, em veias subclávia ou jugular interna). Deve ser evitada como primeira escolha a veia femoral.
- Pacientes com uso de noradrenalina também devem ser submetidos à passagem de cateter de artéria para mensuração de PA média invasiva (PAMI), preferencialmente em sítio radial (alternativamente sítio femoral).

As outras metas são: débito urinário > 0,5 mL/kg/hora; clareamento do lactato > 10% em 2 horas; pressão venosa central (PVC) > 8 a 12 mmHg; saturação venosa central de oxigênio (SVO_2) > 70%.

Considerar transfusão de concentrado de hemácias se hemoglobina menor que 7 g/dL ou 7 a 9 g/dL e sinais de hipoperfusão. O objetivo é manter a hemoglobina maior que 9 a 10 g/dL.

Deve-se considerar dobutamina na dose de 5 a 20 mcg/kg/minuto se sinais de disfunção miocárdica induzida pela sepse (considerar ecocardiograma/ultrassonografia cardíaca) ou sinais persistentes de hipoperfusão após otimização de terapia com fluidos e restaurados os níveis de PAM > 65 mmHg.

Medidas gerais

- Evitar usar hidrocortisona. Não usar na ausência de choque. Considerar se persistência de choque grave não responsivo à terapia com fluido e vasopressores. Usar dose máxima de 200 mg/dia, podendo ser usada na dose de 50 mg a cada 6 horas. Descontinuar após suspensão de vasopressor. Não realizar teste do ACTH.
- Profilaxia de tromboembolismo venoso (trombose venosa profunda/embolia pulmonar) com heparina de baixo peso molecular na dose de 40 mg por via subcutânea, uma vez ao dia. Alternativamente e nos pacientes com insuficiência renal, pode ser usada heparina não fracionada 5.000 UI, por via subcutânea, a cada 12 a 8 horas. Nos casos de contraindicação para realização de quimioprofilaxia com heparina, utilizar profilaxia mecânica com compressão pneumática intermitente (CPI).
- Controle glicêmico com meta entre 140 e 180 mg/dL, com medidas de glicemias capilar a cada 4 ou 6 horas. Em uso de insulina venosa, realizar medidas de glicemias a cada 1 ou 2 horas.
- Suporte nutricional deve ser iniciado nas primeiras 48 horas após estabilização do quadro o mais precoce possível. Evitar em casos de instabilidade

hemodinâmica, noradrenalina > 0,5 mcg/kg/minuto, lacato > 4,0 ou na presença de resíduo gástrico elevado e/ou vômitos.

- Passagem de sonda nasoenteral e suporte enteral em casos de rebaixamento do nível de consciência e pacientes submetidos à VMI.
- Pacientes com insuficiência respiratória caracterizada por hipoxemia (pressão parcial de oxigênio – PaO_2 < 50 mmHg) ou hipercapnia (pressão parcial de dióxido de carbono – $PaCO_2$ > 50 mmHg) com acidose respiratória (pH < 7,35), aumento do trabalho respiratório e/ou desconforto respiratório não responsivo a medidas iniciais e sem indicação de ventilação não invasiva (VNI) devem ser submetidos a suporte ventilatório invasivo. Volume corrente usado deve ser de 6 mL/kg de peso ideal estimado pela altura e a pressão de platô deve ser de até 30 cmH_2O.
- Sedação inicialmente com propofol e/ou fentanil. Evitar midazolan. Meta nível de sedação com *Richmond Agitation-Sedation Scale (RASS)* 0 a -2.
- Profilaxia de úlcera de estresse com ranitidina 50 mg por via endovenosa, a cada 12 horas, em pacientes com sepse grave e choque séptico com fatores de risco (ventilação mecânica > 48 horas, coagulopatia e choque). Não usar em pacientes sem fatores de risco.
- Evitar uso de bicarbonato para correção de acidose metabólica lática induzida por hipoperfusão, com pH > 7,15.

Radiologia

A exposição a doses de radiação inferiores a 50 mGy não tem sido associada a aumento do risco de aborto, anomalias congênitas, retardo mental ou mortalidade neonatal.

Portanto, considera-se que uma dose de radiação fetal inferior a 100 mGy não é indicativa para interrupção da gravidez.

Todavia, deve-se considerar esta opção quando a dose absorvida e calculada for superior a 250 mGy.

Não existem exames radiológicos únicos que exponham o feto a este nível de radiação, porém, numa combinação de exames, isto pode ocorrer (Quadro 9.3.7).

Quadro 9.3.7. Dose média de radiação absorvida pelo feto em exames radiológicos.

Exame radiológico	Dose média absorvida pelo feto (mGy)
Raio X de tórax (posteroanterior e perfil)	< 0,01
Raio X simples de abdome	2-3
Urografia excretora	4-9
Raio X de coluna lombar	4-6
Tomografia de tórax (axial)	0,30
Tomografia de abdome e pelve (axial)	2,5-5
Tomografia de crânio (axial)	< 0,30

O exame radiológico para diagnóstico único normalmente tem uma exposição menor do que 50 mGy (5 rad) e não está associado com anomalia fetal ou mortalidade neonatal. A paciente deve ser comunicada e tranquilizada desse fato, caso contrário, se não informada pode ficar preocupada e psicologicamente fragilizada de forma desnecessária.

Preferencialmente, quando indicado e possível, substituir o exame radiológico por outros tipos, tais como ultrassonografia ou ressonância magnética.

O uso de isótopos radioativos de iodo é contraindicado durante a gravidez.

O uso de contraste radiológico não tem seu papel claro na associação de anomalias e mortalidade nenonatal, devendo ser usados apenas quando o benefício potencial justifica os riscos potenciais.

Medicações

A utilização de medicamentos por gestantes e as consequências sobre as futuras crianças passou a ser objeto e grande preocupação após fatos ocorridos entre o final da década de 1950 e o início dos anos 1960. Cerca de dez mil crianças recém-nascidas naquele período apresentaram focomelia (até então, má formação rara), bem como outras alterações, tais como surdez, paralisia oculomotora e facial, dano ocular e estenose anal, malformações cardíacas fatais, além de neuropatia e malformações vaginais e uterinas (identificadas posteriormente).

Em 1961, pesquisadores sugeriram a associação do uso da talidomida durante a gestação aos casos de focomelia e demais alterações.

Tratava-se de medicamento sedativo, utilizado no tratamento de náuseas e vômitos na gestação, colocado no mercado mundial em 1956 e considerado pela indústria responsável por sua produção como um medicamento pouco tóxico. Foi divulgado seu uso como uma medicação ideal, com eficácia e segurança respaldadas por estudos animais e testes clínicos.

É importante lembrar que, com exceção dos androgênicos, de alguns medicamentosos mitóticos, do valproato de sódio e da vitamina A e seus derivados, todos os medicamentos identificados como teratogênicos foram conhecidos após serem utilizados por seres humanos, e não em estudos pré-clínicos em animais.

Dessa forma, nenhum medicamento pode ser considerado totalmente isento de riscos, a não ser pela suspensão total do uso do fármaco, o que é impossível na prática clínica.

Classificação adotada pelo *Food and Drug Administration* (Quadro 9.3.8)

- **Categoria A**: medicamentos para os quais não foram constatados riscos para o feto, em ensaios clínicos desenhados e controlados.

Quadro 9.3.8. Classificação das medicações segundo a *Food and Drugs Administration*.

Categoria	Exemplos de substâncias ou drogas
A	Levotiroxina, ácido fólico, sulfato de magnésio, liotironina
B	Metformina, hidroclorotiazida, ciclobenzaprina, amoxicilina, pantoprazol
C	Tarmadol, gabapentina, amlodipina, trazodona, prednisona
D	Lisinorpil, alprazolam, losartan, clonazepam, lorazepam
X	Atorvastatina, sinvastatina, varfarina, metotrexato, finasterida

- **Categoria B**: medicamentos para os quais os estudos com animais de laboratório não demonstraram risco fetal (mas não existem estudos adequados em humanos) e cujo estudo com animais indicou algum risco, mas que não foram comprovados em humanos em estudos devidamente controlados.

- **Categoria C**: medicamentos para os quais os estudos em animais de laboratório revelaram efeitos adversos ao feto, porém não há estudos adequados em humanos e medicamentos para os quais não existem estudos disponíveis.

- **Categoria D**: medicamentos para os quais a experiência de uso durante a gestação mostrou associação com o aparecimento de malformações, mas que a relação risco-benefício pode ser avaliada.

- **Categoria X**: medicamentos associados com anormalidades fetais em estudos com animais e em humanos e/ou cuja relação risco-benefício contraindica seu uso na gestação.

É importante salientar que as categorias listadas pela *Food and Drug Administration* não implicam, necessariamente, uma graduação de risco ou de toxicidade, mas devem ser entendidas como uma avaliação de risco-benefício na gestação.

Hemorragia

A hemorragia de causa obstétrica pode ocorrer antes ou após o parto, sendo que, em cerca de 80% dos casos, ocorre após o parto. A hemorragia pós-parto (HPP) pode ser severa e intensa (uma vez que o fluxo placentário pode alcançar valores de até 700 mL/minuto). Isso pode determinar uma perda volêmica rápida > 1.500 mL, com repercussão hemodinâmica e coagulopatia presente na maioria dos casos. A HPP é responsável por 25% dos óbitos maternos, atingindo uma prevalência de até 358 mil mulheres morrendo por ano (segundo censos da OMS).

Alterações fisiológicas da gestação

A gestação determina um estado hipercoagulável como uma adaptação fisiológica no intuito de prevenir a perda polêmica no parto. Este estado é caracterizado por um aumento significativo do fibrinogênio (Fator I), no terceiro trimestre da gestação, aumento dos fatores VII, VIII e X entre 20 e 100% dos valores pré-gestacionais. Ocorre também uma redução do fator IX (porém, sem expressão clínica no contexto do parto).

No terceiro trimestre, observam-se redução de 10% da contagem plaquetária e aumento do plasminogênio em até 100%, porém, em contrapartida, nota-se uma redução da atividade fibrinolítica, por conta do aumento das substâncias inibidoras da fibrinólise (t-PA) e pelos altos índices de hormônios estrogênio e progesterona que reduzem a fibrinólise.

Ocorre um aumento do fluxo sanguíneo uterino (< 1% do débito cardíaco em não gestantes, para 15% do débito cardíaco ao final da gravidez), com alterações marcantes na vascularização uterina: a lâmina elástica e a musculatura lisa das artérias espirais são substituídas por uma matriz de fibrina, o que facilita o fluxo sanguíneo durante a gestação e o fechamento destes seios venosos no pós-parto, pela contração uterina.

Principais causas de hemorragia obstétrica

Como método de facilitar o diagnóstico da causa da HPP, pode-se resumir em 4T's:

- **Tônus:** atonia uterina é responsável por cerca de 85% dos casos.
- **Tecido**: a retenção de tecidos (restos placentários), coágulos.
- **Trauma**: afastamento de laceração, rotura, inversão uterina.
- **Trombina**: coagulopatia (como causa ou fator perpetuador do sangramento).

Atonia uterina

É a principal causa para HPP (79%). Diversos fatores podem contribuir para aumentar a incidência de atonia, entre eles: multiparidade, distensão uterina, gestação múltipla, polidrâmnio, macrossomia fetal, placenta prévia, descolamento prematuro de placenta, corioamnionite, trabalho de parto induzido e/ou prolongado (atentar para a exposição prolongada e contínua a ocitócitos, que pode levar a um quadro de dessensibilização).

Coagulopatia

A coagulopatia pode estar presente em situações específicas da gestação, tal como na síndrome HELLP, em gestantes com anormalidades placentárias, pacientes que fizeram uso de anticoagulantes, embolia de líquido amniótico e no próprio sangramento maciço. Além disso, quadro de coagulopatia também pode ocorrer no decurso da gestação/parto: púrpura trombocitopênica idiopática; doença de Von Willebrand; hepatopatia/nefropatia crônica; trombocitopenia induzida por medicações; terapia anticoagulante; coagulopatia pós-transfusional; reações hemolíticas; toxicidade por citrato; hemotransfusão de sangue estocado; uso excessivo de coloides.

Coagulopatia gestacional associada à deficiência de fatores

- **Doença de von Willebrand**: é a coagulopatia mais frequente, podendo ter uma prevalência de até 1% da população, apresentando-se em três tipos de apresentação clínica: defeitos quantitativos (tipos 1 e 3) ou qualitativos (tipo 2) no fator de von Willebrand (FVW). O FVW evita a proteólise do FVIII circulante e facilita a adesão plaquetária no sítio da lesão. Gestantes com doença de von Willebrand têm bom prognóstico. A elevação do fibrinogênio, FVII, FVIII, FX e FVW durante a gestação tem efeitos protetores. Deve-se atentar para a possibilidade de sangramento após 6 horas no pós-parto. Considerar desmopressina em gestantes portadoras da doença de von Willebrand tipo 1. A desmopressina pode ser utilizada em gestantes portadoras da doença de von Willebrand nos tipos 1 e 2, sendo ineficaz no tipo 3. Como forma de tratamento, pode-se utilizar o plasma fresco ou o crioprecipitado, no intuito de manter os níveis de FVIII > 50% do normal. Em geral, essas pacientes apresentam bom prognóstico, independente do parto ser natural ou cesariana. Pacientes com doença de von Willebrand não têm contraindicação para bloqueio anestésico no neuroeixo, e > 84% das pacientes evoluem sem complicações no pós-parto.
- **Hemofilia A (deficiência de FVIII)**: é um quadro muito raro em mulheres, por ser uma condição recessiva, ligada ao cromossomo X. Níveis de FVIII < 35% concluem o diagnóstico. O tratamento de escolha é o FVIII recombinante.
- **Hemofilia B (deficiência de FIX, Doença de Christmas)**: outro quadro raro em mulheres, por ser uma condição recessiva, ligada ao cromossomo X. Gestantes com diagnóstico de hemofilia B devem ter dosagens seriadas de FIX durante a gestação, uma vez que naturalmente ocorre uma redução no nível sérico desse referido fator. O tratamento de escolha é FIX recombinante.

Coagulopatias trombocitopênicas

- **Trombocitopenia gestacional**: a gestante possui contagem plaquetária normal no início da gestação. É mandatário afastar a possibilidade de síndrome HELLP. Usualmente, a paciente apresenta valores de contagem > 90.000.

- **Púrpura trombocitopênica autoimune**: observa-se elevação do número de megacariócitos. Contagem plaquetária < 70.000/μL em qualquer momento da gestação pode gerar suspeita. O alvo para segurança é manter plaquetas no terceiro trimestre > 50.000/μL. Outras opções para tratamento são corticoide: prednisona 1 mg/kg/dia (peso pré-gestacional) e imunoglobulina 1 g/kg/dia durante 2 dias podem elevar a contagem plaquetária em 75% e esplenectomia, quando indicado.
- **Púrpura trombocitopênica idiopática**.
- **Síndrome HELLP**.

Desordens adquiridas que podem evoluir para coagulopatia intravascular disseminada

- **Descolamento de placenta**: pode ocorrer numa incidência de até 1 a 2% das gestações, sendo considerada como a principal causa de óbito fetal durante o trabalho de parto. É caracterizado pela presença de sangramento vaginal doloroso, muitas vezes subestimado. Os principais fatores de risco são: trauma, multiparidade, trabalho de parto prolongado, etilismo e uso de cocaína. Em descolamentos moderados, o nível de fibrinogênio encontra-se discretamente diminuído (150 a 250 mg/dL). Há o consumo plaquetário e de fibrinogênio. Há uma grande liberação de tromboplastina tecidual com ativação da via extrínseca, podendo evoluir para CIVD. Indicada interrupção imediata da gestação. Atentar para a possibilidade de hipofibrinogenemia, sendo indicado o uso do concentrado de fibrinogênio.
- **Retenção de feto morto**: o óbito fetal pode desencadear grave coagulopatia, com ativação do plasminogênio circulante e liberação de tromboelastinas tissulares que podem evoluir para CIVD.
- **Aborto retido**.
- **Embolia de líquido amniótico**.
- **DHEG grave/eclâmpsia**: por conta de uma conjuntura de fatores, que incluem plaquetopenia, disfunção hepática com alteração do nível sérico de fatores de coagulação dependentes de vitamina K.
- **Aborto séptico**.
- **Sepse por *Gram*-negativos**.
- **Choque prolongado**.

Placenta prévia

Pode acometer em até 5% das gestações (1:250 gestações). Os principais fatores de risco são: cesárea prévia, miomectomia, multiparidade (1:20 gestações), idade materna avançada e placenta grande. A paciente apresenta testes de coagulação normais.

Manejo da paciente com placenta prévia: repouso; hospitalização com estabilização hemodinâmica; hemotransfusão conforme intensidade de sangramento; restrição do uso de fatores de coagulação para casos graves, guiados pelo perfil da paciente. Não é comum a evolução para CIVD, uma vez que os testes de coagulação prévios são normais.

Fibrinogênio na hemorragia obstétrica

O fibrinogênio é o principal marcador hemostático no sangramento obstétrico. A redução do nível de fibrinogênio está associada com a elevação do risco de sangramento. A hipofibrinogenemia é bastante comum na HPP, especialmente nos casos de descolamento prematuro de placenta. Níveis de fibrinogênio abaixo de 200 mg/dL são fatores preditivos positivos para HPP em 100% dos casos.

Manejo inicial da hemorragia pós-parto
- Ressuscitação com cristaloides.
- Concentrado de hemácias se hemoglobina < 7,0.
- Mensuração dos parâmetros de hemostasia.
- Contagem de plaquetas.
- Fibrinogênio.
- TP, TTPA.
- Produtos de degradação da fibrina.

Objetivos terapêuticos
- Manter fibrinogênio > 150 a 200 mg/dL.
- Manter plaquetas > 50.000.
- Manter TP > 40% e TTPA < 50 segundos.
- Manter o produto de degradação da fibrina na faixa de referência como negativo.
- Evitar hipotermia, acidose e hipocalcemia.

Manejo de sangramento na hemorragia pós-parto

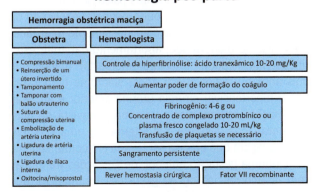

Figura 9.3.1. Manejo de sangramento na hemorragia pósparto. fonte: Santoso J. Obstetrical and gynecological survey. 60. 827. Annecke T. Blood coagulation and fibrinolysis. 2010;21:95-100. Eleftheria Lefkow. London: Guy's & St Thomas'NHS Foundation Trust.

Aspectos psicológicos no cuidado com gestantes

A hospitalização de gestantes em uma UTI é rara, contudo, com elevada mortalidade. Independente da causa, a gestante, ao internar em uma UTI, causa insegurança e ansiedade a todos os envolvidos. A equipe interdisciplinar deve estar atuante de maneira integral, inclusive com a participação do obstetra, preferencialmente, e, se possível, com o obstetra escolhido para realizar o acompanhamento pré-natal, pois a paciente e seus familiares o escolheram por confiança e/ou empatia, então sua participação é de fundamental importância.

Poucos são os estudos que avaliam aspectos psicológicos em gestação de alto risco no Brasil. No entanto, realizar um acolhimento adequado no momento da internação da paciente é imprescindível, e este acolhimento deve ser feito com a paciente e seus familiares, que serão parte de extrema importância para a segurança da gestante.

Nesse acolhimento, devem-se obter informações relevantes para o acompanhamento psicológico do caso, tais como:

- História reprodutiva anterior: Teve gestações anteriores? Qual foi o desfecho?
- Histórico gestacional de familiares diretas.
- Como é a relação com os familiares? Cônjuge, filhos, irmãos, pais, rede de apoio?
- Doença prévia ou desencadeada pela gestação?
- Já fez ou faz acompanhamento psicológico? Já fez ou faz acompanhamento psiquiátrico? Já tomou ou toma medicação para controle emocional?

História reprodutiva anterior

Ter acesso à história reprodutiva da gestante é extremamente relevante do ponto de vista multiprofissional. Saber de seus antecedentes psicossexuais, passado ginecológico-obstétrico, óbito perinatal explicado ou inexplicado; recém-nascido com crescimento retardado, pré-termo ou malformado; abortamento habitual; esterilidade/infertilidade; intervalo interpartal menor que dois anos ou maior que 5 anos; síndrome hemorrágica ou hipertensiva; cirurgia uterina anterior e etc. são informações importantes para uma entrevista de acolhimento. Toda gestante que interna em uma UTI tem uma bagagem que precisa ser levada em conta, seja ela de nenhuma gestação anterior, de gestações tranquilas sem intercorrências ou de gestações traumáticas que terminaram em um óbito fetal.

Cabe à equipe estimular a expressão de sentimentos, fantasias e temores relacionados às histórias anteriores, assim como incentivar a busca de informações e participação ativa na gestação atual.

Histórico gestacional de familiares diretas

Investigar se alguém próximo já vivenciou a mesma situação e obteve sucesso é uma grande ferramenta para diminuição da ansiedade dentro da UTI. Porém, a recíproca também é verdadeira. Frente a isto, é necessário falar da situação e das experiências anteriores para desmistificar e orientar para a situação atual. Com o objetivo de orientar sobre estas questões e dirimir qualquer distorção, a equipe pode utilizar como estratégia a promoção de reuniões frequentes entre equipe multidisciplinar, paciente e familiares.

Como é a relação com os familiares?
Cônjuge, filhos, irmãos, pais, rede de apoio?

O atendimento psicológico também se estende ao sistema familiar da paciente. Se cada família possui um funcionamento único, a da gestante não é diferente, possui suas características próprias e tem que ser tratada de maneira individual e com suas particularidades.

É possível afirmar que, em muitos casos, todos os familiares estão "gestantes", o que exige a realização de avaliação dos membros diretos acerca da disponibilidade e do equilíbrio emocional que possuem para que seja viabilizada a proximidade dos mesmos durante a internação, seja com visitas extras, estendidas e, se possível, a permanência do familiar ao lado da gestante durante o internamento na UTI. Esta necessidade é evidenciada pela instabilidade emocional e hormonal que a gestante sofre, que fica acentuada em uma situação de risco, com o risco elevado de óbito da paciente e do feto.

Sobre esta perspectiva, o psicólogo tem muito a contribuir, pois auxilia na reorganização familiar. Como exemplo, a reorientação nos cuidados com os outros filhos, caso esta possua, deve ocorrer ajudando-se a família junto da paciente, definindo com quem eles ficarão, onde vão dormir, com quem vão para a escola, quem notificará a escola sobre o internamento da mãe e fará as atualizações para que coordenação e os professores possam auxiliar nos processos escolar e emocional. Apesar de caracterizarem ações sutis frente ao internamento e aos riscos de uma gestante na UTI, acredita-se que acertar os detalhes do dia a dia e definir as estratégias para resolução de problemas podem favorecer a equipe a manter o foco dos cuidados e suavizar a carga emocional a que os familiares estão expostos.

Doença prévia ou ocasionada pela gestação

Existem patologias orgânicas específicas da gestação que a mulher pode adquirir por estar grávida e, ao fim desta, estará curada e outras que continuarão presentes após o seu término. Outros casos estão associados à própria saúde da mulher e agravados pelo processo gestacional. O significado desta gestação e suas consequências deve ser trabalhado já dentro da UTI, de modo a atuar preventivamente na relação vínculo mãe--bebê, que pode tornar-se ameaçada pela responsabilização do bebê no processo de adoecimento da mãe. Nestes casos, a construção do vínculo necessita "retirar a culpa" do bebê e reestruturar a relação, não só com a gestante, mas também com os demais familiares.

Haddadian e Merbler estudaram a relação entre o estresse maternal e o apego na relação mãe-bebê, e demonstraram que o baixo estresse maternal contribui para uma relação positiva entre eles.

Outro aspecto real e que deve ser considerado é a possibilidade de o bebê sobreviver e a mãe ir a óbito. Caso isto ocorra, também será necessário trabalhar cuidadosamente a relação do recém-nascido com pai, avós, tios e demais pessoas que fizerem parte da rede de apoio, não se esquecendo de respeitar as regras, leis e individualidades da família de maneira geral.

Já fez ou faz acompanhamento psicológico? Já fez ou faz acompanhamento psiquiátrico? Já tomou ou toma medicação para controle emocional?

Iniciar ou dar continuidade nos acompanhamentos psicológicos e/ou psiquiátricos é válido. Se já o faz, deve-se entrar em contato com estes profissionais para troca de informações e seguimento dentro da UTI se necessário. Caso não faça, o acompanhamento psicológico breve é iniciado, assim como um levantamento de risco psicoemocional para avaliar a necessidade de avaliação psiquiátrica do caso.

Diversos estudos nacionais e internacionais apresentam o período gestacional como um potencial desencadeador de ansiedade e depressão. Segundo Maldonado, o diagnóstico de uma doença na gestação pode favorecer o aumento dos sintomas de ansiedade e depressão, principalmente em pacientes que venham a precisar de hospitalização neste período. Estima-se que cerca de 25% das gestantes apresentam estes sintomas, especialmente no primeiro e terceiro trimestres e 30 dias após o parto.

Neste tipo de paciente, as dificuldades de adaptação emocional são maiores, a começar pelo rótulo recebido "de alto risco"; portanto, "diferente" das demais "normais", população essa estimada em 20% das gestações no país. Há deterioração ou perda da autoestima e dificuldades de vinculação.

Muitas vezes, é dentro da UTI que se faz o luto pela "morte da gravidez idealizada". A gestante identifica sua perda de controle sobre a gravidez e de si mesma, bem como as possíveis consequências sobre a sua saúde e a do feto, o que pode gerar o aumento da frequência de sintomas ansiosos e depressivos. Tais sintomas se manifestam tanto por meio de aspectos psicológicos, como choro, irritabilidade, hipervigilância e sensações corporais, quanto por aspectos físicos como alterações no padrão de sono, falta de ar, taquicardia, entre outros.

Óbito fetal

Mesmo com todo o manejo clínico, muitas vezes o óbito fetal acaba inevitavelmente ocorrendo. Frente a esta situação, o suporte emocional é fundamental para a elaboração do luto e continuidade no tratamento da paciente na UTI. Quando isso ocorre, o trabalho da equipe deve orientar, informar e reforçar a importância da paciente e/ou demais familiares poderem ver o bebê morto após o parto induzido ou a cesariana. Mesmo que pareça algo estranho ou mórbido, estudos concluíram que, para que um luto seja realizado, mãe, pai e demais familiares, se concordarem, precisam ver seu bebê, mesmo em óbito.

O dia a dia em uma maternidade traz essa observação e nos faz reforçar esta importância, pois funciona como um momento de resgate, perdão e despedida. Não raro, estas mães pegam o bebê no colo, "ninam", vestem, beijam e se despedem dele, fechando o ciclo interrompido. A equipe multiprofissional, representada pelo psicólogo e/ou enfermeiro, deve permanecer junto à mãe e seus familiares nesta despedida, sem a necessidade de dizer qualquer palavra, mas garantindo o acolhimento, a segurança e o compartilhamento da dor vivenciada neste momento.

Neste cenário, não se deve esquecer da equipe, que pode ter dificuldades em compreender esta postura de mostrar o bebê em óbito à mãe, e a psicologia deve acolher e esclarecer todo o conteúdo que a equipe trará.

Considerações finais

A representação emocional do bebê para a mãe inicia com a notícia da gestação e se intensifica com a aproximação do parto. Assim, a internação na UTI e as possíveis complicações gestacionais podem tornar este momento ainda mais ameaçador. A participação da psicologia neste fenômeno dentro de uma UTI é de grande importância, na medida em que possibilita uma manutenção saudável das relações existentes, seja no âmbito familiar, no desenvolvimento do vínculo gestante mãe e feto e/ou nas relações da equipe médico intensivista-paciente.

Bibliografia

ACOG Practice Bulletin No. 100: Critical care in pregnancy. Obstet Gynecol. 2009;113(2 Pt 1):443-50.

Aguiar HC, Zornig S. Luto fetal: a interrupção de uma promessa. Estilos Clin. 2016;21(2):264-81.

Baptista AS, Agostinho VB, Baptista MN, et al. Atuação psicológica em unidade de terapia intensiva neonatal – UTI Neo. In: Baptista MN, Dias RR. Psicologia hospitalar: teoria, aplicações e casos clínicos. 2 ed. Rio de Janeiro: Guanabara Koogan; 2012. p.122-38.

Baptista AS, Furquim PM. Enfermaria de Obstetrícia. In: Baptista MN, Dias RR. Psicologia hospitalar: teoria, aplicações e casos clínicos. 2 ed. Rio de Janeiro: Guanabara Koogan; 2012. p.154-75.

Haram K, Svendsen E, Abildgaard U. The HELLP syndrome: Clinical issues and management. A review. BMC Pregnancy Childbirth; 2009.

Lapinsky SE, Posadas-Calleja JG, McCullagh I. Clinical review: Ventilatory strategies for obstetric, brain-injured and obese patients. Crit Care. 2009;13:206.

National Collaborating Centre for Women's and Children's Health. Hypertension in pregnancy: the management of hypertensive disorders during pregnancy. London: RCOG Press; 2010.

Northern Health and Social Care Trust. Critical Care in Obstetrics Guideline. NHSCT; 2011.

Sanchez MM. A terapia cognitiva-comportamental na atenção mãebebê: uma nova proposta. In: Rudnick T, Sanchez MM (Orgs). Psicologia da saúde: a prática de terapia cognitivo-comportamental em hospital geral. Novo Hamburgo: Synopsis; 2014. p.102-20.

Sibai BM. Diagnosis, controversies, and management of the syndrome of hemolysis, elevated liver enzymes, and low platelet count. Obstetric Gynecol. 2004;103(5 Pt 1):981-91.

The American College of Obstetricians and Gynecologists. ACOG Committee Opinion – Guidelines for Diagnostic Imaging during pregnancy. 2004;723.

Viviani JC, Gorayeb RP, Gorayeb R. Atuação do psicólogo em gestações de alto risco. In: Gorayeb et al. A prática da psicologia no ambiente hospitalar. Novo Hamburgo: Sinopsys; 2015. p. 281-90.

World Health Organization (WHO). ACR Practice Guideline for Imaging pregnant or potentially pregnant adolescents and women with ionizing radiation. Geneve: WHO; 2008.

World Health Organization (WHO). WHO recommendations for prevention and treatment of pre-eclampsia and eclampsia. Geneve: WHO;2011.

CAPÍTULO 9.4

Transplante de órgãos

Ane Glauce Freitas Margarites

Antônio Carlos Moura Melo

Cristina Dobler

Fernanda Cintra

Jéssica Cerioli Munaretto

Mariane Monteiro

Mário Reis Álvares-da-Silva

Soraia Arruda

Introdução

Segundo a Biblioteca Virtual em Saúde do Ministério da Saúde, transplante é definido como "um procedimento cirúrgico que consiste na reposição de um órgão (coração, pulmão, rim, pâncreas, fígado) ou tecido (medula óssea, ossos, córneas) de uma pessoa doente (receptor), por outro órgão ou tecido normal de um doador vivo ou morto". É uma tendência a escolha do transplante como alternativa terapêutica em diversas patologias crônicas e incapacitantes, com o objetivo do aumento não só da perspectiva de vida, como melhoria na sua qualidade.

Com o avanço da ciência, principalmente na área de imunossupressão, compatibilidade e rejeição, aliado ao aperfeiçoamento das técnicas cirúrgicas, o transplante tem se tornado uma opção no controle das insuficiências terminais de órgãos e tecidos. Em 1964, datou-se a realização do primeiro transplante renal no Brasil, seguido de coração, fígado, intestino e pâncreas no final da década de 1960. Devido ao insucesso inicial com os receptores de órgãos, esses procedimentos retomaram importância apenas em 1980, com o avanço dos imunossupressores.

Atualmente, existe uma legislação própria para estabelecer os critérios e as normas para a doação de órgãos e tecidos, sendo sua última atualização em 2009. Dados de 2015 revelam que o Brasil ocupa a segunda posição mundial em números absolutos de transplantes renais e hepáticos, respectivamente, 5.648 e 1.805 procedimentos. Porém, quando analisados por milhão de população, o *ranking* passa para 33º e 29º lugares, respectivamente, prevalecendo os doadores falecidos.

Cuidados especiais em terapia intensiva

Os transplantes de órgãos vêm mudando o curso de doenças graves, incapacitantes e potencialmente fatais e, assim, tornaram-se a melhor opção de tratamento na falência de algum órgão. Seu sucesso é o resultado de uma série de fatores, como aprimoramento de técnicas cirúrgicas e desenvolvimento de preservação do enxerto, que proporcionam tempos de isquemia cada vez mais prolongados, melhores entendimentos do processo de rejeição e uso de imunossupressores cada vez mais eficazes. Fundamental também são os cuidados dispensados aos transplantados de órgãos nas unidades de terapia intensiva (UTI), nas quais permanecem nas primeiras horas da sua recuperação.

O impacto positivo dos transplantes passa, indiscutivelmente, pela predisposição de pacientes ou pela aceitação explícita das famílias em doar órgãos; no entanto, a crescente escassez de doadores remete a limitações de tratamento, mesmo em países com altos índices de captação como na Espanha, em que a doação é presumida. Portanto, todos, *a priori,* são doadores, a não ser que o paciente expresse sua recusa anteriormente, tornando-se um grave problema de saúde, na medida em que, para alguns pacientes, trocar um órgão irremediavelmente comprometido pode significar melhor qualidade de vida; para outros, a única chance de sobrevivência.

Cada vez mais são necessários sistemas de alocação de órgãos, os quais garantam uma distribuição eticamente aceitável, com igualdade de tratamento e justiça, na qual se transplante quem tenha a maior chance de sobreviver ao procedimento. Porém, isso não é uma tarefa fácil. Quando se trata de transplante renal, a probabilidade de uma incompatibilidade desempenha um papel importante, assim como pacientes que não têm a possibilidade de diálise. Nesse caso, crianças têm a urgência consagrada, e o transplante combinado de rim e pâncreas tem prioridade sobre os aqueles apenas de rim. No transplante hepático, as indicações variam de acordo com a doença aguda (insuficiência hepática aguda grave – IHAG, anteriormente conhecida como hepatite fulminante) ou crônica (cirrose e suas complicações). Via de regra, a alocação do órgão é feita de acordo com o *Model End Liver Disease* (MELD), um preditor de mortalidade, o qual prioriza transplantes para aqueles com doença mais grave. A insuficiência cardíaca afeta inúmeros indivíduos a cada ano. O tratamento baseia-se na progressão da doença e na gravidade dos sintomas, tendo o transplante cardíaco como padrão-ouro.

Transplantados em unidade de terapia intensiva

A gestão de uma UTI em um centro transplantador deve ter a sua atenção especialmente focada em potenciais complicações que podem ocorrer no pós-operatório imediato. Monitoramento e cuidados pós-transplante são específicos e requerem profissionais especializados, para que se tenham resultados satisfatórios.

Transplante de fígado

Existem alguns preditores de mortalidade na lista de espera que comumente são valorizados no transplante hepático e que podem ajudar a prever a sobrevida e indicar o transplante, os quais incluem baixa albumina e presença de ascite, varizes esofágicas, sangramentos associados à coagulopatia, peritonite bacteriana espontânea, encefalopatia, assim como preditores não tradicionais, como idade avançada, obesidade e sarcopenia.

Além disso, fatores perioperatórios, como qualidade do órgão doado, dificuldades técnicas durante o transplante e presença de comorbidades, podem influenciar no desfecho pós-transplante. Alguns parâmetros pós-operatórios iniciais podem ser utilizados como índices preditivos da função precoce do enxerto, guiando as decisões terapêuticas, tais como retransplante ou reintervenção cirúrgica ou ainda identificando aqueles sob maior risco de desenvolverem complicações secundárias ou de permanecerem longos períodos em UTI ou evoluírem a óbito.

Cuidados gerais no paciente transplantado de fígado

O transplantado de fígado deve ser acompanhado de perto pela equipe multiprofissional, logo que é trans-

ferido do bloco cirúrgico, sendo primordial avaliar sua responsividade, bem como a manutenção de sua temperatura corporal, a produção de bile (na presença de dreno biliar ou sonda gástrica),acompanhada de uma adequada perfusão tecidual, parâmetros hemodinâmicos e ventilatórios favoráveis que são marcas do funcionamento do fígado implantado. Recomendam-se, também, realizar exame físico completo e checar dados da história clínica, relatório cirúrgico e ficha de anestesia.

Monitorização hemodinâmica

A monitorização hemodinâmica é frequentemente necessária em cirurgia abdominal de grande porte, como no transplante hepático, cuja duração, magnitude e perda volêmica podem levar à instabilidade hemodinâmica. Num paciente com uma doença grave e possibilidade de muitas comorbidades, a monitorização hemodinâmica fornece informações não obtidas ao exame clínico e pode detectar alterações mais precocemente.

Mesmo após o surgimento de métodos menos invasivos para estimar o débito cardíaco e a pressão de oclusão da artéria pulmonar, o cateter de Swan-Ganz é utilizado durante esse transplante, visando ao controle da sobrecarga hídrica, imposta pela infusão de líquidos e transfusões de hemocomponentes, e a avaliação de efeitos clínicos e hemodinâmicos de drogas vasopressoras. As medidas iniciais conferem ao receptor um padrão hiperdinâmico, semelhante ao *status* prévio ao transplante.

Extubação

Praticamente inexistem protocolos que preconizam a extubação em sala cirúrgica no transplante hepático; dessa maneira, a extubação precoce deve se suceder quando houver parâmetros seguros para tal, seguindo os mesmos critérios utilizados em pacientes submetidos a grandes cirurgias, quando totalmente conscientes e capazes de proteger as vias aéreas. Instabilidade hemodinâmica ou sinais de disfunção do enxerto tornam a extubação precoce pouco viável e arriscada.

O desmame precoce do ventilador, além disso, pode diminuir a incidência de morbidade e mortalidade, e aprimorar os fluxos sanguíneos esplâncnico e hepático, o que pode resultar em melhor recuperação do enxerto hepático.

Dor

O transplante hepático está entre as cirurgias abdominais mais complexas e extensas; no entanto, a dor pós-operatória não é tão intensa, como se espera pelo tamanho da incisão cirúrgica. Vários fatores podem contribuir para explicar esse fato. Um deles é que a dor nociceptiva é mais intensa quando o fígado nativo é afastado das estruturas subjacentes e, uma vez removido, a dor nociceptiva diminui, porque o fígado doado não possui conexões nervosas com o receptor. Mesmo assim, mensurar a dor tem sido um grande desafio, até porque uma analgesia adequada ajuda na mobilização precoce e melhora a função respiratória, o que pode ser decisivo na transição da ventilação mecânica para a espontânea. Além disso, o controle adequado da dor permite a extubação suave e diminui a pressão arterial sistêmica.

Orientações à família

Os transplantes são, indiscutivelmente, atividades terapêuticas multidisciplinares. A assistência prestada aos transplantados e a suas famílias pode assegurar uma melhor sobrevida do receptor. Prepará-los para superar cada etapa do processo é, também, um grande desafio para as equipes assistenciais. A comunicação de condições perioperatórias, os procedimentos invasivos, os exames complementares e as orientações para a alta da UTI, de maneira clara e objetiva, são fundamentais para a recuperação pós-operatória. A família tem papel fundamental na construção e promoção de cuidados.

Cuidados específicos ao paciente transplantado

As grandes cirurgias às quais são submetidos os receptores de órgãos sólidos, com tempo prolongado, propensas a alterações metabólicas e hemodinâmicas importantes, sangramentos volumosos e reposição rápida de fluidos, requerem conhecimentos específicos sobre a doença de base e suas complicações, as quais nem sempre são revertidas imediatamente após o transplante, bem como indícios de funcionamento do órgão implantado.

Estruturar a avaliação em sistemas pode contribuir para organização e priorização dos cuidados, tais como função do enxerto, sensório, infecção, glicemia, função renal, estado hemodinâmico, função respiratória, coagulação, complicações neuropsiquiátricas potenciais etc.

Avaliação da função e viabilidade do enxerto

Aspectos gerais que sugerem boa função do enxerto

Alguns parâmetros clínicos gerais sugerem função adequada do enxerto, tais como o despertar do coma anestésico/responsividade, a manutenção de temperatura corporal e a produção de bile. Esses marcadores indiretos do funcionamento do enxerto devem ser avaliados rotineiramente no pós-operatório imediato.

Fator V

O fator V é um cofator que ativa a protrombina em trombina e interage com vários fatores de coagulação, e é caracterizado por uma meia-vida curta (entre 24 e 36 horas), refletindo, estritamente, a função hepática no momento de sua dosagem; por este motivo, é um bom marcador prognóstico da IHAG e da disfunção grave do enxerto.

Coagulação

O fígado possui uma série de funções metabólicas, dentre elas a síntese de proteínas plasmáticas, como a albumina, e os fatores de coagulação. Na doença hepática crônica, ocorre deficiência dos fatores II, III, V, VII, VIII e XI, além de plaquetopenia. Alterações na coagulação dos transplantados, portanto, são complexas e multifatoriais e não são imediatamente revertidas pelo transplante. Pode ser frequente o sangramento cirúrgico maciço, que pode se postergar no pós-operatório; por isso, um sangramento contínuo, mesmo após a reposição dos fatores de coagulação específicos, pode indicar a necessidade de uma reintervenção cirúrgica.

Cuidados gerais ao paciente submetido ao transplante de fígado

Os drenos abdominais devem ser avaliados, registrando-se o volume e aspecto das drenagens. A distensão abdominal deve ser analisada por meio de verificação da circunferência abdominal.

Sugere-se que esses dois itens sejam verificados de hora em hora, desde a admissão do paciente na UTI até a 24ª hora pós-transplante e, após, a cada 2 horas, até a 48ª hora.

Ultrassonografia com efeito Doppler do sistema porta

Uma das causas de disfunção grave do enxerto pode estar relacionada à trombose da artéria hepática, o que provoca necrose maciça do tecido hepático, sendo imperativo um retransplante com urgência. A identificação da ausência de fluxo arterial pode ser feita, inicialmente, por eco-Doppler, podendo ser confirmado o diagnóstico por arteriografia ou angiorressonância magnética.

Ao estudo Doppler, avalia-se, concomitante, a perviedade da veia porta, cuja ausência de fluxo pode levar, também, à disfunção grave do enxerto. O fator de risco para ocorrer trombose na veia porta é a presença de trombo nela, prévio ao transplante.

Cuidados

Idealmente, o estudo Doppler ocorre de 4 a 6 horas no pós-operatório e deve se estender por 7 dias consecutivos.

A necessidade de um retransplante deve ser comunicada pela equipe transplantadora à Central de Notificação, Captação e Distribuição de Órgãos (CNCDO) do Estado de origem, cuja priorização é analisada e outorgada no Sistema Nacional de Transplantes. Os critérios de urgência para transplante de fígado são definidos pela Portaria 1.160, de 29 de maio de 2006, a qual confere, também, quais os critérios de distribuição de fígado de doadores falecidos.

Disfunção grave do enxerto

O não funcionamento primário do enxerto (*primary nonfunction* – PNF) é, certamente, a situação mais temida e mais grave que se tem pós-transplante hepático, caracterizada por encefalopatia persistente; coagulopatia, marcada pela incapacidade de sintetizar fatores de coagulação, como o fator V; acidose progressiva; hipotermia; hipoglicemia; instabilidade hemodinâmica; insuficiência renal e multissistêmica progressiva, com aumento do lactato sérico e da cinética das enzimas hepáticas, de forma muito rápida, evidenciando necrose dos hepatócitos.

A incidência de disfunção grave do enxerto está em descenso, graças a uma série de fatores que variam desde uma melhor seleção dos fígados doados, passando por técnicas operatórias, com redução dos tempos de isquemia fria. No entanto, o fator decisivo ainda é a identificação precoce dessa situação, podendo antecipar a necessidade de um retransplante. Um estudo recente revisou critérios diagnósticos da PNF na era MELD, relatando que pode ser uma das avaliações mais difíceis, pois tanto se manifesta de maneira dramática quanto sutil, e nenhum parâmetro é suficiente para o diagnóstico.

Outros aspectos clínicos que devem ser rotineiramente avaliados

Infecção

A infecção é uma das principais causas de óbito dos receptores de órgãos sólidos, pois estes estão expostos a uma série de procedimentos invasivos, a cirurgias complexas e longas, iniciam imunossupressores com brevidade e cursam, muitas vezes, com hospitalização prolongada.

A sepse é uma complicação comum no mundo todo, sendo responsável por 750 mil hospitalizações e 200 mil óbitos nos Estados Unidos e, consequentemente, transplantados têm maior risco em comparação com a população em geral.

Vários fatores podem predispor à sepse pós-transplante hepático, incluindo fatores pré-operatórios, como a classificação Child-Pugh C, atribuída aos hepatopatas mais graves; presença de ascite; incompatibilidade ABO (pois talvez seja necessária uma terapia imunossupressora mais forte para evitar a rejeição mediada por anticorpos); doadores mais idosos; contagem de linfócitos < 850/μL, que têm um papel importante na ocorrência e no controle da sepse; lesão renal, cuja elevação de citocinas pró-inflamatórias ou redução da sua depuração, tendo como consequência, na presença de infecção local, uma resposta sistêmica, com alta probabilidade de óbito, pelo fato de a disfunção renal pré-operatória estar presente.

Torna-se premente, portanto, implementar o tratamento da infecção mais precoce e agressivamente possível, com antibióticos intravenosos, de maneira a prevenir a progressão da sepse.

Função renal

De etiologia multifatorial, a lesão renal aguda (LRA) é uma complicação comum após o transplante hepático, podendo ser justificada pelo evento cirúrgico, pela perda de sangue, hipotensão, sepse ou ainda vasoconstrição induzida por inibidores da calcineurina, que são os imunossupressores mais frequentemente utilizados em transplantes de órgãos sólidos.

O teste padrão, contudo, para diagnóstico de LRA, ainda é o nível sérico de creatinina, porém suas sensibilidade e especificidade têm pouco valor prognóstico, pois superestimam a função renal em pacientes com pouca massa muscular, como nos cirróticos descompensados, sendo um marcador de disfunção renal questionável no contexto da doença hepática, por não refletir danos renais avançados. Recentemente, no entanto, o *neutrophil gelatinase-associated lipocalin* (NGA) – uma pequena proteína que aumenta algumas horas após a lesão renal – foi introduzido como um biomarcador mais promissor para o diagnóstico precoce da LRA. A taxa de LRA, pós-transplante hepático, varia entre 12 e 70%; sendo que 71% dos pacientes que apresentaram LRA necessitarão de terapia de substituição renal.

A oligúria, no entanto, pode ser marcada no pós-transplante imediato, mas autolimitada, podendo-se indicar o manejo conservador.

Cuidados

- Controle de diurese de horário até a 48ª hora.
- Balanço hídrico total rigoroso a cada 6 horas até a 24ª hora.

Controle glicêmico

Idealmente, deve-se avaliar o estado glicêmico de cada paciente antes do transplante, pois receptores de órgãos sólidos podem ter *diabetes mellitus* (DM) pré-transplante ou podem desenvolvê-la no pós-transplante, ou ainda ter hiperglicemia pós-operatória, que se resolve logo após a cirurgia. A hiperglicemia pós-opera-

CAPÍTULO 9.4 TRANSPLANTE DE ÓRGÃOS

tória se deve, muitas vezes, ao estresse cirúrgico e ao uso de altas doses de corticosteroides, utilizados como terapia de indução, para manutenção e tratamento da rejeição. A glicemia pós-transplante de 80 a 100 mg/dL reduz a morbidade e a mortalidade; porém, valores mais altos até 180 mg/dL podem ser previamente acertados com o intensivista de plantão como aceitáveis, antes de se iniciar insulinoterapia contínua.

Além disso, o fígado também é responsável pela síntese de glicose, principalmente em jejum, sendo a manutenção dos níveis de glicemia um bom parâmetro de funcionamento hepático.

Cuidados

O controle glicêmico intensivo pós-operatório, com o uso de insulina contínua, pode ter efeitos benéficos a curto e longo prazos.

Aspectos neuropsiquiátricos

As causas de *delirium* pós-transplante são variáveis, cuja incidência fica em torno de 10 a 47% dos receptores, e podem estar relacionadas à intoxicação por medicamentos e a fatores pré-transplante, que incluem uso prévio de antidepressivos e internações por encefalopatia. Além disso, o uso de corticosteroides e inibidores de calcineurina, como agentes imunossupressores, pode predispor ao *delirium*, e os últimos podem causar neurotoxicidade, mesmo em níveis terapêuticos.

O *delirium* é, frequentemente, visto em pacientes muito doentes, não sendo possível, portanto, estabelecê-lo como a causa ou uma manifestação da condição crítica do paciente, e o uso de estratégias de prevenção pode diminuir a sua prevalência no pós-transplante.

Profilaxia de trombose venosa profunda

Apesar das alterações na coagulação que acompanham a doença hepática serem complexas, a trombose venosa profunda (TVP) é uma complicação grave que pode ocorrer também no pós-transplante. A profilaxia é a melhor maneira de reduzir a sua incidência e diminuir a sua morbimortalidade.

Cuidados

Recomenda-se a utilização de meias de compressão ou método de compressão intermitente como cuidados indispensáveis no pós-operatório do transplante hepático.

Quando há alto risco de desenvolvimento de TVP, sugere-se usar heparina de maneira combinada aos métodos mecânicos.

Imunossupressão

Rejeição é algo que sempre permeia os questionamentos de qualquer receptor de órgão sólido. Combatê-la é o grande desafio das equipes transplantadoras, visto que o órgão implantado causa uma resposta imune mediada por células T, ou seja, o sistema imunológico reconhece o órgão transplantado como antígeno a ser combatido pelos anticorpos, estimulando uma resposta imune, que, se não for controlada, resulta em rejeição e destruição do enxerto.

Embora raro, alguns receptores de fígado podem se manter sem medicamentos imunossupressores, a maioria, contudo, recebe imunossupressão ao longo da vida, pois a rejeição celular aguda é um risco contínuo a qualquer transplante. Quando se trata do fígado, por ser um órgão menos imunogênico do que rins, coração, pulmões e intestinos, a rejeição celular clínica pode passar desapercebida; mesmo assim, múltiplos episódios de rejeição aguda podem ser um fator de risco para rejeição crônica.

Imunossupressores

O surgimento, na década de 1980, de imunossupressores do tipo inibidores da calcineurina, representados por ciclosporina e tacrolimo, reduziu substancialmente os episódios de rejeição aguda do enxerto, por agirem na supressão da ativação dos linfócitos T. O uso combinado com outros agentes imunossupressores tornou seus efeitos mais potentes, sendo possível sua redução gradual à medida que a inflamação do enxerto diminui e o órgão implantado se adapta progressivamente ao hospedeiro, diminuindo a imunogenicidade e o risco de rejeição. Adjuvantes a eles estão os agentes antiproliferativos, como azatioprina e micofenolato de mofetila e micofenolato sódico, os quais inibem a proliferação dos linfócitos T e B.

Nos últimos tempos, o grande desafio da terapia imunossupressora foi além da prevenção da rejeição, pois o seu uso prolongado leva a efeitos colaterais. Os inibidores da calcineurina prejudicam a secreção e a sensibilidade da insulina, inibindo sua transcrição e causando danos diretos às células das ilhotas pancreáticas, o que pode resultar em DM pós-transplante, além de nefrotoxicidade, neurotixicidade, câncer, eventos cardiovasculares e outros distúrbios metabólicos, tais como hipertensão, hiperlipidemia e obesidade.

Atuação da equipe multidisciplinar nos cuidados dos pacientes transplantados em unidade de terapia intensiva

Os transplantes de órgãos têm como objetivo salvar vidas ou melhorar sua qualidade. Necessariamente, implicam a presença de um receptor e um doador, cuja relação é conduzida por uma equipe multiprofissional que atua em vários momentos, seja na indicação do transplante ao receptor, seja na identificação de um potencial doador. Em muitos momentos, a UTI é o principal cenário destes encontros.

Atualmente, os transplantes de órgãos sólidos são opção para uma variedade de doenças em estágio terminal. O avanço desta possibilidade terapêutica se deve, principalmente, ao surgimento de drogas imunossupressoras eficazes, ao desenvolvimento das técnicas cirúrgicas, à experiência dos grupos transplantadores e, afirmação segura, àquela adquirida por toda equipe multidisciplinar envolvida na atenção a estes pacientes, conduzindo a assistência de forma integrada e efetiva.

As UTI são serviços hospitalares de extrema importância no sistema de saúde e são destinadas ao cuidado a usuários em situação clínica grave ou de risco, que necessitam de cuidados intensivos, assistência médica, de enfermagem e fisioterapia, ininterruptas, monitorização contínua, inúmeros recursos tecnológicos e equipe multidisciplinar especializada, atuando de forma integrada na elaboração das estratégias terapêuticas. A maior parte dos pacientes receptores de transplantes de órgãos sólidos fará a recuperação cirúrgica em UTI e, conforme as peculiaridades do procedimento a que foram submetidos, necessitarão de atenção com diferentes densidades tecnológicas. Nesta situação, estarão incluídos os transplantes pulmonares, cardíacos, hepáticos e, em alguns serviços, renais.

A atuação da equipe multiprofissional é essencial para a garantia de um cuidado integral e qualificado. A definição de projetos terapêuticos singulares, envolvendo pacientes e familiares, com corresponsabilização pelo cuidado, é essencial. Estabelecer vínculos de confiança entre os pacientes e os profissionais favorece a adesão às condutas e melhora sobremaneira o processo do tratamento. Para tanto, é fundamental a construção de uma metodologia organizacional que combine a padronização de condutas diagnósticas e terapêuticas baseadas nas melhores evidências, com a necessidade e a possibilidade de adaptação dessas regras gerais às inevitáveis variações presentes em cada caso em acompanhamento.

Acompanhamento fisioterapêutico em transplantados em unidade de terapia intensiva

O provável receptor de órgãos admitido na UTI, além de ter uma doença em fase avançada, que o conduziu à condição de candidato de transplante, ainda sofrerá o agravamento imposto pelo tempo de espera em lista, o que implica em prejuízos, em função da evolução da doença e da redução de atividades, impostas por sua condição clínica, repercutindo em grandes perdas funcionais. Superado o primeiro grande desafio, que é suportar a espera pelo órgão, uma recuperação tranquila em UTI interferirá favoravelmente no desfecho clínico destes pacientes. Alguns riscos são inerentes aos procedimentos e praticamente inevitáveis (como episó-

dios de rejeição aguda). No entanto, uma equipe multiprofissional devidamente preparada, conhecedora das principais peculiaridades de cada tipo de transplante, é essencial para a garantia de uma assistência integral e qualificada.

A assistência fisioterapêutica variará consideravelmente conforme o tipo de transplante, porém será fundamental em todos os transplantados para a prevenção e o manejo de disfunções ventilatórias e para a recuperação funcional dos pacientes. Na sequência, serão abordadas as principais peculiaridades de cada tipo de transplante de órgãos sólidos, cujo período de recuperação ocorre em leitos de terapia intensiva.

Cuidados fisioterapêuticos na assistência aos transplantados pulmonares

Os objetivos prioritários da atenção fisioterapêutica nestes pacientes serão: extubação precoce, expansão pulmonar, permeabilidade das vias aéreas e recuperação funcional. A determinação destes objetivos se baseia nas especificidades identificadas neste tipo de transplante, associado aos cuidados universais destinados às cirurgias torácicas.

Os imunossupressores e as doses utilizadas variam de acordo com o órgão transplantado e visam controlar a resposta imunológica do receptor contra o enxerto, aumentando a sua sobrevida. Os principais efeitos colaterais associados à imunossupressão são a ocorrência de infecções, neoplasias, hiperglicemias, hipercolesterolemia, diminuição da força muscular, sarcopenia, osteoporose, além de perdas das funções renal e hepática, entre outras.

Além de uma carga maior de imunossupressão, o transplante de pulmão é o que mais frequentemente apresenta episódios de rejeição. As manifestações clínicas deste evento se apresentam com queda da saturação periférica de oxigênio e aumento do trabalho ventilatório, exigindo a adoção de estratégias ventilatórias que reduzam esses efeitos deletérios. A ventilação mecânica não invasiva pode ser um instrumento eficaz no manejo de tais condições.

Deve-se considerar que há denervação do pulmão transplantado e interrupção da circulação linfática, que são responsáveis, em parte, pelas alterações da função pulmonar após o transplante. A diminuição do reflexo da tosse e da complacência favorece o acúmulo de secreção e o desenvolvimento de infecções, que, associados à imunossupressão, potencializam o risco de complicações nestes pacientes.

O transplante pulmonar pode ser uni (dois drenos, um anterior e um posterior) ou bilateral (quatro drenos torácicos, um anterior e um posterior), conforme a doença indicativa ao transplante e a disponibilidade de órgãos (obrigatoriamente, bilateral em doenças supuratives). A analgesia adequada é fundamental para a eficácia das condutas fisioterapêuticas.

O transplante pulmonar resulta em perda do reflexo de tosse e comprometimento da função mucociliar, que, em associação à imunossupressão, resultam em alto risco de recorrência de pneumonia e colonização bacteriana. A dor e a limitação funcional geradas pelo procedimento também são fatores agravantes. Estratégias fisioterapêuticas que promovam expansão pulmonar, higiene brônquica e mobilização precoce são fundamentais.

A introdução da mobilização precoce para pacientes com ventilação mecânica em UTI tem reduzido a permanência dos pacientes em ventilação, bem como o tempo total de permanência nestas unidades. As principais técnicas utilizadas são: treinamento de cinesioterapia, transferência e locomoção, bem como estimulação elétrica neuromuscular e cicloergômetro. Preocupações quanto à segurança dos pacientes transplantados pulmonares incluem o risco de quedas, a remoção de tubos endotraqueais, a remoção ou disfunção de cateteres intravasculares, a remoção de outros cateteres/tubos, a parada cardíaca, a tração de drenos torácicos, as alterações hemodinâmicas e a dessaturação. A retirada do leito deve ser uma ação compartilhada entre a equipe, para garantia da segurança.

A melhora da capacidade funcional pode ser buscada na UTI, por meio da realização de resistência e treinamento de flexibilidade e equilíbrio. A limitação a progressão dos exercícios são ditadas, principalmente, pelos sintomas, e a garantia do descanso adequado para permitir a recuperação é fundamental. Na fase pós-transplante, é possível que os receptores de transplante de pulmão aumentem a sua capacidade de exercício e, para isso, a regularidade da realização de exercícios é fundamental.

Cuidados fisioterapêuticos na assistência aos transplantados cardíacos

Os cuidados fisioterapêuticos no pós-operatório imediato não diferem significativamente daqueles adotados habitualmente em cirurgia cardíaca. Entretanto, é necessário o conhecimento de eventuais anormalidades e as suas respectivas correções. As informações a respeito da adaptação anatômica e do comportamento funcional destes pacientes são essenciais para o planejamento adequado de como será o atendimento fisioterapêutico naquele momento. A identificação de sinais e sintomas, tais como dispneia ao repouso, alterações abruptas na frequência cardíaca e pressão arterial, piora da ausculta pulmonar, com presença de estertores crepitantes, de edema em membros inferiores e turgência jugular, são sinais de alerta.

As principais complicações precoces do transplante cardíaco são a disfunção primária do enxerto, a disfun-

ção do ventrículo direito e as infecções. Alguns pacientes necessitarão, inclusive, da utilização de dispositivos de assistência circulatória.

Complicações pulmonares também são frequentes. Atelectasias, derrames pleurais, hipóxia e pneumonias podem ocorrer, sejam como efeitos da anestesia geral, assim como da resposta inflamatória sistêmica associada à esternotomia, hipotermia, circulação extracorpórea (CEC) e reperfusão, que contribuem para diferentes graus de disfunção pulmonar no pós-operatório.

São identificadas adaptações aos exercícios após o transplante cardíaco. A frequência cardíaca de repouso é mais elevada quando comparada com aquela de indivíduos normais, porém não sofre tanta variação durante a realização dos exercícios. A pressão arterial também é mais elevada, assim como a resistência vascular periférica. Em contrapartida, a capacidade aeróbia é reduzida, bem como a extração periférica de oxigênio. Na fase inicial do acompanhamento fisioterapêutico, o objetivo principal é sensibilizar para uma prática de exercícios, mas a médio e longo prazo os efeitos esperados são: diminuir a frequência cardíaca basal; conseguir um incremento na frequência cardíaca durante o trabalho submáximo; diminuir ou evitar o sobrepeso e reduzir a pressão arterial.

Cuidados fisioterapêuticos ao paciente transplantado hepático

As duas principais causas que levam ao transplante são a descompensação hepática, as hepatopatias crônicas e o carcinoma hepatocelular. Os pacientes com melhor chance de sobrevida e de retorno a uma excelente qualidade de vida após o transplante são aqueles transplantados antes do início da falência múltipla de órgãos, características dos pacientes com cirrose terminal.

O procedimento cirúrgico é complexo e inclui a hepatectomia do fígado não nativo, e há uma fase anepática e de revascularização do enxerto. As últimas etapas são a reconstrução biliar e o fechamento. A incisão é subcostal bilateral, com prolongamento mediano superior. É uma cirurgia abdominal alta, com tempo relativamente longo de duração e muitos dos pacientes já apresentam um determinado nível de ascite, e, por consequência, derrame pleural (frequentemente à direita), resultando na diminuição da complacência torácica e nos volumes pulmonares.

Pacientes com doença hepática terminal, principalmente diagnosticados com hepatopatias crônicas, de longa evolução, podem se apresentar com mobilidade muito diminuída e baixa tolerância aos esforços, devido à má nutrição e ao decréscimo na síntese de proteínas. Dessa forma, pode haver perda global de força e massa muscular.

O acompanhamento dos exames laboratoriais é essencial para a prescrição dos exercícios. Alguns pacientes se apresentam com plaquetopenia e cuidados cotidianos, tais como aspiração das vias aéreas, ou com exercícios resistidos, os quais devem ser realizados com maior atenção.

Condutas fisioterapêuticas ao paciente transplantado renal

O transplante renal não é uma modalidade de transplante que obrigatoriamente tenha sua recuperação em UTI. Em alguns serviços, esta etapa é conduzida em salas de recuperação. Quando ocorre em UTI, possivelmente será uma permanência breve. Habitualmente, os pacientes já chegam extubados na unidade ou serão extubados rapidamente. A abordagem é feita por meio de laparatomia mediana xifopúbica. A ocorrência de complicações pulmonares não é frequente, e, por esse motivo, os cuidados fisioterapêuticos ventilatórios são, na maioria das vezes, de caráter preventivo. Complicações ventilatórias estão relacionadas a tabagismo ativo, dor ou congestão marcada no pós-operatório.

Saída do leito e deambulação devem ser estimuladas precocemente. Presença de hematomas e sangramentos ativos na ferida operatória, assim como na diurese, restringem essas condutas. Outras complicações frequentes são não cirúrgicas, tais como rejeições agudas e infecções por citomegalovírus, porém há as complicações cirúrgicas, que podem ser vasculares (trombose, estenose vascular, linfoceles), urológicas (fístulas de vias urinárias), hematomas e até mesmo rupturas da loja renal. Na ocorrência destas situações, as mobilizações também podem ficar um pouco restritas. Porém, a sua determinação envolverá a avaliação da relação custo-benefício dessas condutas, em equipe.

Cuidados odontológicos aos pacientes transplantados

Pacientes que se submeterão ao transplante de órgãos devem, idealmente, ainda durante a solicitação dos exames pré-operatórios, realizar adequação do meio bucal, com a finalidade de identificar e erradicar quaisquer focos de infecções agudas ou crônicas que possam influenciar ou evoluir para infecções de maior gravidade. Para essa avaliação odontológica prévia ao transplante, indica-se a realização do exame complementar de imagem, a radiografia panorâmica em topo (Figura 9.4.1).

Tal exame permite a avaliação simultânea dos dentes na maxila e na mandíbula, além de possibilitar uma visão ampla do complexo buco-maxilo-facial, envolvendo seio maxilar, cavidade nasal e articulação temporomandibular. As demais radiografias intrabucais (periapical ou interproximal) devem ser solicitadas conforme o caso. Com base na anamnese, nos exames

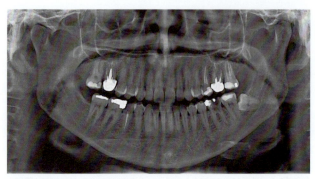

Figura 9.4.1. Radiografia panorâmica em paciente com 54 anos. O exame permite uma ampla visão do complexo buco-maxilo-facial. Observa-se a presença de prótese fixa em dente com tratamento endodôntico deficiente (16), terceiro molar retido, impactado, meio angulado e com íntima relação com o canal mandibular (38), dente com cárie e patologia periapical (36), dente com tratamento endodôntico e com cavidade oclusal (45).

físico e complementar de imagem, um plano terapêutico é estabelecido. Devem ser realizados tratamentos periodontal, endodôntico e das lesões de cárie. Dentes com comprometimento maior, remanescentes radiculares e retidos devem ser removidos cirurgicamente. As próteses dentárias devem ser avaliadas quanto à sua adaptação e possibilidade de lesões na cavidade bucal. Elas podem funcionar como um meio de colonização de patógenos. O paciente deve ser orientado quanto aos cuidados de higiene bucal e à importância da sua manutenção. Existe uma forte correlação demonstrada nos estudos entre a higiene bucal deficiente e a hiperplasia gengival nos pacientes em terapia imunossupressora, principalmente associada à ciclosporina.

Após o transplante, durante a internação na UTI, o paciente deve receber os cuidados de higiene bucal com o auxílio de escova de dentes macia e solução aquosa de clorexidina a 0,12%, a cada 12 horas, seguindo as recomendações de higiene bucal e o procedimento operacional padrão da Associação de Medicina Intensiva Brasileira (AMIB). Durante a realização do procedimento, o técnico de enfermagem deve estar atento quanto a possíveis alterações ou patologias na cavidade bucal. Sabe-se que não são todos os pacientes que realizam tratamento odontológico prévio ao transplante, por isso deve-se observar: presença de doenças bucais (cárie, doença periodontal etc.); presença ou ausência de próteses fixas e/ou removíveis; alterações salivares (hipo e hipersalivação); mobilidade dental, sangramento ou lesões traumáticas (mordedura); lesões de mucosas (úlceras, nódulos, manchas e outras); edemas de lábio ou peribucal; necroses de tecidos moles ou ósseos ou alterações extraorais do sistema estomatognático; luxações de articulação temporomandibular (ATM) ou disfunção temporomandibular (DTM). Nesses casos, deve-se solicitar avaliação do cirurgião-dentista. Pacientes extubados e que apresentam autonomia para isso podem realizar os cuidados de escovação dentária.

No primeiro semestre após o transplante, o paciente transplantado deve seguir uma rotina de acompanhamento odontológico. Nesse período, o regime de imunossupressão é alto e, por isso, o paciente estará mais sucessível a infecções oportunistas – fúngicas, virais e bacterianas. A infecção de maior prevalência nesse grupo de pacientes é a candidíase. Desse modo, fica indicada a prescrição de antifúngicos tópicos ou sistêmicos nos casos severos e refratários. Deve-se reforçar os cuidados com higiene bucal e/ou das próteses dentárias, quando presentes, pois podem funcionar como meio de colonização de fungos e bactérias e recontaminação. Outras lesões intrabucais têm sido relatadas nesse grupo de pacientes, tais como: leucoplasia pilosa, lesões malignas (neoplasia lábio, sarcoma Kaposi, linfomas – principalmente não-Hodgkin), herpes, citomegalovírus e hiperplasia gengival. O tratamento das lesões estomatológicas deve ser instituído conforme a necessidade do paciente.

Durante a estabilização do enxerto, o objetivo principal da assistência odontológica é a manutenção da saúde bucal. Procedimentos odontológicos eletivos invasivos devem ser evitados nesse período. As consultas periódicas odontológicas de controle estão recomendadas, visando ao diagnóstico e tratamento precoces de possíveis focos de infecção. As infecções bucais, aparentemente inócuas, podem apresentar rápida evolução para celulites e abcessos.

No caso de rejeição crônica ao enxerto, somente urgências odontológicas deverão ser realizadas. Consultas frequentes de manutenção, orientação de dieta e do biofilme são necessárias.

Após a estabilização do enxerto, pacientes transplantados devem manter o acompanhamento odontológico periódico, com o objetivo de diagnóstico precoce e, na presença de patologia, tratamento e manutenção da saúde bucal.

Terapia nutricional nos transplantes

A terapia nutricional tem importância fundamental no tratamento e sucesso dos transplantes, qualquer que seja o órgão alvo. Vários fatores influenciam nos resultados e na evolução dos pacientes transplantados, seja pela complexidade dos procedimentos cirúrgicos, pela associação ao uso de imunossupressores, pelo estado clínico prévio do receptor, pela resposta orgânica ao estresse exacerbado e pelo jejum pré- e pós-cirúrgicos. Por meio da avaliação e do acompanhamento por equipe interdisciplinar de terapia nutricional, é possível o diagnóstico das carências já existentes e a prevenção do desenvolvimento e evolução da desnutrição. Visando

à tal prevenção, podem-se usar as vias: oral (suplementação oral), enteral e/ou parenteral, sendo mais benéfica a terapia nutricional precoce. Para os pacientes obesos, a ingestão balanceada aliada à atividade física direcionada é sugerida no pré-transplante.

As possíveis causas do estado nutricional alterado podem estar relacionadas a questões financeiras (qualidade e quantidade de alimentos); hábitos alimentares (desconhecimento de rotinas saudáveis, tabus alimentares, orientações de dietas prévias restritivas); questões emocionais (depressão, isolamento social, anorexia); questões fisiológicas (má absorção de nutrientes por alterações no trato gastrintestinal, interações medicamentosas, falências orgânicas) e comportamentais (uso de drogas ilícitas).

A desnutrição piora o prognóstico no pós-operatório, elevando a morbimortalidade, a incidência de infecção, a rejeição e o aumento dos custos hospitalares. A prevalência de desnutrição nos pacientes submetidos a transplante pode variar de 23 a 74,7%, sendo o procedimento hepático o de maior prevalência.

Alguns sinais e sintomas são preferencialmente evidenciados em certos tipos de pacientes, tais como a uremia no doente renal, o aumento da taxa metabólica basal nos indivíduos com insuficiência respiratória, a caquexia e a ascite nos pacientes cardiopatas e hepatopatas, respectivamente.

Esses pacientes devem receber cuidado alimentar no período pré-cirúrgico voltado para minimizar as potenciais complicações de um estado nutricional debilitado, por meio da oferta de nutrientes específicos, a fim de modular as respostas metabólica e imunológica. No pós-transplante, a terapia nutricional será baseada no tipo de órgão enxertado e na prevenção e no tratamento das comorbidades que podem se desenvolver ao longo do tempo (sobrepeso/obesidade, hipertensão arterial, dislipidemias, DM, síndrome metabólica e distúrbios hidroeletrolíticos), seja pelas alterações metabólicas ou decorrentes de efeitos colaterais das medicações.

Em geral, para o cálculo das necessidades energéticas, utiliza-se a regra de bolso de 25 a 30 kcal/kg/dia, no pós-operatório imediato, e 35 kcal/kg/dia, no tardio. Em relação às necessidades proteicas, há a variação de 1,2 a 2,0 g/kg/dia, respeitando a individualidade de cada paciente (dose de corticoide, estado inflamatório, função renal e grau de desnutrição). A prescrição de micronutrientes deve se basear nas *dietary intake references* (DRI), aliada às possíveis perdas pelos cateteres e drenos e alterações desencadeadas por imunossupressores.

Levando-se em consideração a literatura científica, o número de procedimentos realizados e a relação com a alimentação, a terapia nutricional será detalhada nos transplantes renal, hepático, cardíaco e pulmonar.

O transplante renal é uma das possíveis escolhas para a terapia de substituição renal no tratamento da doença renal crônica avançada. Se comparado com os pacientes em tratamento dialítico convencional, o transplantado possui uma melhora da função renal, revertida em benefícios para sua qualidade de vida, com aumento da sobrevida e redução significativa de custos relacionados à saúde.

A terapia nutricional renal é dividida em duas etapas, relacionadas com o tempo do procedimento. As recomendações do pós-operatório imediato correspondem até 4 a 6 semanas após a cirurgia e depois, o pós-operatório tardio. Na primeira fase ou na presença de rejeição (devido ao aumento de esteroide), adotam-se valores de 30 a 35 kcal/kg/dia, reduzindo-se para 25 a 30 kcal/kg/dia no pós-operatório tardio. Na vigência de infecção, febre e estresse metabólico aumentado, a recomendação pode aumentar para o intervalo de 35 a 45 kcal/kg/dia. Em relação à oferta proteica, levando em consideração o catabolismo e o uso de drogas, uma dieta hiperproteica traz benefícios (1,3 a 1,5 g/kg), mesmo no curso de rejeição aguda, atraso na função no enxerto ou necessidade de diálise. Após 6 semanas de transplante, o teor de proteína deve permanecer em torno de 1 g/kg/dia, visando preservar o enxerto e otimizar o estado nutricional. Com o intuito de minimizar o acúmulo de substâncias tóxicas e auxiliar a prevenção da função renal, na nefropatia crônica do enxerto, esses valores decrescem para 0,6 a 0,8 g/kg/dia. Isso ainda pode necessitar de ajustes, caso existam comorbidades, tais como obesidade, DM, hipertensão e dislipidemia.

Quanto ao transplante de fígado, a terapia nutricional está indicada no momento do diagnóstico hepático do paciente. Devido aos efeitos colaterais no trato gastrintestinal, aliado à anorexia, é frequente a necessidade do uso de suplementação oral, nutrição enteral e/ou parenteral nesses indivíduos, além de maior oferta de vitaminas, principalmente de vitaminas A e do complexo B.

No pré-transplante hepático, as recomendações energéticas e proteicas são de 35 a 40 e 1,2 a 1,5 g/kg/dia. Na vigência de insuficiência hepática cursando com encefalopatia, indica-se o uso de aminoácidos de cadeia ramificada, como a metionina e o triptofano. Pacientes desnutridos no pós-operatório deverão receber terapia nutricional precoce com o objetivo de modulação da resposta orgânica. Se em nutrição enteral, a recomendação é o uso de fórmula polimérica de baixa osmolaridade e reduzido volume, para melhor tolerância. O uso de probióticos e fibra solúvel ainda não é consenso, mas há estudos que mostraram resposta favorável na redução de infecções e outras complicações.

No cuidado dos pacientes candidatos ao transplante cardíaco, o principal objetivo é prevenir ou minimizar a caquexia ou, em outro extremo, atuar na obesidade, para assim reduzir possíveis ocorrências de complicações pós-operatórias e na qualidade de vida. A desnutrição é fator de risco independente para a diminuição do tempo de sobrevida do enxerto. Em geral, não é necessário o uso de terapia nutricional específica, porém quando preciso, indica-se seguir a via mais fisiológica (oral, enteral e, se necessário, a parenteral). É importante a modulação de sódio e água no caso de presença de edema. Orientações dietoterápicas são eficazes para melhores resultados, tais como controle de peso, nível pressórico, perfis lipídico e glicídico.

O manejo nutricional nos pacientes pré-transplante pulmonar é norteado pela tentativa de se alcançar um bom estado nutricional, na maioria das vezes debilitado por alterações próprias da doença ou devido à desnutrição, às infecções e comorbidades associadas. Antigamente, dietas hipoglicídicas e hiperlipídicas eram recomendadas visando a uma melhor qualidade respiratória. Porém, desde a publicação da *European Society for Clinical Nutrition and Metabolism* (ESPEN), em 2009, as recomendações se baseiam em uma dieta padrão, exceto para pacientes com alta retenção de gás carbônico.

As recomendações nutricionais no pré-operatório variam de 25 a 35 kcal/kg/dia e 1,0 a 1,5 g/kg/dia, não excedendo valores elevados de lipídios e glicose. No pós-operatório, a atenção é direcionada para as possíveis comorbidades, como a síndrome plurimetabólica, entre outras.

Em resumo, independentemente do tipo de órgão transplantado, a terapia nutricional é fortemente indicada para esses pacientes. Seu objetivo principal é corrigir deficiências nutricionais, reverter, prevenir ou minimizar alterações no estado nutricional (desnutrição, sobrepeso ou obesidade), prevenir ou tratar comorbidades e prolongar a sobrevida do enxerto. O acompanhamento regular com a equipe interdisciplinar torna-se um ponto-chave para se alcançar o sucesso no tratamento, ou seja, o aumento da expectativa e a melhora da qualidade de vida dos pacientes.

Farmácia clínica em transplantados em unidade de terapia intensiva

Pacientes transplantados, durante a sua permanência na UTI, são considerados críticos, requerendo cuidados intensivos e monitoramento contínuo. A presença da equipe multidisciplinar contribui para melhora dos resultados clínicos, redução da mortalidade, tempo de internação e custos hospitalares.

Cuidados na assistência aos pacientes transplantados

O uso adequado dos medicamentos é fundamental para a manutenção do enxerto e da qualidade de vida. O esquema terapêutico, iniciado no pré-operatório e mantido após o transplante, é basicamente constituído de profilaxia cirúrgica, imunossupressores e profilaxia contra infecções oportunistas. Os imunossupressores e as doses utilizadas variam de acordo com o órgão transplantado e visam controlar a resposta imunológica do receptor contra o enxerto, aumentando a sua sobrevida. As infecções às quais o paciente está sujeito, devido à diminuição da resposta imunológica, podem ser evitadas e controladas com o uso de antimicrobianos, antivirais e antifúngicos. As infecções bucais tendem a tornar a mucosa bucal mais suscetível ao aparecimento de lesões; dificultar a alimentação; e causar dor, incapacidade mastigatória, perda de apetite, desnutrição e risco de infecção sistêmica. A detecção precoce e a abordagem das mesmas podem ser feitas com a colaboração de odontólogos, permitindo uma resolução mais rápida e melhora da qualidade de vida do paciente. Infecções também podem ser transmitidas pelo doador, sendo fundamental conhecer a sua história clínica e realizar exames para controlá-las e impedir a sua reativação (Quadro 9.4.1).

Administração de medicamentos

A transição da administração via endovenosa para a oral é feita no pós-operatório imediato, conforme condições clínicas do paciente e fluxos preestabelecidos em protocolos institucionais. A diminuição da resposta imunológica causada pelos imunossupressores faz com sejam necessários equipamentos de proteção individual, como máscara e luvas, pelos profissionais envolvidos no preparo e na administração desses medicamentos. Em alguns hospitais, derivações farmacêuticas são preparadas pelo setor de farmácia a partir das formas farmacêuticas originais, diminuindo ou evitando a necessidade de manipulação pela equipe de Enfermagem. A adaptação das formas farmacêuticas é um processo muito utilizado em pacientes com dificuldades de deglutição, em uso de sondas para administração de medicamentos ou quando são prescritas doses fracionadas. Vias de administração alternativas, como

a sublingual, também podem ser utilizadas em casos de dificuldade de deglutição ou problemas de absorção pelo trato gastrintestinal.

Interações medicamentosas e reações adversas a medicamentos

Reações adversas e interações medicamentosas apresentam taxas de ocorrência superiores na UTI, quando comparadas com unidades de internação. O potencial para sua ocorrência aumenta com a idade, o número de medicamentos prescritos, o total de profissionais envolvidos na assistência do paciente, a condição clínica, entre outros fatores. Em transplantados, as reações podem levar a perda ou diminuição do efeito dos medicamentos, rejeição e perda do enxerto, aumento do tempo de internação e dos custos hospitalares. A detecção e a disseminação de informações sobre a sua ocorrência são uma das atribuições do farmacêutico clínico dentro da UTI. Devido à alta incidência de disfunção renal entre os transplantados, é fundamental a realização do ajuste das doses, posologia, volumes de diluição e tempos de infusão utilizados e monitorização terapêutica. Em conjunto com a equipe de enfermagem, podem ser realizadas, pelo farmacêutico clínico, orientações quanto ao aprazamento e à organização da administração dos medicamentos endovenosos, com o objetivo de evitar a ocorrência de incompatibilidades. Para pacientes em uso de nutrição enteral, também podem ser necessários o ajuste nos horários de administração dos medicamentos e a realização de pausas na dieta, visando ao manejo das interações, principalmente no caso dos imunossupressores, que podem ter sua absorção prejudicada pela dieta.

Erros de medicação

A gravidade dos pacientes, o número de medicamentos utilizados e os complexos tratamentos a que são submetidos são fatores que contribuem para a ocorrência de erros de medicação na UTI. Esses erros ocorrem,

Quadro 9.4.1. Imunossupressão.		
Órgão transplantado	Indução da imunossupressão	Imunossupressão de manutenção
Rim	Anticorpo anticélulas T: timoglobulina ou basiliximab	Corticoide: prednisona ou prednisolona
	Corticoide: metilprednisolona, prednisona ou prednisolona	Inibidor de calcineurina: tacrolimo ou ciclosporina
		Agente antimetabólito: micofenolato de mofetila/ de sódio ou azatioprina;
	Inibidor de calcineurina: tacrolimo ou ciclosporina	
	Agente antimetabólito: micofenolato ou azatioprina	Inibidor de mTor: everolimus ou sirolimus
Coração	Anticorpo anticélulas T: timoglobulina ou basiliximab;	Corticoide: prednisona ou prednisolona
Fígado	Corticoide: metilprednisolona	Inibidor de calcineurina: tacrolimo ou ciclosporina
Pulmão		Agente antimetabólito: micofenolato de mofetila/ de sódio ou azatioprina
		Inibidor de mTor: everolimus ou sirolimus

muitas vezes, por problemas de comunicação entre as equipes, erros no cálculo de doses e administração inadequada. Por muitos anos, a responsabilidade por prescrição, dispensação, administração e monitoramento foi segregada, sendo o médico o responsável pela prescrição; o farmacêutico, pela dispensação; e o enfermeiro, pela administração. A inserção do farmacêutico clínico nas equipes faz com que o mesmo seja capaz de monitorar e estar atento a todas etapas desse processo, colaborando para o aumento da segurança e efetividade no uso dos medicamentos. A implantação de protocolos institucionais, o uso de materiais informativos e a realização de capacitações da equipe representam algumas das estratégias que podem ser utilizadas para evitar ou diminuir a ocorrência de erros. A avaliação prospectiva da prescrição médica pelo farmacêutico clínico permite a verificação da indicação apropriada, da dose, da frequência e da via de administração, da presença de interações clinicamente significativas e das possíveis reações adversas que o paciente possa vir a apresentar, intervindo se necessário. Visa sobretudo à prevenção de erros, à educação da equipe multiprofissional para o uso racional e à otimização da terapia medicamentosa, contribuindo para resultados positivos em termos de qualidade de vida e econômicos.

Alta para a unidade de internação

Os transplantes envolvem o trabalho e a dedicação de muitas pessoas, não só da equipe transplantadora, mas de todos os profissionais, inclusive do próprio paciente e dos cuidadores que são envolvidos no cuidado pós-transplante, desde o pré-transplante; cuidados esses que vão durar para a vida toda.

É de fundamental importância a manutenção de rotinas assistenciais específicas também nas unidades de internação, no intuito de se preservar o estado clínico, preparando o transplantado para a vida após a alta hospitalar.

Bibliografia

Abeysundara L, Mallett SV, Clevenger B. Point-of-Care testing in liver disease and liver surgery. Semin Thromb Hemost. 2017;30.

Alves FAL, Locatelli J. Farmácia clínica em pacientes críticos. In: Ferracini FT, Filho WM. Farmácia clínica: segurança na prática hospitalar. São Paulo: Atheneu; 2011. p. 337-47.

Associação de Medicina Intensiva Brasileira (AMIB). Procedimento operacional padrão. 2014. Disponível em: http://www.amib.org.br/fileadmin/user_upload/amib/2018/junho/15/POP_Isabel_8.5.pdf

Associação de Medicina Intensiva Brasileira (AMIB). Recomendações para higiene bucal do paciente adulto em UTI. 2014. Disponível em: http://www.amib.org.br/fileadmin/user_upload/amib/2018/junho/15/AMIB-Odontologia_Enfermagem-RecomendacoesHigieneBucal-18-04-14-_Versao_2_Final.pdf

Brasil. Portaria Nº 2.600, de 21 de outubro de 2009. Brasília, DF: Ministério da Saúde; 2009. Disponível em: http://bvsms.saude.gov.br/bvs/saudelegis/gm/2009/prt2600_21_10_2009.html

Cuppari, L, Avesani CM, KAmimura MA. Nutrição na doença renal crônica. Barueri, SP: Manole; 2013.

De Gasperi A, Feltracco P, Ceravola E, et al. Pulmonary complications in patients receiving a solid-organ transplant. Curr Opin Crit Care. 2014;20(4):411-9.

Donnelly JP, Locke JE, MacLennan PA, et al. Inpatient mortality among solid organ transplant recipients hospitalized for sepsis and severe sepsis. Clin Infect Dis. 2016;63(2):186-94.

Feltracco P, Carollo C, Barbieri S, et al. Pain control after liver transplantation surgery. Transplant Proc. 2014;46(7):2300-7.

Ferreira LC, Anastácio LR, Lima AS, et al. Assessment of nutritional status of patients waiting for liver transplantation. Clin Transplant. 2011;25(2):248-54.

Garcia CD, Garcia VD, Pereira JP. Manual de doação e transplantes. Rio de Janeiro: Elsevier; 2013.

Horsley P, Bauer J, Gallagher B. Poor nutritional status prior to peripheral blood stem cell transplantation is associated with increased leght of hospital stay. Bone Marrow Transplant. 2005;35(11):1113-6.

Institute of Medicine. Food and Nutrition Board. Dietary Reference Intakes. Washington, D.C.: National Academic Press; 1999-2001.

International Registry in Organ Donation and Transplantation. Worldwide Organ Donor Rates in 2014. 2015. Disponível em: http://www.irodat.org/img/database/pdf/NEWSLETTER2015_December2.pdf

Khosravi MB, Milani S, Kakaei F. Serum neutrophil gelatinase-associated lipocalin versus serum creatinine for the prediction of acute kidney injury after liver transplantation. Int J Organ Transplant Med. 2013;4(3):102-9.

Lira AR, Freitas RO, Bruno VG. Farmácia clínica em transplantes de órgãos sólidos. In: Ferracini FT, Filho WM. Farmácia clínica: segurança na prática hospitalar. São Paulo: Atheneu; 2011. p. 313-36.

Lucey MR, Terrault N, Ojo L, et al. Long-term management of the successful adult liver transplant: 2012 practice guideline by the American Association for the Study of Liver Diseases and the American Society of Transplantation. Liver Transpl. 2013;19(1):3-26.

Mizota T, Minamisawa S, Imanaka Y, et al. Oliguria without serum creatinine increase after living donor liver transplantation is associated with adverse post-operative outcomes. Acta Anaesthesiol Scand. 2016;60(7):874-81.

Moraes EL, Massarollo MC. Estudo bibliométrico sobre a recusa familiar de doação de órgãos e tecidos para transplantes no período de 1990-2004. J Bras Transpl [online]. 2006;9(4):625-9. Disponível em: http://www.abto.org.br/abtov02/ portugues/jbt/vol9n_4/volumeCompleto.pdf

Morais TM, Silva A. Fundamentos da odontologia hospitalar/UTI. Rio de Janeiro: Elsevier; 2015.

Oliver N, Bohorquez H, Anders S, et al. Post-Liver transplant delirium increases mortality and length of stay. Ochsner J. 2017;17(1):25-30.

Plauth M, Cabré E, Camillo B, et al. ESPEN Guidelines on parenteral nutrition: hepatology. Clin Nutr. 2009;*28(4):436-44.

Pereira WA. Diretrizes básicas para captação e retirada de múltiplos órgãos e tecidos da Associação Brasileira de Transplante de Órgãos. Associação Brasileira de Transplante de Órgãos; 2009.

Pestana JO. Entenda a doação de órgãos: decida-se pela vida. Informativo da Associação Brasileira de Transplante de Órgãos [encarte] [online]. 2002:1-4. Disponível em: http://www.abto.org.br/abtov02/portugues/populacao/doacaoOrgaosTecidos/pdf/entendadoacao.pdf

Ramalho VL, Ramalho HJ, Cipullo JP, et al. Hiperplasia gengival induzida por ciclosporina A. Rev Assoc Med Bras. 2003;49(2):210-3.

Sánchez-Fueyo A, Strom TB. Immunologic basis of graft rejection and tolerance following transplantation of liver or other solid organs. Gastroenterology. 2011;140(1):51-64.

Sung RS. Predicting primary nonfunction of liver transplants with laboratory values: can it be done? Am J Transplant. 2017;17(5): 1158-9.

Takeda K, Sawada Y, Kumamoto T, et al. Severe sepsis after living donor liver transplantation: risk factors and outcomes. Transplant Proc. 2016;48(6):2124-9.

Wallia A, Illuri V, Molitch ME. Diabetes care after transplant: definitions, risk factors, and clinical management. Med Clin North Am. 2016;100(3):535-50.

Wiesen P, Massion PB, Joris J, et al. Incidence and risk factors for early renal dysfunction after liver transplantation. World J Transplant. 2016;6(1):220-32.

CAPÍTULO 9.5

Paciente crítico com lúpus eritematoso

Adriana Alves dos Santos

Edela Puricelli

Esperidião Elias Aquim

José Augusto Santos da Silva

Nára Selaimem Gaertner Azeredo

Introdução

O lúpus eritematoso sistêmico (LES) é uma doença inflamatória crônica, multissistêmica, de causa desconhecida, natureza autoimune e incurável. Caracteriza-se pela presença de diversos autoanticorpos não específicos de órgão contra antígenos próprios, tais como DNA, proteínas nucleares e componentes citoplasmáticos, os quais apresentam complicações em diversos sistemas e órgãos, evoluindo com manifestações clínicas polimórficas e períodos de exacerbações e remissões.

Múltiplos fatores estão atrelados ao desenvolvimento dessa doença, tais como predisposição, fatores ambientais, luz ultravioleta e alguns medicamentos que interagem com ela, causando um estado de hiperatividade imunológica.

Por seu caráter autoimune, o LES cursa a formação de autoanticorpos, bem como a produção e a deposição de imunocomplexos. Muitas citocinas e células estão envolvidas com a resposta inflamatória, a exemplo das células B e T. A concentração plasmática do estimulador de linfócitos B (BLyS) possui forte relação com a atividade da doença e é superexpresso em pacientes com LES.

Tal acometimento afeta principalmente mulheres da segunda à quarta décadas de vida, numa proporção de dez mulheres para cada homem. O LES se manifesta em múltiplos órgãos, tais como pele e sistemas cardiovascular, hematopoiético, renal, neurológico e nas articulações, e há também a presença de anticorpos antinucleares circulantes, anticorpos anti-DNA, anticorpos anticardiolipina anticoagulante lúpico, entre outros.

A imunossupressão está relacionada à própria doença ou a sua terapêutica, que envolve o uso de corticoides, drogas imunossupressoras e, atualmente, de imunobiológicos.

Dentre as manifestações clínicas sistêmicas, estão mal-estar, fadiga, febre, anorexia e perda de peso. As artralgias e artrites são queixas frequentes. A artrite com localização nas mãos, punhos e joelhos não é erosiva. A presença de diferentes quadros de mialgias pode ser registrada.

Estão presentes no lúpus eritematoso discoide (LED) as lesões discoides, o eritema malar (mais característico) e a fotossensibilidade. Outras manifestações incluem eritema subagudo, eritema periungueal, alopecia e fenômeno de Raynaud.

A infecção é o fator de risco mais comum para a hospitalização de pacientes com LES. São atribuídas às doenças infecciosas ou às complicações secundárias índices de 23% de morbidade e 20 a 50% de mortalidade hospitalar. O êxito letal em pacientes com LES, quando associado com a atividade da doença, está diminuindo progressivamente. Entretanto, as infecções aumentam gradualmente e são frequentemente atribuídas ao uso de corticosteroides e imunossupressores. A literatura demonstra casos de sepse por organismos incomuns; contudo, as infecções mais frequentes são atribuídas aos organismos piogênicos, tais como *Staphylococcus sp* e *Escherichia coli* e patógenos oportunistas entre bactérias, vírus, protozoários e fungos.

Nas infecções oportunistas, os organismos mais comuns são: salmonella, candida,o *Strongyloides* e *Aspergillus sp*. O herpes zóster é uma complicação tardia nos pacientes com LES. O principal fator desencadeante não é a atividade da doença, mas o uso concomitante de corticoides e imunossupressores.

O diagnóstico do LES deve ser realizado criteriosamente, uma vez que os sinais e sintomas podem estar relacionados a outras doenças. Por ser uma doença que apresenta manifestações clínicas variáveis e começo insidioso especialmente na fase inicial, o diagnóstico da doença deverá ser realizado por meio de análises laboratoriais acompanhadas de uma investigação clínica.

A fadiga é uma das queixas mais prevalentes do LES em atividade. A febre, geralmente moderada e com resposta rápida ao glicocorticoide, é constatada na maioria dos pacientes no momento do diagnóstico. Mialgias e linfadenopatia reacional periférica podem ser comumente encontradas nos pacientes com LES.

O Quadro 9.5.1 representa o envolvimento dos sistemas do corpo humano comprometidos pelo LES.

A incidência estimada em diferentes locais do mundo é de aproximadamente 1 a 22 casos para cada 100 mil pessoas por ano, e a prevalência pode variar de 7 a 160 casos para cada 100 mil pessoas. No Brasil, estima-se uma incidência de LES em torno de 8,7 casos para cada 100 mil pessoas por ano, de acordo com um estudo epidemiológico realizado na Região Nordeste.

A mortalidade dos pacientes com LES é cerca de três a cinco vezes mais elevada do que aquela da população geral e está diretamente relacionada à atividade inflamatória da doença, especialmente quando há acometimento renal e do sistema nervoso central (SNC).

Há risco de infecções graves decorrentes da imunossupressão e, tardiamente, às complicações da própria doença e do tratamento, sendo a doença cardiovascular um dos mais importantes fatores de morbidade e mortalidade dos pacientes.

Envolvimentos renal e neurológico são uma das manifestações mais graves do LES, também associados a um aumento da morbidade e mortalidade.

O envolvimento renal no LES ocorre clinicamente em cerca de 60% dos pacientes, podendo determinar alterações tubulares, intersticiais, vasculares e glomerulares. A glomerulonefrite é a causa mais frequente do uso de corticosteroide e imunossupressores, condição que requer internação hospitalar e é o principal fator relacionado ao aumento da mortalidade.

As principais causas de óbito são: infecção, atividade da doença, doenças cardiovasculares, lesão renal e câncer.

Uma série de fatores contribui para o aumento da sobrevida, incluindo reconhecimento da patologia, melhores métodos de diagnósticos, intervenção terapêutica mais efetiva como agentes imunossupressores, antibióticos, drogas anti-hipertensivas, hemodiálise e transplante. Em função do aumento da incidência do LES, esta enfermidade continua sendo responsável por um considerável número de óbito no setor de saúde.

Em um estudo realizado sob a perspectiva da saúde suplementar no Brasil, calculou-se, para um grupo de indivíduos considerado de alto impacto econômico aqueles que apresentaram ao menos uma internação devido ao LES ou fizeram uso de rituximabe em um período de 24 meses, o custo anual médio unitário de R$ 26.998,00 (rituximabe é uma medicação aprovada para o tratamento do linfoma do tipo B; trata-se de um anticorpo monoclonal contra o antígeno CD20 — pan B —, que está presente nas células pré-B e persiste por meio de todos os estágios de diferenciação de linfócitos B, que fazem parte dos linfócitos maduros e das neoplasias de células B). Neste mesmo estudo, outro subgrupo foram aqueles pacientes que necessitaram de hospitalização em terapia intensiva, sendo custo unitário desta internação de R$ 69.110,00. O custo de R$ 14.917,00 foi para os pacientes que não se internaram neste serviço. Destas despesas, 77,2% decorreram de internação e 22,8% referem-se ao atendimento ambulatorial.

Quadro 9.5.1. Sistema *vs.* sintomas.

Sistema	Comprometimento
Tegumentar	*Rash* zigomático
	Lesões discoide
	Alopecia não cicatricial
Articular	Artralgia
	Artrite (sinovite)
	Miosite (rigidez matinal)
Renal	Nefrite lúpica
	Hematúria
	Proteinúria
Cardiovascular	Pericardite
	Miocardite
	Endocardite
Gastrintestinal	Pancreatite
	Hepatite
	Vasculite mesentérica
Hematopoiético	Anemia hemolítica
	Plaquetopenia
	Leucopenia/linfopenia
	Trombocitopenia
Pulmonar	Pleurite
	Pneumonite
	Embolia pulmonar
	Derrame pleural
	Tromboembolismo
Digestório	Lesões discoides,
	Úlceras: palato, mucosa jugal, língua, lábios
Neuropsiquiátrico	Convulsão
	Psicose
	Depressão
	Estado confusional agudo
	Mielite: nervo periférico
	Medula espinhal

Lúpus eritematoso cutâneo crônico ou discoide

A pele é um dos órgãos-alvo afetados pela doença. Fatores genéticos, hormonais e ambientais interagem e interferem no desenvolvimento da enfermidade cutânea.

A expressão lúpus eritematoso cutâneo crônico (LECC) é aplicada a pacientes com lesões cutâneas produzidas pelo lúpus eritematoso, independentemente do comprometimento ser exclusivamente cutâneo ou parte de uma doença sistêmica. Tal acometimento é conhecido como doença crônica inflamatória relativamente frequente. Atinge, sobretudo, mulheres adultas, comprometendo as áreas expostas à luz solar, como o dorso do nariz (asa de borboleta), a região zigomática (malar), as orelhas, as pálpebras e o couro cabeludo, podendo localizar-se ainda no tronco, nos membros, na vulva e no ânus. Caracteriza-se por apresentar lesões cutâneas, de vários tamanhos, com aspectos eritematosos, descamativos, bem delimitadas, sem prurido, que podem evoluir deixando cicatrizes atróficas e alterações pigmentares. Pacientes com lúpus discoide isolado apresentam 10% de probabilidade de evoluírem para o LES, termo que se aplica quando se atingem órgãos como rins e coração. Quanto mais numerosas forem as lesões discoides, maior o risco de evolução para outros órgãos.

Paciente com lúpus na unidade de terapia intensiva

Alguns pacientes necessitam de tratamento em unidades de terapia intensiva (UTI), tendo em vista as complicações infecciosas, tromboembólicas, respiratórias, neurológicas ou renais.

Apesar do avanço no tratamento do lúpus, ainda é elevada a taxa de mortalidade de pacientes com lúpus nas UTI. Em estudo retrospectivo realizado com 23 pacientes na UTI de um hospital italiano de Córdoba (Argentina), observou-se uma média de idade dos pacientes em torno de 31 anos e 87,5% eram do sexo feminino. As principais causas de internação foram atividade lúpica e infecção. O tempo médio de internação destes pacientes foi de aproximadamente 12 dias. Neste mesmo estudo, o tratamento utilizado na UTI foi antibioticoterapia, pulsoterapia e imunossupressores. A mortalidade dos pacientes foi de 21% associada e estava associada à infecção.

Em estudo realizado no Brasil, os dados se assemelham em relação ao sexo, e a média de idade foi de 88,2 e 30,3%, respectivamente. Nesta pesquisa, as disfunções mais prevalentes foram renal, cardiovascular, respiratória e neurológica. Ao tratar-se da causa de internação na UTI, a causa respiratória prevaleceu mais elevada com 38,2%, seguida das causas cardiovascular e neurológica. A terapêutica utilizada neste serviço esteve associada ao uso de hemocomponentes, drogas vasopressoras, ventilação mecânica (VM) e hemodiálise.

Pneumonias hospitalares estão entre a segunda ou terceira causa mais comum de infecção hospitalar. A diminuição da defesa pulmonar, entre outras causas, pode estar relacionada a doenças autoimunes.

Na vigência de VM, poderá ocorrer o aumento das taxas de infecções, especificamente da pneumonia associada à VM (PAVM), que é a principal complicação dos pacientes que necessitam de VM. Infecções fúngicas invasivas podem ocorrer, com morbidade e mortalidade elevadas. As taxas de mortalidade dessas infecções, em média, variam entre 24 e 76% dos casos. Existem vários relatos e evidências, associando a colonização microbiana da orofaringe e da placa dental (biofilme) à PAVM. Vários estudos evidenciam a eficácia da higiene bucal e do controle do biofilme bucal na prevenção das pneumonias.

É importante insistir em medidas de prevenção de infecção como campanhas de vacinação, assim como controlar enfermidades de base, com o intuito de evitar danos crônicos e buscar recursos assertivos nos prognósticos e no tratamento dos pacientes lúpicos que ingressam nas UTI.

As profissões e a percepção do lúpus eritematoso

A atuação multidisciplinar é uma realidade dentro das UTI, implicando na qualidade da assistência, na segurança dos pacientes internados e em melhores resultados. A seguir, será realizada uma breve abordagem dos profissionais de odontologia, enfermagem e fisioterapia quanto ao cuidado do paciente com lúpus.

Odontologia

O cuidado bucal ao paciente crítico deverá ser realizado imediatamente após a admissão em leito de UTI. O paciente é avaliado pela equipe multidisciplinar, que estabelecerá a conduta padrão de higiene e tratamento/cuidados bucais. Na ausência de protocolo de cuidados bucais em UTI, sugere-se o procedimento operacional padrão (POP) de higiene bucal, realizado pelos Departamentos de Odontologia e Enfermagem da Associação de Medicina Intensiva Brasileira (AMIB).

A intubação orotraqueal nos pacientes em VM prolongada pode provocar a luxação da articulação temporomandibular (ATM). A presença do tubo impede os movimentos mandibulares, e o diagnóstico das luxações bilaterais fica bastante comprometido. Na palpação digital dos músculos da mastigação, há tensão e dor. Na região pré-auricular, pode-se palpar o côndilo articular volumoso e deslocado para anterior. Há possibilidade de a mandíbula ser projetada para anterior, quando a luxação é bilateral. Nas luxações unilaterais, há tendência de um desvio da mandíbula para o lado deslocado. Pode estar presente dor severa e constante. As radiografias da face, nas incidências frontais e laterais, ainda que limitadas, permitem interpretação e diagnóstico provável. Espasmos musculares também devem ser lembrados como agentes de luxações da ATM. Para o diagnóstico e tratamento, deve-se solicitar a participação do cirurgião-dentista.

Ainda, infecções oportunistas geralmente estão associadas ao estado imunológico do paciente, ao microambiente bucal e ao microrganismo. A imunossupressão predispõe o paciente a infecções fúngicas (candidose) e virais (herpes-vírus simples – HSV, citomegalovírus – CMV, Epstein-Barr – EBV, varicela e herpes zóster). O uso de corticoides e as manifestações de atividade da doença desempenham importante função na suscetibilidade dos pacientes com LES a processos infecciosos. Os microrganismos ativos mais comuns são: salmonella, *Strongyloides, Aspergillus sp.* e candida.

Em detrimento disto, na avaliação bucal em pacientes de UTI, o cirurgião-dentista deverá observar as regiões extra e intrabucais. Na face, deverão ser avaliados edemas (simétricos ou assimétricos), mobilidade mandibular (luxações) e lesões (traumas, úlceras). Na avaliação intrabucal, serão examinadas integridade da mucosa, alterações salivares, condição dentária (ausência, mobilidade), presença e tipos de próteses (dentárias ou bucofaciais), higiene bucal, entre outras.

O lúpus eritematoso pode comprometer a cavidade bucal e exigir condutas do cirurgião-dentista com relação ao diagnóstico, ao tratamento e à atuação integrada multidisciplinar.

O quadro clínico das alterações bucais, nas doenças multissistêmicas, apresenta-se altamente variado e, como resultado, pode não haver critério absoluto para diagnóstico. Assim, o mimetismo clínico deve ser contornado com exames eficientes, concluindo para o diagnóstico final.

A seguir, estão descritas algumas ações dos odontólogos em diferentes situações relacionadas ao paciente crítico.

No líquen plano (LP), a doença crônica mucocutânea tem extrema semelhança com as lesões lupídicas. A indicação da biópsia incisional pode excluir a possibilidade de lúpus eritematoso ou de modificações displásicas ou malignas. O LP poderá resultar de uma reação medicamentosa. No aspecto histológico, tais lesões são semelhantes às alterações encontradas no LES intrabucal. A literatura descreve seis formas com diferentes características clínicas e evolução (reticular, papulosa, bolhosa, em placa ou hipertrófica, atrófica e erosiva). As lesões são apenas na mucosa oral (15 a 35%), sendo que lesões atróficas e erosivas têm possibilidades de malignização (Figuras 9.5.1 e 9.5.2).

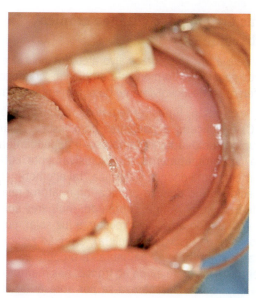

Figura 9.5.1. Líquen plano. Padrão reticular na mucosa, região jugal esquerda.

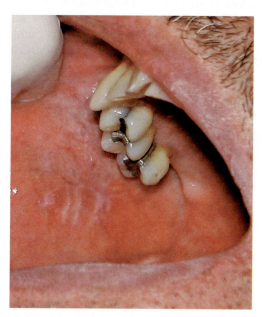

Figura 9.5.2. Líquen plano atrófico em região jugal. Apresenta-se com áreas de mucosa delgada, inflamada, porém intacta, margeada e limitada por estrias. Como diagnóstico clínico diferencial, devem ser lembrados lúpus eritematoso e pênfigo vulgar.

O pênfigo vulgar é uma doença mucocutânea, vesículo-bolhosa, crônica, que envolve a mucosa bucal e a pele. É potencialmente letal. As lesões bucais (LB) antecedem, em média, 6 meses às da pele. Podem afetar outros sítios, tais como mucosas oftálmicas, nasal, faríngea, laríngea, esofágica e genitália. A biópsia incisional, envolvendo a lesão, conduzirá o exame histopatológico, com possibilidade de associação do exame de imunofluorescência direta. Dentre os diagnósticos diferenciais, deve-se citar o LES e as demais patologias autoimunes (Figura 9.5.3).

Na fase de estabelecimento do diagnóstico, a biópsia das lesões intrabucais está indicada em pacientes ainda sem sinais da doença. Realizar ou repetir incisões em lesões definidas como sinais integrantes da doença podem quebrar a barreira tecidual e aumentar os riscos de disseminação infecciosa. Os exames de imagem devem ser solicitados quando indicados.

A laserterapia de baixa potência (TLBP), com base em seus princípios físicos, biológicos e efeitos até o momento conhecidos, pode atuar no controle da dor e das inflamações na estimulação do reparo tecidual na cavidade bucal. Lesões intrabucais do LES, quando associadas a infecções oportunistas, implicam em progressivo desconforto e dor, fazendo com que a aplicação da TLBP suscite bons resultados.

O papel da odontologia junto ao paciente com LED ou LECC está voltado para as manifestações bucais que envolvem as mucosas numa porcentagem elevada de casos, levando à necessidade do seu reconhecimento durante a oroscopia. As lesões predominantemente discoides podem apresentar área com eritema central pontuadas de manchas brancas, limitadas ou circundadas por estrias esbranquiçadas e telangiectasias periféricas. Poderá haver manifestação ocasional de ulcerações superficiais, dolorosas, com sangramentos e crostas residuais. Ao contrário das lesões de pele, as bucais não formam escamas brancas aderentes. Localizam-se nas áreas de lábios palato, língua (atrofia de papilas e fissuração acentuada) e mucosa jugal.

Nas lesões em mucosas ou epitélios de transição, principalmente no vermelhão do lábio inferior e da columela nasal, placas eritematosas, atróficas e com bordas ceratóticas podem se estender à superfície cutânea. Apesar de suas características de lesões crônicas, estas podem ser assintomáticas, não sendo referidas pelos pacientes. O envolvimento da mucosa bucal não guarda relação com a atividade da doença na pele. As lesões podem surgir antes, depois ou mesmo na ausência das manifestações cutâneas. Nos estudos atuais de LED, ainda são poucos os relatos com o acometimento das mucosas, porém já se podem observar resultados significativos, em média, de até 30%. Seu diagnóstico clínico diferencial pode lembrar LP.

No paciente com LES, os sinais clínicos de lesões na mucosa bucal, doenças periodontais, xerostomia, artralgias (ATM) e infecções estão frequentemente presentes como queixas envolvendo o sistema estomatognático.

A prevalência das manifestações de LB em pacientes com LES é extremamente variável, num espectro estatístico de 2 a 80%. Por isso, não são consideradas entre os sinais confiáveis mais prevalentes para o diagnóstico clínico. Estas são muito semelhantes àquelas encontradas no LED. Porém, no período ativo do LES, multiplicam-se as possibilidades de lesões mais acentuadas com hiperemia, edema e extensão, apresentando erosão da mucosa, petéquias e ulcerações superficiais com maior tendência para sangramento. O tamanho das lesões é variável. Acometem principalmente língua, mucosa jugal, palato e lábios (Figura 9.5.4). Em

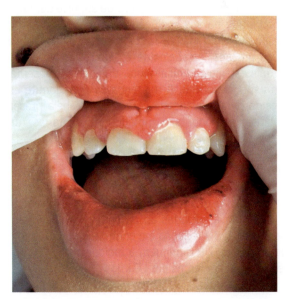

Figura 9.5.4. Queilite secundária ao lúpus eritematoso sistêmico. Observam-se lesões erosivas e sangrantes à manipulação, presentes há 2 semanas. Internação hospitalar para investigação multiprofissional (presença de serosite – pericardite/derrame pleural, enantema, alterações dos exames laboratoriais, fotossensibilidade, cefaleia ou queda de cabelo).

Figura 9.5.3. Pênfigo paraneoplásico. Neste caso, associado à doença de Castleman. O diagnóstico precoce, além de alertar para provável malignidade/doença de base oculta, viabiliza um tratamento mais eficaz.

um mesmo paciente, é possível encontrar expressão de todas estas combinações. Seu diagnóstico clínico diferencial pode lembrar LP, pênfigo vulgar, queilite angular e hiperqueratose e candidíase.

A doença periodontal (DP) é uma infecção crônica com predominância de bacilos *Gram*-negativos. É o resultado de um processo interativo entre o biofilme dental e os tecidos periodontais, por meio de respostas celulares e vasculares. Sua instalação e progressão envolvem um conjunto de eventos imunopatológicos e inflamatórios, com a participação de fatores modificadores locais, sistêmicos, ambientais e genéticos. Com um perfil microbiológico mais agressivo, a DP pode ser coadjuvante ou responsável por complicações sistêmicas durante o período de hospitalização. A quebra de homeostase bucal predispõe à manifestação ou ao agravo de infecções periodontais e fúngicas. Como um efeito adjunto, a DP pode ser um fator importante na manutenção da resposta inflamatória que ocorre no LES.

A gengivite é a forma mais comum da DP. Trata-se de uma inflamação gengival caracterizada por alterações de cor, forma, volume e textura de superfície. Pode apresentar sangramento espontâneo e presença de exsudato. A gengivite não apresenta perdas de inserção do periodonto. Pode ser prevenida ou revertida pela escovação e higiene bucal.

A gengivite descamativa, ou descamante dolorosa, é mais agressiva. Trata-se de uma forma erosiva de LP. Afeta mulheres na pós-menopausa e pode estar presente nas portadoras de LES.

A periodontite resulta da extensão do processo inflamatório/infeccioso pela estrutura de suporte dentário. A periodontite, na sua evolução imunopatogênica, revela estágio de lesão inicial, seguido progressivamente por lesões precoce, estabelecida e avançada. Nos primeiros dois estágios, clinicamente, a gengiva apresenta-se com aspecto normal. A mudança de periodontite estabelecida para a avançada caracteriza-se pela presença de bolsas periodontais, mobilidades dentárias, entre outras. O desenvolvimento da doença envolve os fatores de patogenicidade do agente agressor e a capacidade de resposta do hospedeiro. Uma alta prevalência de periodontite foi detectada em pacientes com LES. Sabe-se que a quantidade de bactérias e a severidade da DP estão associadas ao aumento da incidência de pneumonias, e a redução e o controle da quantidade de bactérias e da DP diminuem a incidência de PAVM em até 40% em pacientes em UTI.

A xerostomia é a sensação (subjetiva) de boca seca, devido a modificações qualitativas da saliva. A hipossalivação (hipossialia) se refere a uma modificação quantitativa do fluxo salivar. Porém, ambas estão relacionadas à diminuição ou interrupção da função das glândulas salivares. Estão presentes em pacientes com doenças autoimunes. Quando provocadas por drogas (antidepressivos), são reversíveis. Na UTI, a incontinência bucal (boca aberta e respiração bucal) ou o uso de sondas enterais, aspirativas e tubos traqueais causam uma xerostomia secundária. Com a mucosa bucal seca, somada às alterações locais (papilas do dorso lingual atróficas, lobulações doloridas), haverá dificuldades para a deglutição e fala quando liberadas. O fluxo salivar diminuído provoca a desidratação das mucosas, agravando a deposição de biofilme, principalmente nas áreas dentadas e no dorsolingual (saburra), potencializando a colonização bacteriana. A decorrente produção de componentes voláteis de enxofre cria um padrão de halitose fétido. A diminuição do fluxo salivar afeta o equilíbrio da carga bacteriana na cavidade bucal, aumentando a ocorrência das doenças dentária (cárie) e periodontal. O uso de medicação autoimune (corticoide prednisona) aumenta a predisposição à candidíase. A hidratação (enxaguatórios bucais hidratantes), a saliva artificial (simulador de saliva), o cloridrato de pilocarpina (droga sialagoga) e o mascar da planta jambu (*Acmella oleacea*) ou bochechos com seu chá são meios paliativos usados para o seu alívio.

É predominante o número de pacientes afetados por sintomas de artralgia e/ou artrite, muitas vezes relatados pelo paciente muito antes do diagnóstico da doença lupídica. A dor articular, sem sinais inflamatórios (artralgia), como a inflamação articular (artrite), é migratória e simétrica, alternando-se em mãos, punhos e joelhos. O acometimento em apenas uma articulação poderá conduzir ao diagnóstico diferencial. Na presença de osteonecrose, em pacientes jovens com LES, o envolvimento mandibular apresentou sintomatologia nas ATMs. Os exames clínicos e por imagem confirmaram leve disfunção articular. Esses resultados demonstram a importância da avaliação odontológica durante o acompanhamento clínico do paciente multidisciplinar.

Dentre as condições locais que devem ser referidas, como efeito traumático tardio, nas intubações orotraqueais estão as doenças periodontais avançadas associadas ou não à presença de próteses dentárias e aparelhos ortodônticos. A pressão do tubo sobre essas estruturas leva às luxações em bloco dos dentes envolvidos. Recomenda-se que as equipes hospitalares integrem cirurgiões-dentistas para avaliação, prevenção e tratamento das patologias bucais e quando previsto manejo intrabucal (Figura 9.5.5).

Infecções na cabeça e no pescoço, não envolvendo diretamente os dentes e o periodonto, podem surgir de fontes intra ou extrabucais. A cavidade bucal apresenta a microbiota mais diversa e complexa do organismo, que inclui eubactérias, arqueas, fungos, microplasma, protozoários e vírus. Microbiologicamente, caracteriza-se como um sistema de crescimento aberto, no qual nutrientes e microrganismos são constantemente introduzidos e retirados desse sistema. Em boas condições de saúde geral, a cavidade bucal funciona para o pa-

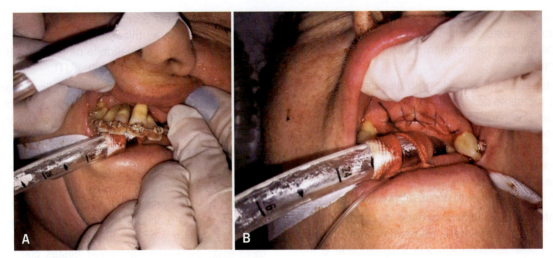

Figura 9.5.5. Trauma dentoalveolar tardio. (A) Paciente portador de aparelho ortodôntico. Observam-se luxação e avulsão de elementos dentários por trauma resultante da presença do tubo orotraqueal. (B) Assistência odontológica em leito hospitalar – remoção do aparelho ortodôntico e intervenção cirúrgica dentoalveolar.

ciente como uma barreira física local de defesa imunológica contra patógenos. As alterações sistêmicas afetam a condição bucal, assim como as doenças próprias da cavidade bucal afetam a saúde do indivíduo.

Já candidose é o termo utilizado para caracterizar uma infecção oportunista causada por *Candida*. Com muita frequência, infecta pacientes com LES, na forma de candidíase oral. Esta pode se estender para o esôfago com a invasão da mucosa, principalmente quando o tratamento associa corticoide com terapia citotóxica. As infecções fúngicas invasivas podem apresentar elevada morbidade e mortalidade. Os fatores de riscos foram descritos como sendo o nível elevado de PCR, atividade da doença, VM, tratamento com antibióticos, hemodiálise e uso de altas doses de corticoides. O tratamento clínico consiste no uso de antifúngico tópico, associado à higiene bucal. Há também o relato de candidíase mucocutânea crônica em pacientes com lúpus, caracterizada pela suscetibilidade à infecção por cândida na pele, nas unhas e mucosas.

A infecção odontogênica envolve diretamente o dente e o seu periodonto. São causadas por bactérias aeróbias, principalmente os cocos *Gram*-positivos e anaeróbios com presença de *Gram*-positivos e bacilos *Gram*-negativos. No paciente imunocompetente, a infecção odontogênica, geralmente, fica restrita e próxima ao agente causal. Nos imunossuprimidos, pode envolver as estruturas buco-maxilo-faciais e anexas. A possibilidade da infecção metastática (bacteremia), às vezes de difícil diagnóstico e severidade moderada à grave (sepse), pode levar o paciente ao óbito. No paciente hospitalizado, recomenda-se conduta clínica local preventiva, com o propósito de eliminar o fator etiológico (cuidados periodontais, drenagens de abscessos intrabucais, extrações dentárias). Na indicação de tratamentos cirúrgicos, os pacientes com LES, especialmente, podem apresentar plaquetopenia aguda, sangramentos espontâneos ou dificuldades no fechamento do tecido tegumentar (principalmente, nas mucosas bucal e vaginal). Orientação e motivação (paciente/enfermagem) para a higiene bucal devem ser intensificadas. Tratamentos odontológicos, visando à adequação do meio bucal, devem ser recomendados ou requisitados. Nos casos de maior gravidade, angina de Ludwig, por exemplo, drenagens cirúrgicas de celulites e abscesso estão indicadas.

Enfermagem

As ações de enfermagem ao paciente com LES estão diretamente relacionadas às manifestações clínicas da doença, ao grau de comprometimento de cada indivíduo e aos fatores relacionados ao tratamento.

Os principais objetivos do plano assistencial estabelecidos pelos enfermeiros estão relacionados à evolução clínica da doença, à prevenção de complicações e infecções, à manutenção do equilíbrio hidroeletrolítico e às integridades cutânea, mucosa e tissular. Além disso, preconiza-se promover o conforto, a higiene, a segurança e as medidas educação em saúde, proporcionando os apoios emocional, social e espiritual para pacientes e familiares.

Assistir pacientes com lúpus requer uma visão ampliada do cuidado pelo enfermeiro, direcionando suas ações para a realização de diagnósticos de enfermagem e intervenções, assim como para questões relacionadas às vidas psicológica e social, estimulando o autocuidado e promovendo a independência do paciente.

A resolução vigente 358/2009 do Conselho Federal de Enfermagem considera a sistematização da assistência de enfermagem como um método organizacional para aplicação do Processo de Enfermagem (PE), instrumento composto de cinco etapas inter-relacionadas e interdependentes que norteiam as ações do profissional enfermeiro.

As etapas do PE consistem no diagnóstico de enfermagem, momento de identificar riscos e problemas reais potenciais dos pacientes. O planejamento de enfermagem é considerado como a etapa que oportuniza o enfermeiro a definir prescrições de enfermagem. A implementação compreende a execução das ações estabelecidas na etapa anterior, e na avaliação ocorrem o acompanhamento e o monitoramento dos resultados obtidos.

Diante disto, a individualidade da assistência de enfermagem ao paciente é primordial para que cada indivíduo seja assistido em sua singularidade e integralidade, por meio do cuidado sistemático, holístico e humanizado de acordo com a sua necessidade, colocando o indivíduo como foco de atenção, em especial pacientes com doenças crônicas que necessitam de acompanhamento, observação e cuidados, visto que são portadores de enfermidades prolongadas e que se caracterizam por desenvolver incapacidade residual e inabilidade.

O paciente com LES que ingressa na UTI pode necessitar de VM e, tão importante quanto o conhecimento de recursos e dispositivos tecnológicos, é a compreensão do processo de adoecimento do paciente a fim de prestar a melhor assistência visando à segurança do paciente.

Em 2004, o *Institute for Healthcare Improvement* (IHI) promoveu a campanha *100,000 Lives Campaign* e, em 2006, *5 Million Lives Campaign*, objetivando minimizar erros relacionados aos cuidados à saúde. Essa campanha recomendou o uso de pacotes de medidas preventivas denominadas *bundles*, com o intuito de controlar a infecção por meio de vigilância.

Dentre as modalidades terapêuticas utilizadas dentro dos serviços de UTI está o uso de drogas vasoativas, administradas no manejo do choque a fim de otimizar a hemodinâmica do paciente, quando a terapia hídrica isolada não pode manter a pressão arterial média adequada.

Além disso, uma das principais ações do enfermeiro se relaciona à infusão segura em cateter venoso profundo, à monitorização do paciente e ao cuidado direcionados ao preparo e à administração destas drogas.

A dor contínua nas UTI é uma das maiores preocupações dos pacientes internados nestas unidades. Esta situação poderá causar estresse e afetar o descanso e a recuperação dos pacientes. Nas últimas décadas, várias foram as implementações e modificações no manejo, na avaliação e na monitorização da dor nos pacientes críticos.

A utilização das ferramentas de avaliação permite mensurar dor, *delirium* de forma segura e eficaz por meio de escalas específicas para tal cuidado. Diversos estudos avaliaram a utilização de estratégias diante da dor e sedação, com a finalidade de reduzir o tempo de VM e o tempo de permanência na UTI.

A abordagem da dor deve ser multidisciplinar dentro das UTI, incluindo enfermeiros, médicos, fisioterapeutas e todos os profissionais de saúde envolvidos, a fim de minimizá-la com a execução de analgesia dinâmica máxima, que permita ao paciente mobilização, respiração e tosse efetiva, com mínimos efeitos secundários.

A terapia de substituição da função renal é o tratamento mais empregado quando há perda da função renal na UTI. O procedimento hemodialítico gera complicações potenciais, em função disto, o enfermeiro deve estar capacitado a intervir nestas complicações. A complicação mais frequente durante o processo dialítico é a hipotensão arterial, devido à instabilidade hemodinâmica dos pacientes criticamente doentes, à remoção excessiva de líquidos pela diálise e à reposição inadequada de líquidos.

A diálise requer do enfermeiro intensivista vasto conhecimento clínico, destreza e habilidade frente aos recursos empregados. Além disso, ações protocolares promovem maior segurança nas atividades realizadas dentro das UTI.

Estar vigilante dentro da UTI salva vidas. Essa atuação é determinante no desfecho do paciente, pois a prevenção e a detecção precoce de problemas determinam uma assistência rápida e segura em um ambiente crítico.

Fisioterapia

O olhar da fisioterapia sobre o paciente portador LES deve abranger mais os sintomas do que a enfermidade; portanto, toda a ação terapêutica tem que ter como imperativos a funcionalidade e a sintomatologia. O LES, na maioria das vezes, apresenta limitações funcionais importantes, como dores e limitações articulares, fadiga e rigidez muscular, além de eventuais edemas, especialmente nos membros inferiores. A restrição ao exercício físico imposta por estes sintomas é razão pela qual a abordagem da fisioterapia deve ser ampla e não apenas restrita à cinesioterapia.

A fisioterapia se faz necessária na manutenção das habilidades funcionais dos portadores de LES, uma vez que estes estão muito suscetíveis a prejuízos que impactam na força muscular, na flexibilidade e na função cardiorrespiratória. Wibelinger ressalta os mesmos aspectos e dá ênfase a programas de exercícios para o LES que priorizam a resistência e força, por meio de exercícios aeróbicos de baixo impacto. Nesse sentido, devem ser inclusos fortalecimentos musculares isotônico e isométrico para manutenção da amplitude de movimento. Caso exista necrose avascular, somente exercícios isométricos deverão ser indicados.

O LES com frequência compromete a função cardiorrespiratória, induzindo o paciente a restrições ventiladoras importantes, as quais, somadas a eventuais pleurites e pericardites, acabam por impor a necessidade de suportes ventilatórios invasivos ou não invasivos. Em tais condições, a utilização da ventilação não invasiva (VNI) é sempre o critério de primeira escolha, sobretudo por considerar que os sintomas são de ordem ventilatória restritiva com boa resposta ao uso da VNI. Associados ou não ao suporte ventilatório, os exercícios aeróbicos são sempre bem recomendados.

A utilização de recursos para contenção e controle da dor é uma estratégia fundamental para o sucesso terapêutico. Com este propósito, o uso de eletroanalgesia por intermédio do TENS tem possibilitado aos pacientes um maior conforto e a realização de técnicas como a cinesioterapia de forma mais segura e com maior intensidade.

Ball, em 2011, destacou o uso da liberação facial no combate à dor, rigidez, fadiga e ansiedade. Seus resultados permitem hoje fazer uso desta técnica em diferentes ambientes, inclusive a UTI.

Por fim, vale destacar a importância de promover a reintegração social e funcional do paciente portador de LES, o mais breve possível e da forma mais segura para a sociedade. Razão pela qual, o fisioterapeuta deve promover na UTI um processo de aprendizagem que envolva o paciente e familiares, dando ênfase a treinos de Atividade de Vida Diária que estimulem o uso da musculatura, de forma mais eficiente e com o menor gasto energético possível.

Agradecimentos

A Juliana Jasper (caso clínico – Figuras 9.5.3 e 9.5.4) e Liliane C. O. Casagrande (caso clínico – Figuras 9.5.5). Centro de Odontologia-Cirurgia e Reabilitação Bucomaxilofacial, Santa Casa de Misericórdia de Porto Alegre (SCMPA), Porto Alegre, RS e Isabel Pucci. Instituto Puricelli-Cirurgia Bucomaxilofacial, Porto Alegre (RS), Brasil.

Conclusão

Os pacientes lúpicos devem contar com assistência multidisciplinar, pois estão suscetíveis a infecções, sendo este o fator de risco mais frequente durante a hospitalização. Associada aos comprometimentos respiratório, renal e neurológico, a infecção é causa importante de morbidade e uma das principais causas de óbito dos pacientes com LES nas UTI. A integração à beira do leito de ações de enfermagem, fisioterapia e odontologia é fundamental no aspecto biopsicossocial de tais pacientes.

Bibliografia

Almeida RA, Pequeno GA, Almeida FC, et al. Aplicando o processo de enfermagem no cuidar de um paciente com lúpus eritematoso sistêmico. Rev Bras Ci Saúde. 2013;17(2):121-6.

Ball TM. Structural integration-based fascial release efficacy in systemic lupus erythematosus (SLE): two case studies. J Bodywork Mov Therapies. 2011;15(2):217-25.

Berbert AL, Mantese SA. Lúpus eritematoso cutâneo: aspectos clínicos e laboratoriais. Ann Bras Dermatol. 2005;80(2):119-31.

Bernatsky S, Boivin JF, Joseph L, et al. Mortality in systemic lupus erythematosus. Arthritis Rheum. 2006;54(8):2550-7.

Bittencourt GK, Beserra PJ, Nóbrega MM. Assistência de enfermagem a paciente com lúpus eritematoso sistêmico utilizando o CIPE. Rev Gaúcha Enferm. 2008;29(1):26-32.

Borba EF, Latorre LC, Brenol JC, et al. Consenso de lúpus eritematoso sistêmico. Rev Bras Reumatol. 2008;48(4):196-207.

Brasil. Ministério da Saúde. Aprova o protocolo clínico e diretrizes terapêuticas do lúpus eritematoso sistêmico. Portaria nº 100, de 7 de fevereiro de 2013.

Brunetti MC. Periodontia médica: uma abordagem integrada. São Paulo: Senac São Paulo; 2004.

Cervera R, Khamashta MA, Font J, et al. Morbidity and mortality in systemic lupus erythematosus during a 10-year period: a comparison of early and late manifestations in a cohort of 1,000 patients. Medicine (Baltimore). 2003;82(5):299-308.

Chogle AR, Chakravarty A. Cardiovascular events in systemic lupus erythematosus and rheumatoid arthritis: emerging concepts, early diagnosis and management. J Assoc Physicians India. 2007; 55:32-40.

Conselho Federal de Enfermagem. Resolução Cofen nº 358/2009. Sistematização da Assistência de Enfermagem e a implementação do Processo de Enfermagem em ambientes, públicos ou privados, em que ocorre o cuidado profissional de Enfermagem. Disponível em: http://www.portalcofen.gov.br/

D'Cruz DP, Khamashta MA, Hughes GR. Systemic lupus erythematosus. Lancet. 2007;369(9561):587-96.

Feijó DV, Chaves EH. Procedimentos de enfermagem em terapia intensiva, capítulo 313. In: Knobel E. Condutas no paciente grave. 4 ed. São Paulo: Atheneu; 2016. p 3135-51.

Figueiredo AC, Barbosa EG, Paloni EM, et al. Custos diretos associados ao manejo clínico de pacientes com Lúpus Eritematoso Sistêmico (LES) no Brasil: uma análise sob a perspectiva do Sistema Suplementar de Saúde. J Bras Econ Saúde. 2014;6(2):89-96.

Fernandes EG, Guissa VR, Saviolli C, et al. Osteonecrose de mandíbula em pacientes com lúpus eritematoso sistêmico juvenil observada em exame de imagem. Rev Bras Reumatol. 2010;50(1):3-15.

Freitas TH, Proença NG. Lúpus eritematoso cutâneo crônico: estudo de 290 pacientes. An Bras Dermatol. 2003;78(6):703-12.

Griffin J, Potts J, Chatu S, et al. A patient with odynophagia and unusual endoscopic findings. BMJ Case Rep. 2015;2015:bcr2015210176.

Hancevic M, Gobbi C, Babini A, et al. Evolución y factores pronósticos en pacientes lúpicos con admisión en unidad de terapia intensiva. Rev Argent Reumatol. 2015;26(1):23-8.

Institute for Healthcare Improvement (IHI). Getting started kit: prevent ventilator-associated pneumonia. How-toguide.100,000 lives campaign. 2006. Available from: http://www.premierinc.com/safety/topics/bundling/downloads/03-vap-how-to-guide.pdf

Institute for Healthcare Improvement (IHI). Protecting 5 million lives from harm. Some is not a number. Soon is not a time. 2008. Available from: http://www.ihi.org/IHI/Programs/Campaign/

Jasper J, Casagrande LC, Zanella TA, et al. Cheilitis secondary to systemic lupus erythematosus: a case report. Oral Surgery Oral Med Oral Pathol Oral Radiol. 2017;124(2):e100.

Klumb EM, Silva CA, Lanna CC, et al. Consensus of the Brazilian Society of Rheumatology for the diagnosis, management and treatment of lupus nephritis. Rev Brasil Reumatol. 2015;55(1):1-21.

Lee IH, Ryu YU. Physical therapy combined with corticosteroid intervention for systemic lupus erythematosus with central nervous system involvement: a case report. J Phys Therapy Sci. 2014;26(11):1839-41.

Leite FC, Santos NM, Rombaldi JA. Efeitos da prática regular de exercícios físicos por portadores de lúpus eritematoso sistêmico: estudo de revisão. Rev Faculdade Ed Fis UNICAMP. 2013;11(3):166-75.

Machado RG. Prevalência de doenças infecciosas em pacientes com diagnóstico de artrite reumatoide e lúpus eritematoso sistêmico no sudoeste do estado de Goiás no período de 2008 a 2012. Dissertação. Goiás: UFG; 2015.

Majka DS, Holers VM. Cigarette smoking and the risk of systemic lupus erythematosus and rheumatoid arthritis. Ann Rheum Dis. 2006; 65(5):561-3.

Melo EM, Cavalcante HP, Marques AM, et al. Nurses on knowledge vasoactive drugs used in critical patients. Rev Enferm UFPE. 2016; 10(8):2948-55.

Menzies S, O'Shea F, Galvin S, et al. Oral manifestations of lupus. Ir J Med Sci. 2017;187(1):91-3.

Morais TM, Silva A. Fundamentos da Odontologia em ambiente hospitalar/UTI. 1 ed. Rio de Janeiro: Elsevier; 2015.

Morais TM, Souza AF, Puricelli E. Aspectos odontológicos – capítulo 309. In: Knobel E. Condutas no paciente grave. 4 ed. v. 2. São Paulo: Atheneu; 2016. p. 3093-108.

Nascimento CD, Marques IR. Intervenções de enfermagem nas complicações mais freqüentes durante a sessão de hemodiálise: revisão da literatura. Rev Bras Enferm. 2005;58(6):719-22.

Orlandini GM, Lazzari CM. Conhecimento da equipe de enfermagem sobre higiene oral em pacientes criticamente enfermos. Rev Gaúcha Enferm. 2012;33(3):34-41.

Pons-Estel GJ, Alarcon GS, Scofield L, et al. Understanding the epidemiology and progression of systemic lupus erythematosus. Semin Arthritis Rheum. 2010;39(4):257-68.

Rahman A, Isenberg DA. Systemic lupus erythematosus. N Engl J Med. 2008;358(9):929-39.

Reis MG, Loureiro MD, Silva MG. Aplicação da metodologia da assistência a pacientes com lúpus eritematoso sistêmico em pulsoterapia: uma experiência docente. Rev Bras Enferm. 2007;60(2):229-32.

Ribeiro FM, Fabris CL, Bendet I, et al. Survival of lupus patients on dialysis: a Brazilian cohort. Rheumatology (Oxford). 2013; 52(3):494-500.

Rivera SA. Redução da sedação profunda e analgesia segura. In: Viana RA, Torre M. Enfermagem em terapia Intensiva: práticas integrativas. São Paulo: Manole; 2017.

Santana de Freitas-Blanco V, Franz-Montan M, Groppo FC, et al. Development and evaluation of a novel mucoadhesive film containing Acmella oleracea extract for oral mucosa topical anesthesia. PLoS One. 2016;11(9):e0162850.

Santos MJ, Capela S, Figueira R, et al. Caracterização de uma população portuguesa de doentes com lúpus eritematoso sistêmico. 2007;32(2):153-61.

Scottish Intensive Care Society Audit Group (SICSAG). VAP prevention bundle. Guidance for implementation. National Services Scotland. 2008. Disponível em: http://www.sicsag.scot.nhs.uk/SubGroup/VAP_

Sete MR, Figueredo CM, Sztajnbok MR. Doença periodontal e lúpus eritematoso sistêmico. Rev Bras Reumatol. 2016;56(2):165-70.

Shapiro M, Soses AC, Junkins-Hopkens JM, et al. Lupus erythematosus induced by medications, ultraviolet radiation, and other exogenous agents: review, with special focus on the development of subacute cutaneous lupus erythematosus in a genetically predisposed individual. Int J Dermatol. 2004;43(2):87-94.

Silva FR, Prado PF, Carneiro JA, et al. Implementação da sistematização da assistência de Enfermagem: dificuldades e potencialidades. Rev Univ Vale do Rio Verde. 2104;12(2):580-90.

Skare TL. Reumatologia: princípios e prática. Rio de Janeiro: Guanabara Koogan; 2007.

Smeltzer SC, Bare AG. Tratado de enfermagem médico-cirúrgica. 11 ed. Rio de Janeiro: Guanabara; 2009.

Sontheimer RD. Clinical manifestations of cutaneous lupus erythematosus. In: Wallace DJ, Hahn BH. Dubois' lupus erythematosus. 4. ed. Philadelphia: Lea, Feibiger; 1993. p. 285-301.

Souza DC, Santo AH, Sato EI. Mortality profile related to systemic lupus erythematosus: a multiple cause-of-death analysis. J Rheumatol. 2012;39(3):496-503.

Umbelino Júnior AA, da Silva AA, Klumb EM, et al. Achados bucais no lúpus eritematoso sistêmico. Rev Bras Odontol. 2010;67(2):183-7.

Valim V. Benefícios dos exercícios físicos na fibromialgia. Rev Bras Reumatolologia. 2006;46(1):49-55.

Vilar MJ, Sato EI. Estimating the incidence of systemic lupus erythematosus in a tropical region (Natal, Brazil). Lupus. 2002;11(8):528-32.

SEÇÃO 3

Gestão e Segurança

CAPÍTULO 10

Qualidade e cultura de segurança nos serviços de terapia intensiva

Daniela Vieira Baldini Batista

Eugenie Neri

Lisely Silva Garcia

Lilian Pasetti

Lucia Caruso

Lúcia Santos

Patrícia Treviso

Renato Tavares

Introdução

A preocupação com a qualidade é uma característica da natureza humana, sempre em busca do aperfeiçoamento. Qualidade não deve ser apenas uma palavra da moda, mas também deve compreender uma série de atitudes adotadas por todos os seguimentos da área hospitalar.

A busca pela qualidade é uma constante e tem sido estudada há muitos anos. Para um resgaste histórico, vale considerar que o *American College of Surgeons* adotou o chamado "Padrão Mínimo", que consistia em um conjunto de cinco padrões oficiais para a prestação de cuidados hospitalares, que incluíam a necessidade de existência de um corpo clínico licenciado, de caráter e com ética profissional, a exigência do registro de todos os atendimentos e a existência de instalações adequadas para o diagnóstico e o tratamento. Este padrão mínimo foi o precursor do processo de Acreditação Hospitalar nos Estados Unidos, hoje executado pela *Joint Commission on Accreditation of Health Care Organizations* (JCAHO), criada em 1920.

A JCAHO é responsável pelo credenciamento de todos os tipos de instituições prestadoras de serviços de saúde, por meio de indicadores e medidas que buscam avaliar a qualidade do atendimento.

No Brasil, o tema não é novo, mas somente em 1989 houve a primeira reunião da Organização Pan-Americana de Saúde (OPAS) para uma discussão no âmbito da América Latina sobre a questão da Acreditação Hospitalar. Deste esforço, resultou a publicação do *Manual de Acreditação Hospitalar* para a América Latina e Caribe, publicado pela OPAS e pela Federação Latino-Americana de Hospitais em 1995, com o objetivo de determinar padrões de qualidade hospitalar.

O acesso à informação e à tecnologia fez com que os profissionais da saúde se defrontassem com a necessidade de investir na melhoria contínua de seus processos de trabalho e no desenvolvimento de novas competências, buscando maior qualidade e segurança nos cuidados prestados.

A qualidade está intrinsecamente relacionada à segurança e esta, à qualidade. Não é possível afirmar que um serviço realizado numa instituição, com estrutura física e recursos humanos adequados e que, todavia, não ofereça segurança nos processos, seja um serviço de qualidade, assim como não é possível afirmar que é seguro um serviço que não oferece qualidade.

A definição de segurança na área da saúde está relacionada à redução do risco de danos desnecessários associados aos cuidados, reduzidos a um mínimo aceitável; a qualidade envolve o grau em que os serviços de saúde aumentam a probabilidade de alcançar os resultados desejados, em consonância com o conhecimento profissional atual e a tecnologia disponível. Ressalta-se que a perspectiva de prática segura compreende a articulação da qualidade tanto no que se refere ao quantitativo como ao qualitativo dos profissionais de saúde.

O seguimento hospitalar passou recentemente por um complexo processo de profissionalização. Houve um crescente interesse na adoção de padrões que permitam a formatação de processos de forma mais eficiente e impessoal.

A avaliação da qualidade não deve se limitar a apenas um item, pois se trata de mais que algumas estratégias ou técnicas estatísticas, sendo considerada uma questão de decisão que reflete em políticas de gerenciamento da organização, sendo seus benefícios consistentes, duradouros e permanentes. Segundo Donabedian, os sete pilares da qualidade, os quais são os atributos primordiais do cuidado à saúde, são: eficácia, efetividade, eficiência, otimização, aceitabilidade, legitimidade e equidade.

Tendo em vista que a qualidade é uma função do processo, o aperfeiçoamento depende da melhoria destes. Os processos produzem e dão apoio ao produto ou serviço, sendo que as estratégias adotadas devem levar em conta a redução dos custos, do retrabalho e o incremento da produtividade.

O objetivo de oferecer assistência de excelência deve estar presente em qualquer nível de atendimento. Quando tratamos da atenção em nível terciário onde estão englobados os serviços com maior densidade tecnológica como a unidade de terapia intensiva (UTI), vimos ainda mais evidente a necessidade de garantir a qualidade e segurança dada a complexidade do trabalho e criticidade dos pacientes assistidos.

Gestão estratégica em unidade de terapia intensiva: ferramentas da qualidade

Gerar valor ao paciente, atingindo os objetivos da política de qualidade na UTI, só é possível por meio da gestão estratégica do setor, que se insere na gestão institucional. Entretanto, o desenvolvimento de estratégias vencedoras, embora não seja algo simples, tem na sua implementação tarefa ainda mais desafiadora. Cabe ao gestor da UTI a difícil tarefa de fazer o planejamento estratégico ser executado e virar realidade, pois somente por meio dessa ação é que a sustentabilidade do serviço será atingida.

A utilização das ferramentas da qualidade em ambiente de terapia intensiva deve estar associada a indicadores locais com metas institucionais que permitam que a missão e a visão da instituição e da UTI como unidade de negócios estejam alinhadas e todos os resultados obtidos devem ser compartilhados com a equipe multiprofissional para que as ações sejam tomadas em conjunto.

Entre as ferramentas da qualidade que podem ser utilizadas no gerenciamento da UTI, estão as descritas a seguir.

Balanced Score Card

Foi desenvolvido na década de 1990 por Kaplan e Norton, com o objetivo de renovar ou aperfeiçoar os métodos de avaliação de desempenho diante dos já existentes, que estavam se tornando ineficazes. O *Balanced Score Card* (BSC) tem como conceito básico a relação causa/efeito e foi proposto em UTI para alinhar indicadores locais com metas institucionais e monitoramento compartilhado pela equipe multidisciplinar (Figura 10.1).

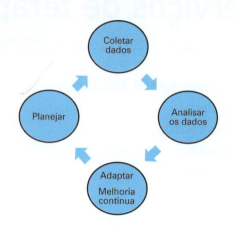

Figura 10.1. Modelo *Balanced Score Card* (BSC).

O mapa estratégico gerado para o setor define objetivos, medidas, iniciativas, prazos de implantação, execução e obtenção de resultados.

Ciclo do PDCA

O ciclo PDCA é uma ferramenta fácil, porém poderosa e eficiente para a melhoria contínua de qualidade de uma UTI. Utilizada na gestão de processos, esta ferramenta constitui a essência do controle de qualidade, podendo ser empregada tanto para solucionar problemas como para promover uma contínua melhoria nas diversas atividades.

A ideia desse ciclo é trabalhar uma situação que necessita de melhoria por meio do uso das ferramentas de qualidade. A partir daí, as ações devem ser planejadas, analisadas e implementadas.

Esse ciclo é composto de quatro passos básicos realizados na seguinte sequência:

- **P (*plan* – planejar)**: identificar o problema e definir ações e recursos.
- **D (*do* – fazer, executar)**: analisar as causas e atuar sobre elas.
- **C (*check* – verificar, controlar)**: analisar os resultados e estabelecer definições.
- **A (*act* – agir, atuar corretivamente)**: definir novos rumos para o processo, se necessário.

Neste contexto, o ciclo PDCA é um método gerencial de tomada de decisões que visa garantir o alcance das metas necessárias e pode auxiliar na transição para uma administração voltada para a melhoria contínua conforme Figura 10.2.

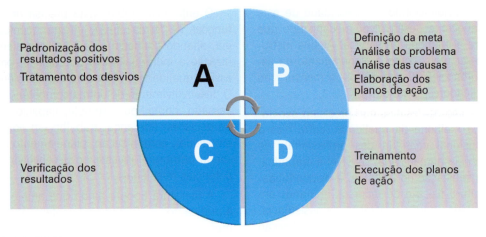

Figura 10.2. Modelo PDCA.

Outras ferramentas da qualidade poderão ser utilizadas para o gerenciamento deste processo são os que se seguem.

5W2H

Propicia, de modo organizado, a aplicação de um método padronizado para atingir uma meta estabelecida. É bastante prática e muito utilizada para execução de tarefas. Deve ser utilizada sempre que for preciso montar um plano de ação, sempre respondendo às seguintes perguntas:

- *What*: o que será feito (etapas).
- *Why*: por que será feito (justificativa).
- *Who*: por quem será feito (responsabilidade).
- *Where*: onde será feito (local).
- *When*: quando será feito (tempo).
- *How*: como será feito (método).
- *How much*: quanto custará fazer (custo).

Diagrama de Ishikawa

Trata-se de um diagrama que mostra a relação entre uma característica de qualidade e os fatores que a influenciam. Serve para identificar, explorar, ressaltar e mapear fatores que afetam um problema.

As etapas definidas para a construção do Diagrama de Ishikawa, também conhecido como Diagrama de Causa e Efeito, são: definir e delimitar o problema (efeito) a ser analisado; convocar a equipe para analisar o problema e definir a metodologia a ser utilizada; definir as principais categorias e buscar as possíveis causas coletando junto à equipe o maior número possível de sugestões (causas); construir o diagrama no formato "espinha de peixe" e agrupar as causas nas categorias previamente definidas (mão de obra, máquina, método, material, meio ambiente ou outras de acordo com a especificidade do problema em análise); detalhar cada causa identificada preenchendo o diagrama; analisar e identificar no diagrama as causas mais prováveis representado na Figura 10.3.

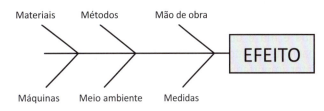

Figura 10.3. Diagrama de Ishikawa.

Uma UTI, hoje, integra equipes internas e externas. As internas exercem seu trabalho na unidade, principalmente em contato com o paciente, como médicos, enfermeiros, farmacêuticos, fisioterapeutas, fonoaudiólogos, nutricionistas, odontólogos e psicólogos. As externas, geralmente, são serviços de diagnóstico ou de terapias complementares aos que são realizados na UTI, como exames de imagem, laboratório clínico, laboratório de patologia, radioterapia, hemocentros e serviços de transporte de pacientes.

Numa visão sistêmica, vamos observar que a UTI, como unidade, depende da equipe multidisciplinar para obter seus melhores resultados.

Qualidade nos processos assistenciais

Na gestão da qualidade dos processos assistenciais, deve estar claro o papel de cada integrante da equipe multidisciplinar para que haja a interação de processos, assegurando a qualidade no atendimento aos pacientes.

O enfermeiro, além de atuar na assistência direta, desenvolve importante trabalho na gestão da unidade e dos processos, evidenciando a necessidade de este profissional conhecer e desenvolver mecanismos que contribuam para a melhoria do serviço. Alguns instrumentos podem ser úteis, como o planejamento da assistência, a padronização de processos, a mensuração e análise de indicadores, entre outros.

Muitos ainda são os desafios que precisam ser trabalhados para a melhoria da qualidade, entre eles a capacitação funcional contínua dos profissionais de saúde, a assistência humanizada, sensível e empática, a promoção da satisfação no trabalho, a disponibilidade de infraestrutura física e de recursos humanos em condições adequadas para a prestação da assistência. Outro grande desafio é a necessidade de atualização constante dos profissionais e investimento no trabalho em equipe.

A unidade de terapia intensiva possui diversos trabalhadores atuando direta ou indiretamente nos cuidados ao paciente, enfrentando todos os dias condições estressantes, ambiente conturbado, impessoal e alta dependência tecnológica, sendo um trabalho árduo e que exige conhecimento científico específico, equilíbrio emocional e habilidade de interação e comunicação

Ressalta-se que a tecnologia, ao mesmo tempo em que é fria e distante, fornece benefícios tanto para o paciente quanto para os que realizam o cuidado, sendo fator importante para o cuidado com qualidade, mas não o principal.

A prestação de assistência de Enfermagem de qualidade exige intervenções baseadas em evidências científicas e direcionadas à realização da gestão do cuidado. Neste cenário, a Sistematização da Assistência de Enfermagem (SAE) representa instrumento capaz de contribuir para o planejamento do cuidado e da execução de cuidados de forma competente, técnica e cientificamente, por meio da identificação de situações de saúde-doença e de necessidades de cuidados, permitindo, ainda, o estabelecimento de indicadores que auxiliam na avaliação dos resultados.

A assistência de modo geral, focada no modelo biomédico, com a valorização das necessidades psicobiológicas em detrimento das demais, pode estar relacionada à complicada realidade encontrada hoje em grande parte das UTI brasileiras: superlotação dos hospitais, insuficiência de leitos e de equipamentos, recursos limitados, déficit de profissionais, carga horária de trabalho excessiva, demanda de múltiplas tarefas, entre outros.

Dessa forma, a previsão do quantitativo de pessoal de enfermagem, isto é, o dimensionamento de pessoal, é um fator crucial para garantir a qualidade da assistência prestada, uma vez que o défice de profissionais associado à elevada carga de trabalho e à complexidade dos cuidados necessários ao paciente crítico influencia diretamente na qualidade e na segurança da assistência.

O enfermeiro intensivista precisa desenvolver suas funções de forma eficaz, integrar técnicas à tecnologia, aliando conhecimento técnico e científico, humanização e individualização do cuidado, proporcionando, assim, qualidade e segurança na assistência prestada. O desenvolvimento de outras competências ainda é necessário, como, por exemplo, capacidade de tomada de decisões, liderança, trabalho em equipe, equilíbrio emocional, comunicação, planejamento e organização, sendo primordial investir no desenvolvimento de competências relacionais.

A literatura aponta ainda que ambientes favoráveis à prática dos profissionais de enfermagem resultam em menores níveis de *burnout*, melhor percepção da qualidade do cuidado e atitudes favoráveis à segurança do paciente.

O trabalho em equipe na UTI representa fator de extrema importância para que se possa oferecer um cuidado de qualidade. Entretanto, faz-se necessário que cada um dos membros da equipe tenha consciência da responsabilidade de seu trabalho e o exerça em cooperação e harmonia, salientando que o êxito desse trabalho coletivo depende do desempenho de cada um e seu resultado só será satisfatório mediante o desenvolvimento de um bom trabalho individual. Neste sentido, os profissionais de enfermagem buscam desenvolver, neste setor de alta complexidade, a arte do cuidar intensivo, humano, com qualidade e segurança.

A atuação do farmacêutico na UTI, apesar de recente, abre um grande leque tanto para a atuação clínica quanto para a gestão de processos farmacêuticos, os quais devem ser controlados em busca da melhoria contínua.

A atuação de um farmacêutico capacitado junto à equipe multiprofissional é cada vez mais fundamental, sendo caracterizada por implantação de novidades tecnológicas, utilização de muitos medicamentos, internação de pacientes de múltiplas especialidades. As intervenções farmacêuticas na UTI assim como em outros níveis de assistência, visam a otimização e a individualização das terapias medicamentosas instituídas em busca desfechos clínicos positivos e da qualidade da assistência.

O farmacêutico clínico é responsável por garantir que o paciente faça o uso racional do medicamento por meio do recebimento da medicação adequada, na dose correta, por um período em que o tratamento seja necessário, via de administração e duração de tratamento adequado, sendo possível realizar o acompanhamento de eventuais ocorrências adversas decorrentes do tratamento e assegurar resultados terapêuticos definidos.[23] Dessa forma, as ações do farmacêutico se refletem nas possibilidades de redução da mortalidade, diminuição do tempo de internação e otimização na alta da UTI de pacientes internados por infecções hospitalares, co-

CAPÍTULO 10 QUALIDADE E CULTURA DE SEGURANÇA NOS SERVIÇOS DE TERAPIA INTENSIVA

munitárias e sepse, além de não aumentar os custos com tratamentos e exames laboratoriais, de acordo com estudo publicado em 2008 por MacLaren et al., além de ter impacto positivo sobre infecções por meio da seleção adequada de antibióticos e monitoramento da toxicidade destes.

Dentre as atividades realizadas pelo farmacêutico clínico em busca da qualidade de assistência em terapia intensiva estão:

- **Reconciliação medicamentosa:** consiste no levantamento dos medicamentos utilizados em domicílio e a possível introdução deles junto à prescrição após avaliação médica.

- **Anamnese farmacêutica:** por meio de um formulário com perguntas curtas e simples, é possível conhecer a história do paciente, principalmente no que diz respeito ao tratamento farmacológico em uso e/ou já utilizado, que torna capaz saber, inclusive, se o paciente é aderente ou não ao tratamento anteriormente instituído.

- **Prevenção de reação adversa a medicamentos e de erros de medicação evitando interações medicamentosas e danos aos pacientes:** por meio de uma análise minuciosa da prescrição, é possível verificar prováveis interações medicamentosas e erros de medicação, minimizando possíveis eventos adversos por meio da intervenção farmacêutica, aumentando a qualidade assistencial e reduzindo custos hospitalares.

- **Auxiliar na preparação de protocolos e diretrizes de cuidados intensivos:** os farmacêuticos podem monitorar e estabelecer protocolos para administração de fármacos-alvo, como, por exemplo, os utilizados em sedação e analgesia, medicamentos de alto risco, como a insulina e bloqueio neuromuscular, além de realizar o acompanhamento farmacoterapêutico, reduzindo custos e melhorando desfechos. O protocolo oferece à equipe de enfermagem mais autonomia em sua prática profissional por otimizar a administração de medicamentos.

- **Controle de resistência bacteriana e farmacoeconomia:** por meio do acompanhamento de antimicrobianos realizado pelo farmacêutico clínico, é possível reduzir falhas na escolha do antibiótico que poderia acarretar danos ao paciente como aumento do tempo de internação e utilização de esquemas terapêuticos mais onerosos, além da possibilidade de disseminação de bactérias multirresistentes.

O profissional farmacêutico tem um papel importante junto às equipes multiprofissionais, podendo não apenas identificar como também corrigir ou reduzir riscos relacionados à utilização de medicamentos.

A Equipe Multiprofissional de Terapia Nutricional (EMTN) nos hospitais brasileiros tem como atribuição a avaliação, a execução e a supervisão de todas as etapas da terapia nutricional. A legislação segue a resolução 63, que foi uma atualização da portaria 337. A gestão de qualidade das etapas que envolvem a nutrição enteral e a parenteral fica, dessa forma, atrelada à EMTN.

Por outro lado, a Resolução da Diretoria Colegiada n. 36 de 25 de julho de 2013 teve por objetivo instituir ações para a promoção da segurança do paciente e a melhoria nos serviços de saúde. Para isso, estabeleceu o Núcleo de Segurança do Paciente (NSP) a fim de promover melhorias continuas nos processos de cuidado e no uso das tecnologias da saúde. Segurança tem alta relação com qualidade. As boas práticas são a garantia de condutas adequadas e, ao mesmo tempo, asseguram padrões de qualidade. Na perspectiva da segurança, é preciso identificar os pontos críticos, ou seja, nos quais existem riscos nos processos que possam causar danos ao paciente ou que provoquem efeito adverso. Assim, ao garantir segurança, avançamos em qualidade.

No que se refere à importância de condutas padronizadas, torna-se interessante considerar o trabalho de revisão de Ventura & Waitzberg. Foram consideradas 19 publicações que avaliaram a introdução de protocolos nutricionais, sendo que os autores apontam que os estudos indicaram efeitos positivos da implantação de protocolos em termos de número de pacientes em terapia nutricional, de tempo de início da terapia nutricional e de volume administrado. Nas UTI que contavam com protocolos, foi encontrada associação com condutas seguras, com diminuição de riscos especialmente em pacientes em ventilação mecânica invasiva, desfechos melhores e otimização da terapia nutricional. Os autores alertam que é fundamental levar em conta as condições locais para o estabelecimento de protocolos. Entretanto, a conclusão da revisão é de que não existe padronização na avaliação dos protocolos, e os autores sugerem o uso de indicadores de qualidade para isso.

A importância da utilização dos protocolos nutricionais foi evidenciada por Heyland et al., que realizaram estudo multicêntrico e de coorte que envolveu 269 UTI em 28 países. Foram acompanhados 5.497 pacientes com idade acima de 18 anos, em ventilação mecânica invasiva e em terapia nutricional enteral (TNE) por tempo superior a 72 horas. Foram considerados dois grupos: o dos pacientes em UTI que adotavam protocolos e o das UTI que não utilizavam protocolos. A média do tempo para início da TNE foi significantemente menor ($p=0,0003$) nas UTI com protocolo 42,1 horas, contra 57,1 horas nas UTI sem protocolo. A adequação de calorias administradas em relação ao prescrito foi de 61,2% nas UTI com protocolo e 51,7% naquelas que não tinham protocolos, evidenciando uma diferença significativa também ($p=0,0003$).

Neste contexto, devem ser consideradas, também, as verificações periódicas na forma de *checklist*, cujo objetivo é simplificar os cuidados e reduzir os erros de omissão, e constituem uma boa alternativa. São de grande auxílio para garantir condutas de acordo com as diretrizes científicas, especialmente no sentido de retirar medidas de sustentação o mais precocemente possível, como extubação, retirada de sondas vesicais e cateteres, assim como introduzir uma via de acesso nutricional precoce, evitando longos períodos de jejum, e por fim aspectos relacionados aos medicamentos e às medidas profiláticas. No entanto, a existência de um checklist não é o suficiente: é preciso que toda a equipe esteja engajada nos processos, por isso é sugerido que seja feita uma visita multidisciplinar rápida pela manhã, à beira do leito, com aplicação conjunta, gerando ações corretivas imediatas, quando necessário.

Algumas pesquisas pioneiras verificaram isso. Em estudo de coorte em UTI de hospital terciário, compararam a utilização de checklist com (140 pacientes-grupo intervenção) e sem vista interdisciplinar (125 pacientes-grupo controle). No grupo intervenção, os pacientes apresentaram maior número de dias livres de ventilação mecânica invasiva, menor uso empírico de antibiótico e menos tempo utilizando cateter venoso central, ainda com maior número de dias com profilaxia para trombose e úlcera de estresse. A menor mortalidade no hospital foi no grupo intervenção: 10% quando comparada aos 20,8% no controle ($p = 0,014$).

A qualidade é essencialmente dinâmica e a preocupação com sua avaliação teve início na década de 1960. Atualmente, tem passado por um processo de transição, em que se percebe que a qualidade não está voltada apenas a atender as necessidades dos clientes, mas estruturada para atender também à lacuna entre as expectativas e a percepção que têm do produto ou serviço. A avaliação constante dos processos, especialmente em Terapia Intensiva, é fundamental para o realinhamento das condutas na busca da melhoria contínua. Quando isso é feito de forma interdisciplinar, os efeitos na assistência são mais evidentes.

A odontologia hospitalar é uma área relativamente nova e que vai muito além da cirurgia e traumatologia bucomaxilofacial. No ambiente hospitalar, são preconizados ao paciente em tratamento intensivo cuidados orais a fim de prevenir novas infecções em um ambiente tão crítico. Uma adequada avaliação odontológica pode determinar a necessidade e o tempo apropriados para intervir em situações de riscos futuros de contaminação, e as adequações bucais podem transformar o desfecho clínico, reduzindo fatores que possam influenciar negativamente o tratamento sistêmico.

Araújo et al. relataram que indivíduos hospitalizados tendem a apresentar má higiene bucal e que a ausência de atenção a isso resulta no aumento e na complexidade do biofilme dental. O bem-estar do paciente se dá a partir de cuidados básicos como a higiene bucal e da conscientização daqueles que são os responsáveis. Fica evidente, portanto, a necessidade da atuação do cirurgião dentista como membro permanente de uma equipe multidisciplinar efetiva nas UTI.

De acordo com o Código de Ética Odontológico, compete ao cirurgião dentista internar e assistir pacientes em hospitais públicos e privados, com ou sem caráter filantrópico, respeitando as normas técnico-administrativas das instituições.

Nascimento e Trentini pontuaram que a internação na UTI rompe bruscamente com o modo de viver do sujeito, incluindo suas relações e seus papéis, e sua identidade fica fortemente afetada. Devido à severidade do seu estado, o paciente não é considerado atuante em suas escolhas e, geralmente, não exercem autonomia em coisas simples como higiene pessoal, alimentação e excreção.

Condições de deficiência da higiene bucal são muito comuns nesses pacientes, que frequentemente permanecem com a boca aberta devido à intubação traqueal. Isso promove a desidratação da mucosa e leva à diminuição do fluxo salivar, permitindo maior colonização de bactérias e culminando em uma maior predisposição a doenças periodontais e outros possíveis focos de infecção.

A RDC da Agência Nacional de Vigilância Sanitária (Anvisa) serve para estabelecer padrões mínimos para o funcionamento de algo.

A RDC 50 (21 de fevereiro de 2002), por exemplo, estabelece padrões mínimos para o funcionamento das UTIs sobre a infraestrutura física necessária para se montar uma UTI. A RDC 07 (fevereiro de 2010) estabelece padrões mínimos para o funcionamento das UTIs sobre a infraestrutura e o pessoal necessários para assistir o paciente: um enfermeiro para cada oito pacientes, um técnico de enfermagem para cada dois pacientes. Insere, como obrigatoriedade, a assistência odontológica aos pacientes de UTI.

A atuação da Odontologia de forma protocolar e conjunta com outras equipes que atuam em UTI traz benefícios não somente ao controle das infecções respiratórias, mas também auxilia na queda do número de óbitos, independentemente do perfil e do número de leitos da UTI. Desta maneira, é imprescindível a atuação do profissional de Odontologia para o estabelecimento da prevenção e de cuidados na saúde bucal do paciente. A interdisciplinaridade deve atuar em UTI a fim de tornar a prevenção tão importante quanto a cura.

Qualidade sob outra perspectiva

Vivemos um tempo de mudanças e o quadro da saúde não poderia ser diferente. Quem não participar ativamente deste processo deverá desaparecer do panorama dos serviços de saúde.

Temos que ter visão e uma missão definida a ser cumprida. A verdade, contudo, é que estamos longe disto:

CAPÍTULO 10 — QUALIDADE E CULTURA DE SEGURANÇA NOS SERVIÇOS DE TERAPIA INTENSIVA

o quadro atual é de crise, com falta de leitos, falta de aprimoramento profissional, desmotivação e greves na saúde pública, para citar apenas alguns exemplos.

O que define a qualidade de uma instituição? A qualidade de seus serviços e produtos.

O que define a qualidade dos serviços e produtos? A qualidade dos setores e departamentos.

E o que define a qualidade dos setores e departamentos? A qualidade das PESSOAS!

É preciso investir e satisfazer nosso cliente interno, mas como? É necessário trabalhar o potencial mental das pessoas, e ter a educação e o treinamento com política de aprimoramento contínuo: avaliação de desempenho, sistema de reconhecimento e premiações. Programa de participação, programas de integração.

Não cabe a nós, aqui, analisar detalhadamente cada um dos itens listados e sim demonstrar a qualidade que podemos alcançar na terapia intensiva em específico. Para tanto, é necessário pensar cientificamente por meio de indicadores de produtividade, indicadores de qualidade; e processos de trabalho.

Como indicadores de produtividade, podemos citar, por exemplo, os mensurados pela fisioterapia:

- **Pacientes/dia:** reflete o número de pacientes internados por dia na UTI.
- **Leitos/dia:** reflete o número de leitos colocados à disposição para internação por dia no hospital.
- **Taxa de ocupação:** é a relação percentual entre pacientes/dia e leitos/dia em um período estudado.
- **Taxa de produção:** é o quantitativo de procedimentos fisioterapêuticos realizados em um paciente/dia.

Como indicadores de qualidade, é bom ressaltarmos a noção de valor agregado, pois assim agregaremos valor ao serviço prestado. São eles: taxa de pacientes que ficaram sentados à beira-leito, e quando isso foi alcançado, em dias; taxa de pacientes que ficaram em posição ortostática, e quando isso foi alcançado, em dias; desempenho no teste sentar/levantar; desempenho no teste de velocidade de marcha e distancia caminhada à alta hospitalar; taxa de pacientes que saíram da UTI deambulando; taxa de pacientes que ficaram em Pressão de suporte ventilatório até as primeiras 72 horas; sucesso na extubação nas primeiras 48 horas; e tempo médio de ventilação mecânica.

Quando os cuidados são centrados no paciente e têm foco em qualidade e segurança, há valorização no gerenciamento de riscos e nos custos que envolvem a atuação da equipe multiprofissional.

A prática do atendimento com qualidade vai além da gestão de processos específicos. É necessário que este atendimento seja humanizado e que haja uma cultura de segurança ao paciente em constante evolução e que esta segurança não seja somente referida, mas também comprovada por meio dos resultados demonstrados pelos indicadores da unidade.

É possível transformar a cultura de segurança visando à qualidade?

Cultura de segurança, do diagnóstico às estratégias

A assistência à saúde vem mudando ao longo das últimas décadas, aumentando sua complexidade. Paradoxalmente, o aparato tecnológico que hoje nos ajuda a salvar um maior número de vidas também incrementa a complexidade da assistência, tornando-a mais insegura. Historicamente, a saúde manteve um modelo centrado na hegemonia médica, entretanto, diante do cenário de ampliação das tecnologias disponíveis, sobretudo no tocante a medicamentos e equipamentos, ter as decisões todas tomadas unicamente por um profissional, com excessivo gradiente de autoridade e reduzida flexibilidade, passou a não representar, sem dúvidas, a escolha ideal para atingir os melhores resultados, exigindo uma mudança no paradigma da participação multiprofissional.

A preocupação com os riscos e resultados da assistência em saúde vem produzindo mudanças conscientes na forma como os profissionais pensam, agem e fazem suas escolhas, levando-os a integrar suas operações cotidianas, como característica intrínseca das suas atividades, à segurança, e tem aberto veredas para a promoção de uma melhor comunicação. Apesar dos expressivos avanços, muito ainda há que ser construído para tornar os hospitais locais mais seguros.

Neste contexto, surge a necessidade de diagnosticar a maturidade da cultura de segurança para planejar seu desenvolvimento, ou seja, identificar, entre os profissionais de saúde, independentemente de hierarquia e formação, se eles se sentem confortáveis e estimulados o suficiente para chamar a atenção a respeito de riscos potenciais ou falhas reais sem temor de censura ou repreensão por parte dos superiores. A efetiva adoção da cultura de segurança possui forte ligação com a cultura organizacional e com a forma de pensar das lideranças e demanda alinhamento institucional para que a política interna estimule a inovação, o pensar crítico e a certeza de que, caso alguma regra precise ser quebrada para garantir a segurança do paciente, essa opção deve ser adotada.

Pacientes e funcionários da UTI podem ser amplamente beneficiados de um diagnóstico da maturidade da cultura de segurança como elemento essencial ao planejamento de ações para tornar as práticas cotidianas mais seguras e este pode ser realizado por vários instrumentos já padronizados, sendo que os principais são o *Safety Attitudes Questionnaire* (SAQ) e o *Hospital Survey on Patient Safety Culture* (HSOPSC).

Diagnósticos de cultura de segurança realizados em UTI brasileiras (Sudeste e Sul) apontaram importantes oportunidades de melhoria, entre elas a necessidade de estratégias que fortaleçam o trabalho em equipe, *feedback* mais amplo sobre erros ocorridos na unidade, com discussões sobre métodos para prevenir novos erros, adoção da cultura justa, estímulo à cooperação e ao entrosamento entre unidades do hospital e a priorização institucional da segurança do paciente.

Com custos e demanda crescentes, bem como elevada imposição para incorporação de novas tecnologias, os hospitais têm produzido sobre seus colaboradores crescente pressão por aumento de produção, de modo a fazer frente à necessidade de retorno financeiro ou de resposta ao aumento da demanda. Entretanto, o aumento da produção em saúde, quando desacompanhado de planejamento da necessidade de recursos, dentre os quais o humano, aumenta o risco de resultados insatisfatórios, sejam uma infecção, sejam perdas de vida. Neste cenário, a cultura de segurança apresenta-se como um fator de proteção contra a perda de foco no real objetivo dos hospitais, e quanto maior a maturidade da cultura de segurança, maior o grau de resistência à pressão por produção. Portanto, o desafio de implementar a cultura de segurança requer a adoção de diferentes estratégias sob a ótica multiprofissional. Deste modo, a segurança será parte vital dos processos de trabalho.

Alinhamento das práticas de gestão com os princípios da segurança do paciente

O alinhamento das práticas de gestão com os princípios da segurança do paciente é essencial para que haja maior clareza de objetivos, desenvolvimento da equipe, melhor comunicação e adoção da cultura justa. Neste sentido, o coordenador da UTI deverá praticar uma gestão pautada na segurança do paciente, ouvindo seus colaboradores e estimulando práticas com reduzido gradiente de hierarquia e amplo respeito, estimulando o ouvir atendo a todas as preocupações da equipe. Além

disso, deverá estimular a notificação de erros ou quase erros (*near miss*), bem como conduzir discussões periódicas, envolvendo os membros da equipe, focadas na análise de erros e de *near miss* e em como preveni-los.

Inserir a segurança do paciente como elemento balizador e limitador da pressão por produção

Outro importante papel do gestor da UTI, bem como de cada um dos membros que a compõe, é analisar criticamente quando houver pressão para aumento da produção. Essa análise deverá sempre considerar a capacidade técnico-operacional para exequibilidade do que foi solicitado, assegurando que não promova o incremento de riscos e que respeite a adoção da melhor evidência disponível para a assistência segura.

Romper com a cultura de comunicação frágil

As falhas na comunicação são responsáveis por grande parte dos eventos adversos em saúde e, para que a comunicação seja de boa qualidade, os membros do corpo de profissionais da UTI devem ser estimulados e capacitados para trabalhar em equipe e entender a importância de cada um no processo de assistência, praticando a flexibilidade hierárquica e a comunicação clara e direta em prol da segurança do paciente. Em saúde, a adoção de técnicas de comunicação, como SBAR e *briefing/debriefing*, tem ajudado a reduzir as falhas de comunicação, ensinando que, independentemente do conhecimento acumulado sobre determinada matéria, sempre existirão informações que estarão fora do domínio de conhecimento individual.

Aprender a trabalhar em equipe requer aprender a gerenciar opiniões diferentes e conflitos e a ouvir. Quando adotamos o aprendizado adquirido para o cotidiano dos hospitais, geramos uma assistência à saúde mais humana, atenta e tolerante, impactando não somente sobre a segurança do paciente, mas também na percepção que pacientes e familiares possuem da assistência,

---

Quadro 10.1. As 11 estratégias para transformar em realidade a segurança do paciente em uma unidade de terapia intensiva.

1	Alinhar as práticas de gestão com os princípios da segurança do paciente, fazendo com que os colaboradores sintam que a segurança do paciente norteia o processo de gestão
2	Inserir a segurança do paciente como elemento balizador e limitador da pressão por produção
3	Superar a forma de pensar hierarquizada
4	Estimular e desenvolver o trabalho em equipe em cada unidade e entre unidades da mesma instituição
5	Instituir a cultura da escuta ativa, refletindo sobre cada sinal e oportunidade de fazer melhor o que já acreditamos que está bom
6	Implementar práticas de comunicação clara, objetiva e padronizada
7	Registrar todos os procedimentos realizados com o paciente. Falar não é o suficiente
8	Realizar uma passagem de plantão que transmita todas as intercorrências, pendências e preocupações que mobilizaram a equipe anterior
9	Praticar o compartilhamento de decisões que cabem ser partilhadas
10	Discutir os erros, aprendendo coletivamente a como evitá-los
11	Adotar uma cultura justa

pois o aprendizado do trabalho em equipe nos molda para ouvir o outro, para considerar o que ele fala e para reagir com respeito a todas as colocações.

Transformar em realidade a segurança do paciente em uma unidade de terapia intensiva

A transformação da realidade que nos cerca é responsabilidade nossa. Somente quem está na UTI é capaz de transformar a cultura de segurança do paciente em realidade na UTI. Para tanto, é preciso que cada profissional se despoje da capa de superpoderes que adquiriu durante a formação universitária, na qual, muitas vezes, foi forjado para atuar sozinho e decidir também sozinho e adote uma postura proativa, compreendendo que a assistência segura é decisão de cada profissional que atua na UTI. Para que possamos transformar a segurança do paciente em realidade, precisamos agir (Quadro 10.1).

Considerações finais

O desafio é árduo e é por meio do estímulo às notificações das não conformidades, associado à implementação de um plano real de melhoria dos processos, que será possível tornar real, de fato, a segurança do paciente não somente como parte do planejamento estratégico de uma instituição, mas como parte do esforço cotidiano e verdadeiro que tem por meta alcançar esta meta.

Bibliografia

Agência Nacional de Vigilância Sanitária (Anvisa). Resolução 36, de 25 de julho de 2013. Brasília, DF: Diário Oficial da União, 2013.

Agência Nacional de Vigilância Sanitária (Anvisa). Resolução 63, de 6 de julho de 2000. Brasília, DF: Diário Oficial da União, 2000.

Agência Nacional de Vigilância Sanitária (Anvisa). Portaria, 337 de 14 de abril de 1999. Brasília, DF: Diário Oficial da União, 1999.

Alves EF. O cuidador de enfermagem e o cuidar em uma Unidade de Terapia Intensiva. Journal of Health Sciences. 2013;15(2):115-22.

Araújo RJ, Vinagre NP, Sampaio JM. Avaliação sobre a participação de cirurgiões-dentistas em equipes de assistência ao paciente. Acta Sci Health Sci Maringá. 2009;31(2):153-7.

Camargo EC Odontologia hospitalar é mais do que cirurgia buco-maxilo-facial. Jornal do Site. 2005. Disponível em: http://www.odontologia mt.com. br/procedimentos/index.

Carvalho RE, Cassiani SH. Questionário de Atitudes Segurança: adaptação transcultural do Safety Attitudes Questionnaire – Short Form 2006 para o Brasil. Rev Latino Am Enfermagem. 2012;20(3):575-82.

Colaço A, et al. Registro da avaliação de enfermagem em terapia intensiva: discurso do sujeito coletivo. Revista de Enfermagem da UFSM. 2015;5(2):257-66.

Conselho Federal de Odontologia (CFO). Código de Ética Odontológico. Brasília, DF: CFO, 2012.

Correio RA, Vargas MA, Carmagnani MI, et al. Desvelando competências do enfermeiro de terapia intensiva. Enfermagem em Foco. 2016;6(1/4):46-50.

Donabedian A. The seven pillars of quality. Arch Pathol Lab Med. 1990;114:1115-8.

Fernandes CT, Souza RC, Casablanca RS, et al. Importância da qualidade nos serviços hospitalares. Maiêutica-Estudos Contemporâneos em Gestão Organizacional. 2015;3(1).

Fernandes IQ, Sousa HF, Brito MA, et al. Impacto farmacoeconômico da racionalização do uso de antimicrobianos em unidades de terapia intensiva. Rev Bras Farm Hosp Serv Saúde. 2012;3:410-4.

Freitas JS, Silva AE, Minamisava R, et al. Qualidade dos cuidados de enfermagem e satisfação do paciente atendido em um hospital de ensino. Revista Latino-Americana de Enfermagem. 2014;22(3):454-60.

Gomes SF, Esteves MC. Atuação do cirurgião dentista em UTI: um novo paradigma. Rev Bras Odontol. 2012;69(1):67-70.

Gonçalves Filho AP, Andrade JC, Marinho MM. Cultura e Gestão da segurança no trabalho: uma proposta de modelo. Gest Prod. 2011; 18(1):205-20.

Guirardello EB. Impact of critical care environment on burnout, perceived quality of care and safety attitude of the nursing team. Rev Latino-Am Enfermagem. 2017;25:e2884.

Haag F, et al. Gestão de qualidade em terapia intensiva normas e processos. São Paulo: Abril Educação, 2015.

Haggéas SF, Silva E, Capone Neto A, et al. Gestão em terapia intensiva: conceitos e inovações. Rev Bras Clin Med São Paulo. 2011;9(2):129-37.

Heyland DK, Cahill NE, Dhaliwal R, et al. Impact of enteral feeding protocols on enteral nutrition delivery: results of a multicenter observational. J Parenter Enteral Nutr. 2010;34:675-94.

Jacobsen TF, Mussi MM, Silveira MP. Análise de erros de prescrição em um hospital da região sul do Brasil. Rev Bras Farm Hosp Serv Saúde. 2015;6(3):23-6.

Joint Commission on Accreditation of Healthcare Organizations (JCAHO). Accreditation manual for hospitals. Nursing Care. 1992.

Leão ER, et al. Qualidade em saúde e indicadores como ferramenta de gestão. São Caetano do Sul: Yendis; 2008.

Lima KP, Barbosa IV, Martins FL, et al. Fatores contribuintes para ocorrência de eventos adversos em unidade de terapia intensiva: perspectiva do enfermeiro. Revista de Enfermagem UFPE On Line. 2017;11(3):1234-43.

Lima KP, Barbosa IV, Matins FL, et al. Fatores contribuintes para ocorrência de eventos adversos em unidade de terapia intensiva: perspectiva do enfermeiro. Revista de Enfermagem UFPE. 2017;11(3):1981-8963.

Minuzz AP, Salum NC, Lochs MO. Avaliação da cultura de segurança do paciente em terapia intensiva na perspectiva da equipe de saúde. Texto Contexto Enferm. 2016;25(2):e1610015.

Monteiro LM, Spiri WC. Indicadores de qualidade e carga de trabalho uma revisão integrativa em enfermagem. Revista Mineira de Enfermagem. 2016;20:e936.

Novaes HP. Garantia de qualidade em hospitais da América Latina e Caribe. OPAS, 1992.

Pace MA. Avaliação Clínica e microbiológica da cavidade bucal de pacientes críticos com intubação oro traqueal de um hospital de emergência [dissertação]. Ribeirão Preto: Universidade de São Paulo; 2007.

Pasetti LA. Manual de Conhecimentos Básicos- Odontologia em UTI. Rev Odontologia (ATO). 2017;17(3):181-227.

Pasetti LA, Carneiro LM, Araki LT, et al. Odontologia Hospitalar A Importância do Cirurgião Dentista na Unidade de Terapia Intensiva. Rev Odontologia (ATO). 2013;13(4):211-26.

Pilau R, Hegele V, Heineck I. Atuação do Farmacêutico Clínico em Unidade de Terapia Intensiva Adulto: uma revisão da literatura. Rev Bras Farm Hosp Serv Saúde. 2014;5(1):19-24.

Reis CT. A cultura de segurança do paciente: validação de um instrumento de mensuração para o contexto hospitalar brasileiro [tese]. Rio de Janeiro (RJ): Escola Nacional de Saúde Pública, 2013.

Reis WC, Scopel CT, Correr CJ, et al. Análise das intervenções de farmacêuticos clínicos em um hospital de ensino terciário do Brasil. Einsten. 2013;11(2):190-6.

Rocha ES, Kerson MA, Rocha J, et al. Gestão da qualidade na enfermagem brasileira: revisão de literatura. Rev Enferm UERJ. 2013;21(2 n. esp):812-7.

Rodrigues IL, Camponogara S, Soares SG, et al. Facilidades e dificuldades do trabalho em terapia intensiva: um olhar da equipe de enfermagem. Revista de Pesquisa: Cuidado é Fundamental Online. 2016;8(3):4757-65.

Runciman W, Hibbert P, Thomson R, et al. Towards an International Classification for Patient Safety: key concepts and terms. Int J Qual Health Care. 2009;21(1):18-26.

Sannapieco FA. Relação entre doença periodontal e doenças respiratórias. In: Rose LE, Genco RJ, Mealy BL, et al. Medicina Periodontal. São Paulo: Santos, 2002. p. 83-97.

Santiago TH, Turrini RN. Cultura e clima organizacional para segurança do paciente em Unidades de Terapia Intensiva. Rev Esc Enferm USP. 2015;49(Esp):123-30.

Santos FC, Camelo SH. O enfermeiro que atua em unidades de terapia intensiva: perfil e capacitação profissional. Local: editora, 2015.

Santos PS, Mello WR, Wakim RS, et al. Uso de solução bucal com sistema enzimático em pacientes totalmente dependentes de cuidados em Unidade de Terapia Intensiva. Rev Bras Ter Intensiva. 2009;20(2):154-9.

Vaz EM, Oliveira FS, Visentin A, et al. RDC 7: Conhecimento do enfermeiro de unidade de terapia intensiva. Cadernos da Escola de Saúde. 2016;2:102-7.

Ventura AM, Waitzberg DL. Enteral Nutrition protocols for critically ill patients: are they necessary? Nutr Clin Pract. 2014;1:150-9.

Vituri DW, Matsuda LM. Validação de conteúdo de indicadores de qualidade para avaliação do cuidado de enfermagem. Revista da Escola de Enfermagem da USP. 2009;43(2):429-37.

Wachter RM. Compreendendo a Segurança do Paciente. Local: AMGH, 2013.

Weiss CH, Moazed F, McEvoy CA, et al. Prompting physicians to address a daily checklist and process of care and clinical outcomes. Am J Respir Crit Care Med. 2011;184:680-6.

CAPÍTULO 11

Indicadores como critérios de gerenciamento

Daniela Vieira Baldini Batista

José Ribamar Nascimento Júnior

Laura Severo da Cunha

Lucia Caruso

Introdução

Pacientes criticamente doentes podem apresentar declínio funcional até 5 anos após a alta hospitalar. Nas duas últimas décadas, o investimento em tecnologia, recursos humanos e em gestão de serviços tem propiciado a redução da mortalidade imediata. Por outro lado, doenças críticas contribuem para o aumento da morbidade e da mortalidade tardia. Dados epidemiológicos acerca de reinternação hospitalar de pacientes egressos de unidade de terapia intensiva (UTI) ainda são insuficientes, mas certamente reforçam este prejuízo.

A exigência do mercado de saúde por padrões de qualidade e segurança tem contribuído para a profissionalização do segmento, ainda que a utilização de indicadores como ferramentas de gestão seja prática recente. As características humanitárias da área talvez possam explicar a dissociação histórica entre saúde e negócio, tardando, assim, a adoção de determinadas ferramentas.

Ao mesmo tempo em que o processo de desenvolvimento tem possibilitado inúmeros avanços, acaba por determinar um paciente/cliente cada vez mais complexo. Desta forma, a sobrevivência dos serviços de saúde depende da capacidade de atender às novas demandas do mercado, contribuindo para a redução da mortalidade tardia.

A formação profissional, a melhoria dos processos médico-assistenciais e a contribuição tecnológica parecem ser a rota para a reinserção do indivíduo à sociedade após uma doença grave. Ao mesmo tempo em que se consolida a profissionalização do segmento, o conceito de saúde é formalmente ampliado. A Organização Mundial da Saúde (OMS) publicou, no ano de 2001, a Classificação Internacional de Funcionalidade (CIF)

como complemento à Classificação Internacional de Doença (CID10). Na CIF, a concepção teórica de saúde transcende a ausência de doença clínica, passando a considerar fatores emocionais, ambientais e sociais na própria classificação.

O modelo conceitual de gestão representado pela tríade "estrutura, processo e resultado" foi introduzido na década de 1990 e permite examinar os serviços de saúde e avaliar a qualidade dos cuidados. Indicadores de saúde são ferramentas originárias dos processos de cuidado, capazes de representar todas as transações entre pacientes e fornecedores. Desde os anos 1990, os indicadores têm sido ferramentas adotadas em unidades hospitalares e são uma estratégia balizadora para o planejamento, a condução e a tomada de decisão.

A variabilidade inerente aos processos assistenciais permite compreender a maior dificuldade, por parte dos prestadores de serviço, na padronização da sua entrega se comparados àqueles que trabalham com produtos. Serviços são prestados, recebidos e percebidos por pessoas, portanto, são heterogêneos e intangíveis. Todas estas características justificam a necessidade de padronização dos processos à beira do leito para obtenção de melhores resultados.

Qualidade e segurança são atributos perseguidos desde sempre pelo segmento da saúde no mundo inteiro. O *Institute of Medicine* (IOM) desenvolveu indicadores clínicos de qualidade para UTI de adultos a partir de uma demanda gerada pela insuficiência de resultados. O método de desenvolvimento incluiu revisão de literatura, opinião de especialistas, grupo nominal e estudo piloto em 13 UTI onde se avaliaram a validade (construto e conteúdo) e a confiabilidade dos indicadores. Alguns destes indicadores e seus domínios são também recomendados pela Agência Nacional de Saúde e pelo Centro Colaborador para Qualidade e Segurança do Paciente (Proqualis), estando apresentados no Quadro 11.1.

Estes indicadores têm sido úteis em avaliar o desempenho dos processos intra-hospitalares, embora não guardem relação direta com a saúde funcional no pós-alta. As consequências – físicas, cognitivas e mentais – em longo prazo dos sobreviventes da UTI foi nominada, em 2012, por especialistas na área como *post-intensive care syndrome* (PICS). A PICS, sigla mundialmente utilizada para descrever estes efeitos, pode ser aplicada a um sobrevivente, ou mesmo a um familiar, dada a sua amplitude. Gestores e profissionais da saúde compreendem a necessidade de efetividade em toda a linha de cuidado para que o trabalho iniciado na UTI alcance melhores resultados no pós-alta e minimize o custo para o sistema de saúde.

A construção de indicadores pressupõe a definição clara dos processos-chaves de cada profissão, o que talvez seja complexo quando o objeto de atenção – o paciente – é um só. O gerenciamento da mobilidade física, seja relativo à mecânica ventilatória e/ou ao sistema locomotor, é o processo central da fisioterapia hospitalar. Na UTI, os fatores de risco para declínio funcional, tais como polifarmácia, restrição ao leito, inúmeros acessos, contenções etc., são conhecidos como barreiras e devem também ser considerados na definição e/ou na análise de indicadores. Dessa maneira, ainda que os recursos e as técnicas utilizadas por fisioterapeutas sejam de baixa complexidade (menor risco para eventos adversos), a condição e o ambiente favorecem a desorientação no tempo e no espaço, potencializando o declínio funcional.

Grande parte dos instrumentos de avaliação funcional hospitalar está limitada pelo diagnóstico clínico (CID10), nível de cooperação e/ou envolvem tempo e esforço incompatíveis com a prática. Existem atualmente 26 ferramentas de avaliação funcional que abordam a variável mobilidade física em UTI, apontando para uma tendência de valorização desta variável como sendo direta e própria da fisioterapia.

A Escala de Mobilidade (EM) proposta por Callen representa um destes instrumentos: compreende 15 níveis organizados em cinco colunas que, por sua vez, se subdividem em três outros níveis. A EM foi originalmente proposta para dimensionar carga de trabalho da equipe de enfermagem de forma que desconsidera as barreiras impostas à mobilidade (sedação, contenção, acessos etc.) e leva em conta a capacidade de participação em atividades como banho, transferências etc. Deste modo, acaba por isolar, na medida do possível, a variável mobilidade. O instrumento com escores que variam de 1 a 15 permite classificar tanto o paciente altamente dependente restrito ao leito (nível 1) quanto aquele com condição funcional plena de marcha (nível 15), uma vez que independe de cooperação.

A Figura 11.1 apresenta o instrumento original e a EM traduzida e utilizada no referido serviço.

Tendo em vista as características evidenciadas, aliadas à simplicidade da aplicação, este instrumento foi eleito como alternativa para o gerenciamento da mobilidade física dos pacientes em acompanhamento de fisioterapia num hospital geral privado e de médio porte no Sul do Brasil. A escala foi traduzida e incluída entre os documentos do prontuário eletrônico.

As medidas de "mobilidade física" foram tomadas a cada 24 horas, enquanto houvesse o acompanhamento do paciente pela equipe de fisioterapia. Foram considerados passíveis de aplicação da Avaliação de Mobilidade (AM) os pacientes adultos maiores de 18 anos e crianças com idade $\geq$ 12 anos e peso superior a 50 kg; pacientes cadeirantes não foram submetidos a esse instrumento, utilizando-se escala própria. A metodologia de aplicação considera a condição funcional prévia (anterior à doença que motivou a internação), a qual foi denominada "Tempo Zero" (T0). A informação referente ao nível de mobilidade no T0 deve ser obtida por meio de entrevista dirigida ao paciente ou à família no primeiro contato. O T0 define "alvo" para a reabilitação, ou seja, a meta da equipe de fisioterapia passa a ser a condição funcional mais próxima possível

Quadro 11.1. Indicadores do Centro Colaborador para a Qualidade do Cuidado e Segurança do Paciente (Proqualis).

Dimensão	Nome do Indicador
Segurança/Efetividade/Eficiência	Taxa de novas infecções por MRSA associadas aos cuidados em saúde, em sítio estéril
Segurança/Efetividade/Eficiência	Taxa de novas infecções resistentes em UTI, definidas como infecções por MRSA ou VRE
Segurança/Efetividade	Taxa de mortalidade
Segurança/Efetividade/Eficiência	Tempo médio de internação na UTI
Efetividade/Segurança	Porcentagem de intervalos de 4 horas nos quais a pontuação da dor foi maior do que 3
Segurança/Efetividade/Eficiência	Porcentagem de dias em ventilação mecânica em que a cabeceira da cama permaneceu elevada em um ângulo $\geq$ 30°
Segurança/Efetividade/Eficiência	Porcentagem de dias em ventilação mecânica em que o paciente recebeu profilaxia para trombose venosa profunda
Segurança/Efetividade/Eficiência	Porcentagem de dias em ventilação mecânica em que a sedação foi realizada de forma adequada

MRSA: *Staphylococcus aureus* resistente à meticilina; UTI: unidade de terapia intensiva; VRE: enterococos resistentes à vancomicina.

Leito	Transferência passiva	Transferência ativa	Marcha assistida	Marcha independente
No leito ou confinado por ordens médicas ou enfermagem	Leito-cadeira sem transferência de peso	Leito-cadeira com transferência de peso parcial ou total	Assistido (com as mãos); transferência de peso total e deambulação	Deambula sem auxílio
1 - Paciente dependente: equipe promove todas as trocas de decúbito, posicionamento e ADM	4 - Transferido para a cadeira	7 - Auxílio de duas pessoas; ortostase e pivô para a cadeira/cadeira de rodas	10 - Deambula com dois auxiliares	13 - Deambula independente somente no quarto
2 - Paciente participa com a equipe das trocas de decúbito, posicionamento e ADM	5 - Auxílio mecânico ou três pessoas para a cadeira/cadeira de rodas	8 - Auxílio de uma pessoa; ortostase e pivô para cadeira/cadeira de rodas	11 - Deambula com um auxiliar	14 - Deambula foras do quarto, distância menor que um corredor
3 - Paciente é independente no leito	6 - Transferência para a cadeira/cadeira de rodas com auxílio de duas pessoas	9 - Uma pessoa ao lado de prontidão para transferir para a cadeira/cadeira de rodas	12 - Deambula com um auxíliar de prontidão	15 - Deambula fora do quarto, distância maior que um corredor

Figura 11.1. Escala de Mobilidade Física adaptada. ADM: amplitude de movimentos. Fonte: adpatado de Callen BL, Mahoney JE, Wells TJ, et al. Admission and discharge mobility of frail hospitalized older adults. Medsurg Nurs. 2004;13(3):156-63.

à anterior. Imediatamente, toma-se a segunda medida, denominada Tempo 1 (T1). O T1, assim como os demais, deve ser testado e não interrogado como ocorre no T0. A partir do comando verbal do fisioterapeuta, o paciente realiza a atividade até o nível máximo para a sua condição. As barreiras que eventualmente pudessem impedir ou dificultar a testagem, incluindo eventos clínicos, deveriam ser registradas em campo específico. O gerenciamento sistemático da mobilidade física ao longo de 2 anos permitiu: estabelecer linguagem própria entre os fisioterapeutas e outras categorias profissionais; nortear a conduta terapêutica (atividade e ambiente de trabalho); evitar que os pacientes fossem trabalhados em níveis funcionais submáximos; quantificar a evolução da mobilidade do paciente; distribuir força de trabalho; agrupar pacientes conforme nível mobilidade; gerar curva de comportamento da mobilidade física ao longo do tempo de fisioterapia (Figura 11.2); construir um indicador direto dos resultados do trabalho da fisioterapia à beira do leito.

A Figura 11.2 ilustra o comportamento da mobilidade ao longo de tempo.

A seguir, está descrito o indicador gerado a partir da AM baseada na EM de Callen, primeiro parâmetro proposto pela categoria em uma instituição quase secular. Diferentemente de parâmetros como "pneumonia associada à ventilação mecânica", "taxa de insucesso no desmame" ou "tempo de ventilação mecânica", este indicador é capaz de traduzir diretamente o processo de reabilitação física, podendo ser classificado na dimensão de efetividade e eficiência (Quadro 11.2).

Considerando o processo de profissionalização pelo qual passou recentemente o seguimento hospitalar, observa-se a crescente adoção de padrões que tornam mais eficiente e impessoal a atividade produtiva da saúde, como já ocorre com outros segmentos de mercado. Foi nesse cenário que surgiram os softwares para registro de informações na área hospitalar e os indicadores

como instrumentos de exercício da qualidade. Indicadores podem ser definidos como instrumentos de gestão capazes de medir e acompanhar os resultados de um projeto ou processo. A partir da mensuração de dados gerados pelos softwares, ou mesmo coletados manualmente, de forma sistemática, é possível analisar processos e eventos durante um intervalo de tempo. Os indicadores constituem ferramentas de administração e permitem a monitorização contínua dos processos, conduzindo a melhores resultados. Por meio destas ferramentas, o gestor avalia os resultados de suas decisões no nível estratégico e das ações de sua equipe.

O indicador não é uma medida direta da qualidade, mas sim um referencial que identifica ou dirige a atenção para assuntos específicos de resultados, sendo que pode identificar a necessidade de uma revisão. Segundo Tanaka & Melo, deve ter como característica a importância dessa avaliação, a capacidade de demonstrar a situação e a factibilidade de coleta dos dados. São apontados como atributos dos indicadores: validade, sensibilidade, especificidade, simplicidade, objetividade e baixo custo.

Neste contexto, podem ser elencados outros indicadores específicos nas diferentes áreas assistenciais que compõem a equipe multidisciplinar na UTI. Tomemos, como exemplo, a aplicação na Assistência Nutricional.

Para o estabelecimento dos Indicadores de Qualidade em Terapia Nutricional (IQTN) houve uma Força-Tarefa de Nutrição Clínica, subordinada ao Comitê de Nutrição, e este, ao Conselho Científico e de Administração do International Life Science Institute (ILSI). Os IQTN são contribuições tanto fundamentais quanto inovadoras destinadas a todos os envolvidos na prática clínica de terapia nutricional, auxiliando profissionais e equipes multidisciplinares na busca pela excelência.

O Brasil se equipara a poucos países do mundo que dispõem de uma Legislação Normativa sobre Terapia Nutricional Parenteral e Enteral. Concomitantemente,

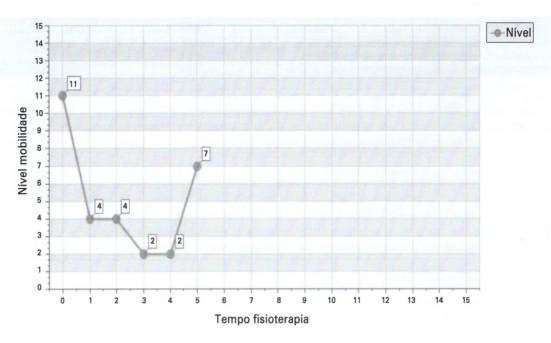

Figura 11.2. Curva de comportamento da mobilidade física.

Quadro 11.2. Indicador de mobilidade física.

Indicador	Fórmula	Meta
Porcentual de pacientes com variação positiva de mobilidade física	$\dfrac{\text{Número de pacientes com variação positiva no nível de mobilidade}}{\text{Número de pacientes internados com Avaliação de Mobilidade} \geq 7 \text{ e} \leq 14} \times 100$	Histórico do serviço

estão disponíveis publicações de protocolos que, aliadas à legislação disponível, fornecem subsídios para a elaboração de um Manual de Boas Práticas de Terapia Nutricional, devendo sempre ser adaptado à realidade de cada instituição.

A importância e as particularidades da terapia nutricional em UTI, bem como as ações interdisciplinares, têm sido abordadas na literatura e nos guias propostos para o atendimento nutricional em Terapia Intensiva.

Entre atribuições da Equipe Multidisciplinar de Terapia Nuticional (EMTN), estão: definir metas técnico-administrativas, realizar triagem e vigilância nutricional, avaliar o estado nutricional, indicar terapia nutricional e metabólica, assegurar condições ótimas de indicação, prescrição, preparo, armazenamento, transporte, administração e controle dessa terapia, educar e capacitar a equipe, criar protocolos, analisar o custo e o benefício e traçar metas operacionais da EMTN. Neste contexto, a aplicação de IQTN poderá auxiliar no gerenciamento das diferentes ações da EMTN. A definição dos IQTN a ser aplicado deve, inicialmente, basear-se em dados já existentes que sejam coletados rotineiramente. Isso facilitará muito a operacionalização e a implantação da aplicação dos IQTN.

A princípio, é importante avaliar se as principais recomendações das Diretrizes em Terapia Nutricional estão sendo praticadas, como, por exemplo, a introdução precoce, levando em conta o tempo em jejum antes do início da terapia nutricional, além da oferta real da nutrição por via enteral, tendo em vista os vários fatores que podem contribuir para não conformidade (jejum para exames, procedimentos).

O ideal é que os resultados dos IQTN aplicados sejam analisados pela EMTN e que os processos sejam revistos de forma a identificar estratégias de ação que permitam melhorar as condutas na busca da contínua qualidade. Algumas publicações indicam os resultados da aplicação dos IQTN. Vale ressaltar que é apontada a revisão de vários processos nos serviços envolvidos, a partir de análise dos resultados e identificação de estratégias que foram implantadas. Por exemplo, as interações entre medicamentos e nutrientes foram consideradas no estabelecimento da velocidade de infusão da nutrição enteral, de forma a levar em conta a pausa para administração e absorção do medicamento, sem

CAPÍTULO 11 — INDICADORES COMO CRITÉRIOS DE GERENCIAMENTO

prejuízo da oferta nutricional. Em termos de logística, as estratégias apontadas para diminuir o tempo em jejum foram a reserva de horários para realização de tomografia para os pacientes de UTI e a diminuição do tempo de jejum antes da extubação da ventilação mecânica (de 6 para 4 horas).

Visando ao controle de qualidade em terapia nutricional, a ILSI publicou, em 2008, os 36 indicadores que permitem avaliar na prática a qualidade da condução da terapia enteral ou parenteral. Os parâmetros preconizados consistem em fórmulas porcentuais que viabilizam a análise de determinados processos e condutas propostas nas Diretrizes de Terapia Nutricional, com base em evidências científicas. Para conhecimento mais detalhado das fórmulas, sugere-se aos interessados a leitura da referida publicação ILSI. Entretanto, o Quadro 11.3 apresenta alguns IQTN.

Indicadores necessitam da análise sistemática da equipe especializada em consonância com os demais profissionais. Neste caso, a EMTN deve revisar os resultados obtidos a fim de implementar estratégias para a melhoria contínua de seus processos. Indicadores com alcance de meta necessitam ser revisados e, muitas vezes, substituídos, pois, com o tempo, podem deixar de representar os objetivos desejados anteriormente.

A transição demográfica e epidemiológica vem determinando o aumento das doenças crônicas limitantes e ampliando, assim, a demanda por terapias de ordem física, nutricional, mental e fonoaudiológica, entre outras tantas, que se fazem necessárias para o reestabelecimento da saúde. Por outro lado, conforme já mencionado, a complexidade dos serviços, impulsionada pela incorporação tecnológica e pela velocidade de renovação

do conhecimento, vem onerando a saúde. Deste modo, o desafio atual desse setor é prestar atendimento humanizado com alta produtividade e baixo custo.

Para elucidar esse aspecto importante e que consiste no suporte para padronizações que embasam a qualidade, consideraremos o gerenciamento do Protocolo de Risco de Broncoaspiração, o qual envolve uma abordagem multidisciplinar, e discutiremos os indicadores envolvidos.

No que se refere à prática fonoaudiológica na UTI, a disfagia é o sintoma mais prevalente sob os cuidados deste profissional e está presente em até 30% das admissões hospitalares gerais e em até 50% dos pacientes internados com os mais diversos diagnósticos médicos. Desta maneira, impacta em até 40% no aumento do custo hospitalar e em até US$ 10 bilhões anuais no custo total nos hospitais norte-americanos.

Umas das piores complicações da disfagia é a aspiração pulmonar, que pode levar a quadros de pneumonias graves, e, inclusive, evoluir para a morte. A pneumonia aspirativa, como uma condição adquirida no hospital, pode ser evitável por meio de medidas simples, porém sistemáticas. Estima-se de US$ 19 mil a até US$ 25 mil a mais em custo decorrente deste evento, e os valores são ainda maiores quando associados à necessidade de vias alternativas de alimentação. Pacientes com quadros de disfagia são quatro vezes mais propensos a ser readmitidos no sistema de saúde dentro de um período de até 30 dias; o retorno deste indivíduo ao hospital mobiliza toda a equipe de terapeutas, que talvez não necessitasse estar envolvida caso o evento fosse evitado.

Quadro 11.3. Indicadores de Qualidade em Terapia Nutricional.

Indicador	Fórmula	Meta ILSI (%)
Frequência de estimativa das necessidades energéticas e proteicas em pacientes em terapia nutricional	$\dfrac{\text{Número de pacientes com medida de gasto energético/proteico} \times 100}{\text{Número de pacientes em terapia nutricional}}$	≥ 80
Frequências de pacientes com tempo de jejum inadequado antes do início da terapia nutricional (> 48 horas)	$\dfrac{\text{Número de pacientes com jejum > 48 horas candidatos à terapia nutricional} \times 100}{\text{Número total de pacientes candidato à terapia nutricional}}$	< 20
Frequências de dias de administração adequada de energia em pacientes em terapia nutricional *	$\dfrac{\text{Número dias com aporte calórico administrado adequado* } \times 100}{\text{Número total de dias no período avaliado}}$	> 80
Frequência de jejum digestório > 24 horas em pacientes em terapia nutricional enteral	$\dfrac{\text{Número de pacientes em jejum > 24 horas} \times 100}{\text{Número de pacientes em terapia nutricional}}$	≤ 10
Frequência de pacientes sob terapia nutricional que recuperaram a ingestão da via oral	$\dfrac{\text{Número de pacientes que recuperaram a alimentação oral} \times 100}{\text{Número total de pacientes em terapia nutricional}}$	> 30
Frequência de saída inadvertida de sonda enteral em pacientes em terapia nutricional enteral	$\dfrac{\text{Número de perdas de sonda enteral} \times 100}{\text{Número de pacientes com sonda enteral (\%)}}$	< 5
Frequência de episódios de diarreia em pacientes em terapia nutricional enteral	$\dfrac{\text{Número de dias com diarreia} \times 100}{\text{Número total de dias em terapia nutricional enteral}}$	< 10

*Aporte administrado adequado entre 75% a 120% da quantidade prescrita. ILSI: *International Life Sience Institute.*

Aspectos relativos à cultura de formação dos profissionais da área da saúde, especialmente àqueles que atuam no hospital, justificam a menor valorização da prevenção secundária. Conforme já foi introduzido, medidas simples como o rastreio da disfagia/aspiração podem reduzir esses agravos, devendo ser inseridas na rotina da equipe multiprofissional e da instituição. O rastreio permite o diagnóstico precoce e a implantação de ações preventivas, trazendo melhores resultados assistenciais com menor custo.

A triagem de risco deve iniciar na admissão do paciente e se repetir a cada 24 horas, podendo ser realizada por toda a equipe multiprofissional. Os critérios a serem considerados contemplam: intubação orotraqueal prolongada > 24 horas; paciente que apresente sialorreia intensa; traqueostomias; disfagias; presença de vias alternativas de alimentação; reflexo de tosse diminuído ou ausente; rebaixamento do nível de consciência, Glasgow menor que 12; pós-operatório de cirurgia bucomaxilofacial; utilização de sedativos; doenças neurológicas; demora no esvaziamento gástrico; refluxo gástrico esofágico; próteses dentárias mal adaptadas, sejam elas superiores ou inferiores; doenças respiratórias graves.

Diante da sinalização inicial, o fonoaudiólogo deve realizar uma triagem de risco para aspiração/disfagia com o objetivo de confirmar do risco. Dependendo do resultado obtido, o encaminhamento para a avaliação da biomecânica da deglutição e da função comunicativa pode ou não ser inserido em protocolos de reabilitação. As medidas constituem modificações de consistência da dieta via oral, sugestão de via alternativa de alimentação, além de início de programas de reabilitação com terapia direta e indireta. As metas dos programas de reabilitação devem ser traçadas de acordo com o grau de severidade da disfagia, prognóstico clínico e aderência ao tratamento. A equipe de fisioterapia também participa realizando o monitoramento da pressão do cuff, gerenciando a postura do paciente e treinando a musculatura periférica. A equipe de nutrição deve ser notificada acerca do risco e das definições da equipe quanto às modificações e/ou adaptações das consistências alimentares e/ou sugestão de vias alternativas de alimentação. As equipes médica e de enfermagem participam das decisões e do cuidado clínico do paciente.

A partir dos protocolos institucionais, será possível trabalhar com os indicadores de qualidade, que favorecem uma abordagem sistêmica de planejamento e implantação da melhoria contínua do desempenho, além de permitir comparações internas e externas com outros serviços de mesmas características, denominados, na gestão da qualidade, itens de controle.

Os indicadores de qualidade referentes à aplicação do Protocolo de Risco de Broncoaspiração dizem respeito ao grau de assistência e prevenção, de forma que possam ser traçados como indicadores referentes ao tempo de sinalização do paciente, número de pacientes inseridos no protocolos e acompanhados pela fonoaudiologia, pacientes sinalizados vs. gravidade da disfagia e grau de funcionalidade na avaliação e na alta.

O indicador referente ao tempo de sinalização do paciente com risco de broncoaspiração tem como objetivo não só alertar sobre a precocidade da sinalização para garantir melhor segurança frente às medidas preventivas, mas também inferir sobre a percepção da equipe para a adequada sinalização do risco (queixas e sintomas dos pacientes).

O número de pacientes sinalizados com o risco e acompanhados pela equipe de fonoaudiologia retrata o acompanhamento de equipe especializada na prevenção e no tratamento dos diferentes distúrbios da deglutição, além de garantir a assistência necessária para a população que dela necessita, diminuindo o impacto funcional.

Em relação à gravidade da disfagia e à sinalização, essa relação tem por fim garantir que o paciente seja inserido em programas terapêuticos adequados, determinando a melhor conduta funcional e traçando melhores abordagens no que diz respeito a exercícios reabilitadores das funções oral e faríngea, bem como a modificações da consistência via oral, garantindo melhor segurança, ou até mesmo sugerindo via alternativa de alimentação, juntamente à construção de metas terapêuticas. É fundamental, também, estimar a frequência e a intensidade das sessões, minimizando possíveis complicações e garantindo maior sucesso funcional.

O *feedback* referente a medidas preventivas e do tratamento utilizadas nos pacientes inseridos no protocolo de pós-alta hospitalar é de grande importância na continuidade do programa terapêutico, esclarecendo sobre as intervenções realizadas ao longo da internação e garantindo melhor desempenho e reduzindo a possibilidade de eventuais reinternações.

Em uma auditoria interna referente ao protocolo de broncoaspiração realizada em 2017, foram coletados dados de 66 pacientes internados nas unidades clínicas por meio de prontuário, entrevista com acompanhantes e equipe de assistência em um hospital geral de São Paulo. Observou-se que a maior parte da identificação do risco ainda era feita pela equipe de fonoaudiologia, sendo esta acionada somente quando o paciente apresentava queixa referida; 91% dos pacientes não apresentavam sinalização de risco no planejamento educacional; 61% dos pacientes não foram sinalizados na avaliação da enfermagem; 68% não foram encaminhados para realização da triagem de risco/avaliação pela equipe de fonoaudiologia; porém, 74% dos profissionais auditados informavam conhecer os critérios de risco bem como as sinalizações vigentes conforme protocolo institucional.

Os dados apresentados servem para refletirmos a respeito do papel da educação continuada no fortalecimento dos protocolos institucionais, garantindo o cuidado integrado e uma melhor assistência voltada para a segurança do paciente, além de nortear os planos de ações para reversão do cuidado.

É importante nos lembrarmos de que o gerenciamento de processos está atrelado à busca pela qualidade nos diversos seguimentos da assistência à saúde, especialmente na terapia intensiva, e que tais processos devem ser mensuráveis e reprodutíveis, qualquer que seja o responsável pela atividade, e devem existir indicadores medidos e analisados criticamente de modo que a segurança seja uma constante e a melhoria, contínua.

Os indicadores de qualidade quantificam numericamente a conformidade dos processos. Estes devem ter metas desafiadoras com números a ser alcançados em prazos determinados e planos de ação coordenados pelo profissional que acompanha os resultados.

Desta forma, para considerarmos uma UTI, a unidade deve ter seus processos desenhados, medidos e acompanhados, com resultados de indicadores estudados e conhecidos pela equipe multiprofissional.

Neste contexto, o profissional farmacêutico tem um papel importante junto às equipes multiprofissionais, podendo identificar, corrigir ou reduzir riscos relacionados ao uso de medicamentos. Alguns estudos realizados demonstraram uma redução nos erros de medicação em instituições nas quais os farmacêuticos interagem com o corpo clínico. Apesar da positividade observada na atuação do farmacêutico em unidades críticas, os processos que envolvem suas ações devem ser medidos em busca da melhoria contínua.

Dentre as atividades realizadas pelo farmacêutico clínico, destacamos a interação com a equipe de saúde e com os pacientes/e ou familiares, tornando necessária a padronização dos processos para que os resultados possam ser medidos, comparados e analisados.

A revisão e a análise das prescrições são fatores essenciais que permitem a identificação e a prevenção de problemas relacionados ao uso de medicamentos. Dentre os parâmetros avaliados, estão: dose individualizada; intervalo de administração; via de administração; forma farmacêutica; medicamentos desnecessários ou inapropriados; alternativas terapêuticas mais adequadas ou disponíveis; interações medicamentosas; diluição e taxa de infusão; incompatibilidade e estabilidade físico-química.

A prescrição é um fator importante de comunicação escrita entre todos os profissionais de saúde e, a partir de sua análise, podemos instituir indicadores de qualidade de assistência e financeiros como critério de gerenciamento da unidade.

Em qualquer processo, as observações realizadas pelo farmacêutico geram uma intervenção farmacêutica no primeiro indicador, o qual deve ser analisado qualitativa e quantitativamente: índice de intervenções farmacêuticas; taxa de aceitabilidade das intervenções farmacêuticas; perfil das intervenções farmacêuticas.

A partir desta análise inicial, podemos estratificar outras tantas possibilidades de indicadores gerenciais e de acompanhamento, como, por exemplo: índice de interações medicamentosas potenciais; tempo de tratamento com antimicrobianos de uso restrito; taxa de conformidade ao protocolo de sepse; taxa de conformidade ao protocolo de tromboembolismo venoso; índice de efetividade da antibioticoprofilaxia cirúrgica; taxa de substituição de itens por alternativas terapêuticas disponíveis.

A mensuração e a análise crítica dos indicadores da assistência farmacêutica devem ser realizadas a fim de se obter melhorias constantes para os pacientes e seus resultados devem estar compreendidos em excelência na assistência, na eliminação do desperdício e na redução de custos.

Considerações finais

A proposta deste capítulo foi integrar as perspectivas das categorias profissionais que atuam em UTI por meio da seguinte abordagem: breve exposição acerca da gestão aplicada ao hospital e à UTI; apresentação de indicadores de alguns serviços disponíveis em terapia intensiva; compartilhamento da experiência de cada autor; das métricas atuais com relação às condições de saúde após a alta; da valorização de estratégias multidisciplinares de baixa complexidade na prevenção da redução da morbidade e por melhores resultados no pós-alta; em última instância, considerar que a adoção de métricas representativas dos processos-chave de cada área na UTI poderá contribuir para modificar os resultados em longo prazo, impactando na redução de custos.

Em relação aos recursos, há uma mudança no modelo remuneratório, passando do critério de volume para remuneração por desempenho, e a UTI é um provável alvo dessa abordagem. Tal probabilidade se justifica ao considerarmos o alto custo dos cuidados críticos associados ao interesse dos reguladores e financiadores de saúde.

A participação em programas de pagamento por desempenho deve ser vista como uma oportunidade potencial para as equipes de UTI a fim de melhorar os resultados para seus pacientes em parceria com agências reguladoras e financiadores de saúde. O modelo ideal desses programas ainda é desconhecido para hospitais e UTI, de forma que indicadores robustos capazes de explicitar os efeitos sobre a qualidade da saúde devem ser integrados em quaisquer implementações.

Reconhecendo a necessidade de melhorar os resultados da *performance* das UTI, a *Society of Critical Care Medicine* demandou o desenvolvimento de uma força-tarefa por meio da criação de um guia de "como fazer" a manutenção contínua de um programa interdisciplinar de melhoria da qualidade na UTI. Este estudo, resume os conceitos-chave e descreve uma abordagem prática para o desenvolvimento, a implementação, a avaliação com foco na colaboração interdisciplinar e no acompanhamento dos resultados etc.

Bibliografia

Agência Nacional de Vigilância Sanitária (Anvisa). Planos e operadoras. Disponível em: http://www.ans.gov.br/index.php/planos-de-saude-e-operadoras/espaco-do-prestador-/programa-de-divulgacao-da-qualficacao/1575-indicadoreshospitalares

Agência Nacional de Vigilância Sanitária (Anvisa). Resolução 63, de 6 de julho de 2000. Brasília, DF: Diário Oficial da União, 2000.

Australian Commission on Safety and Quality in Health Care. National Safety and Quality Health Service Standards (September 2012). Sydney: ACSQHC, 2012.

Berenholtz SM, Dorman T, Ngo K, et al. Qualitative review of intensive care unit quality indicators. J Crit Care. 2002;17(1):1-12.

Brasil. Proqualis. Aprimorando as Práticas de Saúde. 2009. Disponível em: https://proqualis.net/indicadores-de-unidades-de-terapia-intensiva-de-adultos

Brodsky MB, Suiter DM, González-Fernández M, et al. Screening Accuracy for Aspiration Using Bedside Water Swallow Tests: A Systematic Review and Meta-Analysis. Chest. 2016:148-63.

Castro-Avila AC, Serón P, Fan E, et al. Effect of early rehabilitation during Intensive Care Unit stay on functional status: systematic review and meta-analysis. PLOS ONE. 2015.

Callen BL, Mahoney JE, Wells TJ, et al. Admission and discharge mobility of frail hospitalized older adults. Medsurg Nurs. 2004;13(3):156-63.

Cartolano FD, Caruso L, Soriano FG. Terapia nutricional enteral: aplicação de indicadores de qualidade. Rer Bras Ter Intensiva. 2009; 21(4):376-83.

Curtis JR, Cook DJ, Wall RJ, et al. Intensive care unit quality improvement: a "how-to" guide for the interdisciplinary team. Crit Care Med. 2006;34(1):211-8.

Donabedian A. Evaluating the Quality of Medical Care. Milbank Memorial Fund Quarterly. 1966;3(Suppl):166-206.

Filho RO, Ribeiro LM, Caruso L, et al. Quality indicators for enteral and parenteral nutrition therapy: application in critically ill patients "at nutritional risk". Nutr Hosp. 2016;33(5):1027-35.

Furkim AM, Nascimento Junior JR. Gestão e gerenciamento em disfagia orofaríngea In: Marchesan IQ, Justino H, Tome MC. Tratado das especialidades em Fonoaudiologia. São Paulo, 2014. p.57-58.

Herridge MS, Tansey CM, Matté A, et al. Functional disability 5 years after acute respiratory distress syndrome. N Engl J Med. 2011; 364(14):1293-304.

Heyland DK, Dhaliwal R, Drover JW, et al. Canadian Clinical Pratice Guidelines for Nutrition Support in Mechanically Ventilated, Critically Ill Adult Patients. ASPEN. 2003;27(5)0:355-73.

Khanduja K, Scales DC, Adhikari NK. Pay for performance in the intensive care unit--opportunity or threat? Crit Care Med. 2009; 37(3):852-8.

Kreymann KG, Berger MM, Deutz NE, et al. ESPEN Guidelines on Enteral Nutrition: Intensive Care. Clinical Nutrition. 2006;25(2):210-23.

Leão ER. Qualidade em saúde e indicadores como ferramenta de gestão. São Caetano do Sul: Yendis, 2008.

Martins JR, Shiroma GM, Horie LM, et al. Factors leading to discrepancies between prescription and intake of enteral nutrition therapy in hospitalized patients. Nutrition. 2012;28(9):864-7.

Needham DM, Davidson J, Cohen H, et al. Improving long-term outcomes after discharge from intensive care unit: report from a stakeholders' conference. Crit Care Med. 2012;40(2):502-9.

Nunes PH, Pereira BM, Nominato JC, et al. Intervenção farmacêutica e prevenção de eventos adversos. Rev Bras Cienc Farm. 2008;44(4).

Organização Mundial de Saúde (OMS). CID-10: classificação estatística internacional de doenças. São Paulo: USP, 2008.

Organização Mundial de Saúde (OMS). Classificação Internacional de Funcionalidades. 2001. Disponível em: http://www.saude.pr.gov.br/arquivos/File/SPP_Arquivos/PessoascomDeficiencia/Classificacao InternacionaldeFuncionalidades.pdf

Organização Mundial da Saúde (OMS). Cuidados inovadores para condições crônicas: componentes estruturais de ação. Relatório Mundial, Brasília, 2003.

Padrões de Acreditacão da Joint Commission International para Hospitais. 4. ed. EUA: Joint Commission International, 2010.

Padrões de Acreditacão da Joint Commission International para Hospitais. 4ª edição. 2010.

Pelentir M, Deuschle VC, Deuschle RA. Importância da assistência farmacêutica no ambiente hospitalar. Rev Ciência e Tecnologia. 2015; 1(1):20-8.

Pronovost PJ, Berenholtz SM, Ngo K, et al. Developing and pilot testing quality indicators in the intensive care unit. J Crit Care. 2003; 18(3):145-55.

Reis WC, Scopel CT, Correr CJ, et al. Análise das intervenções de farmacêuticos clínicos em um hospital de ensino terciário do Brasil. Einstein. 2013;11(2).

Rocha CC, Teixeira C, Oliveira RP, et al. Avaliação da mortalidade e qualidade de vida dois anos após a alta do CTI: dados preliminares de uma coorte prospectiva. Rev Bras Ter Intensiva. 2009;21(1):18-24.

Shiroma GM, Horie LM, Castro MG, et al. Nutrition quality control in the prescription and administration of parenteral nutrition therapy for hospitalized patients. Nutr Cl Prac. 2015;(3):406-13.

Spiller E. Gestão de Serviços em Saúde. Rio de Janeiro: FGV, 2009.

Tanaka OY, Melo C. Avaliação de programas de saúde: um modo de fazer. São Paulo: Edusp; 2001.

Van der Schaaf M, Beelen A, de Vos R. Functional outcome in patients with critical illness polyneuropathy. Disabil Rehabil. 2004;26(20): 1189-97.

Waitzberg DL. Indicadores de Qualidade em Terapia Nutricional. São Paulo: ILSI Brasil, 2008.

CAPÍTULO 12

Gerenciamento de custos na unidade de terapia intensiva

Wildlani Montenegro

Introdução

O hospital é uma estrutura de atendimento compreendida como um sistema particularmente complexo e, como tal, exige um modelo de gestão que seja forte e transparente. Um ponto relevante para esse cenário é o custo, com aplicação de valores marcantes vs. resultado discutível.

Nos últimos anos, a melhoria das práticas no cuidado com o paciente tornou a temática de segurança do paciente uma preocupação constante para os gestores de saúde, tornando imperativos a revisão de conceitos e reajustes para a manutenção do mercado da saúde. Os desafios permeiam desde manter uma equipe equacionada financeiramente e, ao mesmo tempo, especializada, até a prevenção de eventos adversos durante a hospitalização. Paralelamente, entende-se que o direcionamento dos pacientes precisa ser organizado em linhas de cuidados, as quais exigem que características como inovação e conhecimento sejam altamente exploradas.

O atual cenário, portanto, desafia as instituições a estabelecer o valor dos seus processos, bem como a atingir as expectativas de pacientes, familiares e colaboradores.

As unidades de terapia intensiva UTI são consideradas, dentro dos processos hospitalares, como de alta complexidade. Isso porque uma série de requisitos é necessária para seu funcionamento, os quais são regidos pelo seu objetivo principal, que é estabilizar doentes graves com potencial de reversibilidade. O investimento tecnológico e os recursos humanos especializados, bem como sua alta produtividade e rentabilidade, tornaram-na uma área de grande avaliação por parte dos gestores e também das fontes pagadoras.

Apesar de as UTI possuírem alta rentabilidade, diversos fatores têm contribuído para a elevação dos custos, tais como permanências maiores que o efetivamente necessário, pacientes crônicos e terminais utilizando recursos da unidade, admissão de pacientes não críticos sem necessidade de monitoramento, observação e cuidados intensivos.

Estrutura funcional e suas variáveis

Para os gestores das UTI é imprescindível que conheçam suas unidades de trabalho. Avedis Donabedian difundiu fortemente a tríade estrutura-processo-resultado. O domínio dessas esferas permite ao gestor diagnosticar gargalos assistenciais e financeiros de forma a traçar ações que possam mitigá-los, tornando a unidade custo-efetiva.

Com relação à estrutura, parte importante dos custos relacionados à UTI está em infraestrutura, equipamentos e pessoal. No Brasil, a Resolução da Diretoria Coleciada (RDC) n.7 estabeleceu requisitos mínimos de funcionamento para as UTI.

Estrutura física

O número mínimo de leitos para o funcionamento efetivo e rentável deve ser de cinco. A projeção para o quantitativo de leitos para um hospital deve corresponder a, no mínimo, 6% do total de leitos do estabelecimento de saúde. No entanto, a decisão para o número de leitos deve levar em conta o planejamento estratégico de cada instituição. A avaliação de fatores externos e internos e o acompanhamento de indicadores como taxa de ocupação da UTI, tempo de liberação, giro de rotatividade e intervalo de substituição devem servir de apoio para a tomada de decisão. Tomemos como exemplo a situação de uma UTI de dez leitos, com taxa de ocupação de 70% em 11 meses do ano. Não há previsão para novos contratos para aquela unidade, então qual a necessidade de abertura de novas vagas?

O custo da construção de uma unidade dependerá dos serviços oferecidos e do nível de complexidade de cada um (Quadro 12.1).

Para que uma unidade de terapia funcione, é necessário que o hospital disponha de acesso a recursos próprios ou de terceiros, com acordos bem definidos para a equipe assistencial (Figura 12.1).

Muitas dessas unidades de apoio também são unidades lucrativas, ou seja, de negócios que compreendem centro cirúrgico, serviços de imagem e serviço de hemodinâmica. Um mesmo centro pode ser cliente ou fornecedor dependendo da perspectiva pela qual se analisa a linha de cuidado.

Quadro 12.1. Recomendações estruturais	
Ambientes individuais ou coletivos	O posto de enfermagem
Unidades de apoio: sala de espera para acompanhantes e visitantes	Quarto de repouso
Depósito de equipamentos e materiais	
Sala administrativa/secretaria	Vestiário exclusivo para funcionários
Sala de utilidades ou expurgo	Depósito de material de limpeza
Rouparia	Copa de pacientes para recebimento, conferência e distribuição das dietas
Área de estar para equipe de saúde	Sanitário para pacientes

Fonte: adaptado de Bodenheimer T, Sinsky C. From triple to quadruple aim: care of the patient requires care of the provider. Ann Fam Med. 2014;12:573-6.

Estrutura de equipamentos

Como o objetivo da UTI é estabilizar pacientes, características importantes dessas unidades são a monitorização de pacientes graves e intervenções específicas dentro e fora da unidade. Com o incremento tecnológico frequente, exige-se, cada vez mais, a especialização dos operadores, e não necessariamente diminuição ou manutenção de valores.

Equipamentos mínimos estão previstos para o funcionamento. São exemplos de alguns deles:

* Cama hospitalar com ajuste de posição, grades laterais e rodízios.

* Equipamento para ressuscitação manual do tipo balão autoinflável, com reservatório e máscara facial: um por leito, com reserva operacional de um para cada dois leitos.

* Quatro equipamentos para infusão contínua e controlada de fluidos ("bomba de infusão"), com reserva operacional de um equipamento para cada três leitos.

Assistenciais	Em estrutura própria	Estrutura própria ou acordos
☐ I - Assistência nutricional	☐ I - Centro cirúrgico	☐ I - Cirurgia cardiovascular
II - Terapia nutricional (enteral e parenteral)	☐ II - Serviço radiológico convencional	☐ II - Cirurgia vascular
III - Assistência farmacêutica		☐ III - Cirurgia neurológica
IV - Assistência fonoaudiológica	☐ III - Serviço de eco-Dopplercardiografia	☐ IV - Cirurgia ortopédica
V - Assistência psicológica		☐ V - Cirurgia urológica
VI - Assistência odontológica		☐ VI - Cirurgia bucomaxilofacial
VII - Assistência social		☐ VII - Radiologia intervencionista
VIII - Assistência clínica vascular		☐ VIII - Ressonância magnética
IX - Assistência de terapia ocupacional para UTI adulto e pediátrica		☐ IX - Tomografia computadorizada
X - Assistência clínica cardiovascular com especialidade pediátrica nas UTIs pediátricas e neonatais		☐ X - Anatomia patológica
XI - Assistência clínica neurológica		☐ XI - Exame comprobatório de fluxo sanguíneo encefálico
XII - Assistência clínica ortopédica		
XIII - Assistência clínica urológica		
XIV - Assistência clínica gastroenterológica		
XV - Assistência clínica nefrológica, incluindo hemodiálise		
XVI - Assistência clínica hematológica		
XVII - Assistência hemoterápica		
XVIII - Assistência oftalmológica		
XIX - Assistência otorrinolaringológica		
XX - Assistência clínica de infectologia		
XXI - Assistência clínica ginecológica		
XXII - Assistência cirúrgica geral em caso de UTI adulto e cirurgia pediátrica, em caso de UTI neonatal ou UTI pediátrica		
XXIII - Serviço de laboratório clínico, incluindo microbiologia e hemogasometria		
XXIV - Serviço de radiografia móvel		
XXV - Serviço de ultrassonografia portátil		
XXVI - Serviço de endoscopia digestiva alta e baixa		
XXVII - Serviço de fibrobroncoscopia		
XXVIII - Serviço de diagnóstico clínico e notificação compulsória de morte encefálica		

Figura 12.1. Recomendações sobre estrutura assistencial. Fonte: adaptado de Bodenheimer T, Sinsky C. From triple to quadruple aim: care of the patient requires care of the provider. Ann Fam Med. 2014;12:573-6.

- Monitor multiparamétrico.
- Equipamento para mensurar pressão de balonete de tubo/cânula endotraqueal ("cuffômetro").
- Ventilômetro portátil.
- Ventilador pulmonar mecânico microprocessado: um para cada dois leitos, com reserva operacional de um equipamento para cada cinco leitos, devendo dispor, cada equipamento, de, no mínimo, dois circuitos completos.
- Equipamento desfibrilador e cardioversor, com bateria: um para cada cinco leitos.
- Marca-passo cardíaco temporário, eletrodos e gerador: um equipamento para cada dez leitos.

Vale ressaltar que muitos outros equipamentos passaram a ser utilizados na terapia intensiva, mas são necessários acordos com as fontes pagadoras.

Estrutura de pessoas

O custo com pessoal possui impacto quando analisados os dados de produção da UTI. A necessidade de pessoas especializadas em alta complexidade restringe as possibilidades de contratação e aumenta o valor de mercado.

Para os requisitos mínimos de funcionamento, verificar Quadro 12.2.

Como o resultado da UTI depende diretamente de mão de obra especializada e envolvida, o *tournover* não é bem-vindo, pois, além de onerar os custos da unidade, prejudica processos assistenciais.

Além do padrão mínimo, muitas unidades baseadas em evidências criam inúmeras atividades que agregam valor ao paciente, como padrões arquitetônicos agradáveis, com especificidades em leitos (individualização dos boxes, presença do familiar 24 horas etc.). Estas atividades e estruturas aumentam as necessidades de áreas de apoio e, consequentemente, aumentam os custos, e não estão diretamente relacionadas ao processo produtivo financeiro de tais unidades.

Entendendo alguns conceitos financeiros

Como mostrado anteriormente, a estrutura da UTI tem custos elevados e crescentes. O valor estimado dos custos de uma UTI em 2005, nos Estados Unidos, foi de aproximadamente U$ 81,7 bilhões, que corresponderam a 13,4% de todos os custos. Uma margem importante das infecções nosocomiais tratadas são adquiridas na UTI (em média 20%), e há aumento no tempo de tratamento, aumento do tempo de exposição a riscos assistenciais, tempo de UTI, tempo de hospital e, por conseguinte, o custo. Há custos de difícil mensuração que estão associados às morbidades advindas dessas complicações, que geram impacto tanto durante a internação como após a alta hospitalar, ocasionando aumento no risco de óbito e menor qualidade de vida.

Além do conceito de qualidade proposto por Donabedian, algumas características devem ser observadas: foco no cliente, na melhoria contínua da imagem da organização e no envolvimento de todos no processo de melhoria.

Ao compreender essa complexidade, é necessário que os gestores dessas unidades sejam capacitados para a função, o que representa grande dificuldade e desafio para as instituições de saúde. O alinhamento das decisões do processo com o planejamento estratégico das instituições, a utilização de ferramentas financeiras para mitigar desperdícios e o ajuste do custo-efetividade da UTI são situações que o gestor das UTI devegerenciar.

Alguns conceitos são importantes e devem ser absorvidos e utilizados no cotidiano dos gestores de UTI, como os descritos a seguir.

Planejamento estratégico

É o desmembramento das estratégias para alcançar o objetivo das instituições. Dentro desse processo, os conceitos de Missão, Visão e Valores da instituição devem estar definidos e claros para todos os gestores e operacionais. Das ferramentas disponíveis, uma bem difundida é o *Balance Score Card* (BSC), que foi desenvolvido em 1990 por Kaplan e Norton. Essa metodologia abrange mais perspectivas além da visão financeira, que são: processos internos, clientes, aprendizagem e crescimento. Um mapa é gerado no qual é possível localizar objetivos, metas, ações, prazos e resultados.

O gestor da UTI deve apropriar-se das informações do planejamento estratégico e entender qual a forma de participação de seu processo e que retornos deve dar para a alta administração. Quando a equipe de colabo-

---

Quadro 12.2. Estrutura de pessoas

Médicos coordenadores

Médicos plantonistas: no mínimo um para cada dez leitos ou fração em cada turno

Enfermeiros assistenciais: no mínimo um para cada dez leitos ou fração em cada turno*

Fisioterapeutas: no mínimo um para cada dez leitos ou fração nos turnos matutino, vespertino e noturno, perfazendo um total de 18 horas diárias de atuação; exceção: UTI neonatais, que devem contar com atenção fisioterapêutica 24 horas

Técnicos de enfermagem: no mínimo um para cada dois leitos em cada turno, além de um técnico de enfermagem por UTI para serviços de apoio assistencial em cada turno

VI - Auxiliares administrativos: no mínimo um, exclusivo da unidade

VII - Funcionários exclusivos para serviço de limpeza da unidade em cada turno

*No mínimo um enfermeiro assistencial para cada dez leito ou fração por turno de trabalho. Fonte: adaptado de Bodenheimer T, Sinsky C. From triple to quadruple aim: care of the patient requires care of the provider. Ann Fam Med. 2014;12:573-6.

radores assistencias conhece o projeto e é motivada no desenvolvimento de ações ou na reavaliação das metas e estratégias, pode favorecer os resultados.

Centro de custos

Cada unidade tem custos para seu funcionamento, e têm registrados e analisados os valores dispendidos. Essa departamentalização como unidades ou centro de custo foi um avanço no modelo empresarial, visto que descentralizou a avaliação. Cada dono de unidade de negócio (UTI, centro cirúrgico) deve se apropriar das análises, tornando mais reais as metas e as propostas de melhorias, uma vez que os gestores são conhecedores dos insumos e produtos disponíveis em sua unidade. Geralmente, esses dados são disponilizados pelo departamento de tecnologia da informação das instituições juntamente da controladoria.

Custos

Gastos relativos a bem ou a serviços utilizados para a produção de outros bens ou serviços. O custo total de uma UTI inclui a avaliação dos custos diretos e indiretos.

Custos fixos

São aqueles que não sofrem alteração de valor em caso de aumento ou diminuição da produção. Independem, portanto, do nível de atividade e são conhecidos também como custos de estrutura. Dentro das unidades de terapia intensiva, podemos citar: consumo de material, despesas com pessoal (equipes multidisciplinares e médicos), despesas gerais (incluindo serviços), impostos, ocupação (aluguéis, depreciação de equipamentos e infraestrutura, e utilidades como telefonia, energia etc.).

Custos variáveis

Aqueles que variam proporcionalmente de acordo com o nível de produção ou de atividades. Seus valores dependem de modo direto do volume produzido ou do volume de vendas efetivado num determinado período. Consumo de material, impressões internas, material hospitalar, medicamentos, ortese e próteses utilizadas são contabilizados como custos variáveis.

Glosa

Termo que se refere ao não pagamento, por parte das fontes pagadoras de saúde, de valores referentes a atendimentos, medicamentos, materiais ou taxas cobradas pelas empresas prestadoras (hospitais, clínicas, laboratórios, entre outros) e profissional liberal da área de saúde. Quando acordos não são negociados na inclusão de novas tecnologias ou quando uma conduta assistencial não está claramente embasada, as chances de glosas aumentam e representam um problema tanto para as UTI como para as intituições. O aumento frequente de RH especializado para pré-auditoria de prontuários e contas médicas tem acontecido a fim de evitar a glosa. Hospitais que convivem com glosas superiores a 10% obtêm números baixos de produtividade.

Demonstrativo do resultado do exercício

É a demonstração dos resultados financeiros em um determinado período, com os valores das receitas e despesas da UTI. Esses resultados podem ser positivos ou negativos. No Quadro 12.3, apresentamos um modelo de demonstrativo do resultado do exercício.

Lucratividade

Representa o lucro da UTI em relação a suas receitas e faturamento. Aqui, podemos definir o lucro obtido a cada real de receita liquída gerada. Exemplo: lucramos R$0,48 a cada R$1,00 da receita líquida.

Quadro 12.3. Demonstrativo do resultado do exercício

Demonstrativo resultado do exercício	Período
Receitas	
Serviços hospitalares	
(-) Glosas	
(-) Impostos	
Receita líquida	
Despesas operacionais	
Custos variáveis	
Consumo de material	
Impressões externas	
Honorários médicos	
Material hospitalar	
Medicamentos	
Órteses e próteses	
Custos fixos	
Consumo de material	
Despesas com pessoal	
Despesas gerais (inclui serviços)	
Honorários médicos (plantonistas)	
Impostos/taxas/seguros	
Ocupação (aluguéis, depreciação)	
Utilidades (telefonia, energia)	
Margem de contribuição	
(-) Rateios interdepartamentais	
(-) Rateios	
Custo total	
Resultado operacional (margem II)	
Porcentagem sobre receita bruta	
Porcentagem sobre receita líquida	
Número de paciente/dia	
Produtividade (CT/RB (-) glosa)	

CT: custo total; RB: receita bruta.

Rentabilidade

Representa o retorno do capital investido. Traz uma ideia do quanto está rentável o negócio. Pode ser feita a seguinte interpretação: a cada R$1,00 gasto, R$0,48 são lucro.

Custo-efetividade

Dos conceitos financeiros, este deve ser bem entendido pelos gestores das unidades de terapia intensiva. Ele objetiva o melhor resultado clínico por unidade monetária aplicada. O rendimento do processo (razão entre quantidade de matéria-prima utilizada e quantidade de produto final obtida) o traduz de forma concreta. Porém, nem sempre esse fluxo se segue, já que também nem sempre o tratamento mais efetivo está associado a um menor custo. A opção por maior efetividade com maior custo pode ser necessária, principalmente se trouxer valor ao cliente. Experiências mostram que a matemática dos custos em Medicina Intensiva requer atenção para outras tarefas que possam reduzi-los e não limitar tratamentos. Como exemplo, temos o *bundle* de prevenção de eventos associados à ventilação mecânica: a introdução do tubo com aspiração subglótica encareceu as medidas de prevenção, mas estas parecem ser mais efetivas com a presença do dispositivo.

Tais conceitos devem ajudar os gestores das UTI a entenderem seus processos financeiros de modo a ter maior propriedade nos momentos de tomada de decisão e, assim, melhorar os resultados.

Estratégias para melhorar resultados

Seguindo ainda a tríade donabediana, podemos desenvolver várias estratégias para otimizar os custos e resultados clínicos.

A nível processual:

- **Definir critérios para receber pacientes nas UTI:** um ponto que aumenta os custos dos pacientes é ocupar de forma inadequada esse leito com um indivíduo que pouco se beneficiará desse tipo de estrutura. São eles pacientes crônicos, em cuidados paliativos ou sem nível de gravidade que justifique sua admissão na UTI. Recentemente, o Conselho Federal de Medicina deliberou sobre esses critérios. Um paciente mal indicado pode aumentar o tempo de internação na UTI.
- **Diminuir variabilidade de tratamento:** as definições de fluxos com a utilização de protocolos tendem a diminuir a variabilidade terapêutica. Quando bem orientados e baseados nas melhores evidências, ajudam nas contratualizações junto às fontes pagadoras, sem tirar a autonomia médica. Protocolos atualizados e gerenciados podem, inicialmente, não diminuir custos, mas proporcionam maior efetividade terapêutica.

- **Incremento de tecnologia:** inúmeras tecnologias se mostraram favoráveis no cuidado aos pacientes, como punção guiada por ultrassom e navegação e localização de cateter. Pode resultar em prevenção de pneumotórax, mal posicionamento de cateter entre outros.
- **Definição de gerenciamento do plano terapêutico:** a equipe assistencial guiada pelo médico deve ser clara a respeito dos objetivos e do projeto da internação do paciente. Muitas vezes, isso é acompanhado pelo receio dos prescritores e de algum nível de resistência por conta da preocupação do não alcance refletir em problemas financeiros e legais. A previsão de internação é uma programação exequível, a qual obriga os membros da equipe a pensarem e a planejarem suas ações para manter o paciente o menor tempo possível na UTI. Eventos adversos que podem ser preveníveis, como úlcera por pressão em pacientes de risco baixo, queda, pneumotórax pós-punção, postergam e oneram a internação e têm sido avaliados de forma dura e crítica. Evolui o número de glosas nas instituições pelas fontes pagadoras por causa de iatrogenias, como objeto deixado no procedimento cirúrgico, lesões de pele e infecções, por se entender que são situações preveníveis. Ferramentas têm sido desenvolvidas para auxiliar na previsão de tempo de permanência dos pacientes. Knaus, que em 1981 desenvolveu o escore *Acute Physiology and Chronic Health Evaluation* (APACHE), atualmente está na quarta versão, e já despontava para avaliar nível de gravidade. No Brasil, o grupo do Epimed Monitor desenvolveu uma ferramenta que, além de prever o tempo de permanência, avalia o risco para longa permanência. Isso evidencia a mobilização das entidades para que o paciente da terapia intensiva não exceda seu tempo de internação nessa unidade.
- **Critérios de alta na unidade de desospilatização:** da mesma forma, devem ser definidos os critérios de alta da UTI: o momento em que a terapia intensiva já cumpriu seu papel. Em instituições onde as relações entre processos são conflitantes, é comum que o paciente fique mais tempo na UTI por receio da equipe assistencial de que o indivíduo piore nas unidades abertas e precise ser reinternado em um momento com pior prognóstico. É aí que percebemos que *gaps* de interação podem distanciar o objetivo de tornar a UTI custo-efetiva. Escolher o momento para desospitalizar pacientes crônicos, alinhando com empresas de internação domicilar ou unidades de transição de cuidados, também é uma estratégia para diminuir custo e risco assistencial para os pacientes.
- **Modelos fortes de gestão:** a gestão voltada para a redução de custos desassociada do que agrega valor ao paciente está ultrapassada. O *Triple Aim* é uma ferramenta que define que bons modelos pre-

cisam se concentrar em melhorar a qualidade e a segurança do cuidado, entender as necessidades da população atendida e diminuir custos e, recentemente acrescida, o cuidado com o colaborador. Modalidades de pagamento podem beneficiar essa equação. Programas bem desenhados de pagamento por desempenho (*pay for performance* – P4P), nos quais metas são estabelecidas, mensuradas e, quando atingidas, as recompensas podem ser uma alternativa à adequação ao modelo proposto de melhor prática. Incentivos associados, como suporte a treinamentos e educação continuada e prêmios por inovações, devem ser incentivados.

- **Estrutura de pessoas motivadas:** a equipe gestora das UTI tem a responsabilidade de motivar seus colaboradores. Ter visão para além do cuidado direto, mas sempre preocupada com os impactos assistenciais e financeiros advindos desse cuidado. Remuneração e equipe especializada podem diminuir eventos adversos e otimizar o resultado assistencial.

No último item da tríade donabediana, o foco é o resultado, que se origina da construção das etapas anteriores. Definir os indicadores a serem mensurados, metas a serem atingidas e oferecer *feedback* para a equipe assistencial são fatores determinantes para a manutenção de resultados.

Bibliografia

Agência Nacional de Vigilância Sanitária (Anvisa). Resolução nº 26, de 11 de maio de 2012. Altera a Resolução RDC nº. 7, de 24 de fevereiro de 2010, que dispõe sobre os requisitos mínimos para funcionamento de Unidades de Terapia Intensiva e dá outras providências. Brasília, DF: Diário Oficial da República Federativa do Brasil, 2012.

Azevedo JR, Montenegro WS, Rodrigues DP, et al. Long-term cognitive outcomes among unselected ventilated and non-ventilated ICU patients. Journal of Intensive Care. 2017:5:18.

Bodenheimer T, Sinsky C. From triple to quadruple aim: care of the patient requires care of the provider. Ann Fam Med. 2014;12:573-6.

Egol A, Shander A, Kirkland L, et al. Pay for performance in critical care: an executive summary of the position paper by the Society of Critical Care Medicine. Crit Care Med. 2009;37(9):2625-31.

Fernandes HS, Silva E, Capone Neto A, et al. Gestão em terapia intensiva: conceitos e inovações. Rev Bras Clin Med. 2011;9(2):129-37.

Gajic O, Afessa B, Hanson AC, et al. Effect of 24-hour mandatory versus on-demand critical care specialist presence on quality of care and family and provider satisfaction in the intensive care unit of a teaching hospital. Crit Care Med. 2008;36(1):36-44.

Lopes LA, Dyniewicz AM, Kalinowski LC. Gerenciamento de materiais e custos hospitalares em UTI neonatal. Cogitare Enferm. 2010;15(2):278-85.

Knobel E. Condutas no paciente grave. In: Santos PL, Fernandes HS, Santana LS, eds. Gestão Financeira. São Paulo: Atheneu; 2016. p. 2771- 8.

Sá CA, Rocha JS, Almeida DF. Análise de custo-leito de UTI hospitalar. Anais do IV SINGEP. São Paulo: 2015.

CAPÍTULO 13

Ações que promovam a segurança em terapia intensiva

Daiandy da Silva
Lívia Maria Barbosa Gonçalves
Maria Helena de Souza
Thaís dos Santos Donato

Introdução

A segurança dos pacientes em unidades de terapia intensiva (UTI) tem se tornado um grande desafio. Isso se deve ao incremento de sua complexidade associado à incorporação de tecnologias elaboradas, o que tem proporcionado riscos adicionais de incidentes no processo do cuidado ao paciente crítico. Em um estudo publicado em 2005, de todos os eventos adversos envolvendo os pacientes críticos, 55% não eram preveníveis e 45% poderiam ter sido evitados. Além disso, 61% estavam relacionados ao uso de medicamentos.

A ocorrência de incidentes é considerada um sério problema à segurança do paciente e à qualidade do cuidado prestado em todo o mundo. A Organização Mundial da Saúde (OMS) estima que cerca de 10% dos pacientes sofrem eventos adversos relacionados ao cuidado hospitalar em países ocidentais e, destes, cerca da metade poderiam ser evitados. Estes dados foram publicados em 2000 no relatório *To err is human*, o qual apoiou de maneira decisiva a cultura da melhoria da qualidade e a segurança do paciente. Neste contexto, em 2009 a OMS, em parceria com a *Joint Commission International*, lançou as seis metas internacionais de segurança do paciente, com a intenção de contribuir para a sistematização de medidas preventivas e para a implementação de políticas em áreas identificadas como problemáticas na segurança do paciente. As seis primeiras metas são direcionadas à prevenção de situações de erros de identificação de pacientes, falhas de comunicação, erros de medicamentos, erros em procedimentos cirúrgicos, infecções associadas ao cuidado e quedas dos pacientes.

Como trabalhar focado no atendimento das metas de segurança em UTI, onde a complexidade do cuidado impõe dificuldades diárias? A criação de protocolos

para nortear essas ações parece ser uma boa estratégia. Pensando nisso, no Brasil, em 1º de abril de 2013, a portaria nº 529, do Ministério da Saúde, instituiu o Programa Nacional de Segurança ao Paciente e, em 25 de julho de 2013, a Resolução da Diretoria Colegiada (RDC) nº 36 instituiu as ações para a segurança do paciente em serviços de saúde e outras providências. Dentro dos procedimentos de prática segura foram incluídas as terapias nutricionais enteral e parenteral.

A seguir, propõe-se a realização de uma breve discussão de ações multiprofissionais que podem evitar a ocorrência de eventos adversos.

Segurança no processo de identificação do paciente

A falha no processo de identificação do paciente está entre as causas mais comuns de eventos adversos, com possibilidade de repercussões importantes em outras etapas do cuidado. Um erro na identificação do paciente pode desencadear falhas nos processos que são interdependentes a esse, como medicamentos, procedimentos cirúrgicos, entre outros. Não é incomum, nas UTI, a equipe multiprofissional identificar os pacientes pela sua doença ou pelo número do leito em que estão internados, fato este que acaba amplificando as possibilidades de erros relacionados ao cuidado.

Cabe ressaltar que a falha na identificação pode ter início no momento em que o paciente ingressa no serviço de saúde, através de equívocos no cadastro, por isso, as ações de barreira devem iniciar precocemente.

As práticas recomendadas para reduzir estes incidentes envolvem a utilização de pulseiras de identificação, a adoção da rotina de conferência (no primeiro encontro com o paciente e pelo menos uma vez ao turno) e a cada troca de plantão, assim como antes da realização ou do encaminhamento do paciente para exames ou procedimentos. Aos profissionais de saúde, cabe a responsabilidade de conferir a pulseira de identificação para que o paciente correto receba o cuidado correto. As pulseiras devem ser brancas e conter informações padronizadas que ficam a critério de cada instituição, em geral o nome e o registro do paciente. Algumas instituições optam por usá-las como sinalizador, atribuindo significados quando se apresentam com cores diferentes, por exemplo: cor vermelha sinaliza alergia e cor amarela, risco de quedas (esta junto à branca de identificação). O protocolo de identificação do paciente, documento integrante do Programa Nacional de Segurança do Paciente, detalha as orientações referentes ao uso das pulseiras de identificação, podendo ser consultado pelos leitores interessados. Outra medida importante para prevenir incidentes é não permitir que os pacientes com nomes iguais ou semelhantes permaneçam em leitos próximos, pois pode incorrer no erro de troca de medicamentos, exames, procedimentos cirúrgicos e troca de informações na passagem de plantão. Os pacientes conscientes devem ser envolvidos neste processo e estimulados a identificar-se antes de qualquer intervenção, tornando-se uma importante barreira para incidentes.

Segurança nos processos de comunicação

O alto fluxo de informações e o grande número de profissionais de diferentes equipes assistenciais nas UTI acarretam a necessidade constante de atualização e a troca de informações com os pacientes, os familiares e as equipes. As falhas de comunicação são a terceira maior causa de eventos sentinela e o principal fator contribuinte de eventos adversos, por isso são fundamentais as ações para melhorar a comunicação e diminuir as falhas.

A meta da comunicação efetiva (meta 2) visa desenvolver nos profissionais uma cultura de reafirmação das orientações verbais e das informações recebidas. Assim, recomendam-se ouvir e repetir para o interlocutor a informação/ordem/prescrição recebida, sendo considerada uma medida de segurança para garantir uma comunicação clara, precisa, completa e sem ambiguidade para o receptor. Além disso, a meta 2 igualmente visa qualificar e assegurar a transmissão das informações na transferência do cuidado. As trocas de plantão (transferência do cuidado) e os *rounds* multidisciplinares são momentos essenciais de troca de informações, constituindo uma ferramenta para a prevenção de incidentes e contribuindo para a segurança nas ações do cuidado, quando realizados de maneira efetiva. Os registros e a transmissão das informações podem ser feitos utilizando a técnica ou metodologia

SBAR (situação, *background*, avaliação e recomendação), método padronizado e simples de comunicar informações importantes, de forma clara e concisa. Na técnica SBAR, situação corresponde ao enunciado conciso do problema; *background*, à informação pertinente e breve acerca da situação; avaliação, à análise e opções de resolução e recomendação à ação necessária. Várias são as estratégias que podem ser usadas para auxiliar na transferência das informações, no entanto a transmissão verbal, com auxílio de registros padronizados (protocolos, notas de internação, notas de alta, entre outros), são as estratégias que parecem oferecer os melhores resultados.

Segurança no uso dos medicamentos

O cuidado ao paciente crítico exige a utilização de múltiplas tecnologias e o medicamento é amplamente utilizado. Seu uso envolve riscos e os eventos adversos com medicamentos (EAM) muitas vezes são motivo de internação em UTI. Em 2014, Jolivot et al. publicaram uma revisão sistemática sobre admissões de pacientes adultos em UTI relacionadas a EAM. Apesar da heterogeneidade dos estudos, a taxa de admissão por EAM em UTI foi de 0,37 a 27,4% e deve ser considerada como fator que fortalece a importância de um cuidado na utilização e na orientação para o uso correto dos medicamentos.

Uma revisão sistemática publicada recentemente analisou as oito medidas mais utilizadas para minimizar eventos adversos medicamentosos em UTI quanto à força de evidência e grau de recomendação atual, sendo elas: sistema de prescrição eletrônica; educação continuada; reconciliação medicamentosa; uso de protocolos e *guidelines*; sistemas de apoio à decisão clínica; sistema de bombas de infusão inteligentes; alterações em processos de trabalho; envolvimento de farmacêutico clínico no cuidado.

Embora a qualidade dos dados não seja muito boa, tratando-se geralmente de estudos *quasi-experimentais* (observações pré e pós-intervenções), os autores identificaram 16 estudos, de 24 avaliados, que apresentavam o impacto benéfico dessas medidas, diminuindo os eventos adversos medicamentosos.

Barreira de segurança no uso de medicamentos

É fundamental que as instituições estejam atentas a esse processo e criem processos seguros que apoiem as equipes de cuidado em todas as etapas da utilização dos medicamentos desde a prescrição, a avaliação, a administração e o monitoramento dos medicamentos.

Em 2006, Kane-Gill e Weber descreveram princípios e práticas para a segurança dos medicamentos em UTI. O uso de medicamentos intravenosos é largamente empregado e aumenta os riscos de eventos

CAPÍTULO 13 — AÇÕES QUE PROMOVAM A SEGURANÇA EM TERAPIA INTENSIVA

adversos. Os principais erros envolvem a dose, a técnica de preparo, a compatibilidade dos medicamentos e a falta de padronização para utilização. Como recomendações para aumentar a segurança no uso de medicamentos em UTI, estão: otimizar a taxa de notificações voluntárias através de programas de incentivo e políticas não punitivas; usar os casos notificados como oportunidade para melhoria de processos; desenvolver programas de segurança e qualidade com avaliação periódica de erros de medicação; utilizar a tecnologia (por exemplo, prescrição eletrônica, código de barras, bomba de infusão) para reduzir erros de medicação; padronizar as políticas de preparo e de administração de medicamentos intravenosos; utilizar serviços de farmácias satélites; desenvolver políticas e procedimentos de controle de estoque e distribuição de soluções de eletrólitos concentrados e medicamentos de emergência; realizar processo de reconciliação medicamentosa; usar ferramentas validadas para evitar sedação excessiva ou menor que a necessária; desenvolver protocolos assistenciais; manter uma equipe multidisciplinar envolvida no cuidado dos pacientes.

O Instituto para Prática Segura no Uso dos Medicamentos (ISMP) publicou a lista de medicamentos potencialmente perigosos utilizados em hospitais (Quadro 13.1).

Há muitas ações específicas para aumentar a segurança dos medicamentos que apresentam alto risco de eventos adversos. Tais medicamentos, normalmente, são chamados de alta vigilância ou alto risco. Cada instituição deve criar os mecanismos para aumentar o cuidado dos profissionais em todos os momentos de utilização desses medicamentos.

Prescrição médica como barreira de segurança

A prescrição é a primeira forma de evitar problemas no uso de medicamentos. A auditoria detalhada desta pode prevenir erros, principalmente relacionados ao paciente certo, à dose, à forma farmacêutica, à via de administração e aos horários de administração mais adequados.

Em 2006, Valentin et al. publicaram um estudo multicêntrico intitulado *Patient safety in intensive care: results from the multinational Sentinel Events Evaluation (SEE) study*. Este estudo mostrou que a ocorrência de eventos relacionados à prescrição se dava em 10,5 por 100 dias de internação dos pacientes. A utilização de prescrição eletrônica demonstrou redução de eventos adversos a medicamentos.

Desta forma, torna-se fundamental o apoio a equipe multiprofissional para o domínio das ferramentas de prescrição, identificando oportunidade de melhoria dos processos e entendendo a responsabilidade com a segurança do paciente.

Quadro 13.1. Lista de medicamentos potencialmente perigosos utilizados em hospitais.

Agonistas adrenérgicos intravenosos (por exemplo: epinefrina, fenilefrina e norepinefrina)

Analgésicos opioides intravenosos, transdérmicos e de uso oral (incluindo líquidos concentrados e formulações de liberação imediata ou prolongada)

Anestésicos gerais, inalatórios e intravenosos (por exemplo: propofol e cetamina)

Anfotericina na forma lipossomal e convencional (por exemplo: anfotericina B lipossomal e anfotericina B deoxicolato)

Antagonistas adrenérgicos intravenosos (por exemplo: propranolol, metroprolol e labetalol)

Antiarrítmicos intravenosos (por exemplo: lidocaína e amiodarona)

Antitrombóticos

• Inibidor do Fator Xa (por exemplo: fondaparinux e rivaroxabana)

• Inibidores diretos da trombina (por exemplo: dabigatrana e lepirudina)

• Trombolíticos (por exemplo: alteplase e tenecteplase)

• Inibidores da glicoproteína IIb/IIIa (por exemplo: eptifibatide e tirofibana)

Bloqueadores neuromusculares (por exemplo: suxametônio, rocurônio, pancurônio e vecurônio)

Contrastes radiológicos intravenosos

Hipoglicemiantes orais inotrópicos intravenosos (por exemplo: milrinona)

Insulina subcutânea e intravenosa (em todas as formas de administração)

Medicamentos administrados por via epidural ou intratecal

Quimioterápicos de uso parenteral e oral

Sedativos de uso oral de ação moderada, para crianças (por exemplo: hidrato de cloral)

Sedativos intravenosos de ação moderada (por exemplo: dexmedetomidina e midazolam)

Soluções cardioplégicas

Soluções para diálise peritoneal e hemodiálise

Soluções de nutrição

Água estéril para inalação e irrigação em embalagens de 100 mL ou volume superior

Cloreto de potássio concentrado injetável

Cloreto de sódio hipertônico injetável (concentração maior que 0,9%)

Epoprostenol intravenoso

Fosfato de potássio injetável

Glicose hipertônica (concentração maior ou igual a 20%)

Metotrexato de uso oral

Nitroprussiato de sódio injetável

Oxitocina intravenosa

Prometazina intravenosa

Sulfato de magnésio injetável

Tintura de ópio

Vasopressina injetável

Administração de medicamentos: a importância da enfermagem

A administração de medicamentos continua sendo uma etapa fundamental na prevenção de eventos adversos, especialmente porque é considerada a segunda etapa responsável pela ocorrência de erros de medicação, representando 34%. Na perspectiva de melhorar os desfechos desfavoráveis na administração, podemos destacar a vigilância por meio dos nove certos e o processo de dupla checagem.

Elliott e Liu sugeriram incluir a documentação correta e a ação correta, forma farmacêutica certa e resposta certa aos cinco certos já conhecidos: paciente certo, medicamento certo, via de administração correta e dose certa para garantir a segurança no uso de medicamentos.

O processo de dupla checagem foi incorporado inicialmente para a administração de sangue. Mais recentemente, vem sendo indicado para a administração de agentes quimioterápicos, bem como para a administração de medicamentos de alto risco ou alta vigilância que são muito usados na Terapia Intensiva. A dupla checagem se dá pela conferência do uso de medicamentos por dois enfermeiros diferentes em momentos distintos, a fim de evitar erros de administração conforme recentemente demonstrado em 2017 por Douglass et al. em seu ensaio clínico randomizado.

Um exemplo de aplicação dos nove certos e da dupla checagem na UTI pode ser no uso de solução de insulina regular em infusão contínua ou heparina sódica para anticoagulação plena, considerando os cinco certos, desde o processo da prescrição, passando para a conferência da programação da bomba de infusão, até a administração, ou até os nove certos, considerando a resposta correta e o registro em prontuário. Muitas outras ações são sugeridas por Wachter. Dentre elas a padronização e a diminuição da ambiguidade, evitando-se o uso de abreviaturas, evitar as interrupções e distrações, as preparações de medicamentos em dose unitária (prontos para administração) preparados pela farmácia, a remoção de medicamentos de certos ambientes que podem ser letais (por exemplo: cloreto de potássio 10% injetável), a segregação de medicamentos com embalagens semelhantes e a utilização de letras maiúsculas para diferenciar medicamentos com nomes parecidos (por exemplo: DOBUTanima × DOPamina).

Farmacêutico clínico como barreira de segurança

O farmacêutico clínico em terapia intensiva tem um papel importante e bem definido. Em 2000, foi publicado um consenso desenvolvido entre a *Society of Critical Care Medicine* (SCCM) e a *American College of Clinical Pharmacy* com o objetivo de identificar e descrever o escopo das atividades dos farmacêuticos intensivistas, dos serviços de farmácia clínica e das UTI.

Neste documento, os padrões foram estratificados em níveis: fundamental (atividades desempenhadas pelo serviço de farmácia para segurança na administração de medicamentos para os pacientes críticos), desejável (expansão das funções clínicas desejáveis para individualização do tratamento do paciente crítico, como participação em protocolos, papel na análise dos dados e intervenções mais proativas junto ao corpo clínico) e ideal (além do modelo dedicado, especializado e integrado, expansão para atividades de educação continuada e ensino).

O farmacêutico clínico é importante para a avaliação do paciente e também para a avaliação das prescrições. Deve estar atento às oportunidades de intervenção como, por exemplo, ajustes de doses, frequência, tempo de duração, adequação a protocolos de cuidado, reconciliação medicamentosa, compatibilidades em infusões em Y, interações medicamentosas.

Quando o processo de análise farmacêutica precede a dispensação dos medicamentos, a segurança aumenta ainda mais. Sempre que possível, o processo deve contemplar esta análise antes da disponibilidade para administração do medicamento.

Segurança nos procedimentos cirúrgicos

As complicações cirúrgicas tornaram-se importante causa de invalidez e morte no mundo, com implicações significativas na saúde pública. Estudo feito em um grande centro médico norte-americano mostrou que 5,4% dos pacientes submetidos a cirurgia apresentaram complicações, e quase metade delas foram atribuídas a um erro. Dada a magnitude dos incidentes relacionados aos procedimentos cirúrgicos, foi lançada a campanha "Segurança do Paciente e Qualidade em Serviços de Saúde – Cirurgias Seguras Salvam Vidas", uma iniciativa conjunta da Secretaria de Atenção à Saúde do Ministério da Saúde (SAS/MS), da Agência Nacional de Vigilância Sanitária (Anvisa) e da Organização Pan-Americana da Saúde (OPAS/OMS). A campanha divulga diretrizes e listas de verificação (*checklists*) adaptáveis às particularidades de cada serviço. A recomendação é de que a verificação seja feita em três momentos: antes da indução da anestesia, antes da incisão na pele e ao término do procedimento (Figura 13.1).

Este processo não requer muito tempo e sim sensibilização e comprometimento da equipe multidisciplinar quanto à importância para a prevenção de incidentes. As listas de verificação devem ser igualmente implementadas nas UTI, visto que, frequentemente, são realizados procedimentos cirúrgicos, em especial quando a gravidade do paciente impede que seja transferido para o centro cirúrgico. Assim, assegura-se que cada etapa seja completada, sem omissões ou esquecimentos, antes de se prosseguir para a próxima. A padronização proporcionada pelas listas de verificação, aplicadas a todos os pacientes, em todas as situações, resulta em mais segurança e melhores resultados clínicos. Estudos revelaram uma redução global significativa na mortalidade e na morbidade após a implementação da lista de verificação.

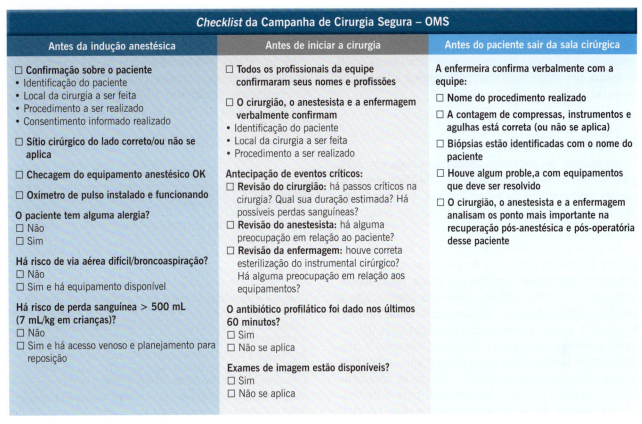

Figura 13.1. Checklist da cirurgia segura.

Prevenção de infecções associadas aos cuidados em saúde

As infecções associadas aos cuidados em saúde são consideradas uma epidemia silenciosa segundo a OMS, visto que não se tem dados fidedignos que demonstrem a dimensão do problema. Entre os principais tipos de eventos destacados na literatura, estão as infecções de sítio cirúrgico, a pneumonia associada à ventilação mecânica, as infecções associadas a cateteres e as infecções do trato urinário associado ao uso de sondas.

A OMS, em 2006, estabeleceu como desafio a redução da infecção relacionada aos cuidados em saúde, tendo como principal mensagem "Assistência limpa é Assistência Segura". Tal estratégia se concentrou nas mãos dos profissionais que prestam os cuidados, os quais são considerados um vetor para a transmissão de infecções. Embora a higiene de mãos seja uma ação simples, acessível e rápida, a adesão a esta prática ainda é baixa. A técnica recomendada para a higiene de mãos, a escolha do produto e os momentos recomendados para esse cuidado estão minunciosamente descritos no Manual de Segurança do Paciente: Higiene de Mãos, produzido pela Anvisa e que pode ser acessado na internet.

Considerando a abrangência do tema e a necessidade de estabelecer um foco, optou-se por abordar as estratégias para estimular a adesão dos profissionais à prática de higiene de mãos. Nesse sentido, é importante ressaltar que a adesão às recomendações ou protocolos envolve mudanças no comportamento dos profissionais de saúde. A dinâmica desta mudança é complexa e multifacetada, compreendendo a combinação de educação, motivação e mudanças no sistema: a educação dos profissionais de saúde focada em como, quando e porquê realizar a higienização das mãos; a motivação para exercer as práticas adequadas de higienização das mãos por meio de modelos de comportamento entre os pares e superiores; mudanças do sistema: a disponibilidade e a conveniência dos dispensadores de preparações alcoólicas próximos ao leito dos pacientes.

As conclusões obtidas de uma revisão sistemática que incluiu 21 estudos com intervenções voltadas para elevar a adesão às práticas de higienização das mãos foram: programas com intervenções únicas têm um impacto de curta duração no aumento da adesão; lembretes (pôsteres, cartazes) têm um efeito modesto, mas sustentado; o *feedback* aos profissionais eleva as taxas de adesão, mas deve ser realizado regularmente; preparações alcoólicas em local próximo ao paciente aumentam a frequência de higienização das mãos pelos profissionais de saúde.

Então, para obter uma mudança de comportamento efetiva, parece ser necessário utilizar abordagens multifacetadas, combinando educação com material escrito, lembretes e *feedback* do desempenho dos profissionais e, assim, um efeito mais marcante sobre a adesão e as taxas de infecção.

Prevenção de quedas

As quedas de pacientes produzem danos em 30% a 50% dos casos, sendo que de 6% a 44% desses pacientes sofrem danos de natureza grave, como fraturas, hematomas subdurais e sangramentos, que podem levar ao óbito.

Existem vários fatores de risco associados às quedas de pacientes, entre eles destacam-se idade, diversidade de patologias, mobilidade física prejudicada, presença de doença aguda, equilíbrio prejudicado e estado mental diminuído. Muitas vezes, especialmente em UTI, estes fatores estão agravados pelo uso de medicamentos, alterações cognitivas (*delirium*) e procedimentos médicos que aumentam a vulnerabilidade para a ocorrência de quedas. A vigilância constante dos pacientes é um fator fundamental para a prevenção de quedas, existindo evidências de que um quadro de pessoal de enfermagem bem capacitado tem influência positiva para a redução das taxas de quedas entre pacientes hospitalizados. Nas UTI, em que os pacientes estão em uma condição de vulnerabilidade em função do agravamento do seu estado de saúde, todas as medidas para prevenção de quedas devem ser adotadas, como: manter grades constantemente elevadas; na ocorrência de agitação psicomotora a cama deve ser posicionada o mais próximo do chão, a contenção mecânica protetiva pode ser usada nos casos de agitação severa, pacientes sentados na poltrona devem ter acompanhamento permanente e o paciente e os familiares devem ser orientados quanto à necessidade de ser assistido pela equipe multiprofissional para saídas do leito e deambulações.

O risco de quedas pode ser avaliado por meio da da utilização de escalas como a de *Morse Fall scale* (já adaptada para a língua portuguesa), a qual contempla as variáveis intrínsecas ao paciente que podem levá-lo a sofrer uma queda. Os pacientes internados em UTI apresentam, normalmente, pontuação de risco para quedas, por isso, a todos podem ser estendidos os cuidados preventivos.

Segurança na terapia nutricional enteral

Entrega, instalação e administração adequada da fórmula

Muitos problemas podem estar associados à entrega ou à instalação e administração imprópria de fórmulas para nutrição. Pacientes podem receber fórmulas erradas, assim como velocidade de infusão e via inadequada. Também pode ser frequente a parada de infusão da nutrição enteral, avanço lento que provoca demora no alcance das metas propostas para a terapia nutricional. Apresentamos, no Quadro 13.2, as boas práticas para a administração da nutrição enteral de acordo com a RDC nº 63.

Quadro 13.2. Recomendações para administração da nutrição enteral.
Observar a integridade da embalagem e a presença de corpos estranhos ao produto
Conferir o rótulo da embalagem que contém a nutrição enteral
Proceder com a correta lavagem de mãos antes de prosseguir na operacionalização da administração de nutrição enteral
Confirmar a localização da sonda e sua permeabilidade antes de iniciar a administração da nutrição enteral
Adaptar o equipo de infusão adequado ao recipiente contendo a nutrição enteral
Administrar a nutrição enteral cumprindo rigorosamente o prazo estabelecido. Recomenda-se o uso de bombas infusoras adequadas à administração de nutrição enteral
Garantir que as trocas de nutrição enteral, de sondas e de equipos sejam realizadas conforme procedimentos preestabelecidos pela EMTN, em acordo com a CCIH da instituição hospitalar

EMTH: Equipes Multiprofissionais de Terapia Nutricionais; CCIH: Comissão de Controle de Infecção Hospitalar.

Uso de formulários ou de ordem de prescrição padronizada

A prescrição da nutrição enteral deve ser um processo que inclui prescrição, revisão da prescrição, preparação e administração. Estes passos devem ser otimizados para garantir a segurança do paciente.

A prescrição deve conter nome completo do paciente, denominação da fórmula para nutrição, via de administração, taxa de infusão, unidade de internação, entre outros dados que se façam necessários. Recomenda-se que as ordens de produção de prescrição sejam padronizadas ou personalizadas a fim de se adaptarem à instituição e que seja usado um sistema de prescrição informatizada. Para identificação do nome da fórmula, podem ser usados nomes genéricos, como, por exemplo, fórmula padrão, hiperproteica, hipercalórica etc. Porém, para minimizar erros e confusões, recomenda-se que o nome comercial do produto seja incluído juntamente com a descrição genérica. Assim sendo, o paciente certo recebe o produto certo, na quantidade certa, pela rota certa e no momento certo.

Rotulagem dos recipientes de nutrição enteral

Para evitar erros de interpretação, uma etiqueta deve ser afixada em todos os recipientes de administração que contenham a fórmula para nutrição. O rótulo deve refletir os dados da ordem de produção de nutrição: dados demográficos do paciente, tipo de fórmula, unidade de internação, via de administração, taxa de infusão (volume, velocidade ou gotejamento), responsável técnico, data, horário de preparo, horário de início da administração, validade e ainda, número de lote, valor calórico e macronutrientes. A indicação no rótulo de nutrição enteral "Não administrar em via venosa" ajuda a diminuir o risco de instalação em via incorreta.

Método e taxa de infusão

A prescrição da nutrição enteral inclui o método adequado de administração e taxa de infusão desta. O método de administração identifica se a nutrição enteral deve ser administrada através de bomba infusora, gravidade ou bolus. O cronograma de infusão deve determinar os tempos de infusão e taxa inicial ou volume a ser infundido por horário ou período. Também deve incluir um avanço taxa/volume, juntamente do volume total a ser infundido dentro de um período de 24 horas. O cronograma de infusão identifica o volume e a frequência de escoamento de água, que pode mudar conforme a infusão de nutrição enteral e a mudança de volume na ausência de fluidos intravenosos. O cronograma da nutrição enteral deve identificar se esta será administrada através de um gotejamento contínuo, gotejamento intermitente, gotejamento cíclico ou bolus. Também deverão ser considerados os nutrientes suplementares ou complementares da prescrição, como a administração de módulos proteicos, muitas vezes necessários para completar o valor proteico da prescrição e atender às necessidades do paciente crítico.

Posicionamento da sonda para nutrição enteral

A equipe de saúde deve escolher o dispositivo de acesso entérico depois de avaliar as condições da anatomia atual do paciente, seu estado clínico e curso estimado da terapia nutricional. Depois do dispositivo selecionado, o seu posicionamento inicial deve ser confirmado por radiografia, que é considerado padrão ouro. Esta deve ser continuamente reavaliada. O inadequado posicionamento da sonda pode ocorrer a qualquer momento durante o curso de alimentação. Embora o risco de complicações não possa ser completamente eliminado, a redução dos erros de colação e posicionamento do dispositivo de acesso entérico podem minimizar problemas ao paciente.

Qualidade na manipulação para evitar a contaminação da fórmula

A contaminação da fórmula de nutrição enteral com micro-organismos pode ocorrer em qualquer ponto ao longo da produção, da preparação, do armazenamento ou do processo de administração. As recomendações de boas práticas e estratégias para diminuir riscos de contaminação da fórmula são apresentadas no Quadro 13.3.

Quadro 13.3. Diminuição de riscos de contaminação da fórmula.
Treinar pessoal competente para seguir rigorosamente técnica asséptica para preparar fórmulas para nutrição enteral
Usar fórmulas nutrição enteral esterilizadas, líquidas (enlatadas ou prontas para uso) ou em pó, reconstituídas quando possível
Refrigerar de 2 a 8º centígrados fórmulas reconstituídas ou abertas e descartar as sobras depois de 24 horas
Não expor as fórmulas reconstituídas a temperatura ambiente além de 4 horas
Usar uma fonte de água estéril para reconstituição de fórmulas
Alterar conjuntos de administração para nutrição em sistema aberto a cada 24 horas. Em sistema fechado, pode ser alterado entre 24 a 48 horas, de acordo com as recomendações do fabricante ou de acordo com protocolo definido pela instituição

Cuidados com as conexões

A falha de conexão é uma ligação acidental entre um sistema de alimentação enteral e um sistema não enteral, como um dispositivo de acesso vascular, cateter de diálise, traqueostomia ou tubulação de gases medicinais. Estas falhas de conexão muitas vezes levam a eventos fatais, os quais são atribuídos a fatores humanos como cansaço da equipe que presta atendimento ao paciente, falta de treinamento adequado e formas de fabricar materiais de uso médico que permitem conexões entre os sistemas enteral e intravenoso. As recomendações de boas práticas e estratégias para minimizar os riscos de falhas de conexão são apresentadas no Quadro 13.4.

Quadro 13.4. Recomendações para diminuir os riscos de falhas de conexão.
Verificar as conexões no momento da transferência ou mudança no turno de trabalho da equipe de assistência ao paciente
Identificar todas as linhas de conexão
Identificar e confirmar rótulo de nutrição enteral
Usar seringas orais para remédios ou nutrição, e não seringas intravenosas
Equipos e conjuntos com codificação de cores é controversa, pois a cor pode não ser garantia da falha de conexão de vias

Segurança na terapia nutricional parenteral

A nutrição parenteral pode ser utilizada, quando necessária, para satisfazer necessidades nutricionais e atender aos requisitos de pacientes criticamente doentes em risco nutricional. Para atender a estes objetivos, é necessário que seja uma forma de terapia nutricional segura, capaz de dissipar ou de diminuir as complicações. Deste modo, é essencial que prevenção e monitoramento sejam capazes de alcançar o "quase zero" de complicações em nutrição parenteral.

A fim de evitar complicações, devemos considerar: o adequado controle da glicose sanguínea; emulsões lipídicas à base de azeite de oliva e óleo de peixe como alternativas ao óleo de soja como fonte de gordura; a adoção de cuidados com a inserção de dispositivos de acesso venoso central; a implementação de uma política institucional de infecções sanguíneas "quase zero" relacionadas ao cateter.

As complicações podem estar relacionadas à própria nutrição e também serem resultado de todo o processo. As falhas de verificação incluem, principalmente, a administração. Portanto, caso haja desatenção grave, a nutrição poderá ser entregue para o paciente errado, infundido na rota errada e a fórmula seguir para instalação em veia central instalada em veia periférica.

As complicações relacionadas à nutrição parenteral podem ser classificadas como metabólica, infecciosa e mecânica.

As complicações metabólicas podem ocorrer de forma aguda, como, por exemplo, condição de hidratação alterada, distúrbios eletrolíticos e hiperglicemia. Estas são comuns no paciente crítico e mais fáceis de contornar. Porém, existem as mais graves, como disfunções hepáticas (esteatose, colestase) relacionadas à nutrição parenteral e à doença metabólica óssea.

As complicações infecciosas no paciente crítico são as mais temidas e não costumam estar relacionadas à nutrição parenteral, mas, comumente, estão relacionadas ao cateter.

As complicações mecânicas podem ser mais frequentes e podem ocorrer por oclusão do lúmen ou deslocamento do cateter; a complicação venosa mais temida é a trombose. No entanto, essas complicações, assim como as infecciosas, estão mais relacionadas ao cateter e não à fórmula para nutrição parenteral. Então, quando a nutrição enteral não é viável ou tolerada, a nutrição parenteral pode ser tão eficaz e segura quanto a nutrição enteral.

A terapia nutricional consiste em inúmeros passos envolvendo vários profissionais, principalmente médicos, nutricionistas, enfermeiros e farmacêuticos. Todos realizam uma série de tarefas específicas dentro de seus graus de responsabilidades diárias, as quais são fundamentais para garantir a segurança no cuidado do paciente que requer terapia nutricional. Dado o potencial risco de erro nos sistemas, dentro dos quais a terapia nutricional é usada, torna-se imprescindível a vigilância sistemática do processo crítico e a avaliação de resultados obtidos. Assim, as melhorias de qualidade irão apoiar a segurança ao paciente. Portanto, as instituições devem incorporar a seu sistema de cuidados as recomendações de melhores práticas, instituindo uma cultura de segurança interdisciplinar a fim de garantir benefícios aos pacientes.

No contexto da segurança do paciente em hospitais, é fundamental o entendimento de que a última barreira sempre é o paciente. Neste sentido, o empoderamento do indivíduo diante do seu processo de doença é fundamental para mantê-lo atento a possibilidades de falhas.

Ao compreender quais medicamentos e procedimentos serão realizados, o paciente é capaz de acompanhar o tratamento de forma ativa, tornando-se apto a identificar eventos adversos potenciais e até impedi-los.

Referências

Agência Nacional de Vigilância Sanitária (Anvisa). Gerência de Vigilância e Monitoramento em Serviços de Saúde. Gerência Geral de Tecnologia em Serviços de Saúde. Assistência segura: uma reflexão teórica aplicada à prática. Brasília, DF: Anvisa; 2013

Agência Nacional de Vigilância Sanitária (Anvisa). Segurança do paciente: higienização das mãos. Brasília, DF: Anvisa; 2009.

Agência Nacional de Vigilância Sanitária (Anvisa). Segurança do paciente: protocolo de identificação do paciente. Brasília, DF: Anvisa; 2009.

Brasil. Ministério da Saúde. Secretaria Nacional de Vigilância Sanitária. Resolução n. 63, de 6 de julho de 2000. Aprova o Regulamento Técnico para fixar os requisitos mínimos exigidos para Terapia de Nutrição Enteral. Revoga a portaria nº 337 de 14 de abril de 1999. Brasília, DF: Ministério da Saúde, 2000.

Boullata JI. ASPEN Safe Practices for Enteral Nutrition Therapy. JPEN J Parenter Enteral Nutri. 2016;20(10),1-89.

Brasil. Ministério da Saúde. Secretaria Nacional de Vigilância Sanitária. Resolução nº 36 de 25 de julho de 2013. Institui ações para a segurança do paciente em serviços de saúde e dá outras providências. Brasília, DF: Ministério da Saúde, 2013.

Brasil. Ministério da Saúde. Portaria Nº 529, de 1º de abril de 2013. Institui o Programa Nacional de Segurança do Paciente (PNSP). Brasília, DF: Ministério da Saúde; 2013.

Boushon B, Nielsen G, Quigley P, et al. How to Guide: Reducing Patient Injuries from Falls. Cambridge, MA: Institute for Healthcare Improvement; 2012.

Cotogni P. Management of parenteral nutrition in critically ill patients. World J Crit Care Med 2017;4:6(1):13-20.

Donaldson L. World alliance for patient safety. Geneva: WHO; 2005.

Douglass AM, Elder J, Watson R, et al. Effect of a Double Check on the Detection of Medication Errors. Ann Emerg Med. 2017.

Dunton N, Gajewski B, Taunton RL, et al. Nurse staffing and patient falls on acute care hospital units. Nursing Outlook. 2004;52(1):53-9.

Elliott M, Liu Y. The nine rights of medication administration: anoverview. Br J Nurs. 2010;19(5):300-5.

Guenter P. Safe practices for enteral nutrition in critically III patients. Crit Care Nurs Clin N Am. 2010;22:197-208.

Instituto para Práticas Seguras no Uso de Medicamentos (ISMP). Boletim v.2 n1. Medicamentos potencialmente perigosos lista atualizada 2013. Disponível em: http://www.ismp-brasil.org/site/wp-content/uploads/2015/07/v2n1.pdf

Kane-Gill S, Weber RJ. Principles and Practices of Medication Safety in the ICU. Crit Care Clin. 2006;22:273-90.

Jolivot PA, Hindlet P, Pichereau C, et al. A systematic review of adult admissions to ICUs related to adverse drug events. Critical Care. 2014:18:643.

Manias E, Williams A, Liew D. Interventions to reduce medication errors in adult intensive care: a systematic review. Br J Clin Pharmacol. 2012;74(3):411-23.

Nairoba S, Hayward A. The effectiveness of interventions aimedat increasing handwashing in healthcare workers – systematic review. J Hosp Infect. 2001;47:173-80.

Oliveira RM, Leitão IM, Silva LM, et al. Estratégias para promover segurança do paciente. Esc Anna Nery. 2014;18(1):122-9.

Organização Mundial da Saúde (OMS). Segundo desafio global para a segurança do paciente: Cirurgias seguras salvam vidas (orientações para cirurgia segura da OMS). Tradução de Marcela Sánchez Nilo e Irma Angélica Durán. Rio de Janeiro: Organização Pan-Americana da Saúde; Ministério da Saúde; Agência Nacional de Vigilância Sanitária, 2009.

Rede Brasileira de Enfermagem e Segurança do Paciente. Estratégias para a segurança do paciente: manual para profissionais da saúde Porto Alegre: EDIPUCRS, 2013.

Rothschild JM, Landrigan CP, Cronin JW, et al. The Critical Care Safety Study: The incidence and nature of adverse events and serious medical errors in intensive care. Crit Care Med. 2005;33:1694-700.

Society of Critical Care Medicine and American College of Clinical Pharmacy. Position Paper in Critical Care Pharmacy Services. Pharmacotherapy. 2000;20 (11):1400-6.

Sousa Paulo (org.). Segurança do paciente: conhecendo os riscos nas organizações de saúde. Rio de Janeiro: EAD/ENSP, 2014.

Urbanetto JS, Creutzberg M, Franz F, et al. "Morse Fall Scale": tradução e adaptação para a língua portuguesa. Rev Esc Enferm USP. 2013;47(3).

Valentin A, Capuzzo M, Guidet B, et al. Título. Intensive Care Med. 2006;32:1591.

Wachter RM. Erros de medicação. In: Autores. Compreendendo a segurança do paciente. 2ª ed. Porto Alegre: editora: 2013. p. 59-68.

World Health Organization (WHO). The checklist effect. Geneva. Disponível em: http://www.who.int/patientsafety/implementation/checklists/background/en/index.html

CAPÍTULO 14

Handover: estratégias no cuidado com o paciente crítico

Clayton Lima Melo
Lázaro França Nonato

Transferência do cuidado de pacientes

A comunicação efetiva durante a transferência de cuidados dentro dos serviços de saúde é essencial para a segurança do cuidado prestado aos pacientes. Este ponto de transferência é conhecido como *handover* no idioma inglês.

O termo *handover* consiste, portanto, na transferência da responsabilidade de algum ou de todos os aspectos do cuidado do paciente, ou grupo de pacientes, para outra pessoa ou grupo de profissionais, de forma temporária ou definitiva.

Há dois principais tipos de *handovers* em saúde:

- **Transferências dos pacientes**: pode ser dentro do mesmo estabelecimento assistencial de saúde ou entre instituições diferentes dentro do sistema de saúde.

- **Transferência das informações**: ocorre quando o paciente permanece no mesmo local e a referência é a entre aqueles que têm a responsabilidade por seu cuidado.

Existem diferentes tipos de *handovers* entre turnos, unidades e também em serviços de urgência e emergência, que podem ser realizados entre médico-médico, médico-enfermeiro, entre equipe de enfermagem e demais especialistas.

Os momentos de transição ou transferências são importantíssimos e estão sempre mais sujeitos a erros em quaisquer processos em que ocorram e interferem diretamente na segurança dos pacientes, na qualidade e na continuidade dos cuidados. A Organização Mundial da Saúde (OMS) e a *Joint Commission International* (JCI) ressaltam os três pilares da transferência do cuidado, a saber: comunicação, trabalho em equipe e cuidado centrado na pessoa que foram abordados previamente.

A palavra *handover* pode ser traduzida para a língua portuguesa como "entregar". Essa entrega pode ter um significado relacionado à entrega dos cuidados para outra pessoa. Isso conota que o conceito de transferência é complexo e inclui realizar a comunicação efetiva durante a mudança de turno ou entre unidades. Trata-se, portanto, de um processo interativo utilizado para se referir ao momento em que os profissionais de saúde transmitem informações específicas do cuidado do paciente com a finalidade de assegurar a continuidade do cuidado na troca de turnos de trabalho ou entre unidades especializadas.

Logo, quando falamos em *handover* ou transferência de cuidados, não estamos falando apenas em transferência de informações, mas sim da responsabilidade da garantia de continuidade de cuidado e da assistência de qualidade prestada pelos profissionais de saúde aos pacientes.

São situações que podem ser citadas como momentos de *handover* no cuidado ao paciente crítico: transferências internas ou externas do paciente em momentos de admissão, alta, encaminhamento para exames; comunicação estebelecida nos casos de intercorrências ou mudança do quadro clínico dos pacientes; passagem de plantão com a troca de equipes; horários de revezamento das equipes de trabalho para refeições e descanso; discussões de caso, *rounds* ou visita multidisciplinar. Os pacientes e seus familiares/cuidadores participam também deste processo com troca de informações sobre o quadro clínico, antecedentes, assim como quando recebem orientações dos profissionais.

A Figura 14.1 destaca alguns momentos de *handover* no cuidado ao paciente crítico:

Os *handovers* podem ser descritos como processos críticos de cuidado que envolvem risco para os pacientes em função de eventuais lacunas na comunicação entre os membros das equipes. Tais lacunas podem causar quebras na continuidade de cuidados, culminando em um tratamento inadequado que pode causar danos ao paciente.

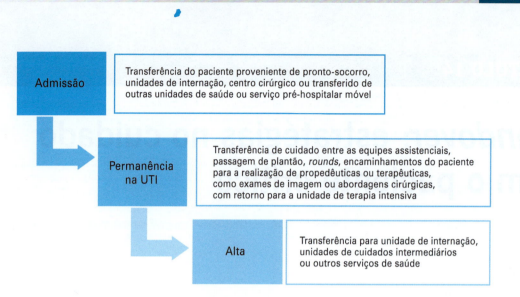

Figura 14.1. Momentos de *handover* em unidades de terapia intensiva. UTI: unidade de terapia intensiva.

Com isso, torna-se relevante exercer a comunicação efetiva entre os profissionais de saúde em transferências, registros e ferramentas de informação com o objetivo de auxiliar a conduta a ser tomada entre os prestadores de cuidados sobre o atendimento ao paciente. Assim, a transferência deve fornecer informações críticas e claras sobre o paciente, incluir métodos de comunicação entre emissor e receptor, transferir a responsabilidade pelos cuidados e ser realizada em sistemas organizacionais complexos e culturas que afetam a segurança do paciente.

Diante dessa realidade, os desafios durante as transferências são identificar métodos e implementar estratégias que diminuam a deterioração da informação, contribuindo com a perda de dados clínicos importantes. Assim, torna-se um grande obstáculo desenvolver um processo de transferência que seja eficiente e abrangente.

Outra preocupação com as transferências é o grau em que o relatório é realmente apropriado à condição do paciente. O estudo de Egginset al. encontrou congruência de 70% entre o relatório diário de atividades e a condição real do paciente, com uma taxa de omissão de 12% pelos profissionais médicos.

Portanto, uma das estratégias para minimizar os problemas de transferência é fornecer segurança e qualidade ao paciente por meio de processos padronizados baseados em evidências científicas tanto para os médicos quanto para equipe de enfermagem. Dentre os processos, estão: informações legíveis, precisas, relevantes e abrangentes, o uso de relatório face a face, a adoção de *softwares* e o uso de ferramentas para a continuidade do cuidado, a técnica SBAR.

Por fim, observa-se que uma comunicação efetiva entre profissionais de saúde e pacientes é essencial para o bom andamento dos processos da instituição. Quando a equipe trabalha de forma efetiva, comunicando-se de forma clara e precisa, evita falhas, contribuindo para uma maior segurança e melhor atendimento, fazendo com que a assistência prestada não resulte em danos ao paciente.

Estratégias para melhoria da comunicação, trabalho em equipe e continuidade do cuidado

Várias ferramentas foram desenvolvidas para estruturar a comunicação durante os momentos de *handover* e tornar a entrega de informações mais efetiva. Não obstante, a implementação dessas ferramentas ainda representa um desafio para a administração dos serviços da saúde, sendo fundamental o envolvimento do paciente e de seus familiares, o que pode contribuir para a prevenção da perda de informações e assegurar a continuidade dos cuidados.

Algoritmo e protocolos para transferência de pacientes

Como exemplo de segurança associada à comunicação, a JCI elaborou um algoritmo para ser aplicado durante a transferência de pacientes, descrito na Figura 14.2.

Para tornar a comunicação entre a equipe multiprofissional mais eficaz e segura, tem-se preconizado a padronização das informações por *checklists* e protocolos assistenciais. Os hospitais devem definir protocolos de *handover* tanto para passagens de plantão de trocas de equipes quanto para transferências internas ou externas do paciente para outro hospital.

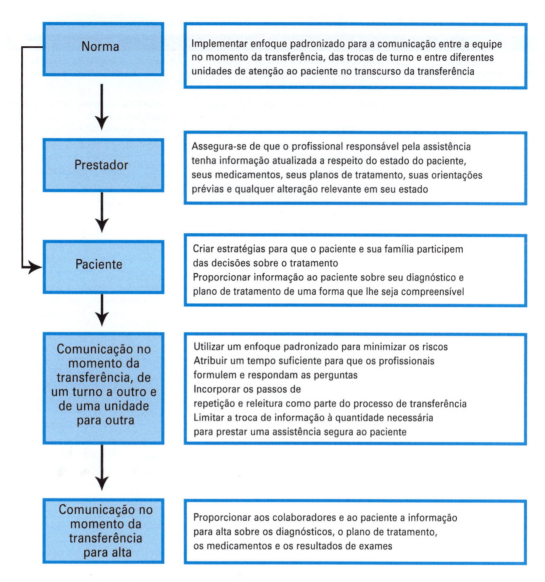

Figura 14.2. Exemplo de comunicação durante a transferência de pacientes. Fonte: Joint Commission International Center for Patient Safety. Strategies to improve hand-off communication: Implementing a process to resolve questions. 2007.

Publicações científicas demonstraram progressivamente um maior número de relatos de erros e eventos adversos e criaram-se ferramentas que poderiam ser utilizadas com o intuito de prevenir tais ocorrências. Dentre estas, destacam-se as diretrizes, os protocolos e os *checklists*.

Várias estratégias têm sido propostas para reduzir erros e aumentar a aderência a protocolos. Entre elas está a utilização de instrumento de controle de processos (*checklist*), definido como uma lista de tarefas arranjadas de maneira sistemática, de modo que o respondedor selecione respostas simples, como positivo/negativo e números. Estes instrumentos vêm sendo adotados em diferentes ambientes complexos e sujeitos a erro, como aviação e indústria de manufaturados, nos quais a prática com *checklists* é comum, ajuda a reduzir erros, e aumenta a segurança e a precisão dos serviços oferecidos.

Algumas questões-chave identificadas por uma revisão sistemática nas transferências intra-hospitalares mostram as estratégias de melhoria recomendadas no Quadro 14.1 para alguns tipos de transportes realizados.

Com isso, a decisão de transportar um paciente deve ser baseada na avaliação do risco/benefício e na necessidade de cuidados adicionais (tecnologia e/ou especialistas) não disponíveis no local onde este se encontra. É nesse sentido que os hospitais devem ter um plano específico de transporte de pacientes, envolvendo um sistema eficiente de comunicação, recursos materiais, humanos e de documentação, para garantir uma assistência segura e de qualidade.

Quadro 14.1. Estratégias para melhoria.

Cenário	Temas-chave e desafios	Estratégias de melhoria
Transporte de pacientes criticamente enfermos	Falha na comunicação da data de chegada ou de recursos necessários resulta em atendimento lento ou inadequado	Formalizar o processo de coordenação pré-transporte
Alta do paciente do setor de cuidados intensivos para enfermaria especializada	Enfermeiras do andar podem apresentar falta de experiência ou confiança no cuidado com pacientes vindos da UTI	Introduzir um enfermeiro colaborador da UTI pode facilitar a transferência, proporcionando coordenação e suporte clínico
	Limitações de tempo impedem a troca de informações durante o processo de planejamento da alta	Formalizar a troca de informações permite um momento sem interrupções para conduzir essa comunicação
	A comunicação pré-transferência é fundamental para garantir a disponibilidade de recursos na enfermaria que irá receber o paciente	Planejamento de alta com antecedência
Transferência de pacientes cirúrgicos	As trocas de informações são informais e não estruturadas, levando à inadequada transferência de informação	Padronizar o conteúdo e a estrutura da troca de informação
	A troca de informação cirúrgica é particularmente pobre	Envolver todos os membros da equipe de multidisciplinar na troca de informações
	O padrão de trabalho na sala de recuperação é imprevisível, então o tempo para a troca de informações é variável; a comunicação ocorre em meio a outras atividades	Formalizar a troca de informações permite um momento sem interrupções para conduzir essa comunicação
Transferência do departamento de emergência	A omissão de conteúdo é comum, em particular a comunicação dos sinais vitais mais recentes	Padronizar o conteúdo e a estrutura da troca de informação
	As diferentes abordagens no cuidado do paciente entre os médicos do departamento de emergência e a equipe do andar resultam na troca de informações incompletas e mal-entendidas entre os profissionais	Alinhar a visão dos médicos em relação às trocas de informações entre as especialidades por meio de educação e diretrizes hospitalares
	Grande carga de trabalho, limitações de tempo e superlotação no departamento de emergência impedem uma adequada troca de informações	Aumentar o número de profissionais
	Dificuldade em acessar a informação e na comunicação com os profissionais nas diferentes unidades e turnos	Implementar um local centralizado para informação, facilitando o acesso aos dados do paciente

UTI: unidade de terapia intensiva. Fonte: Ong MS, Coiera E. A systematicreviewoffailures in handoff communication duringintrahospital transfers. JtComm J Qual Patient Saf. 2011;37:274-84.

Propostas para resolução de fatores dificultadores da comunicação efetiva e do trabalho em equipe

O Quadro 14.2 apresenta alguns dos principais fatores dificultadores da comunicação efetiva e do trabalho em equipe e oferece propostas para sua resolução.

Visita multidisciplinar *(rounds)*

Rounds interdisciplinares, ou visita multidisciplinar à beira do leito, devem, idealmente, reunir todos os integrantes da equipe de cuidado, pelo menos em um momento do dia, para discutir seus pacientes, as ocorrências desde o último encontro, as metas e o plano terapêutico, caso a caso, em um formato colaborativo e pactuando decisões. Desde que bem estruturados e conduzidos, estes *rounds* aprimoram a comunicação entre membros da equipe, reduzem o tempo de permanência do paciente no hospital e melhoram o desempenho de vários indicadores de qualidade.

Os *rounds* objetivam facilitar e otimizar o desenvolvimento de ações, assegurando metas e cuidados focados nas necessidades de cuidado de cada paciente. Esses encontros não devem ter por objetivo apresentar o quadro clínico dos pacientes diariamente para um novo grupo de profissionais, pois dessa forma se tornam encontros longos e improdutivos. O foco deve ser nas metas e no plano terapêutico, averiguando que mudanças de rumo são necessárias.

Existe uma significativa variação de *performance* de trabalho de equipe em *rounds* dessa natureza, o que deixa claro que não basta existirem. Deve-se observar se um membro do time não domina completamente a discussão, ou se um gradiente de autoridade inadequado impede a participação confortável de outros membros da equipe.

Algumas estratégias para a garantia de sucesso nos *rounds*: possuir horário predefinido para início e término; definir quais equipes participarão do *round*; os profissionais devem ser objetivos e ter o paciente como foco;

CAPÍTULO 14 | *HANDOVER:* ESTRATÉGIAS NO CUIDADO AO PACIENTE CRÍTICO

Quadro 14.2. Fatores dificultadores da comunicação efetiva.

Fatores dificultadores	Propostas
Número inadequado de profissionais, sobrecarga de trabalho	Realizar dimensionamento adequado de profissionais de acordo com a carga de trabalho exigida pelo setor/pacientes
	Organizar rotinas, ter fluxos bem estabelecidos
Falta de conhecimento e treinamentos, diversidade na formação dos profissionais	Promover capacitações envolvendo toda a equipe multiprofissional, especialmente por estratégias de simulação realística multidisciplinar com as seguintes diretrizes:
	• Abordar lacunas de conhecimento, treinar/ensaiar procedimentos complicados, técnicas de comunicação, o papel de cada membro na equipe
	• Enfatizar temas que estimulem a resolução de conflitos, compartilhamento de lições aprendidas e, ainda, identificar problemas reais relacionados à segurança dos pacientes
	• Proporcionar reflexão sobre apoio e confiança mútua, liderança e consciência situacional
Falta de *feedback* e discussão de situações positivas e problemas no cotidiano	Realizar *debriefing*: oportunidades poderosas para melhorar o desempenho da equipe após o término de um procedimento ou reunião clínica
	Todos os membros da equipe tomam um momento no final do procedimento e discutem os erros e os acertos
	As sessões de depoimentos reforçam o valor do comportamento da equipe, a importância fundamental da comunicação e o fato de que cada um – inclusive o líder – é falível
Tendência de uma categoria profissional em se comunicar mais uns com os outros	Incentivar os *rounds* (visitas multidisciplinares) e a utilização de quadros à beira do leito que contenham o plano terapêutico interdisciplinar proposto para o paciente. Deve ser acessível para todos
	Este plano terapêutico deve ser construído pela equipe nos momentos de *round* e nas discussões de caso diárias, sendo fundamental também a participação do paciente e de seus familiares em relação ao que é importante para eles no tratamento
Relações hierárquicas de poder (hierarquia vertical), com muita ênfase nos gradientes de autoridade (a distância psicológica entre um trabalhador e seu supervisor). São situações que inibem a comunicação por parte de alguns, não proporcionam o compartilhamento das necessidades e os erros não são expostos claramente pelos profissionais	Reduzir os gradientes de autoridade, tornar as relações hierárquicas mais horizontais, clareza do papel de cada profissional e tomada de decisão compartilhada
	Incluir técnicas muito simples, como fazer o líder se apresentar, aprender o nome dos outros profissionais, admitir suas limitações e explicitamente receber bem informações e alertas de todos os membros da equipe
Estruturas organizacionais centralizadoras e verticais que não favorecem o processo de comunicação	As chefias e gerências devem estimular momentos de reunião com a equipe (favorece escuta, acolhimento de propostas e sugestões, auxiliam a evitar lapsos na transmissão de informações e ajudam a promover espírito de equipe)
	A cultura não punitiva também é importante para que os profissionais se sintam à vontade para notificar erros e não conformidades no processo de cuidar
Desconhecimento dos profissionais de indicadores, metas e estratégias	Implementar modelo/mapa mental compartilhado (favorece a compreensão mútua dos problemas, metas e estratégias relacionadas com a situação em que se encontram)
Falta de consciência situacional	Realizar com os profissionais atividades para desenvolvimento de consciência situacional (estar ciente do que se passa ao seu redor e assim ter condições de focar o pensamento à frente do objetivo).
Falta de alinhamento assistencial e de aspectos gerenciais com protocolos e *checklists*	Estabelecer protocolos de comunicação estruturados, como *briefing* (antes) e *debriefings* (depois) da execução de determinadas atividades, como procedimentos cirúrgicos, intubações, admissão, alta, transferência
	Antes dos procedimentos, são discutidos vários assuntos que podem ser geradores de problemas, tais como comorbidades, falta de pessoal, cansaço, dificuldades, técnicas esperadas, entre outros, e, após, são discutidos os problemas identificados e a forma como a equipe lidou com eles
Muitas mensagens trocadas entre profissionais induzem ao erro Ausência da cultura de confirmação de informações	Uso da técnica de *readback*, a qual prevê que uma prescrição ou o resultado de exame fornecido verbalmente, ou por telefone, seja anotado por quem recebeu e, depois, relido para quem fez a solicitação
	Verbalização da informação sobre o que é importante para toda a equipe, especialmente em situações de emergência, a fim de evitar erros, por exemplo, na dose e na via de medicações
Falta de assertividade Dificuldade de alguns profissionais em pedir ajuda ou apontar problemas importantes	Estimular utilizar da técnica "CUS words", que envolve níveis de escala de preocupação. Em ordem escalonada, começa com as palavras "Estou preocupado (*concerned*) com...", depois "Estou desconfortável (*uncomfortable*)...", e finalmente "Esse é um assunto de segurança (*safety*)!"
	É importante ensinar às pessoas que receberão essas mensagens a avaliar seu conteúdo e responder de forma apropriada, bem como instruir aqueles que usarão a técnica para que evitem usá-la desnecessariamente, assegurando que tenha o impacto pretendido

Fonte: Nogueira JW, Rodrigues MC. Comunicação efetiva no trabalho em equipe em saúde: desafio para a segurança do paciente. Cogitare Enferm. 2015;20(3):636-40; Gluyas H. Effective communication and teamwork promotes patient safety. Nursing Standard. 2015;29(49):50-7.

usar listas de verificação do tipo checklist envolvendo questões estratégicas; envolver a família e o paciente nas discussões do *round*; empoderar os profissionais da equipe multidisciplinar para participarem ativamente.

Organizando a passagem de plantão

Outra forma de comunicação entre as equipes assistenciais são os momentos de passagem de plantão. Trata-se de uma comunicação que ocorre entre cada equipe assistencial no momento da troca de plantão e que faz parte da rotina de todas as equipes, sendo inerente ao cotidiano de diversas práticas profissionais.

É uma atividade formal, reconhecida institucionalmente, que visa relatar as ocorrências do plantão com o objetivo de dar continuidade à assistência. É também reconhecida como a passagem de informações entre profissionais sobre o estado clínico do paciente, acompanhada de uma mudança no controle de responsabilidades em relação à atenção.

O momento da passagem de plantão não pode ser considerado somente um momento de troca de informações, pois é também um momento de troca de responsabilidades denominado *handover* (transferência de cuidado).

Entre os problemas encontrados relacionados a esta prática, têm-se a omissão de dados importantes, a falta de precisão ou consistência da informação, e as interrupções e ruídos frequentes que inviabilizam a clareza da mensagem a ser transmitida.

O nível mais básico e eficiente de melhora é o uso de ferramentas de auxílio à memória. Isto pode ter diferentes formas, como um simples processo de anotação durante a passagem de plantão, soluções de baixa tecnologia, como documentos eletrônicos que existem localmente no computador da unidade de terapia intensiva (UTI), até sistemas mais complexos de passagem de plantão, que integram prontuários eletrônicos. O importante é tentar não confiar apenas na memória.

Um método comumente utilizado é a elaboração de um formulário específico de passagem de plantão; numa revisão sistemática recente, esta foi a intervenção mais utilizada, porém, a qualidade da evidência nestes estudos é limitada.

Nos momentos de *handover*, serão trocadas informações entre a equipe que está terminando e a que irá iniciar o novo período de trabalho em relação ao estado dos pacientes, tratamentos, intercorrências, cuidados prestados, as preocupações, pendências e situações específicas da unidade que mereçam a atenção dos profissionais.

Para que a passagem de plantão seja eficiente, é necessário que ocorra com a presença da equipe receptora e transmissora em local adequado e as informações devem ser transmitidas de forma clara, objetiva, completa, com atenção e postura profissional, com entrosamento e respeito interpessoal.

A passagem de plantão é influenciada por fatores como tempo, infraestrutura, organização do trabalho, ausência, interesse e comportamento da equipe. Outros problemas também colocam em risco o êxito da passagem de plantão, como: atraso de membros da equipe, conversas paralelas, brincadeiras, chamadas telefônicas, alarmes sonoros, entrada e saída de funcionários, interrupções de outros profissionais, presença de pacientes e familiares, saída apressada dos profissionais e falta de pontualidade para o início da atividade.

O exercício de comunicação entre a equipe é realizado em função da continuidade da assistência, envolvendo aspectos de comunicação verbal, oral e escrita. Por isso, falhas na comunicação podem trazer prejuízos diretos para a assistência ao cliente, gerando falhas na assistência, estendendo-se pelo restante do turno e pelos subsequentes, comprometendo o seguimento do cuidado.

A duração de uma passagem de plantão ou turno leva, em média, 15 minutos, mas isto dependerá das características próprias de cada serviço. O tempo prolongado destinado à realização da passagem de plantão torna a rotina cansativa e com pouca participação da equipe.

Levando-se em consideração a frequência com que ocorrem as trocas de turno pelos profissionais de saúde, sua influência na segurança do paciente e a importância de uma comunicação eficaz, é necessário que a passagem de plantão seja rigorosamente avaliada, pesquisada e aperfeiçoada.

Há que se considerar a troca de turnos como um momento de interação social complexo e sensível à cultura e às normas de cada local, mas mesmo assim essencial para diversas funções, podendo ter uma grande variação nos modelos utilizados e no conteúdo das informações transmitidas.

Diante desse cenário, torna-se importante criarmos estratégias para melhorar as passagens de plantão, uma vez que os períodos compreendidos entre as trocas de turnos, que geralmente ocorrem de 6h30 às 7h30 e de 18h30 às 19h30, são momentos de maior vulnerabilidade de informações, em que devemos ter rotinas e pactuações a fim de evitar admissões, transferências de pacientes e procedimentos desnecessários durante esses horários.

Outra situação a ser levada em consideração é que o aumento na frequência de trocas de plantão, dependendo do regime de trabalho, como em instituições nas quais há dois turnos diurnos (matutino e vespertino), aumentam a ocorrência de *handover* entre as equipes. Tal fato reforça a necessidade de garantir que essas transferências ocorram de maneira eficaz e segura, com vistas a garantir a continuidade do cuidado prestado.

Vale ressaltar que a continuidade da assistência está prevista no Código de Ética dos Profissionais de Enfermagem (Resolução do Conselho Federal de Enfermagem – Cofen – nº 311/2007), que estabelece em seu Art. 16, Seção I, das relações com a pessoa, família e coletividade, dentre as responsabilidades e deveres desses profissionais:

> Art. 16 Garantir a continuidade da assistência de enfermagem em condições que ofereçam segurança, mesmo em caso de suspensão das atividades profissionais decorrentes de movimentos reivindicatórios da categoria.

Eventuais falhas nas transferências do cuidado oriundas de uma passagem inadequada de plantão geram desperdício de recursos e eventos adversos, o que ocasiona dano ao paciente e traz, como consequência, atrasos desnecessários no diagnóstico e tratamento dos pacientes, necessidade de repetição de exames, falha ou atraso de comunicação dos resultados dos exames, tratamento incorreto e erros de medicação, prolongamento da internação e aumento dos custos hospitalares.

Apesar de muitos estudos mostrarem que as trocas de turnos e de responsabilidade entre as equipes assistenciais são momentos críticos e sujeitos a maiores falhas, um recente estudo sobre cobertura de plantão noturno, quando os pacientes foram tratados durante à noite por um médico que não tomou parte de seus cuidados durante o dia, mostrou que, apesar de ocorrer um aumento no número de solicitação de exames diagnósticos e modificação do tratamento durante a noite, a mortalidade dos pacientes foi menor, ao contrário do que se esperava. Os autores sugerem que a perspectiva diferente do médico que entra no plantão pode ter auxiliado na identificação de problemas que passaram despercebidos pelos médicos do turno do dia.

Portanto, a troca de turno e de responsabilidade assistencial também deve ser encarada como um momento oportuno de reavaliação do paciente, bem como de rediscussão de propostas e de identificação de potenciais erros que possam eventualmente ter passado despercebidos pela equipe anterior.

Técnicas de comunicação estruturadas: o modelo ISBAR

Os membros da equipe de saúde devem ser capazes de se comunicar entre si e com os demais profissionais nos momentos de *handover* e nas situações cotidianas do trabalho. É fundamental que os profissionais se comuniquem de maneira convincente e sem receios, principalmente nos momentos em que é necessário falar de suas preocupações e de sinais de piora clínica e/ou mudança do quadro dos pacientes.

Instrumentos que organizam e padronizam as informações, a partir de técnicas de comunicação estruturadas, podem direcionar as ações a serem priorizadas pelos profissionais de saúde durante os momentos de *handover*. São recomendados os *briefings*, descritos como um processo eficaz de comunicação e trabalho em equipe que, inclusive, produzem um modelo mental de compartilhamento, onde os profissionais trabalham juntos e compartilham o mesmo entendimento sobre o que está acontecendo.

O *Institute for Healthcare Improvement* (IHI) incentiva, desde 2007, os serviços de saúde a adotar a ferramenta que é um acróstico para *Situation-Background-Assessment-Recommendation* (SBAR), representada no Quadro 14.3 que consiste em um método de briefing que padroniza uma sequência de atuação, sendo que, em português, significa Situação-Antecedentes-Avaliação-Recomendações.

A técnica SBAR, originalmente desenvolvida pela marinha dos Estados Unidos para ser usada em submarinos nucleares, foi refinada pela indústria da aviação e, depois, adaptada para uso em cuidados de saúde pela Kaiser Permanente®, empresa norte-americana fornecedora de planos de saúde.

Trata-se de instrumento validado e comprovadamente eficaz para aumentar a segurança do paciente e que tem como objetivo padronizar a troca de informações entre profissionais de saúde, da mesma ou de especialidades diferentes.

Cada letra do termo SBAR tem um significado: o que está acontecendo no momento atual (S de Situação); quais circunstâncias levaram àquele momento (B de *Background*, que em português significa "antecedentes"); a opinião do profissional com a síntese dos problemas avaliados e um resumo das preocupações (A de Avaliação); o que poderia ser feito para corrigir o problema (R de Recomendação). Está representado, no Quadro 14.3, um formulário com a apresentação da ferramenta ISBAR, acrescentando-se então a letra I na versão original do SBAR com o intuito de adequá-lo à realidade brasileira e visando atender os padrões de acreditação e metas internacionais de segurança do paciente, considerando a meta de identificação correta dos pacientes (I de Identificação).

A técnica SBAR cria um modelo mental para a troca de informações e fornece uma estrutura para a comunicação efetiva entre os membros da equipe de saúde sobre a condição de um paciente, o que permite que os profissionais antecipem os próximos passos.

Com a utilização do SBAR, pretende-se criar um padrão de como se esperam passar e receber trocas de informações (em especial na transferência de cuidado entre turnos/plantões e de setores), diminuir a perda de informações, ser um instrumento sintético e focado, que melhora a eficiência do cuidado. É uma ferramenta fácil de ser usada e cria mecanismos úteis para enquadrar qualquer conversação, especialmente as críticas, exigindo atenção e ação imediata do profissional.

Essa técnica propicia uma maneira fácil e focada para definir as expectativas entre os membros da equi-

Quadro 14.3. Ferramenta de comunicação ISBAR.

ISBAR

Data: / / Horário: _____

Identificação:

Nome do paciente, idade, leito, número de registro e data de admissão

Foi incluída esta letra I na versão original do SBAR visando atender a metas internacionais de segurança do paciente

Situação:

Descrição da situação (problema atual) e/ou mudanças no estado do paciente

Pode mudar diariamente e será um resumo que fundamentará a avaliação e as recomendações

Background

As informações objetivas devem ser expostas

Síntese da história clínica

Inclui dados relevantes que, de fato, farão diferença para continuidade do caso: da anamnese; exame clínico; exames complementares; intercorrências e evolução

Avaliação

Síntese dos problemas (lista)

Resume as preocupações

Deve ser clara para fazer uma recomendação apropriada

Recomendação

Plano de ação claro com proposta para os próximos passos

Inclui pendências a serem resolvidas

É a essência do ISBAR

Todos os outros itens existem para substanciá-la

Fonte: Haig KM, Sutton S, Whittington J. SBAR: a shared mental model for improving communication between clinicians. JtComm J Qual Patient Saf 2006;32:165-75; Institute for Healthcare Improvement. SBAR Technique for communication: A Situational briefing model.

pe para o que será comunicado, o que é essencial para a transferência de informações e trabalho em equipe coesa. Não só há familiaridade em como as pessoas se comunicam, mas a estrutura SBAR ajuda a desenvolver as habilidades de pensamento crítico desejadas.

O planejamento e a execução de altas e transferências

A alta da UTI também constitui um momento importante de transferência de cuidados e alguns fatores devem ser considerados para que haja continuidade do cuidado na unidade de internação ou na unidade de cuidados intermediários se for o caso.

A constatação de que a alta da UTI não deve ser considerada como o fim, mas sim a continuidade de recuperação e o retorno do paciente para a família e o convívio em sociedade, tem levado os profissionais da terapia intensiva a pensar em todas as etapas e momentos da transferência do paciente para além da terapia intensiva.

Os principais itens a serem repassados para a unidade que receberá o paciente, para ele próprio e para o familiar que o acompanhará no processo pós-alta são: contexto da admissão e diagnósticos principal e secundário, cuidados instituídos na terapia intensiva, potenciais complicações no pós-alta, proposta de plano terapêutico, dispositivos em uso pelo paciente e as principais recomendações para continuidade do cuidado. Estas informações devem ser repassadas de forma estruturada por contato pessoal ou telefônico, assim como devem ser providenciados o relatório de alta completo e o registro de todas as informações que foram repassadas em prontuário.

Considerações finais

A continuidade de cuidados garante a melhoria da qualidade dos cuidados prestados, contribui para a diminuição de custos e apresenta-se como uma estratégia adequada e uma política a ser seguida pelos serviços de saúde. Os utentes são vulneráveis a experiências de perda de continuidade quando há alterações de saúde ou quando se deslocam entre as organizações de cuidados de saúde.

Para desenvolver estratégias de continuidade de cuidados, as organizações de saúde devem estabelecer diferentes mecanismos organizacionais, dentre os quais estão a formação, o planejamento e a tomada de decisão a nível interinstitucional e setorial por meio de sistemas de informação, de avaliação clínica interdisciplinar, de protocolos, de acompanhamento e *feedback* profissional.

Portanto, estabelecer uma comunicação efetiva e assertiva evita a descontinuidade no cuidado e, até mesmo, um tratamento inadequado. Contudo, não é tarefa simples e parece ser um desafio imposto a todos os profissionais de saúde engajados na qualidade e na segurança dos pacientes em serviços de saúde.

Bibliografia

Agência Nacional de Vigilância Sanitária (Anvisa). Assistência Segura: uma reflexão teórica aplicada à pratica. Brasília, DF: Agência Nacional de Vigilância Sanitária. 2013. p. 67-8.

Australian Medical Association (AMA). Safe handover: safe patients. AMA Clinical Handover Guide. Sydney: AMA, 2006. Disponível em: http://ama.com.au/node

Albuquerque AM, Barrionuevo EA. Passagem de plantão: otimizando a performance da equipe. In: Viana RA, Torres M. Enfermagem em Terapia Intensiva: práticas integrativas. – Barueri, SP: Manole, 2017.

Bagnasco A, Tubino B, Piccotti E, et al. Identifying and correcting communication failure among health professional working in the Emergency Department. Int Emerg Nurs. 2013;21(3):168-72.

Barcellos GB. Comunicação entre profissionais de saúde e a segurança do paciente. In. Sousa P, Mendes, W. Segurança do paciente: criando organizações de saúde seguras. Rio de Janeiro: Fiocruz; 2014. p. 139-58.

Carlos AM. Um novo modo de fazer a passagem de plantão na enfermagem. 2014. Dissertação (Mestrado em Gestão do Cuidado de Enfermagem). Santa Catarina: Universidade Federal de Santa Catarina, 2014.

Conselho Federal de Enfermagem (Cofen). Código de Ética dos Profissionais de Enfermagem. Brasília, DF: Cofen, 2007.

Daniels K, Auguste T. Moving forward in patient safety: multidisciplinary team training. Semin Perinatol. 2013;37(3):146-50.

Deering S, Johnston LC, Colacchio K. Multidisciplinary teamwork and communication training. Semin Perinatol. 2011;35(2):89-96.

Eggins S, Salde D, Geddes F. Effective Communication in Clinical Handover: From Research to Practice. Berlim, Alemanha: Walter de Gruyter GmbH & Co KG, 2016.

Gluyas H. Effective communication and teamwork promotes patient safety. Nursing Standard. 2015;29(49):50-7.

Haig KM, Sutton S, Whittington J. SBAR: a shared mental model for improving communication between clinicians. Jt Comm J Qual Patient Saf. 2006;32:167.

Holly C, Poletick EB. A systematic review on the transfer of information during nurse transitions in care. J Clin Nurs. 2014;23(17-18): 2387-95.

Institute for Healthcare Improvement (IHI). How-to Guide: Multidisciplinary Rounds. Cambridge, Massachusetts: IHI, 2015. Disponível em: www.ihi.org

Institute for Healthcare Improvement (IHI). SBAR Technique for communication: A Situational briefing model. Cambridge, Massachusetts, USA: Institute for Healthcare Improvement, 2008. Disponível em: http://www.ihi.org/IHI/Topics/PatientSafety/SafetyGeneral/Tools/SBARTechniqueforCommunicationASituationalBriefingModel.htm

Kajdacsy-BallaAmaral AC, Barros BS, Barros CC, et al. Nighttime crosscoverage is associated with decreased intensive care unit mortality. A single-center study. Am J RespirCrit Care Med. 2014;189(11): 1395-401.

Kirschbaum KA, Rask JP, Brennan M, et al. Improved climate, culture, and communication through multidisciplinary training and instruction. Am J ObstetGynecol. 2012;207(3):200.e1.

Japiassú AM, Damasceno MP. Protocolos, diretrizes e checklist. In: Guimarães HP, Assunção MS, Carvalho FB, et al. Manual de Medicina Intensiva. Rio de Janeiro: Atheneu, 2016. p. 17-24.

Johnson HL, Kimsey D. Patient safety: break the silence. AORN J. 2012;95(5): 591-601.

Joint Commission International Center for Patient Safety. Strategies to improve hand-off communication: Implementing a process to resolve questions. Local: editora, 2007.

Lee P, Allen K, Daly M. A "Communication and Patient Safety" training programme for all healthcare staff: can it make a difference? BMJ Qual Saf. 2012;21(1):84-8.

Manias E, Geddes F, Watson B, et al. Communication failures during clinical handovers lead to a poor patient outcome: Lessons from a case report. SAGE Open Med Case Rep. 2015; 3: 2050313X15584859.

Makary MA, Holzmueller CG, Sexton JB, et al. Operating room debriefings. JtComm J Qual Patient Saf. 2006;32:407-410.

Matic J, Davidson PM, Salamonson Y. Review: bringing patient safety to the forefront through structured computerisation during clinical handover. Journal of Clinical Nursing. 2010;20(1-2).

Maxfield DG, Lyndon A, Kennedy HP, et al. Confronting safety gaps across labor and delivery teams. Am J Obstet Gynecol. 2013;209(5): 402-8.

Mello JF, Barbosa SF. Patient safety culture in intensive care: nursing contributions. Texto & Contexto Enferm. 2013;22(4):1124-33.

Melo CL. A importância do "handoff" na segurança do paciente. J Nurs UFPE On Line. 2013;7(10).

Mendes FR, Gemito ML, Caldeira EC, et al. A continuidade de cuidados de saúde na perspectiva dos utentes. Ciência & Saúde Coletiva. 2017;22(3):841-53.

Mota LN, Pereira FS, Sousa PF. Sistemas de Informação de Enfermagem: exploração da informação partilhada com os médicos, Coimbra. Rev Enf Ref. 2014.

Nogueira JW, Rodrigues MCS. Comunicação efetiva no trabalho em equipe em saúde: desafio para a segurança do paciente. Cogitare Enferm. 2015;20(3):636-40.

O'leary KJ, Buck R, Fligiel HM, et al. Structured interdisciplinary rounds in a medical teaching unit: improving patient safety. Arch Intern Med. 2011;171:678-84.

Oliveira MC, Rocha RG. Reflexão acerca da passagem de plantão: implicações na continuidade da assistência de enfermagem. Enfermagem Revista. 2016;19(2):226-34.

Ong MS, Coiera E. A systematicreviewoffailures in handoff communication duringin trahospital transfers. Jt Comm J Qual Patient Saf. 2011;37:274-84.

Pedreira LC, Santos IM, Farias MA, et al. Conhecimento da enfermeira sobre o transporte intra-hospitalar do paciente crítico. Rev Enferm UERJ, 2014;22(4):533-9.

Pereira BT, Brito CA, Pontes GC, et al. Change of shift report and daily bedside rounding as guidelines for planning nursing assistance. Rev Min Enferm. 2011;15(2):283-9.

Pucher PH, Johnston MJ, Aggarwal R, et al. Effectiveness of interventions to improve patient handover in surgery: A systematic review. Surgery. 2015;158(1):85-95.

Rigobello MC, Carvalho RE, Cassiani SH, et al. Clima de segurança do paciente: percepção dos profissionais de enfermagem. Acta Paul Enferm. 2012;25(5):728-35.

Santos MC, Grilo A, Andrade G, et al. Comunicação em saúde e a segurança do doente: problemas e desafios. Rev Port Sau Pu. 2010; (10):47-57.

Siefferman JW, Lin E, Fine JS. Patient safety at handoff in rehabilitation medicine. Phys Med RehabilClin N Am. 2012;23:241-57.

Silva MF, Anders JC, Rocha PK, et al. Comunicação na passagem de plantão de enfermagem: segurança do paciente pediátrico. Texto Contexto - Enferm. 2016;25(3):e3600015.

Starmer AJ, Spector ND, Srivastava R, et al. Changes in medical errors after implementation of a handoffprogram. N Engl J Med. 2014; 371(19):1803-12.

Thomas NA, Macdonald JJ. Patient safety incidents associated with failures in communication reported from critical care units in the North West of England between 2009 and 2014. J Intensive Care Soc. 2016;17(2):129-35.

Wachter RM. Erros na transferência de pacientes e na troca de informações. In: Wachter RM. Compreendendo a Segurança do Paciente. Porto Alegre: AMGH; 2013. p. 25-30.

Winters BD, Gurses AP, Lehmann H, et al. Checklists – translating evidence into practice. Crit Care. 2009;13(6):210.

CAPÍTULO 15

Produção de novos conhecimentos dentro da terapia intensiva

Aline Teotonio Rodrigues
Guilherme Duprat Ceniccola
Fernanda Alves Ferreira Gonçalves
Fernando Martins Baeder
Glória Maria Pimenta Cabral
Raquel Pusch

Introdução

As unidades de terapia intensiva (UTI) foram desenvolvidas no século 19 devido à necessidade de tratar enfermos críticos provenientes da Guerra da Crimeia. Nessa época, Florence Nightingale organizava os pacientes mais graves perto dos postos de enfermagem, a fim de aumentar a atenção a eles, criando o conceito de organização geográfica de pacientes graves. Já no século 20, Walter Dandy, da Universidade Johns Hopkins, abriu uma área especial com três leitos para os pacientes neurocirúrgicos mais críticos. Essa unidade contava com um time treinado de médicos e enfermeiros, os quais introduziram o conceito de multiprofissionalidade e do trabalho em equipe. Desde o início, os médicos e enfermeiros fazem parte do conceito de atenção em saúde promovido dentro dessas unidades. Por volta de 1960, quase todos os grandes hospitais dos Estados Unidos e da Europa já possuíam alguma unidade destinada à atenção de pacientes graves em pós-operatórios. Em termos de equipamentos e práticas, os momentos mais remotos da terapia intensiva eram marcados por estratégias invasivas de intervenção, tais como os cateteres de monitoramento, os equipamentos de ventilação mecânica rudimentares e as sedações pesadas para facilitar a ventilação mecânica.

Visão da nutrição na produção de novos conhecimentos

As inovações mais recentes nas UTI incluem o melhor entendimento da fisiopatologia, com destaque para o nível celular os aprimoramentos na área farmacêutica, especialmente em relação ao desenvolvimento de antibióticos; e o surgimento de novas tecnologias e equipamentos. Quanto a procedimentos e equipamentos, atualmente, buscam-se técnicas menos invasivas, tais como o exame de ultrassom à beira do leito ou exames de imagem como a tomografia computadorizada (TC) e a ressonância magnética.

Boa parte dessas ferramentas diagnósticas são úteis dentro da área da nutrição clínica. Essas inovações relacionadas ao tratamento do paciente facilitam o entendimento do impacto da doença crítica no metabolismo e no estado nutricional. Como destaques dessa tendência, podem-se citar a avaliação de componentes corporais com equipamentos de ultrassom e a TC, o exame de bioimpedância com análise de ângulo de fase e também as avaliações metabólicas feitas por calorimetria indireta na beira do leito. Esta seção apresentará mais detalhadamente a utilização do ultrassom e da TC na avaliação de componentes corporais.

Ultrassonografia na avaliação de componentes corporais

Técnica

Ondas de som são emitidas pelo *primer* do aparelho e refletem nos tecidos que se encontram no caminho. A quantidade de 'som' refletido, resposta da espessura da matéria e impedância, permite a caracterização de diferentes tecidos do corpo, tais como músculo, gordura, osso e ar.

Aplicação

Essa técnica já é disseminada na terapia intensiva e guia muitos procedimentos à beira do leito, como a passagem de cateteres. Atualmente, a avaliação com ultrassom fornece melhores resultados para a mensuração de tecido adiposo, podendo reconhecer de maneira clara as gorduras subcutânea e visceral. Dentre as vantagens dessa técnica, podem-se citar seu uso seguro, rápido, não invasivo, e a boa reprodutibilidade quando usado por pessoal treinado. Mesmo com todas essas vantagens, sua aplicação ainda é pequena para fins de avaliação cotidiana de componentes corporais.

Limites

Demanda treinamento para determinar com precisão as diferenças e as fronteiras de componentes de tecidos adiposos e massa magra, o que exige certa subjetividade na análise. Talvez por isso ainda existam poucos protocolos de avaliação de componentes corporais, o que diminui a precisão da técnica e a sua reprodutibilidade. A presença de edema pode dificultar a avaliação musculoesquelética.

Tomografia computadorizada na avaliação de componentes corporais

Técnica

Nesse método, são usadas imagens de raios X que reconstroem cortes transversais do corpo de densidades diferentes, com o auxílio de um programa de computador. As imagens formadas têm alta resolução e permitem reconhecer massa magra e tecido adiposo com precisão. Nas imagens, encontram-se, em coloração branca, os tecidos mais densos (água, osso) e, em preto, os menos densos (ar).

Aplicação

Seu uso vem crescendo muito ultimamente. Em UTI, grande parte dos pacientes é submetida a exames de imagem para fins de diagnóstico do tratamento, o que aumenta sua aplicabilidade para fins de avaliação de componentes corpóreos. A TC é considerada o padrão-ouro para avaliação de imagem da composição corporal, podendo identificar tecido adiposo e musculoesquelético com clareza. O corte transversal na altura da terceira lombar L3 é tido como um parâmetro de comparação e um bom preditor da massa magra corpórea, por meio de equações.

Limites

Seu uso corriqueiro é impossibilitado devido à alta radiação recebida durante o exame, o que impede a sua utilização apenas para fins de composição corporal. Entretanto, como a TC é uma ferramenta diagnóstica muito difundida, desde que o paciente já o possua, este exame poderia ser utilizado na análise da composição corporal. Em alguns casos, até mesmo o seguimento pode ser feito, pois já se planejam exames seriados de *follow-up* do tratamento principal. Exige corpo técnico treinado e um programa para calcular a estimativa dos componentes corpóreos.

A enfermagem baseada em evidências e os desafios do enfermeiro intensivista à beira do leito

"Conhecer não é suficiente; devemos aplicar. Disposto não é suficiente; devemos fazer".

Johann Wolfgang von Goethe

A atuação do enfermeiro de terapia intensiva é baseada em conhecimentos e habilidades específicas; para isso, faz-se necessária a enfermagem baseada em evidências. Desse modo, a expressão "baseada em evidência" implica no uso de evidências captadas em pesquisas confiáveis para a escolha de possibilidades terapêuticas em cuidados de saúde. Portanto, a confiabilidade das evidências é essencial, exigindo conhecimentos do profissional para sua avaliação e utilização.

Em 2001, o *Institute of Medicine* (IOM) desafiou todos os profissionais de saúde a diminuir a variação na prática, por meio da adoção de intervenções de prática com base em melhores evidências para melhorar os resultados dos pacientes.

As revisões atuais da prática clínica sugerem que apenas 10 a 15% dos clínicos implementam consistentemente cuidados baseados em evidências, e indicam que pode demorar até duas décadas para a pesquisa original ser colocada na prática clínica de rotina. É bem estabelecido que a prática baseada em evidências está associada a cuidados de melhor qualidade e melhores resultados para os pacientes do que cuidados que são mergulhados na tradição. No entanto, às vezes, os clínicos continuam a praticar com base na tradição.

Os enfermeiros de cuidados críticos devem avaliar continuamente a prática e adotar intervenções da prática baseada em evidências, à medida que a pesquisa e novas evidências evoluem. Mais uma vez, é hora de avaliar a prática individual para garantir que as melhores evidências atuais orientem as intervenções práticas, em vez de oferecer cuidados que se baseiem apenas na tradição.

Alguns fatores podem influenciar positivamente na utilização da pesquisa pelos enfermeiros, dentre eles destacam-se o desenvolvimento do pessoal, a oportunidade de colaboração entre enfermeiros e os serviços de pessoal e de apoio. O aumento da exaustão emocional reduz a utilização de pesquisas na prática clínica e eleva os eventos adversos para pacientes e equipe de enfermagem.

Os obstáculos à implementação das práticas baseadas em evidências estão documentados na literatura e associados aos cuidados de melhor qualidade e melhores resultados do paciente do que cuidados que estão mergulhados na tradição. No entanto, a integração da implementação da prática baseada em evidências na prática clínica diária permanece inconsistente, e o abismo entre a pesquisa e a prática à beira do leito continua substancial.

Os enfermeiros que trabalham em contextos com cultura, liderança e avaliação mais positivas utilizam de forma rotineira a pesquisa na sua prática clínica, o que acarreta o desenvolvimento do pessoal e menores eventos adversos do paciente e da equipe, comparados aos enfermeiros trabalhando em contextos menos positivos.

A enfermagem baseada em evidências faz a diferença para os pacientes e aos enfermeiros. No entanto, agora é a hora de ampliar o foco da pesquisa sobre intervenções ou eventos em um ponto de referência estreito para pesquisas que abordam os cuidados à beira do leito.

Para isso, a educação dos enfermeiros na prática clínica é fundamental. Mesmo que os enfermeiros não sejam pesquisadores, devem ser estimulados a utilizar os dados de pesquisa para melhorarem as suas práticas à beira do leito. A liderança de enfermagem impulsiona a mudança organizacional e proporciona visão, recursos humanos e financeiros e tempo, que capacita os enfermeiros para incluir evidências na prática clínica.

Além de realizar pesquisas e desenvolver novos conhecimentos, é o desafio de traduzir a evidência na prática. A realização de pesquisas no ambiente implantado é desafiadora, mas se vários obstáculos são superados, então os dados capturados podem ser vitais no desenvolvimento de estratégias de tratamento futuras. É possível que o aspecto mais importante é ter um indivíduo entusiasmado dedicado à pesquisa e que, portanto, pode concentrar-se na maximização do potencial desse ambiente único.

Produção de novos conhecimentos na visão da odontologia

Estado atual no controle de infecção bucal em pacientes sob terapia intensiva

Apesar de hipóteses fundamentadas na correlação entre infecções bucais e complicações pulmonares, ainda existem muitas divergências nos estudos realizados. Isso fortalece a necessidade de uma maior integração da odontologia com a medicina, visando à prevenção de complicações sistêmicas e ao tratamento global dos pacientes em terapia intensiva.

A higiene bucal deficiente e a presença de focos infecciosos, como raízes residuais ou abscessos alveolares, comuns em pacientes hospitalizados em UTI, propiciam a colonização do biofilme bucal por microrganismos patogênicos, especialmente por patógenos respiratórios, e favorecem a ocorrência de pneumonia por aspiração ventilatória mecânica (PAV). Esta é responsável por 15% das infecções relacionadas à assistência à saúde (IRAS) e, aproximadamente, 25% de todas as infecções adquiridas na UTI. A ocorrência desta patologia depende de vários fatores, tais como: severidade da doença de base, falência de órgãos, e especificidade da população e do tipo de agente etiológico. Além do impacto na morbimortalidade, a PAV é responsável pelo aumento no período de hospitalização, intensificando os custos hospitalares, chegando a US$40 mil por episódio.

Diversas medidas de desempenho em UTI têm sido propostas nos últimos anos, e a difícil tarefa de coletar e analisar dados pode ser facilitada por sistemas de informações clínicos, pelos sinais vitais e pelas condições fisiológicas. Os procedimentos odontológicos planejados e executados visam à eliminação dos possíveis focos de infecção favoráveis à instalação da PAV, dentre os quais se destacam o uso de substâncias à base de clorexidina a 0,12 e 0,2%, padrão-ouro nos estudos atuais, e, mais recentemente, o uso da terapia fotodinâmica (PDT) para controle de focos de infecção bucal.

Estudos têm demonstrado a importância do uso da clorexidina como agente antimicrobiano para controle de infecção bucal em UTI. No entanto, tal substância não demonstrou redução do número de microrganismos entéricos, tais como *Pseudomonas* ou *Actinobacter* no biofilme bucal. Porém, deve fazer parte dos protocolos de higiene bucal em pacientes intubados, em função de ser bem absorvida pelos tecidos e apresentar um efeito residual ao longo do tempo. De acordo com Oliveira et al., o uso da clorexidina é seguro e bem tolerável, já que não foram demonstrados efeitos colaterais. Ainda, pode prevenir o desenvolvimento de infecções pulmonares nosocomiais, pois existem várias características positivas que esse antimicrobiano possui, tais como o amplo espectro de ação, o não desenvolvimento de resistência bacteriana, os poucos efeitos colaterais, a facilidade de aplicação e o baixo custo.

Outra modalidade terapêutica que se destaca para o controle de infecção bucal é a PDT, que consiste em reação fotoquímica em que estão envolvidos agentes químicos fotossensibilizantes, uma fonte de luz e oxigênio. A terapia fotodinâmica resulta em uma sequência de processos fotoquímicos e fotobiológicos, que geram produtos fototóxicos danosos à célula-alvo em bactérias. Ela começou a ser utilizada na década de 1990, em que foram usadas soluções corantes e luz no biofilme bucal de pacientes com problemas periodontais e presença de periodontopatógenos. Esta terapia está baseada na combinação do *laser* e um corante, e tem demonstrado uma significante redução nos quadros de infecção bucal. É importante ressaltar, entretanto, que os protocolos usados isoladamente, tanto de luz, como em relação a corante, não tiveram significância na morte destas bactérias.

Atualmente, a PDT tem se mostrado como uma terapia antimicrobiana promissora e coadjuvante no tratamento de processos infecciosos. Porém, sua utilização deve seguir parâmetros rígidos quanto a tipos de fotossensibilizantes, concentrações e tempo de irradiação para afetividade de resultados. Assim diversos corantes e fontes de luz vêm sendo testados em diferentes microrganismos e observadas suas efetividades.

A alta similaridade entre os microrganismos do biofilme dental e lavagens brônquicas sugere que a cavidade oral é, de fato, um importante local envolvido na aspiração microbiana para as vias aéreas inferiores. Como tal, a manutenção de uma boa higiene oral e a destruição deste biofilme são importantes para limitar a aspiração de bactérias neste grupo de pacientes vulneráveis. Para este fim, além do uso dos antimicrobianos à base de clorexidina, que apresentam evidências científicas consolidadas, o cirurgião-dentista pode lançar mão da PDT como mais um recurso no controle de infecções bucais em pacientes sob terapia intensiva.

Interface ciência e segurança na perspectiva do farmacêutico

A terapia intensiva é uma das áreas da medicina mais profícuas em produções científicas, tanto pela presença marcante de inovações tecnológicas, farmacológicas e terapêuticas, quanto por estar em constante atualização de protocolos e práticas clínicas. Esse perfil se reflete no número de publicações da área. Ao se buscar "*Intensive Care Unit*" na base de dados PubMed, retorna-se por volta de 34.220 resultados de estudos publicados entre 2013 e 2017. Entre esses estudos, destacam-se as diretrizes em constante atualização, as revisões sobre protocolos clínicos e os estudos de utilização de medicamentos e seus efeitos adversos. No entanto, nos últimos anos, estudos voltados para as práticas clínicas vêm ganhando espaço entre as pesquisas realizadas em UTI, que podem agregar maior segurança aos pacientes. Essa realidade reflete a atual discussão sobre segurança em saúde e traz à pauta a pertinente inclusão de ações multidisciplinares, contribuindo para a segurança do paciente crítico.

Na equipe multidisciplinar intensivista, todos os profissionais assumem o caráter de pesquisadores ativos e investigativos, posto que a constante troca de conhecimentos entre os profissionais de diferentes formações é um dos fatores que mais agrega qualidade e segurança aos cuidados de saúde. Nesse contexto, a equipe multidisciplinar de terapia intensiva foi agregando profissionais de diferentes especialidades ao longo dos anos, sendo o farmacêutico clínico especializado em terapia intensiva incorporado a esse grupo por volta da década de 1980. Quanto à presença de um farmacêutico clínico compondo a equipe multidisciplinar de terapia intensiva nos dias de hoje, a publicação de Chant, Dewhurst e Friedrich, em 2015, intitulada "*Do we need a pharmacist in the ICU?*", responde à sua pergunta-título. Afirma-se a necessidade de profissionais farmacêuticos nas UTI, mas questiona-se o número de profissionais disponíveis para atender às demandas desta área de atuação. Tal revisão representa uma forma de produção de conteúdo científico a serviço das discussões sobre a qualidade dos modelos de atuação e da segurança do paciente. Nela, é possível observar fatores que validam a presença do farmacêutico clínico em equipes multidisciplinares de terapia intensiva, mas também destaca-se a necessidade de evoluir com a composição dessas equipes, o que inclui a contratação de um número suficiente de profissionais de cada área, para que as ações multidisciplinares sejam realizadas da maneira adequada.

Na última década, estudos focados nas ações multidisciplinares e em sua contribuição para a segurança do paciente crítico têm ganhado espaço, assim como investigações sobre os fatores de risco relacionados à presença dos pacientes nas UTI. Um bom exemplo deste modelo de investigação foi o estudo caso-controle, retrospectivo, de Kane-Gil et al., publicado em 2012, que listou 29 fatores que podem estar associados à presença de eventos adversos em UTI. Este destacou a relação entre o risco de eventos adversos e fatores relacionados à gravidade do estado clínico dos pacientes e ao tratamento medicamentoso. O modelo reforçou a necessidade de revisar as prescrições com elevado número de medicamentos e esquemas complexos de tratamento, além do monitoramento contínuo de sinais de ocorrência de eventos adversos. Este estudo consegue fornecer à discussão de segurança do paciente fatores pontuais a serem observados para evitar a ocorrência de efeitos adversos em UTI. Estudos como esse representam uma contribuição importante para a literatura intensivista e oferecem exemplos de modelos consistentes de investigação em práticas clínicas e segurança do paciente.

O fator humano é preponderante na discussão da qualidade dos serviços em saúde, destacando-se a crescente conscientização de que são medidas coletivas e a elaboração de planos de ação eficazes que irão fornecer real melhoria à segurança dos pacientes. O estudo publicado por Chao et al., em 2017, é um bom exemplo dessa proposta de investigação a serviço da segurança do paciente. Nele, uma investigação retrospectiva de 15 anos, realizada em uma UTI adulto de um hospital terciário, demonstrou uma redução significativa dos casos de extubação não planejada após a implementação de intervenções promovidas pela equipe multidisciplinar intensivista. Dentro destas características investigativas, estão ainda os estudos relacionados às intervenções farmacêuticas em UTI, que reforçam esses

CAPÍTULO 15 — PRODUÇÃO DE NOVOS CONHECIMENTOS DENTRO DA TERAPIA INTENSIVA

pontos de contribuição entre os diferentes profissionais para a segurança do paciente crítico, tendo figurado em um número crescente de publicações nos últimos anos.

A produção de conhecimento em terapia intensiva tem sido enriquecida por essas diferentes visões e modelos de investigação científica. É importante destacar que ainda há muito o que se fazer para o estabelecimento de desenhos de estudo cada vez mais robustos e reprodutíveis, que consigam trazer dados consistentes para a discussão da segurança do paciente em UTI. Porém, são inegáveis a relevância das publicações atuais e a sua contribuição para a literatura da área. A produção de conhecimento científico com a contribuição de diferentes visões profissionais, agregando qualidade aos serviços e contribuindo para a segurança do paciente crítico, pode ser vista como uma feliz consequência das atividades multidisciplinares em terapia intensiva.

Um olhar diferente na produção de novos conhecimentos em terapia intensiva

O entendimento da psicologia intensiva, em produzir novos conhecimentos dentro da UTI, implica em deixar de repetir conceitos e ideias tidos como absolutos.

Por meio da metáfora da escada do conhecimento, observou-se que os conceitos mais abstratos precisam do apoio de conceitos menos abstratos. Porém, tudo muda de maneira incessante, raras vezes estamos confinados a um dos degraus, e, quando isso acontece, é sempre de modo temporário. Esta produção deve ter abrangência e flexibilidade suficientes para lidar com o erro, a incerteza e a ilusão, pois são a razão mais poderosa de resistência à mudança e indispensáveis para se implantarem modelos de cultura.

Novos conhecimentos fazem com que lidemos com sistemas complexos e, para isso, é necessária a aceitação das diferenças e da diversidade; portanto, deve-se pensar. Mariotti comenta que, por mais desconfortável que pareça, pensar representa a diferença entre conduzir ou se deixar conduzir.

Sabe-se que o homem ama aquilo que ele considera concreto, valoriza o que pode ser pesado, medido e contado. Aquilo que se pode controlar é venerado. No entanto e cada vez mais, somos solicitados a lidar com o intangível, com o que muda com rapidez, o multifacetado e o incerto.

Neste contexto, o desenvolvimento das equipes multiprofissionais é uma necessidade premente em função das tecnologias e das novas descobertas da ciência, que pode favorecer várias condutas dentro da UTI.

A atualização técnico-científica e as comunicações em tempo real tornam evidente a pouca competência para se apropriar do universo de informações disponíveis. A estratégia neste contexto é a educação continuada, que é um dos elementos indispensáveis aos programas de formação e desenvolvimento das equipes nas instituições de saúde.

Compreende-se que a qualificação dos profissionais e a produção de conhecimento devem fazer parte de um processo contínuo, de disseminação de informações e avaliação dos recursos humanos. Para Montanha, este mecanismo visa à aquisição de conhecimentos e habilidades que ampliem o capital intelectual, além de transformação da realidade pessoal e/ou institucional, com vistas à satisfação pessoal/coletiva e qualificação profissional.

O processo educativo é necessário para garantir a qualidade da assistência nas instituições de saúde, principalmente nas ações de natureza complexa, requerendo difusão de conhecimentos e informações que serão utilizadas para a melhoria constante do atendimento em saúde e na manutenção da qualidade da assistência e nas relações interpessoais.

Para Morin, é essencial alimentar o conhecimento com a reflexão e vice-versa Desse modo, a reflexão é o instrumento por excelência para a mudança do modo de pensar e, consequentemente, a mudança no modo de agir. Nesse contexto, as metas da psicologia intensiva têm o seu olhar voltado para as seguintes diretrizes:

- Construir valores a partir da experiência com os pacientes. Este conceito implica lidar com diferentes momentos de um tratamento, desde a prevenção até a reabilitação, incluindo-se todos os colaboradores que interagem com paciente. Deve-se colocar o paciente no centro de tudo.

- Implantar as diretrizes da *UCI Liberation*. Discutir com o paciente e os familiares a importância de entender que as necessidades dos pacientes durante e depois da doença grave aumentam, e, com isso, surge a necessidade de desenvolver mecanismos de enfrentamento.

- Criar a prática da psicologia intensiva baseada em evidência, provendo a qualidade de vida do paciente.

Os novos conhecimentos não são o reflexo da realidade, mas construções sociais da realidade, que surgem de nossa interação com ela.

Bibliografia

Ak O, Batirel A, Ozer S, et al. Nosocomial infections and risk factors in the intensive care unit of a teaching and research hospital: a prospective cohort study. Med Sci Monit. 2011;17(5):PH29-34.

Annaji S, Sarkar I, Rajan P, et al. Efficacy of photodynamic therapy and lasers as an adjunct to scaling and root planning in the treatment of aggressive periodontitis - a clinical and microbiologic short-term study. J Clin Diagn Res. 2016;10(2):ZC08-12.

Bridges EJ. Research at the Bedside: it makes a difference. Am J Crit Care. 2015;24(4):283-9.

Chant C, Dewhurst NF, Friedrich JO. Do we need a pharmacist in the ICU? Intensive Care Med. 2015;41(7):1314-20.

Chao CM, Lai CC, Chan KS, et al. Multidisciplinary interventions and continuous quality improvement to reduce unplanned extubation in adult intensive care units: A 15-year experience. Medicine (Baltimore). 2017;96(27):e6877.

Cummings GG, Estabrooks CA, Midodzi WK, et al. Influence of organizational characteristics and context on research utilization. Nursing Res. 2007;56(4 Suppl):S24-39.

Eduardo CP. Fundamentos de odontologia, Laser em Odontologia. 2. ed. Rio de Janeiro: Guanabara Koogan; 2013.

Enwere EN, Elofson KA, Forbes RC, et al. Impact of chlorhexidine mouthwash prophylaxis on probable ventilator-associated pneumonia in a surgical intensive care unit. Int J Crit Illn Inj Sci. 2016;6(1):3-8.

Hauck S, Winsett RP, Kuric J. Leadership facilitation strategies to establish evidence-based practice in an acute care hospital. Journal Adv Nursing. 2013;69(3):664-74.

Hutchings SD, Howarth G, Rees P, et al. Conducting clinical research in the deployed intensive care unit: challenges and solutions. J Royal Naval Med Serv. 2013;99(3):151-3.

Institute of Medicine (US) Committee on Quality of Health Care in America; Kohn LT, Corrigan JM, Donaldson MS, editors. To err is human: building a safer health system. In: Kohn LT, Corrigan JM, Donaldson MS, editors. To err is human: building a Safer Health System. Washington (DC): National Academies Press (US); 2000.

Kane-Gill SL, Kirisci L, Verrico MM, et al. Analysis of risk factors for adverse drug events in critically ill patients. Crit Care Med. 2012; 40(3):823-8.

Karino ME, Felli VE. Enfermagem baseada em evidências: avanços e inovações em revisões sistemáticas. Cienc Cuid Saude. 2012;1:11-5.

Khalid M, Hassani D, Bilal M, et al. Identification of oral cavity biofilm forming bacteria and determination of their growth inhibition by Acacia arabica, Tamarix aphylla L. and Melia azedarach L. medicinal plants. Arch Oral Biol. 2017;81:175-85.

Lakanmaa RL, Suominen T, Perttila J, et al. Basic competence in intensive and critical care nursing: development and psychometric testing of a competence scale. J Clin Nursing. 2014;23(5-6):799-810.

Makic MB, Rauen C, Watson R, et al. Examining the evidence to guide practice: challenging practice habits. Crit Care Nurse. 2014; 34(2):28-45.

Mariotti H. Pensando diferente. São Paulo: Atlas; 2010.

Montanha D. Análise das atividades educativas de trabalhadores de enfermagem de um hospital de ensino: público participante, levantamento de necessidades e resultados esperados. Dissertação (Mestrado). São Paulo: Escola de Enfermagem da USP; 2008.

Morin E. Pour entrer dans Le XXIe siéle. Paris: Seuil; 2004.

Oliveira MS, Borges AH, Mattos FZ, et al. Evaluation of different methods for removing oral biofilm in patients admitted to the intensive care unit. J Int Oral Health. 2014;6(3):61-4.

Prado CM, Heymsfield SB. Lean tissue imaging: a new era for nutritional assessment and intervention. Journal Parenteral Enteral Nutr. 2014;38(8):940-53.

Scannapieco FA, Yu J, Raghavendran K, et al. A randomized trial of chlorhexidine gluconate on oral bacterial pathogens in mechanically ventilated patients. Crit Care. 2009;13(4):R117.

Shi Z, Xie H, Wang P, et al. Oral hygiene care for critically ill patients to prevent ventilator-associated pneumonia. Cochrane Database Syst Rev. 2013;13(8):CD008367.

Vincent JL. Critical care--where have we been and where are we going? Crit Care. 2013;17 Suppl 1:S2.

Wallen GR, Mitchell SA, Melnyk B, et al. Implementing evidence-based practice: effectiveness of a structured multifaceted mentorship programme. J Adv Nursing. 2010;66(12):2761-71.

CAPÍTULO 16

Unidade de terapia intensiva como cenário de prática: vivência da multidisciplinaridade

Eugenie Neri

Franciele Sória

José Augusto Santos da Silva

Laércia Ferreira Martins

Luana Carneiro Diniz Souza

Introdução

O intensivismo é uma das especialidades que mais necessitam de um trabalho harmonioso entre as mais diversas profissões integrantes da equipe. Vale ressaltar que todos os profissionais de saúde devem atuar de acordo com as suas habilidades técnicas e têm um importante papel na assistência ao paciente crítico, especialmente àqueles internados em unidade de terapia intensiva (UTI).

A medicina intensiva é uma especialidade recente e, por isso, muitas mudanças vêm acontecendo constantemente. A mais importante delas é a compreensão de que a multi e a interdisciplinaridade entre as diversas equipes atuantes nas UTI favorecem melhores resultados clínicos, os quais, além de reduzir o tempo de internamento hospitalar, os custos hospitalares e a mortalidade, melhoram a qualidade de vida dos pacientes no pós-alta.

O trabalho multi e interdisciplinar é realizado por diversos profissionais que atuam segundo as especificidades das suas formações acadêmicas, e também por meio de ações comuns que levam a equipe ao entendimento e à superação da situação de adoecimento, a fim de alcançar um objetivo comum para que o paciente se sinta valorizado.

A atividade multiprofissional nas UTIs deve ser dinâmica, por meio de processo comunicativo com troca de experiências e conhecimentos, com o fim de estabelecer um plano terapêutico assistencial comum visando atingir o objetivo de um melhor resultado para pacientes.

A assistência ao paciente em UTI foi desenvolvendo-se a ponto de diversas profissões de saúde serem incorporadas à medicina e enfermagem, as duas únicas que atuavam no intensivismo nos seus primórdios. Dessa forma, foram incorporados à equipe composta por médicos, enfermeiros e técnicos de enfermagem os profissionais de odontologia, fisioterapia, nutrição, farmácia, fonoaudiologia, psicologia, serviço social, dentre outros (Figura 16.1).

São necessários o treinamento contínuo e a implementação de rotinas baseadas em domínios de liderança, comunicação estruturada entre equipes, tomada de decisão e coordenação de condutas e comportamentos, que estão relacionados com o prognóstico e desfecho dos pacientes.

O papel da enfermagem na unidade de terapia intensiva

A enfermagem é uma ciência. Portanto, essa perspectiva da profissão vocacionada, abnegada, resignada e atuante nos fundos das instituições de saúde como figurantes do processo de tratamento dos doentes assistidos, de forma empírica, sem organização, sem método, sem começo e fim, apenas instintivamente, sobretudo porque o amor prevalece, será necessariamente desfeita.

A enfermagem é a ciência do cuidar apropriada à abordagem das pessoas que necessitam de conforto, bem-estar, atenção, alívio dos sofrimentos, isto é, de

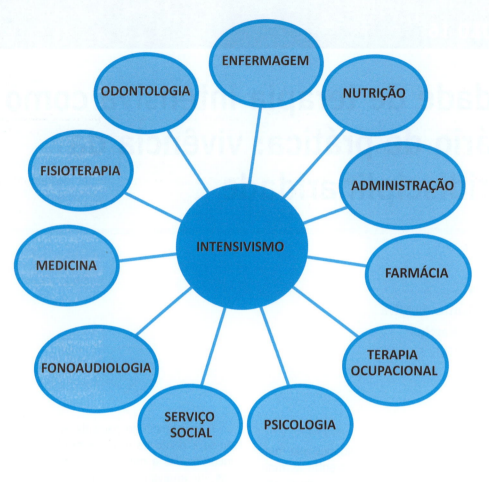

Figura 16.1. Intensivismo e as diversas profissões de saúde.

cuidado. Tem seu postulado baseado em 21 teorias estruturadas em quatro conceitos centrais: ser humano (pessoa), saúde, meio ambiente (físico, social e simbólico) e enfermagem.

O trabalho de enfermagem é amplo, complexo, multifacetado, com a necessidade de conhecimentos, habilidades e atitudes específicas que se articulam de maneira própria para a produção do produto, que é o cuidar de pessoa, família, grupos sociais, comunidades ou coletividades.

Para que seja exercida com a máxima profundidade e amplitude, a enfermagem é suportada em quatro dimensões, ou como se queira chamar no universo do trabalho, em quatro processos de trabalho que podem ocorrer, ou não, concomitantemente: o cuidar (assistência), a educação, o gerenciamento e a pesquisa. A Figura 16.2 ilustra as dimensões da enfermagem.

O cuidar (assistência) é o cerne da enfermagem. É a assistência propriamente dita. É o cuidado na busca de suprir as principais necessidades do doente até que ele próprio consiga supri-las, entendendo que o indivíduo não se restringe apenas ao corpo biológico, mas

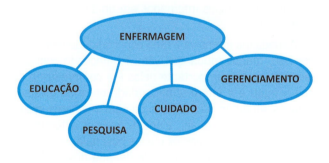

Figura 16.2. Dimensões da Enfermagem. Fonte: Martins LF. Cuidando da úlcera por pressão no ambiente da terapia intensiva. In: Baron MV, Santana JR, Brandenburg C, et al. Úlcera por pressão uma abordagem multidisciplinar. Fortaleza: Edições UFC, 2013. p. 235-57.

também apresenta demandas de naturezas psicológica, social e espiritual, e proporcionando uma morte digna.

A educação refere-se à ação contínua dos profissionais de enfermagem em fazer educação em saúde, sempre interagindo com indivíduo, grupos e coletividades, orientando sobre as principais ações e intervenções para a prevenção de doenças e orientações para a manutenção dos cuidados e preservação do tratamento em domicílio. Além dessa faceta da educação, a equipe de enfermagem (enfermeiros e técnicos de enfermagem) precisa ser continuamente atualizada, treinada e aperfeiçoada para o exercício da profissão livre de danos aos assistidos. Além disso, deve-se ter a educação formal sob a supervisão das instituições educacionais do país em que se graduam técnicos de enfermagem, enfermeiros, mestres e doutores.

O gerenciamento, ao contrário do que muitos pensam, não se restringe àqueles que formalmente gerenciam um serviço de enfermagem, ou que somente "fazem as escalas de serviço". Aliás, na atuação gerencial, a elaboração das escalas de serviço é o menor dos trabalhos. O gerenciamento, que é a atividade privativa do enfermeiro, segundo a Lei do Exercício Profissional 7.498/86, diz respeito a criar condições humanas e materiais para o exercício do cuidado e da educação se efetivarem com eficiência e eficácia em enfermagem. Desse modo, esse é o produto do processo de trabalho gerenciar em enfermagem.

Ademais, para o exercício do cuidado, o enfermeiro e a sua equipe de técnicos necessitam de um plano de cuidados, o que, por si só, caracterizaria o gerenciamento. Todo enfermeiro à frente de uma equipe de Enfermagem (que poderá ser composta de apenas um membro) deverá desenvolver conhecimentos, habilidades e atitudes de liderança para o comando, portanto, gerenciamento daquela equipe e unidade sob sua responsabilidade.

A pesquisa é parte fundamental no processo de reafirmação e criação de novos conceitos, significados, teorias, modelos e processos de cuidar. Para ser ciência, é necessária a aplicação de teorias e métodos para a constituição de um estatuto epistemológico para a fundamentação do conhecimento da área da enfermagem e sustentação de suas afirmações. Além disso, a enfermagem trabalha focada no doente, na comunidade, nos grupos sociais e na coletividade, com ações, intervenções e métodos baseados em evidência científica. Esta nova abordagem da enfermagem exige envolvimento com a pesquisa, para a produção de novas evidências científicas ou mesmo para a fundamentação teórica para a aplicação de novos processos de trabalho ou manutenção dos já existentes. Não obstante, a pesquisa é essencial para a formação científica, intelectual e de comportamento do enfermeiro, o qual, de posse de conhecimento aprofundado, desenvolve habilidades e se posiciona com atitudes diferenciadas e, portanto, apresenta-se de forma mais empoderada diante de sua equipe e demais membros da equipe de saúde.

Terapia intensiva

Segundo a Resolução de Diretoria Colegiada (RDC) 7 de 2010, que dispõe sobre os requisitos mínimos para o funcionamento de uma UTI, trata-se de área crítica destinada à internação de pacientes graves, que requerem atenção profissional especializada de forma contínua, materiais específicos e tecnologias necessárias ao diagnóstico, à monitorização e terapia.

Existem vários conceitos em UTI; porém, todos convergem para os seguintes pontos: tratarem-se de unidades complexas, que, além de se destinarem à observação intensiva e contínua, devem ser caracterizadas pela presença de recursos humanos especializados, de materiais e equipamentos que se utilizam imperiosamente de alta tecnologia.

Registros históricos ditam a criação da UTI na década de 1920, no Hospital Johns Hopkins, nos Estados Unidos. Entretanto, indubitavelmente, a precursora do conceito de terapia intensiva foi Florence Nightingale, que, durante a Guerra da Crimeia, em 1854, em face à elevada mortalidade entre os soldados feridos, teve a ideia de juntar em um mesmo espaço todos os soldados com ferimentos mais graves e maior risco de morte. Eles foram colocados bem próximos ao local em que ficavam as enfermeiras e os materiais utilizados, que, atualmente, é conhecido como postos de enfermagem. Isso possibilitou uma observação mais direta e contínua, além de uma rápida ação em casos de intercorrências com os doentes. Com essa e outras ações pensadas, criadas e atribuídas por Nightingale, a mortalidade entre os soldados hospitalizados caiu de 40% para 2%. Respeitada e adorada por estes feitos, Nightingale tornou-se importante figura de decisão, transformando-se em referência entre os combatentes à época.

Esse passeio rápido pela história serve para ilustrar e fazer entender o porquê a UTI é um ambiente tão próprio, particular e familiar para o enfermeiro e para a enfermagem.

Enfermeiro de terapia intensiva

Em todo o mundo, o enfermeiro de terapia intensiva aparece impactando as UTI pela assistência prestada aos doentes críticos. Esse profissional atua em cenário preponderantemente tecnológico, no qual precisa desenvolver conhecimentos e habilidades para o manuseio, o cuidado e a intervenção com os equipamentos, além de estabelecer uma práxis segura com a constante prevenção de erros, eventos adversos e complicações. Ainda nesse contexto, estabelece uma relação próxima e humanizada com os doentes cuidados.

Competências do enfermeiro de terapia intensiva

O enfermeiro precisa dominar os princípios científicos para a integração do conhecimento técnico com a tecnologia, comandando uma equipe na assistência e cuidado ao doente grave, com risco eminente de morte, com segurança e qualidade. Para a execução de suas atividades diárias (ensino, assistência, gerência e pesquisa) e questões políticas, são requeridas múltiplas competências, destacando-se as que envolvem o relacionamento, pois travará com o doente assistido e sua família uma relação que não permitirá visão mecanicista e biologicista.

Em pesquisa realizada para identificar as competências necessárias para o enfermeiro atuante em terapia intensiva, inferiu-se que as competências essenciais eram: científica, técnica e de liderança.

O conhecimento científico suporta a tomada de decisão com competência e ética, assegurando os direitos dos pacientes e familiares; permite o uso apropriado dos recursos materiais e humanos, além da prática para procedimentos ou quaisquer atividades necessárias de forma segura e com qualidade.

O conhecimento técnico diz respeito ao entendimento e conhecimento, com a fundamentação científica dos procedimentos, processos de trabalho, rotinas aplicadas ao serviço, além do domínio dos protocolos empregados.

A liderança se refere não apenas ao comando da equipe de enfermagem, conforme já declarado sobre a Lei do Exercício Profissional 7.498/86, como também à capacidade de guiar, orientar, ensinar, educar o grupo. No ambiente de terapia intensiva, a liderança necessariamente perpassa pela transmissão de credibilidade, principalmente em situações críticas que exigem tomada de decisão acertada e resultados.

A *Canadian Association of Critical Care Nurse's Standards for Critical Care Nursing* (2009) descreveu algumas atividades inerentes à função do enfermeiro de cuidados intensivos, usando o conhecimento, as habilidades e as atitudes especializados em relação à resposta humana à doença crítica:

- Uso de capacidades avançadas e conhecimento especializado para avaliar, monitorar e gerenciar pacientes, com o objetivo de promover um equilíbrio fisiológico ideal.

- Promoção e facilitação de conforto e bem-estar ideais em um ambiente altamente tecnológico, que, muitas vezes, é desconhecido a pacientes e famílias.

- Desenvolvimento de parcerias mutuamente benéficas com pacientes e famílias com base em confiança, dignidade, respeito, comunicação e colaboração.

- Participação em iniciativas de segurança e adesão às práticas recomendadas.

- Quando as tecnologias de manutenção da vida não forem mais benéficas, os enfermeiros de cuidados intensivos apoiam os pacientes e famílias durante a transição de um tratamento ativo para um óbito pacífico.

- Manifesta-se como liderança dentro de uma prática de cuidados intensivos que incentive a colaboração na busca pela melhoria de qualidade, segurança,

crescimento profissional e utilização responsável de recursos materiais.

Título de especialista – enfermeiro intensivista

Considerando que o ambiente de terapia intensiva se diferencia dos demais pela atuação de equipe especializada, que as competências essenciais à atuação do enfermeiro de terapia intensiva são conhecimentos científico, técnico e a capacidade de liderança, então torna-se exigência para a atuação nesse ambiente a formação em terapia intensiva.

Em 2010, por meio de esforço conjunto de um grupo de enfermeiros representantes das mais variadas regiões do território nacional, fundou-se a Associação Brasileira de Enfermagem em Terapia Intensiva (ABENTI). Em 2011, a ABENTI realizou o primeiro concurso para a titularidade dos enfermeiros intensivistas por ocasião de congresso em terapia intensiva de âmbito nacional.

O título de enfermeiro intensivista é concedido por meio de concurso público e conferido ao enfermeiro após aprovação na análise curricular, em que o candidato deverá ter atividades voltadas à terapia intensiva e comprovação de atuação mínima na área; aprovação na avaliação teórica que consta de 100 questões com os mais variados temas; e aprovação na estação de habilidades, por meio de uma avaliação prática em que a titulação é oferecida para as modalidades adulto, pediátrico e neonatal. O título é válido por cinco anos, tendo que ser renovado periodicamente.

Recentemente, a Agência Nacional de Vigilância Sanitária (Anvisa) lançou uma nova RDC 137, de 08 de fevereiro de 2017, retificando a RDC 7, de 24 de fevereiro de 2010, em que dispõe sobre os requisitos mínimos para o funcionamento de uma UTI, definindo que os coordenadores de enfermagem de UTI devem ter o título de especialista conforme estabelecido pelo seu conselho de classe. Essa nova regulamentação veio fortalecer ainda mais a posição do enfermeiro responsável/coordenador das UTI brasileiras.

Papel do enfermeiro

Compete ao enfermeiro de terapia intensiva cuidar do doente nas variadas situações críticas, de forma integrada e contínua com sua equipe de enfermagem e demais membros da equipe multidisciplinar. Para isso, o profissional deverá trabalhar com método e sistematização, aliando o conhecimento científico ao técnico para analisar as situações, utilizando o raciocínio clínico, amparando-se sempre nos princípios éticos e bioéticos da profissão.

Compete também ao enfermeiro avaliar, sistematizar e decidir sobre o uso apropriado de recursos humanos, físicos, materiais e de informação no cuidado ao paciente crítico, visando resultados, inter-relação com a família, eficiência, eficácia e custo-efetividade.

Atuação fonoaudiológica na unidade de terapia intensiva: uma visão multidisciplinar

O fonoaudiólogo ingressa no ambiente hospitalar atuando de forma multi e interdisciplinar, podendo atuar em vários setores do hospital, especialmente nas UTI. A atuação da fonoaudiologia em UTI tem como objetivos a prevenção, o diagnóstico funcional, a reabilitação propriamente dita e o gerenciamento. Além disso, objetiva a redução e prevenção de complicações, como a pneumonia aspirativa, o restabelecimento da alimentação via oral, quando possível e da comunicação.

A inserção deste profissional na UTI é um trabalho no sentido de manutenção de vida, porque previne as complicações, e de qualidade de vida. Permite que o paciente volte a se alimentar pela boca, mantendo um suporte nutricional adequado, bem como proporciona ajustes necessários para as alterações da comunicação.

Magnus e Turkington reconhecem que pacientes em UTI têm dificuldade com a comunicação em situações onde não conseguem falar. Essas alterações podem levar à incapacidade momentânea ou permanente em se comunicar com efetividade. Esta situação pode gerar um impacto na participação ativa do paciente no tratamento e no processo de cura. Por isso, o fonoaudiólogo também tem uma importância fundamental na avaliação e na reabilitação de pacientes com dificuldades de comunicação na UTI.

A disfagia é uma das alterações que mais solicitará a intervenção de um fonoaudiólogo na UTI, em caráter emergencial ou preventivo, devido às diversas complicações que podem acarretar ao paciente, tais como desnutrição, desidratação e aspiração, aumento do tempo de internamento hospitalar ou até mesmo o óbito. Existem vários fatores de risco para disfagia nos pacientes de UTI, que devem ser avaliados para chegar ao diagnóstico e, posteriormente, ao prognóstico da disfagia, tais como: estado clínico, nível de consciência, escala de Glasgow, medicamentos, intubação orotraqueal, ventilação mecânica, traqueostomia, com ou sem *cuff*, entre outros.

Dentro de uma UTI, é de competência do fonoaudiólogo, enquanto membro da equipe, avaliar a disfagia orofaríngea de forma criteriosa e cautelosa, não colocando em risco o quadro clínico do paciente, e auxiliando, portanto, na prevenção e redução de complicações pulmonares e/ou de nutrição e hidratação, diminuindo o tempo de ocupação do leito e os custos hospitalares.

A avaliação e a terapia fonoaudiológica são necessárias para analisar as possibilidades e os riscos de reintrodução via oral, suspensão temporária ou permanente de via oral e a necessidade, ou não, do uso de sonda. De acordo com isso, durante a terapia, que engloba técnicas passivas e ativas, o paciente receberá estímulos de tonicidade, mobilidade, sensibilidade dos órgãos fo-

noarticulatórios, assim como exercícios para proteção de vias aéreas e principalmente exercícios funcionais, para inicialmente prevenir aspirações alimentares e, posteriormente, restabelecer o funcionamento das estruturas envolvidas no processo de deglutição, quando possível, para volta da alimentação pela boca. Sendo assim, o paciente precisa estar minimamente colaborativo para que as sessões de fonoterapia ocorram.

Enfatiza-se que a duração do atendimento e a frequência devem se adequar ao estado de saúde geral e ao estágio de reabilitação, respeitando as respostas do organismo do paciente, sempre colaborando com as condutas e os horários do corpo médico, da Enfermagem e dos outros profissionais. Quando houver recomendações e prescrições para realização de exercícios diários, alimentação via oral, mudança de consistência ou outros procedimentos ligados à fonoterapia, estes são orientados e, quando possíveis, anotados de maneira clara e deixados à mão do paciente, familiar/cuidador e comunicados à enfermagem, preferencialmente após discussão com a equipe multidisciplinar.

Inserção do farmacêutico no cuidado multidisciplinar ao paciente crítico

A assistência em terapia intensiva está associada a uma constante necessidade de avaliação dos riscos e benefícios frente a condições críticas. Essa característica singular torna o ambiente da UTI propício para a prática da multidisciplinaridade e da troca de saberes.

Nesse contexto, os profissionais são inseridos na vivência da multidisciplinaridade, em um cenário de intensa utilização de tecnologias, dentre elas medicamentos e produtos para a saúde. Esta vivência ancorada em troca de saberes permite a ampliação do horizonte de conhecimentos, incorporando informações que contribuem para o aumento da sensibilidade de cada membro da equipe, a fim de identificar riscos, antes possivelmente desconsiderados ou minorados.

A crescente incorporação de tecnologias na área da saúde e a existência de recursos limitados para investimento têm requerido uma gestão cada dia mais precisa dos recursos disponíveis, sendo necessária a avaliação das implicações destas tecnologias sobre o resultado da assistência. Essa avaliação contribui para a otimização do uso dos recursos disponíveis, para encontrar o sistema ideal de utilização do produto e reduzir os erros de medicação. Nesse sentido, o farmacêutico, como parte da equipe multidisciplinar, aporta informações que subsidiam a seleção, a incorporação e a desincorporação de tecnologias; a elaboração de protocolos clínicos; as diretrizes terapêuticas e a lista de verificação da qualidade da assistência em UTI, permitindo o uso judicioso das tecnologias, maximizando benefícios e reduzindo riscos.

As contribuições do farmacêutico também se fazem presentes por meio da realização de conciliação medicamentosa e avaliação farmacêutica da prescrição, atuando na prevenção de danos decorrentes de problemas relacionados à omissão da prescrição de fármacos importantes, falha da legibilidade, seleção inapropriada de medicamentos, subdose ou sobredose, escolha do diluente e velocidade de infusão inadequados, além de cooperação para melhorar a comunicação entre os profissionais que participam do processo do cuidado e que manuseiam a prescrição como ferramenta para a prestação do cuidado.

A conciliação medicamentosa é uma importante atividade, na qual a lista completa e precisa dos medicamentos utilizados pelo paciente em momento anterior a sua admissão é elaborada (incluindo nome, concentração, posologia e via de administração). É utilizada para comparação com a primeira prescrição na UTI, na tentativa de identificar omissões ou falhas na redação da prescrição, evitando o comprometimento da qualidade da assistência ao paciente. A conciliação é uma estratégia de segurança também empregada nos momentos de transição do cuidado entre unidades de internação em um mesmo hospital e na alta hospitalar, e todos os problemas identificados pelo farmacêutico devem ser discutidos com o prescritor e demais membros da equipe, alinhando informações e garantindo que a prescrição medicamentosa esteja adequada às necessidades do paciente.

No cotidiano da UTI, o farmacêutico segue realizando a análise das prescrições medicamentosas elaboradas, assegurando-se de que os elementos de identificação do paciente, dos fármacos e dos cuidados estejam escritos de forma completa, clara e correta, reduzindo, assim, as oportunidades de equívocos, sobretudo os de comunicação, durante as fases de dispensação, administração e monitoramento dos resultados do plano terapêutico instituído. Esse momento de análise oportuniza ainda a identificação de alergias a medicamentos, registradas ou não no prontuário, e a geração de informações específicas sobre o manejo de medicamentos para todos os membros da equipe assistencial.

A análise farmacêutica da prescrição deve ser realizada todas as vezes em que uma nova prescrição for redigida para o paciente, e deve considerar, dentre outros aspectos, questões relativas à indicação, à contraindicação, à farmacocinética, à farmacodinâmica, às incompatibilidades, às interações (medicamento-medicamento e medicamento-alimento), à adequação da forma farmacêutica e via de administração, à diluição (reconstituição, diluente, volume, restrição hídrica) e à velocidade de infusão. Essa fase precede a dispensação e requer o conhecimento da condição clínica do paciente e, invariavelmente, o contato com o prescritor e demais membros da equipe para a realização de intervenções farmacêuticas sobre problemas reais ou potenciais identificados (Figura 16.3).

As intervenções farmacêuticas são conceituadas como ato planejado, documentado e realizado na UTI, pelo farmacêutico junto aos profissionais de saúde, durante o processo de acompanhamento farmacoterapêutico, com o objetivo de resolver ou prevenir resultados clínicos negativos oriundos da utilização de medicamentos. Todas as intervenções farmacêuticas devem ser realizadas à luz das melhores evidências científicas disponíveis, primando pelo respeito e pela ética, objetivando fortalecer as relações entre os membros da equipe e contribuir para aprimorar os resultados da assistência ao paciente.

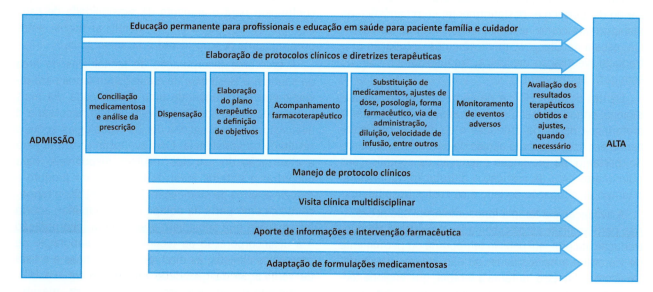

Figura 16.3. Atuação do farmacêutico em terapia intensiva.

O desenvolvimento da práxis farmacêutica em terapia intensiva coloca o farmacêutico como contribuinte nesse processo, ajudando na seleção da farmacoterapia e como corresponsável pela monitorização dos resultados, provendo, ao longo do processo, informações técnicas consubstanciadas, focadas em obter resultado terapêutico seguro e adaptado à singularidade de cada paciente.

A construção e os ajustes do plano terapêutico ocorrem durante as visitas clínicas ou *rounds,* sendo este um momento especial, no qual ocorre a ampliação do conhecimento sobre a condição clínica do paciente, a harmonização dos diferentes saberes e os alinhamentos de pontos críticos do cuidado, com destaque para a definição dos objetivos a serem atingidos. Esse momento é também utilizado pelo farmacêutico para realizar intervenções para ajustes na farmacoterapia instituída, redução de toxicidade, notificação e manejo de reações adversas, prevenção de eventos adversos associados ao uso de medicamentos e sugestão de adaptação de formulações quando necessário. A adequação de formulações farmacêuticas às necessidades específicas dos pacientes traz, dentre outros ganhos, a possibilidade de maior comodidade terapêutica, ajuste do volume dos diluentes à necessidade de controle do balanço hídrico do paciente, redução de reações indesejadas e ajuste do fármaco à via pretendida.

Enquanto o paciente permanece internado, o farmacêutico deve realizar o acompanhamento farmacoterapêutico, revisando a evolução e resposta clínicas do paciente frente aos resultados definidos, partilhando as informações com os demais membros da equipe multidisciplinar e promovendo a realização de ajustes na farmacoterapia quando oportuno. Durante essa atividade, poderá contribuir para manejo de diversos protocolos clínicos, em parceria com os demais profissionais da equipe multidisciplinar, tais como o de uso de antimicrobianos, de anticoagulação, o manejo de dor e de sedação para pacientes em ventilação mecânica.

O compartilhamento dos achados obtidos durante a monitorização do paciente permite: melhor compreensão das necessidades do paciente e auxílio na tomada de decisão, bem como ajustes das condutas. Todas as ações assistenciais realizadas devem ser devidamente documentadas em prontuário, subsidiando o aprendizado coletivo e a tomada de decisão.

A atuação em equipe multiprofissional na UTI apresenta importantes espaços de educação, quer seja dos próprios membros da equipe, dos pacientes, ou dos familiares e cuidadores. Nesse contexto, o farmacêutico deve participar ativamente das ações de educação permanente dos demais profissionais da UTI, corroborando para o melhor desempenho da equipe assistencial, lançando mão, preferencialmente, de técnicas que contribuam para a maior retenção do conhecimento por parte dos participantes, tal como a simulação realísti-

ca. A contribuição do farmacêutico pode ser feita de forma relevante, sem prejuízo de outras colaborações, em temas que envolvam a seleção, a prescrição, o preparo e a administração de medicamentos, inclusive os potencialmente perigosos. Outros temas que devem ser explorados e que podem impactar positivamente o desempenho da equipe assistencial são: como evitar interações medicamento-medicamento e medicamento vs. alimento/nutrientes clinicamente significativas; compatibilidade, diluição e estabilidade de fármacos; administração de medicamentos por sondas e ostomias e cuidados na prescrição e administração das nutrições enteral e parenteral.

No transcurso do processo de cuidado dispensado pelo farmacêutico, pode também ser necessária a sua participação em ações de educação em saúde voltada para o paciente, a família e aos cuidadores, estimulando a participação dos mesmos no cuidado seguro ao paciente, no uso seguro e racional de medicamentos, na prevenção de infecção e na higiene das mãos. Esses momentos podem ser realizados em sala de espera ou na alta hospitalar.

O conjunto de atividades realizadas pelo farmacêutico, quando plenamente integrado ao trabalho dos demais membros da equipe de UTI, gera impactos clínico, econômico e humanístico, contribuindo para melhoria da qualidade assistencial, identificação e redução dos erros de prescrição; prevenção de eventos adversos relacionados a medicamentos; redução da mortalidade e do tempo de internação; redução da resistência microbiana e dos custos associados à terapêutica.

A cada dia, o Brasil vive uma ampliação da participação do farmacêutico como membro efetivo da equipe de UTI, sendo clara a transição de atividades farmacêuticas preponderantemente reativas (atividades logísticas) para as proativas (atividades clínicas), resultando em uma crescente valorização das recomendações farmacêuticas na prática clínica, com produção de impacto positivo sobre a qualidade da assistência e segurança do paciente nas UTI do país.

Inserção da odontologia na equipe multidisciplinar da unidade de terapia intensiva

As UTI formam complexos sistemas de cuidados, em que a monitorização e a estabilização de pacientes graves fundamenta-se em prática interdisciplinar, atrelada às mais e melhores evidências científicas.

O trabalho em equipe multidisciplinar visa unir os olhares especializados das diversas áreas em busca de um objetivo comum: a recuperação do paciente. A inserção de programas multidisciplinares contribui para a redução de incidências de infecções associadas à assistência em UTI.

O olhar da odontologia contribui para a assistência integral do paciente, bem como para a sua qualidade de vida. Estudos demonstram que infecções bucais podem influenciar a condição sistêmica do paciente, impactando em aumento do tempo de internação e, consequentemente, dos custos hospitalares.

Dessa forma, a atuação odontológica visa prevenir, diagnosticar e tratar condições bucais infecciosas e outras lesões em mucosa bucal, contribuir em diagnósticos sistêmicos, prevenir e conter sangramentos, realizar tratamentos paliativos, bem como integrar os pacotes de medidas de prevenção de infecções respiratórias. Assim, o paciente receberá um tratamento de acordo com os princípios da integralidade, igualdade e equidade, o que contribui para a diminuição do tempo de permanência hospitalar, redução dos custos hospitalares e da mortalidade e aumento da disponibilidade de leitos hospitalares.

O cirurgião-dentista tem participação importante na equipe, atuando com as demais categorias profissionais para o funcionamento de protocolos assistenciais, tais como o *bundle* de prevenção de pneumonia associada à ventilação mecânica (PAV), em que há uma grande interação dos profissionais da Odontologia, Fisioterapia, Medicina, Enfermagem e Farmácia. Estes se unem na vigilância dos itens: elevação da cabeceira do leito para 30 a 45°, higiene bucal, interrupção diária da sedação, aferição da pressão do *cuff*, profilaxias de úlcera gástrica e de trombose venosa profunda. Itens esses que, em conjunto, contribuem para a prevenção da PAV.

Patógenos respiratórios presentes na secreção traqueal de pacientes intubados também podem ser detectados na sua cavidade bucal, especialmente nos pacientes diagnosticados com PAV ou pneumonia aspirativa. Dessa forma, a cavidade bucal pode ser um reservatório de patógenos respiratórios nos pacientes sob ventilação mecânica. Daí a importância do estabelecimento de protocolo de higiene bucal, do treinamento das equipes de Enfermagem para sua execução e da supervisão pelo cirurgião-dentista, corroborando para que o paciente crítico receba uma higienização bucal adequada durante o período de internação e contribuindo efetivamente para a prevenção de PAV.

Pacientes que apresentam risco de desenvolvimento de lesões por pressão (LPP) devem receber inspeção diária de toda a superfície cutânea, pois podem apresentar comprometimento da integridade da pele em questão de horas. A equipe de Odontologia contribui no protocolo de prevenção de LPP, por meio da prevenção das úlceras de face, realizando orientação e acompanhamento de medidas, tais como: prevenção de lesões (úlceras) por ressecamento em região labial e perilabial e de úlceras traumáticas que podem ocorrer devido ao modo de fixação do tubo, ao tipo de material utilizado (esparadrapos) e à falta de mobilização da cânula em intervalos de tempos regulares. Isto é obtido pelo acompanhamento odontológico diário e pela sua integração com as demais categorias profissionais, como Fisioterapia e enfermagem.

Assim, evidencia-se que a cada momento a Odontologia está relacionada às mais diversas especialidades médicas e profissões de saúde na assistência ao paciente hospitalizado. Essa relação é dada não apenas pela especialidade de cirurgia e traumatologia bucomaxilofacial, mas principalmente pelo cirurgião-dentista clínico, em função da relação das diversas manifestações sistêmicas de doenças bucais e/ou de doenças sistêmicas com manifestações bucais (Figura 16.4).

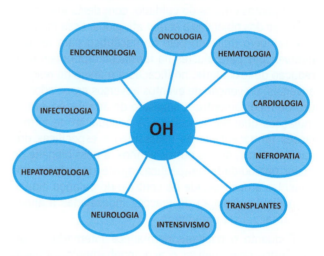

Figura 16.4. Odontologia hospitalar (OH) e as diversas especialidades médicas.

Sabe-se que os profissionais que trabalham em UTI, por vezes, apresentam limitações de comportamento que podem estar relacionadas tanto às pessoas, quanto ao ambiente. Isto pode se sobrepor à capacidade das pessoas de prestarem um melhor atendimento aos pacientes. No momento que o trabalho é feito de forma multi e interprofissional, há uma divisão de responsabilidade, redução dos níveis de estresse, aumento de aprendizado da equipe e prestação de uma assistência mais humanizada ao paciente.

Tudo isso só é efetivado pelo trabalho em equipe, que tem que ser muito bem preparado, com treinamentos, capacitações e, principalmente, formação, para ser possível pensar em precisão na assistência ao paciente em UTI, pois: "conseguir precisão na Fórmula 1 e subir várias vezes ao pódio requer da escuderia estar atenta ao bom funcionamento do carro, ao entrosamento dos profissionais que atuam e à habilidade do piloto. O que não é diferente da UTI, afinal, para se obter sucesso diário, é necessário uma infraestrutura que atenda a todas as necessidades, entrosamento entre a equipe multidisciplinar e a habilidade de cada um desses profissionais" segundo Reginaldo Leme.

Bibliografia

Agência Nacional de Vigilância Sanitária (Anvisa). Medidas de Prevenção de Infecção Relacionada à Assistência à Saúde. Série Segurança do Paciente e Qualidade em Serviços de Saúde. Brasília; 2017. Disponível em: http://portal.anvisa.gov.br/documents/33852/271855/Medidas+-de+Preven%C3%A7%C3%A3o+de+Infec%C3%A7%C3%A3o+Relacionada+%C3%A0+Assist%C3%AAncia+%C3%A0+Sa%-C3%BAde/6b16dab3-6d0c-4399-9d84-141d2e81c809.

Amaral AC, Rodrigues LA, Furlan RM, et al. Fonoaudiologia e nutrição em ambiente hospitalar: análise de terminologia de classificação das consistências alimentares. CoDAS. 2015;27(6):541-9.

Associação de Medicina Intensiva Brasileira (AMIB). Procedimento Operacional Padrão para Higiene Bucal em UTI Adulto. AMIB- Departamento Odontologia e Departamento Enfermagem. São Paulo; 2014. Disponível em: http://www.amib.org.br/publicacoes/pop-odontologia

Brasil. Ministério da Saúde. Anexo 02: Protocolo para prevenção de úlcera por pressão. Brasil: Ministério da Saúde/ Anvisa/ Fiocruz; 2013. Disponível em: http://www.hospitalsantalucinda.com.br/downloads/prot_prevencao_ulcera_por_pressao.pdf.

Brasil. Resolução RDC 7, de 24 de fevereiro de 2010. Dispõe sobre os requisitos mínimos para o funcionamento de Unidades de Terapia Intensiva e dá outras providências. Brasília, DF: Agência Nacional de Vigilância Sanitária. Disponível em: portal.anvisa.gov.br/documents/10181/2718376/RDC_07_2010_COMP.pdf/7041373a-6319-4251-9a03-0e96a72dad3b?version=1.0.

Celín SH, Gobbi FH, Lemos SM. Fonoaudiologia e humanização: percepção de fonoaudiólogas de um hospital público. Rev CEFAC. 2012;14(3):516-27.

Chant C. How critical are critical care pharmacists? Can J Hosp Pharm. 2012;65(1):5-6.

Conselho Federal de Fonoaudiologia. Resolução CFFa 492, de 7 de abril de 2016.

Conselho Regional de Enfermagem (CE). Lei do Exercício Profissional. Fortaleza; 1995.

Correio RA, Vargas MA, Carmagnani MI, et al. Desvelando competências do enfermeiro de terapia intensiva. Enferm Foco. 2016; 6(1/4):46-50.

Elligsen M, Walker SAN, Simar A, et al. Prospective audit and feedback of antimicrobial stewardship in critical care: program implementation, experience, and challenges. Can J Hosp Pharm. 2012;65(1):31-6.

Ferreira MA. Enfermagem-arte e ciência do cuidado. Escola Anna Nery Rev Enferm. 2011;15(4):664.

Fernández-Carmona A, Penas-Maldonado L, Yuste-Osorio E, et al. Exploración y abordaje de disfagia secundaria a vía aérea artificial. Med Intensiva. 2012;36(6):423-33.

Fideles GM, Alcântara-Neto JM, Peixoto Júnior AA, et al. Pharmacist recommendations in na intensive care unit: three-year clinical activities. Rev Bras Ter Intensiva. 2015;27(2):149-54.

Furkim AM, Barata L, Duarte ST, et al. Gerenciamento fonoaudiológico da disfagia no paciente crítico na Unidade de Terapia Intensiva. In: Furkim AM, Rodrigues KA. Disfagias nas Unidades de Terapia Intensiva. São Paulo: Rocca; 2014.

Gomes SF, Esteves MC. Role of the surgeon dentist in ICU: a new paradigm. Revista Bras Odontol. 2012;69(1):67-70.

Institute for Health Improvement (IHI). How to Guide: Prevent adverse drug events by implementing medication reconciliation. 2011. Disponível em: http://www.ihi.org.

Kane SL, Weber RJ, Dasta JF. The impact of critical care pharmacists on enhancing patient outcomes. Intensive Care Med. 2003;29(5):691-8.

Kleinpell R, Williams G. Enfermagem intensiva: práticas baseadas em competências. In: Viana RA, Torre M. Enfermagem em terapia intensiva: práticas integrativas. 1 ed. Barueri: Manole; 2017. p. 30-9.

Klompas M, Branson R, Eichenwald EC, et al. Strategies to prevent ventilator-associated pneumonia in acute care hospitals: 2014 update. Infect Control Hosp Epidemiol. 2014;35(8):915-36.

MacLaren R, Bond CA, Martin SJ, et al. Clinical and economic outcomes of involving pharmacists in the direct care of critically ill patients with infections. Critical Care Med. 2008;36(12):3184-9.

Magnus VS, Turkington L. Communication interaction in ICU – Patient and stuff experiences and perceptions. Intensive Crit Care Nursing. 2006;22(3):167-80.

Manias E, Williams A, Liew D. Interventions to reduce medication errors in adult intensive care: a systematic review. Br J Clin Pharmacol. 2012;74(3):411-23.

Nogueira KC. A atuação da fonoaudiologia hospitalar junto a pacientes internados na Unidade de Terapia Intensiva. Mestrado Profissionalizante em Terapia Intensiva. Sociedade Brasileira de Terapia Intensiva. Brasília; 2015.

Padilha KG, Vattimo MF, da Silva SC, et al. Enfermagem em UTI: cuidando do paciente crítico. 1 ed. Baueri: Manole; 2010.

Pasetti LA, Teixeira GA, Carraro Júnior H, et al. Atuação da Odontologia em UTI com pacientes submetidos à ventilação mecânica. Rev Odontol. 2014;14(2):100-8.

Prates DB, Vieira MF, Leite TS, et al. Impacto de programa multidisciplinar para redução das densidades de incidência de infecção associada à assistência na UTI de hospital terciário em Belo Horizonte. Rev Med Minas Gerais. 2014; 24(Supl 6):S66-S7166.

Preslaski CR, Lat I, MacLaren R, et al. Pharmacist contributions as members of the multidisciplinary ICU team. Chest. 2013;144(5):1687-95.

Sanna MC. Os processos de trabalho em Enfermagem. Rev Bras Enferm. 2007;60(2):221-4.

Silva EF, Varga RA, da Silva MB. Do processo de adoecimento e a atuação do assistente social em equipe multidisciplinar In: Morais TM, Silva A, eds. Fundamentos da Odontologia em ambiente hospitalar. Rio de Janeiro: Elsevier, 2015, p. 75-82.

Silva PS, de Aguiar VE, Neto HM, et al. Unplanned extubation in a pediatric intensive care unit: impact of a quality improvement programme. Anaesthesia. 2008;63(11):1209-16.

Souza LC, Mota VB, Carvalho AV, et al. Association between pathogens from tracheal aspirate and oral biofilm of patients on mechanical ventilation. Braz Oral Res. 2017;31:e38.

Summa-Sorgini C, Fernandes V, Lubchansky S, et al. Errors associated with IV infusions in critical care. Can J Hosp Pharm. 2012; 65(1):19-26.

Teles JM, Haggéas SF. Considerações médicas sobre a importância da interdisciplinaridade. In: Morais TM, Silva A, eds. Fundamentos da Odontologia em ambiente hospitalar. Rio de Janeiro: Elsevier, 2015. p. 129-35.

Viana RA, Montenegro WS. Pós-graduação e o título de especialista: agregando conhecimento à prática do intensivista. In: Viana RA, Torre M. Enfermagem em terapia intensiva: práticas integrativas. 1. ed. Barueri: Manole; 2017, p. 61-7.

Wang T, Benedict N, Olsen KM, et al. Effect of critical care pharmacist's intervention on medication errors: A systematic review and meta-analysis of observational studies. J Crit Care. 2015;30(5):1101-6.

Zanata IL, Santos RS, Hirata GC. Tracheal decannulation protocol in patients affected by traumatic brain injury. Int Arch Otorhinolaryngol. 2014;18(2):108-14.

SEÇÃO 4

Vivências em Unidade de Terapia Intensiva

SEÇÃO 4

Vivências em Unidade de Terapia Intensiva

CAPÍTULO 17

Sofrimento do paciente, da família e da equipe

Carolina Corrêa Pinto Farias
Fernanda Saboya

So.fri.men.to. Sm. 1. Ato ou efeito de sofrer. 2. Dor física. 3. Grande dor moral. 4. Angústia. Aflição.
Mini Aurélio: o Dicionário da Língua Portuguesa. 7a ed.

Carlos* acabara de completar 35 anos. Escolheu a advocacia como profissão e havia um ano tinha sido contratado por um renomado escritório. Único filho de Jonas e Rita, residia no mesmo bairro que os pais. Essa foi a maneira que encontrou para conciliar a intensa rotina de trabalho e a atenção aos pais, já idosos.

Além do trabalho e da família, tinha paixão pelos esportes. Praticante de surfe, aproveitava os fins de semana para pegar onda.

Era segunda-feira quando Carlos deu entrada na unidade de terapia intensiva (UTI). Chegou transferido de um hospital público onde havia recebido os primeiros cuidados. Voltava da praia quando dormiu ao volante e colidiu com a traseira de um ônibus.

*Trata-se de um caso fictício composto por um mosaico de experiências reais vividas pelas autoras.

Introdução

Este fragmento clínico foi escolhido a fim de iniciar uma discussão sobre os sentimentos e as emoções suscitados por um grave adoecimento e consequente internação em uma UTI.

Diversos estudos descrevem que o ambiente de Terapia Intensiva é repleto de estressores. Sabe-se que estes estressores podem resultar em medo, ansiedade, apreensão e causar sofrimento e alterações emocionais (de intensidade e duração variáveis) nos diversos sujeitos que por ali circulam. É importante, portanto, que sejam percebas as diversas formas como a família e o paciente reagem à nova situação e de que modo a enfrentam.

Para tal, torna-se indispensável a compreensão de que a qualidade da assistência prestada não se restringe às competências técnicas e que o desenvolvimento de estratégias de atenção e prevenção voltadas ao campo das emoções e do comportamento é uma exigência atual e urgente.

Neste capítulo, serão tecidas considerações sobre algumas adversidades que enfrentam pacientes, familiares e equipe multiprofissional. Para esta reflexão, a descrição do caso de Carlos é um guia, mostrando o percurso de uma internação em UTI e suas implicações nos protagonistas da unidade de cuidados intensivos.

A chegada à unidade de terapia intensiva

A UTI é o setor do hospital destinado à internação de pacientes críticos e que requerem atenção médica e de Enfermagem contínua, com recursos humanos especializados, materiais específicos e outras tecnologias destinadas a diagnóstico e terapia. O paciente crítico grave é aquele que, devido a uma alteração aguda ou agudizada, apresenta instabilidade de um ou mais de seus sistemas fisiológicos, necessitando de substituição artificial de funções e assistência contínua, de acordo com a resolução 7, de 24 de fevereiro de 2010, da Agência Nacional de Vigilância Sanitária (Anvisa).

O quadro clínico de Carlos o colocava na categoria de "crítico grave". Chegou à UTI utilizando suporte invasivo ventilatório e circulatório, sem consciência por sedação profunda. Os exames revelaram fratura das vértebras C3 e C4, o que resultou em traumatismo raquimedular. Isso significava um comprometimento dos movimentos do pescoço para baixo.

No primeiro dia de internação, a enfermeira de rotina da unidade se apresentou a Jonas e Rita. Aquela atitude consistia em um protocolo institucional de acolhimento aos familiares.

Ciente do elevado grau de ansiedade dos familiares e de que isto prejudicaria a apreensão das informações, a enfermeira realizou uma breve entrevista e forneceu as informações essenciais sobre o funcionamento da unidade (horário de visitas, lavagem das mãos, horário de informações médicas).

Nos dias subsequentes, uma rotina foi se estabelecendo. Jonas e Rita passavam o dia todo no hospital. Eram muito discretos. Rita rezava e chorava silenciosamente. Jonas permanecia ao pé da cama, quase imóvel. Quando não estavam à beira do leito, estavam na cafeteria. Era lá que recebiam amigos e familiares que iam visitar e prestar solidariedade. Por opção dos pais do paciente, apenas eles e alguns poucos amigos entravam na unidade.

Os primeiros dias de internação são cercados de inseguranças. O desconhecido, a incerteza sobre o prognóstico, a significativa alteração do cotidiano e, principalmente, a ameaça à vida provocada pela doença desorganizam o sistema familiar. Isto pode configurar uma situação traumática que remete aqueles indivíduos à experiência do desamparo (marcado pela desorganização, pela impotência, pela extrema dependência de um outro para organizar-se).

Nesse período inicial, verifica-se que a fragilidade emocional vivenciada pelos familiares é diretamente proporcional à maneira como percebem a vulnerabilidade do ente querido que se encontra internado. Este consiste em um momento de considerável aflição e angústia e requer especial atenção.

Estudos acerca da percepção dos familiares sobre o ambiente de terapia intensiva destacam que este local carrega o estigma de lugar desconhecido e assustador. O medo pode ser visto como sentimento dominante; mais de dois terços dos familiares apresentam sintomas de ansiedade e depressão durante os primeiros dias de hospitalização

A atenção aos familiares é parte indissociável do cuidado prestado ao paciente e devemos tê-los como aliados no processo de cuidado. Para que possamos auxiliá-los e estabelecer uma boa parceria, é importante avaliar a dinâmica familiar e identificar suas necessidades. Esta deve ser reconhecida como uma responsabilidade de todos os membros da equipe.

Há algumas décadas, Molter desenvolveu um estudo que identificou as seguintes necessidades dos familiares de pacientes críticos: receber informações claras e compreensíveis, dispor de um ambiente que lhes proporcione algum conforto, ter segurança (confiança) na equipe de saúde, ter facilidade de acesso ao paciente e aos profissionais da unidade.

Mais recentemente, em uma publicação de Truog et al., as necessidades de familiares de pacientes em situação de terminalidade foram sumarizadas. São elas: estar próximo ao paciente; sentir-se útil para o paciente; ter ciência das modificações do quadro clínico; compreender o que está sendo feito no cuidado e por que; ter garantias do controle do sofrimento e da dor; estar seguro de que a decisão quanto à limitação do tratamento curativo foi apropriada; poder expressar seus sentimentos e angústias; ser confortado e consolado; encontrar um significado para a morte do paciente.

Soares sugere que a atenção a estas necessidades poderá influenciar positivamente na melhoria da compreensão, da satisfação e da capacidade para participar nas decisões relacionadas ao cuidado de alguém que, na maioria das vezes, não poderá decidir por si próprio.

A importância da participação dos familiares na tomada de decisões e no cuidado também é fator de destaque para a Organização Mundial da Saúde (OMS). Isto pode ser verificado no "Programa Segurança do Paciente". Uma das áreas de ação do programa, intitulada "Pacientes pela Segurança dos Pacientes", indica que haverá melhora na segurança se os pacientes forem colocados no centro dos cuidados e incluídos como parceiros, indicando uma perspectiva de envolvimento do paciente e de seus familiares no cuidado.

Todos os dias, assim que entravam na unidade, Rita e Jonas solicitavam a presença do médico. Estavam sempre aflitos por informações sobre o tratamento e a recuperação de Carlos e queriam saber quando ele poderia retornar para casa e voltar a praticar esportes.

Dar aos pais a notícia de que seu único filho não voltaria a andar e seria totalmente dependente de cuidados enquanto vivesse não era uma tarefa fácil. Foi então agendada uma conferência com os familiares.

Para os familiares de pacientes internados em terapia intensiva, saber se comunicar é uma das mais importantes habilidades para o profissional de saúde. Para desempenhar esta tarefa, é imprescindível considerar que a boa comunicação não depende exclusivamente do talento do emissor em transmitir esta ou aquela mensagem ao receptor, mas sim da capacidade daquele que fala em apreender e respeitar o mundo, os valores e as necessidades de quem o ouve.

As seguintes recomendações de familiares de pacientes internados em UTI devem ser consideradas pelos profissionais de saúde: o local da conversa deve ser tranquilo e respeitar a privacidade; deve-se evitar a utilização de jargões e termos técnicos; ser honesto, mas deixar espaço para a esperança; respeitar o "ritmo" do familiar (a negação é um mecanismo de defesa que algumas vezes é necessário e deve ser respeitado); estimular apoio familiar/suporte emocional; o portador da notícia deve, preferencialmente, ter algum vínculo com o familiar.

Destacamos a conferência familiar como uma ferramenta útil para transmitir informações, discutir metas do tratamento e estratégias do plano de cuidados com pacientes e familiares.

CAPÍTULO 17 — SOFRIMENTO DO PACIENTE, DA FAMÍLIA E DA EQUIPE

A realização de uma conferência familiar deve ser considerada sempre que necessário para acolhimento, esclarecimento de dúvidas e tomada de decisões compartilhadas. Esta prática tem o diálogo, a escuta empática e o modelo de decisão compartilhada como norteadores.

Apesar das evidências de seus benefícios, a realização de conferências ainda é uma prática pouco frequente nas UTI. Gay et al. identificaram algumas barreiras e sugeriram medidas para contorná-las. São estas: estabelecer uma agenda, delegar as responsabilidades que não sejam exclusivas do médico; utilizar material informativo (folhetos); incluir as conferências em *checklists*, folhas de round e/ou outras ferramentas; realizar registro das conferências; desenvolver as habilidades de comunicação (equipe) através de treinamentos com simulação realística.

É inegável que esta tarefa costuma trazer significativa angústia para o profissional de saúde. O receio de ser considerado culpado, a preocupação com aspectos legais, o medo de expor as próprias emoções e de realizar uma tarefa para a qual não possui treinamento são alguns dos motivos geradores de mal-estar para o profissional.

A comunicação de más notícias é um desafio que deve aliar a verdade dos fatos com a sensibilidade humana do exercício profissional — é considerada má notícia (ou notícia difícil) aquela que diz respeito a uma situação em que está presente o sentimento de desesperança, a ameaça ao bem-estar físico ou mental do indivíduo, o risco de modificações no estilo de vida ou perspectiva de futuro em um sentido negativo Há alguns protocolos que auxiliam na comunicação de uma notícia difícil, como, por exemplo, o SPIKES. Este protocolo foi desenvolvido por Baile et al. com o objetivo de orientar o clínico na tarefa de transmitir informações médicas desfavoráveis. SPIKES é um acrônimo e cada letra representa uma fase de uma sequência de seis etapas a serem consideradas durante uma entrevista para a comunicação de más notícias.

Os protocolos, entretanto, serão insuficientes e fracassarão se o profissional não compreender que comunicar não se restringe à atitude de informar. Trata-se de um processo que exige tempo, compromisso e desejo sincero de ouvir e de compreender as preocupações do outro, levando em consideração seus valores e necessidades.

Nos primeiros dias de internação, quase sempre Rita fazia algo que causava incômodo principalmente à equipe de enfermagem. Levantava o lençol que cobria Carlos e olhava seu corpo, como se o estivesse "inspecionando".

Sensível àquele gesto, uma das enfermeiras pôde compreender que não se tratava de uma atitude de desconfiança, mas da aflição de uma mãe que se sentia impotente e angustiada frente ao corpo inerte do filho.

A mudança no modo como a enfermeira encarava o gesto de Rita permitiu que a profissional estivesse internamente mais disponível e demonstrasse empatia. Este foi um fator determinante para o bom acolhimento e o estabelecimento de vínculo, o que influenciou positivamente na transmissão de segurança aos familiares.

Vivenciar a internação de um parente em uma UTI requer dos familiares a capacidade de compreender seus próprios sentimentos e elaborar estratégias para o enfrentamento do problema. É um momento de extrema vulnerabilidade em que o paciente tem seu contato reduzido com seus parentes, permanecendo integralmente sob os cuidados de uma equipe intensivista.

É importante destacar que nem sempre os familiares apresentam respostas e atitudes de enfrentamento adaptativas. Algumas famílias apresentam comportamentos exorbitantes quando confrontadas com as perdas relacionadas ao adoecimento e este pode ser o estopim para diversos conflitos entre pacientes, familiares e profissionais de saúde1. Estas situações costumam demandar intervenção de profissionais treinados para o manejo de conflitos, como psicólogos e assistentes sociais.

Mesmo quando não se está frente a comportamentos exorbitantes, a presença de visitantes e acompanhantes em unidades de terapia intensiva ainda costuma provocar desconforto e é um paradigma a ser quebrado pelas equipes de saúde.

Conforme dito anteriormente, a UTI é um local com intensa presença de tecnologia, que se apresenta nos maquinários que dão suporte à vida e avançam para o campo dos processos assistenciais, como a informatização de documentos do prontuário, por exemplo.

A questão para a qual devemos estar alertas é se a existência de alta tecnologia e a multiespecialidade, que são características das UTI, não acarretam em um distanciamento das questões psicossociais e familiares. Cohn enumera características humanísticas que não podem ser substituídas pela tecnologia: dar atenção, ouvir, humor, envolvimento e compartilhar.

A criação do Programa Nacional de Humanização na Assistência Hospitalar, instituído em 2001 pelo Ministério da Saúde, remete a esta problemática. Seu principal objetivo foi aprimorar as relações entre profissional de saúde e usuário, profissionais entre si e do hospital com a comunidade. Sua formação se deu a partir da constituição de um comitê técnico formado por profissionais de saúde mental, que descreveram uma proposta de trabalho voltada à humanização dos serviços hospitalares públicos de saúde.

A partir das ações desenvolvidas neste programa, em 2003 foi lançada a Política Nacional de Humanização (PNH), que buscou pôr em prática os princípios do Sistema Único de Saúde (SUS) no cotidiano dos serviços de saúde, produzindo mudanças nos modos de gerir e cuidar.

A humanização é um processo que permeia toda a atividade das pessoas que assistem o paciente. Representa um conjunto de iniciativas que partem da articulação do cuidado técnico científico ao cuidado que incorpora a necessidade, a exploração e o acolhimento do imprevisível e do singular.

A política de visitação deve configurar no rol das iniciativas de humanização. Em 2004, foi apresentada a proposta de "visita aberta e direito a acompanhante" pela PNH, partindo-se do pressuposto de que as pessoas fazem parte de sistemas complexos e interconectados que abarcam fatores individuais, familiares e extrafamiliares (os amigos, a escola, o trabalho e a comunidade). Nessa concepção ecológica, um membro da família (da rede social) presente configura-se essencial não só para acompanhar a pessoa internada, mas também para ser orientado no seu papel de cuidador leigo.

Visita "aberta" não significa presença ininterrupta dos familiares e sim a possibilidade de flexibilizar a permanência e a frequência de visitas de acordo com as necessidades individuais dos pacientes. Souza sugere um interessante protocolo de investigação da presença do familiar na UTI, a fim de identificar situações nas quais o paciente será realmente beneficiado com a presença de um de seus familiares.

A equipe deve estar ciente de que orientação e organização ajudam os familiares a lidar com a situação, enquanto inconsistências na política podem levar a questionamentos sobre outras inconsistências (inclusive relativas ao tratamento).

A manutenção da internação na unidade

Dez dias se passaram e Carlos permanecia em estado grave, mas estável. A equipe médica não vislumbrava, para os próximos dias, a possibilidade de saída do respirador e a indicação de uma traqueostomia era a conduta apropriada.

Com a diminuição da sedação, Carlos começou a "acordar". Só então foi tomando consciência dos fatos ocorridos.

Recebia muitas e muitas visitas na UTI, o leito parecia uma festa. Gente jovem, bonita e saudável. Embora debilitado, Carlos celebrava a alegria de estar vivo.

O despertar do paciente após um longo período de sedação merece especial atenção.

É conhecido que o moderno aparato tecnológico contribui para a sobrevivência, contudo é incapaz de prover informação acerca da experiência subjetiva vivenciada. Assim, devemos estar advertidos para o fato de que lidar com a doença crítica e com os estressores

do ambiente de terapia intensiva pode trazer importantes repercussões físicas e psicológicas na vida de uma pessoa.

São identificadas distintas categorias de estressores, a saber:

- **Externos**: barulho, outros pacientes, luz artificial 24/7, exposição, respirador, aspiração de secreções, contenção física, procedimentos dolorosos.

- **Intrapessoais**: perda de autonomia, desesperança, medo, ansiedade, dor, alucinações, sentimento de ameaça de morte, amnésia, preocupações financeiras, culpa.

- **Interpessoais**: dificuldade de comunicação, falta de empatia da equipe, isolamento, vergonha, ser fonte de preocupação para os familiares.

- **Físicos**: perda muscular, fraqueza, dificuldade de tossir, mudanças no padrão do sono, mudanças no paladar.

A combinação entre os estressores descritos anteriormente, medicamentos sedativos e desregulação orgânica e fisiológica causada pela doença pode contribuir para a indução de *delirium*, aumento do risco de Transtorno de Estresse Pós-Traumático (TEPT), distúrbios cognitivos, de atenção ou de humor que podem perdurar mesmo após a alta hospitalar.

Em resposta à percepção de que essas repercussões psicológicas adversas são um resultado comum, é desejável a atenção aos seguintes aspectos que podem contribuir para a identificação, o controle e a prevenção de transtornos neuropsicológicos: reconhecimento da importância do apoio social/familiar; utilização de protocolos para identificação do *delirium* (como o *Confusion Assessment Method for Intensive Care Unit* - CAM-ICU –, por exemplo); interrupção diária da infusão sedativa; mobilização precoce e frequente; higiene do sono (quando não houver janelas: luzes apagadas à noite, acesas durante o dia etc.); controle do barulho (profissionais, aparelhos, visitantes), principalmente à noite; uso de diários que auxiliam os pacientes a preencher as lacunas do tempo passado na UTI. Além disto, este recurso demonstrou ser um interessante recurso para confortar as famílias enlutadas.

Boer et al., Kress et al. e Jones et al. descrevem que a lembrança de fatos vividos durante a internação – em contraste com lembranças delirantes ou amnésia – foi um fator protetor contra sintomas de TEPT. O TEPT tem um grave efeito sobre a autoavaliação de qualidade de vida.

Quando a doença aguda se torna crônica

O tempo foi passando e a situação de Carlos foi cronificando. O comprometimento neurológico impedia que a alimentação fosse realizada por via oral e uma gastrostomia foi indicada.

Carlos dependia completamente de terceiros e ganhava força a certeza do mal prognóstico em relação à recuperação de seus movimentos.

A atitude inicial de esperança e engajamento no tratamento foi dando lugar a uma atitude depressiva. Carlos solicitava sedativos com uma frequência cada vez maior, queria passar a maior parte do tempo possível dormindo. A realidade era dura demais para ser encarada.

Estava em um leito que tinha janela, mas queria permanecer na penumbra e não permitia que a cortina fosse levantada. Começou a ficar reticente quanto aos cuidados da equipe.

Este foi um momento de grande angústia para a equipe multidisciplinar, que, em sua maioria, estava na mesma faixa etária de Carlos.

Ainda que esta não fosse uma atitude consciente, a identificação com o paciente era inevitável para alguns. Desta forma, era possível verificar posições distintas em reação a atitude de Carlos. Uns prefeririam morrer a ter uma vida de extrema dependência. Outros se apegavam à fé e apostavam em um milagre (fosse de Deus ou da ciência, através da aposta na descoberta futura de alguma tecnologia capaz de reverter aquela situação). E outros ainda evitavam o envolvimento, agindo de maneira exclusivamente técnica.

Embora fossem atitudes distintas, as respostas parecem estar referidas à angústia que surge diante de um sofrimento decorrente de uma situação que escapa às possibilidades curativas da medicina.

São diversos os trabalhos que abordam o tema do sofrimento dos profissionais de saúde. Entre eles, são reconhecidos *burnout*, fadiga por compaixão, sofrimento moral (SM).

Burnout foi o termo utilizado para o sentimento de fracasso e exaustão causado por um excessivo desgaste de energia física e mental. A aplicação deste termo como um aspecto do comportamento humano é uma metáfora ao sentido original da palavra, que, em inglês, expressa a exaustão do funcionamento de um motor que entra em colapso porque trabalha até alcançar um ponto limite em que queima.

Atualmente, o *burnout* é entendido como uma síndrome composta por três aspectos. O primeiro, o estado de falta energia física e mental, caracteriza um esgotamento desses recursos. O segundo, a despersonalização, é caracterizada por uma maneira distante, fria e impessoal de tratar pacientes, colegas e superiores na organização do trabalho. Por fim, a baixa avaliação do profissional quanto à sua própria competência e êxito profissional tende a considerar negativamente uma perspectiva de realização através do trabalho.

Mais recentemente, surgiram na literatura estudos que utilizam o termo fadiga por compaixão para deno-

minar o processo no qual o profissional ligado ao atendimento de uma clientela, que tem como demanda o sofrimento, torna-se fatigado, exausto física e mentalmente, devido ao constante contato com o estresse provocado pela compaixão. A fadiga por compaixão ocorre quando o profissional não consegue mais lidar de modo saudável com os sentimentos negativos que emergem do sofrimento dos pacientes que ele atende. Em decorrência disso, estes profissionais começam a apresentar respostas somáticas e/ou defensivas em relação ao seu trabalho.

Por fim, também o SM vem sendo estudado e considerado um sintoma ocupacional dos profissionais de saúde. SM é um desequilíbrio psicológico que ocorre quando a pessoa reconhece sua responsabilidade e faz um julgamento moral sobre a conduta correta, porém, sente-se impotente para executá-la por constrangimentos ou forças oposativas. Podem ser consideradas fontes frequentes de SM: a percepção de adoção de tratamento fútil; consentimento informado inadequado; incompetência dos colegas; desrespeito à autonomia do paciente; condições de trabalho inadequadas.

O SM pode trazer repercussões às esferas física (dores de cabeça, palpitações, distúrbios gastrointestinais, insônia, baixa imunidade), emocional (sentimentos de desvalia, medo, depressão, ansiedade, amargura, ceticismo, ressentimento, sarcasmo), comportamental (esquecimento, pesadelos, criticar as pessoas, adicções, comportamento controlador, atitude defensiva, evitação, agitação, envergonhar as pessoas, agressividade) e espiritual dos sujeitos (crise de fé ou abandono de prática religiosa, perda do sentido da vida, deterioração da integridade moral, perda do valor de si, afastamento de trabalho ou da comunidade).

Embora vários trabalhos utilizem ferramentas para identificação destes sintomas ocupacionais, ainda são tímidos aqueles que pesquisam as estratégias de enfrentamento para lidar com esse mal-estar.

Rushton, Caldwell e Kurtz sugerem que, em relação ao SM, é necessário dar um passo adiante. Os profissionais precisam se ver como parte ativa e responsável neste processo e não como vítimas. Esta mudança de perspectiva é o que poderá possibilitar transformar o SM em resiliência moral.

São exemplos de medidas (pessoais e institucionais) que podem auxiliar a diminuição da frequência e intensidade de SM: reconhecer as próprias respostas somáticas; atenção ao autocuidado; desenvolver inteligência emocional (autoconhecimento, autocontrole, motivação, empatia e habilidades sociais); meditar; identificar gatilhos que despertam estresse; reconhecer sintomas de identificação (empatia em excesso); estabelecer discussões éticas (mediação e consultoria); desenvolver comunicação e resolução de conflitos; buscar colaboração interdisciplinar; fazer melhorias no sistema; apoio ao luto e programas de assistência aos profissionais; realizar treinamentos com simulação realística (auxiliam a dissolver tensões e a expandir a compreensão entre os diferentes profissionais).

Partindo do princípio de que o sofrimento não pode ser excluído da vida, então é necessário enfrentá-lo da melhor forma. Em outras palavras, cada um é responsável pelo seu modo particular de (in)satisfação. É o reconhecimento disso que torna possível a invenção de saídas criativas, levando o sujeito a descobrir novos modos e possibilidades de convivência humana.

As palavras-chave parecem ser responsabilidade, sensibilidade e criatividade. É importante que haja abertura a novos olhares e abordagens capazes de propiciar visões mais abrangentes acerca das diversas facetas que caracterizam a complexa relação sujeito-trabalho-organização.

Hospital doce lar?

O tempo foi passando. Carlos recebia assistência psicológica e estava medicado com antidepressivo.

A equipe pôde notar que o pedido pela morte se transformou em medo da morte. Carlos tinha insegurança para sair da cama, seu porto supersseguro. Naquele leito de UTI, onde todos os dias eram iguais, as visitas já eram bem raras. Restringiam-se basicamente à família.

Seis meses já haviam se passado.

Certo dia, a enfermeira responsável pela unidade ouviu de Carlos que o principal motivo para querer dormir tanto era porque em seus sonhos ele podia andar e fazer as coisas de que gostava. Era durante os sonhos que seu desejo podia se realizar.

Era preciso escutar aquele desejo como sinal de vontade de viver, reconhecer a impossibilidade de recuperação plena e, finalmente, apostar na construção de um novo lugar possível para Carlos. A equipe não podia ficar paralisada.

Com um intenso trabalho de todos da equipe multiprofissional e com a anuência de Carlos e de seus pais, ele foi encaminhado para um centro especializado em reabilitação. Lá, teria cuidados mais adequados à sua condição atual e poderia se libertar daquela cama, daquela inércia, daqueles aparelhos.

O grande dia chegou: a saída pela porta da frente da UTI, muita emoção da equipe.

O tratamento especializado o fez sair da prótese ventilatória, comer pela boca, ter certa "independência" em sua cadeira elétrica e viver por mais 9 anos em casa.

Conclusões

Em *Escritos sobre a Medicina*, Canguilhem ressalta a existência de uma tendência geral e constante de conceber a cura como final de uma perturbação, implicando na crença de reversibilidade dos fenômenos. Ainda segundo este autor, as doenças são um preço a ser pago por homens feitos, vivos e que desde seu primeiro dia, tendem para um final a um só tempo previsível e inelutável.

A doença, portanto, coloca em xeque a fantasia de que somos imunes à morte. A ferida no corpo implica, no campo psíquico, em uma ferida na imagem de si mesmo. Trata-se de uma ferida narcísica. Para o processo de cicatrização desta ferida é necessário um trabalho psíquico: a elaboração do luto. É através da elaboração do luto que será possível simbolizar a perda e recolocar o desejo em jogo.

Freud ensinou que "uma pessoa atormentada por dor e mal-estar orgânico deixa de se interessar pelas coisas do mundo externo, na medida em que não dizem respeito ao seu sofrimento... enquanto sofre, deixa de amar". O "deixar de amar", entretanto, não exclui a necessidade de ser amado. Nesses momentos de desamparo, torna-se fundamental ter um outro que continue apostando na pessoa e que ela possa continuar tendo um lugar no desejo do outro.

Impossível não lembrar de Cecily Saunders: "O sofrimento só é intolerável quando ninguém cuida".

Bibliografia

Agência Nacional de Vigilância Sanitária (Anvisa). Fundação Oswaldo Cruz (Fiocruz). Documento de referência para o Programa Nacional de Segurança do Paciente. 2014.

Backman CG, Walther SM. Use of a personal diary written on the ICU during critical illness. Intensive Care Med. 2001;27(2):426-9.

Baile W, Buckman R, Lenzi R, et al. SPIKES – a six-step protocol for delivering bad news: application to the patient with cancer. The Oncologist. 2000;5(4):302-11.

Boer KR, van Ruler O, van Emmerik AA, et al.; Dutch Peritonitis Study Group. Factors associated with posttraumatic stress symptoms in a prospective cohort of patients after abdominal sepsis: a nomogram. Intensive Care Med. 2008;34(4):664-74.

Brasil. Ministério da Saúde. Secretaria de Atenção à Saúde. Núcleo Técnico da Política Nacional de Humanização. HumanizaSUS: Visita aberta e direito ao acompanhante. 2a ed. Brasília, DF: Ministério da Saúde, 2007.

Brasil. Ministério da Saúde. Secretaria Executiva. Núcleo Técnico da Política Nacional de Humanização. HumanizaSUS: Política Nacional de Humanização. Brasília, DF: Ministério da Saúde, 2003.

Brasil. Ministério da Saúde. Secretaria de Assistência à Saúde. Programa Nacional de Humanização da Assistência hospitalar. Brasília, DF: Ministério da Saúde, 2001.

Buckman R. How to break bad news: a guide for health care professionals. Baltimore: The Johns Hopkins University Press; 1992.

Cohn L. Barriers and values in the nurse client relationship. J Assoc Rehabil Nurs. 1978;3(6):3-8.

Combe D. The use of patient diaries in an intensive care unit. Nursing in Critical Care. 2005;10(1):31-4.

Cunha LH. A psicanálise aplicada ao sintoma profissional: uma abordagem do burnout entre médicos. Tese [Doutorado]. Rio de Janeiro: Universidade Federal do Rio de Janeiro, 2015.

Deja M, Denke C, Weber-Carstens S, et al. Social support during intensive care unit stay might reduce the risk for the development of posttraumatic stress disorder and consequently improve health related quality of life in survivors of acute respiratory distress syndrome. Crit Care 2006;10:R147.

Ely EW, Margolin R, Francis J, et al. Evaluation of delirium in critically ill patients: validation of the Confusion Assessment Method for intensive Care Unit (CAM ICU). Crit Carre Med. 2001;29:1370-9.

Felix TA, Ferreira FV, Oliveira EN, et al. Prática da Humanização na Visita em Unidade de Terapia Intensiva. Revista Enfermagem Contemporânea. 2014(3):143-53.

Freud S. Introdução ao narcisismo. In: Freud S. Edição Standard Brasileira das Obras Completas de Sigmund Freud. Rio de Janeiro: Imago, 1996. v. XIV.

Ganguilhem G. Escritos sobre a medicina. Rio de Janeiro: Forense Universitária, 2005.

Gay EB, Pronovost PJ, Bassett RD, et al. The intensive care unit family meeting: making it happen. J Crit Care. 2009;24(4):629.e1-12.

Girgis A, Sanson-Fischer RW. Breaking bad news: consensus guidelines for medical practitioners. J Clin Oncol 1995;13(9):249-56.

Kleiber C, Halm M, Titler M, et al. Emotional responses of family members during a critical care hospitalization. Am J Crit Care. 1994; 3(1):70-6.

Kress JP, Gehlbach B, Lacy M, et al. The long term psychological effects of daily sedative interruption on critically ill patients. Am J Respir Crit Care Med. 2003;168:1457-61.

Jones C, Griffiths RD, Humphris G, et al. Memory, delusions and developments of acute posttraumatic stress disorder-related symptoms after intensive care. Crit Care Med. 2001;29:573-80.

Lago K, Codo W. Fadiga por compaixão evidencias de validade e consistência interna do ProQol-BR. Estudos de Psicologia. 2013; 18(2):213-21.

Lemos RC, Rossi LA. O significado cultural atribuído ao centro de terapia intensiva por clientes e seus familiares: um elo entre a beira do abismo e a liberdade. Rev Latino-Am. Enfermagem. 2002;10(3):345-57.

Molter NC. Needs of relatives of critically ill patients: a descriptive study. Heart Lung 1979;8(2)332-9.

Ptacek JT, Eberhardt TL. Breaking bad news. A review of the literature. JAMA. 1996; 276(6):496-502.

Pochard F, Azoulay E, Chevret S, et al. Symptoms of anxiety and depression in family members of intensive care unit patients: ethical hypothesis regarding decision-making capacity. Crit Care Med. 2001;29(10):1893-7.

Rushton CH, Caldwell M, Kurtz, M. CE: Moral Distress: A Catalyst in Building Moral Resilience. Am J Nurs. 2016 Jul;116(7):40-9.

Saboya F, Rieffel E, Costa F, et al. O papel do psicólogo junto aos familiares. In: Kitajima K, Saboya F, Marca J, et al. Psicologia em Unidade de Terapia Intensiva – construindo rotinas e critérios de atendimento. Rio de Janeiro: Revinter, 2014. p. 23-38.

Schweickert WD, Pohlman MC, Pohlman AS, et al. Early physical and occupational therapy in mechanically ventilated, critically ill patients: a randomised controlled trial. Lancet. 2009;373(9678):1874-82.

Soares M. Cuidando da família de pacientes em situação de terminalidade internados na unidade de terapia intensiva. Rev Bras Ter Intensiva. 2007;19(4)481-4.

Souza RP. Manual Rotinas de Humanização em Medicina Intensiva. 2a ed. São Paulo: Atheneu, 2010.

Strauss RP, Sharp MC, Lorch SC, et al. Physicians and the communication of "bad news": parent experiences of being informed of their child's cleft lip and or palate. Pediatrics. 1995;96(1 Pt 1):82-9.

Truog RD, Cist AF, Brackett SE, et al. Recommendations for end-of-life care in the intensive care unit: the ethics committee of the society of critical care medicine. Crit Care Med. 2001;29:2332-348.

CAPÍTULO 18

O processo de perda na unidade de terapia intensiva

Mariana Sarkis Braz
Natalia Rosa Biachi

"Só se perde aquilo que se tem."
Parkes, 1998

Introdução

Por muito tempo, a unidade de terapia intensiva (UTI) foi associada a um lugar para morrer. Notam-se resquícios desta representação no imaginário de pessoas que lá frequentam. A representação de "antessala da morte" está parcialmente associada à expansão da medicina intensiva no Brasil, a partir de 1980. Observa-se, em contrapartida, a ideia de um ambiente seguro, com recursos modernos disponíveis para combater a gravidade dos quadros.

A admissão na UTI pode ocorrer por diferentes circunstâncias, tanto de forma planejada, nos casos pós-operatórios de neurocirurgias, por exemplo, como abruptamente, pela instalação de um novo quadro ou pelo agravamento de uma doença crônica. Em geral, nestes casos, o momento é marcado por situações de tensão e emoções intensas.

Por se tratar de um setor "fechado", com restrição à entrada de familiares e de outros profissionais, a UTI costuma ter regras próprias de funcionamento: horários preestabelecidos para acompanhantes e familiares circularem; limites restritos do número de visitantes; ruídos dos monitores que denotam que algo não vai bem, aumentando o alerta e a sensação de perigo; rigidez de horário para ter acesso às informações sobre a evolução clínica do quadro etc. Tal cenário, embora seja familiar para a equipe de saúde, costuma ser desconhecido para paciente e familiares, muitas vezes percebido como ameaçador, seja pela percepção de proximidade da morte, histórias de pessoas conhecidas, espera por respostas, seja pelas emoções de outras famílias compartilhadas na sala de espera ou outros fatores.

Neste contexto, a UTI é um ambiente permeado por paradoxos e sentimentos ambivalentes. Se, por um lado, há maior segurança e esperança devido à monitorização e aos aparelhos tecnológicos, por outro, impotência, incertezas e apreensões diante da morte iminente se fazem presentes.

Perdas por adoecimento na unidade de terapia intensiva

Quando o corpo adoece, perde-se a sensação de domínio que acreditamos ter sobre ele, uma vez que este normalmente se submete aos nossos comandos e desejos.

Strain lista oito categorias de estresse emocional ao qual o paciente com doença aguda pode se submeter: ameaça à integridade narcísica, em que as crenças de onipotência e controle sobre o próprio corpo são estremecidas; ansiedade de separação, tanto de pessoas, objetos ou estilos de vida significativos; medo de estranhos, uma vez que pessoas desconhecidas ao paciente irão cuidar de seu corpo; culpa e medo de retaliação, formados pela ideia de doença como punição por pecados; medo da perda do controle de funções adquiridas durante o desenvolvimento, como fala, marcha e controle dos esfíncteres; perda do amor e aprovação, com sentimentos de autodesvalorização ocasionados pela dependência e pela sobrecarga financeira; medo da perda ou de dano a partes do corpo, como prejuízos ou mutilações a membros que alteram o esquema corporal; e, por fim, medo da morte e da dor.

Após o impacto inicial do adoecimento, leva-se um tempo de ajustamento, em que é esperado que a pessoa retome a esperança e o controle da sua vida, ainda que isso aconteça em níveis mais racionais.

Diante de uma doença grave, que ameaça a continuidade da vida, o paciente experimenta diversas perdas. Entende-se o ato de perder por aquilo que você deixa de ter. Naturais da existência humana, as perdas resultam em implicações e mudança e podem ser de diferentes tipos: concretas, simbólicas, temporárias e/ou permanentes.

Perdem-se a segurança, a noção de que a vida continuará como antes ou de que os planos darão certo. Perdem-se, ainda que temporariamente, as funções corporais que até então eram naturais, nos casos de pessoas previamente hígidas. No contexto da UTI, em que os procedimentos são mais restritos, ocorre a perda temporária da independência de ter acesso a necessidades básicas, como a alimentação ou sair do leito na hora em que se quer, sem precisar do auxílio do outro. A autoestima pode ficar prejudicada por tantas alterações ambientais e mudanças corporais não desejadas, por conta da introdução de cateteres, tubos, eletrodos e sondas para diferentes objetivos. A pessoa que está doente abre mão de suas vestimentas, formas de usar o cabelo e objetos que compõem a sua identidade, ocorrendo, assim, a chamada despersonalização.

Ao discorrerem sobre as circunstâncias em que o adoecimento resulta na amputação de partes do corpo, Gianini et al. ressaltam a dificuldade do indivíduo em expressar seus sentimentos, por ser de caráter pessoal, sendo observada uma atitude de descaso referente à perda sofrida, paradoxal ao aumento de cobrança sobre a pessoa, como nas frases ditas: "afinal de contas, você está vivo". Os autores ponderam que atitudes como essas são uma defesa do outro para não entrar em contato com o sofrimento da realidade da perda. Pontuam sobre um medo frequente do paciente de "desabar" de emoções, despertando pensamentos de impotência, como se houvesse algo a ser feito para poupá-lo do contato com a emoção profunda. Sugerem, então, que sejam aceitas as expressões sem julgamentos ou justificativas, tendo em vista que a liberação de emoções contidas fortalece a continuidade da vida.

Segundo Franco, as perdas por adoecimento podem ser compreendidas em diferentes aspectos: psicológicos, sociais, espirituais e fisiológicos.

Do ponto de vista psicológico, toda perda tem significados peculiares, que devem ser compreendidos em sua particularidade. A doença ocasiona mudanças na pessoa e em suas necessidades, portanto, alteram-se o conhecimento que se tem do próprio corpo e, muitas vezes, a forma de se relacionar com ele. No contexto do adoecimento, esta experiência é influenciada por fatores como idade, percepção das realizações em vida e lugar que ocupa no sistema familiar. Ocorrem, ainda, as perdas secundárias à doença, como projetos, perdas financeiras e de intimidade.

Quanto aos fatores sociais, com o adoecimento, pode haver uma mudança na identidade, influenciada pelo significado socialmente atribuído à doença, que pode culminar em nova identidade social e impactar tanto no relacionamento familiar como no grupo ao qual a pessoa pertence.

Os aspectos espirituais também podem ser revisitados e questionados após o adoecimento, uma vez que é comum que paciente e família façam novas perguntas em relação a suas crenças prévias diante da percepção de proximidade da morte.

Com as alterações fisiológicas, é frequente a diminuição na qualidade de vida, o que demanda a aquisição de novas habilidades para controlar sintomas ou ter acesso à ajuda necessária.

Silva e Gibello pontuam que, por um tempo, os principais esforços da equipe se voltavam para salvar a vida do paciente na UTI e, por isso, tais aspectos não ganhavam destaque. Entretanto, a partir da evolução do conceito em saúde, passou-se a valorizar a qualidade de vida, a funcionalidade e o impacto emocional dos tratamentos aos sobreviventes da terapia intensiva, uma vez que estes apresentam sequelas psíquicas em curto, médio e longo prazos. Faz-se relevante, portanto, o cuidado adequado em saúde mental neste setor.

Frente às diversas perdas, é preciso explorar os estilos de enfrentamento existentes e favorecer a adaptação das pessoas envolvidas neste processo.

O modo como uma pessoa faz uso de seus recursos psíquicos diante do adoecimento é influenciado por diferentes aspectos. Eles envolvem os traços de personalidade, a história e o repertório de sua vida, contexto sociocultural em que está inserido, apoio que recebe e aceita, bem como as crenças.

Quando a estratégia de enfrentamento é efetiva, há um processo de elaboração psíquica das perdas experimentadas, tornando mais fácil a adaptação à situação.

As perdas da família perante o adoecimento

A doença influencia sobremaneira a dinâmica familiar e a alteração de papéis exercidos. É importante conhecer qual é a função do paciente em seu núcleo familiar.

A literatura tem se interessado cada vez mais em conhecer e dimensionar o impacto emocional causado nos familiares dos pacientes de UTI justamente por reconhecê-los como aliados no processo de tratamento. A família auxilia na reabilitação, transmite informações do quadro para os demais membros envolvidos, informa à equipe dados da história do paciente, ações que são de grande valia para auxiliar na condução dos casos e, sobretudo, nas tomadas de decisão. São os mesmos familiares que vivenciam questões inacabadas, que temem por possíveis perdas, desejos e planos para projetar o futuro em uma situação em que a falta de garantia é escancarada e recordada a todo momento.

Inúmeras pesquisas apontam para a comunicação e o suporte emocional aos familiares neste processo. Por suporte emocional entende-se um lugar que seja acolhedor e continente para a expressão dos sentimentos e dos significados oriundos daquela experiência.

Casellato retoma a ideia de Doka ao falar da "perda não reconhecida", isto é, quando a perda não é legitimada pela sociedade, como nas situações em que a pessoa perde a consciência da própria existência em coma ou em sedação induzida, frequentes na UTI. Nos quadros confusionais, observa-se uma mudança significativa no comportamento, ou, também, quando a pessoa não é mais reconhecida como existia previamente. Em ambos os casos, ocorre o que Doka nomeia de "perda psicológica".

Casellato discorre que, quando não existe reconhecimento da perda vivenciada, não há suporte da rede de apoio na qual a pessoa está inserida. A sociedade tem o papel de oferecer segurança através da sensação de pertencimento. Desta forma, a vivência do luto é experimentada por meio de sentimentos de alienação e solidão. A autora pontua que o não reconhecimento vai além da indiferença às experiências ou aos esforços, pois transmite mensagem de desprezo e deslegitimação ativa de tais vivências. Acrescenta que tanto em perdas concretas como simbólicas, por vezes, alguns aspectos são desprezados, inclusive pela própria pessoa, como uma autocensura aos próprios sentimentos, percebidos com inapropriação por alguma razão. Diante disso, o respeito ao enlutado possibilita validar a vunerabilidade individual e o potencial sofrimento de cada um.

É fundamental conhecer a configuração total da família, sobretudo a posição funcional da pessoa que está doente, bem como o grau de dependência emocional da família em relação ao indivíduo. Segundo Bowen, uma unidade familiar está em equilíbrio emocional quando cada membro exerce suas funções com eficiência razoável, de forma que ocorre uma perturbação no equilíbrio tanto na chegada como na morte de um membro. O autor fala sobre as perdas funcionais, como na situação de adoecimento incapacitante de um membro-chave da família, que o impeça de realizar o trabalho de que a família depende.

O cuidado do familiar para com o paciente implica na divisão de tarefas e, a depender da função de quem adoeceu e do impacto da mudança, é preciso substituir aspectos do papel do paciente na dinâmica desta família. Diante desta necessidade, há o risco de os familiares terem dificuldade em assumir esta função e se distanciarem da situação como uma defesa perante à nova realidade. Paradoxalmente, podem apresentar uma sobrecarga com comportamentos superprotetores ao suprimirem aspectos da vida pessoal por diferentes motivos, seja por uma saída para conflitos mal resolvidos, seja pela importância afetiva do paciente. Nesse sentido, é importante diferenciar as necessidades objetivas do cuidado das pendências emocionais prévias. Para tanto, recomenda-se que o familiar preserve o autocuidado e busque acesso à rede de apoio quando esta estiver presente.

O psicólogo da equipe tem o papel de auxiliar nas estratégias do paciente e do familiar para lidar com o impacto emocional e auxiliar nos mecanismos de adaptação à experiência vienciada.

A perda diante da terminalidade

Inserida neste contexto de perdas no ambiente de UTI, destaca-se a perda relacionada à morte de um ente querido, a qual se caracteriza por um processo de separação definitiva entre o familiar e o paciente.

Em tal circunstância, principalmente, pode-se investigar e observar o processo de luto antecipatório no paciente, quando consciente e com suas funções psíquicas e cognitivas preservadas, e nos membros da família.

De acordo com Parkes, o processo de luto corresponde a um conjunto de categorias biopsicossociais quando há uma perda significativa. Tal definição envolve o aspecto da multidimensionalidade do luto para além do âmbito afetivo-emocional, compreendendo também os domínios físico, social e espiritual, nos quais podem se manifestar reações de luto:

- **Domínio emocional:** ansiedade, choque, solidão, tristeza, medo, raiva, alívio, negação, irritabilidade, culpa, entre outros.
- **Domínio físico:** mudanças no funcionamento gastrointestinal, alterações na qualidade do sono, apetite e peso; choro, exaustão, boca seca, dispneia e perda da libido.
- **Domínio social:** perda de identidade, falta de interação com o meio e tendência ao isolamento.
- **Domínio cognitivo:** falta de concentração, confusão mental, intelectualização, desorganização e negação.
- **Domínio espiritual:** perda ou aumento da fé, questionamentos relacionados a crenças e valores prévios.

Franco, por sua vez, traz a compreensão do processo de luto como uma experiência subjetiva, na qual cada um pode dar um significado diferente para a perda. Ademais, acrescenta que é um processo inserido em uma cultura (que possui normas sociais) e determinado por uma série de elementos, como, por exemplo: tipo de morte; significado ou função da pessoa que morreu; qualidade prévia do vínculo entre o enlutado e o falecido; história de saúde mental e crises vitais do enlutado; tipo de apoio social e de que forma é compreendido; se existe corpo, se foram feitos rituais funerários significativos que fazem parte da crença do enlutado; se o luto é reconhecido pela pessoa que perdeu e pela sociedade; ciclo vital do indivíduo falecido; presença de recursos espirituais que possam ajudar o enlutado; como foi o processo de morte e vivência do enlutado, dentre outros. Logo, são fatores que podem influenciar na vivência do luto pós-morte, contribuindo para a possibilidade do desenvolvimento de um luto normal ou complicado. Vale ressaltar que estes fatores podem ser considerados como protetores ou complicadores para luto complicado e que isso vai depender de como estão alinhados em relação a cultura, contexto, personalidade do enlutado e significado que este relata para si mesmo sobre a perda. Além disso, mesmo que sejam considerados como de proteção ou de risco, não necessariamente vão ter uma influência no processo de luto, embora possam ser potencialmente protetores ou complicadores.

Segundo Rushel, o luto normal é o processo no qual o indivíduo aceita e compreende a perda do ente querido, adaptando-se a viver sem aquela pessoa. O luto complicado, por sua vez, pode ser entendido como o processo no qual o enlutado passa a experimentar uma desorganização prolongada que não lhe permite retomar suas atividades com a qualidade anterior. Parkes ressalta ainda que, neste tipo de luto, a pessoa pode sofrer a ausência de reações ou reagir de formas distintas daquelas "esperadas" e aceitas socialmente.

Braz e Franco alertam que a diferenciação entre o luto normal e o complicado não está pautada em uma construção de pensamento patológico para o luto, mas na importância de os profissionais de saúde estarem atentos às organizações psíquicas, cognitivas, espirituais e sociais dos familiares em luto antecipatório para, desse modo, poderem agir precocemente, de forma preventiva.

No ambiente de UTI e a partir do acompanhamento psicológico do paciente e dos familiares é possível investigar se há a presença de luto antecipatório por parte destes e como está sendo vivenciado, levando em consideração os fatores relacionados ao contexto de perda iminente. O luto antecipatório pode ser compreendido "como um processo de construção de significado que apresenta a possibilidade de elaboração do luto a partir do processo de adoecimento". Sendo assim, observam-se que a consciência do diagnóstico e as perdas simbólicas e concretas diante da repercussão e da evolução de uma doença fatal ou potencialmente fatal fazem parte do início do processo de luto antecipatório. Além disso, fica claro que tal processo pode ter maior intensidade quando o paciente passa a não responder ao tratamento da forma esperada, na piora da doença ou dos sintomas associados a ela, pela internação hospitalar, particularmente na UTI, e pela iminência da morte. Estudo realizado por Coelho e Barbosa teve como objetivo sintetizar pesquisas, entre 1990 e 2015, para o desenvolvimento de um maior conhecimento em relação ao luto antecipatório da família durante o processo de final de vida do paciente. A partir da análise das pesquisas, emergiram dez temáticas que correspondem às características principais do processo de luto antecipatório dos familiares, a saber: antecipação da morte, sofrimento emocional, proteção intrapsíquica e interpessoal, foco exclusivo nos cuidados ao paciente, esperança, ambivalência, perdas pessoais e relacionais, terefas relacionadas ao final de vida do paciente e transição. Concluiu-se que para a maior parte das famílias ocidentais o processo de luto antecipatório é uma experiência estressante e ambivalente.

A forma como paciente e familiares vão vivenciar o luto antecipatório é particular e individual. O paciente pode entrar em contato com sua própria finitude, e o trabalho da equipe, neste caso, será investigar se ele deseja falar sobre o assunto, quais, como e que tipo de informações deseja receber, preocupações, medos, fantasias, desejos, valores e o que é importante para ele naquele momento. Em algumas situações, também é trabalho dos profissionais de saúde auxiliar paciente e familiares na comunicação sobre a temática da morte, a qual carrega um estigma. Respeitar o limite do paciente é fundamental neste processo.

Em relação aos membros da família, especificamente, a vivência do luto antecipatório pode tanto representar um fator protetor quanto complicador para o luto complicado. Tal processo permite despedidas, resolução de pendências e início da construção de novos significados, identidades ou relações, podendo ser compreendido como um fator de prevenção para o desenvolvimento de luto complicado. No entanto, o familiar pode se afastar do ente querido que está doente, não permitindo a expressão de sentimentos e tampouco resolver pendências. Tal situação pode gerar no enlutado o sentimento de culpa, o que por sua vez pode representar um fator de risco para luto complicado. Vale salientar que o estado de saúde do paciente no ambiente de UTI pode não permitir o diálogo verbal entre este e sua família. Nesse caso, é papel do psicólogo favorecer a expressão de emoções e pensamentos dos familiares e a realização de rituais que possam contribuir para o processo de despedida. Outro ponto que deve ser levado em consideração neste ambiente dinâmico e incerto é o tempo. Ou seja: nem sempre é possível auxiliar a família em tal processo de despedida do ente querido devido à rápida evolução do quadro.

Considerações finais

A discussão a respeito do luto pela perda de um ente querido dentro do ambiente de UTI tem sido tema de investigação cada vez mais frequente, haja vista as pesquisas que têm sido realizadas com o intuito de investigar a existência da assistência ao luto dos familiares no ambiente de terapia intensiva e suas respectivas práticas. Dentro dessa perspectiva, tem sido unânime a recomendação deste tipo de apoio e, inseridas nesse cenário, revelam-se ainda, como discutido neste capítulo, as perdas simbólicas e transicionais que são experimentadas pelo paciente e por sua família no processo de adoecimento, as quais acabam por gerar variados sentimentos, pensamentos e atitudes de enfrentamento. Portanto, o espaço de escuta, acolhimento e validação destes, sem julgamento, aliados ao saber técnico em relação ao processo de luto e ao trabalho conjunto com a equipe, destaca-se como ferramentas importantes na realização deste tipo de trabalho.

Referências

Bowen M. A reação da família à morte. In: Walsh F, McGoldrick M, org. Morte na família: sobrevivendo às perdas. Porto Alegre: Artmed; 1998. p. 105-117.

Braz MS, Franco MH. Profissionais paliativistas e suas contribuições na prevenção de luto complicado. Psicologia: Ciência e Profissão. 2017;37(1):90-105.

Casellato G. Luto não reconhecido: o fracasso da empatia nos tempos modernos. In: Casellato G, org. Dor silenciosa ou dor silenciada? Perdas e lutos não reconhecidos pela sociedade. 3a ed. Niterói: PoloBooks; 2015. p. 10-5.

Casellato G. Luto não reconhecido: um conceito a ser explorado. In: Casellato G, org. Dor silenciosa ou dor silenciada? Perdas e lutos não reconhecidos pela sociedade. 3a ed. Niterói: PoloBooks; 2015. p. 15-29.

Coelho A, Barbosa A. Family Anticipatory Grief: An Integrative Literature Review. American Journal of Hospice and Palliative Care. 2016.

Fonseca JP. Luto antecipatório. Campinas: Livro Pleno; 2004.

Franco MH. Estudos avançados sobre o luto. Campinas: Livro Pleno, 2002.

Franco MH. Luto antecipatório em cuidados paliativos. In: Franco MH, Polido KK, Gomes IC. Atendimento psicoterapêutico no luto. São Paulo: Zagodoni; 2014. p. 26-35.

Gianini M, Oliveira SR, Padovan S. Reflexões sobre amputação, gênero e luto. In: Casellato G, org. Dor silenciosa ou dor silenciada? Perdas e lutos não reconhecidos pela sociedade. 3a ed. Niterói: PoloBooks; 2015. p. 95-114.

Gillies J, Neimeyer R. Loss, grief and the search for significance: toward a model of meaning reconstruction in bereavement. Journal of Constructivist Psychology. 2006;19:31-65.

Franco MH. Por que estudar o luto na atualidade? In: Franco MH, org. Formação e rompimento de vínculos. São Paulo: Summus, 2010. p. 17-42.

Parkes CM. Luto: estudos sobre perdas na vida adulta. São Paulo: Summus, 1998.

Ruschel P. Quando o luto adoece o coração: o luto não elaborado e infarto. Porto Alegre: Edipucrs, 2006.

Silva AL, Gibello J. Atuação do psicólogo com pacientes graves. In: Kernkraut AM, Silva AL, Gebello J, orgs. O psicólogo no hospital: da prática assistencial à gestão do serviço. São Paulo: Blucher; 2017. p. 217-228.

Strain JJ. Psychological interventions in medical practice. New York: Appleton, 1978.

CAPÍTULO 19

Comunicação efetiva, trabalho em equipe e cuidado centrado no paciente

Clayton Lima Melo
Lázaro França Nonato

Comunicação

O processo comunicativo

A comunicação é um processo ligado ao cotidiano de vida na sociedade. É um fator importante na formação do vínculo que expressa, por meio da fala (aspecto verbal) e dos demais recursos de comunicação, como imagens, desenhos, símbolos, músicas, gestos, tom de voz, a distância entre participantes, toque etc., os quais fazem parte da linguagem não verbal.

O ato de comunicar envolve o intercâmbio de mensagens enviadas e recebidas e influencia o comportamento, seja a curto, médio ou a longo prazo, e é essencial no atendimento humanizado. É por meio da habilidade de comunicar-se que o homem se relaciona e transmite os seus conhecimentos para o mundo.

Com isso, pode-se conceituar a linguagem como uma capacidade restrita aos seres humanos de expressar sentimentos, sensações, transmitir informações, opiniões ou mesmo expressar desejos, seja através da fala e/ou da escrita, proporcionando a troca de dados entre pessoas de diferentes tradições e localidades. A linguagem e a comunicação são dois termos presentes no cotidiano das pessoas o tempo todo, com diversos significados e interpretações.

Segundo a linguística da língua portuguesa, o processo de comunicação está dividido em seis elementos, conforme mostra a Figura 19.1.

Sendo assim, o processo de comunicação pode ocorrer quando o emissor emite uma mensagem (ou sinal) ao receptor por um canal (ou meio). O receptor interpretará a mensagem, que pode ter chegado até ele com algum tipo de barreira (ruído, bloqueio, filtragem), e, a partir daí, dará o *feedback* ou resposta, completando o processo de comunicação, conforme mostra a Figura 19.2.

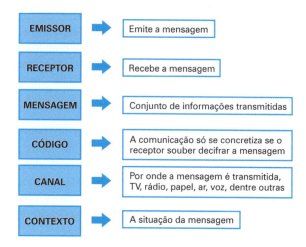

Figura 19.1. Elementos do processo comunicativo. Fonte: adaptado de Fiorin JL, org. Introdução à linguística: I. Objetos teóricos. 6a ed. São Paulo: Contexto, 2014.

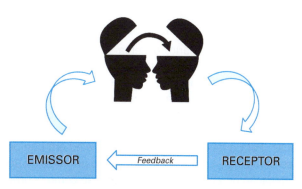

Figura 19.2. Processo de comunicação. Fonte: adaptado de Fiorin JL, org. Introdução à linguística: I. Objetos teóricos. 6a ed. São Paulo: Contexto, 2014.

O processo de comunicação é complexo porque exige entendimento e a forma que essa mensagem será interpretada dependerá de como o comunicador transmitirá essa informação e como o receptor entenderá. Portanto, o comunicador deve lembrar que uma mesma mensagem pode ser entendida de diversas formas, tendo em vista que o receptor é automaticamente influenciado por seu meio social, estereótipos e crenças.

Diante disso, saber ouvir e falar objetivamente são aspectos fundamentais para uma comunicação efetiva, mas a causa principal nas falhas da comunicação reside em não saber escutar. As pessoas preocupam-se com o que se quer dizer e não com ouvir o que lhes é dito. Além do mais, a tensão gerada pela negociação e o medo de perder posições fazem-nas adotar uma atitude defensiva e reagir ao primeiro comentário adverso. A boa comunicação exige escuta ativa, foco no que está sendo dito pelo interlocutor e não em ficar pensando no que responder na sequência.

Nas organizações hospitalares, a comunicação é essencial para o apoio a uma gestão eficaz e contribui fundamentalmente para um atendimento humanizado, seja na prevenção, no processo de cura, na reabilitação ou na promoção da saúde. Nesse sentido, a comunicação eficiente atribui significado e transmite credibilidade, facilitando o processo de efetiva aderência ao tratamento.

O paciente, quando admitido em uma unidade de saúde, pode ser tratado por um número de profissionais de saúde e especialistas em vários contextos, e para que esse processo seja conduzido com qualidade, a equipe precisa deixar de lado esse saber isolado e se concentrar no trabalho em equipe, estabelecendo uma comunicação efetiva durante todo o processo.

O processo comunicativo é definido como um ato caracterizado por relações de poder, atitudes de tensão e/ou sensibilidade, aceitação e/ou negação, empatia ou não entre os sujeitos, relações de força em um universo de significações que envolvem tanto a dimensão verbal como a não verbal (postura e gestos). Nesse processo, é importante ressaltar o interesse pelo outro, a clareza na transmissão da mensagem e o estabelecimento de relações terapêuticas entre trabalhadores e usuários.

Diante desse cenário, observa-se que os profissionais de saúde convivem a todo momento com problemas de comunicação, que, consequentemente, interferem na continuidade e na qualidade da assistência ou na satisfação das necessidades dos profissionais, de forma que o trabalho transcorra de maneira produtiva e eficaz. Para o desenvolvimento do trabalho em equipe, a comunicação é imprescindível, sendo um fator de desagregação ou agregação dependendo de como ocorra.

Por este motivo ressaltamos a relevância da comunicação efetiva na área da saúde, que deve ser um elo estratégico dentro de uma instituição de saúde, pois é a comunicação que cria, cuida, monitora e avalia o que o seu público precisa, pensa e espera da organização. O paciente, hoje, está preocupado não só com sua saúde ou com a dor de seu ente querido, também está preocupado com as informações que chegam até ele, ou com a falta delas, e como lhe são transmitidas.

A comunicação efetiva e o trabalho interdisciplinar no contexto do cuidado intensivo

Devido à complexidade do público atendido nas unidades de terapia intensiva (UTI), o cuidado intensivo exige agilidade, elevado número de profissionais e está relacionado a um grande volume de procedimentos e troca de informações. É um trabalho permeado por variados conflitos, sentimentos, emoções, sendo necessário, além de aperfeiçoamento profissional constante, investimento em boa comunicação, atenção ao trabalho em equipe, clima de segurança e satisfação das atividades realizadas.

As UTI são áreas estratégicas nas quais os pacientes estão mais vulneráveis a quebras na comunicação, considerando sua complexidade e transição entre múltiplas equipes durante o cuidado.

As características, as habilidades e os comportamentos dos profissionais envolvidos no atendimento de uma UTI sofrem influência do sistema e do ambiente, tendo impacto direto na segurança do paciente, algo decisivo na criação da cultura de segurança local. A assertividade em mostrar as prioridades e em chamar atenção para situações de alerta são fundamentais em ambientes de alto risco como UTI.

A comunicação efetiva e os relacionamentos colaborativos entre profissionais de saúde, paciente e seus familiares são componentes vitais para a qualidade do cuidado, assim como também para o equilíbrio e o bom funcionamento da equipe e dos serviços de saúde. Em ambientes de alto risco como a UTI, comunicar clara e objetivamente é fundamental, em especial quando falamos em um grupo de pessoas com diferentes funções e que possuem a mesma necessidade de acesso à informação. A composição de um time deve deixar claro o papel de cada um e quais instruções devem ser seguidas.

Os profissionais precisam ser treinados no uso da linguagem e deve existir uma cultura institucional que promova um bom relacionamento entre profissionais, pacientes e familiares. A forma mais adequada de manter a informação entre partes autêntica, com margem mínima para distorções, é a gestão à vista da comunicação, com quadros informativos das prioridades e de alertas situacionais, sempre acompanhado do diálogo face a face, por meio de processo padronizado, com o mínimo de interrupções e em momentos definidos.

Ter qualidade e resultados positivos no setor saúde é exigência na gestão de processos de trabalhos cole-

CAPÍTULO 19 — COMUNICAÇÃO EFETIVA, TRABALHO EM EQUIPE E CUIDADO CENTRADO NO PACIENTE

tivos. O trabalho em equipe em saúde é complexo e é considerado impulsionador de transformações, sendo a comunicação efetiva ponto-chave.

A qualidade na assistência à saúde é definida pelo *Institute of Medicine* (IOM) como o grau em que os serviços de saúde aumentam a chance de obtenção de resultados desejados pelos *stakeholders* (participantes do processo). Nesse texto, o IOM define seis dimensões para qualidade e para a segurança, portanto, representada como um dos seis componentes.

Qualidade e segurança do paciente grave envolvem o estudo de processos capazes de planejar, executar e controlar ações baseadas em evidências clínicas para tratamento e prevenção de complicações relacionadas à complexa abordagem de pacientes críticos nas UTI. Tais práticas envolvem não só competências técnicas, mas também habilidades leves, tendo por fundamento o fator humano para desenvolver trabalho em equipe interdisciplinar, assertividade, comunicação efetiva e também modelos de gestão estratégica.

Incidentes relacionados a transferências de pacientes e troca de informações

Na atualidade, muito tem sido discutido sobre a importância de práticas seguras na prestação de cuidados em instituições de saúde como requisito fundamental para a qualidade das ações estabelecidas nestes ambientes. Nesse sentido, a segurança do paciente passou a ser considerada como um dos critérios e atributos da qualidade, sendo, inclusive, passível de mensuração por indicadores e de auditorias externas, realizadas por meio de agências acreditadoras.

Apesar de todos os avanços no âmbito da segurança do paciente, o erro humano é um dos fatores que se destaca e, frequentemente, os episódios de erros envolvendo profissionais de saúde nas instituições hospitalares são noticiados pela imprensa e pela mídia, causando grande comoção social. A falta de compreensão sobre o erro pode acarretar para o profissional envolvido sentimentos de vergonha, culpa e medo, dada a forte cultura punitiva ainda existente em algumas instituições, contribuindo para a omissão dos episódios.

O erro ou incidente pode ser definido como evento ou circunstância que poderia ter resultado, ou resultou, em dano desnecessário ao paciente, e pode ser oriundo de atos intencionais ou não. Quando não atingem o paciente, ou são detectados antes, são denominados de *near miss* (quase erro); quando o atingem, mas não causam danos discerníveis, são denominados de incidente sem dano, e, quando resultam em dano discernível, são nomeados de incidentes com dano ou evento adverso.

Erros ocorrem com maior frequência em situações de rotina. A equipe multidisciplinar deve desenvolver mecanismos para favorecer a redução do risco em atividades cotidianas, que incluem monitorização, infusão de medicamentos, realização de procedimentos invasivos, abordagem a famílias nas visitas, comunicação efetiva na passagem de plantão ou troca de turnos, além de cuidados no transporte hospitalar.

Vivências prévias no cotidiano profissional, assim como na literatura, têm indicado que a comunicação ineficaz repercute em cuidado inseguro, sendo um fator contributivo para desfechos desfavoráveis. Tem-se presenciado na prática diária as dificuldades dos profissionais de saúde em atuar em situações repentinas, inesperadas e que exigem atuação rápida dos membros da equipe, como, por exemplo, na parada cardiorrespiratória, devido à falta de compreensão da atuação de cada cuidador neste tipo de atendimento.

Segundo Silva e Soares, a assistência à saúde é repleta de dois tipos de erros: de transferência e de troca de informações. O primeiro está relacionado ao paciente – diz respeito à sua movimentação de um lugar para outro dentro do sistema de saúde e também dentro do mesmo prédio ou de uma área para outra. O segundo está relacionado aos profissionais e ocorre mesmo a pacientes parados em um mesmo lugar.

Para legitimar e fortalecer os esforços internacionais e nacionais em prol da segurança do paciente, o Ministério da Saúde do Brasil instituiu o Programa Nacional de Segurança do Paciente (PNSP), por meio da Portaria nº 529, de 1º de abril de 2013, e a Resolução da Diretoria Colegiada (RDC) 36/2013, que estabelece ações para a segurança do paciente nos serviços de saúde. O plano de segurança do paciente em serviços de saúde deve ser composto de estratégias e ações de gestão do risco que contemplem, entre outras atividades, a comunicação efetiva entre profissionais do serviço de saúde e entre serviços de saúde, que corresponde a uma das metas internacionais de segurança do paciente e é apontada como requisito essencial para a continuidade do cuidado e a segurança do paciente.

A metacomunicação efetiva tem por objetivo promover a comunicação adequada entre profissionais, pacientes e seus familiares em todos os momentos em que houver necessidade de trocas de informações, acionamento de outros profissionais para avaliações e intercorrências, bem como para a transferência de cuidado dos pacientes.

Importante lembrar que as falhas na comunicação incluem a falta da comunicação, a comunicação errônea ou incompleta ou, ainda, o não entendimento do que se quer comunicar. A comunicação efetiva não somente reduz os erros como também aumenta a satisfação dos pacientes e sua aderência às recomendações dadas. Quando nos referimos à comunicação, devemos resgatar conceitos e sua relação com linguagem.

Um estudo realizado em três hospitais de ensino do Rio de Janeiro identificou uma incidência de 7,6%

de pacientes afetados por eventos adversos, dos quais 66,7% eram evitáveis. A ocorrência de eventos adversos causa danos aos pacientes e aumenta o tempo de permanência, mortalidade e custo hospitalar. Dados publicados pela JCI e outros estudos apontam que falhas no trabalho em equipe e na comunicação entre os profissionais de saúde correspondem à causa-raiz mais comum de eventos adversos graves que poderiam ser evitados, sendo responsáveis por cerca de 80% de todos eventos adversos.

Pesquisas mostram que os profissionais prestadores de cuidados de saúde têm dificuldades de manter uma comunicação que favoreça o trabalho em equipe e, consequentemente, a segurança do paciente. Diferenças hierárquicas, poder e conflitos no contexto do trabalho no campo da saúde têm influenciado diretamente no modo como a comunicação se estabelece, fazendo com que as categorias profissionais atuem em paralelo em detrimento do trabalho em equipe.

A importância do trabalho em equipe

Na saúde, o resultado de uma fragmentação de equipes e do cuidado gera grande vulnerabilidade aos erros de comunicação nas transferências de pacientes ou nas trocas de informações.

Trabalhar em equipe significa conectar diferentes processos de trabalhos envolvidos com base no conhecimento sobre o trabalho do outro, valorizando a participação deste na produção de cuidados, construindo consensos quanto a objetivos e resultados a serem alcançados coletivamente.

Pesquisas mostram que os profissionais prestadores de cuidados de saúde têm dificuldades de manter uma comunicação que favoreça o trabalho em equipe e, consequentemente, a segurança do paciente. Diferenças hierárquicas, de poder e conflitos no contexto do trabalho no campo da saúde têm influenciado diretamente no modo como a comunicação se estabelece, fazendo com que as categorias profissionais atuem em paralelo, em detrimento do trabalho em equipe.

Segundo Albuquerque e Barrionuevo, para que se obtenha um atendimento em saúde com qualidade e eficiência, é fundamental compreender o real significado de equipe. Na área da saúde, o termo "equipe" é utilizado para designar um grupo formado por enfermeiros, médicos, técnicos e auxiliares de enfermagem, fisioterapeutas, nutricionistas, fonoaudiólogos, psicólogos, farmacêuticos entre outros, e, nesta mesma equipe, o trabalho deve ser interdisciplinar, demandando relações sociais horizontais, diferenciando-se do modelo assistencial de saúde tradicional e hegemônico.

Sendo assim, o termo interdisciplinaridade sugere um trabalho integrado e compartilhado com as diversas áreas do saber. Significa saber ouvir o que o outro diz e conhecer seu sofrimento por meio de diferentes pontos de vistas e, mais do que isso, é trabalhar com o pensar do outro, aprendendo novos conhecimentos.

Nesse sentido, a tipologia do trabalho em equipe se dá por duas modalidades completamente distintas: uma pode se referir à equipe agrupamento e a outra se dá pela equipe integração, conforme mostra a Figura 19.3.

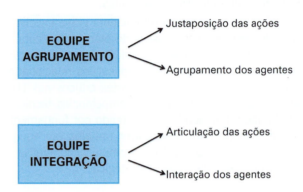

Figura 19.3. Tipos de trabalho em equipe. Fonte: Peduzzi M, Leonello VM, Ciampone MH. Trabalho em Equipe e Prática Colaborativa. In: Kurcgant P. Gerenciamento em Enfermagem. 3a ed. Rio de Janeiro: Guanabara Koogan, 2016.

Na equipe integração, ocorre interação, uma articulação consoante à proposta da integralidade das ações e isso diz respeito a um agir-comunicativo. Porém, na equipe agrupamento, observa-se a fragmentação do processo de trabalho e a presença do agir-instrumental, aquele que busca, de forma racional, um resultado independente das transformações do percurso.

O desafio consiste, então, em transitar da equipe agrupamento (trabalho de diferentes profissionais, que detém assimetria de relações, poderes e saberes para operar diferentes tecnologias) para a equipe integração (o que implica redesenhar o somatório de pequenas ações parciais para compor uma trama de atos negociados e articulados entre os agentes, superando a posição de disputa e passando para a de complementação).

Com base nessa concepção de trabalho em equipe, pode-se identificar um conjunto de características de uma equipe integrada: comunicação efetiva, reconhecimento do trabalho do outro profissional e suas especificidades, questionamento da desigualdade na valoração dos distintos trabalhos e respectivos agentes, construção de objetivos comuns, promoção da tomada de decisão compartilhada, exercício da autonomia profissional, levando em consideração a interdependência das diversas áreas, e a construção de um projeto assistencial comum.

Não é possível falar sobre segurança em saúde sem se referir à qualidade da interação e da comunicação entre os responsáveis pelo cuidado. Estratégias existem para facilitar a comunicação entre os diversos profissionais e, quanto mais eficiente for o posicionamento dos colaboradores a fim de tornar a interação mais assertiva, melhor é o resultado.

A tentativa de entender e melhorar o trabalho em equipe numa UTI levou autores a citar modelos e treinamentos de aprimoramento de competências na área da aviação. Como no ambiente de uma aeronave, UTI são complexas, estressantes e diariamente há várias situações de alta complexidade, por isso, podem ter ganhos significativos com a utilização de princípios e técnicas usadas para treinamento de profissionais da aviação.

Esse é o racional para estudo de avaliação e aplicação do *Crew Resource Management* (CRM) e do *Threat and Error Management* (TEM) na área da saúde, especificamente em ambientes de terapia intensiva. Treinamentos baseados nesta proposta vêm sendo aplicados para profissionais de saúde no Brasil com o intuito de melhorar a performance de unidades e equipes de saúde.

O programa de treinamento CRM foi desenvolvido pela NASA em 1979 e, inicialmente, foi aplicado pela empresa *United Airlines*, tornando-se padrão internacional para companhias aéreas. Na aviação, as competências não técnicas, um ambiente preventivo voltado para a percepção de falhas e a análise de causas para que o evento não ocorra novamente e situação de alerta são consideradas competências centrais do CRM, que requerem treinamento focado e específico.

O modelo de *performance* voltado para a qualidade no atendimento e a harmonização do trabalho em equipe, para a mudança de paradigma e também para a criação da cultura da segurança passa a ser, então, um desafio para o futuro da gestão de UTI, pois envolve mudança do comportamento de profissionais que, muitas vezes, aprendem a conviver com eventos adversos como se fosse algo aceitável e até mesmo normal.

Cuidado centrado na pessoa

Ao longo dos últimos anos, tem-se assistido a uma crescente valorização da prática da medicina centrada no paciente, sendo que, atualmente, a utilização desta corrente tem sido considerada um marcador de qualidade dos serviços de saúde.

Colocar o doente no papel central nos cuidados prestados implica, além do subentendido, considerar como fundamentais na tomada de decisão todos os elementos inerentes ao doente, como tradições culturais, preferências, valores pessoais, situação familiar, estilo de vida etc., possibilitando uma partilha da responsabilidade, uma vez que o paciente e seus familiares tornam-se, parte integrante da equipe assistencial, possibilitando a tomada de decisão partilhada também em direitos e deveres.

Este modelo não depende apenas da prática clínica individual, que pressupõe um cuidado compreensivo e coordenado, oportuno, informado, justo, sem pressa ou precipitações, baseado numa comunicação clara e fiável, respeitadora e empática. Depende igualmente do envolvimento da equipe interdisciplinar, exigindo adequada gestão de recursos, formação e relação entre diferentes profissionais de saúde, otimização de instalações e relação com outras instituições prestadoras de serviços.

Em vez de oferecer uma definição concisa, porém inevitavelmente limitada, a *Health Foundation* identificou um referencial composto por quatro princípios ligados ao cuidado centrado na pessoa, conforme mostra a Figura 19.4.

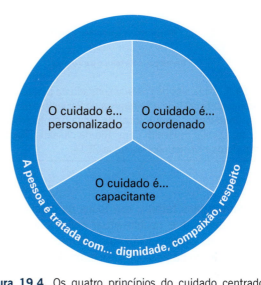

Figura 19.4. Os quatro princípios do cuidado centrado na pessoa. Fonte: Programa para Qualidade e Segurança do Paciente – Proqualis. In: 31a Conferência Internacional da Isqua The International Society for Quality in Health Care. Rio de Janeiro. Disponível em: http://proqualis.net/noticias/isqua-2014

Toda intervenção ou cuidado específico oferecido à pessoa deverá se pautar nestes princípios. O exemplo de cuidado centrado na pessoa, em qualquer experiência com o cuidado de saúde, envolverá uma combinação de tais princípios. Se a pessoa for altamente dependente (por exemplo, se estiver inconsciente ou tiver algum tipo de incapacidade), será preciso, provavelmente, dar mais ênfase aos princípios de dignidade, compaixão e respeito, coordenação e personalização. Contudo, mesmo nesses casos, em geral é possível praticar todos os quatro princípios em algum grau.

Para tornar o cuidado de saúde mais centrado na pessoa, os serviços e os profissionais de saúde precisam estar abertos a uma ampla variedade de iniciativas e abordagens, as quais podem melhorar o cuidado ou a experiência vivida por cada paciente; há também outras que se concentram em tornar o cuidado mais centrado na pessoa no nível organizacional ou em um nível ainda mais amplo. Algumas dessas iniciativas podem ser vistas na Figura 19.5.

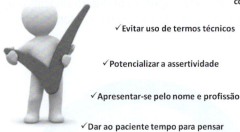

Figura 19.5. Iniciativas do cuidado centrado na pessoa. Fonte: Programa para Qualidade e Segurança do Paciente – Proqualis. In: 31a Conferência Internacional da Isqua The International Society for Quality in Health Care. Rio de Janeiro. Disponível em: http://proqualis.net/noticias/isqua-2014

Existem muitos fatores, em todos os níveis do sistema de saúde, que podem atuar como barreiras ou facilitadores do desenvolvimento e da incorporação do cuidado centrado na pessoa no sistema de saúde como um todo.

A cultura organizacional pode ter uma grande influência sobre a motivação das equipes e dos indivíduos e sobre sua capacidade de trabalhar com foco na pessoa. O apoio e o comprometimento por parte dos líderes, atuando como defensores da mudança, podem ter um efeito benéfico. Estimular e capacitar as equipes para que transformem os serviços no nível local, sem impor soluções, e reunir um núcleo de profissionais para impulsionar as mudanças também podem ajudar muito.

Entre os profissionais de saúde, um obstáculo bastante comum é o fato de muitos acreditarem que o cuidado que oferecem já é centrado na pessoa. Porém, evidências mostram que isso geralmente não é verdade. Técnicas como a formulação conjunta baseada na experiência, o cuidado centrado na pessoa e na família e o treinamento prático em apoio ao autocuidado e na tomada de decisões em conjunto podem ajudar a abrir os olhos dos profissionais de saúde para a distância que existe entre o que acreditam ser a experiência dos pacientes e o que os pacientes afirmam vivenciar na realidade.

Essa abordagem centrada na pessoa, com sua proposta de promover relações interpessoais autônomas e, consequentemente, humanizadas, sugere o desenvolvimento de atitudes de consideração positiva incondicional, sendo a empatia e a autenticidade as características principais desse jeito de ser. São atitudes que concebem o crescimento, a preservação e a sobrevivência como a principal motivação humana, o que equivale a dizer que a principal missão humana seria a de realização das suas potencialidades.

Considerações finais

A segurança da assistência depende de uma comunicação entre os profissionais e as áreas que seja oportuna, precisa, completa, sem ambiguidades e compreendida por todos. No entanto, os profissionais prestadores de cuidados de saúde têm dificuldades de manter uma comunicação que favoreça o trabalho em equipe e, por conseguinte, a segurança do paciente. Diferenças hierárquicas, de poder e conflitos no contexto do trabalho no campo da saúde têm influenciado diretamente no modo como a comunicação se estabelece, fazendo com que as categorias profissionais atuem em paralelo, em detrimento do trabalho em equipe. Diante desse contexto, torna-se de fundamental importância criar estratégias para a padronização da comunicação dentro do ambiente da terapia intensiva.

Bibliografia

Albuquerque AM, Barrionuevo EA. Passagem de plantão: otimizando a performance da equipe. In: Viana RA, Torres M. Enfermagem em Terapia Intensiva: práticas integrativas. Barueri, SP: Manole, 2017.

Bagnasco A, Tubino B, Piccotti E, et al. Identifying and correcting communication failure among health professional working in the Emergency Department. Int Emerg Nurs. 2013;21(3):168-72.

Barcellos GB. Comunicação entre profissionais de saúde e a segurança do paciente. In: Sousa P, Mendes, W. Segurança do paciente: criando organizações de saúde seguras. Rio de Janeiro: Fiocruz, 2014. p. 139-58

Brasil. Ministério da Saúde. Portaria n°. 529 de 1 de abril de 2013. Institui o Programa Nacional de Segurança do Paciente. Brasília, DF: Ministério da Saúde, 2013.

Brasil. Ministério da Saúde. Resolução nº 36, de 25 de julho de 2013. Institui ações sobre a segurança do paciente em serviços de saúde e dá outras providências. Brasília, DF: Ministério da Saúde, 2013.

Broca PV, Ferreira MA. Processo de comunicação na equipe de enfermagem fundamentado no diálogo entre Berlo e King. Rev Esc Anna Nery. 2015;19(3):467-74.

Capone Neto A. Comunicação ineficaz está entre as causas-raízes de mais de 70% dos erros na atenção à saúde. São Paulo: Instituto Brasileiro de Segurança do Paciente, 2017.

Centro Colaborador para a Qualidade do Cuidado e a Segurança do Paciente. 2014.

Committee on Quality of Health Care in America. Institute of Medicine. Crossing the Quality Chasm: A new health system for the 21st century. Washington, DC: National Academy Press, 2001.

D'Empaire PP, Amaral AC. What every intensivist should know about handovers in the intensive care unit. Rev Bras Ter Intensiva. 2017;29(2):121-3.

Duarte SC, Stipp MA, Silva MM, et al. Eventos adversos e segurança na assistência de enfermagem. Rev Bras Enferm. 2015;68(1):144-54.

Dwamena F, Holmes-Rovner M, Gaulden CM, et al. Interventions for providers to promote a patient-centred approach in clinical consultations. Cochrane Database Syst Rev. 2012;12:CD003267.

Fernandes HS. Qualidade e segurança em terapia intensiva. In: Guimarães HP, Assunção MS, Carvalho FB, et al. Manual de Medicina Intensiva. São Paulo: Atheneu, 2016. p. 25-30.

Fernandes HS, Cavalcanti AB, Guimarães HP, et al. Crew Resource Management: otimizando o trabalho e performance da equipe multidisciplinar em Unidades de Terapia Intensiva. Disponível em: https://ecitydoc.com

Fiorin JL, org. Introdução à linguística: I. Objetos teóricos. 6a ed. São Paulo: Contexto, 2014.

Grilo AM. Relevância da assertividade na comunicação profissional de saúde-paciente. Psic Saúde & Doenças. 2012;13(2):283-97.

King E, Taylor J, Williams R, et al. The MAGIC programme: evaluation. The Health Foundation, 2013.

Leite RF, Veloso TM. Trabalho em equipe: representações sociais de profissionais do PSF. Psicol Ciênc Prof. 2008;28:374-89.

Martinelli DP. Negociação empresarial: enfoque sistêmico e visão estratégica. 2a ed. Barueri, SP: Manole, 2015.

Martins M, Travassos C, Mendes W, et al. Hospital deaths and adverse events in Brazil. BMC Health Serv Res. 2011;11:223.

Maynard M, Marshall D, Dean M. Crew resource management and teamwork training in health care: a review of the literature and recommendations for how to leverage such interventions to enhance patient safety. Adv Health Care Manag. 2012;13:59-91.

Peduzzi M, Leonello VM, Ciampone MH. Trabalho em Equipe e Prática Colaborativa. In: Kurcgant P. Gerenciamento em Enfermagem. 3a ed. Rio de Janeiro: Guanabara Koogan, 2016.

Rodrigues MA. A importância da comunicação para a implementação da política nacional de humanização no Hospital Universitário da Universidade de São Paulo. Ano 9. Edição especial. N 16/17, 2012.

Santos MC, Grilo A, Andrade G, et al. Comunicação em saúde e a segurança do doente: problemas e desafios. Rev Port Saúde Pública. 2010; Vol Temat (10):47-57.

Silva JW, Soares MC. Comunicação efetiva no trabalho em equipe em saúde: desafio para a segurança do paciente. Cogitare Enfermagem. 2015;20(3).

Silveira MR, Sena RR, Oliveira SR. O processo de trabalho das equipes de saúde da família: implicações para a promoção da saúde. Rev Min Enferm. 2011;15(2):196-201.

Souza RP. Humanização e integralidade. Rev SBPH. 2010;13(2): 210-6.

Souza RP, org. Manual – rotinas de humanização em medicina intensiva. 2a ed. São Paulo: Atheneu, 2010.

The Joint Commission.Sentinel Event Data Summary. 2017. Disponível em: https://www.jointcommission.org/sentinel_event_statistics_quarterly/

World Health Organization (WHO). Patient safety research: introductory course - Session 1. What is patient safety? Geneve: WHO; 2012.

CAPÍTULO 20

As memórias que me narram: a possibilidade do cuidado e da narrativa como preservação da vida

Julia Geyer
Nára Selaimen Gaertner de Azeredo

A ética do cuidado em unidade de terapia intensiva: onde a enfermagem e a psicanálise se encontram

"Penso, logo existo". A frase célebre é do filósofo René Descartes, o qual propunha investigar os domínios da subjetividade por meio da verdade, acreditando que esta estaria pautada na descoberta de que a verdade era habitada pela consciência e pela razão, jamais pela experiência. E se não penso? Não existo? Se o sujeito está assegurado de sua existência apenas por sua consciência, que lugar ocupam os pacientes de unidade de terapia intensiva (UTI) para os profissionais da saúde e familiares?

Para se estar em uma UTI, é preciso subverter a lógica cartesiana e acreditar que aquele que se encontra em um estado de não consciência também tem o direito de existir. Assim, neste capítulo, ingressaremos no perigoso lugar da subversão e da contraversão da cientificidade racional, a qual nos abre um novo caminho para sair da invisibilidade psíquica que rege alguns hospitais, uma vez que o cuidado está centrado apenas no manejo de um corpo, e não de um sujeito.

Este caminho que propomos não é reto nem direto, como o caminho da razão. Certamente nos surpreenderá com algumas curvas inesperadas da subjetividade, do sofrimento, da dor e da história singular de cada paciente ou de seus familiares. Se não queremos curvas, optamos pelo caminho cartesiano. No entanto, é possível fazer saúde, trabalhar com pessoas e praticar o cuidado tomando apenas a direção da razão? Pensamos que não.

"Unidade de terapia intensiva": assim são denominadas estas unidades de alta complexidade e amparo tecnológico as quais atendem pacientes críticos ou po-tencialmente críticos por meio de monitoramento contínuo e ininterrupto. Entretanto, para muito além de toda a preocupação técnica, indiscutivelmente necessária, propomos, no decorrer de todo este capítulo, nos concentrar na palavra "intensiva" do nome, que, não por acaso, faz-se presente. Viver em UTI é uma experiência intensiva, tanto do ponto de vista do paciente como dos profissionais de saúde. O clima em uma UTI é intenso e tenso. Minutos salvam vidas, miligramas equivocadamente administrados podem ser fatais, e o tempo nem sempre é aliado nas UTIs. Do ponto de vista psíquico, tanto para quem trabalha como para quem deita não é diferente. A proximidade da morte, da dor e do sofrimento faz daquele ambiente um local de muita angústia, no qual todas essas intensidades muitas vezes são impedidas, quem sabe por defesas, de serem tramitadas psiquicamente.

No entanto, esse cenário esconde, atrás de um espesso véu de resistências ao contato emocional, algo que não costumamos ver. O ambivalente mundo da UTI representa registros de morte, mas também de vida. Inquestionavelmente, é o setor de um hospital onde a morte se apresenta da maneira mais intensa. Contudo, é muitas vezes posta em segundo plano a ideia de que também é o lugar onde a vida tem seu maior embate em relação à morte. Para se estar em UTI, é também necessário acreditar que estas unidades vêm, ao longo do tempo, consolidando-se como um local importante dentro do hospital e do sistema de saúde para a manutenção da vida humana.

O cenário é controverso, confuso e assustador, e, nele, vida e morte estão de braços dados. Entretanto, é neste espaço de vigilância e monitorização contínua que acontecem as reais possibilidades de reversão de situações nas quais a vida está ameaçada.

A ambiguidade da UTI se apresenta de inúmeras formas. Os pacientes que ali são internados frequentemente têm graves comprometimentos de um ou de mais sistemas orgânicos que apenas mediante suporte e cuidado intensivo, muitas vezes atravessado por intenso aparato tecnológico, é que acontece a possibilidade de recuperação. Do mesmo modo que as UTIs são vistas como um local de resgate da vida, podem ser vivenciadas com registros da ordem do traumático, da angústia e da solidão. O intensivo cuidado e o amparo caminham lado a lado com frágeis sentimentos de desamparo.

As UTI carregam consigo sinônimos que lhe cobram um alto preço. O imaginário social percebe estes locais como representantes da morte e de doenças graves, o que intensifica a sobrecarga emocional de se estar ali internado, gerando, com isso, um grande sofrimento.

Inevitavelmente, ao estar internado em uma UTI, seu direito de privacidade: seu corpo não mais lhe pertence, seus movimentos já não estão mais sobre seu próprio controle, a bateria de exames e procedimentos invasivos já fazem parte desta rotina extenuante em busca da sobrevivência. Este adoecer, que muitas vezes se apresenta de forma imprevista, impõe mudanças na vida e na rotina de todos que passam por essa experiência. É vivenciando tais mudanças que sentimentos diversos são apresentados de maneira singular por cada um que se encontra sobre o leito destas unidades. São espaços onde os pacientes experimentam a dor, a angústia, a raiva, a profunda tristeza e o real sentimento de desamparo psíquico.

Até agora, pudemos encenar quão difícil se torna apenas se deitar sobre o leito de uma UTI. Somente a ideia de estar internado, bem como toda a rotina de intensidades deste espaço, já é causadora de grandes mudanças e, por consequência, grandes sofrimentos. Entretanto, aquilo que é intenso pode facilmente se tornar excessivo, ou seja, da ordem do traumático, se os profissionais que ali atuam não estiverem atravessados pelo cuidado humanitário e sensível que estes locais demandam.

Por este motivo, foi em 2004 que o Ministério da Saúde criou a Política Nacional de Humanização (PNH). O paradoxo se dá se pensarmos que foi necessária a implantação de uma política nacional para humanizar a nós mesmos, humanos, no encontro com outros humanos. Foi necessária a criação de uma política que também descrevesse que o encontro entre duas pessoas dentro de espaços de saúde aconteça com sensibilidade, autonomia e respeito àquele que sofre.

Mesmo assim, há que se considerar que ainda hoje, dentro da UTI, existe uma perspectiva mecanicista do cuidado, a qual algumas vezes é partilhada por alguns profissionais. Desta forma, concentra-se a atenção apenas à necessidade biológica, à máquina corporal, descuidando dos outros aspectos determinantes no processo saúde-doença. Sempre que o acento recair apenas no cuidado técnico, secciona-se e limita-se o humano a seu aspecto somático, retirando do indivíduo sua condição de sujeito protagonista de sua própria vida para torná-lo apenas um paciente.

Birman acredita que, ao repartirmos os sujeitos entre os saberes, tem-se de um prejuízo não somente durante a prática de saúde, mas, principalmente, para aquelas "subjetividades sofrentes" (p. 58). Este autor acredita que há uma diferença entre dois registros, na qual frequentemente caímos em confusão. O registro do organismo está ligado à ordem biológica e, em contrapartida a este, está o corpo, que é de ordem pulsional, ou seja, é regido no limite entre o somático e o psíquico. Além disso, o corpo está atravessado inteiramente pela alteridade, e se faz e se refaz constantemente a partir de um outro, aquele que lhe cuida e lhe erogeniza, nos levando a crer na existência de um "corpo-sujeito" (p. 59). Este já não é o caso do organismo, podendo ser chamado de solipsista, voltado sobre si mesmo, com seus mecanismos automáticos de autorregulação, seguido apenas pelo ritmo da natureza biológica.

Ao cindir mente e corpo, e, com isso, cuidar dos pacientes sob a égide apenas do organismo e não do "corpo-sujeito", conforme Birman, corremos o risco de nos perder neste caminho tão sedutor da razão e, assim, causar grande angústia àqueles que estão sob nossa cautela. Certamente, para isso, estaremos caminhando contra a corrente, pois é uma trajetória de resistências que torna nossa caminhada mais exaustiva, facilmente abandonável pelas angústias que encontraremos no caminho de um cuidado mais humano.

Ao abrirmos mão do silêncio dos pacientes, estaremos dispostos a escutar muito além dos alarmes da aparelhagem de uma UTI. Da mesma forma, ao abrirmos mão deste silêncio, escutamos em nós mesmos o barulho de nossas incertezas, nossos próprios registros psíquicos pautados por uma história com o outro. Não é simples. É preciso aguçar a escuta do inaudível, bem como estar disposto a enxergar que a vida vai muito além de manter um organismo funcional restrito a um leito. E, principalmente, acreditar que, dentro de hospitais, lutamos pela vida, não apenas pela sobrevivência.

Contudo, ao optarmos por esta trajetória sinuosa, enfrentaremos o peso da nossa responsabilidade enquanto profissionais de saúde, sabendo que aquele que está sobre o leito é muito mais que um ser vivo: trata-se de um sujeito tanto psíquico como somático e que o cuidado registra marcas, reescrevendo seu "corpo-sujeito" (p. 59) na sua história.

Tal perspectiva pode espantar alguns profissionais, pois recai sobre nós mesmos o peso da importância de um cuidado bem mais apurado. Requer sensibilidade, escuta, humanidade, respeito, e ética e, tudo isto nós não encontramos em manuais técnicos de saúde.

Se é a curiosidade que nos move a seguirmos sempre nos questionando acerca de antigas formas de entender

CAPÍTULO 20 · AS MEMÓRIAS QUE ME NARRAM: A POSSIBILIDADE DO CUIDADO E DA NARRATIVA COMO PRESERVAÇÃO DA VIDA

o mundo, tomamos de empréstimo a coragem de alguns autores ao realizar verdadeiras rupturas epistemológicas. Para isso, podemos nos abastecer da força de Sigmund Freud ao subverter enunciados anteriores, no que diz respeito ao lugar do saber, da verdade e do sujeito dentro da ciência de sua época. É a partir da insistência freudiana que hoje somos capazes de pensar que a existência está muito além daquilo que se pensa, e da consciência. Que o corpo não é o diminuto de um organismo. Que somos sujeitos de histórias, de pulsão, de marcas e de registros a partir de um outro. Que somos feitos daquilo que não conhecemos em nós.

Freud, à luz de seu conceito de inconsciente, desacomoda a ciência da época ao anunciar que existimos onde não pensamos. Com isso, desbanca mais uma vez a humanidade de sua onipotência, apontando a psicanálise como a terceira grande ferida narcísica sofrida pelo homem.

Seguindo o pensamento de Freud, se o sujeito existe onde não pensa, os pacientes que se encontram em UTI precisam existir dentro de cada profissional da saúde, entendendo que seu cuidado, suas palavras ao leito e o manejo de seu corpo deixam marcas e inscrições psíquicas que, embora não possam ser lembradas, seguem existindo em sua memória. Trata-se de entender, aqui, o cuidado do corpo como um corpo que é preenchido pelo organismo, ou seja, é um conjunto de marcas impressas sobre e no organismo promovida por outra pessoa.

Ao percorremos a obra de Freud, é possível perceber a importância do conceito de memória, principalmente porque é a partir dela que ele elabora seu modelo de aparelho psíquico. A memória freudiana é aquela que se dá por meio das marcas psíquicas deixadas por um outro.

Contudo, é importante ressaltar que a memória da psicanálise não deve ser entendida como a memória-lembrança ou a memória dos acontecimentos. Em Freud, não se trata de uma memória da qual podemos descrever os episódios vividos, ou seja, não é a mesma memória tomada como objeto de estudo da psicologia: a memória da consciência. Assim, a psicanálise trabalha com o conceito de uma memória inconsciente.

Pode-se dizer, então, que a memória da psicanálise não é do campo do lembrado, e sim daquilo que é fixado no aparelho psíquico. Entretanto, nem tudo que foi um dia marcado neste aparelho de memória será lembrado, podendo ficar para sempre no registro do inconsciente. Todavia, há um esforço a fim de esclarecer que os registros do sistema inconsciente não se encontram adormecidos, muito antes o contrário: seguem produzindo efeitos como o sonho e tantas outras manifestações na vida de vigília das pessoas.

Por outro lado, nossas lembranças – sem excetuar as que estão mais profundamente gravadas em nossa psique – são inconscientes em si mesmas. Podem tornar-se conscientes, mas não há dúvida de que produzem todos os seus efeitos quando em estado inconsciente (Freud, p. 572).

Desta forma, a definição de memória está relacionada com a retenção daquilo que ingressou no aparelho psíquico, bem como com marcas de vivências que ficam fixadas nestas instâncias mentais. Para a psicanálise, entende-se que estas vivências são aquelas construídas no encontro com um semelhante.

Com isso, podemos questionar que relevância tem o tema da memória em psicanálise para aqueles trabalhadores da saúde em UTI?

A relevância se dá quando podemos utilizar os aportes psicanalíticos para transformar o cuidado em UTI em um cuidado pautado na complexidade do encontro entre duas pessoas. Esta complexidade requer que entendamos que aquele sujeito sobre o leito apresenta um aparelho psíquico que, mesmo que não se encontre em estado de consciência, segue aberto, recebendo estímulos que ingressam formando registros de vivências desse encontro.

A transmissão que a psicanálise pode deixar aos profissionais da saúde é o entendimento de que a existência está alicerçada no que há muito além da consciência e, com isso, possibilita novos contornos de uma subjetividade que, mesmo silenciosa, segue viva e aberta a novas qualidades de relação. A intensidade dessa relação entre paciente e profissional da saúde deve ser discrepante da intensidade de uma indiferença, pois aquele que ali adormece sobre o leito deve ser visto como um "corpo-sujeito", o qual vive e segue fixando marcas de um cuidado.

A importância de entender o paciente de UTI ainda como um ser que vive está em oferecer a esta pessoa a qualidade de um encontro pautado no olhar, na fala, na sensibilidade da referência, buscando, deste modo, uma outra forma de existir que não a de estar "assujeitado" no descaso de um organismo vivo. Estar em UTI implica, além do cuidado técnico-assistencial clássico, um exercício do sentir que envolve dois protagonistas. Tanto a psicanálise como estas novas formas de pensar o cuidado em UTI podem auxiliar a resgatar a sensibilidade e a implicação de um profissional da área da saúde perto de seu paciente para além da sua técnica.

Se pudéssemos concluir o que acreditamos ser uma prática humanizada, conforme rege a PNH, seria a prática a qual integraria, no cuidado de todos os profissionais com os pacientes em UTI, a ideia de que, sobre o leito, encontra-se não apenas um corpo, mas um sujeito. A humanização também deve ser entendida para além do cuidado, deve ser a maneira pela qual entendemos o paciente, pois está ali sob nosso olhar não apenas um corpo a ser manejado, higienizado ou medicado. Encontra-se ali uma pessoa, o humano, a confluência entre o somático e o psíquico. Isto é o que acreditamos ser a ética do cuidado em UTI.

As narrativas de uma história: a experiência do diário como fio condutor da busca pela vida em unidades de terapia intensiva

Entendemos que ainda há um longo caminho a trilhar no que diz respeito à prática daquilo que acreditamos ser a ética do cuidado. Entretanto, sabe-se que, ao longo do tempo, diversos processos terapêuticos humanizados foram ganhando forma e força dentro das UTI. Alguns já estão mais consolidados, enquanto outros ainda estão iniciando. É a partir desta ideia, de um cuidado pautado na escuta e no manejo sensível, que muitos hospitais espalhados pelo mundo têm investido no projeto de ter ao lado do leito de cada paciente em UTI um diário.

A prática do diário aconteceu primeiramente na década de 1980 por enfermeiros na Dinamarca e logo foi acompanhada por outros países europeus, como a Suécia e a Noruega. Uma década depois, esta mesma prática foi gradualmente sendo implantada no Reino Unido, na Suíça, na Alemanha, na Itália e em Portugal.

Desde então, o uso do diário em UTI tornou-se prática mais amplamente disseminada, com rica variedade de pesquisas internacionais sobre os diferentes benefícios que esta ferramenta oferece tanto para o paciente, como para os familiares e para a equipe de saúde.

É neste sentido que a escrita surge como um instrumento terapêutico importante, em que o ato de escrever a respeito do paciente que se encontra sobre o leito colabora para a produção de registros de uma experiência dotada de sentimento, emoção, comunicação, desejo e resgate à vida dentro de UTI. Nos diários, tanto os familiares são incentivados a narrar livremente o que desejarem a respeito daquele paciente e sua situação como os técnicos que lhe cuidam.

Os possíveis efeitos que os diários podem ter sobre os próprios pacientes é algo que precisa ser observado *a posteriori* e que dirá respeito a cada história e singularidade. No entanto, alguns autores acreditam que os pacientes internados em UTIs podem apresentar sofrimentos do ponto de vista do trauma psíquico após a internação, sendo necessária uma real reflexão sobre a doença e sua vivência.

Outros autores referem que os sobreviventes a UTIs descrevem memórias, sonhos e pesadelos que são incapazes de compreender, causando um grande sofrimento na vida pós-internação. Com isso, ao receber o diário, o paciente pode ser capaz de dar sentido à sua experiência de cuidados intensivos, algo que antes não era possível.

Outro estudo avaliou o impacto do diário no bem-estar psicológico de pacientes e familiares após 3 a 12 meses decorridos da alta da UTI. O estudo concluiu que o diário afetou significativamente os sintomas emocionais relacionados a possíveis traumas em pacientes e parentes dos sobreviventes.

Em um trabalho recente realizado na cidade de Paris, uma equipe de profissionais da Rede Hospitalar Saint Joseph se propôs a utilizar esta nova ferramenta terapêutica que vem se desenhando no cenário das UTIs há alguns anos. A proposta foi a utilização dos diários em dez leitos da UTI deste hospital, o qual colocou forte ênfase nos cuidados centrados na família, com visitas 24 horas por dia e participação de familiares nos atendimentos.

Os diários foram mantidos desde 2009 pela equipe da unidade, que era formada por médicos, enfermeiros e auxiliares de enfermagem. A ideia não era substituir os registros oficiais dos pacientes e sim possuir uma ferramenta complementar a estes, que serviria tanto para a equipe como para os familiares e para o próprio paciente. O critério utilizado pela equipe foi realizar a prática do diário nos pacientes em ventilação mecânica (VM) por mais de 48 horas, sendo que este registro começava a ser empregado o mais rapidamente possível, permanecendo visível ao paciente e a seus familiares.

Os autores relatam que todos da equipe eram livres para escrever aquilo que desejassem, incluindo informações sobre o estado clínico do paciente, sentimentos, emoções ou fatos que acreditavam ser importante relatar daquela vivência. Assim como a equipe de profissionais, o diário era livre à família, sendo incentivado que seus membros narrassem seus sentimentos em relação àquela experiência, bem como situações que seu familiar internado estaria passando naquele momento tão intenso.

A partir desta prática, Garrouste-Orgeas et al. realizaram um estudo qualitativo envolvendo 32 entrevistas semiestruturadas com parentes de 26 pacientes que receberam o diário. Seu objetivo com estas entrevistas era investigar a experiência do ponto de vista da família, com a leitura e a escrita do instrumento.

As entrevistas realizadas com os familiares do projeto mostraram inúmeros benefícios na utilização dos diários, tanto do ponto de vista da família como da melhoria do cuidado em UTIs. Para eles, essa nova ferramenta possibilitou melhores comunicação e compreensão das informações clínicas escritas pela equipe, principalmente pelo fato de o diário poder ser lido quantas vezes fossem necessárias, melhorando a assimilação das informações.

Da mesma forma, o estado de vulnerabilidade em que se encontravam os pacientes incentivava os familiares a poder nomear, por meio da escrita, sentimentos nunca antes ditos em relação àquela pessoa. Nas folhas do diário eram postas mensagens de carinho, amor, otimismo e entusiasmo, documentando, por meio das palavras, que seus familiares estavam lado a lado com a pessoa doente. Estas mesmas emoções, quando escritas por algum profissional da equipe, possibilitavam aos familiares a manutenção da esperança e da força de seguir acreditando na continuidade da vida.

Contudo, para nós, a parte encantadora em relação a esta pesquisa diz respeito à forma como os familiares puderam sentir a equipe de saúde mediante a escrita do diário. Segundo os autores, os familiares tiveram a oportunidade de mudar suas perspectivas quanto aos profissionais, uma vez que, por meio da leitura do diário, era possível perceber que, para além de um médico ou de uma enfermeira, fazia-se presente uma pessoa humana. Ficava evidenciado que se tratava de um humano falando de outro humano.

Assim como os diários modificavam as percepções dos familiares em relação à equipe de saúde, esta narrativa possibilitou referenciar o paciente como um ser vivo. O diário resgatou, tanto para a família quanto para a equipe técnica, o humano por trás de fios, tubos, cateteres e sondas conectadas àquele corpo. Assim como a equipe se tornava mais humana com esta ferramenta de escrita, o próprio paciente era trazido de volta à sua dignidade de pessoa humana e viva.

A partir disso, fica evidenciada, por meio destes estudos, a relevância da prática do diário como outra forma do cuidado ético em UTIs, na qual é possível o resgate da vida para além da sobrevivência, da sensibilidade para além do cuidado técnico-assistencial, e da humanidade para além do crachá profissional.

Além do mais, a possibilidade destes registros faz reviver e revisitar as próprias experiências, tecendo novos questionamentos para as mesmas situações e, com isso, novos diálogos e reflexões a respeito da experiência vivida em UTI.

A experiência da doença crítica causa não apenas medo em relação à morte, mas também sofrimento devido à percepção de que o paciente perdeu sua humanidade. Uma vez estando internado neste ambiente assustador e desconhecido, conectado a máquinas e fios, impossibilitado, muitas vezes, de fazer uso de sua própria fala, o paciente pode não ser reconhecido nem pela equipe e nem pela família.

O ambiente da UTI e a gravidade do estado de saúde daqueles que ali se encontram lançam um véu sobre a dignidade dos pacientes. O diário e sua capacidade narrativa registram ostensivamente para todos que circulam que, ali, deitado, encontra-se um ser humano. Logo, esse véu pode ser levantado por meio dos escritos de familiares e profissionais. A capacidade do diário está em ilustrar as diferenças entre tratamento e cuidado.

A possibilidade de escrita inaugura um espaço dentro de cada pessoa envolvida no diário que é de manter vivo aquele paciente. De resgatar o que tem de humano, o que tem de sujeito dentro de um corpo imóvel. De poder, pela narrativa de sua vida e dos arredores, dar àquela pessoa a continuidade de sua vida para além do período no qual encontrava-se silenciosa.

O simbolismo das palavras cuidadosamente escolhidas representa o investimento afetuoso em relação a uma pessoa. É a marca do desejo e do investimento em cada um que escreve. Marca que se fixa como um registro de memória para aquele paciente, que mesmo que não possa ser lembrada, é registrada como uma vivência de cuidado e não de indiferença.

Acreditamos que a potência do diário não está somente no auxílio da vivência da internação para o paciente, mas sim no resgate do fio que possa conduzir à vida, conectando o passado ao futuro. É necessário vencer certas barreiras do instituído, quebrar alguns paradigmas e ir ao encontro do outro. Há de se ter coragem, vontade, solidariedade, empatia, caneta e papel.

Bibliografia

Blair KT, Eccleston SD, Binder HM, et al. Improving the Patient Experience by Implementing an ICU Diary for Those at Risk of Post-intensive Care Syndrome. J Patient Exp. 2017;4(1):4-9.

Brasil. Ministério da Saúde. HumanizaSUS. Política Nacional de Humanização. A humanização como eixo norteador das práticas de atenção e gestão em todas as instâncias do SUS. Brasília, DF: Ministério da Saúde, 2004. Disponível em: http://bvsms.saude.gov.br/bvs/publicacoes/humanizasus_2004.pdf

Birman J. Mal-estar na atualidade: a psicanálise e as novas formas de subjetivação. 3a ed. Rio de Janeiro: Civilização Brasileira, 2001.

Egerod I, Schwartz-Nielsen KH, Hansen GM, et al. The extent and application of patient diaries in Danish ICUs in 2006. Nurs Crit Care. 2007;12(3):159-67.

Freud S. Obras psicológicas completas de Sigmund Freud: A interpretação dos sonhos. Rio de Janeiro: Imago, 1977. v. 4 e 5.

Freud S. Obras psicológicas completas de Sigmund Freud: Conferências introdutórias sobre psicanálise (parte III). Rio de Janeiro: Imago, 1977. 16 v.

Garcia-Roza AL. Introdução à metapsicologia freudiana. 8a ed. Rio de Janeiro: Zahar, 2013.

Garrouste-Orgeas M, Coquet I, Périer A, et al. Impact of an intensive care unit diary on psychological distress in patients and relatives. Crit Care Med. 2012;40(7):2033-40.

Storli SL, Lind R. The meaning of follow-up in intensive care: patients' perspective. Scand J Caring Sci. 2009;23(1):45-56.

Ullman AJ, Aitken LM, Rattray J, et al. Intensive care diaries to promote recovery for patients and families after critical illness: a Cochrane systematic review. Int J Nurs Stud. 2015;52(7):1243-53.

CAPÍTULO 21

Decisão compartilhada entre equipe e família

Sandra Regina Gonzaga Mazutti
Vanúzia Sari

Decisão compartilhada em terapia intensiva: equilibrar o pêndulo é necessário! Está na hora de ver o copo "meio cheio"

Existem decisões em saúde que são relativamente fáceis ou mesmo técnicas; outras tantas são impregnadas de inúmeros significados, valores, emoções e tantos "e se" que as tornam difíceis e repletas de conotações para profissionais de saúde, pacientes e famílias. Há muitas circunstâncias em que as opções são variadas e cada uma delas terá seus próprios riscos, ônus e benefícios para os envolvidos. Ter de decidir e adotar a "escolha que pareça mais acertada" para cada contexto, para cada situação, entendendo o que é importante para "alguém ou para si", ali no "agora", pode ser difícil, perturbador, estressante e até amedrontador.

Na unidade de terapia intensiva (UTI), em meio a um ambiente de dubiedades e tecnologias, centenas de decisões são tomadas todos os dias nos rounds profissionais, à beira de leito, em condições de eventos agudos, em situações de vida ou morte etc. Para boa parte dessas decisões, sobretudo aquelas de caráter técnico (o antibiótico indicado, o produto a ser utilizado em uma lesão, o gotejo de uma droga, os testes laboratoriais necessários), talvez não existam benefícios na participação do paciente e de seus familiares. Todavia, em tantas outras, que inclusive podem ser as grandes balizadoras das decisões técnico-profissionais, é extremamente desejável que pacientes/substitutos compartilhem das decisões, em especial daquelas agregadas de valores e preferências.

Obviamente, em UTI, pode ser que discussões com pacientes e familiares sejam logisticamente impraticáveis em tempo real, em particular ao se responder a um paciente agudamente instável (por exemplo, na ressuscitação cardiopulmonar). Também é verdade que grande parte dos pacientes críticos, em função da gravidade clínica e/ou do uso de sedativos, está impossibilitada não somente de expressar seus valores e desejos como também de tomar decisões significativas a respeito de si mesmo. Em outras situações, evita-se solicitar que o "paciente decida" porque se acredita que ele não suporte o "peso da decisão", o que não necessariamente é uma verdade. Com isso, em nosso contexto, essa responsabilidade sobrecai majoritariamente sobre os decisores substitutivos, representados normalmente por familiares e/ou pessoas com vínculos afetivos para com o indivíduo doente.

Não obstante, muito embora os entes queridos (em geral) tenham uma compreensão razoável acerca dos valores fundamentais do paciente, anteriores ao adoecimento, ocorre que, em muitas circunstâncias, esses decisores não têm certeza de quais resultados seriam considerados "os mais aceitáveis" para os seus (às vezes confundindo-se com seus próprios interesses). Além do mais, um resultado desejado e/ou o objetivo inicialmente expresso nem sempre é possível e, com frequência, modificam-se à medida que o prognóstico também muda ou se torna mais ou menos incerto. Isto requer comunicação contínua, honesta e empática.

A esse quadro, soma-se uma carga emocional e estressora na qual ter de decidir pelo outro torna concreta a "falta desse outro" e a possibilidade real da sua perda. Ainda em uma conjuntura de incertezas e em um ambiente desconhecido, medos e receios de "decisões incorretas", especialmente aquelas decididas na "solidão" da falta de apoio, associam-se a culpas em potencial.

Também é verdade que a vontade de "decidir junto ou por si só" expressa pelo paciente e/ou decisores não é a mesma em todas as ocasiões e contextos, mudando em função das peculiaridades de cada momento vivenciado e das decisões requeridas. Pode ser necessário aceitar que alguns deles preferem participar ativamente da tomada de decisão, mas não em todos os instantes nem em todas as decisões, enquanto outros optarão por um papel mais passivo, deixando as deliberações para os profissionais. Conhecer o que é desejado em cada decisão, adaptar-se e respeitar essa vontade é a saída possível.

Esse compartilhar de decisões entre equipes, pacientes e decisores na terapia intensiva pode ser desafiador, e conflitos decisivos tendem a ser mais proeminentes quando a boa comunicação e o apoio não se estabelecem.

Notadamente, as deliberações em UTI em ambos os lados do Atlântico têm pendulado entre dois modelos opostos: o paternalismo, comum em países europeus, que dá notório poder de decisão aos profissionais, e o primado da autonomia informada, mais prevalente na América do Norte. Este último, a propósito, é bastante associado à prática da medicina defensiva e também objeto de confusão conceitual entre os profissionais quanto ao modelo de decisão compartilhada em saúde. Em dados instantes, pensa-se que "informar" é decidir junto.

No Brasil, existem circunstâncias em que os profissionais, por acreditarem que estão agindo para atender ao melhor interesse do paciente e de sua família, escolhem "proteger" o paciente crítico de "más notícias", evitando falar-lhe sobre diagnósticos e prognóticos, mesmo quando isso seria possível, o que tolhe deles a possibilidade de decidir e expressar quereres e vontades. Por vezes, decide-se sobre limitação terapêutica (LT) ou tratamentos a serem adotados conforme as melhores evidências médicas, mas nem sempre considerando as preferências do doente e/ou de seus substitutivos.

Entretanto, quando pacientes são capazes de se comunicarem mesmo quando lhes falta capacidade para a tomada de decisão, os profissionais devem buscar conhecer valores, objetivos e preferências desses indivíduos em vez de presumirem que eles estão confusos, frágeis ou sedados demais para contribuir. Pode ser útil, inclusive, revisar declarações escritas anteriores, como um testamento vital, acerca dessas vontades e preferências.

Por outro lado, é bem verdade também que tem havido forte influência do modelo da autonomia do paciente na formação profissional em saúde, sobretudo nos últimos 30 anos. Nesse ponto, os profissionais são orientados a fornecer informações clínicas adequadas, combinadas a informações prognósticas centradas em evidências para, então, permitir que os pacientes e seus substitutos decidam.

Acontece que, no interesse de garantir essa autonomia, sobretudo em cuidados críticos, quando a tomada de decisão substitutiva é mais regra do que exceção, há instantes em que se acaba por solicitar que os decisores entendam o complexo quadro das condições médicas, aceitem prognósticos e incertezas e avaliem as opções apresentadas para, então, assumirem a responsabilidade exclusiva pela tomada de decisão. Isso tudo em meio a um cenário de elevada carga emocional, e considerando-se que nem sempre a comunicação instituída é realmente aberta e compreensível em termos de linguagens e informações. Enfrentando o prognóstico da incerteza, esses familiares/decisores são indagados sobre escolhas, muitas vezes de "vida ou morte", e, em certos casos, sem as ferramentas de enfretamento adequadas. É quase um abandono à decisão solitária.

Não obstante, estudos demonstram que, tantos nos países de modelo paternalista quanto naqueles centrados na autonomia, os pacientes e seus substitutos têm expressado a vontade de participar das decisões e também de optar por suas escolhas junto da equipe clínica, ouvindo e valorizando a opinião e a sugestão daqueles que cuidam deles.

Diante disso, a tomada de decisão compartilhada representa uma estratégia para alcançar o cuidado centrado no paciente, sendo definida pelo *American College of Critical Care Medicine* e pela *American Thoracic Society* como um processo colaborativo que permite a pacientes, seus substitutos e clínicos tomarem decisões conjuntas de cuidados de saúde, levando em consideração as melhores evidências científicas disponíveis, bem como os valores, as metas e as preferências pessoais do paciente.

Existe aí um planejamento colaborativo e corresponsável das ações, com contribuições mútuas e redução das assimetrias de poder entre profissional, paciente e decisores substitutivos. Aos profissionais, não basta somente elicitar o que pensa o outro, mas é preciso um esforço para que esse outro (paciente e/ou familiar decisor) compreenda as evidências disponíveis em termos de diagnósticos, prognósticos, terapêuticas e cuidados, seus riscos e benefícios, e também as especificidades da sua própria condição ou da de seu familiar doente. Ao mesmo tempo, o profissional precisa expor seu conhecimento e julgamento clínicos, partilhando a decisão e as escolhas assim como as responsabilidades por ela, assegurando o respeito às preferências e aos valores expressos pelo outro.

Destarte, três elementos essenciais estão presentes na tomada de decisão compartilhada. Primeiro, profissionais e paciente/familiar precisam reconhecer que uma decisão é exigida. Segundo, ambos necessitam conhecer e compreender as melhores evidências disponíveis em relação aos riscos e aos benefícios de cada opção, eleger o que pode ser conveniente e se vão recorrer a ferramentas de apoio. Terceiro, as decisões precisam levar em consideração o julgamento do profissional ("O que eu penso?"; "O que eu sugiro a partir do que você me disse?") e os valores e as preferências do paciente

("O que é importante para você ou para seu familiar?"). Nesse sentido, fatores culturais são relevantes, assim como aqueles que afetam as interações paciente-clínico, tais como confiança mútua ou concordância e discordância de linguagem entre ambos, os quais devem ser considerados ao longo deste processo.

De fato, no cenário da terapia intensiva, a decisão compartilhada na prática clínica pode não somente beneficiar os pacientes e melhorar suas experiências com o sistema de saúde, mas também aumentar o uso de evidências relacionadas a cada caso por parte dos profissionais, inclusive junto a pacientes e substitutos. Além disso, o maior envolvimento de pacientes/substitutos nas decisões pode ajudar o profissional a aceitar aquelas decisões que não são necessariamente as que ele perceberia como mais apropriadas, e que, pelo menos, são aquelas com as quais os indivíduos envolvidos estão mais bem preparados para se comprometer e lidar.

Há que se considerar, entretanto, que podem existir algumas barreiras à concretização da decisão compartilhada, sejam elas referidas ou reais, que precisam ser adequadamente trabalhadas e discutidas caso se intente que esse modelo seja colocado em prática na UTI. São elas:

- A falta de consenso entre a equipe de tratamento (médicos, enfermeiros, nutricionistas, fisioterapeutas, psicólogos etc.), especialmente quando estão envolvidas diversas especialidades médicas (cirurgiões, nefrologistas, intensivistas) e quando há necessidade de limitar terapêuticas. Isso, sobretudo, quando os profissionais se concentram em aspectos particulares da condição do paciente que está sob seus cuidados e não em sua totalidade, o que gera desacordos e conflitos. Convém destacar, ainda, ser imprescindível que, antes de dialogar com paciente e decisores, a equipe interdisciplinar discuta em rounds a condição do paciente, clarificando prognósticos e opções terapêuticas com base nas melhores evidências disponíveis, sempre em busca de consensos viáveis e de elencar as melhores opções terapêuticas a serem trabalhadas com pacientes e substitutos. Nesse processo, recorrer a consultores especialistas pode se mostrar apropriado.

- A comunicação inadequada, ineficiente e não condizente com os níveis de compreensão dos pacientes e substitutos. Não é incomum o uso de linguajar técnico e a falta de corresponsabilidade nas decisões. Nesse quesito, destaca-se que a comunicação com paciente e família, incluindo notícias angustiantes, deve ser efetuada diariamente, de forma clara, sensível, sem pressa e em uma configuração apropriada, compatível com o nível de instrução e de cultura dos indivíduos e em que seja possível a escuta atenciosa e empática. Logo, é essencial reconhecer as adaptações necessárias ao dialogar com pacientes e famílias, de acordo com a natureza crônica versus a natureza aguda da doença, diferenças culturais e espirituais e outras influências.

Em vista disso, é inviável que se converse com familiares/decisores substitutos em pé, nos corredores da UTI, em meio a inúmeros burburinhos e em horários restritos ao interesse dos profissionais. Tampouco se pode participar de uma "conspiração de silêncio", em que se deixa o paciente "sozinho na UTI" e se discute com a família as decisões sobre alguém que está em condição plena de decidir ou de se manifestar sobre as decisões se assim desejar. Ressaltamos que os profissionais precisam aprender a reconhecer o quanto os pacientes e seus substitutos querem partilhar de uma decisão ou deixá-la para o clínico. Por exemplo, quando um paciente diz ter medo de "ter algo ruim" ou de que "algo ruim lhe aconteça", essa pode ser "a deixa sutil" para que o profissional lhe questione sobre o quanto ele gostaria de saber caso realmente tivesse "algo ruim" e sobre o quanto gostaria de decidir acerca do que fazer em tal circunstância.

Da mesma forma, a linguagem utilizada não pode implicar o abandono da decisão por parte do profissional, com responsabilização exclusiva do paciente e/ou de seu substituto pela escolha feita, mas indicar a partilha dessa decisão, com o reconhecimento das preferências e dos valores do paciente e/ou de seu substituto. Profissionais podem falar sobre seus julgamentos clínicos a partir das melhores evidências disponíveis e, em todos os casos, ao apresentar suas opiniões clínicas, falar do quanto cada caso é peculiar em termos de respostas, apesar do que é cientificamente conhecido. Com isso, fica assegurada a possibilidade de revisão de metas, objetivos e preferências à medida que o prognóstico se altera.

Além disso, em qualquer das circunstâncias, é necessário esclarecer se houve compreensão suficiente das informações requeridas para a tomada de decisão. Ferramentas de apoio, múltiplos momentos para conversar, intermediação de profissionais de diferentes áreas (enfermeiros costumam ser apontados como facilitadores de conversas desse gênero), instrumentos de avaliação de preparo para decisões, entre outros, são úteis para tal.

- A crença profissional de que os pacientes ou que seus substitutivos não são competentes o suficiente para a decisão compartilhada ou de que não desejam decidir compartilhadamente a respeito das circunstâncias decisórias. Ou, ainda, a crença profissional de que executam decisão compartilhada quando, na realidade, agem no sentido de informar as opções terapêuticas disponíveis.

Por certo, o mau entendimento sobre a capacidade e o desejo do outro de fazer escolhas compartilhadas atuam como potentes desincentivos às mudanças na prática dos profissionais em UTI. É preciso reconhecer que parte dessas crenças pode estar relacionada à incapacidade profissional de se comunicar de acordo com as necessidades do outro e não, obrigatoriamente, à falta de condições desse outro para a decisão. É imperativo lembrar ainda que cada decisão é única, assim como também o é cada momento vivido. Se hoje alguém opta por deixar a decisão ao profissional, amanhã pode querer decidir por si.

Embora os profissionais julguem saber quais pacientes desejam e deveriam ou quais têm capacidade para se envolver em decisões compartilhadas, essas opiniões podem estar equivocadas. Por exemplo, em geral, pacientes vulneráveis, considerados pelos profissionais incapazes de decidir, são os que mais se beneficiarão da participação em uma tomada de decisão compartilhada. Aos profissionais cabe, pois, buscar entender o papel que os pacientes e seus substitutos desejam ter na tomada de decisões, explorando seus objetivos de cuidado antes de oferecer ou de deixar de oferecer possíveis intervenções.

- Praticar decisão compartilhada centrada exclusivamente na díade profissional ⟷ paciente/substituto (em geral, médico-paciente). Todos os membros da equipe de cuidados e não apenas médicos, mas também enfermeiros, nutricionistas, farmacêuticos, terapeutas ocupacionais, consultores etc, podem contribuir para que a tomada de decisões compartilhadas seja uma realidade na UTI, em todas as configurações clínicas. Uma abordagem que envolva todos os membros do time nesse processo pode garantir mais esforços para melhorar a coordenação do cuidado e reduzir a fragmentação da saúde.
- A não documentação dos objetivos de atendimento, dos valores e das preferências do paciente e/ou de seu substituto por meio de documentos claros, realistas e apropriados[10], o que implica não continuidade ou não incorporação dessas preferências nos cuidados diários. Podem concorrer para essa condição os conflitos de opiniões entre as equipes, a não consideração das melhores evidências clínicas disponíveis e a preocupação com questões judiciais versus medo de fazer algo errado ou de limitar tratamentos de vida para um paciente que poderia sobreviver.
- A crença profissional na falta de tempo e de estrutura institucional para efetivar a decisão compartilhada. Profissionais tendem a acreditar que não é possível efetivar compartilhamentos adequados com paciente e famílias porque a rotina intensa da UTI inviabiliza tempo o suficiente para isso, o que, somado à inexistência de um ambiente adequado para "sentar e conversar", tornaria tal prática difícil.

O fato é que a barreira "falta de tempo" é sempre o primeiro elemento apresentado[8] quando se intenta mudanças de práticas cristalizadas em ambientes de cuidado. Conquanto seja provável a necessidade de adaptações em termos de ambientes propícios à escuta ou de tempo para tal, a dificuldade parece estar mais em função da mudança de postura do que de estrutura.

Talvez existam momentos em que, na correria da UTI, este tempo não esteja tão disponível, entretanto, uma medida simples como trazer os decisores substitutos para dentro da UTI por mais tempo e para acompanhar seu ente mais de perto pode ser a saída necessária para que as decisões sejam mais compartilhadas. Essa proximidade pode, inclusive, concorrer para que o tempo de reflexão dos pacientes e de seus substitutos sobre as decisões a serem tomadas também possa ser estendido para uma grande parte das decisões requeridas conforme os caminhos clínicos sejam, igualmente, desacelerados.

- A falta de habilidade para partilhar decisões com pacientes e seus substitutos, pois, nitidamente, um modelo de decisão compartilhada exige mais dos profissionais de UTI uma vez que requer certo tempo (embora não absurdamente maior do que o normal), comunicação genuína e compromisso em compartilhar as próprias incertezas com os pacientes e suas famílias. Sendo assim, profissionais intensivistas devem ser treinados para o desenvolvimento de habilidades comunicacionais e para a compreensão de quais decisões de seus pacientes/substitutos são sensíveis a valores e preferências a fim de tornar possível a deliberação conjunta para uma decisão compartilhada. Devem, ainda, ser estimulados a desenvolver relação de confiança mútua com o paciente/substituto, bem como a ofertar apoio emocional e informações suficientes para que paciente e família avaliem os benefícios e os encargos de semelhantes decisões e se sintam amparados ao decidir.
- A não adoção de métodos e estratégias para averiguar se pacientes e substitutos se sentem preparados para o compartilhamento de decisões e se desejam fazê-lo ou para avaliar se o processo de decisão compartilhada está de fato sendo concretizado como supõe-se (avaliação de processo e de resultados) e se atinge os objetivos pretendidos.

Na atualidade, existem diversos instrumentos disponíveis e validados para o ajuizamento de diferentes domínios da decisão compartilhada, embora poucos deles tenham sido traduzidos para o português. Alguns se voltam aos antecedentes decisionais, outros, ao processo de decisão, e outros, ainda, aos resultados da decisão compartilhada e suas consequências.

Escalas para "antecedentes da decisão" incluem aquelas que avaliam o quanto paciente e substituto desejam participar do compartilhamento de decisões, a capacidade e as habilidades para a tomada de decisões, as atitudes e as crenças a respeito da participação na tomada de decisões, a utilidade da intervenção de apoio à decisão e as preferências em relação à participação de cuidados, entre outros.

Já as escalas para "processos de decisão" aferem o apoio ofertado pelos profissionais durante a tomada de decisão compartilhada, as habilidades de comunicação profissional, a atuação de médicos no incentivo à decisão compartilhada, o processo em si de decisão compartilhada (ponto de vista de pacientes e médicos) e os fatores distintos envolvidos no processo de decisão.

Por fim, as escalas para análise de "resultados da decisão" julgam pensamentos de arrependimento ou o arrependimento dos familiares e dos pacientes em relação às decisões tomadas, a satisfação com a decisão adotada, com as informações recebidas e com o controle da decisão, os conflitos e incertezas decisionais, o grau de conforto com a opção por um tratamento etc.

Na Figura 21.1, são apresentados exemplos de escalas de avaliação aplicáveis a cada um dos domínios do processo de decisão compartilhada.

Compartilhamento de decisões em limitação terapêutica e em fim de vida na unidade de terapia intensiva

Ter um ente querido internado em UTI é, quase sempre, uma experiência estressante e dolorosa. Uma experiência, muitas vezes, marcada por rupturas, limitações, desarticulações de papéis, privações, sofrimentos, medos e angústias tanto para o paciente quanto para sua família. Uma experiência que precisa ser amplamente acolhida pela equipe multiprofissional para que a resiliência dos envolvidos se torne possível.

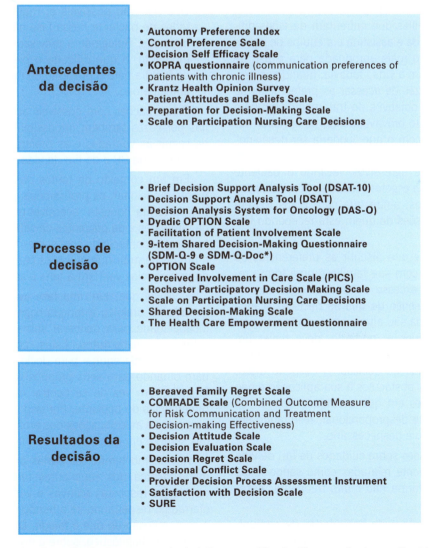

Figura 22.1. Instrumentos de avaliação do processo de decisão compartilhada. Uma versão do questionário foi desenvolvida em 2012 para aplicação aos médicos. Fonte: adaptado de Scholl I, Kriston L, Dirmaier J, et al. Development and psychometric properties of the Shared Decision Making Questionnaire-Physician version (SDM-Q-DOC). Patient Educ Couns. 2012;88(2):284-90.

Quando essa experiência familiar se associa a uma aproximação com a perspectiva da morte dos seus, sintomas de estresse agudo e pós-traumático, depressão e ansiedade generalizada costumam estar presentes e podem até mesmo ser potencializados. A exposição da família a uma doença crítica pode resultar, inclusive, em uma "Síndrome Familiar de Cuidados Pós-Intensivos" ou em luto complicado.

A tomada de decisão nessas circunstâncias é um processo difícil e frequentemente doloroso, de modo que a possibilidade de a família compartilhar com a equipe a decisão em fim de vida, provavelmente, a ajudará a diminuir a enorme culpa e a ansiedade que costumam envolver tais deliberações. Razão pela qual este precisa ser o principal modelo para decisões em UTI, sobretudo em termos de LT e de cuidados paliativos (CP), nos quais o componente sensível-emocional é consideravelmente forte.

A partir da construção colaborativa das decisões, as preferências dos pacientes podem ser identificadas, a ansiedade das famílias que enfrentam decisões difíceis pode ser diminuída e assistida e a equipe de saúde pode tomar a decisão mais apropriada para o uso de terapias que sustentam a vida. Todavia, quando os profissionais são incapazes de acessar as preferências do paciente quanto aos objetivos de tratamento, também serão incapazes, muito provavelmente, de fornecer tratamentos de acordo com o que "poderia ser desejado" pelo indivíduo no fim de sua vida. Daí por que tendem a ficar desmedidos e agressivos, levando o paciente até o ponto em que se esgotam todas as possibilidades terapêuticas existentes, ainda que nem todas fossem adequadas às pretensões de quem está recebendo tais cuidados.

Hoje se reconhece que discutir as preferências do paciente com ele ou com sua família é uma forma relevante de reduzir o excesso de cuidado agressivo de vida, havendo o consenso de que as decisões acerca de CP e de fim de vida são altamente sensíveis às preferências dos indivíduos e, portanto, deve haver um contexto apropriado para o envolvimento de pacientes e familiares na tomada de decisão. A despeito disso, existem consideráveis obstáculos à sua aplicação e não são raras as situações em que o cuidado em fim de vida é excessivamente desproporcional, resultando em sofrimento desmedido e desnecessário.

Na verdade, decisões sobre cuidados de fim de vida são mais frequentemente relatadas como sendo feitas tarde demais ou de forma não muito frequente. Associam-se para tal:

- Falta de treinamento e de habilidades de comunicação em fim de vida por parte dos profissionais, incluindo a comunicação com colegas e a comunicação acerca da futilidade de um tratamento adicional para o paciente e sua família.

- Desacordos e opiniões conflitantes entre profissionais acerca do prognóstico, do tratamento e, especialmente, sobre a iminência da morte, sendo que "incertezas prognósticas" são as principais justificativas para não discutir LT.

- Profissionais não admitirem que um paciente está prestes a morrer, com expectativas irreais em termos terapêuticos.

- Profissionais mais preocupados em "perder alguém tratável" do que com a "possibilidade de prejudicar os pacientes com o prolongamento do tratamento e do processo de morte", ainda que isso possa não condizer com as preferências do paciente.

- Favorecimento do ponto de vista do próprio profissional a respeito do que é melhor para o paciente quanto a abandonar tratamento fútil, de forma que tal hipótese somente é considerada para abordagem quando tal profissional acha que ela se torna relevante. Com isso, discussões antecipadas de fim de vida não são possíveis e, muito comumente, vontades de paciente nessa fase não chegam a ser conhecidas. Relega-se a provisão de CP até o último momento, o que dificulta o preparo do paciente e da família para o processo de morte e o próprio luto antecipatório.

Preocupações com possíveis ações legais das famílias por vezes também impossibilitam os profissionais de seguir as vontades e as preferências dos pacientes em termos de CP e de fim de vida.

Em um contexto de tantos obstáculos e profundamente emocional, os profissionais precisam corresponder de forma honesta, acessível e empática ao desejo de familiares e de pacientes de saber a verdade sobre o "que está acontecendo com si mesmo ou com seu ente", a fim de permitir que questões carregadas de valores e de preferências venham à tona e sejam discutidas.

É visível que, em uma fase avançada de doenças, quando há prejuízo à função cognitiva do paciente ou incapacidade para deliberar sobre si, a decisão recai sobre seus substitutos. Estes, contudo, quando são abordados pela equipe para decidir, muitas vezes acabam olhando para seus próprios valores, metas e preferências em vez de se centrar nos valores, metas e preferências do paciente. Por isso, é importante que as perguntas e as colocações dos profissionais sejam focadas sempre em quais seriam os interesses do paciente.

Ao mesmo tempo, as várias preocupações das famílias acerca dos seus entes também precisam ser ouvidas, e respostas efetivas e verdadeiras devem ser ofertadas, respeitando-se o tempo dessas famílias para a compreensão do que é falado. Dúvidas a respeito da certeza do diagnóstico, sobre a evolução do quadro clínico do paciente, a resposta às terapêuticas instituídas, riscos e benefícios de cada intervenção e se o tratamento necessário e possível foi disponibilizado geralmente estão presentes para a maioria dos familiares. E quando a possibilidade de "irreversibilidade" se torna "potencialmente real", inúmeras outras preocupações e receios se associam a estas. São comuns questionamentos, expressos ou silenciosos, sobre quanto tempo resta de vida, se há dor ou sofrimento diante da condição vivida pelo paciente, sobre benefícios de alguns procedimentos, dentre outras.

Para responder a tantos receios, angústias e indagações, podem ser necessários encontros sucessivos e o reconhecimento de que o tempo para viver a experiência da "criticidade" varia de pessoa para pessoa. Decisões compartilhadas, antes disso, costumam ser difíceis e, não raro, o ônus de decidir é relegado aos profissionais. Pode ser cruel insistir que uma família que se sente despreparada decida sobre fim de vida e LT nessas condições. A conversa empática e verdadeira, em ambiente acolhedor, é essencial para que semelhantes decisões sejam compartilhadas e amparadas. E, antes de tudo, os profissionais precisam também se sentir preparados e ter habilidades comunicacionais para fazê-lo. Porque somente quando a comunicação efetiva acontece é que os familiares, que são os mais bem informados para testemunhar as vontades silenciadas do doente crítico, conseguem acessar a dimensão do que "está em jogo para o seu ente querido" e, então, falar sobre os desejos desse paciente.

Diante de tudo isso, a abordagem para CP representa uma conversa complexa e delicada que exige afetividade, honestidade e abertura para conhecer e entender a opinião e os valores do outro e, inclusive, para abrir mão de suas opiniões e preferências em favor do melhor tratamento para o paciente. Acontece que isso só é possível quando há possibilidade de acessar o que é significativo para aquele paciente em termos de cuidado, mesmo quando o mais significativo seja continuar com todas as medidas possíveis. Cada situação é singular e cada vivência é única e tem de ser acessada pelo profissional.

Destarte, o passo inicial para envolver a família em decisões de fim de vida deve ser discutir o prognóstico e o nível de compreensão desses indivíduos acerca da condição do seu ente, sempre em tempo oportuno e com informações completas e consistentes dadas de forma cuidadosa e respeitosa. Isso pode ser difícil porque, em dadas circunstâncias, nem sempre há disponibilidade de evidências de qualidade para essa população de pacientes, o que torna difícil fornecer informações precisas sobre os resultados esperados para as opções terapêuticas. Para complicar ainda mais as coisas, a importância de manter a esperança pode entrar em conflito com o pressuposto de que os pacientes e os familiares necessitam de informações explícitas e precisas para participar de decisões compartilhadas.

Logo, esforços devem ser feitos no sentido de tornar claros os prognósticos e as melhores opções de trata-

mento conforme o melhor julgamento do profissional e as melhores evidências disponíveis. A partir daí, os substitutos decisores poderão pensar sobre as decisões que deverão enfrentar, avaliando em que medida querem se envolver e como desejam fazê-lo.

Recomendam-se, pois, conferências familiares ou individuais, em local acolhedor, com presença de equipe multiprofissional (médico, psicólogo e/ou enfermeiro), a fim de se conhecer as necessidades, os valores e os desejos do paciente que já tenham sido expressos previamente. Acessar esses desejos pode perpassar por uma boa comunicação com a família, mas também pela retomada das manifestações declaradas pelo paciente e registradas em prontuário através de testamento vital. A questão é se as equipes tiveram possibilidade e tempo, ou mesmo "coragem", para falar sobre isso "antes", em algum momento da internação na UTI ou fora dela. Às vezes, em eventos incapacitantes agudos, isso não é possível. Nesse caso, saber acessar a opinião dos pacientes através da opinião de seus familiares (mesmo que esses familiares não desejem o ônus da decisão para si) é primordial. Afinal, é isso que permitirá à equipe da UTI incorporar os desejos do paciente na gestão das decisões.

De modo geral, as famílias parecem se mostrar satisfeitas quando decisões são tomadas atendendo a esses pedidos prévios dos pacientes, ainda que isso represente a retirada de suporte avançado de vida ou a não introdução de medidas desnecessárias e fúteis. Há também os casos em que a família, movida por diferentes razões, não concorda com a perspectiva médica de LT e solicita que medidas invasivas sejam instituídas ou mantidas, mesmo após o esclarecimento de que são consideradas inócuas. Em todo caso, boas tomadas de decisões dependem bastante de atendimento acolhedor, respeito, compaixão e empatia.

Consequentemente, é muito relevante estabelecer uma relação de confiança entre paciente, equipe e decisores substitutos, que viabilize conversas acerca das incertezas diagnósticas e prognósticas, bem como o acolhimento e a paliação das emoções de pacientes e familiares, incluindo a vivência da perspectiva do luto antecipatório. Arranjar o tempo necessário para isso, diante de tantas outras demandas existentes na correria da UTI, é outro dos tantos desafios que os profissionais enfrentam, mas que precisa ser vencido para tornar viável e concreto o cuidado centrado no paciente.

A hora de ver o copo "meio cheio": caminhos para a decisão compartilhada

Existe uma tendência profissional de olhar para a decisão compartilhada do ponto de vista do "copo meio vazio", ou seja, apontando as dificuldades do processo ou os conflitos decisionais que poderão acontecer a partir dele. No entanto, para olhar esse copo como "meio cheio", é preciso, primeiro, apostar que a decisão compartilhada é possível e abrir-se para essa eventualidade.

Fato é que chegou a hora de abraçar esse modelo e movê-lo em um esforço para aliviar o sofrimento em tempos de doença crítica. Um guia para auxiliar esse processo foi proposto pelo *American College of Critical Care Medicine* e pela *American Thoracic Society*, e pode ser sintetizado em cada um dos passos que seguem, conforme proposto em Akon et al. (a sequência de passos apresentada neste trecho do capítulo e as explicações sobre cada um deles corresponde ao resumo das recomendações do *American College of Critical Care Medicine* e da *American Thoracic Society*):

a) Estabelecer uma relação de confiança e conhecer pacientes e/ou substitutos, comunicando as funções de toda a equipe e apresentando o compromisso com o melhor cuidado.

Um pré-requisito essencial para a construção de qualquer processo de decisão compartilhada é a existência de uma relação de confiança entre clínicos, pacientes e substitutos. Como no contexto de uma doença crítica aguda, geralmente, não existia uma relação prévia, essa relação precisará ser construída no encontro com as famílias, preferencialmente antes do momento de as decisões precisarem ser tomadas.

A *American College of Critical Care Medicine* recomenda um encontro entre família e equipe multidisciplinar dentro de 24 a 48 horas da admissão na UTI e a intervalos regulares, conforme a necessidade manifesta. Nesses encontros, deve-se procurar conhecer a história do paciente ("Você gostaria de contar um pouco sobre o seu familiar, já que não consegui conhecê-lo antes de estar tão doente?") e as perspectivas da família.

b) Fornecer suporte emocional a paciente e família, reconhecendo emoções fortes, transmitindo empatia e explorando os medos e as preocupações do substituto.

Esforços devem ser tecidos em busca de reconhecer e entender os sentimentos e as emoções dos substitutos diante da doença crítica. Expressar empatia diante dessa vivência e lançar mão de recursos como conversas, participação em *rounds*, reuniões regulares para atualização etc. para aliviar ansiedades é essencial para que o apoio emocional seja efetivo.

c) Avaliar a compreensão do paciente ou dos decisores substitutivos acerca da situação por meio de perguntas abertas sobre o que já foi informado.

Geralmente, ao adentrarem na UTI, pacientes e/ou substitutos já conversaram com múltiplos profissionais ou tiveram acesso a informações diversas sobre a circunstância que vivenciam, chegando ao encontro clínico com diferentes níveis de compreensão. Acessar essa compreensão inicial é muito importan-

te, pois é isso que possibilita que pacientes e substitutos compartilhem suas perspectivas da doença ao mesmo tempo em que permite que se adapte o fornecimento de informações de acordo com a situação. Sugere-se, para tal, que perguntem: "Você pode me dizer o que já ouviu sobre o que está acontecendo com seu familiar e o quanto seu familiar está doente?".

d) Explicar a condição médica usando linguagem simples e transmitindo informações por meio de frases curtas, com pausas frequentes, para avaliar o entendimento. Sempre clarificar o prognóstico para risco de morte e de comprometimento funcional.

É importante que os profissionais discutam rotineiramente com seus pacientes e substitutos o prognóstico do doente crítico, os riscos de mortalidade a curto e longo prazo e o comprometimento funcional e cognitivo. Uma metodologia útil como ponto de partida é a *"Ask-Tell-Ask"* (Perguntar-Dizer-Perguntar, em tradução livre), que implica: Perguntar: solicitar permissão para discutir o prognóstico; Dizer: transmitir a informação prognóstica; Perguntar: avaliar até que ponto o paciente/substituto entendeu a informação. Uma maneira eficaz de avaliar o que foi dito é pedir ao paciente/substituto que explique o que acabou de ouvir para outros membros da família.

Nos casos em que os substitutos se recusam a discutir prognóstico, particularmente em possíveis escolhas de fim de vida, os profissionais devem explicar por que essa informação é crítica, fornecendo tempo para que se sintam confortáveis para discutir tópicos tão difíceis. Se a recusa do substituto persistir, um decisor alternativo deve ser identificado ou, então, deve-se procurar o auxílio de um comitê de ética clínica, quando houver.

e) Destacar que há uma escolha a ser feita, explicando por que a opinião dos substitutos é importante diante do que precisa ser decidido.

Nesse ponto, é necessário deixar claro que diferentes indivíduos optam por escolhas diferentes, dependendo de seus interesses e preferências, mas que, para tal, essas preferências precisam ser evidenciadas. Daí a importância do papel do substituto quando o paciente está ou é incapaz de fazê-lo. Nesses casos, o profissional pode dar exemplos de vivências clínicas para cada uma das opções e do porquê de cada decisão foi diferente conforme os valores dos envolvidos ("Não há uma resposta correta aqui, então precisamos apenas conversar e decidir o que faria mais sentido para o seu familiar").

f) Quando necessário, explicar a tomada de decisão substitutiva, falando acerca do papel do substituto ao promover os valores, os objetivos e as preferências do paciente.

Implica explicar que, quando os pacientes não conseguem tomar decisões por si mesmos, um membro da família ou um amigo assume o papel de ajudar a entender esses valores, metas e preferências do doente. Assim, profissional e familiar podem tomar as decisões por ele e para ele, fazendo o que provavelmente ele teria feito.

g) Avaliar a preferência de papel do paciente/substituto ("como você acha que devemos tomar essa decisão para seu familiar?"), esclarecendo o leque de modelos de tomada de decisão possíveis.

É preciso lembrar, entretanto, que as preferências de tomada de decisão dos pacientes e dos substitutos são dinâmicas e variam à medida que se tornam mais acostumados ao ambiente da UTI, conforme as decisões necessárias e de acordo com o relacionamento estabelecido com os vários membros da equipe. Assim, o modelo de decisão a ser adotado também poderá mudar ao longo do tempo. Os clínicos, portanto, devem discutir preferências de tomada de decisão em tempo real, especialmente para decisões difíceis pois, às vezes, as preferências somente são conhecidas quando a decisão é enfrentada. Além disso, os profissionais podem recorrer a suas experiências acumuladas com outros pacientes e substitutos na tentativa de esclarecer melhor como pode se dar a tomada de decisão naquele momento.

h) Explicar quais são as opções de tratamento existentes, seus riscos/benefícios, vantagens e desvantagens, de forma acessível, simples, clara e completa. Para isso, pode-se recorrer a ferramentas de apoio.

i) Elicitar os valores, as metas e as preferências do paciente que já tenham sido expressas anteriormente (por oral ou por escrito), perguntando aos substitutos o que o paciente provavelmente escolheria se pudesse falar por si mesmo.

Um exemplo de abordagem: "Nós já falamos muito sobre a condição do seu familiar e as escolhas que precisamos fazer. Mas, como diferentes pessoas fazem escolhas diferentes, eu preciso entender o que seria importante para o seu familiar. Conhecendo-o, você acha que ele gostaria de passar por...?".

j) Deliberar com pacientes e substitutos sobre os prós e os contras das várias opções diagnósticas e terapêuticas, explorando abertamente os pensamentos e as preocupações dos pacientes e/ou dos substitutos e corrigindo erros de percepção.

Através do diálogo aberto, não apenas os clínicos podem corrigir qualquer mal-entendido ou percepção equivocada por parte do paciente ou da família, mas também o paciente ou sua família podem corrigir qualquer percepção equivocada da equipe.

Um exemplo de abordagem: "Com base na nossa conversa, acho que tenho informações suficientes sobre o seu familiar para lhe fazer uma recomendação. Antes de fazer isso, quero me certificar de que você tenha todas as informações de que precisa para decidir. O que você entendeu sobre cada opção de tratamento que lhe expliquei?".

k) Fornecer uma recomendação, explicando o porquê dela.

À medida que as deliberações acontecem, os clínicos devem oferecer uma recomendação tendo por base a compreensão dos fatos médicos e também dos valores do paciente. A explicação deve ser dada acerca do raciocínio subjacente (do ponto de vista de fatos clínicos e do ponto de vista dos valores e das preferências do paciente) que levou à escolha daquela recomendação a fim de que pacientes/substitutos possam entender e participar ativamente da tomada de decisões sem se sentir pressionados ou intimidados.

Exemplo de abordagem: "Com base no que você me disse, parece que seu familiar gostaria de... por isso, eu recomendaria que.... Conforme discutimos, há um risco de...., mas essa recomendação parece ser a mais indicada do ponto de vista clínico porque... além disso, seu familiar, pelo que você me disse, iria querer... O que você acha?".

l) Tomar uma decisão em conjunto e concordar com uma decisão de tratamento a ser implementado.

Juntos, o paciente, o seu substituto e os profissionais de saúde devem decidir o plano de tratamento a ser implementado. Quando a decisão é tomada, os profissionais devem considerar a repetição da decisão ao paciente/substituto (*feedback*) para garantir que ela seja totalmente compreendida e que os envolvidos se sintam confortáveis com o processo de tomada de decisão.

Um exemplo de abordagem: "Com base em nossa conversa, parece que seu familiar não gostaria de... Levando isso em conta, parece que seria melhor para o seu familiar... Todos nós entendemos que isso significa que... Estamos todos de acordo com esse plano?".

Considerações finais

No dia a dia de turbulências da UTI, é altamente recomendável que os profissionais parem por um momento e deixem de lado suas atribulações para considerar se as decisões que estão tomando representam os melhores interesses de pacientes e de seus substitutos bem como se ajudarão a atingir os objetivos de um paciente. Vale ressaltar que é conveniente reconhecer que tais objetivos com frequência mudam ao longo de uma estadia na UTI. As respostas positivas muito provavelmente indicarão que uma decisão foi partilhada; as dúvidas, entretanto, são um incentivo para uma conversa.

Conversas podem acontecer através de encontros programados da equipe multiprofissional com pacientes e/ou substitutos, não apenas para estabelecer uma relação de confiança mútua, mas também para entender quem é aquele paciente e o que ele desejaria para si, afinal. Uma cultura de decisão compartilhada somente será possível se os profissionais desejarem concretizá-la e se empenharem para concretizá-la.

Vamos olhar para o copo e vê-lo meio cheio?

Bibliografia

Ambigapathy R, Chia YC, Ng CJ. Patient involvement in decision making: a cross-sectional study in a Malaysian primary care clinic. BMJ Open. 2016;6(1):e010063.

Barnes BN, Chaize M, Seegers V, et al. Complicated grief after death of a relative in the intensive care unit. Eur Respir J. 2015;45(5): 1341-52.

Belanger E. Shared decision-making in palliative care: research priorities to align care with patients' values. Palliat Med. 2017;31(7): 585-6.

Buckman R, Kason Y. How to Break Bad News: A Guide for Health Care Professionals. Baltimore: Johns Hopkins University Press; 1992.

Chewning B, Bylund CL, Shah B, et al. Patient preferences for shared decisions: a systematic review. Patient Educ Couns. 2012;86:9-18.

Davidson JE, Jones C, Bienvenu OJ. Family response to critical illness: postintensive care syndrome-family. Crit Care Med. 2012;40: 618-24.

Elwyn G, Frosch D, Thomson R, et al. Shared decision making: a model for clinical practice tomada de decisão compartilhada: um modelo para prática clínica. J Gen Intern Med. 2012;27(10):1361-7.

Farrell MH, Christopher SA, La Pean Kirschner A, et al. Improving the quality of physician communication with rapid-throughput analysis and report cards. Patient Educ Couns. 2014;97(2):248-55.

Hartog CS, Schwarzkopf D, Riedemann NC, et al. End-of-life care in the intensive care unit: a patient-based questionnaire of intensive care unit staff perception and relatives' psychological response. Palliat Med. 2015;29(4):336-45.

Kon AA, Davidson JE, Morrison W, et al. Shared Decision Making in Intensive Care Units: An American College of Critical Care Medicine and American Thoracic Society Policy Statement. Crit Care Med. 2016;44(1):188-201.

Légaré F, Witteman HO. Shared decision making: examining key elements and barriers to adoption into routine clinical practice. Health Affairs. 2013;32(2):276-84.

Levy MM. Shared decision-making in the ICU: entering a new era. Critical Care Medicine. 2004;32(9):1966-8.

Scheunemann LP, Cunningham TV, Arnold RM, et al. How clinicians discuss critically ill patients' preferences and values with surrogates: an empirical analysis. Crit Care Med. 2015;43:757-64.

Schwarze ML, Campbell TC, Cunningham TV, et al. You can't get what you want: innovation for end-of-life communication in the ICU. Am J Respir Crit Care Med. 2016;193(1):14-6.

Scholl I, Koelewijn-van Loon M, Sepucha K, et al. Measurement of shared decision making – a review of instruments. Z Evid Fortbild Qual Gesundhwes. 2011;105(4):313-24.

Turnbull AE, Sahetya SK, Needham DM. Aligning critical care interventions with patient goals: a modified Delphi study. Heart & Lung. 2016;45:517-24.

Visser M, Deliens L, Houttekier D. Physician-related barriers to communication and patient- and family-centred decision-making towards the end of life in intensive care: a systematic review. Critical Care. 2014;18(6):604.

CAPÍTULO 22

Gestão de conflitos na equipe: ferramentas e abordagens

Raquel Pusch

O capital humano no hospital

O termo capital humano está ligado, nas organizações, aos valores intrínsecos do ser humano, como afirma Ponchirolli. Humano, do latim *hominem* (para humanos), relacionado a pessoas. O que determina nossa espécie. Capital, do latim *caput* (para cabeça), tem muitas interpretações. No uso comum, significa o primeiro, maior, ou melhor. No início do século XIX, o termo teve seu sentido ampliado: de dinheiro ou título mercantil passou a significar o próprio valor. Capital, então, significa uma unidade de valor vinculada ao trabalho empreendido para criá-la.

Para o economista Beker, o capital humano é um conjunto de conhecimentos, treino e capacidades das pessoas que lhes permite realizar trabalhos úteis com diferentes graus de complexidade e especialização. Baker definiu como investimento em capital humano "as atividades que influenciam os resultados obtidos no futuro". Por meio de sua formação pessoal e profissional, o homem contribui para o aumento da produção e para o surgimento de novos bens e serviços.

Partindo dessas considerações, passaremos a denominar de capital humano no hospital toda a equipe de "cuidadores", que tem um papel extremamente importante, pois é ela que inspira confiança ao paciente e ao familiar. Uma equipe tecnicamente competente é capaz de intervir em momentos de crise/estresse, contribuindo para minimizar e agregar valores aos pacientes e familiares. A boa interação da equipe, o equilíbrio emocional tanto individual quanto do grupo são instrumentos imprescindíveis na atenção ao exercício profissional.

O papel do "capital humano" na organização hospitalar remete a uma reflexão sobre a função de cada um dos membros de uma equipe, os quais estão expostos diuturnamente a agentes ansiógenos, a limitações técnicas e de pessoal.

Para Pusch, um aspecto constantemente relegado a segundo plano quando falamos dos contextos hospitalares é o das condições emocionais dos profissionais de saúde que atendem a demandas ligadas à vulnerabilidade humana. Outros aspectos fundamentais são quanto à formação técnica e ao preparo psíquico para o exercício de ser "cuidador", como também às condições estruturais de trabalho desse profissional de saúde, quase sempre mal remunerado, e muitas vezes pouco incentivado e sujeito a uma carga considerável de trabalho.

Camon fala que a equipe enfrenta o binômio onipotência *vs.* impotência como forte fator ansiógeno e também no que diz respeito à dimensão do ser humano que está "por trás" do profissional de saúde, que sente, se identifica, sofre, tem uma história e sabe, mesmo que sucessivamente negue, que todas as ocorrências nas quais protagoniza o papel de técnico e "cuidador" podem acontecer consigo ou com os seus.

A organização hospitalar tem um grande desafio à frente quando se fala em gestão do capital humano. É importante que se compreenda a diferença entre satisfação e insatisfação. Para ampliar nosso entendimento, Herzbeng realizou alguns estudos esclarecedores a respeito das influências motivacionais e, uma das mais importantes revelações obtidas desse estudo é de que as coisas que desagradam os trabalhadores não são simplesmente o oposto das coisas que o satisfazem. De acordo com estas descobertas, o que desagrada os trabalhadores é totalmente diferente do que os satisfaz. Os fatores ou as relações do trabalho que levam a cada um deles são perfeitamente distintos. O resultado da pesquisa pode ser visto no Quadro 22.1.

Esta pesquisa aponta para uma grande conclusão: a eliminação de uma insatisfação não implica necessariamente a criação de uma satisfação. Se o gerente elimina uma insatisfação de seus colaboradores, não deve presumir que ao mesmo tempo tenha criado uma satisfação.

Ponchirolli afirma que as empresas precisam perceber que os seres humanos, em seu trabalho, não são que pode atingir os níveis degenerativos". O estresse sobrevém quando os recursos do homem não estão disponíveis, ou seja, estão aquém das demandas para ele lidar com a situação.

O estresse está ligado à qualidade e às condições de vida do indivíduo. A qualidade de vida deve estar inserida dentro do ambiente de trabalho, no dia a dia. As más condições de qualidade de vida são responsáveis por metade das doenças do coração e por certos tipos de câncer.

O ambiente de unidade de terapia intensiva (UTI) é um local onde os estímulos nocivos são frequentes. Os profissionais entram em contato constante com a dor e o sofrimento do paciente e da família, e lidam com a intimidade corporal e emocional do paciente. Com a perspectiva de morte e do morrer, lidam com pacientes difíceis, queixosos, cronicamente deprimidos, agressivos, hostis e com as incertezas e as limitações do conhecimento técnico. A UTI é paradoxal. Alta demanda dos pacientes, poucos recursos materiais e humanos. Um alto índice de cobrança e ansiedade são depositadas no profissional que ali atua pela sociedade, pelo paciente, pela família, pelos colegas e pelo próprio profissional que diz a si mesmo: "eu já não dou mais conta disso". O desamparo, o medo, a dependência, a agressividade do paciente, da família, do colega, podem levar à depressão e à desesperança do profissional.

O profissional médico, muitas vezes, precisa selecionar quem usa este ou aquele equipamento e enfrenta jornadas prolongadas, ritmo acelerado de trabalho e a ausência quase completa de espaço para a discussão das dificuldades, que não são, necessariamente, técnicas, mas sim emocionais/pessoais, que fazem com que a equipe fique desmotivada.

Para Rodrigues, estudos comprovaram que para os médicos de UTI o local é muito tenso, e isso poderia interferir em seu estado emocional, levando ao desgaste geral do organismo e, consequentemente, provocando estresse.

Além disso, competem ao médico da UTI a coordenação da equipe intensiva, e o conhecimento de si mesmo e das individualidades de cada um dos componentes da equipe. Frente a estes apontamentos, é possível dizer que o médico desempenha funções cruciais dentro da unidade de terapia intensiva no que se refere à coordenação e à organização da equipe. A esse respeito, Rodrigues afirma que o médico que atua nesta unidade necessita ter "conhecimento científico, prático, a fim de que possa tomar decisões rápidas e concretas, transmitidas a toda equipe e principalmente diminuindo os riscos que ameaçam a vida do paciente".

Frente às características específicas da UTI, o trabalho em equipe torna-se crucial. O médico, conforme Gomes, "deve ser uma pessoa tranquila, ágil, de raciocínio rápido, de forma a adaptar-se, de imediato, a cada situação que se apresente a sua frente". Esse profissional, que é o líder da equipe UTI, deve estar preparado para o confronto com intercorrências emergentes, necessitando, para isso, conhecimento e competência clínica.

Outro componente responsável pelos conflitos é a qualidade da comunicação em situações críticas, as quais exigem que o profissional da saúde desenvolva um modelo centrado no acolhimento do paciente e de sua família. Para isso, é necessário o desenvolvimento de uma nova maneira de se dialogar. Neste contexto, o diálogo é justamente a oportunidade de se produzir conhecimento, esclarecimento e um momento para acolhimento, quando se fala a respeito de situações críticas.

O diálogo é o momento original no qual se percebe que é preciso ouvir para poder falar e também permite notar o modo de interatividade e vulnerabilidade do interlocutor. Em suma, o diálogo é perceber o outro. Quando se comunica, não deve haver simplesmente a preocupação formal de dar uma informação ou determinada notícia: é necessário que se criem condições favoráveis para que a informação possa ser transmitida. Deve haver, de fato, aquilo que podemos chamar de "levar em conta" o que é dito.

Muitas vezes, pode não haver nenhum canal de comunicação, mas, se houver a disposição da pessoa para conversar, esta deve ser capilar. É fundamental que o profissional da saúde tenha um discurso consistente, pois o ele produz um efeito concreto que transforma o conteúdo transmitido em entendimento ao interlocutor. A construção de uma nova práxis no espaço interdisciplinar deve ser norteada por princípios éticos e humanitários, por meio de um processo dialógico e reflexivo. O diálogo, no entanto, não significa somente ouvir o outro, mas também incentivá-lo a participar do contexto apresentado.

Ferramentas e abordagens na resolução de conflito

Empatia como regra de ouro

A empatia é vista como um sentimento de solidariedade. É um comportamento que pode ser apreendido e implementado no repertório pessoal do indivíduo. Significa a capacidade psicológica de sentir o que sentiria uma outra pessoa caso estivesse na mesma situação vivenciada por ela. Consiste em tentar compreender sentimentos e emoções, procurando experimentar de forma objetiva e racional o que sente outro indivíduo.

A empatia é uma ferramenta que auxilia nas interações interpessoais. Riess publicou um guia de comportamentos não verbais para melhorar a comunicação entre clínicos e seus pacientes e membros da equipe:

- **E** – *eye contact:* chave para a comunicação;
- **M** – *muscles of facial expression:* componentes da comunicação não verbal;
- **P** – *posture:* poderoso sinal tanto para questões positivas ou negativas;
- **A** – *affect:* crucial para a satisfação do cliente – é percebido inconscientemente pelo paciente;
- **T** – *tone of voice:* associado a litígio;
- **H** – *hearing the whole patient:* não se concentrar somente no corpo e nas disfunções do paciente, mas no modo de vida antes e depois da internação;
- **Y** – *your response:* proceder com cautela; as respostas devem ser refletidas antes de serem verbalizadas.

A empatia pode ser vista, ainda, como um componente básico de todas as relações terapêuticas e é um fator-chave em suas definições de qualidade do cuidado.

Zak identificou quatro elementos que considerou essenciais para o exercício da empatia: (1) o primeiro elemento é o afeto compartilhado; (2) o segundo é a consciência do outro; (3) o terceiro é a flexibilidade mental; (4) o quarto elemento é a autorregulação emocional.

A empatia é um comportamento calmo e comedido, mais relacionado ao outro do que conosco e que induz ao comprometimento mútuo.

SBAR: proposta de ferramenta padrão de comunicação

Segundo Oglesby, SBAR é um modelo de padronização de passagem de informação que resume as etapas a seguir (Figura 22.1).

Situation (situação)

Descreva a situação atual de forma sucinta. Faça um resumo claro dos pontos pertinentes.

Background

Descreva claramente o porquê de ter chegado a esse ponto. História prévia resumida.

Assessment (acessar)

Resuma os fatos; hipótese diagnóstica. Use o melhor julgamento possível.

Recommendation (recomendar)

Ações iniciadas. O que deve acontecer no futuro próximo.

A técnica SBAR tornou-se um padrão de comunicação no treinamento de equipes. Incorpora vários de seus fundamentos e promove interação entre emissores e receptores por meio de declarações padronizadas, facilitando a criação do modelo mental do receptor e permitindo que fases básicas do processo de comunicação não sejam prejudicadas ou esquecidas. O SBAR pode ser padronizado para organizações, departamentos ou times, promovendo um modelo mental comum entre profissionais, mesmo que de diferentes formações.

Há vários métodos de abordagem que sugerem sucesso na comunicação. Dinkin aborda em seu livro duas maneiras de abordagem à família em UTI: *Ações Reativas* ou *Ações Preventivas*. Na Figura 22.2, são explicados os estágios de cada etapa.

Name:_____ Date:_____

Skill: Communication using SBAR Tool

Steps	Completed	Comments
1. Situation is explained: State what is happening at the present time that has warranted the communication		
2. Background is stated: Explain circumstances leading up to the situation. The situation is put into a clear picture for the listener		
3. Assessment of the problem is presented to the listener		
4. Recommendations(s) for solving the problem is/are presented		

Self-assessment	Evaluation/validation methods	Levels	Type of validation	Comments
☐ Experienced	☐ Verbal	☐ Beginner	☐ Orientation	
☐ Need practice	☐ Demonstration/observation	☐ Intermediate	☐ Annual	
☐ Never done	☐ Practical exercise	☐ Expert	☐ Other _____	
☐ Not applicable (based on scope of practice)	☐ Interactive class			

Figura 22.1. *Skill. Comunication using SBAR Tool.* Fonte: A shared mental model for improving communication between clinicians; Commission on Accreditation of Healthcare Organization. Jt Comm J Qual Patient Saf. 2006;32(3):167-175.

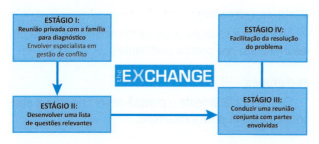

Figura 22.2. The exchange. Ações reativas e preventivas. Fonte: Dinkin S. The exchange strategy for managing conflict in healthcare. McGraw-Hill Education, 2012.

Estágio I

Inclui reuniões com familiares, as quais têm por objetivo realizar diagnósticos, identificar as demandas dos familiares e o funcionamento deste sistema. Por exemplo: reuniões com familiares com forte apelo emocional. Muitas vezes, o sentimento de culpa nos familiares vem acompanhado de declarações de defesa e/ou ataque aos profissionais da UTI.

Nesse estágio, também é possível identificar os conflitos entre os familiares. Isto é, posições e entendimentos diferentes entre os membros da família em que cada qual enxerga sobre sua própria perspectiva determinada situação. Um exemplo disso é quando ocorrem acusações e provocações entre os mesmos.

Vale lembrar que, no Estágio I, a equipe deve avaliar se falhou na condução do acolhimento deste sistema familiar e deixar clara a disponibilidade para reparar e conduzir da melhor maneira possível o vínculo com a família (Quadro 22.3).

Quadro 22.3. Ações reativas e preventivas

Dicas	
Ações reativas	Negociação: conheça o outro lado
Escutar efetivamente (falar pouco, escutar sempre)	Estreitar a relação (mostrar-se interessado)
Responder sempre de forma respeitosa	Manter a calma (não tomar para si as provocações)
Procurar utilizar-se de perguntas e questões	Ser objetivo em seus argumentos (seja claro e focado)
-	Expor para o outro lado que a prioridade é a segurança do paciente

Estágio II

Nesta fase, é importante desenvolver uma lista de questões relevantes a serem tratadas com os familiares. Incluem-se, aqui, mapear todos os fatos de forma independente; mapear os sentimentos e os desejos da família (entender ao máximo o ponto de vista do outro lado – *Sempre vai haver uma solicitação*). É fundamental também mapear os sentimentos do colaborador. Frustração no atendimento do paciente, decepção quanto a eventual falha, esperança quanto à resolução do problema (*Sempre vai haver uma solicitação*).

No Estágio II, também se devem analisar os "gargalos" e áreas de conflito a serem discutidas coletivamente, suscitar na equipe uma sensação de pertencimento e promover alternativas para solucionar o conflito.

Estágio III

Nesta fase, é importante que a liderança conduza uma reunião com as partes envolvidas. Sempre lembrando que estamos falando de *ações reativas*. As partes têm que se enxergar como seres humanos, não como inimigos (família *vs.* representante da UTI).

Na declaração de abertura da reunião, deve-se reforçar o propósito da reunião e suas regras para que haja diálogo saudável entre as partes. Dinkin sugere algumas técnicas:

- **Icebreaker** (quebra-gelo): consiste de uma conversa para firmar algo em comum com os participantes, tentando deixar o ambiente mais positivo. Neste momento, não associar a conversa ao assunto principal.
- **Discussão ou questão de impacto:** conduzir a discussão abordando o motivo para o qual todos estão ali. Evitar espaço para emoções.
- **Discussão das demais questões:** Entendimento claro da perspectiva das partes envolvidas.

Estágio IV

Nesta etapa, identificam-se as resoluções obtidas no modelo *Exchange*. Avaliam-se a melhoria da falha do processo e a qualidade da comunicação para com a família. Enfatiza-se, também, que outros pacientes não sofrerão com o mesmo problema e, por fim, observam-se as necessidades adicionais da família.

Dinkin explora ainda as formas de abordagem de famílias em UTI sobre a ótica de *Ações Preventivas*, as quais antecipam as problemáticas mais comuns que causam conflitos, sendo estas questões relacionadas à comunicação, à atitude do profissional e aos cuidados de final da vida. Ações preventivas nestes três quesitos podem minimizar significativamente eventos que geram estresse na UTI.

Em seu estudo, Curtis apresenta orientações práticas para conferências familiares em UTI baseada em evidências (Figura 22.3).

O que fica evidente em sua revisão é que as decisões devem ser compartilhadas entre médico e família.

Curtis apresenta um roteiro para facilitar a abordagem e melhorar a comunicação em UTI com as famílias (Figura 22.4).

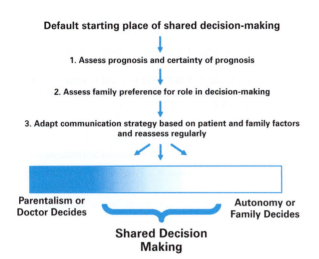

Figura 22.3. Conferência familiar. Fonte: Curtis JR. Practical guidance for evidence-based ICU family conferences. Chest. 2008;134:835-43.

VALUE: 5-step Approach to Improving Communication in ICU with Families

- V...   <u>Value</u> family statements
- A...   <u>Acknowledge</u> family emotions
- L...   <u>Listen</u> to the family
- U...   <u>Understand</u> the patient as a person
- E...   <u>Elicit</u> family questions

Figura 22.4. *VALUE step communication*. Fonte: Curtis JR. Practical guidance for evidence-based ICU family conferences. Chest. 2008;134:835-43.

O modelo VALUE é constituído por cinco etapas, sendo: V – Valorizar as afirmações da família; A – Avaliar e entender as emoções da família; L – Levar em consideração e escutar o que família está falando; U – Usar a situação para ver a família e o paciente como seres humanos; E – Expressar para todos os esclarecimentos obtidos na reunião.

Considerações finais

É necessário que se estabeleça um grupo multiprofissional que promova a educação continuada em comunicação, sendo também o responsável pelo planejamento, pela implantação e pela avaliação dos programas específicos que discutam métodos para se atingir qualidade total e humanização, redimensionamento do ambiente, da qualidade de convivência, metodologia para sensibilização e adesão dos profissionais.

Promover treinamentos de desenvolvimento e liderança e investir no patrimônio intelectual para desenvolver o capital humano da UTI: talvez esteja aí o caminho das pedras para se lidar com a automotivação e o engajamento de uma equipe.

Somos dependentes de uma rede de colaboração social. Somos uma espécie obrigatoriamente sociável, o que significa que nos desenvolvemos em grupo e que não conseguimos nos manter física e emocionalmente saudáveis por longos períodos sozinhos.

Vários autores têm notado que a reflexão e a integração de conhecimentos técnicos e não técnicos podem ampliar e tornar mais clara nossa visão de mundo. A seguir estão algumas sugestões de reflexão a esse respeito:

- O que mais limita o ser humano não é a falta de recursos naturais, mas sim o subdesenvolvimento pessoal.
- É importante compreender o papel que temos e fazermos uso da nossa inteligência em favor de todos.
- Existe uma interação incessante entre o todo e as partes. Há pessoas que lidam melhor com as partes e outras que lidam melhor com as totalidades. Ambas as habilidades são necessárias e, por isso, quem as tem precisa compartilhá-las.
- Sob todas as suas formas, o autoritarismo é um fator-chave de estreitamento e obscurecimento do nosso horizonte mental.
- A diferença entre autoritarismo e autoridade é análoga entre informação e conhecimento, competitividade e competição predatória, inteligência e espertez.
- É fundamental aprender a contextualizar (pensar dentro de um mesmo contexto de espaço e tempo).

Uma equipe atenta e colaborativa fortalece o trabalho interativo e contribui para o saber multidisciplinar, facilitando sempre o processo da comunicação.

É sabido que o diálogo pode diminuir distâncias e fortalecer os laços.

Bibliografia

Barki H, Hartwick J. user participation, conflict and conflict resolution: the mediating roles of influence. Information Systems Research. 1994;5:422-38.

Becker GS. Human capital: a theoretical and empirical analysis, with special reference to education. Chicago: University of Chicago Press, 2009.

Camon VA. Psicologia da Saúde. São Paulo: Pioneira, 2010.

Curtis JR. Practical guidance for evidence-based ICU family conferences. Chest. 2008;134:835-43.

De Dreu CK. The virtue and vice of workplace conflict: food for (perssismistic) hought. Journal of Organizational Behavior. 2008;29:5-18.

Dinkin S. The exchange strategy for managing conflict in healthcare. Washington, DC: McGraw-Hill Education, 2012.

Gomes AM. Enfermagem na unidade de terapia intensiva. 2 ed. São Paulo: EDU, 1988.

Herzberg F, Mausner W, Snyderman R. The motivation to work. Nova Iorque: John Wiley & Sons, 2011.

A shared mental model for improving communication between clinicians; Commission on Accreditation of Healthcare Organization; Jt Comm J Qual Patient Saf - March 2006 ,Volume 32 Number 3 ; pág: 167 a 175.

Person CM, Andersson LM, Porath CL. Workplace incivility. In: Fox S,. Spector PE, editor. Counterproductive work behavior: investigations of actors and targets. Washington, DC: Americam Psychological Association, 2004.

Pitta A. O hospital: dor e morte como ofício. São Paulo: Hucitec, 2009.

Ponchirolli O. Capital humano: sua importância na gestão estratégica do conhecimento. Curitiba: Juruá, 2005.

Pusch R. Humanização em cuidados intensivos. Rio de Janeiro: Revinter, 2004.

Riess H, Kraft-Todd G. E.M.P.A.T.H.Y.: a tool to enhance nonverbal communication between clinicians and their patients. Academic Medicine. 2014;89(8).

Rodrigues LA. Stress e qualidade de vida no trabalho - qualidade de vida e burnout em médicos. São Paulo: Atlas, 2011.

Rossi MA. Stress e Qualidade de Vida no Trabalho. São Paulo: Atlas, 2011.

Vasconcelos ME. Complexidade e Pesquisa Interdisciplinar. Rio de Janeiro: Vozes, 2002.

Zak P. A molécula da maralidade. Rio de Janeiro: Elsevier, 2012.

CAPÍTULO 23

Confiança no acolhimento: percepção da tríade paciente-família-equipe assistencial

Carmen Lazzari
Jaqueline Maia de Oliveira
Tecla Caddah

Introdução

Diante de um mercado cada vez mais competitivo, o setor de saúde busca alternativas para melhorar os processos de gestão e adaptá-los, visando resultados positivos a baixos custos, qualidade e satisfação dos clientes. Investir na equipe de trabalho para garantir a excelência no cuidado em saúde é fundamental para alcançar esse objetivo e o investimento na formação dos profissionais no campo das relações permite a revisão de conceitos e formas de pensar e fazer saúde para além dos saberes técnicos e científicos dos profissionais: permite colocar em prática ações que promovam o atendimento personalizado e humano. Fazem parte dessa equipe os enfermeiros, que, por características de sua profissão, desenvolvem laços tanto com a equipe de trabalho quanto com os pacientes e seus familiares, e o cuidar, sua atividade principal, dependerá do desenvolvimento dessas relações interpessoais. É preciso aperfeiçoar habilidades de comunicação efetiva, como saber ouvir, dar e receber *feedback*, para que tanto clientes internos quanto externos fiquem satisfeitos. Para os clientes externos, o foco é a atenção às suas necessidades, ao conforto, à participação ativa no tratamento, à segurança e à qualidade do atendimento. Para os clientes internos, por sua vez, deve haver investimento no desenvolvimento pessoal e profissional, com planejamento de ações e monitoramento da satisfação.

A comunicação, presente nas ações cotidianas em saúde, pode ser considerada como intrínseca ao trabalho desenvolvido. A comunicação pode se dar de forma verbal e não verbal e deve ser compreendida como uma das estratégias que viabilizam o estabelecimento de vínculos entre clientes e profissionais de saúde. Parece-nos que a comunicação é a ferramenta fundamental utilizada na relação entre profissionais de saúde e cliente. Por meio dela, é possível compreender melhor as necessidades dos clientes e de seus familiares e, ao fazermos isso, estaremos fortalecendo o vínculo com os mesmos, acolhendo, verdadeiramente, esses clientes e seus familiares.

Acolher, na saúde, significa receber, recepcionar e também aceitar o outro como sujeito de direitos e desejos e como corresponsável pela produção da saúde.

O acolhimento é uma postura ética e implica em atender a todos que procuram o serviço de saúde, ouvindo seus pedidos e assumindo no serviço uma postura capaz de acolher, escutar e dar as respostas mais adequadas aos usuários, inclusive orientando, quando for o caso, o paciente e a família em relação a outros serviços de saúde, para a continuidade da assistência, e estabelecendo articulações com esses serviços para garantir a eficácia de tais encaminhamentos.

Trata-se de uma estratégia fundamental que consiste na reorganização do processo de trabalho, de maneira a atender a todos que necessitam do serviço de saúde, garantindo acesso, resolutividade e atendimento humanizado; passa a ser um compromisso de resposta às necessidades dos cidadãos que procuram os serviços de saúde. Portanto, não deve ser restrito ao encontro que ocorre na portaria. Ele é passível de ser apreendido e trabalhado em qualquer outro encontro entre usuários e equipes nos serviços de saúde.

Ele favorece a construção de uma relação de confiança e compromisso dos usuários com as equipes e os serviços, tornando-se um dos recursos mais importantes para a humanização dos serviços de saúde.

Confiança é quando acreditamos que algo é de tal maneira ou que alguém vai se comportar de um modo ou de outro. Nos seres humanos, a confiança pode ocorrer de maneira consciente e voluntária diante da presença de elementos, experiências ou situações que variam em cada indivíduo.

Com a internação, a família vivencia um período de incertezas e percebe o acolhimento como essencial e de extrema importância, proporcionando um vínculo e tendo a confiança de que está entregando o seu familiar em boas mãos.

Unidades de terapia intensiva

As unidades de terapia intensiva (UTI) fazem parte do corpo físico de um hospital e são equipadas com sofisticados recursos tecnológicos e científicos de última geração. Os pacientes criticamente enfermos são levados para essas unidades, pois necessitam de um cuidado maior com recursos humanos qualificados e atenção redobrada que possibilite eficácia e rapidez no atendimento.

O cenário dos serviços de saúde na área hospitalar, apesar dos movimentos atuais, revela que a assistência dos profissionais em UTI, seja neonatal, pediátrica ou de adulto, prioriza o atendimento das demandas clínicas destes, destacando-se uma assistência orientada para a cura da doença com ênfase no diagnóstico e no tratamento.

O acolhimento permite que se faça uma reflexão e a mudança de objeto assistencial: da doença para o sujeito e a humanização das relações entre profissionais de saúde e usuários no que se refere à forma de escutar os usuários em seus problemas e suas demandas.

O acolhimento ao paciente grave não pode vir dissociado das tecnologias assistenciais existentes nas UTI. Deve ser possível coexistir neste ambiente crítico o cuidado de última geração, a existência do diálogo, da informação e da atenção à família. Estes últimos, os familiares, são importantes na recuperação do paciente. Quando estamos abertos ao envolvimento com o paciente e sua família, várias dificuldades são superadas, facilitando dosar de forma equilibrada as necessidades emocionais e o uso das tecnologias duras. Percebemos, então, que as experiências de acolhimento são intensamente gratificantes.

Quando mencionamos família, estamos nos referindo a "duas ou mais pessoas que estão de alguma forma relacionadas biológica, legal ou emocionalmente". São os pacientes e os membros familiares que definem quem faz parte da família.

Assistência na unidade de terapia intensiva

Os pacientes que necessitam de uma internação da complexidade da terapia intensiva não precisam de um atendimento mecanicista que visa somente à parte tecnológica e científica da situação; eles necessitam de uma equipe de atendimento que promova a assistência voltada a ele como ser humano que carece de atenção biopsicossocial e espiritual. Assim, essa equipe deve ter conhecimentos e habilidades relacionados ao manuseio de máquinas, bem como às necessidades dos pacientes que dependem dela. Isso possibilitará, também, que o atendimento seja individualizado, conforme as necessidades demandadas por cada um.

Se a equipe tiver a oportunidade de aprofundar o conhecimento sobre o acolhimento em UTI, suas práticas de cuidado estarão alicerçadas no respeito e na subjetividade dos sujeitos envolvidos e sentirá que o cuidado oferecido é integral e eficaz. A ideia de uma boa assistência parece estar mais associada à maneira como os profissionais interagem com o paciente do que com as questões referentes ao cuidar propriamente, como o domínio das técnicas, das habilidades e do conhecimento científico. Além disso, os próprios pacientes referem que o diálogo com a equipe proporciona tranquilidade e segurança, contribuindo para suavizar a ansiedade e o medo.

O envolvimento com o paciente e a família é um pré-requisito essencial para humanizar. Humanização dentro da UTI, faz-se por meio de um conjunto de iniciativas que visam a produção de cuidados ao paciente em estado crítico capaz de conciliar a tecnologia com o acolhimento necessário e o respeito cultural e ético ao paciente, com espaços de trabalho favoráveis ao bom exercício técnico dos profissionais de saúde e a satisfação dos usuários.

A humanização da UTI está intimamente vinculada à atuação dos profissionais de saúde frente aos fatores estressantes. É importante, na atenção ao paciente, o controle da dor e da ansiedade, explicações sobre sua doença e tratamento em linguagem acessível, melhora da qualidade do sono, maior movimentação no leito, política de visitas abertas, respeito à privacidade, conforto e apoio psicológico e emocional.

Porém, humanizar a assistência à saúde é dar lugar não só à palavra do usuário como também à palavra do profissional de saúde, de forma que tanto um quanto outro possam fazer parte de uma rede de diálogo.

A humanização depende de nossa capacidade de falar e de ouvir, depende do diálogo com nossos semelhantes: sem comunicação, não há humanização.

Por que acolher

A UTI é uma unidade destinada a pacientes graves e, como tal, detém a ideia social relacionada ao sentimento de medo, principalmente da morte, e que submete o indivíduo à falta de autonomia sobre seu próprio corpo.

CONFIANÇA NO ACOLHIMENTO: PERCEPÇÃO DA TRÍADE PACIENTE, FAMÍLIA E EQUIPE ASSISTENCIAL

Uma retrospectiva histórica mostra que o cuidado vem evoluindo de uma abordagem de cuidado centrada na doença para uma perspectiva centrada no paciente e, mais atualmente, para uma abordagem de cuidado centrada no paciente e na família. No entanto, a evolução das diferentes abordagens de cuidado não ocorreu de forma homogênea em nível global. Embora as evidências científicas recomendem uma prática que tenha o paciente e a família como foco dos cuidados, ainda se observa uma abordagem de cuidado em saúde centrada na doença e/ou no paciente.

Hoje, ser paciente de UTI representa estar muito doente, mas, mediante o cuidado dentro da unidade, há a oportunidade de recuperar-se e sair melhor do que entrou.

Uma ameaça provoca ansiedade, qualquer que seja sua origem, e, assim, a própria doença em si, dependendo da maneira como se instalou e o ambiente da UTI, constituem fontes significativas de tensão emocional. Outro fator contribuinte de angústia e insegurança é a ausência de informação sobre o que está acontecendo e o que será feito. Associada a tudo isso, a separação da família, que traz consigo a necessidade de desenvolver relações dependente e íntimas com estranhos.

Neste momento, é importante que possamos contribuir para o processo de cura do paciente e, para isso, podemos dispor de instrumentos poderosos para esse processo, que são: o ouvir, o conversar, o tocar, o respeitar e o compreender dos profissionais mediante as dificuldades e as enfermidades do paciente.

Percepção do acolhimento pelo paciente

Ser acolhido para o paciente é ser percebido como ser humano que precisa de atenção, de cuidado e respeito, considerando o que pensa, sente e deseja. Para isso, o profissional deve procurar "estar com o paciente", aprimorando não apenas habilidades técnicas, mas, também, a atenção ao estado emocional deste.

Assim, acredita-se que as impressões que os pacientes possuem do atendimento dependem essencialmente da forma como os profissionais interagem com eles. É preciso, então, oportunizar o diálogo, com vista à construção do acolhimento nesta situação crítica, propiciando, deste modo, o compartilhamento de necessidades e emoções. No entanto, apesar de valorizarem todo este aspecto do acolhimento, consideram as tecnologias existentes na UTI e a utilização de equipamentos como parte essencial do cuidado e da recuperação deles.

Estressores ao paciente

A internação pode provocar sentimentos como medo intenso, desamparo, ameaça à vida e à integridade física. Além disso, o ambiente hospitalar, especialmente o de uma UTI, devido à complexidade do atendimento prestado, bem como a estrutura física, o barulho de alarmes, os equipamentos estranhos, a movimentação das pessoas e a luminosidade intensa, é tido como gerador de estresse, físico e psicológico, não somente para os pacientes ali admitidos, mas também para os funcionários da unidade.

Os itens mais associados ao desenvolvimento do estresse, descritos na literatura, pelos pacientes são a presença de tubos na boca e/ou nariz, sentir dor, comprometimento do sono, não ter controle sobre si mesmo, limitação de movimentos das mãos ou braços devido aos acessos venosos e não ter explicação sobre o seu tratamento.

A dor é um estressor importante e, por isso, é fundamental assegurar analgesia suficiente aos pacientes. A determinação individual da dor, ou seja, a intensidade, varia não somente de paciente para paciente, mas também de acordo com o grau de ansiedade e com a sua cultura. Ainda se percebe uma dificuldade da equipe em aceitar a graduação da dor definida pelo paciente quando esta vem acompanhada de ansiedade.

Por outro lado, observa-se, ao avaliar os fatores estressantes em UTI, que a avaliação do próprio paciente não coincide com a avaliação dos profissionais que o assistem. Há uma tendência dos profissionais e dos familiares em valorizar os estressores com maior intensidade que os próprios pacientes. A explicação desse fato pode estar na projeção dos sentimentos da equipe e dos familiares do paciente ao se sensibilizarem com o seu sofrimento.

Consequências psicológicas como ansiedade, depressão, raiva, negação e dependência, além de alterações cognitivas como o *delirium*, estão relacionadas ao desenvolvimento do estresse. Alguns estudos têm sugerido que estas consequências neuropsicológicas da internação na UTI podem afetar a qualidade de vida dos pacientes após sua saída da unidade. Pacientes que sobreviveram à doença na UTI podem apresentar transtorno de estresse pós-traumático, depressão e ansiedade nos meses seguintes à alta.

Dessa forma, identificar fatores estressantes, bem como o treinamento da equipe assistente, quanto à qualidade e à quantidade das informações prestadas aos pacientes são exemplos de intervenções que podem melhorar o período de permanência do doente na UTI. É necessário, então, buscar entender os sentimentos do doente crítico, o que o incomoda e o estressa, para que possamos melhorar a qualidade dos cuidados prestados, auxiliando em sua recuperação.

A atuação específica da equipe sobre os fatores de estresse para o paciente é a chave para a humanização do ambiente da UTI.

Por que acolher a família

Quando pensamos nos cuidados na UTI, naturalmente logo pensamos no paciente. Porém, não podemos perder de vista que a família também é parte integrante nesse processo, devendo ser vista como um "paciente secundário". De certa forma, com seus medos, expectativas, história etc., a família também está internada com o paciente e precisamos, portanto, entender que ela também precisa dos nossos cuidados. Uma doença nunca é um fato isolado na vida de uma pessoa: é parte da sua história e dela faz parte a sua família.

No hospital, quando nos referimos a família, é importante ressaltar que, por vezes, esse núcleo é composto por pessoas que têm laços apenas afetivos. Quando um membro adoece, principalmente de forma crítica, o equilíbrio desse grupo pode ficar comprometido, muitas vezes com troca de papéis, vivenciando, geralmente, situações de crise. A forma como vão reagir frente a essa situação depende de vários fatores, como idade e posição que o paciente ocupa na família, modo como a família se estrutura, momento em que se encontra, número de familiares envolvidos, gravidade da situação, recursos psicológicos e equilíbrio do sistema familiar. No entanto, é fato que, cada vez, há mais evidências do impacto significativo que a doença e a internação trazem sobre os membros das famílias de pacientes críticos. A literatura descreve os vários desafios psicológicos, financeiros e sociais dos familiares dos pacientes na UTI tanto durante quanto após a internação.

Estudos mostram que quase metade dos familiares de pessoas criticamente enfermas experimentam sintomas psicológicos, incluindo estresse agudo pós-traumático, ansiedade e depressão durante e após a doença crítica de seu ente querido, o que pode resultar no que foi denominado PICS, sigla em inglês para Síndrome Pós-Cuidados Intensivos. Os autores ressaltam, ainda, que problemas ou má qualidade de comunicação estão associados a esses sintomas psicológicos.

A equipe, então, precisa estar atenta à importância de apoiar e acolher as famílias. Assim como acontece com os pacientes por intermédio dos cuidados com o acolhimento, podemos aumentar a sensação de segurança e de confiança dos familiares, buscando diminuir riscos de ansiedade, depressão e estresse. Se não estivermos atentos à necessidade desse acolhimento, em última análise, contribuiremos para o adoecimento destes.

Necessidades dos familiares e estratégias para o acolhimento

Levantamentos sobre as necessidades dos familiares de pacientes em UTI vêm sendo desenvolvidos há algum tempo. Dentre elas, podemos citar estar próximo ao paciente, sentir-se útil, ser informado sobre as modificações do quadro clínico, compreender o que está sendo feito e por que, ter garantias do controle do sofrimento e da dor, estar seguro em relação à decisão de limite terapêutico, poder expressar seus sentimentos e angustias, ser confortado e consolado, encontrar sig-

nificado para a morte do paciente. É a partir das necessidades identificadas que podemos propor melhores estratégias de acolhimento. Importante aqui salientar que, apesar de propostas encontradas na literatura, cada unidade deve procurar identificar suas especificidades e prioridades.

Acolhimento inicial – o primeiro contato com os familiares

A UTI ainda traz consigo um peso cultural, associando-a à ideia de temor e morte. Na maioria das vezes, a família chega à UTI insegura, assustada, desconfiada e com medo. Não sabem o que devem fazer, se podem falar, tocar, levar objetos, como funciona a unidade etc. Nesse momento, um acolhimento cuidadoso, com informações claras e seguras, pode ser o marco para o vínculo que irá se estabelecer. A confiança se inicia aí. Ou, ao contrário, relações difíceis também podem ser iniciadas, caso não haja cuidado adequado e percepção do momento difícil pelo qual, geralmente, os familiares estão passando. Estudos propõem passos para acolhimento/cuidado no primeiro contato: receber a família e obter informações sobre o paciente e a situação familiar, orientar quanto às rotinas e aos horários da UTI, identificar se já estiveram em uma UTI e qual a imagem que têm dela, orientar sobre o estado do paciente, orientar sobre como agir com o paciente, desmistificar o ambiente de UTI e oferecer apoio.

Algumas estratégias para o acolhimento das famílias

A partir desse primeiro contato, das percepções sobre as necessidades dos familiares e de um plano de cuidados para a família que deve existir nas unidades, algumas estratégias para acolhimento destes podem ser: horários de visitas flexibilizados, material informativo escrito, boletins médicos cuidadosos e em espaço físico apropriado, identificação e atenção de algumas necessidades específicas do paciente/familiar, reuniões multidisciplinares periódicas com familiares de longa permanência, respeito às crenças e apoio na viabilização de visitas de consultores ou líderes espirituais, acompanhamento e viabilização de visitas de crianças (avaliando a demanda, a indicação e as condições do paciente e da criança), apresentação do enfermeiro e equipe referência, atendimento psicológico e, caso necessário, mensagens de apoio pós-óbito.

Recentemente, foram publicadas diretrizes para o que chamaram de Cuidados Centrados na Família. Esse trabalho foi fruto de uma organização multidisciplinar reunindo 29 membros com vasta experiência no assunto que buscaram fornecer às equipes de UTI estratégias, baseadas em evidências, para otimizar o apoio às famílias dos pacientes criticamente doentes. O cuidado centrado na família proposto reconhece a importância central desta para a recuperação do paciente e busca descrever as responsabilidades da equipe de saúde para fornecer apoio às mesmas de forma séria. É uma abordagem respeitosa e, de acordo com as necessidades e os valores individuais dos familiares. Foram propostas, então, 23 recomendações de cuidados com as famílias, agrupadas nos seguintes temas: presença dos familiares, apoio familiar, comunicação, consultas com profissionais de apoio, questões operacionais e ambientais. Todas buscando formas para melhor acolher os familiares, aumentando satisfação e diminuindo riscos de sintomas psicológicos negativos. Vamos apresentar a seguir algumas considerações sobre esses tópicos e recomendações.

Presença de familiar na unidade de terapia intensiva

Atualmente muito se discute a esse respeito. É importante considerar os vastos benefícios, mas também as possíveis dificuldades e complicadores, evitando cair em discurso, muitas vezes simplista, de que devemos abrir as portas. Precisamos considerar algumas questões: institucionais, estruturais/físicas, preparo da equipe, condições físicas e emocionais dos familiares e desejo do paciente. De maneira geral, no entanto, na prática do dia a dia vemos muitas famílias e pacientes solicitando mais a presença dos primeiros nas unidades. Estamos caminhando para dar maior atenção e atendimento a esse ponto, mas temos que ter cuidado também para que essa seja uma opção oferecida e não uma obrigação. As referidas diretrizes recomendam a possibilidade de permanência do familiar de forma aberta ou flexível e, nesse tópico, mais dois outros pontos são recomendados, ainda recebidos pelos intensivistas como novidade e com certa desconfiança: presença dos familiares nos rounds/visitas multidisciplinares e opção da presença familiar durante procedimentos de reanimação (neste caso, com um membro da equipe designado para apoiar o familiar). São pontos ainda polêmicos, em processo de discussão, mas que evidenciam um movimento que busca respeito às necessidades e confiança e satisfação dos familiares de pacientes críticos.

Consideramos aqui a necessidade de ponderar, de forma ampla e criteriosa, riscos e benefícios, vantagens e possíveis dificuldades de ter o familiar presente na UTI. Não há "regra pela regra": nem nos casos de inclusão total, nem nos que pode quase nada. Lembrando que existem muitas possibilidades entre um mínimo de horários de visitas e acompanhamento 24 horas por dia. Flexibilidade e atenção às necessidades de todos os envolvidos são os pontos-chave.

Ferramentas para apoio aos familiares

Este apoio se dá de várias formas, a depender das especificidades dos familiares e das unidades. Alguns recursos têm sido discutidos e colocados como recomendação:

- Programas de treinamento/educação dos familiares relativos aos cuidados que, em alguns casos, além de impactarem na redução dos sintomas psíquicos e no aumento da satisfação dos familiares, também influenciam nos custos hospitalares e tempo de internação.

- Folhetos e materiais informativos impressos: muito da angústia vivenciada pelos familiares na UTI tem a ver com o universo desconhecido. Importante fornecer esclarecimentos e como muitas vezes, principalmente em situações críticas, é difícil assimilar informações verbais passadas de uma só vez, recursos que possam ser consultados em diferentes momentos se mostram bastante úteis.

Comunicação com familiares

Talvez esse seja o ponto principal, pois perpassa todas as possibilidades de acolhimento. Muitas vezes, não nos damos conta, mas a comunicação se dá muito além das palavras: um olhar pode ser bem mais acolhedor que uma frase feita, apenas repetida como norma. Expressões corporais de respeito, atenção, disponibilidade e acolhimento podem fazer toda a diferença. Boa comunicação está associada à satisfação e, consequentemente, à comunicação ineficaz associada à insatisfação e danos psíquicos. Este livro traz um capítulo que aborda especificamente os diversos aspectos da comunicação. Aqui, algumas considerações sobre pontos colocados como recomendações nas diretrizes:

- **Conferências familiares com equipe interdisciplinar**: este é um tópico que vem sendo bastante discutido e parece quase consenso a importância de conversas e informações aos familiares. Alguns pontos estão associados a maior satisfação familiar com a comunicação: maior proporção do discurso familiar, ou seja, a família tem mais oportunidade de falar e, consequentemente, de expressar suas dúvidas, percepções e temores; presença de declarações empáticas por parte dos médicos e da equipe multidisciplinar; declarações de busca/garantia de conforto e não sofrimento, de não abandono, de controle de sintomas, bem como de apoio e respeito às decisões familiares. De maneira geral, conferências bem conduzidas, com escuta ativa, estão, assim, associadas a maior satisfação com a comunicação e confiança na equipe, reduzindo, naturalmente, os conflitos entre família e equipe.

- **Uso de abordagens estruturadas**: importante ressaltar que os protocolos existentes se propõem a ajudar, nortear a comunicação, e não a engessar, uma vez que a comunicação é dinâmica e depende da relação e das reações dos envolvidos. No entanto, o suporte de alguns desses modelos tem sido usado com muito bons resultados, inclusive deixando os médicos mais confortáveis e seguros e afetando positivamente nos sintomas psicológicos dos familiares, bem como na satisfação com o cuidado, comunicação, na tomada de decisões e na diminuição do tempo de internamento.

- **Treinamento da equipe para boa comunicação centrada na família**: a comunicação não é simplesmente um dom natural, pode ser treinada, estudada e aperfeiçoada. São várias as possibilidades de treinamento, desde as mais didáticas, passando pelas simulações, que têm mostrado ser bastante eficazes. Deve-se também ressaltar a importância da continuidade, pois melhorias vistas imediatamente após os treinamentos muitas vezes se perdem após 6 meses.

Consultas de equipes de cuidados paliativos e profissionais de apoio

A questão aqui é se atentar às possibilidades de ajuda além da equipe "fixa" da UTI, com profissionais que possam contribuir para que as famílias se sintam acolhidas e suas necessidades sejam respeitadas.

Nesse sentido, uma das recomendações das diretrizes é que uma consulta com equipe de cuidados paliativos possa ser viabilizada de forma proativa a pacientes com condições específicas, como demência avançada, pacientes com longa permanência na UTI entre outras. Além disso, apoio de psicólogo (salientamos que, na realidade brasileira, um número cada vez maior de UTI já conta com este profissional inserido na sua equipe), assistente social e, ainda, conselheiro espiritual ou capelão. Em relação a este último, devemos estar atentos, naturalmente, ao respeito às crenças individuais dos pacientes e de seus familiares.

Ainda nesse tópico, uma das recomendações das diretrizes é que seja definido um "facilitador de comunicação", habilitado para identificar e apoiar estilos de comunicação dos membros da família, identificar e mediar conflitos, identificar as necessidades das famílias, facilitar a comunicação entre família e equipe. Em nossa prática, nas unidades que contam com psicólogo inserido na equipe, vemos esse papel sendo geralmente desempenhado por este profissional, que atua com intervenções específicas e busca ser a "ponte" entre famílias e equipe.

Questões operacionais e ambientais

Um primeiro aspecto sugerido é a existência de protocolos para a retirada de suporte de vida em pacientes considerados fora de possibilidade terapêutica. Um dos pontos que sempre aparece nas pesquisas de necessidades familiares é que eles percebam que o melhor está sendo feito pelo paciente. Assim, garantir-lhes o conforto do paciente pelo uso adequado de sedação e analgesia é fundamental para o conforto, o acolhimento e o respeito das famílias. Além do mais, a equipe também se sente mais confortável e satisfeita quando existem protocolos e definições a esse respeito. Outra recomen-

dação aqui é justamente que a equipe de enfermagem (e estendemos a toda a equipe multidisciplinar) esteja envolvida na tomada de decisões de metas de cuidados e esteja aptos a entender e apoiar os familiares.

Cuidados estruturais também são recomendados para com a família, envolvendo salas e espaços adequados, bem como cuidados com redução de ruídos. No Brasil, há pouco mais de vinte anos, as questões estruturais para melhorias dos pacientes e familiares começaram a ser discutidas, sendo publicadas em 2001 como recomendações da Associação de Medicina Intensiva Brasileira (AMIB) e, logo em seguida, em livro da instituição sobre Humanização em Medicina Intensiva.

Prevenindo conflitos

Desde o primeiro contato e durante todo o internamento, é importante que estejamos atentos para perceber as necessidades e as reações das famílias, a fim de apoiá-los, buscar minimizar o sofrimento do impacto de uma doença crítica e internação e evitar possíveis conflitos ou maiores dificuldades. O movimento da equipe deve ser, então, de acolhimento a essas necessidades e demandas e retorno cuidadoso aos familiares. Não significa atender a tudo que solicitam, mas mostrar-se atenta e, mesmo quando a resposta tiver que ser um não, esclarecer o motivo, reforçando que, na verdade, todos estão juntos, equipe e família, buscando o melhor para o paciente. Com certeza se sentirão mais confiantes ao entender o porquê das coisas, e menos impotentes se puderem se sentir mais participativos e parceiros para os melhores cuidados. Cobranças, questionamentos e até acusações acontecem em função da falta de informação, de percepções distorcidas e da necessidade de "fazer alguma coisa", de participar... A sensação de ver seu ente querido em estado grave e não poder fazer nada pode ser devastadora.

Devemos sempre reforçar, de várias formas, que não existem dois lados: família versus equipe, mas um todo, família e equipe, em prol dos melhores cuidados para o paciente. É preciso acolher as angústias, os medos, as dúvidas, a sensação de impotência. Respeitar os sentimentos. Vê-los e fazerem se ver como parceiros.

Estresse e acolhimento da equipe

Entre os enfermeiros que atuam em UTI, pelo fato de ser grande sua proximidade com os pacientes em sofrimento e com risco de morte, verifica-se a presença de estresse, sendo que esta situação se agrava em decorrência de as instituições ainda não oferecerem uma atenção especial a estes profissionais no sentido de promover sua saúde de forma integral, por meio de novos investimentos em busca de ambientes saudáveis, de melhores condições de trabalho e de grupos de apoio emocional.

O óbito na UTI, de uma maneira geral, também é visto pela equipe como uma perda profissional e, às vezes, quase como pessoal, justificada pela maior aproximação afetiva trazida pela estratégia do acolhimento. Essa estratégia não pode ser mais um fator gerador de estresse aos profissionais que atuam em ambiente crítico. Ela precisa ser mais bem trabalhada e planejada para que esses profissionais também possam ser acolhidos.

Quanto aos novos integrantes que chegam à unidade, estes precisam ser acolhidos não somente devido ao ambiente em que se encontram e ao trabalho a ser desenvolvido, mas também porque precisam aprender a acolher. Não podemos nos esquecer de que a equipe profissional também pode ser alterada com o tempo, assim como as necessidades de acolhimento dos pacientes e seus familiares, portanto, as atividades de acolhimento à equipe devem ser propostas, revisadas e instituídas regulamente.

Uma das formas de reduzir o estresse no profissional é estimular a autoavaliação diante de sua conduta nas mais variadas situações pela qual passa no cotidiano. Por estas avaliações, o profissional faz reflexões essenciais sobre o exercício de sua prática, em qual suporte está baseada, nas diferentes possibilidades terapêuticas para o desempenho humanista e na responsabilidade sobre sua conduta profissional ao tratar do ser humano que está sob seus cuidados.

A equipe também está sujeita ao estresse: *burnout*

Os diversos avanços tecnológicos exigem profissionais mais qualificados a todo o momento. Para suprir as necessidades do mercado, estes se sentem obrigados a se desdobrar, desenvolvendo várias atividades diárias, o que resulta, por vezes, em situações precursoras de estresse.

O estresse é observado como um estímulo proveniente do ambiente interno ou externo que excede a capacidade do indivíduo, ou seja, está além do seu controle. A rotina diária de fatores adversos como o ambiente de trabalho, as condições críticas dos pacientes, quando a rapidez na tomada de decisão se torna um fator decisório de sobrevida, e as próprias vivências do trabalho, incluindo perdas e vulnerabilidades do profissional, desencadeiam alta prevalência de desgaste com a equipe multiprofissional. Esse processo envolve alterações orgânicas e psíquicas e, por ser subjetivo, manifesta-se de forma distinta em cada sujeito.

Outro ponto importante diz respeito à privação do sono, realidade de muitos profissionais de saúde, que, além da carga extensa de trabalho, reduzem o tempo de descanso. Essa privação é um fator negativo para a saúde do trabalhador e interfere na qualidade de vida e na capacidade de concentração nas atividades, favorecendo a erros. Como consequência disso, podemos incluir a falta de ânimo, a falta de envolvimento com a equipe e a maneira como consegue suportar situações desgastantes.

A disposição em relação à questão de divisão de tarefas também pode ser fundamental no processo de saúde-doença: quando existe ciência das atividades exercidas pelas equipes em uma UTI, há uma melhoria no ambiente de trabalho e de seus colaboradores.

Sendo assim, níveis elevados de estresse emocional e interpessoal no trabalho desencadeiam variações sobre a percepção de tensão e se manifestam patologicamente, comprometendo o profissional, que começa a apresentar uma diversidade de sintomas físicos, psíquicos e cognitivos, denominados de síndrome do esgotamento profissional ou síndrome de *burnout*.

A síndrome de *burnout* é a patologia de caráter psicossocial que mais cresce no mundo. Vem atingindo profissionais que lidam diretamente com pessoas, levando-os a uma exaustão emocional e influenciando seu trabalho e vida.

As vinculações estabelecidas no ambiente laboral são de extrema relevância para a saúde do profissional, cuja maior parte de seu tempo é dedicada às atividades diárias, portanto, ele fica mais propenso ao risco de *burnout*.

O contexto da terapia intensiva é caracterizado por alguns aspectos de risco para o desencadeamento da síndrome, tais como: relacionamento entre profissionais (falta de cooperação); excesso de trabalho (sobrecarga de tarefas e pouca experiência profissional); rapidez e precisão de ação (obrigação de maior habilidade); comunicação hierárquica ineficaz; desmotivação por falta de recursos (financeiro e material); alto índice de morbidade e mortalidade.

No ambiente hospitalar, o cuidar é o principal instrumento de trabalho e envolve olhar para si mesmo e para o outro concomitantemente. A partir dessa perspectiva, faz-se necessário que os trabalhadores disponham de alternativas voltadas ao comprometimento, tanto no cuidado consigo mesmos quanto na viabilização de um serviço mais humanizado, pois, ao reconhecer as próprias reações negativas ou excessivamente positivas, os profissionais têm a oportunidade de procurar assistência e evoluir como seres humanos e profissionais.

Desta forma, medidas preventivas são importantes, necessárias e eficazes na diminuição dos riscos gerados por desgastes físicos e emocionais, cabendo ao psicólogo ações que tenham por fim minimizar tais sofrimentos.

No campo das relações interpessoais e de trabalho, dispomos de técnicas denominadas *coping*, definidas como esforços cognitivos e comportamentais que visam reduzir a situação avaliada como estressor ao indivíduo. Intervenções como essas, que atuam de forma preventiva, e medidas de redução de *burnout*, tanto individual como organizacional, podem ser inseridas dadas as suas repercussões na qualidade de vida dos profissionais.

Como estratégias individuais, destacam-se: o enfrentamento do sofrimento pelo suporte social, no qual o indivíduo busca apoio no coletivo para enfrentar situações que culminam em estresse; a resolução de problemas em que ocorre o planejamento de ações com o propósito da resolutividade dos problemas; o autocontrole, para manter-se em equilíbrio em situações de estresse; e a importância da reavaliação positiva como forma de amenizar os problemas, reorganizando a situação emocional que o profissional enfrenta.

Quanto às estratégias coletivas, ressaltamos os aspectos positivos de descontrações e do relaxamento no ambiente de trabalho, ginástica laboral e dinâmicas de grupo, dentre outras atividades, tendo em mente que todas as ações devem estar de acordo com as limitações da organização em questão e aplicadas de forma associada, pois, se utilizadas separadas, não apresentarão um coping efetivo, pelo contrário, viabilizarão a permanência do estresse.

Repercussões do cuidado: sentir-se cuidado para cuidar

Na UTI, a equipe multiprofissional está exposta durante toda a sua rotina de trabalho. Tem-se observado que o profissional da saúde é capaz de ajudar o outro em sua complexidade a partir do instante em que se percebe como um ser complexo e passível de erros, propenso a mudanças diante do que não o satisfaz.

A necessidade de cuidar do cuidador é algo real e observável, sendo importante a criação de estratégias coletivas de defesa associadas à organização do trabalho. Contudo, o cuidado surge como estratégia de enfrentamento, pois representa o modelo de promoção da saúde, gerando qualidade de vida ao sujeito.

Nesse sentido, o cuidar de si e o cuidar do outro são parte de um mesmo processo por serem compromissos interligados. Observando que o ser humano se constrói na relação com o outro, é preciso, antes de tudo, olhar para si mesmo, pois um indivíduo que não se ajuda e não se reconhece como um ser passível de cuidado não encontra ferramentas para cuidar do outro.

Tendo esse olhar como base norteadora do cuidar, pesquisadores nos dizem que o cuidado surge como conexão entre equipe, paciente e família na promoção da saúde, pois significa promover o bem-estar do outro agindo em benefício da saúde deste e de sua própria saúde.

Com o desenvolvimento de ações contra o estresse, espera-se uma evolução nas relações paciente, família e equipe, desenvolvendo um ambiente de acolhimento, segurança e melhoria na qualidade de vida de todos os envolvidos.

Ser um profissional crítico e reflexivo mostra a capacidade de compreender a prática no cuidado de si e do outro, buscando momentos para repensar a realidade profissional e pessoal, assim como para analisar e refletir criativamente sobre as ações desenvolvidas no exercício desse cuidado.

A atitude reflexiva implica em analisar o desempenho cotidiano de cuidado em condições ambientais, culturais e sociais, possibilitando a construção de novas maneiras de pensar e agir e tendo como intento a melhoria nas práticas para o cuidado de si e do outro. O cuidar exige preocupação, conhecimento e dedicação ao próximo e a si mesmo. A partir do instante em que estas formas de cuidado forem interligadas, o cuidado acontecerá como resultado, consolidando as relações na equipe multiprofissional.

Considerações finais

O conhecimento sobre os estressores pode ser considerado vital para o fornecimento de estratégias adequadas para o seu enfrentamento, tornando o ambiente da Terapia Intensiva mais humanizada.

A equipe deve promover um ambiente mais confortável, comunicando-se melhor com o paciente e procurando medidas e estratégias para encarar os estressores. Para isso, é necessário investir na equipe de trabalho com conhecimento e melhoria da qualidade de vida. Desse modo, este trabalhador se sentirá motivado e preparado para atuar, melhorando seu desempenho possibilitando uma assistência de qualidade ao paciente e a sua família.

Bibliografia

Associação de Medicina Intensiva Brasileira (AMIB). Humanização em Cuidados Intensivos. Rio de Janeiro: Revinter, 2004.

Antunes MJ, Lopes MG. Acolhimento e classificação de risco na atenção à saúde. In: Associação Brasileira de Enfermagem; Vale EG, Peruzzo AS, Felli VE, orgs. PROENF — Programa de Atualização em Enfermagem. Gestão: Ciclo 2. Porto Alegre: Artmed Panamericana; 2012. p. 141-65. Sistema de Educação Continuada à Distância. v. 1.

Bitencourt AG, Neves FB, Dantas MP, et al. Análise de estressores para o paciente em unidade de terapia intensiva. Rev Bras Ter Intensiva. 2007;19(1):53-9.

Costa P, Cruz AC, Angelo M. O cuidado centrado no paciente e na família em unidade de terapia intensiva neonatal. In: Associação Brasileira de Enfermagem, Associação Brasileira de Obstetrizes e Enfermeiros Obstetras; Morais SC, Souza KV, Duarte ED, orgs. PROENF — Programa de Atualização em Enfermagem: Saúde Materna e Neonatal. Ciclo 7. Porto Alegre: Artmed Panamericana; 2016. p. 113-42. Sistema de Educação Continuada à Distância. v. 3.

Davidson JE, Aslakson RA, Long AC, et al. Guidelines for Family-Centered Care in the Neonatal, Pediatric and Adult ICU. Critical Care Med. 2017;45(1):103-28.

Fernandes MA, Avelino FV, Gouveia MT, et al. Los factores de estrés y las estrategias de afrontamiento utilizadas por las enfermeras que laboran en hospitales: revisión. Investigación en Enfermería. 2017;17(2). Disponível em: http://dx.doi.org/10.11144/Javeriana.ie17-2.feea.

Gerritsen RT, Hartog CS, Curtis JR. New developments in the provision of family-centered care in the intensive care unit. Intensive Care Med. 2017;43(4):550-3.

Maestri E, Nascimento ER, Bertoncello KC, et al. Avaliação das estratégias de acolhimento na Unidade de Terapia Intensiva. Rev Esc Enferm USP. 2012;46(1):75-81.

Munari DB, Bezerra AL, Paranaguá TT, et al. Relacionamento com clientes: um desafio para os gestores de saúde. In: Associação Brasileira de Enfermagem; Vale EG, Peruzzo AS, Felli VE, orgs. PROENF – Programa de Atualização em Enfermagem. Gestão: Ciclo 2. Porto Alegre: Artmed Panamericana; 2012. p. 29-64. Sistema de Educação Continuada à Distância. v. 2.

Salicio DM, Gaiva MA. O significado de humanização da assistência para enfermeiros que atuam em UTI. Rev Eletr Enf. 2006;8(3): 370-6. Disponível em: http://www.fen.ufg.br/revista/revista8_3/v8n3a08.htm

Selli L, Bagatini T, Rivero N. O sofrimento psíquico do profissional de saúde na perspectiva do cuidado. Revista Bioética. 2006;14(2): 193-217.

Silva DK, Pacheco MJ, Marques HS, et al. Burnout no trabalho de médicos pediatras. Revista Brasileira Medicina do Trabalho. 2017; 15(1):2-11.

Soares M. Cuidando da família de pacientes em situação de terminalidade internados na unidade de terapia intensiva. Rev Bras Terapia Intensiva. 2007;19(4):481-4.

Souza RP. Manual rotinas de humanização em medicina intensiva. São Paulo: Atheneu, 2010.

Souza V, Cortez EC, Carmo TG. Medidas educativas para minimizar os riscos ocupacionais na equipe de enfermagem da UTI. Revista de Pesquisa: Cuidado é Fundamental Online. 2017;9(2):583-91. Disponível em: http://www.seer.unirio.br/index.php/cuidadofundamental/article/view/4407

CAPÍTULO 24

Relação de poder nos serviços de Terapia Intensiva

Raquel Pusch

Cultura organizacional ou cultura corporativa

A relação de poder nos serviços de terapia intensiva, também conhecida como *power distance*, revela a qualidade da relação entre pessoas com poderes diferentes.

Para compreendermos o mecanismo de relação de poder, precisamos entender o conceito de cultura organizacional.

A cultura organizacional, ou cultura corporativa, é o conjunto de hábitos e crenças estabelecidos por meio de normas, valores, atitudes e expectativas compartilhados por todos os membros da organização. Ela se refere ao sistema de significados compartilhados por todos os membros que distingue uma organização das demais.

Para Schein, a cultura organizacional remete a comportamentos implícitos, que contribuem para a produção de sentido de grupo, sendo também responsável pelas características únicas de cada empresa. A cultura organizacional contribui para a edificação da identidade organizacional, que pode coincidir com uma imagem positiva, revestindo a empresa de prestígio e reconhecimento.

A base da cultura organizacional para algumas instituições está nas ações e nas intenções da empresa, isto é, no "DNA". Por definição, cultura organizacional é pensar em algo que compreende muito mais do que uma estrutura. Engloba algo bem mais complexo que compreende crenças, valores, leis, hábitos, comportamentos, práticas sociais, ideias, costumes aprendidos que passam de geração a geração e que se enraízam.

É um conceito que está sempre em desenvolvimento, pois incorpora outros aspectos e é influenciado por novas maneiras de pensar inerentes ao desenvolvimento humano. A cultura organizacional é uma memória coletiva das pessoas que atuam na instituição. É aquilo que dá identidade e confere um sentido de pertencimento àquela instituição.

Essas definições contribuem para o entendimento de que a cultura organizacional compreende um sistema de valores e crenças compartilhados que influenciam no comportamento das pessoas que fazem parte dela. Isso envolve desde a alta direção (em suas percepções conscientes ou inconscientes que geram ações e padrões de comportamento, compatíveis ou não com a filosofia da empresa), bem como as atitudes de todos os funcionários da operação que recebem, como em um "efeito cascata", os pressupostos dos valores entendidos.

Para o psicólogo irlandês Hofstede, que estudou profundamente o culturalismo, é impossível compreender a cultura de uma organização sem conhecer o contexto em que ela se insere. Entender o contexto no qual uma organização se insere é identificar aquilo que compõe sua cultura organizacional.

Ao referirmo-nos à cultura neste momento, ressaltamos que a esta possui como característica o desenvolvimento de inter-relações entre os membros de um grupo e a capacidade que estes possuem de se adaptar ao meio. Falar em cultura implica tratar da capacidade de adaptação do indivíduo à realidade do grupo no qual está inserido.

Por isso, para criar uma "nova cultura" em uma empresa ou modificar uma já existente inserindo novos conceitos, é preciso entender quais são seus valores estratégicos, como eles se conectam com seus valores culturais, qual o ideal que deseja defender, como fazer a implementação das novas estratégias e reforçar os comportamentos esperados. É algo desafiador e que exige, além de empenho e dedicação, o apoio da alta gestão na valorização e no investimento nas ações de demanda.

O entendimento da cultura organizacional deve ser personalizado, ou seja, cada empresa tem sua própria forma de lidar com sua realidade. O que importa é que não existem modelos prontos, mas, sim, modelos condizentes com práticas que retroalimentam a forma de agir de todos os envolvidos.

A manifestação da cultura pode ser expressa, por exemplo, pelo código de ética, da declaração da visão, da missão e dos valores da organização; de seus *slogans;* e, finalmente, do comportamento da empresa e de seus colaboradores.

Para que a cultura da organização seja compartilhada entre os membros que a compõem, é necessário que os gestores estimulem seus colaboradores a alcançar objetivos básicos da organização. A compreensão possibilita a reflexão de que tais objetivos são as atividades essenciais que cada membro da organização deve realizar para a conquista das metas organizacionais.

Liderança

Rumo a uma nova cultura

A maior de todas as lideranças é vista como a capacidade de gerenciar a si mesmo e perceber como o que se faz impacta nos outros. A isso chamamos de força moral, que é uma liderança espontânea a partir da estabilidade emocional, da empatia e da segurança transmitidas pelo sujeito.

Para Goleman, a liderança convencional inclui algumas habilidades, entre elas, persistência, resiliência, impulso para atingir metas, alto desempenho, empatia, influência, persuasão, trabalho em equipe e cooperação.

Para McClelland, psicólogo da Universidade de Harvard, todo líder faz intervenções junto a um grupo de pessoas que deseja influenciar. Existem formas específicas de intervir, entendendo como "intervenção" a forma como o líder contrata os objetivos, passa instruções, cobra e controla, elogia, reconhece, se dedica ao desenvolvimento das pessoas, fornece *feedback* etc. Essa abordagem entende que existem ferramentas, com manifestação intencional ou não, por meio das quais o líder gera comportamentos diferentes em seus subordinados e que podem ser classificadas de seis formas (em seis estilos).

Liderança situacional

Segundo Hersey e Blanchard, "não existe um único modo melhor de influenciar pessoas. O estilo de liderança que deve ser adotado depende do nível de maturidade das pessoas que o líder deseja influenciar".

Seis estilos de liderança

Segundo Hersey e Blanchard, "o líder faz intervenções utilizando formas específicas (representadas por ferramentas) que podem ter impacto positivo ou negativo nas pessoas. Se a situação pede determinado estilo, esse passa a ser o melhor".

1. **Coercitivo/autocrático**: vigilantes e críticos em suas observações, exigem submissão imediata. É o estilo "faça como eu digo". Bom em situações de crise,

não é bom para gerar compromisso pessoal, autonomia, aprendizado e produtividade a longo prazo.

2. **Democrático**: busca ouvir ideias e tomar decisões em consenso. Enfatiza trabalho em equipe e permite que os seguidores contribuam e assumam a propriedade dos objetivos. Bom para gerar o compromisso pessoal, satisfação no trabalho e produtividade.

3. **Visionário**: busca o comprometimento das pessoas, apoiando-se na orientação e no alinhamento das decisões tomadas com a estratégia. Traz o exercício adequado do *feedback* e diálogo, demonstrando entusiasmo e firmeza nos propósitos.

4. **Agregador**: coloca as pessoas em primeiro lugar, deixando em segundo plano questões ligadas a resultados. Gerada por atenção e afeto, interesse genuíno e explícito. Produz impacto motivacional, mas deve ser dosado para não comprometer o alinhamento com objetivos e resultados.

5. **Modelador**: as decisões são tomadas conforme a preferência pessoal do líder, que modela a equipe para executar as coisas conforme seus próprios padrões. É minucioso e controlador. É positivo para equipes menos experientes, porém existe baixa flexibilidade e tende a não ouvir a opinião de outros.

6. **Conselheiro**: dedicação ao desenvolvimento das pessoas e obtenção de aprendizado a partir da identificação de pontos fortes e fracos.

Um líder eficiente tem sempre um bom repertório, busca associação de estilos e enfatiza aquele mais adequado à situação. O comportamento humano é impactado por diversas variáveis, e qualquer estilo deve considerar as habilidades para uma liderança bem-sucedida: competência, integridade, autoconhecimento, resiliência, humildade, trabalho em equipe, paixão, visão e comunicação.

Quando falamos em liderança e enfatizamos que o líder eficaz tem bom repertório, isso inclui principalmente os estilos visionário, democrático, agregador e conselheiro. Entretanto, é fundamental ter consciência da necessidade de utilizar os comportamentos dos estilos autocrático/coercitivo e modelador nos momentos em que a situação exigir.

Observa-se que um líder não se restringe a fazer uma lista de situações e estilos, como se fosse uma receita ou uma fórmula pronta. O comportamento humano é impactado por diversas variáveis, sendo quase impossível impor um padrão de comportamento a diferentes situações.

O desenvolvimento de um ou de mais estilos exige esforço e cuidado. A forma mais fácil é criar um processo para manifestação de um estilo, ampliando a percepção das situações em que ele será aplicável, incorporando-o ao seu repertório de modo natural e exigindo cada vez menos esforço direcionado.

CAPÍTULO 24 — RELAÇÃO DE PODER NOS SERVIÇOS DE TERAPIA INTENSIVA

A singular capacidade de utilizar os recursos citados e de visualizar a dinâmica do ambiente em que atua, associada a habilidades técnicas, faz do profissional-líder o grande agente de sucesso.

Para despertar e aprofundar o espírito de equipe, incentivar o estreitamento dos laços afetivos entre os integrantes e vislumbrar a expectativa de minimizar as diferenças profissionais e sociais, é necessário que a comunicação seja fluente e, para isso, a figura do médico é elegida como principal líder na unidade de terapia intensiva (UTI).

A equipe multiprofissional que atua na UTI tem por objetivo principal desenvolver um trabalho comum em diferentes especialidades, concentrando todos os esforços no cuidado e no tratamento aos pacientes. Se uma equipe não consegue comunicar-se ou criar uma interação leal entre si, o atendimento acaba prejudicado.

Segundo o estudo de David, a equipe, antes de cuidar do paciente, precisa aprender a se cuidar, a se comunicar e a criar vínculos entre os próprios colegas de trabalho. A equipe tem de estar atenta para minimizar as interferências no cuidado e assimilar o que ocorre a cada momento, evitando, com isso, a sobrecarga e o estresse.

Segundo Mariotti, a nova cultura de liderança transforma as conversas em troca de intenções. É preciso construir a ética do dialogar, cujo ponto de partida pode ser a aprendizagem de como receber *feedback* (principalmente o negativo) e mudar em função disso. O homem deve chegar a uma nova forma de tratar os semelhantes e, para tanto, são fundamentais o autoconhecimento, a autoaceitação e a autocrítica permanentes.

A teoria da distância de poder

A teoria de Hofstede sobre a distância de poder pode ser também compreendida como distância hierárquica. É uma forma de medir o quanto membros menos poderosos em uma sociedade aceitam e esperam a distribuição desigual existente.

Esta teoria está diretamente relacionada com a maneira encontrada pelas diferentes sociedades para lidar com as questões de desigualdade entre os indivíduos. Algumas das características comuns a culturas com baixo índice de distância do poder são: desigualdade minimizada, existência de hierarquia por conveniência e todos possuem os mesmos direitos.

Em culturas de baixas de distância de poder, a distância emocional é relativamente pequena. Há relações mais democráticas ou consultivas entre a expectativa e a aceitação do poder. As pessoas são relativamente interdependentes com os detentores do poder, e há quase igual quantidade de poder distribuído entre as pessoas. Nestas circunstâncias, a autoridade descentralizada e a estrutura de gestão plana existem universalmente. Isso significa que tanto os gerentes como os subordinados estarão menos preocupados com o *status*, e a distribuição da responsabilidade de tomada de decisão é extensa. Assim, a política de "porta aberta" é facilmente utilizada, o que significa que os indivíduos em cargos superiores não só estão abertos para ouvir aqueles em posições inferiores, mas os subordinados também estão dispostos a desafiar ou a dar sugestões a seus superiores. Por exemplo, nesta cultura, se alguém quiser obter uma promoção, seria preferível obter suas ideias por meio de seu chefe diretamente.

Em culturas de alta de distância de poder, as relações de poder são paternalistas e autocráticas, e há autoridade centralizada. Em outras palavras, há uma grande distância ou distância emocional que é percebida para existir entre as pessoas em diferentes níveis da hierarquia. Há dependência considerável das pessoas nos detentores do poder que, na psicologia, é conhecida como contradependência (denúncia, mas com sinal negativo). No local de trabalho, os subordinados estão dispostos a aceitar suas posições inferiores. O chefe, por sua vez, pode não ser solicitado para uma ampla participação no processo de tomada de decisão. Assim, ao contrário das culturas de poder de distância ideal (PDI) mais baixas, a política de "portas abertas" foi substituída por um estilo de liderança autocrático, o que significa que os subordinados podem não se aproximar e contradizer seus patrões diretamente. Ou seja: mesmo que os funcionários queiram ser promovidos, é inteiramente decisão do seu chefe, e eles não têm nenhuma palavra nesse processo. Geralmente, os países com culturas de alta potência de distância sustentam que não há nada de errado com a desigualdade e que, portanto, todos poderiam estar em posições específicas. Além disso, as pessoas em posições mais altas normalmente exibem e promovem o uso de símbolos de *status:* indivíduos poderosos não almoçam no mesmo refeitório que pessoas em posições mais baixas, e há um grande número de supervisores que têm direito a privilégios especiais, por exemplo. A Bélgica, a França, a Malásia e o mundo árabe podem ser considerados exemplos de países ou regiões com culturas de PDI elevadas.

A seguir, no Quadro 24.1, são exibidas as características de distância do poder nas relações familiares, na escola e no local de trabalho, com base na teoria de Hofstede.

Tomada de decisão e automatismo

A tomada de decisão é uma habilidade prática, que tem relação direta com a consciência situacional e a assertividade. Esta habilidade é vital para a segurança do paciente.

A tomada de decisão é a determinação para agir ou não agir em resposta a determinado acontecimento ou estímulo. Deve ser seguida de forma concisa, com

Quadro 24.1. Características de distância do poder nas relações familiares.

Baixa distância de poder	Alta distância de poder
A desigualdade entre as pessoas deve ser minimizada	A desigualdade entre as pessoas deve existir e é desejável
Deve existir, e existe até certo ponto, uma interdependência entre quem tem mais poder e quem tem menos	Quem tem menos poder deve depender de quem tem mais; na prática, as pessoas com menos poder oscilam entre a dependência e a contradependência
Os pais tratam os filhos como iguais	Os pais ensinam os filhos a obedecer
Os professores esperam que os alunos tenham iniciativa na sala de aula	Os professores são "gurus" que transmitem sabedoria pessoal
A hierarquia nas organizações pressupõe uma desigualdade de papéis estabelecida por conveniência	A hierarquia nas organizações reflete uma desigualdade existencial entre indivíduos de maior e menor nível
A descentralização é comum	A centralização é comum
Diferenças salariais reduzidas entre a cúpula e a base da organização	Diferenças salariais elevadas entre a cúpula e a base da organização
Os subordinados esperam ser consultados	Os subordinados esperam que os chefes lhes digam o que fazer
O chefe ideal é um democrata dotado e competente	O chefe ideal é um autocrata benevolente
Os privilégios e os símbolos de *status* são malvistos	Os privilégios e os símbolos de *status* devem existir para a direção e são bem-vistos

Fonte: Hofstede G. The poverty of management control philosophy. The Academy of Management Review. 1978;3(3):450-61.

orientação precisa sobre o que vai ser feito, levando em consideração a segurança do paciente acima de tudo. O trabalho excessivo (sobrecarga) degrada a situação de alerta individual, prejudicando o julgamento para tomada de decisão e a *performance* tanto do indivíduo quanto da equipe.

O desafio da tomada de decisão, notadamente em situações de emergência, é manter a assertividade, em especial em momentos de sobrecarga de trabalho, evitando confusão nos canais de comunicação.

Em tais situações, o diálogo entre a equipe e a busca rápida por informações de forma assertiva podem ser decisivos na escolha correta de opções.

A teoria da tomada de decisões é dividida em duas escolas: o modelo analítico, racional ou clássico e a tomada de decisão naturalística.

O modelo racional ou clássico é um processo em quatro etapas, que ajudam a avaliar alternativas para escolher a opção que apresenta maior probabilidade de sucesso:

- **Definir a situação**: identificar claramente o problema e os objetivos da decisão.
- **Criar alternativas**: buscar alternativas pertinentes à resolução do problema.
- **Avaliar as alternativas e selecionar a considerada melhor**: buscar a alternativa que melhor se adapta à resolução do problema e aos objetivos da decisão.
- **Implementar e monitorar a decisão final**.

A despeito dos méritos de cada um, o modelo clássico tem perdido espaço nos anos mais recentes para o modelo naturalístico, que tenta descrever como médicos e profissionais de saúde efetivamente tomam decisões, muitas vezes empregando um padrão de corres-

pondência intuitivo e quase automático alicerçado em modelo mental, com base na experiência do passado.

Além disso, o modelo naturalístico mostra a profunda diferença entre tomar decisões sob condições normais e em situações de emergência. Sob pressão, as estratégias de decisão analíticas se deterioram. Ou seja, o modelo clássico busca explicar a tomada de decisão ideal. O modelo naturalístico explica o mundo real e como podemos aprender com isso para aperfeiçoar nossas decisões.

Resulta desse estudo um subgrupo de tomada de decisão naturalística: a tomada de decisão baseada no reconhecimento inicial (*recognition-primed decision making*, RPD). Esse modelo, descrito no anos 1980, é o método utilizado por soldados em combate e por bombeiros, baseado na necessidade de tomar decisões críticas em situações dinâmicas e sob extrema pressão de tempo, com informação muito limitada.

A função do modelo RPD é descrever como usar experiência e atingir decisões ideais sem necessidade de comparações de pontos fortes e fracos de alternativas. Embora o modelo RPD dê ênfase significativa à experiência, tem utilidade valiosa como guia de treinamento para pessoas tomarem decisões melhores e também desenvolver processos que apoiem tomadas de decisão. O padrão, portanto, é a criação de modelos mentais baseados em treinamento e experiência adquirida. Ou seja, um padrão de correspondência para decisão baseado em: passos consecutivos a serem dados; o desfecho potencial desses passos; os problemas ao longo da decisão; como lidar com tais problemas.

A decisão passa a enfatizar desfechos satisfatórios em vez de "ótimos". Com isso o processo torna-se rápido (*go/ no go check*).

A despeito dos modelos descritos, grande parte das decisões em uma UTI pode ser ponderada e avaliada tendo-se, então, tempo para definir a escolha.

Uma das estratégias para atingir o objetivo é a ferramenta PROA:

- P – *Problema*: definir claramente o problema.
- R – *Recurso*: quais os recursos encontrados no momento da necessidade de tomada de decisão.
- O – *Objetivo*: obter de forma concisa o desfecho satisfatório.
- A – *Ação*: colocar em prática o recurso escolhido.

Embora semelhante ao modelo racional, existe uma diferença fundamental na ferramenta descrita: leva em consideração os recursos para o desfecho satisfatório, atingido com base em experiência e treinamento (que serviram de base para a escolha do recurso).

Em condições não adequadas para um raciocínio formal, em que o fator tempo é absolutamente insuficiente, o treinamento e a experiência servem de base para a decisão e a escolha de maior possibilidade de acerto.

O alerta situacional é pré-requisito básico para uma adequada tomada de decisão em situações com tempo mínimo para a escolha.

Considerações finais

Em culturas de alta ou baixa de distância de poder, é necessário observar que o líder adequado será aquele que não ignora as emoções da equipe e do ambiente. Prestar atenção a tais dimensões humanas não prejudica a eficiência nos negócios. Nas últimas décadas, o campo da pesquisa organizacional vem oferecendo amplas evidências de que esta é uma suposição equivocada e de que os mais competentes líderes de equipes usam uma ampla abertura para reunir a informação emocional de que precisam para lidar bem com as necessidades emocionais da equipe em que atuam.

Psicóloga da Universidade de New Hampshire, Druskat considera que equipes de alto desempenho seguem normas que aprimoram a autoconsciência coletiva, como trazer à tona discordâncias latentes e resolvê-las antes que explodam. Porém, para isso, é necessário ter um modelo mental compartilhado de que se está em um lugar seguro. Com isso, as pessoas se sentem livres para falar.

A maturidade emocional do líder faz com que a equipe amadureça. Para uma equipe de ponta, autoconsciência significa ligar-se às necessidades de seus membros, trazendo problemas à tona e estabelecendo intencionalmente regras que ajudam. A empatia de uma equipe se aplica não apenas à sensibilidade entre os membros, mas também à compreensão da visão e dos sentimentos de outras pessoas e grupos com que a equipe tem contato.

O foco da equipe pode se voltar tanto para alguém que querem ajudar na organização mais ampla quanto para onde encontrar os recursos e a atenção de que a equipe precisa para cumprir suas metas.

A nova cultura valoriza os sistemas de significados compartilhados por todos os membros que contribuem para a produção de sentido de grupo, sendo também responsável pelas características únicas de cada empresa.

Vivemos em um mundo em que liderar é um processo que leva mais "jeito" do que "força", embora muitas pessoas no exercício da função não percebam essa mudança significativa trazida pela sociedade sempre em curso de mais inovações.

Liderar pode ser complexo e exigir muito esforço e paciência, portanto, compete a quem se investe no papel de líder ter em mente a responsabilidade de buscar o sucesso da organização e dos que nela atuam e desenvolver as habilidades essenciais para uma liderança bem-sucedida, como competência, integridade, autoconhecimento, paixão pelo que faz, visão, resiliência, humildade, trabalho em equipe, entre tantas outras habilidades que investem no ser humano respeitosamente e que levam o líder a também alcançar sua realização pessoal.

Concluímos que a menor distância emocional na relação de poder gera ações mais democráticas e aumenta a expectativa e a aceitação do poder.

A ideia é que o gestor possa enxergar as pessoas que lidera não como meios para se chegar a um fim, mas também como um fim em si mesmas. Ao interagir com os colaboradores de igual para igual, os líderes mobilizam, em vez de medo e coerção, o sistema de vínculo entre os seres humanos, que é a força motriz por trás da colaboração efetiva e da produtividade máxima. Deste modo, todos se beneficiam.

Bibliografia

Druskat VU, Wolff SB. Building the Emocional Intelligence of Groups. Harv Bus Rev. 2001;79(3):80-90, 164.

Goleman D. Foco – A atenção e seu papel fundamental para o sucesso. Rio de Janeiro: Objetiva, 2014.

Hersey P, Blanchard K. Psicologia para administradores - a teoria e as técnicas da liderança situacional. São Paulo: EPU, 1986.

Hofstede G. The poverty of management control philosophy. The Academy of Management Review. 1978;3(3):450-61.

Huang DT, Clermont G, Kong L, et al. Intensive care unit safety culture and outcomes: a US multicenter study. Int J Qual Health Care. 2010;22(3):151-61.

Mariotti H. As paixões do ego. Complexidade, política e solidariedade. São Paulo: Palas Athena, 2000.

McClelland DC, Atkinson JW. The achievement motive. Oxford, England: Irvington The Achievement Motive, 1976.

Schein E. Annual review of organizational psychology and organizational behavior. São Paulo: Atlas, 2015. v.2.

CAPÍTULO 25

Registros como estratégia de comunicação multidisciplinar

Ana Silvia Scavacini

Cecília Couto

Davi Blum

Deborah Sales

Mariana Sarkis Braz

Vanessa Andrade Conceição

Virginia Porto

Introdução

A palavra prontuário deriva do latim *promptuarium*, que significa lugar onde se guarda aquilo que deve estar à mão, o que pode ser necessário a qualquer momento.

O Ministério da Saúde estabelece que o prontuário é um conjunto de documentos padronizados, ordenados e concisos, destinado ao registro dos cuidados prestados ao paciente em um estabelecimento de saúde. A equipe multiprofissional (médicos, enfermeiros, odontólogos, assistentes sociais, psicólogos, nutricionistas, farmacêuticos, terapeutas ocupacionais, fonoaudiólogos e demais profissionais) deve obrigatoriamente realizar seus registros em prontuário único.

Conforme Resolução 1.638/2002 do Conselho Federal de Medicina (CFM), são diversas as funções que o prontuário possui, entre elas:

- De comunicação: entre os profissionais, o sistema de saúde e o usuário.
- De educação: registro histórico, científico.
- Gerencial: registro administrativo, financeiro, documento de valor legal.
- Documento único constituído de um conjunto de informações, sinais e imagens registradas, geradas a partir de fatos, acontecimentos e situações sobre a saúde do paciente e a assistência a ele prestada, de caráter legal, sigiloso e científico, que possibilita a comunicação entre os membros da equipe multiprofissional e a continuidade prestada ao indivíduo.

Neste documento, devem constar: identificação do paciente; anamnese; exame físico; exames complemen-

tares e resultados; hipóteses diagnósticas ou diagnóstico definitivo; tratamento efetuado; registro diário da evolução clínica; procedimentos e condutas; identificação dos profissionais que realizaram o atendimento com as devidas assinaturas e os respectivos registros profissionais.

O registro em prontuário é fundamental para caracterizar o nível de saúde da população, viabilizar a construção de modelos, estabelecer políticas de atendimento, contribuir para a gestão das organizações de saúde e subsidiar as atividades de ensino e pesquisa focadas em atenção à saúde.

As evoluções dos profissionais no prontuário são peças-chaves da interação multiprofissional em unidade de terapia intensiva (UTI) e devem ser feitas de maneira adequada para permitir um melhor gerenciamento das diversas profissões presentes na assistência ao paciente. Cada profissão da área da saúde atuante em UTI possui práticas, termos técnicos e protocolos próprios que, muitas vezes, são desconhecidos por profissionais de outras áreas. Desta forma, torna-se necessário que todos os membros da equipe estejam cientes do papel que cada um tem no atendimento ao paciente, assim como dos protocolos de atendimento existentes na instituição e das questões que serão pertinentes para o manejo conjunto, mantendo a constante comunicação e o entendimento de todos. É recomendável se atentar para o uso de siglas e ser prudente quanto a informações que garantam a privacidade e sigilo.

Este documento será de propriedade do paciente, com a responsabilidade de guarda pela instituição hospitalar.

Durante o processo de avaliação, é importante destacar a fonte das informações ali descritas e se foram obtidas diretamente com o paciente ou com cuidador, ou por meio de informações do próprio prontuário, tendo em vista que, muitas vezes, a depender da urgência da internação em unidades críticas, as informações sobre terapias prévias não estão completas no prontuário em um primeiro momento.

Não há um modelo ideal de registro multidisciplinar, mas todos os serviços de terapia intensiva devem possuir roteiros que garantam a qualidade da assistência e a segurança do paciente, constando história prévia, avaliação, condutas e o plano terapêutico a ser seguido. Cada serviço vai, desde que observados os critérios já discutidos anteriormente, moldar seu próprio modelo de evolução, sempre integrando o acompanhamento de todos os profissionais de saúde a fim de atingir a meta de desfecho clínico proposto.

Desta forma, este capítulo pretende elucidar os principais aspectos que deverão ser abordados no registro em prontuário das diferentes especialidades que compõem a equipe interdisciplinar em Unidades de Terapia Intensiva.

Enfermagem

Ainda no século XIX, Florence Nightingale, a precursora da enfermagem moderna, relatou em sua obra *Notas sobre a Enfermagem* a importância da utilização dos Registros de Enfermagem como ferramenta indispensável para garantir a comunicação entre os membros componentes da equipe de saúde. Quase 2 séculos depois, a enfermagem evoluiu muito como profissão e ciência, entretanto, a premissa difundida por Florence continua sendo temática bastante atual.

Os Registros de enfermagem respondem por cerca de 50% das informações relativas às condições clínicas e ao cuidado ofertado aos pacientes encontradas no Prontuário, podendo ser utilizadas como fonte de informações por outros membros da equipe multiprofissional a respeito da evolução dos pacientes, bem como meio de comprovação da efetiva realização da assistência prestada por entidades e órgãos fiscalizadores, de auditoria e de Acreditação Hospitalar.

Considerando que a enfermagem é a única categoria profissional que permanece prestando cuidados a beira-leito 24 horas por dia, a execução adequada dos registros associados a estes cuidados reflete a qualidade da assistência prestada, contribuindo para a redução do tempo de internação do paciente e para a redução de custos hospitalares. Além do mais, registros de enfermagem fidedignos e bem redigidos podem amparar judicialmente não apenas o profissional, mas também a instituição em que este atua.

A literatura atual enfatiza que não importa quão habilidoso um enfermeiro possa ser: se seus registros sejam insuficientes, sua credibilidade estará prejudicada caso se envolva em alguma ação judicial.

Desta forma, os registros devem conter o máximo de informações sobre as condições atuais dos pacientes, bem como sobre qualquer mudança percebida ou mensurada, todos os aspectos do cuidado prestado, queixas reportadas, necessidades individuais avaliadas (incluindo as relacionadas à prevenção de eventos adversos), realização e resposta aos tratamentos propostos e prescritos, questões sociais e familiares, tempo esperado de permanência hospitalar, entre outras, garantindo todos os meios disponíveis para efetivar uma assistência segura. Todos estes dados servem como subsídios de modo a facilitar a tomada de decisão e o planejamento terapêutico do paciente, possibilitando a continuidade destes cuidados por toda a equipe multiprofissional, pautada em um processo contínuo de avaliação e reavaliação.

Os Registros de Enfermagem são realizados de duas formas principais:

- **Anotações de Enfermagem:** referem-se ao registro de todos os cuidados prestados, bem como de sinais e sintomas, intercorrências e respostas dos pacientes às ações realizadas.

- **Sistematização da Assistência de Enfermagem ou Processo de Enfermagem:** refere-se à metodologia utilizada por enfermeiros para que, por meio de ações padronizadas e sequenciais, seja possível obter dados, planejar, programar e estimar o cuidado integral prestado ao paciente. Sua aplicação rotineira é uma determinação do Conselho Federal de Enfermagem (Cofen), por meio da resolução 358/2009.

No ambiente de Terapia Intensiva, mais especificamente, falar sobre registro se traveste de uma importância ainda maior, tendo em vista que é neste cenário onde encontramos pacientes não apenas graves e instáveis, mas aqueles que são submetidos a um vasto número de procedimentos avançados, cujas tecnologias necessitam de checagem e registro adequados, com alta frequência de aplicação, baseados em protocolos e rotinas preestabelecidas. Falhar não apenas na execução, mas também no registro das ações, pode acarretar na descontinuidade da assistência planejada, bem como gerar problemas éticos, legais, administrativos e financeiros importantes. Partindo desta premissa, o Registro de Enfermagem pode se tornar o seu "melhor amigo" ou o seu "pior inimigo".

Do ponto de vista legal e ético, o Cofen, por meio da Resolução 311/2007, aponta as responsabilidades quanto ao Registro de Enfermagem em vários artigos, a saber:

- **Art. 25**: registrar no prontuário do paciente as informações inerentes e indispensáveis ao processo de cuidar.

- **Art. 41**: prestar informações, escritas e verbais, completas e fidedignas necessárias para assegurar a continuidade da assistência.

- **Art. 54**: apor o número e categoria de inscrição no Conselho Regional de Enfermagem em assinatura, quando no exercício profissional.
- **Art. 72**: registrar as informações inerentes e indispensáveis ao processo de cuidar de forma clara, objetiva e completa.

Nesta mesma resolução, endossa ainda duas proibições referentes ao registro: "Art. 35. Registrar informações parciais e inverídicas sobre a assistência prestada" e "Art. 42. Assinar as ações de Enfermagem que não executou, bem como permitir que suas ações sejam assinadas por outro".

A literatura atual destaca que a enfermagem deve desenvolver competências que garantam segurança e qualidade ao cuidado do paciente, enfatizando a importância da comunicação efetiva para assegurar um bom registro. O Quadro 25.1 sumariza essas recomendações.

Quadro 25.1. Competências de enfermagem para um bom registro.

Conhecimento: compreender os princípios da comunicação efetiva por vários meios. Conhecer gramática, ortografia e terminologia de cuidados de saúde

Atitudes: aceitar a responsabilidade pela comunicação efetiva

Habilidades: utilizar comunicações escritas, eletrônicas e verbais de forma clara, concisa e efetiva. Documentar intervenções e resultados de enfermagem de acordo com os padrões profissionais e as políticas da unidade de trabalho

---

Por fim, a *American Nurses Association* identifica e recomenda as seguintes características para garantir uma documentação efetiva: acessível, precisa, relevante, consistente, auditável, clara, concisa, completa, legível, realizada pelo pensamento crítico, oportuna, contemporânea, sequencial, se apresentando como reflexo do Processo de Enfermagem e recuperável de forma permanente e específica para a enfermagem.

Fisioterapia

A fisioterapia em terapia intensiva é uma especialidade cada vez mais presente no cuidado dos pacientes críticos e sua atuação vai além da aplicação de técnicas relacionadas à manutenção da permeabilidade de vias aéreas ou da mobilização do paciente no leito. Atualmente, o fisioterapeuta que trabalha em UTI participa continuamente do processo de instituição, gerenciamento, monitoração e desmame da ventilação mecânica invasiva, não invasiva e oxigenoterapia, atua nas intercorrências clínicas e é ativamente envolvido nos protocolos institucionais, na prevenção de complicações clínicas e na redução dos custos e do tempo da internação.

Toda a atuação do fisioterapeuta está inserida em um contexto multiprofissional e, para garantir a qualidade da assistência prestada ao doente, é necessário que haja comunicação efetiva entre as diversas equipes que participam desse cuidado. A comunicação pode ser verbal ou escrita, esta última, por meio de registros no prontuário médico, definido como um conjunto de documentos para registro da assistência profissional prestada ao paciente, que permite, além da comunicação entre membros da equipe multiprofissional, a continuidade da assistência prestada ao indivíduo. Os registros devem ser feitos no prontuário eletrônico ou com caneta azul quando em prontuário físico e organizados de maneira cronológica e de forma que facilite a interação entre as diferentes equipes.

Nesse âmbito, ao fisioterapeuta compete o registro legível de informações relacionadas a data e hora da assistência, dados do exame físico, exames complementares, diagnóstico fisioterapêutico, possível evolução, objetivos do tratamento, plano terapêutico, com recursos e técnicas utilizadas, e eventuais intercorrências. Todo registro deve ser finalizado com assinatura e carimbo (com nome completo e número de registro no Conselho Regional de Fisioterapia e Terapia Ocupacional) do fisioterapeuta que prestou a assistência. Dados de identificação do paciente não são obrigatórios ao fisioterapeuta desde que o prontuário fisioterapêutico seja parte integrante daquele existente na instituição, o qual já contém esses dados.

Para o indivíduo internado em instituições hospitalares, especificamente para o paciente em ventilação mecânica, devem ser anotadas informações relacionadas à montagem do equipamento, testes de funcionamento do respirador e dos alarmes, integridade do circuito, funcionamento do respirador, ajustes ventilatórios (modo ventilatório, pressões, frequência respiratória mandatória e espontânea, volume corrente, relação mL/Kg utilizada, fluxo inspiratório, sensibilidade e fração inspirada de oxigênio), ajustes dos alarmes, sincronia paciente-respirador, umidificação e aquecimento dos gases inalados, ausculta pulmonar, expansibilidade torácica, padrão ventilatório, pressão de balonete, tamanho e posição de cânula, coloração da pele, nível de consciência do paciente, resultados dos parâmetros de função pulmonar avaliados no respirador, parâmetros de desmame e dados de oxigenação e ventilação monitorados de forma invasiva ou não invasiva.

Os dados da aspiração traqueal também são fundamentais para nortear a evolução clínica do paciente, assim é importante o registro do horário de sua realização, calibre da sonda utilizada, quantidade, consistência, coloração e odor da secreção, necessidade ou não de instilar solução salina, volume instilado, estado respiratório do paciente antes e após a aspiração e comportamento do paciente frente à desconexão do equipamento durante a aspiração ou qualquer outro procedimentos de rotina.

Apesar da obrigatoriedade e das evidências de melhor continuidade na assistência, dois estudos mostraram grande variabilidade na qualidade das informações contidas nos registros realizados por fisioterapeutas, com falhas, principalmente, no registro do funcionamento e parâmetros do respirador, horário da realização da aspiração traqueal, calibre da sonda utilizada, presença ou ausência de efeitos adversos relacionados à desconexão do circuito e sincronia paciente-respirador. A partir desses resultados, os autores sugerem o desenvolvimento de recomendações específicas para os registros de pacientes sob ventilação pulmonar mecânica ou de acordo com a condição do paciente, por exemplo, respeitando as principais informações para a condução da ventilação como estratégia protetora.

Como a fisioterapia também tem por objetivo melhorar a funcionalidade de pacientes críticos ou potencialmente críticos internados em UTI informações relacionadas ao posicionamento no leito, elevação da cabeceira, sedestação, ortostatismo e deambulação também devem constar dos registros.

Para finalizar, é necessário ressaltar que uma assistência de qualidade depende não apenas da produção de registros claros e completos realizados após cada atendimento ao paciente, mas também da leitura e da compreensão por todas as equipes que assistem ao paciente.

Farmácia

De acordo com a resolução nº 585 de 29 de agosto de 2013, que regulamenta as atribuições clínicas do farmacêutico e outras providências, o farmacêutico clínico tem como uma das suas atribuições fazer a evolução farmacêutica e registrar no prontuário do paciente, bem como emitir parecer farmacêutico a outros membros da equipe de saúde, com o propósito de auxiliar na seleção, adição, substituição, ajuste ou interrupção da farmacoterapia do paciente.

É imprescindível o conhecimento da hipótese diagnóstica e dos antecedentes pregressos do paciente, conhecer e registrar todos os medicamentos e substâncias de uso prévio por meio de um detalhado perfil farmacoterapêutico, que pode ser realizado por meio de uma anamnese farmacêutica, ou acessando informações do prontuário. Muitas vezes, o motivo atual da internação tem ligação com algum medicamento ou substância de uso prévio. Neste caso, o farmacêutico deve realizar a investigação, comunicar e registrar, para que, assim, a equipe clínica que acompanha o paciente tenha a maior quantidade de informação possível para decidir quais estratégias serão utilizadas na terapêutica no paciente.

O farmacêutico deve, ainda, desenvolver juntamente com a equipe multidisciplinar um plano de cuidado e registrar, se houver, suas ações para a contribuição desse plano de cuidados multidisciplinar, bem como desenvolver e registrar em evolução farmacêutica o plano de cuidado farmacêutico (metas terapêuticas; exames a serem acompanhados; possíveis reações a serem monitoradas, por exemplo). Estes registros devem acompanhar

a evolução clínica do paciente, registrando parâmetros clínicos e laboratoriais que se correlacionem com a efetividade, ou não, da terapêutica medicamentosa definida; tais informações poderão ser utilizadas, posteriormente, como indicadores da qualidade do serviço.

O farmacêutico, de posse de informações sobre a farmacocinética, a farmacodinâmica e a farmacotécnica dos medicamentos administrados ao paciente, deve registrar os riscos de redução efetividade, as reações adversas ou a toxicidade derivadas do medicamento oriundos de uma possível interação medicamentosa ou mesmo devido a interferentes como a própria condição clínica do paciente, disponibilizando, portanto, uma gama mais ampla de informações técnicas para auxiliar o médico na condução do tratamento farmacoterapêutico.

Em registros de possíveis interações medicamentosas não desejáveis, caso a terapia medicamentosa não possa ser alterada, e levando-se em consideração riscos *versus* benefícios esperados no paciente crítico, o farmacêutico deve sempre fazê-la de forma a orientar sobre quais sinais, sintomas ou parâmetros clínicos devem ser monitorados pela equipe multidisciplinar e, se for o caso, orientar sobre como devem ser gerenciados.

Em uma unidade de cuidados intensivos, os pacientes normalmente recebem diferentes medicamentos por diversas vias de administração, e cabe ao farmacêutico a análise legal e técnica da prescrição médica e a orientação, verbal e escrita, em evolução farmacêutica, a toda a equipe multidisciplinar em relação a quais fatores devem ser monitorados ou a suas sugestões de adequações, e quais condutas devem ser tomadas em relação à compatibilidade de medicamentos endovenosos, interações medicamentosas e monitoramento de reações adversas.

Deve-se ter em mente que a evolução farmacêutica, neste caso, passa a ser uma importante ferramenta para a equipe multidisciplinar e garante a continuidade do cuidado. Por exemplo, ao registrar as possíveis incompatibilidades medicamentosas, a enfermagem deve ter à mão essa orientação para que, no momento de administração do medicamento, tenha a orientação de qual medicamento deve ser administrado por qual via. Outro exemplo diz respeito à orientação de como se proceder no caso de necessidade de uma adaptação de medicamento para adequação da via, como diluição de xaropes para administração via cateteres enterais. Esse esclarecimento confere mais segurança no processo medicação tanto para o paciente e quanto para a equipe multidisciplinar.

Devem ser registradas também, quando for o caso, as visitas farmacêuticas ao paciente/cuidador, com o respectivo preparo para a alta (orientações sobre medicamentos incluídos na terapêutica, bem como a suspensão de medicamentos de uso prévio, manuseio de dispositivos para dispensação de medicamentos, monitoramento de possíveis reações adversas) a fim de preparar o paciente para ir para casa.

Odontologia

Todas as informações relacionadas a medicamentos descritas em prontuário devem ser de uma fonte confiável e atualizada, tendo em vista a segurança do paciente.

Odontologia

Os registros em prontuário são peça-chave da interação multiprofissional em UTI e devem ser feitos de maneira adequada para permitir um melhor engrenamento das diversas profissões presentes na assistência ao paciente. Cada profissão da área da saúde atuante em UTI conta com práticas, termos técnicos e protocolos próprios que, muitas vezes, são desconhecidos pelos profissionais de outras áreas. No caso da odontologia, muitas peculiaridades fazem parte de seu arsenal técnico e conceitual. É importante que os registros de exames bucais efetuados pelos cirurgiões-dentistas em UTI sejam feitos de maneira clara e de fácil entendimento para os outros profissionais que prestam serviço ao paciente.

No processo de evolução do paciente, o profissional da Odontologia se concentra nos achados clínicos principais de interesse à equipe multiprofissional e procura estabelecer os protocolos de cuidados bucais individualizados ao paciente tendo em vista, preferencialmente, os procedimentos-padrão de cada instituição.

Em casos específicos em que o paciente for submetido a procedimentos odontológicos clínicos e/ou cirúrgicos, a evolução do pré, trans e pós-operatório deste deve ser devidamente registrada bem como os cuidados específicos de manejo do paciente voltados à equipe multiprofissional: cuidados com manipulação da cavidade bucal (higienização), restrições de dieta ou posição do paciente.

Alguns protocolos de exame e registro padronizados são sugeridos na literatura. Em 1988, o *Oral Assessment Guide* foi idealizado para avaliar as condições bucais de pacientes oncológicos. Prendergast et al. adaptaram esse exame para ser feito em pacientes de UTI e denominaram-no *Bedside Oral Exam* (exame à beira de leito), que consiste na avaliação de oito itens (lábios, língua, mucosas, dentes, gengiva, saliva, fala e hálito), cada um recebendo valores de 1 a 3 conforme a condição do item avaliado (normal, leve alteração ou alteração severa). Esse tipo de classificação é simples e de fácil entendimento para a equipe e ajuda no norteamento, na individualização e no controle de qualidade da assistência odontológica nas UTI.

A assistência odontológica em UTI é primordial para a prevenção e o controle de doenças como infecções respiratórias. Os cuidados orais são percebidos como altamente importantes em pacientes sob ventilação mecânica (VM) em UTI por mais de 90% dos profissionais de Enfermagem. Além de esses cuidados serem considerados de difícil realização, quando não são adequa-

damente ensinados à equipe, essa tarefa se torna mais desagradável para quem os realiza.

A constante comunicação e a implementação de treinamentos daqueles responsáveis pela assistência ao paciente são fundamentais para um melhor entendimento entre a equipe multiprofissional e também por meio dos registros em prontuário. A equipe deve estar ciente do papel que cada um tem no atendimento ao paciente bem como dos diferentes protocolos de atendimento existentes na instituição, que podem ser recomendados individualmente para cada paciente

No âmbito odontológico, os protocolos de cuidados pós-operatórios em cirurgias bucomaxilofaciais e os protocolos de higiene bucal individualizados são dois exemplos comuns na prática diária.

Quando um protocolo de cuidados bucais está presente, a qualidade de resolução das atividades assistenciais é significativamente maior e a participação da equipe envolvida na assistência é mais integral, evidenciando a importância da presença desses protocolos. O conteúdo e a maneira de disseminar protocolos institucionais para cuidados em saúde bucal de pacientes em UTI influencia na prática diária dos prestadores da assistência. Os protocolos de higienização, por exemplo, são implementados por ordem e supervisão do cirurgião-dentista e da enfermagem e são individualizados conforme a situação de cada paciente. Nos casos em que as informações de frequência e método de higienização a ser utilizado são claras e detalhadas, a prestação de serviço tende a ser mais bem executada. O registro claro em prontuário é a maneira mais eficaz de deixar nítidos os protocolos individualizados para toda a equipe multiprofissional.

Nutrição

O cuidado nutricional na UTI vai além da fisiologia: inicia-se com a triagem e a avaliação nutricional para identificar os pacientes com risco nutricional e, posteriormente, define as metas para o plano de tratamento e acompanhamento constante desta terapia, adequando o suporte nutricional de acordo com as alterações e a evolução clínica do paciente.

O estado nutricional resulta de um equilíbrio entre necessidades nutricionais do organismo e aporte calórico adequado. A avaliação e o acompanhamento nutricional dos pacientes críticos é uma das tarefas mais difíceis para as equipes de saúde, porém, esses pacientes necessitam de acompanhamento e de suporte nutricional adequado, pois, frequentemente, são levados à subnutrição. Existem numerosos estudos demonstrando a inadequação da nutrição dos pacientes críticos. Ganhos energéticos médios entre 49% e 70% das necessidades foram relatados. Os autores consistentemente demonstram que a subalimentação foi, quase sempre, motivada por suspensões para procedimentos, exames para diagnósticos, manejo da via aérea e intolerância gástrica, sendo que todas essas suspensões, muitas vezes, são exageradamente prolongadas. Uma grande proporção de atrasos na nutrição foi atribuída a causas evitáveis.

A desnutrição proteico-energética é frequentemente encontrada em 43 a 88% dos pacientes hospitalizados na UTI, sendo um problema prevalente entre esses pacientes, em especial nos mecanicamente ventilados. A depleção do estado nutricional resulta da associação do estado hipermetabólico no qual se encontra o paciente a um inadequado suporte nutricional. Tal desajuste pode ser decorrente da discrepância entre o valor calórico prescrito e o administrado, causada por frequentes interrupções da infusão da dieta (por exemplo: intolerância gastrointestinal, procedimentos diagnósticos e terapêuticos). Estudos mostram que uma parcela significativa dos pacientes críticos não chega a receber o alvo calórico mínimo recomendado por especialistas em nutrição. Para a equipe multidisciplinar de terapia nutricional responsável pelo paciente, é de fundamental importância que sejam realizados registros dos volumes da dieta que foi administrada e qualquer intercorrência que possa ter contribuído para a inadequação do suporte nutricional.

O acompanhamento e os registros da terapia nutricional enteral devem ser referenciados em protocolos clínicos validados e devidamente adaptados à rotina da Unidade onde se aplica, com profissionais treinados e dedicados em seguir os protocolos, registrando dados importantes no prontuário do paciente. A monitorização da Terapia Tutricional deve ser realizada pela equipe de terapia nutricional (MTN) integrada à equipe da UTI e devem-se observar alguns parâmetros importantes, buscando entender as condições clínicas do paciente atendido.

Os principais dados a serem observados na monitorização da TNE são:

- **Sinais clínicos:** estado de alerta do paciente, balanço hídrico, exames clínicos.
- **Parâmetros nutricionais:** perda de apetite em caso de alimentação via oral, presença de jejum (tempo transcorrido), tolerância da terapia nutricional enteral, adequação calórica com cálculo do volume prescrito vs. administrado, função intestinal (diarreia, constipação ou gastroparesia), exame clínico.
- **Medidas antropométricas:** peso pré-admissão, acompanhamento de perda de peso e observação de perda das reservas corporais (com pesagem semanal do paciente se possível, sempre considerando balanço hídrico).

A educação continuada deve ser realizada sempre que houver necessidade de aperfeiçoamento, bem como a otimização de resultados dos protocolos de monitorização da terapia nutricional aplicados na UTI, a fim de obter melhores resultados na qualidade da assistência prestada ao paciente.

Psicologia

Segundo Gibello, a principal tarefa do psicólogo é a "avaliação e o acompanhamento de questões psíquicas dos pacientes que estão ou serão submetidos a procedimentos médicos, visando basicamente à promoção e/ou à recuperação da saúde física e emocional" (p. 39). Ressalta-se que as intervenções devem estar pautadas em um referencial teórico que auxilie na condução dos casos conforme a escolha e a formação do profissional. Com relação ao registro documental da prestação de serviço psicológico, a resolução do Conselho Federal de Psicologia nº 01/2009 prevê que tal atividade é obrigatória, sigilosa e compreende um conjunto de informações com a finalidade de descrever o trabalho realizado, a evolução do quadro do paciente e os procedimentos técnico-científicos utilizados. É pontuado ainda que tal registro seja atualizado de forma permanente e que deve ficar armazenado em local que garanta o sigilo e privacidade. Salienta-se que pode ser solicitada ao psicólogo a elaboração de declaração, atestado psicológico, laudo/relatório psicológico ou parecer psicológico. O Conselho Federal de Psicologia, por meio da resolução 07/2003, também regulariza a elaboração destes tipos de documentos. Assinala a necessidade de avaliar qual tipo de documento se adequa à demanda e se quem solicita tem direito a este. O conteúdo deve transmitir as informações necessárias para a tomada de decisões relacionadas ao paciente. A questão do sigilo também deve ser levada em consideração e a quebra deste deve estar baseada na busca do menor prejuízo.

Quando o psicólogo que atua no hospital recebe da equipe um pedido de avaliação de um paciente e/ou familiar, ele deve, em um primeiro momento, compreender qual a demanda que está relacionada à solicitação da avaliação psicológica e como esta pode estar associada ao processo de adoecimento, hospitalização, comportamentos e emoções adaptativos ou não adaptativos e estratégias de enfrentamento. Para tanto, quando possível, é importante discutir previamente o caso com o profissional solicitante e também com outros membros da equipe, os quais podem repassar informações importantes que podem ser utilizadas pelo psicólogo na leitura e no entendimento do caso.

Em relação ao paciente, uma série de informações podem ser investigadas e, às vezes, será necessário mais de um atendimento. Faz-se pertinente pontuar que, dentro de uma unidade hospitalar, a Psicologia é um serviço oferecido ao paciente e/ou familiares que não necessariamente é buscado por eles espontaneamente. Logo, respeitar o limite do outro é importante. De início, destaca-se compreender quem é o paciente e sua biografia, visto que isso também auxilia na construção do vínculo com o profissional. Nesse sentido, inclui informar-se sobre estado civil, religião, profissão, estrutura e dinâmica familiar e presença de conflitos, quem são as pessoas que fazem parte da rede social e de suporte e o significado das de cada uma. Valores, *hobbies*, hábitos alimentares e atividade física, história de transtornos psiquiátricos prévios ou tentativas de suicídio e uso contínuo de substâncias psicoativas. Todas essas informações podem auxiliar o psicólogo a compreender a estrutura psíquica do indivíduo e como ele funciona em relação a pessoas e problemas, assim como sua receptividade quanto a receber ajuda e ser cuidado.

Investigar a história da doença e os tratamentos realizados, assim como o grau de compreensão sobre o diagnóstico e o prognóstico, são questões relevantes. Neste cenário, o psicólogo pode favorecer o esclarecimento de dúvidas que podem gerar ansiedade. Ademais, apurar sobre presença de medos, preocupações, fantasias e sentimentos e se estes são adaptativos e adequados ao processo de adoecimento e hospitalização. A adesão do paciente às orientações da equipe em relação ao tratamento e se seus valores e desejos vão ao encontro do que é explanado também são pontos que merecem atenção.

Quando falamos de pacientes hospitalizados, outras questões também devem ser consideradas na avaliação psicológica: funções cognitivas e psíquicas preservadas, exame do estado mental e se há alterações, estado de humor, avaliar se há a presença de eventos geradores de estresse relacionados ao ambiente do hospital e adaptação, relação e comunicação com a equipe e receptividade às condutas e aos procedimentos propostos e presença de estratégias de enfrentamento. Outro ponto importante é avaliar e registrar o quanto o paciente deseja participar das decisões de cuidados de fim de vida e favorecer sua autonomia se assim for seu desejo, o que também pode contribuir para as definições de conduta da equipe.

Inserido na perspectiva de bem-estar físico, mental e social do paciente, fica evidente a importância de incluir sua rede familiar no processo de assistência da equipe. Conteúdos que requerem investigação estão relacionados ao significado que o familiar dá à relação com o paciente e ao processo de adoecimento deste. Diante disso, pode-se ter acesso aos pensamentos e aos sentimentos gerados neste contexto e o quanto estes têm uma função adaptativa ou não – nesse sentido, faz-se importante compreender o quanto as atitudes e as emoções dos membros da família podem estar interferindo negativamente no enfrentamento do paciente, o grau de compreensão da rede familiar a respeito do diagnóstico e do prognóstico, assim como presença de dúvidas. As estratégias de enfrentamento dos familiares e se estão funcionando, assim como a presença de sintomas de estresse relacionado aos cuidados para com o paciente, também são um ponto de investigação. Perceber como os valores e os desejos do paciente ressoam na família e o quanto esta se sente confortável em relação à participação do paciente no recebimento das informações e nas decisões em relação ao tratamento e cuidados de fim de vida, se for o caso.

Após a avaliação dos fatores mencionados há pouco, a tarefa do psicólogo é transmitir os dados colhidos para a equipe, o que pode ser feito através do registro em prontuário. Destaca-se que a evolução registrada por escrito pelo profissional é uma das formas de facilitação da comunicação, o que não exclui o contato e o diálogo presencial com os demais membros da equipe. Para o registro da evolução psicológica, o primeiro questionamento que se deve fazer é: quais informações são relevantes para a equipe desenvolver melhor o trabalho? Quais informações respondem à demanda verificada no pedido de avaliação psicológica? Quais informações podem auxiliar a equipe na transmissão de notícias para paciente e família e na discussão sobre tratamentos e tomadas de decisão? Todos estes questionamentos devem ser feitos, lembrando a importância do sigilo da relação paciente-psicólogo. A comunicação entre os profissionais de saúde quanto ao paciente não deve se restringir a cada um escrever o que concerne a sua área de atuação. Deve ir além, possibilitando reciprocidade, coconstrução e diálogo. Para isso, portanto, é necessário que a escrita seja clara, coesa e com termos técnicos que possam ser traduzidos para que sejam compreendidos por todos e possibilitar uma articulação entre as várias áreas do saber. Por meio dessa articulação é possível uma construção de plano de tratamento para o paciente, o qual deve ser revisto de acordo com a evolução do quadro. Finalmente, ao término da documentação do atendimento em prontuário, é necessário que o profissional de psicologia pontue quais intervenções foram realizadas e com qual finalidade, se foi realizado algum teste psicológico e o resultado. Caso o paciente permaneça em acompanhamento, deverá informar a frequência com que serão realizados os atendimentos.

Fonoaudiologia

A resolução do Conselho Federal de Fonoaudiologia nº 492, de 7 de abril de 2016, dispõe sobre a regulamentação da atuação do profissional fonoaudiólogo em disfagia, atribuindo como competências deste profissional, dentre outras, a avaliação da biomecânica de deglutição, a definição do diagnóstico fonoaudiológico da fisiopatologia da deglutição, a determinação do planejamento terapêutico para tratamento das desordens da deglutição/disfagia orofaríngea, a prescrição quanto à segurança da deglutição, à consistência de dieta por via oral e a necessidade de uso de espessante alimentar, a documentação da evolução em prontuário, a determinação de critérios para a alta fonoaudiológica, além de orientação à equipe multidisciplinar para a identificação do risco da disfagia.

A avaliação fonoaudiológica, independentemente do protocolo utilizado, deve contemplar parâmetros clínicos e fonoaudiológicos a serem identificados no momento da avaliação. A seguir, podemos destacar os principais aspectos a serem observados.

São parâmetros clínicos gerais: aspectos cognitivos; posicionamento no leito; aspectos respiratórios; e aspectos nutricionais.

A respeito dos aspectos nutricionais, no caso de pacientes que já estão com dieta por via oral liberada, é necessária a descrição das consistências alimentares recebidas pelo paciente.

Parâmetros fonoaudiológicos

Aspectos miofuncionais

O registro da avaliação morfoestrutural deve contemplar a análise em repouso e durante movimentos dirigidos e automáticos da musculatura orofacial. Os aspectos relacionados aos padrões de simetria, força, mobilidade, resistência e sensibilidade dos órgãos fonoarticulatorios envolvidos na biomecânica da deglutição orofaríngea são avaliados e descritos separadamente. Destacam-se os padrões de anormalidade encontrados em lábios, língua, bochechas, palato mole e laringe.

Cabe analisar, ainda, a frequência de deglutições voluntárias e automáticas de saliva, além da avaliação da eficácia da tosse voluntária, que apesar de não estar relacionada à aspiração de alimentos, pode predizer a habilidade do paciente em expelir material da via aérea durante a oferta de liquido ou pastoso, caso necessário. Estudos evidenciam boas correlações entre a força objetiva de tosse voluntária e o risco de aspiração.

Aspectos funcionais de deglutição orofaríngea

O registro da avaliação funcional de deglutição, em diferentes consistências alimentares, quando possível, deve prioritariamente responder às seguintes questões:

- O paciente apresenta disfagia e risco de aspiração?
- Qual o tipo e a etiologia da disfagia apresentada pelo paciente?
- Quais as alterações orofaringolaríngeas encontradas na avaliação de cada consistência alimentar testada?
- Na ausculta cervical e na avaliação perceptivo-auditiva dos parâmetros vocais após a deglutição, observam-se sinais acústicos positivos para penetração ou aspiração?
- É possível liberar ou manter dieta oral previamente liberada? Em qual consistência?
- Há necessidade de modificar consistências alimentares e indicar uso de espessante alimentar?
- Há necessidade de indicação de via alternativa de alimentação?
- Há necessidade de uso de estratégias compensatórias ou manobras facilitadoras de deglutição durante a alimentação? Em caso afirmativo, quais?
- Há necessidade de acompanhamento fonoaudiológico?
- Há necessidade de encaminhamento para avaliações complementares de deglutição, videofluoroscopia ou videoendoscopia?

A partir da coleta desses dados, juntamente à análise do quadro clínico geral do paciente, será possível ao fonoaudiólogo raciocinar clinicamente, discutir o caso com a equipe multidisciplinar e definir quais estratégias fonoaudiológicas se farão necessárias para o gerenciamento da disfagia apresentada por cada indivíduo.

A definição de conduta e a tomada dessas decisões multidisciplinares variam de caso a caso, envolvendo diversas propostas terapêuticas, dentre as quais podemos destacar: a suspensão de dieta por via oral, visto o risco de aspiração laringotraqueal à avaliação e a indicação de via alternativa de alimentação; a possibilidade de progressão de dieta por via oral em diferentes consistências alimentares; a ineficiência dos mecanismos protetivos de vias aéreas associada à aspiração de conteúdo salivar e à definição de impossibilidade de troca de cânula de traqueostomia para uma sem presença de *cuff*; a manutenção de via oral para prazer alimentar ou estímulo gustativo no caso de pacientes em cuidados paliativos, mesmo apresentando quadro de disfagia orofaríngea, dentre outros; no caso de pacientes traqueostomizados, a necessidade de implementação e do uso de protocolos de treinamento de deflação de *cuff* e, posteriormente, de adaptação de válvula de fala e deglutição, de acordo com o quadro clínico geral do paciente; o trabalho de educação continuada com equipe, pacientes, cuidadores e/ou familiares.

Evolução fonoaudiológica

O detalhamento dos registros colhidos na avaliação devem também ser descrito em prontuário a cada sessão de terapia fonoaudiológica. Em geral, pacientes disfágicos internados em UTI preenchem critérios fonoaudiológicos para acompanhamento diário, muitas vezes sendo necessário atendimento mais de uma vez ao dia. Desta maneira, é importante que, a cada atendimento prestado, tudo seja registrado em prontuário com a hora, a descrição das condições clínicas gerais apresentadas pelo paciente no momento do atendimento, o tipo de terapia fonoaudiológica realizada, o tipo e a descrição das manobras utilizadas, a impressão clínica das fases oral e faríngea da deglutição observadas a cada consistência alimentar testada e a identificação da presença de sinais acústicos sugestivos de penetração ou aspiração à ausculta cervical, além da análise perceptivo-auditiva do parâmetro vocal após a deglutição.

É importante que sejam registrados, ainda, os parâmetros hemodinâmicos apresentados pelo paciente antes, durante e após o atendimento prestado.

Considerações finais

De um modo geral, os registros fonoaudiológicos objetivam o norteamento do raciocínio anatomofisiológico das alterações biomecânicas da deglutição orofaríngea apresentada pelo paciente disfágico em UTI, que devem ser somados às variáveis clínicas obtidas em prontuários e discussões multidisciplinares. A associação desses fatores permitirá uma maior segurança na alimentação, bem como melhores resultados e aumento da qualidade do serviço assistencial prestado. A aplicação de protocolos que norteiem a atuação fonoaudiológica favorece a padronização das ações fonoaudiológicas e a garantia da qualidade dos serviços oferecidos, corroborando, assim, o conceito de atuação baseada em evidências. Cabe ressaltar a necessidade de estabelecimento de protocolos normatizadores e padronizados institucionalmente.

Bibliografia

Akhtar SR, Weaver J, Pierson DJ, et al. Practice variation in respiratory therapy documentation during mechanical ventilation. Chest. 2003;124(6):2275-82.

Alotaibi AK, Alshayiqi M, Ramalingam S. Does the presence of oral care guidelines affect oral care delivery by intensive care unit nurses? A survey of Saudi intensive care unit nurses. Am J Infect Control. 2014;42(8):921-2.

Alves DA, Kuroishi RC, Mandrá PP. Prontuário eletrônico em cenário de prática: percepção dos graduandos e profissionais de fonoaudiologia Rev CEFAC. 2016;18(2):385-391

Barnes CM. Dental hygiene intervention to prevent nosocomial pneumonias. J Evid Based Dent Pract. 2014;14 Suppl:103-14.

Binkley C, Furr LA, Carrico R, et al. Survey of oral care practices in US intensive care units. Am J Infect Control. 2004;32(3):161-9.

Blum D, Munaretto J, Baeder F, et al. Influence of dentistry professionals and oral health assistance protocols on Intensive Care Unit nursing staff, a survey study. Rev Bras Ter Intensiva. 2017;29(3):391-3.

Campos JF, Souza SR, Saurusaitis AD. Auditoria de prontuário: avaliação dos registros de aspiração traqueal em terapia intensiva. Rev Eletr En. 2008;10(2):358-66.

Castro MG, Pompilio CE, Horie LM, et al. Education program on medical nutrition and length of stay of critically ill patients. Clin Nutr. 2013;32(6):1061-6.

Conselho Federal de Enfermagem (Cofen). Guia de Recomendações para Registro de Enfermagem no Prontuário do Paciente e outros Documentos de Enfermagem. Brasília, DF: Cofen, 2016. Disponível em: http://www.cofen.gov.br/wp-content/uploads/2016/08/Guia-de-Recomenda%C3%A7%C3%B5es-CTLN-Vers%C3%A3o-Web.pdf

Conselho Federal de Farmácia (CFF). Resolução nº 585 de 29 de agosto de 2013. Ementa: Regulamenta as atribuições clínicas do farmacêutico e dá outras providências. Disponível em: http://www.cff.org.br/userfiles/file/resolucoes/585.pdf

Conselho Federal de Farmácia (CFF). Resolução nº 596 de 21 de fevereiro de 2014. Ementa: Dispõe sobre o Código de Ética Farmacêutica, o Código de Processo Ético e estabelece as infrações e as regras de aplicação das sanções disciplinares. Disponível em: http://www.cff.org.br/userfiles/file/resolucoes/596.pdf

Conselho Federal de Fisioterapia e Terapia Ocupacional (COFFITO). Resolução nº 402 de 3 de agosto de 2011. Disciplina a Especialidade Profissional de Fisioterapia em Terapia Intensiva e dá outras providências. Disponível em: http://www.crefito3.org.br/dsn/pdfetica/Res%20Coffito%20402%20-%2003-08-2011-%20Intensiva.pdf

Conselho Federal de Fisioterapia e Terapia Ocupacional (COFFITO). Resolução nº 414/2012 – dispõe sobre a obrigatoriedade do registro em prontuário pelo fisioterapeuta, da guarda e do seu descarte e dá outras providências. Disponível em: https://www.coffito.gov.br/nsite/?p=3177

Conselho Federal de Fisioterapia e Terapia Ocupacional (COFFITO). ACÓRDÃO Nº 472, de 20 de maio de 2016 – dispõe sobre o trabalho do fisioterapeuta no período de 24h em CTIs. Disponível em: https://www.coffito.gov.br/nsite/?p=5069

Conselho Federal de Fonoaudiologia (CFF). Resolução CFF nº 492, de 7 de abril de 2016. "Dispõe sobre a regulamentação da atuação do profissional fonoaudiólogo em disfagia e dá outras providências". Disponível em: http://www.fonoaudiologia.org.br/cffa/wp-content/uploads/2013/07/res-492-2016.pdf

Conselho Federal de Psicologia (CFP). Resolução CFP nº 01/2009. Dispõe sobre a obrigatoriedade do registro documental decorrente da prestação de serviços psicológicos. Disponível em: https://site.cfp.org.br/wp-content/uploads/2009/04/resolucao2009_01.pdf

Conselho Federal de Psicologia (CFP). Resolução CFP nº 07/2003. Institui o Manual de Elaboração de Documentos Escritos produzidos pelo psicólogo, decorrentes de avaliação psicológica e revoga a Resolução CFP o 17/2002. Disponível em: https://site.cfp.org.br/wp-content/uploads/2003/06/resolucao2003_7.pdf

Conselho Regional de Medicina do Estado de São Paulo (CREMESP). Prontuário médico. In: CREMESP. Manual de diretoria clínica. 2. ed. São Paulo: CREMESP, 2006. p. 32-78.

Costa TD, Barros AG, Santos VE. Registros da equipe de enfermagem em unidade de terapia intensiva. Rev Baiana de Enf. 2013;60(3):221-9.

Duclos-Miller PA. Improving Nursing Documentation and Reducing Risk. USA: HCPro, 2016. Disponível em: https://hcmarketplace.com/aitdownloadablefiles/download/aitfile/aitfile_id/1806.pdf

Dutra HS, Jesus MC, Pinto LM, et al. Utilização do Processo de Enfermagem em Unidade de Terapia Intensiva: revisão integrativa da literatura. HU Revista. 2016;42(4):245-52.

Eilers J, Berger AM, Petersen MC. Development, testing, and application of the oral assessment guide. Oncology Nursing Forum. 1988;15(3):325-30.

Gibello J. Psicologia Hospitalar e alguns possíveis referenciais teóricos. In: Kernkraut AM, Silva AL, Gibello J (orgs.). O psicólogo no hospital: da prática assistencial à gestão de serviço. São Paulo: Blucher, 2017.

Heyland DK, Cahill NE, Dhaliwal R, et al. Enhanced protein-energy provision via the enteral route in critically ill patients: a single center-feasibility trial of the PEP uP protocol. Crit Care. 2010;14(2):R78.

Kiyoshi-Teo H, Blegen M. Influence of Institutional Guidelines on Oral Hygiene Practices in Intensive Care Units. Am J Crit Care. 2015;24(4):309-18.

Jansson MM, Syrjälä HP, Ohtonen PP, et al. Effects of simulation education on oral care practices - a randomized controlled trial. Nus Crit Care. 2017;22(3):161-8.

Lee SC, Kang SW, Kim MT, et al. Correlation between voluntary cough and laryngeal cough reflex flows in patients with traumatic brain injury. Arch Phys Med Rehabil. 2013;94(8):1580-3.

Mangilli LD, Moraes DP, Medeiros GC. Protocolo de Avaliação Fonoaudiológica Preliminar (PAP). In: Andrade CR, Limongi SC. Disfagia: prática baseada em evidencias. São Paulo: Sarvier; 2012. p. 45-58.

Marshall AP, West SH. Enteral feeding in the critically ill: are nursing practices contributing to hypocaloric feeding? Intensive Crit Care Nurs. 2006;22(2):95-105.

Massad HF, Marin E, Neto RSA. O prontuário eletrônico do paciente na assistência, informação e conhecimento médico. In: Marin E, Massad HF, Neto RSA. Prontuário eletrônico do paciente: definições e conceitos. São Paulo: OPAS/OMS; 2003. p. 1-20.

Meneses LB, Bezerra AF, Trajano FM, et al. Prontuário do paciente: qualidade dos registros na perspectiva da equipe multiprofissional. Rev Enferm UFPE On Line. 2015;9(10):9485-91.

Morrison C, Jones M, Blackwell A, et al. Electronic patient record use during ward rounds: a qualitative study of interaction between medical staff. Critical Care. 2008;12(6):R148.

Nascimento JE, Salomão A, Portari Filho PE. Optimal timing for the initiation of enteral and surgical conditions. Nutriton. 2012;28(9): 840-3.

Ory J, Raybaud E, Chabanne R, et al. Comparative study of 2 oral care protocols in intensive care units. Am J Infect Control. 2017;45(3): 245-50.

Padovani AR, Moraes DP, Sassi FC, et al. Avaliação clínica da deglutição em unidade de terapia intensiva. CoDAS 2013;25(1):1-7.

Petros S, Horbach M, Seidel F, et al. Hypocaloric vs Normocaloric Nutrition in Critically Ill Patients: A Prospective Randomized Pilot Trial. JPEN J Parenter Enteral Nutr. 2016;40(2):242-9.

Prendergast V, Kleiman C, King M. The Bedside Oral Exam and the Barrow Oral Care Protocol: translating evidence-based oral care into practice. Intensive & Critical Care Nursing. 2013;29(5):282-90.

Rocha EE, Alves VG, Silva MH, et al. Can measured resting energy expenditure be estimated by formulae in daily clinical nutrition practice? Curr Opin clin Nutr Metab Care. 2005;8(3);319-28.

Saboya F, Marca J, Cosmo M, et al. O paciente em unidade de terapia intensiva – critérios e rotinas de atendimento psicológico. In: Kitajima K (org.). Psicologia em unidade de terapia intensiva: critérios e rotinas de atendimento. Rio de Janeiro: Revinter, 2014.

Saseen JJ, Ripley TL, Bondi D, et al. ACCP Clinical Pharmacist Competencies. Pharmacotherapy. 2017;37(5):630-6.

Widdicombe JG, Addington WR, Fontana GA, et al. Voluntary and reflex cough and the expiration reflex; implications for aspiration after stroke. Pulmonary Pharmacology & Therapeutics. 2011;24;312-7.

SEÇÃO 5

Pós-Unidade de Terapia Intensiva

CAPÍTULO 26

Retorno para casa: qualidade de vida no pós-alta da unidade de terapia intensiva

Antonio Duarte

Camila Fussi

Flávia Makoski Ciescilivski

Juliana Thyeme Librelato

Lica Arakawa-Sugueno

Marla Martins

Nathalia Ponte Ferraz

Introdução

O foco principal da equipe de profissionais na unidade de terapia intensiva (UTI) é a sobrevivência. O desenvolvimento tecnológico, assim como o da abordagem terapêutica, permitiu a redução dos índices de mortalidade nas últimas décadas nesse ambiente.

Os objetivos de cuidados de saúde vão além da sobrevivência, uma vez que o paciente e a família se distanciam da experiência de risco de morte e outros aspectos ganham dimensão: estado cognitivo, emocional e funcional, morbidade associada, custos relacionados ao período de internação, dificuldade de retomar atividade profissional, programação financeira para um processo de reabilitação de longo prazo, na maioria das vezes. Somam-se esses aspectos ao aumento da expectativa de vida.

Analisar a qualidade de vida (QV) de indivíduos durante o período de internação em cuidados intensivos e após a alta é crucial para auxiliares clínicos, pacientes e familiares para que sejam realizadas a seleção de condutas e a definição de expectativas. O diagnóstico, a gravidade da doença, a idade e o estado geral da saúde antes da internação em UTI influenciam diretamente nos resultados de questionários de QV após alta hospitalar. As investigações da QV após internação em UTI exploram mais os dois primeiros anos subsequentes, período em que a diferença do índice de mortalidade em relação à população sem experiência de internação é expressivamente maior.

Instigante a pergunta de Paul E. Wischmeyer em recente editorial: estamos criando sobreviventes ou vítimas em cuidados críticos?

Apesar da variabilidade de parâmetros analisados e da seleção de métodos de investigação no pós-alta nem sempre permitirem conclusões sobre QV, este capítulo visa abordar essa temática com base em evidências científicas de estudos de curto e longo prazos após alta de UTI.

Qualidade de vida

Há inúmeros instrumentos utilizados na avaliação da QV para pacientes em UTI. Uma boa ferramenta de avaliação deve ser de fácil administração, não ser tediosa nem cansativa para o paciente e dispor de sensibilidade para detectar as variações nos fatores relacionados às dimensões da QV. O *Medical Outcomes Study 36 - Item Short* (SF-36) é, atualmente, um dos questionários genéricos mais amplamente utilizados em cuidados intensivos.

O SF-36 possui 36 questões que compreendem oito dimensões: função física, função social, limitação de função devido a problemas físicos, limitações de funções devido a problemas emocionais, saúde mental, energia/vitalidade, dor corporal e percepções gerais da saúde.

As variáveis a serem consideradas são inúmeras e a vulnerabilidade e os riscos que podem classificar grupos são: jovens previamente saudáveis (sepse grave), idosos com comorbidades, idosos com incapacidades funcionais pré-existentes e pacientes com longa permanência em ventilação mecânica (VM). Até mesmo a avaliação da QV na admissão (na qual menores níveis se correlacionam com maior mortalidade hospitalar) e na alta tem queda dos indicadores.

Funcionalidade e unidade de terapia intensiva

A funcionalidade é o novo desafio das UTI. Especialista no desempenho funcional, o fisioterapeuta se insere no contexto da responsabilidade social, objetivando resultados funcionais. Controlar o declínio funcional, aumentando as chances de manter as habilidades que possibilitam a independência para viver em casa, é, no mínimo, tão importante como a redução da letalidade em pacientes de risco aumentado para este evento.

Em especial no ambiente de terapia intensiva, o fonoaudiólogo atua nas questões relacionadas à comunicação e à alimentação/deglutição. Muitas vezes, os pacientes estão em situação de vulnerabilidade e têm a sua comunicação prejudicada pela presença de lesões encefálicas adquiridas, tubos traqueais e cânulas de traqueotomias. O delirium, as demências e o uso de sedativos podem dificultar também a comunicação do paciente com a equipe e os familiares.

A confusão mental e a dificuldade em lidar com o novo ambiente e a nova situação clínica, muitas vezes associada aos défice de percepção e de localização no tempo e no espaço, também causam prejuízo. O fato de estarem muitas vezes sem óculos e próteses auditivas e dentárias também fazem com que a comunicação fique vulnerável. Esse ambiente desfavorável pode levar o paciente, principalmente se idoso, à agitação psicomotora, que pode, por sua vez, desencadear a necessidade de prescrição de medicações sedativas e contenção do paciente no leito, situações estas que prejudicam ainda mais a comunicação e impactam na colaboração do paciente com o tratamento proposto.

Com relação à alimentação/deglutição, há prevalência relativamente alta de distúrbios de deglutição (disfagia orofaríngea) nos doentes internados nas UTI.

A disfagia pode se apresentar em situações de intubação traqueal por períodos iguais ou superiores a 48 horas nos pacientes que fazem uso de cânula de traqueostomia com ou sem VM associada, nos pacientes que apresentaram quadro de sepse grave ou que têm doenças neurológicas e/ou respiratórias que cursam com disfagia. O fato de não poderem se alimentar por via oral devido ao risco de broncoaspiração e por isso fazerem uso de via alternativa de alimentação já impacta na

QV do doente (que quer comer/beber água) e da família (que deseja que seu familiar possa se alimentar).

Receber alta hospitalar ainda sem a condição de se comunicar ou de se alimentar parcial ou exclusivamente por via oral impacta bastante na QV de todos os envolvidos nos cuidados ao paciente. Por isso é necessário manejar adequada e precocemente tais situações de risco.

Qualidade de vida após alta da unidade de terapia intensiva

Dados de anos recentes revelam 40% a 50% de mortalidade no período de 12 meses após a internação na UTI. Após alta de UTI, 60% a 80% serão limitados funcionalmente. Dentre os pacientes relativamente jovens de UTI, 50% não voltam ao trabalho em um ano e um terço nunca voltará ao trabalho após a internação na UTI. O número de pacientes indicados para processo de reabilitação funcional triplicou nos estudos recentes.

Comumente, os pacientes são colocados em lares de idosos, centros de reabilitação e abrigos para nunca mais voltar para seus entes queridos ou ter uma qualidade vida aceitável. Considerando o baixo índice de mortalidade na UTI e a alta proporção de pacientes em centros de reabilitação, as principais autoridades e grupos de pesquisa em cuidados intensivos indicam que a QV e não a mortalidade, deve tornar-se o objetivo primário de futuros grandes ensaios na UTI.

Os estudos de QV após alta hospitalar são muitas vezes difíceis de comparar por considerar diferentes populações, além da variabilidade de métodos de avaliação e de momentos do pós-alta de UTI. É esperado que a QV seja pior após internação, especialmente nos casos de patologia aguda como em pacientes cirúrgicos, nos quais o impacto na piora da QV é mais intenso. Em contrapartida, pode haver melhora ou manutenção dos indicadores de QV em indivíduos com doença preexistente.

Um estudo longitudinal analisou a QV de 126 pacientes após alta de UTI de 6 meses a 2 anos após a alta, por meio do SF-36. Os resultados indicaram uma melhora discreta na QV tanto dos pacientes cirúrgicos como dos com doença preexistente.

O protocolo EuroQol, o *Acute Physiology and Chronic Health Evaluation* (APACHE) II e o *Sequential Organ Failure Assessment* (SOFA foram aplicados num estudo prospectivo que analisou mortalidade e QV 18 meses após alta da UTI em 202 pacientes. Dos 145 pacientes vivos, 96 responderam ao questionário do EuroQoL. Apesar de 8,3% estarem gravemente incapacitados, 38% tiveram resultados de pior QV nesse período em relação a antes da internação. Nesse caso, houve os seguintes impactos: redução da mobilidade (24%), autonomia limitada (15,6%), alteração nas atividades diárias habituais (25%), aumento da ansiedade/depressão (30,2%)

CAPÍTULO 26 — RETORNO PARA CASA: QUALIDADE DE VIDA NO PÓS-ALTA DA UNIDADE DE TERAPIA INTENSIVA

e mais desconforto ou dor (44%). O retorno às atividades profissionais até 18 meses após a alta da UTI foi relatado por 62% dessa população.

Os fatores comumente associados a uma alteração na QV foram problemas anteriores que já existiam nos domínios afetados. O prolongamento do tempo de permanência hospitalar, a gravidade da doença na admissão e o grau de disfunção orgânica durante a internação na UTI são fatores diretamente associados a pior QV.

O gerenciamento nutricional inadequado durante a permanência na primeira semana em UTI está relacionado a um impacto importante na funcionalidade e na QV pós-alta, especialmente em pacientes idosos e com estado clínico mais grave. Muitas vezes, não é possível prever quais pacientes têm risco de longa permanência ou necessidade de processo de reabilitação, mas a pesquisa de risco nutricional com análise direta de massa corporal é necessária para garantir um menor prejuízo funcional ao indivíduo após a internação.

A QV foi analisada por meio do EuroQoL num estudo prospectivo longitudinal de coorte de um hospital universitário desde o período anterior à admissão na UTI até cinco anos após a alta. Trezentos indivíduos com média de 60 anos de idade e tempo médio de 7 dias de permanência em UTI foram acompanhados. Houve uma variação nos escores de QV durante o longo prazo. Resultados piores apareceram nos primeiros 3 meses após UTI, com melhora observada aos 12 meses e nova piora após dois a 5 anos. Os escores físicos médios foram inferiores à população normal durante todo o período de investigação, diferente dos escores mentais, que atingiram índices de população normal a partir dos 6 meses. A doença crítica, associada à admissão na UTI, estão relacionadas a riscos de mortalidade, morbidade e necessidade de assistência contínua de cuidados de saúde.

A abordagem fisioterapêutica no declínio funcional do paciente crítico é mais do que um desafio: revela-se como uma nova perspectiva na busca de resultados para o fisioterapeuta, extrapolando os muros das UTI para além da alta, com repercussão na sociedade. A preservação de transferências e a deambulação são elementos essenciais à manutenção da independência funcional e das competências para a reinserção social.

A maior vocação da fisioterapia é maximizar a função e minimizar as incapacidades para todas as pessoas de todas as idades. Neste contexto, o movimento é a chave para uma vida melhor, que se estende para além da saúde física, compreendendo também a capacidade de cada pessoa participar e contribuir para a sociedade.

A abordagem fonoaudiológica no declínio funcional relativo às questões de alimentação/deglutição visa objetivos para além da nutrição. Buscam-se QV e reinserção social, principalmente num país com uma cultura como a nossa, onde a alimentação tem também um papel social e afetivo.

Quando qualquer membro da equipe multiprofissional detecta precocemente o risco de broncoaspiração, o fonoaudiólogo pode, então, fazer a avaliação e a intervenção para o retorno da dieta por via oral de forma segura. O fonoaudiólogo vai realizar a avaliação clínica da deglutição e, se necessário, solicitar exames complementares. Na avaliação clínica, buscam-se dados relativos à biomecânica de deglutição, à ocorrência de aspiração ou à suspeita de aspiração silente e também dados de monitorização clínica, dentre eles a ausculta cervical da deglutição.

Já a conduta com relação à liberação de dieta por via oral leva em conta também outros fatores, como: quantidade de aspiração; condição clínica do paciente; histórico de pneumonias; nível de alerta; habilidade de tosse; frequência de aspiração; padrão respiratório; força e *endurance* da musculatura respiratória e de deglutição; desejo do paciente; manejo das secreções; ocorrência de aspiração silente; prognóstico de recuperação; habilidade do paciente em realizar posturas e manobras durante a deglutição; diagnóstico médico e comorbidades.

Visando à independência do paciente e à QV no período intra-hospitalar e no pós-alta, a equipe deve permitir e solicitar que o paciente e sua família sejam agentes ativos no processo do cuidado. A capacitação dos cuidadores e dos familiares deve ser feita desde o primeiro momento. Eles devem vivenciar alguns cuidados ao paciente, em especial aqueles que serão mantidos após a alta (uso de gastrostomia, higiene de cânula de traqueostomia, aspiração traqueal, transferências e deambulação, oferta de dieta por via oral, uso de espessantes alimentares, adaptação de válvula de fala, dentre tantas outras). A comunicação efetiva entre todos (paciente – familiares – equipe) deve ser efetiva e o cuidado, humanizado.

Vale lembrar, entretanto, que a atuação deve ser precoce, porém não prematura. A segurança do paciente deve ser garantida por todos da equipe.

Nos casos de alta com demanda de reabilitação, sugerimos que a equipe interna do hospital se disponibilize para conversar com a equipe de reabilitação que o assistirá no novo ambiente de cuidados. Isso minimizará as dúvidas, o atraso na evolução em busca da funcionalidade por desconhecimento das situações clínicas e das estratégias terapêuticas, com seus erros e acertos, vivenciadas previamente pelo paciente.

Estabelecer ações e estudos relacionados à QV no pós-alta das UTI torna-se uma tarefa de extrema dificuldade uma vez que a diversidade dos pacientes internados e o enquadramento das dimensões da QV não permitem a definição de um quadro claro e esclarecedor sobre a situação. Não há definição universalmente aceita.

Retorno para casa: aceitando limitações

A UTI é o local para monitorização e cuidados de pacientes com instabilidades fisiológicas graves em potencial que necessitam de suporte tecnológico e/ou de vida artificial.

É um setor hospitalar que acolhe pacientes críticos, no qual a VM usualmente se associa à imobilidade no leito, com potencial agravo funcional, o que contribui para aumentar o tempo de internação hospitalar.

O internamento hospitalar prolongado pode trazer diferentes malefícios para o indivíduo, que podem ser desde maior suscetibilidade a infecções até a perda funcional devido à fraqueza muscular adquirida. Esta, por sua vez, gera um impacto psicossocial importante na vida do paciente, fazendo com que este demore a retornar a suas atividades cotidianas independentes prévias ao período de internação.

A mortalidade nas UTI tem diminuído aproximadamente 2% ao ano desde o ano 2000. Essa redução tem sido atribuída a modificações no cuidado com o doente crítico (desenvolvimento do conhecimento específico da especialidade, otimização do trabalho multidisciplinar e desenvolvimento de rotinas e protocolos próprios para o cuidado e a segurança dos pacientes críticos), à melhora na capacidade de tomada de decisões e à preocupação com estratégias de comunicação entre o equipe da UTI, pacientes e membros da família.

No entanto, esses sobreviventes são mais suscetíveis ao desenvolvimento de doenças crônicas, a altas taxas de mortalidade após deixar a UTI e à piora da QV nos meses e anos subsequentes à saída da UTI. Existem inúmeras evidências que sugerem uma piora da QV nos pacientes sobreviventes da UTI quando comparados a dados populacionais.

Vários relatos descrevem problemas psicológicos, disfunção cognitiva, piora da função pulmonar e desenvolvimento de complicações neuromusculares periféricas. Problemas estes que apresentam implicações significativas aos pacientes, aos familiares e aos cuidadores, além de imporem uma contínua carga financeira aos serviços de saúde privados e governamentais.

A fonoaudiologia

A maioria dos sobreviventes de doenças críticas na UTI tem morbidades substanciais que geralmente são de intensidade moderada a grave e podem persistir de meses a anos após a alta hospitalar. Essas morbidades, denominadas coletivamente síndrome de cuidados pós-intensivos (PICS), consistem em deficiências, de longa duração ou novas, a pioras nas saúdes física, cognitiva e mental.

O grande desafio da Fonoaudiologia, inserida no contexto multi e interdisciplinar de hospitalização, é a intervenção dirigida precoce, preventiva, intensiva e planejada para a reabilitação no pós-UTI. As possíveis alterações e limitações funcionais podem ocasionar ao paciente, à família e ao cuidador grandes dificuldades que afetam negativamente o funcionamento diário e a QV após o retorno para casa.

A natureza e a trajetória da deficiência funcional, bem como as implicações de uma doença crítica para posterior independência funcional, podem variar consideravelmente entre adultos mais velhos. Tais doenças trazem riscos substanciais de morte e incapacidade funcional nesta população.

Os pacientes criticamente doentes com frequência têm longa permanência na UTI e são submetidos comumente a cuidados e procedimentos de intubação endolaríngea, suporte ventilatório prolongado e utilização de sedativos e analgésicos. O risco de complicações pulmonares é potencializado pela associação da disfunção da deglutição com a fragilidade pulmonar e imunológica relacionadas à condição crítica.

Tais pacientes internados na UTI apresentam maior risco de aspirações frequentes devido a uma variedade de fatores, os quais incluem o rebaixamento do nível de consciência (muitas vezes causadas por excesso de analgesia e sedação), a posição supina, a presença de traqueostomia, sonda nasogástrica e/ou tubos endotraqueais.

Os pacientes que permanecem por longo período na UTI apresentam características específicas que podem favorecer a alteração da deglutição. Aproximadamente 12% a 30% dos pacientes hospitalizados apresentam disfagia que resulta em aspiração de conteúdo oral. Os agentes etiológicos variam de acordo com a população estudada, o tempo de internação hospitalar e o tempo de intubação orotraqueal.

A presença da disfagia pós-extubação é bem documentada na literatura, com alta prevalência na maior parte dos estudos, variando de 44% a 87%. A literatura mostra que por volta de 50% dos pacientes submetidos à intubação orotraqueal prolongada têm disfagia orofaríngea, especialmente na terceira idade.

Pesquisas demonstraram que a presença do tubo orotraqueal por período superior a 24 horas pode alterar os mecano e quimiorreceptores das mucosas faríngea e laríngea, causando alteração no reflexo de deglutição e transtornos à função laríngea, comprometendo a elevação do complexo hiolaríngeo e alterando a competência glótica, o que provoca impacto nos mecanismos protetores das vias aéreas inferiores.

O uso prolongado de VM pode acarretar incoordenação entre deglutição e respiração, prejuízo nas fases oral e faríngea, incluindo alteração no trânsito oral e formação do bolo, retardo do disparo de deglutição, resíduos na faringe e recessos piriformes.

A presença de disfagia orofaríngea e aspiração aumentam o risco de infecções pulmonares e de desnutrição, bem como de mortalidade.

Pacientes na UTI também podem apresentar dificuldades de se expressar e a impossibilidade de uma comunicação efetiva ocasiona, frequentemente, frustração, angústia, medo e insegurança. O comprometimento da comunicação nestes pacientes com familiares e equipe multidisciplinar pode interferir no tratamento e na evolução do quadro clínico.

A conversação com o paciente é influenciada por nível de consciência, gravidade da doença e responsividade à inabilidade de falar na fase crítica da internação em condições de VM. Tal inabilidade, associada às dificuldades de comunicação, é a maior causa de estresse em pacientes intubados. A intubação endotraqueal e a traqueostomia, além de fatores como delirium em fases críticas da doença e alterações na fala, na linguagem e na cognição em decorrência de doenças neurológicas, também interferem na comunicação do paciente.

Os sintomas de ansiedade, depressão, transtorno de estresse pós-traumático, profunda fraqueza neuromuscular e os déficits neuropsiquiátricos e cognitivos podem afetar a reabilitação de sobreviventes de UTI.

As intervenções realizadas com o paciente na UTI que podem prevenir ou melhorar as morbidades pós-UTI devem ser identificadas e avaliadas para melhorar ou fornecer estratégias compensatórias nesta situação. Tais intervenções, se bem-sucedidas, têm profundas implicações para melhorar o funcionamento diário e a QV para sobreviventes de doenças críticas.

Durante a hospitalização, é necessário o envolvimento da equipe multidisciplinar para a implantação de ações educativas, discussões e planejamento pós-UTI com o paciente, a família e o cuidador, visando identificar e gerir alguns sintomas comuns a PICS.

Em resposta a uma doença crítica, a família pode experimentar ansiedade e depressão, que se manifestam como comportamentos superprotetivos. Esses sentimentos, juntamente com expectativas irrealistas de que o paciente pode ter de suas capacidades, podem levar a frustrações e conflitos.

Muitas vezes, não é possível devolver a condição pré-hospitalização desejada pelo paciente e por sua família. Os transtornos psicossociais e as limitações diagnósticas podem restringir as possibilidades de reabilitação fonoaudiológica.

Alguns países criaram clínicas de acompanhamento de rotina e cuidados pós-UTI, onde os sintomas e o estado funcional podem ser avaliados e os recursos, utilizados conforme a necessidade. Algumas clínicas de acompanhamento de cuidados intensivos oferecem reabilitação multidisciplinar, mas sua estrutura, sua configuração e os serviços que prestam variam em todo o país.

Conhecer e compreender o paciente crítico, os problemas clínicos, complicações e sequelas resultantes do período de longa permanência na UTI podem ajudar no processo de reabilitação fonoaudiológica, assim como justificar os êxitos e os fracassos terapêuticos no pós-UTI.

A farmácia

A transição de cuidado de paciente de um ambiente para outro aumenta os riscos de erros de medicação. Eles ocorrem devido à falta ou à orientação inadequada por profissionais de saúde para paciente e/ou cuidadores, à falta de preparo do paciente para o autocuidado e à descontinuidade do cuidado na interface hospitalar e ambulatorial. Estes erros ocasionam eventos adversos a medicamentos que aumentam o tempo de internação do paciente, o retorno precoce à pós-alta hospitalar ou a procura de outros de serviços de saúde.

Durante a internação hospitalar, principalmente em um ambiente de terapia intensiva, o paciente passa por diversos processos que modificam a terapia medicamentosa prévia, que incluem novos medicamentos e até modificam a via de administração de medicamentos.

Reconciliação medicamentosa

Uma ferramenta para prevenção de erros e melhoria da segurança do paciente na transição do cuidado é a reconciliação medicamentosa, que é definida como o processo de criação de uma lista que seja o mais precisa possível contendo todos os medicamentos que um paciente está utilizando – incluindo o nome, a dosagem, a frequência e a via, utilizando-a nas etapas de admissão, transferência e alta, com a objetivo de fornecer os medicamentos corretos para o paciente em todos os pontos de transição do hospital. Este processo deve ser acompanhado por meio da orientação ao paciente e/ou cuidadores pelos profissionais de saúde responsáveis: médicos, farmacêuticos e enfermeiros. É fundamental que essa lista seja arquivada em prontuário para que todos os profissionais responsáveis pelo cuidado tenham acesso.

No processo de alta da terapia intensiva, a reconciliação medicamentosa de transferência é realizada para que seja feita a avaliação da introdução de medicamentos de uso prévio, que, de acordo com quadro clínico estabilizado do paciente, devem ser retornados; para a suspensão em prescrição de medicamentos de uso restrito em UTI, os quais o paciente não está mais usando, como, por exemplo, drogas vasoativas, sedativos, bloqueadores musculares; para a manutenção ou a suspensão de terapias medicamentosas com programação de tempo de tratamento, como, por exemplo, antibióticos.

Administração de medicamentos por sonda enteral ou estomias

Outra modificação que pode ocorrer durante a internação em terapia intensiva é a via de administração de medicamentos através do uso de sonda enteral ou estomias (gastrostomias ou jejunostomia) para administração de dieta e medicamentos.

A administração de medicamentos por essas vias torna-se empírica, algumas vezes, devido à falta de informações em literatura, entretanto requer uma avaliação clínica adequada para adaptações ou substituições de formas farmacêuticas.

Alguns pontos críticos na administração de medicamentos por sonda enteral ou estomias:

- Interação medicamentosa com componentes da dieta, como, por exemplo, a fenitoína, que apresenta até 80% de redução de absorção quando administrada simultaneamente à dieta.

- Possibilidade de interação medicamentosa quando são administrados simultaneamente diversos medicamentos.

- Inativação do fármaco durante o preparo para administração por esta via, como pellets ou comprimidos revestidos, em que a trituração não é indicada, por exemplo omeprazol (*pellets*) e pantoprazol (comprimido revestido).

- Alteração na absorção e na biodisponibilidade de fármacos de liberação prolongada ou modificada que, quando triturados, perdem esta propriedade, ocasionando níveis séricos erráticos e expondo o paciente a eventos adversos. Exemplos: Dimorf® LC (liberação cronogramada) e nifedipina Retard.

- Obstrução da sonda devido a fragmentos de formas farmacêuticas sólidas.

- Risco ocupacional do profissional que manipula e administra medicamentos com propriedades carcinogênicas, teratogênicas ou citotóxicas, como quimioterápicos, hormônios ou imunossupressores.

- Algumas condutas indicadas para a otimização da administração de medicamentos por sonda enteral ou estomias:

- Medicamentos que necessitam de administração em jejum ou que apresentem interação com componentes da dieta, o aprazamento do horário de administração e a pausa da dieta demandam planejamento. A pausa da dieta deve ocorrer com pelo menos uma hora de antecedência.

- Avaliação de substituição da forma farmacêutica ou da classe farmacêutica quando a trituração é contraindicada. Por exemplo: quando houver opção de forma farmacêutica líquida, optar por esta.

- Substituição de medicamentos com liberação prolongada por outra forma ou classe farmacológica, quando possível, mediante ajuste posológico.

- Padronização de formas farmacêuticas adequadas para essas vias.

- Definição e padronização de técnicas de preparo que possibilitem a dissolução completa de formas farmacêuticas sólidas (trituração e, posteriormente, dissolução, ou dissolução em seringas apropriadas).

- Orientação à equipe sobre o risco ocupacional de medicamentos com propriedades carcinogênicas, teratogênicas e citotóxicas, avaliação do farmacêutico, padronização do preparo em fluxo laminar e, quando possível, substituição por forma líquida.

Planejamento de alta hospitalar – orientação de alta

A educação do paciente e/ou cuidador para o cuidado pós-alta hospitalar requer planejamento. Um estudo realizado sobre o impacto de intervenções farmacêuticas na alta hospitalar verificou que a maioria das intervenções realizadas foi em prescrições de pacientes em uso de polifarmácia e, em relação ao tempo utilizado para educação, mais de 30% dos pacientes necessitaram de mais de sessenta minutos de orientação farmacêutica.

No planejamento de alta, é necessário que a equipe identifique o paciente que requer orientações multidisciplinares e, além disso, é fundamental a otimização do tempo para que a educação seja realizada e que o aprendizado seja validado, evitando, assim, informações excessivas em curto espaço de tempo e limitando a compreensão do paciente e/ou do cuidador.

Para iniciar a educação sobre a terapia medicamentosa para a alta hospitalar, primeiramente é indicada a validação da reconciliação medicamentosa de alta por meio de avaliação da terapia medicamentosa prévia à internação, de modificações e inclusões, para que não ocorra omissão, duplicidade terapêutica ou duplicidade medicamentosa.

Além da avaliação clínica e técnica da terapia medicamentosa para alta hospitalar, a educação do paciente e/ou do cuidador sobre a terapia medicamentosa requer:

- Estabelecimento de relações de cuidado com os pacientes e/ou cuidador.

- Explicação a respeito da finalidade e da duração prevista das sessões de educação.

- Avaliação do conhecimento do paciente e/ou do cuidador sobre os problemas de saúde, medicamentos, capacidade física e mental para usar os medicamentos de forma adequada.

- Estabelecimento dos métodos de educação (fala, recursos visuais, demonstração) de acordo com as barreiras de compreensão do paciente.

- Orientação sobre a finalidade de cada medicamento.

A fisioterapia

A fisioterapia auxilia na manutenção das funções vitais de diversos sistemas corporais, pois atua na prevenção e/ou no tratamento de doenças cardiopulmonares, circulatórias e musculares, reduzindo, assim, a chance de possíveis complicações clínicas. Também tem por objetivo trabalhar a força dos músculos, diminuir a retração de tendões e evitar os vícios posturais que podem provocar contraturas e úlceras de pressão.

Durante todo o internamento, é extremamente importante que o paciente tenha aderência ao tratamento. O indivíduo tem que assumir a sua responsabilidade já na UTI para que os efeitos deletérios sejam minimizados e/ou que as consequências do internamento prolongado, como a limitação funcional, sejam superados.

Fraqueza muscular adquirida

A fraqueza muscular adquirida na UTI é caracterizada por paresia esquelética e respiratória dos músculos que promove o aumento nas taxas de mortalidade e o comprometimento da QV.

Segundo Mattos, a ausência de movimentação no leito está associada à geração de disfunções musculoesqueléticas como fraqueza muscular e deformidades articulares.

Apenas sete dias de repouso no leito são necessários para reduzir a força muscular em 30%, com uma perda adicional de 20% da força restante a cada semana.

Outro estudo sobre o efeito da inatividade na força muscular esquelética tem demonstrado uma diminuição de 1 a 1,5% por dia em pacientes restritos ao leito, sendo que, em pacientes em VM, este declínio pode ser mais significante, podendo variar de 5% a 6% por dia.

O desenvolvimento de fraqueza generalizada relacionada ao paciente crítico é uma complicação significante e comum em muitos indivíduos admitidos em uma UTI, incidindo em 30% a 60% dos pacientes internados na UTI. Tal fraqueza afeta tanto os músculos dos membros como os respiratórios, resultando em um atraso da extubação e no prolongamento da VM.

Múltiplos fatores podem contribuir para a ocorrência desta condição. Dentre eles, destacam-se a permanência da VM e a imobilidade prolongada.

O paciente crítico, quando imobilizado, pode apresentar como consequência uma maior dependência nas atividades de vida diária, necessidade de apoio familiar e maior tempo de recuperação após a alta hospitalar.

A fisioterapia na unidade de terapia intensiva

Um dos importantes objetivos do fisioterapeuta na UTI é evitar a síndrome do imobilismo através de um programa de exercícios gradual que pode ser iniciado tão logo o paciente se torne hemodinamicamente estável e que tem como metas a melhora das funções cardiovascular e respiratória, além de fortalecimento, prevenção de osteoporose e bem-estar psicológico.

Dentre as atividades realizadas pela fisioterapia motora em UTI estão mudanças de decúbito e posicionamento no leito, mobilizações passivas, exercícios ativo-assistidos e ativo livres, uso de cicloergômetro, eletroestimulação, treino funcional, sedestação, ortostatismo, marcha estática, transferência da cama para cadeira e deambulação (Figura 26.1).

Os profissionais que atuam na terapia intensiva precisam compreender a importância da prevenção dos efeitos deletérios da imobilização prolongada, utilizando protocolos sistematizados de mobilização precoce evidenciados na literatura.

A mobilização precoce em pacientes críticos é uma intervenção segura, viável e de baixo custo e deve ser realizada após uma avaliação de todos os aspectos que envolvem a segurança do paciente. Um enfoque multidisciplinar na mobilização precoce é indispensável como parte das rotinas clínicas diárias na UTI.

O fisioterapeuta é o profissional responsável pela implantação do plano de mobilização, pela prescrição de exercícios e pela progressão deste plano em conjunto com a equipe. Esta terapêutica inclui atividades cinesioterápicas progressivas, tais como mobilização passiva, alongamento muscular, estimulação elétrica neuromuscular e treinamento de força muscular. Entretanto, o incremento prematuro de atividades como sedestação à beira leito ou fora dele, ortostatismo passivo ou ativo, transferências e deambulação culminam na base para a recuperação funcional do paciente na UTI.

É consenso entre muitos autores que a mobilização precoce dever ser conduta contínua do fisioterapeuta que assiste ao paciente crítico, visto ser eficaz tanto na recuperação mais rápida do paciente na UTI, com diminuição do tempo de internamento e minimização das consequências deletérias da hospitalização quanto na melhoria da QV após a alta da UTI.

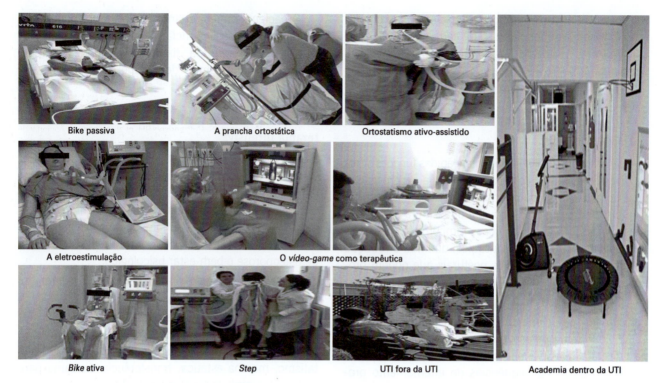

Figura 26.1. Abordagens terapêuticas do fisioterapeuta na mobilização precoce. UTI: unidade de terapia intensiva. Fonte: arquivo pessoal da Profisio Assistência Fisioterápica.

A fisioterapia pós-unidade de terapia intensiva

Durante o processo do planejamento de alta, temos a possibilidade de beneficiar paciente, familiares e/ou acompanhantes com o maior e o melhor nível de informações possíveis sobre a doença, suas complicações e sequelas que podem ser temporárias ou permanentes com o objetivo de ensinar e facilitar as novas possibilidades de um novo cuidado, transformando, desse modo, a alta em uma etapa desejável, segura e prazerosa para os envolvidos, consequentemente diminuindo o índice de reinternações precoces.

É de extrema importância que a transição de cuidados da UTI para unidade de internação e, posteriormente, para casa do indivíduo seja recebida pelo paciente e/ou pelo cuidador.

Após a assistência já prestada por meio de protocolos humanizados e de orientações específicas do quadro clínico existente desde o primeiro momento, há uma maior facilidade ao dar sequência ao cuidado e ensinamento aos responsáveis, tornando o processo de alta menos duvidoso e mais seguro para ambos os lados, paciente/cuidador vs. instituição.

Considerações finais

Embora em muitos casos o hospital seja aparentemente o lugar mais adequado para o atendimento a pacientes graves e/ou disfuncionais, atualmente várias doenças podem ser tratadas em casa, graças ao desenvolvimento da medicina. Diante do crescimento tecnológico, do desenvolvimento das especialidades e dos sistemas hospitalares em busca de atendimento com padrões internacionais de segurança ao paciente, a desospitalização tem crescido e está se tornando uma tendência mundial. Seu foco não está na alta precoce do paciente, mas na garantia de uma alta segura do ambiente hospitalar, com fornecimento de suporte e continuidade do tratamento em meio domiciliar, reintegrando esse paciente em seu contexto familiar e social, diminuindo complicações por internações prolongadas, aumentando sua satisfação e melhorando a QV.

Entende-se que a orientação e a reorientação diárias são necessárias e que ambas são parte fundamental do planejamento de ensino dos novos cuidados. Readaptar o paciente e a família a um fator novo através das orientações multidisciplinares nem sempre é a tarefa mais fácil, uma vez que estes indivíduos já possuíam uma rotina preestabelecida. Fatores emocionais, como o medo do desconhecido, causam uma sensação de incapacidade para os envolvidos.

Ainda que não estejamos longe de nos tornar uma sociedade preparada e segura para receber pacientes com limitações, estamos contribuindo cada vez mais para o papel de facilitadores. Assim, pacientes/famíliares e cuidadores, quando bem assistidos e dignamente orientados, terão mais facilidade para as transições de cuidados e se tornarão mais seguros, menos ansiosos e mais participativos na recuperação e na nova rotina domiciliar.

Referências

Anderson SL, Marrs JC, Griend JP, et al. Implementation of a Clinical Pharmacy Specialist-Managed Telephonic Hospital Discharge Follow-Up Program in a Patient-Centered Medical Home. Population Health Managent. 2013;16(4):235-41.

Argov Z, Latronico N. Neuromuscular complications in intensive care patients. Handb Clin Neurol. 2014;121:1673-85.

Armijo-Olivo S, Cummings GG, Fuentes J, et al. Identifying items to assess methodological qualty in physical therapy trials: a fator analysis. Phys Ther. 2014;94(9):1272-84.

Asher A. Equipment used for safe mobilization of the ICU patient. CritCare Nurs. 2013;36(1):101-8.

Associação Brasileira de Fisioterapia Cardiorrespiratória e Fisioterapia em Terapia Intensiva (ASSOBRAFIR). Disponível em: http://www.assobrafir.com.br

Balling L, Erstad BL, Weibel K. Impact of a transition-of-care pharmacist during hospital discharge. J Am Pharm Assoc (2003). 2015; 55(4):443-8.

Borgsteede SD, Karapinar-Çarkit F, Hoffmann E, et al. Information needs about medication according to patients discharged from a general hospital. Patient Educ Couns. 2011;83(1):22-8.

Brochard L. Noninvasive ventilation for acute respiratory failure. JAMA. 2002;288(8):932-5.

Brummel N, Balas M, Morandi A, et al. Understanding and reducing disability in older adults following critical illness. Crit Care Med. 2015; 43(6):1265-75.

Central Integrada de Regulação de Fortaleza (CIRF). Disponível em: http://www.cirf.fortaleza.ce.gov.br

Chrispin PS, Scotton H, Rogers J, et al. Short Form 36 in the intensive care unit: assessment of acceptability, reliability and validity of the questionnaire. Anaesthesia. 1997;52(1):15-23.

Costa JM, Martins JM, Pedroso LA, et al. Otimização dos cuidados farmacêuticos na alta hospitalar: implantação de um serviço de orientação e referenciamento farmacoterapêutico. Rev Bras Farm Hosp Serv Saúde São Paulo. 2014;5(1):38-41.

Cuthberson BH, Roughton S, Jenkinson D, et al. Quality of life in the five years after intensive care: a cohort study. Critical Care. 2010; 14(1):R6.

Cuthbertson BH, Scott J, Strachan M, et al. Quality of life before and after intensive care. Anaesthesia. 2005;60(4):332-9.

Desai SV, Direito TJ, Needham DM. Long-term complications of critical care. Crit Care Med. 2011;39 (2):371-9.

Duarte A, Martinez BP. Abordagem fisioterapêutica no declínio funcional do paciente crítico. PROFISIO. 2012;2(3):63-87.

El Solh A, Okada M, Bhat A, et al. Swallowing disorders post orotracheal intubation in the elderly. Intensive Care Med. 2003;29(9):1451-5.

Ensing HT, Stuijt CC, Bemt BJ, et al. Identifying the Optimal Role for Pharmacists in Care Transitions: A Systematic Revie. J Manag Care Spec Pharm. 2015;21(8):614-36.

Epstein SK. Decision to extubate. Intensive Care Med. 2002;28(5): 535-46.

Happ MB. Communicating with mechanically ventilated patients. State of the science. AACN Clin Issues. 2001;2(2):247-58.

Hafsteindóttir TB. Patient's experiences of communication during the respirator treatment period. Intensive Crit Care Nurs. 1996;12: 261-71.

Godoy MD, Costa HL, Silva Neto AE, et al. Fraqueza muscular adquirida na UTI (ICU-AW): efeitos sistêmicos da eletroestimulação neuromuscular. Rev Bras Neurol. 2015;51(4):110-3.

Gray A, Goodacre S, Newby D, et al. Nonivasive ventilation in acute cardiogenic pulmonary edema. N Engl J Med. 2008;359(2):142-51.

Griffiths, JA, Barber VS, Cuthbertson BH, et al. A pesquisa nacional de cuidados intensivos de acompanhamento clínicas. Anestesia. 2006; 61(10):950-5.

Groher ME, Bukatman R. The prevalence of swallowing disorders in two teaching hospitals. Dysphagia. 1986;1(1):3-6.

Hafner G, Neuhuber A, Hirtenfelder S, et al. Fiberoptic endoscopic evaluation of swallowing in intensive care unit patients. Eur Arch Otorhinolaryngol. 2008;265(4):441-6.

Herridge MS, Batt J, Santos CD. ICU-acquired weakness, morbidity, and death. Am J Respir Crit Care Med. 2014;190(4):360-2.

Herridge MS, Cheung AM, Tansey CM, et al.; Canadian Critical Care Trials Group. One-year outcomes in survivors of the acute respiratory distress syndrome. N Engl J Med. 2003;348(8):683-93.

Herridge MS, Tansey CM, Matté A, et al. Functional disability 5 years after acute respiratory distress syndrome. N Engl J Med. 2011;364(14): 1293-304.

Institute for Healthcare Improvement (IHI). Medication Reconciliation to Prevent Adverse Drug Events. Disponível em: www.ihi.org/topics/adesmedicationreconciliation/Pages/ default.aspx

Jones C, Griffiths RD, Macmillan RR, et al. Psychological problems occurring after intensive care. Br J Intensive Care. 1994;2:46-53.

Kaukonen KM, Bailey M, Suzuki S, et al. Mortality related to severe sepsis and septic shock among critically ill patients in Australia and New Zealand, 2000-2012. JAMA. 2014;311(13):1308-16.

Kalisch BJ, Dabney BW, Lee S. Safety of mobilizing hospitalized adults: review of the literature. J Nurs Care Qual. 2013;28(2):162-8.

Khoudri I, Ali ZA, Abidi K, et al. Measurement properties of the short form 36 and health-related quality of life after intensive care in Morocco. Acta Anaesthesiol Scand. 2007;51(2):189-97.

Kvale R, Flaatten H. Changes in health-related quality of life from 6 months to 2 years after discharge from intensive care. Health Qual Life Outcomes. 2003;1:2.

Latronico N, Bolton CF. Critical illness polyneuropathy and myopathy: a major cause of muscle weakness and paralysis. Lancet Neurol. 2011; 10(10):931-94.

Leder SB, Cohn SM, Moller BA. Fiberoptic endoscopic documentation of the high incidence of aspiration following extubation in critically ill trauma patients. Dysphagia. 1998;13(4):208-12.

Leder SB, Suiter DM, Warner HL. Answering orientation questions and following single-step verbal commands: effect on aspiration status. Dysphagia. 2009;24(3):290-5.

Lightowler JV. Non-invasive positive pressure ventilation to treat respiratory failure resulting fom exacerbations of chronic obstructive pulmonary disease: Cochrane systematic review and meta-analysis. BMJ. 2003;326(7382):185-9.

Lizana FG, Bota DP, Cubber MDe, et al. Long-term outcome in ICU patients: what about quality of life? Intensive Care Med. 2003;29(8): 1286-93.

Magnus VS, Turkington L. Communication interaction in UCI: patient and staff experiences and perceptions. Intensive Crit Care Nurs. 2006;22(3):167-80. Erratum in: Intensive Crit Care Nurs. 2008; 24(4):264.

Masip J, Roque M, Sánchez B, et al. Nonivasive ventilation on acute cardiogenic pulmonary edema. JAMA. 2005;294(24):3124-30.

Mattos SS. Fisioterapia motora no paciente crítico: uma revisão. Trabalho de Conclusão de Curso. Brasília: Universidade Católica de Brasília, 2011.

Medeiros GC, Andrade CR. Disfagia orofaríngea em pacientes submetidos à intubação orotraqueal prolongada em UTIs. Dissertação. São Paulo: Faculdade de Medicina da USP; 2012.

Matysiak-Luśnia K, Łysenko L. Drug administration via enteral feeding tubes in intensive therapy – terra incógnita. Anaesthesiology Intensive Therapy. 2014;46(4):307-11.

Morris PE, Herridge MS. Early intensive care unit mobility: future directions. Critical Care Clinics. 2007;23:97-110.

Mueller SK, Sponsler KC, Kripalani S, et al. Hospital-based medication reconciliation practices: a systematic review. ArchIntern Med. 2012;172(14):1057-69.

Needham DM, Davidson J, Cohen H, et al. Improving long-term outcomes after discharge from intensive care unit: report from a stakeholders' conference. Crit Care Med. 2012;40(2):502-9.

Patrick DL, Bergner M. Measurement of health status in the 1990s. Annu Rev Public Health. 1990;11:165-83.

Peter JV, Moran JL, Phillips-Hughes J, et al. Effect of non-invasive positive pressure ventilation (NIPPV) on mortality in patients whit acute cardiogenic pulmonary edema: a meta-analysis. Lancet. 2006; 367(9517):1155-63.

Peterson S, Tsai AA, Scala CM, et al. Adequacy of oral intake in critically ill patients 1 week after extubatio. J Am Diet Assoc. 2010;110(3):427-33.

Pinheiro AR, Christofolett G. Fisioterapia motora em pacientes internados na unidade de terapia intensiva: uma revisão sistemática. Rev Bras Ter Intensiva. 2012;24(2):188-96.

Ridley SA, Chrispin PS, Scotton H, et al. Changes in quality of life after intensive care: comparison with normal data. Anaesthesia. 1997;52(3): 195-202.

Schettino G, Reis MA, Galas F, et al. Ventilação mecânica não invasiva com pressão positiva. J BrasPneumol. 2007;33 Supl 2: S92-S105.

Schindler A, Vincon E, Grosso E, et al. Rehabilitative management of oropharyngeal dysphagia in acute care settings: data from a large Italian teaching hospital. Dysphagia. 2008;23(3):230-6.

Schonhofer B. Equipment needs for noninvasive mechanical ventilation. Eur Respir J. 2002;20(4):1029-36.

Silva AP, Maynard K, Cruz MR. Efeitos da fisioterapia motora em pacientes críticos: revisão de literatura. Rev Bras Ter Int. 2010;22(1): 85-91.

Soares TR, Avena KM, Olivieri FM, et al. Retirada do leito após a descontinuação da ventilação mecânica: há repercussão na mortalidade e no tempo de permanência na unidade de terapia intensiva? Rev Bras Ter Int. 2010;22(1):27-32.

Ware JE Jr, Kosinski M, Bayliss MS, et al. Comparison of methods for the scoring and statistical analysis of SF-36 health profile and summary measures: summary of results from the Medical Outcomes Study. Med Care 1995;33(4 Suppl):AS264-79.

Weycker D, Akhras KS, Edelsberg J, et al. Long-term mortality and medical care charges in patients with severe sepsis. Crit Care Med. 2003;31(9):2316-23.

Wischmeyer P. Are we creating survivors... or victims in critical care? Delivering targeted nutrition to improve outcomes. Curr Opin Crit Care. 2016;22(4):279-84.

Wischmeyer PE. Ensuring Optimal Survival and Pos-ICU Quality of Life in High Risk ICU Patients: Permissive Underfeeding is not Safe. Critical Care Med. 2015;34(8):1769-72.

CAPÍTULO 27

Orientações nutricionais no pós-alta da unidade de terapia intensiva

Danielle Milanez
Oellen Stuani Franzosi

Introdução

Pacientes críticos cursam com alterações de composição corporal em decorrência da resposta metabólica ao trauma. Hormônios e citocinas pró-inflamatórias sinalizam proteólise muscular, principalmente a partir da musculatura esquelética, para gliconeogênese, levando à erosão das reservas proteicas apesar da terapia nutricional implementada.

Pacientes que sobrevivem a doenças críticas demonstram perda de massa muscular que está relacionada à deterioração de funcionalidade. A fraqueza adquirida na unidade de terapia intensiva (UTI) é uma condição comum em pacientes gravemente doentes, com incidência de até 80% nesta população. Indivíduos que desenvolvem tal quadro apresentam maior tempo de internação, ventilação mecânica, além de maior comprometimento funcional.

A publicação de Wischmeyer e San-Millan descreve um trabalho, realizado pelo Dr. Wes Ely e seu grupo na Universidade de Vanderbilt, no qual perguntam a seus pacientes a respeito de seu período de internação na UTI e sobre o processo de recuperação. No relato de uma paciente sobrevivente de uma pneumonia grave, ela afirma: "Eu estava tão fraca que dificilmente poderia levantar meus membros da cama, não conseguia me sentar, e quando eles conseguiram me colocar em uma posição vertical, era absolutamente aterrorizante... Eu não podia andar, eu não aguentava... Eu tinha que aprender como engolir". Seu marido acrescenta: "Lembro-me de quando... os médicos me disseram que seriam vários meses na reabilitação, e eu pensei... Mas isso é apenas uma pneumonia?". Este relato exemplifica o sofrimento da paciente no período de reabilitação.

Este capítulo tem o objetivo de discutir aspectos relacionados às alterações de composição corporal e de funcionalidade vivenciadas por pacientes que sobrevivem a doenças graves e as estratégias de otimização do cuidado nutricional no pós-alta da UTI.

Desnutrição e sarcopenia

A desnutrição é uma síndrome multifatorial caracterizada pela perda de peso, ingestão energética inadequada, perda de massa muscular, perda de gordura subcutânea e edema, estando associada a diversos distúrbios metabólicos. De acordo com o Inquerito Brasileiro de Avaliação Nutricional Hospitalar (IBRANUTRI), estudo brasileiro multicêntrico que avaliou o estado nutricional de pacientes hospitalizados, em torno de 48% dos indivíduos avaliados apresentaram algum grau de desnutrição, sendo que 12,6% são casos de desnutrição severa. O estado nutricional é determinante para evolução favorável dos pacientes hospitalizados e tem importante influência sobre as taxas de morbidade e mortalidade, além de maiores períodos de internação hospitalar e custos associados.

A sarcopenia é definida pela perda de massa muscular associada à perda de força e *performance* muscular. Inicialmente, esta condição estava relacionada apenas ao envelhecimento (sarcopenia primária), porém, os processos endócrinos, inflamatórios, a inatividade física e a baixa ingestão de nutrientes também contribuem para a sarcopenia em pacientes jovens (sarcopenia secundária).

Alguns estudos mostram que a polineuropatia da doença crítica está associada a piores desfechos clínicos – maior tempo de ventilação mecânica, dificuldade no desmame, maior período de internação na UTI e no hospital e aumento da mortalidade hospitalar. Além disso, estudos que acompanharam os pacientes que sobreviveram à internação em UTI demonstraram que eles persistiram com incapacidade funcional e necessitaram de auxílio de cuidador por ao menos 1 ano após a alta da UTI.

O critério diagnóstico estabelecido para sarcopenia é a avaliação da perda de massa muscular, da função muscular e da *performance*. Para a avaliação da perda de massa muscular, geralmente se utilizam antropometria, bioimpedância, tomografia computadorizada e ultrassonografia. Para a avaliação da força muscular, o teste de força de aperto de mão pode ser empregado. Quanto à avaliação da *performance*, esta pode ser efetuada por meio do teste de velocidade da marcha e do tempo para levantar e sentar. Entretanto, para pacientes críticos, existe grande dificuldade para se fazer a avaliação da sarcopenia devido à imobilização, ao estado clínico, à dificuldade de cooperação e ao baixo nível de consciência associado ao uso de sedativos. Apesar de ainda não haver uma recomendação sobre o método ideal para avaliação da sarcopenia em pacientes críticos, são sugeridos métodos de imagem tradicionalmente utilizados na avaliação clínica, como tomografia computadorizada e ultrassonografia nas avaliações transversal e longitudinal, respectivamente.

Papel da nutrição na reabilitação

Dentre as razões para o comprometimento da funcionalidade dos pacientes no pós-UTI, podemos destacar as alterações de composição corporal. Em um estudo realizado por Puthucheary et al., que avaliaram a alteração na musculatura entre o primeiro e o sétimo dia de internação na UTI, verificou-se uma redução da área transversa do músculo reto femoral de 10,3% quando avaliado por ultrassom, que chegou a 29,5% quando avaliada a proporção de proteína para DNA.

Os pacientes podem recuperar seu peso corporal após a alta, porém grande parte desta recuperação será de tecido adiposo e não de massa muscular funcional. Dados sugerem que pacientes queimados podem se manter hipercatabólicos por até 2 anos, o que dificulta a recuperação de massa magra.

Needham et al. avaliaram os desfechos em longo prazo de pacientes que receberam nutrição trófica vs. nutrição plena na primeira semana de internação na UTI. Apesar de não haver diferença de mortalidade, função física e cognitiva, qualidade de vida e situação de emprego entre os dois grupos, aqueles que receberam nutrição trófica ficaram mais propensos a serem admitidos em instituições de reabilitação em um período subsequente de 1 ano. Os autores ressaltam que uma exploração adicional de resultados de força muscular e desempenho em curto prazo poderia auxiliar na interpretação de tais resultados. Outro estudo que avaliou o impacto da adequação calórica nos desfechos tardios de pacientes críticos verificou que, para cada aumento de 25% do aporte calórico nos primeiros 8 dias de internação na UTI, houve aumento de 10,9 pontos na funcionalidade e 13,1 pontos no estado físico geral 3 meses após a alta da UTI.

Considerando o hipermetabolismo e o catabolismo que podem persistir de meses a anos, além de aporte nutricional adequado são necessárias terapias adjuvantes, como exercícios físicos e intervenções farmacológicas para reabilitação. Princípios da fisiologia do exercício como a avaliação da utilização do substrato muscular durante a atividade para diagnosticar a disfunção mitocondrial muscular e orientar uma frequência cardíaca ideal personalizada estão sendo estudados nesta população, para que se possa oferecer a melhor estratégia de reabilitação física. Agentes anabólicos (oxandrolona e hormônio do crescimento) estão começando a ser usados com sucesso em UTI. O ideal é que fossem iniciados após a transição da fase aguda de doença crítica para a fase de recuperação. Infelizmente, até o momento, não dispomos de um marcador que sinalize a transição das fases. Wischmeyer e San-Millan sugerem que, quando os escores de glicogênio muscular estão aumentando, poderiam sinalizar que os pacientes estejam aptos a sustentar o anabolismo e ser receptivos a terapias com agentes anabólicos. Mais estudos são necessários neste tema para que a estratégia ideal de reabilitação possa ser recomendada.

Transição da terapia nutricional e planejamento da alta para o domicílio

O período de reabilitação é caracterizado por anabolismo, remodelação, restauração e redistribuição da composição corporal e a nutrição desempenha um papel fundamental nesta fase. Um dos desafios da nutrição é preservar o apetite do paciente e a capacidade alimentar durante este longo período.

Estudo que avaliou as práticas de reabilitação nutricional em um hospital universitário da Escócia identificou fatores organizacionais que influenciaram no consumo alimentar no pós-alta da UTI: cultura das unidades de internação, cuidado centrado no sistema e não no paciente e desarticulação do planejamento de alta. Dentre os aspectos culturais, os autores verificaram informações limitadas sobre nutrição na transferência de cuidado que se limitava somente à via de alimentação e ao início da dieta via oral, sem descrição do plano nutricional do paciente. Outro aspecto identificado foi a retirada das sondas de alimentação antes da avaliação formal do consumo alimentar pelo nutricionista, com a justificativa de que a presença das sondas prejudicava o consumo alimentar dos pacientes, e que a retirada da sonda estimularia o paciente a se alimentar e a se hidratar. Entretanto, observações mostraram que o consumo via oral destes indivíduos foi mínimo após a retirada das sondas. Os autores verificaram que as diretivas para a retirada das sondas foram dadas em horários nos quais o nutricionista não estava presente, especialmente no turno da noite. Sobre os horários das refeições, este foi um fator identificado como uma barreira organizacional. Alguns participantes relataram que sentiam fome devido à falta de lanches disponíveis entre as refeições, especialmente à noite, já que o jantar era servido mais cedo do que eles estavam habituados. Para pacientes com saciedade precoce, essa questão apontada era relevante para a adequação do consumo via oral. Práticas que preservem os horários das refeições são relevantes, e uma estratégia é evitar procedimentos e exames nos horários das refeições principais. Outra possibilidade é permitir a presença da família para auxiliar e encorajar o paciente a consumir sua refeição. Dentre as reflexões dos autores, a impressão de que os pacientes críticos, especialmente os jovens, nem sempre se encaixam em um estereótipo de fragilidade no qual a necessidade de auxílio para as atividades é facilmente reconhecida. Em relação à continuidade da terapia nutricional no domicílio, foi identificado que alguns indivíduos não estavam seguindo a orientação do nutricionista, e outros não sabiam referir com certeza a dose e a frequência que deveriam estar seguindo. Outro aspecto ressaltado foi a continuidade do cuidado nutricional nos serviços de saúde pública: nenhum dos participantes estava em acompanhamento após 3 meses de alta da UTI. As orientações nutricionais mais solicitadas pelos pacientes e cuidadores no pós-alta da UTI foram conselhos sobre alimentos ricos em proteína, sugestões para lanches de alto teor calórico, explicação sobre as mudanças de consistência e sabor, e maneiras de promover o ganho de peso. Os autores questionam o modelo de cuidado nutricional no hospital, que é fragmentado, e a dificuldade na contrarreferência hospitalar e no retorno para a comunidade.

Dentre os desafios para a nutrição no pós-alta da UTI, a disfagia é uma consequência frequentemente encontrada nesta população. Pode estar relacionada a diversos fatores, entre eles a sarcopenia, doenças neurológicas e lesões provocadas pela intubação orotraqueal por tempo prolongado. A desnutrição é uma consequência da disfagia, que por, sua vez, pode contribuir para a etiologia da sarcopenia e da disfagia sarcopênica. Este ciclo entre desnutrição, disfagia e sarcopenia pode ser interrompido por meio da reabilitação da deglutição, tratamento da sarcopenia associado aos cuidados nutricionais. Para que a reintrodução da alimentação por via oral tenha êxito, é necessária a avaliação fonoaudiológica para estabelecer a consistência mais adequada e segura, definir um plano alimentar cuidadoso, monitorizar e avaliar a efetividade e a adequação do plano alimentar implementado.

Para diminuir os riscos das consequências da disfagia, uma das estratégias nutricionais para reabilitação da deglutição é a alteração da textura dos alimentos. Entretanto, quando alteramos a textura dos alimentos da dieta, observamos uma diminuição na oferta calórica e proteica. Estudo que avaliou a ingestão energética e proteica de pacientes idosos hospitalizados que seguiram dieta com textura modificada para disfagia vs. dieta de consistência normal demonstrou que o grupo com dieta de consistência normal não apresentou défice energético e proteico significativo, ao contrário do grupo que consumiu a dieta com textura modificada para disfagia, que apresentou défice energético de mais de 600 kcal/dia e proteico de 22 g/dia em comparação com o requerimento energético e proteico planejado. Sabendo que ocorre o défice energético e proteico nas dietas de textura modificada, o que podemos fazer para oferecer o aporte nutricional adequado quando pensamos em reabilitação de paciente crítico com distúrbios de deglutição que apresenta perda de massa muscular, fraqueza e perda da função e da *performance* muscular?

As dietas com textura modificada podem estar associadas ao uso de módulos e/ou suplementos nutricionais, a fim de otimizar o aporte calórico e proteico ofertado. Existem diversos tipos de módulos e/ou suplementos nutricionais e a indicação deve ter por base as necessidades nutricionais e a tolerância do paciente. A prescrição das quantidades deve ser individualizada e sugere-se considerar a adequação da dieta via oral que deve ser analisada com instrumentos de avaliação de consumo alimentar.

Na Figura 27.1, estão descritos os critérios para reintrodução da alimentação via oral nos pacientes que apresentam disfagia. A monitorização da ingestão de alimentos diária é importante quando o paciente atingir ingestão maior que 75% das necessidades nutricionais por 3 dias consecutivos. Nesse caso, recomendam-se a suspensão da terapia nutricional enteral e o início de suplementação nutricional oral.

Outro fator fundamental é a hidratação dos pacientes com disfagia. Muitas vezes, é preciso realizar a adequação da consistência dos líquidos, utilizando espessantes para garantir uma deglutição segura. Há de se considerar que os pacientes podem apresentar uma redução

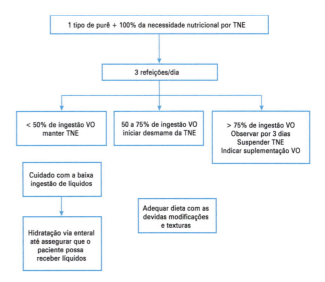

Figura 27.1. Critérios para reintrodução da alimentação via oral (VO). TNE: terapia nutricional enteral - Fonte: I Consenso Brasileiro de Nutrição e Disfagia em Idosos Hospitalizados, 2011

na aceitação da água devido à utilização do espessante (alteração de sabor e aspecto). Nestas situações, uma estratégia pode ser a oferta de águas saborizadas e de sucos de frutas coados além da oferta hídrica.

Conclusão

Pacientes críticos evoluem com perda de funcionalidade durante a internação na UTI e necessitam de um plano multimodal de reabilitação. A terapia nutricional é fundamental nesta fase e tem como objetivo promover substrato para a recuperação de massa, de força e de função muscular. Estratégias para manejo da inapetência e otimização do consumo alimentar, assim como adaptação da dieta para a transição da terapia nutricional para via oral, devem ser implementadas.

Referências

Barbosa-Silva TG, Gonzalez MC. Métodos de avaliação da composição corporal no doente crítico. In: Toledo D, Castro M, eds. Terapia Nutricional em UTI. Rio de Janeiro: Rubio, 2015. p. 25-9.

Cruz-Jentoft AJ, Baeyens JP, Bauer JM, et al.; European Working Group on Sarcopenia in Older People. Sarcopenia: European consensus on definition and diagnosis: report of the European working group on sarcopenia in older people. Age Ageing. 2010;39(4):412-23.

Giovanni I, Chiarla C. Sepsis, critical illness, host defense, autocannibalism, and nutritional support. Nutrition. 2014;30(3):371.

Grifths RD. Nutrition after intensive care. In: Grifths RD, Jones C, editors. Intensive Aftercare. Oxford: Butterworth Heinemann, 2002. p. 48-52.

Jolley SE, Bunnell AE, Hough CL. ICU-Acquired Weakness. Chest. 2016;150(5):1129-40.

Kizilarslanoglu MC, Kuyumcu ME, Yesil Y, et al. Sarcopenia in critically ill patients. J Anesth. 2016;30(5):884-90.

Merriweather J, Smith P, Walsh T. Nutritional rehabilitation after ICU – does it happen: a qualitative interview and observational study. J Clin Nursing. 2013;23(5-6):654-62.

Needham DM, Dinglas VD, Bienvenu OJ, et al.; NIH NHLBI ARDS Network. One year outcomes in patients with acute lung injury randomised to initial trophic or full enteral feeding: prospective follow-up of EDEN randomised trial. BMJ. 2013:346:f1532.

Padovani AR, Moraes DP, Medeiros GC, et al. Intubação orotraqueal e disfagia: comparação entre pacientes com e sem dano cerebral. einstein. 2008;6:343-9.

Przkora R, Barrow RE, Jeschke MG, et al.Composition changes with time in pediatric burn patients. J Trauma. 2006;60(5):968-71.

Puthucheary ZA, Rawal J, McPhail M, et al. Acute skeletal muscle wasting in critical illness. JAMA. 2013; 310(15):1591-600. Erratum in: JAMA. 2014 Feb 12;311(6):625. Padhke, Rahul [corrected to Phadke, Rahul].

Sociedade Brasileira de Geriatria e Gerontologia. I Consenso Brasileiro de Nutrição e Disfagia em Idosos Hospitalizados. Barueri, SP: Minha Editora, 2011.

Waitzberg DL, Caiaffa WT, Correia MI. Hospital malnutrition: The Brazilian national survey (IBRANUTRI): A study of 4000 patients. Nutrition. 2001;17(7-8):573-80.

Wakabayashi H. Presbyphagia and sarcopenic dysphagia: association between aging, sarcopenia, and deglutition disorders. J Frailty Aging. 2014;3(2):97-103.

Wakabayashi H, Sakuma K. Rehabilitation nutrition for sarcopenia with disability: a combination of both rehabilitation and nutrition care management. J Cachexia Sarcopenia Muscle. 2014;5(4)269-77.

Wei X, Day AG, Ouellette-Kuntz H, et al. The association between nutritional adequacy and long-term outcomes in critically ill patients requiring prolonged mechanical ventilation: a multicenter cohort study. Crit Care Med. 2015;43(8):1569-79.

Wischmeyer PE, San-Millan I. Winning the war against ICU-acquired weakness: new innovations in nutrition and exercise physiology. Crit Care. 2015;19 Suppl 3:S6.

Wright L, Cotter D, Hickson M, et al. Comparison of energy and protein intakes of older people consuming a texture modified diet with a normal hospital diet. 2005;18(3):213-9.

CAPÍTULO 28

Redes de Atenção à Saúde no pós-alta

Clei Ângelo Mocelin

Flaviani Alves Santana Alfano

Ismário Silva Meneses

Oellen Stuani Franzosi

Vinicius Silva Oliveira

Introdução

As Redes de Atenção à Saúde (RAS) são definidas pela portaria ministerial n° 4.279, de 30 de dezembro de 2010, como "arranjos organizativos de ações e serviços de saúde, de diferentes densidades tecnológicas, que, integradas por meio de sistemas de apoio técnico, logístico e de gestão, buscam garantir a integralidade do cuidado". Esforços na comunicação e no compartilhamento de informações e decisões são fundamentais para a aproximação dos componentes das RAS.

Em 2011, foi lançado pelo governo federal o programa Melhor em Casa, com o objetivo de implantar a política de Atenção Domiciliar (AD) no Brasil. Em seu lançamento, foi estipulada a meta de implementação de 1000 Equipes Multiprofissionais de Atenção Domiciliar (EMAD) e de 400 Equipes Multiprofissionais de Apoio (EMAP) em todo o território brasileiro até 2014.

No ano de 2017, existiam mais de 925 equipes (599 EMAD e 326 EMAP) em operação, abrangendo aproximadamente 25 Estados e 341 municípios. Dos usuários atendidos, 68,95% têm 60 anos ou mais, sendo que 31% ≥ 80 anos. As quatro disfunções mais frequentes que necessitam da AD são acidente vascular encefálico (AVE) e suas sequelas (47,6%), doença de Alzheimer (9,7%) úlceras por estresse (6,8%) e hipertensão essencial primária (6,8%). Os hospitais e as Unidades Básicas de Saúde (UBS) representam, respectivamente, 32% e 31% das origens de usuários do Serviço de Atenção Domiciliar (SAD).

Legislação da Atenção Domiciliar (aspectos práticos)

O Ministério da Saúde, por meio da portaria n° 825, de 25 de abril de 2016, no âmbito do Sistema Único de Saúde (SUS), reestruturou a AD, atualizando tam-

bém as equipes habilitadas a prestação de serviço ao usuário do sistema, sendo esta a portaria do Ministério da Saúde mais recente sobre o assunto. A seguir, abordaremos alguns conceitos descritos nesta portaria que mostram uma visão geral da AD e em seguidas faremos uma demonstração de um caso clinico para exemplificar como ocorre na pratica diária de um hospital público da rede.

A portaria n° 825, supracitada, em seu Art. 2°, inciso I, descreveu o seguinte: "Atenção Domiciliar (AD): modalidade de atenção à saúde integrada às Redes de Atenção à Saúde (RAS), caracterizada por um conjunto de ações de prevenção e tratamento de doenças, reabilitação, paliação e promoção à saúde, prestadas em domicílio, garantindo continuidade de cuidados".

Em seu Art. 5°, afirma que "A AD é indicada para pessoas que, estando em estabilidade clínica, necessitam de atenção à saúde em situação de restrição ao leito ou ao lar de maneira temporária ou definitiva ou em grau de vulnerabilidade na qual a atenção domiciliar é considerada a oferta mais oportuna para tratamento, paliação, reabilitação e prevenção de agravos, tendo em vista a ampliação de autonomia do usuário, família e cuidador".

Para o Ministério da Saúde, a AD está organizada em três tipos: AD 1, AD 2 e AD3. Esta organização está atrelada à necessidade do paciente de alguns recursos como a utilização de equipamentos, a intensidade do cuidado multiprofissional e a periodicidade prescrita das visitas multiprofissionais. Com esta organização, fica mais fácil a elaboração de estáticas com perfil de atendimentos, fornecendo ao gestor de recursos humanos a necessidade de materiais e uma melhor organização de fluxos e processos.

A organização do tipo AD1 (média de 9% dos atendimentos) é para o usuário que requeira menor necessidade de intervenções multiprofissionais e cuidados com menor frequência. A assistência é de responsabilidade das equipes de Atenção Primária apoiadas pelos Núcleos de Apoio à Saúde da Família (NASF), centros de reabilitação e ambulatório de especialidades, que, a partir da real necessidade de cada caso, realiza o acompanhamento regular em domicílio.

A modalidade do tipo AD2 (média de 85% dos atendimentos) é para o usuário que necessite evitar ou abreviar hospitalização e que apresente necessidade de cuidados mais intensos e frequentes, tais como reabilitação ou tratamento parenterais após afecções agudas ou crônicas agudizadas, ou que demande frequência de atendimento semanal em casos de afecções crônico-degenerativas, ou que necessite semanalmente de acompanhamento clínico de controle de dor ou sofrimento do usuário em caso de cuidados paliativos, ou até em casos para ganho ponderal de bebês de baixo peso e prematuros.

A modalidade AD3 (média de 6% dos atendimentos) é para o usuário que tem as condicionantes da AD2, porém demande maior acompanhamento domiciliar, requerendo maior frequência da equipe multiprofissional, uso de mais equipamentos e de maior complexidade, tais como nutrição parenteral, transfusão sanguínea, paracentese de repetição ou ventilação mecânica (VM). O SAD é responsável pelo atendimento aos usuários das modalidades AD2 e a AD3.

Na retaguarda para as unidades de pronto atendimento 24 horas por dia, previamente cadastradas como referencial para os usuários da AD, será garantido o transporte e atendimento nestas. O usuário que tiver declínio funcional com dependência segundo a Classificação Internacional de Funcionalidade, Incapacidade e Saúde (CIF) terá que ter condicionalmente um cuidador que não necessariamente seja um membro da família, mas que esteja presente no domicílio do paciente e que o auxilie nas Atividades de Vida Diária (AVD).

São critérios para o usuário ser inelegível para a AD: EMAD inapta ao manuseio de VM invasiva (VMI) e necessidade de VMI; caráter urgente de tratamento cirúrgico; necessidade de vários procedimentos diagnósticos, em sequência e de urgência, como parte de propedêutica complementar; necessidade contínua de assistência de enfermagem; e usuário que necessite continuamente de monitorização.

O SAD é composto das seguintes equipes: EMAD (tipo 1 e tipo 2) e EMAP. A EMAD tipos 1 e 2 são compostas de um médico, um enfermeiro, um fisioterapeuta ou um assistente social e técnicos/auxiliares de enfermagem. A EMAP é composta de, no mínimo, três profissionais de nível superior dentre os quais podem ser assistente social, fisioterapeuta, fonoaudiólogo, nutricionista, odontólogo, psicólogo, farmacêutico ou terapeuta ocupacional.

O SAD tem uma referência de atendimento a partir de uma zona territorial de abrangência e se relaciona com outros serviços da RAS. A EMAD, ao menos uma vez por semana, realiza atendimento ao usuário. Já a EMAP somente quando houver indicação clínica da EMAD. Para evitar demanda direta do usuário, o SAD articula-se com outros serviços das RAS, tais como hospitais, serviços de urgências e Atenção Primária, dentre outros.

Antes de qualquer admissão de um usuário no SAD, tem que haver prévia concordância de cuidador ou familiar, respeitando termo específico de esclarecimento e responsabilidade. Há uma estimativa de 60 usuários para cada EMAD tipo 1 e 30 usuários para cada EMAD tipo 2, isto com, no mínimo, 12 horas de funcionamento em dias úteis e finais de semana e feriados com escalas de plantão, de forma a assegurar continuamente a atenção em saúde do usuário.

Tanto as EMADs e quanto as EMAPs devem contar com uma infraestrutura que contemple veículos de locomoção, equipamentos, materiais de consumo e permanentes e aparelho telefônico. Documentações, tais como prontuários dos usuários, deverão ser guardados em estruturas físicas de unidade de saúde, definidas pelo gestor de saúde local, não necessitando de sede própria, podendo ser sediada em estabelecimento de saúde conforme normativa para tal.

Um município, para ser habilitado ao SAD, tem que ter uma população mínima igual ou superior a 20 mil habitantes, tendo como referencial a estimativa atual do Instituto Brasileiro de Geografia e Estatística (IBGE), possuir um hospital de referência no município ou na região integrante e cobertura do Serviço de Atendimento Móvel de Urgência (SAMU).

Caso o gestor de saúde do município, do Estado ou do Distrito Federal queira elaborar um projeto para criação ou ampliação do SAD, terá de seguir um fluxo que contemple alguns requisitos apontados pelo Ministério da Saúde, no Art. 30 da portaria 825, de 25 de abril de 2016.

Caso clínico (do hospital para casa)

Para um melhor entendimento dos fluxos e dos processos desde o momento do declínio clínico e funcional que pode culminar em internação hospitalar até a chegada do paciente a seu domicilio, a seguir apresentamos um exemplo para melhor entendimento:

Isac, 40 anos, no dia 5 de fevereiro de 2015 foi socorrido pelo SAMU para um hospital geral de referência do governo do estado, após quadro de insuficiência respiratória aguda tipo II (IRPA-II), e foi admitido na sala vermelha daquela unidade hospitalar, procedido de imediato intubação orotraqueal, cuidados gerais de saúde e internamento hospitalar.

Após 13 dias de internação, foi transferido para a UTI, com suporte de VM via tubo orotraqueal (TOT), hemodinamicamente estável, sem drogas vasoativas, sem sedação, Glasgow 15. Com 17 dias de VM via TOT, foi extubado, porém, após 24 horas, ocorreu falha de extubação por IRPA-II. Em 26 de fevereiro de 2015, 21 dias após internamento, foi feito traqueostomia.

Em análise cinético-funcional feita por fisioterapeuta especialista em fisioterapia neurofuncional, no momento da internação hospitalar, foi verificado quadro de diminuição de força muscular, principalmente em membros superiores, que o paciente relatou ter começado havia mais de um ano, incoordenações de movimentos de membros superiores, com queda do arco palmar, com limitação de atividades básicas de transferência e locomoção, com restrição na participação social e com diagnóstico clínico a esclarecer. Com o passar do internamento foi diagnosticada por médico neurologista doença do neurônio motor, provável esclerose lateral amiotrófica (ELA), variante síndrome do homem do barril.

Após 293 dias, o paciente recebeu alta da UTI e foi para a unidade semi-intensiva, na qual passou 440 dias, tendo alta para casa através do programa Melhor em Casa, sob acompanhamento do SAD, no dia 20 de fevereiro de 2017. Ficou, ao todo, 746 dias em internação hospitalar. De um modo geral, o paciente evoluiu na internação hospitalar, ficou estável clinicamente em VM, no modo ventilação com pressão de suporte (PSV), mantendo mecânica ventilatória dentro da normalidade, bem adaptado à prótese ventilatória via traqueostomia.

No dia da internação hospitalar, estava totalmente dependente de suas Atividades Básicas de Vida Diária (ABVD), dependente da VM e restrito ao leito, porém, ao longo da internação, o paciente melhorou sua funcionalidade e passou a não estar mais restrito ao leito, e podia ser encontrado deambulando nos corredores do hospital com equipe multidisciplinar e sempre conectado ao VM e com quadro motor clássico da Síndrome do Homem do Barril (perda de força de predomínio de membros superiores).

Devido à internação hospitalar de longa data e à progressão natural da patologia de base, o paciente voltou a declinar a suas ABVDs e a ficar restrito ao leito, sempre na expectativa de retornar a seu ambiente de casa e a sua participação na comunidade, salientando a necessidade de a equipe dispor de marcadores funcionais durante a hospitalização para diagnosticar a funcionalidade do paciente e poder planejar condutas de mobilização progressiva.

Diante do quadro exposto, podemos verificar que, apesar da estabilidade clínica, o paciente não foi desospitalizado, uma vez que continuava dependendo de VMI, maior impedimento para seu retorno para a casa. Muitas perguntas podem ser levantadas mas a principal é: qual foi o impedimento para este usuário ser assistido pela AD precocemente? Suponhamos que este tenha sido o primeiro usuário para AD3 que o SAD local e o hospital tiveram como meta para desospitalização, ou seja, os fluxos e os processos poderiam ainda não estar totalmente finalizados para fazer tal procedimento.em menor tempo hábil.

Alguns pontos para casos como este merecem destaque para que tenhamos um desfecho positivo:

- O usuário tem que ter residência fixa em área de abrangência do SAD e a família tem de estar disposta a participar ativamente do processo e ter um cuidador responsável pelo paciente desde o início do processo de desospitalização até o momento do pós-alta; a equipe do SAD tem que estar capacitada para tratar um usuário do nível AD3.

- A equipe multiprofissional do hospital tem de saber reconhecer precocemente o usuário apto para o programa Melhor em Casa, em seus diversos níveis (AD1, AD2 ou AD3) e encaminhar a regulação para o SAD.

- O SAD local deve avaliar o paciente em tempo hábil, prosseguindo com os fluxos e os processos para a AD.

No caso exposto, destaca-se como elemento facilitador do processo a parceria público-privada (PPP) do Estado com a empresa que fornece equipamentos de suporte para a AD, tais como ventilador mecânico, torpedo de oxigênio, *nobreak*, entre outros materiais, central de atendimento telefônico para suporte dos recursos fornecidos e manutenção dos equipamentos.

Atenção farmacêutica

A transição de cuidado do paciente em alta é um momento extremamente crítico para os familiares/cuidadores e para o paciente. É nesta situação que pacientes e cuidadores reassumem a responsabilidade pelos cuidados, que, durante a internação, eram responsabilidade dos profissionais de saúde. Não é raro que pacientes que saem da UTI enfrentem mudanças significativas na capacidade de execução das atividades de vida diária, portanto, necessitam de cuidados diversificados, especiais, incluindo o que diz respeito a todo tratamento medicamentoso. A criticidade da alta se dá porque os pacientes estão suscetíveis a enfrentar eventos adversos, principalmente em relação aos medicamentos prescritos na alta. Durante a internação, podem ocorrer mudanças significativas no tratamento medicamentoso do paciente, como substituição, suspensão dos medicamentos previamente utilizados ou prescrição de novos medicamentos. Todas estas alterações na farmacoterapia aliadas à falta de informação e ao preparo do paciente e cuidadores pode levar a diversos problemas relacionados a medicamentos (PRM).

Do ponto de vista farmacêutico, uma maneira de diminuir ou minimizar a ocorrência de PRM é a conciliação de medicamentos pelo farmacêutico no momento da alta do paciente. A conciliação é definida como um processo formal de obtenção da lista acurada de medicamentos de uso habitual do paciente e a subsequente comparação com a prescrição em todas diferentes etapas de transição de cuidado e deve conter, no mínimo, o nome do medicamento, a dose, a frequência e a via de administração. A obtenção desta lista minuciosa de medicamentos tem por objetivo harmonizar os tratamentos propostos ao paciente, garantir que os medicamentos de uso prévio sejam mantidos em todos os níveis de atendimento, garantir a segurança do tratamento e aumentar a adesão ao tratamento por parte do paciente.

Com a lista conciliada dos medicamentos, o farmacêutico deve compará-la com a prescrição médica de alta e, assim, verificar a ocorrência de alguma discrepância com a equipe médica, chamada de reconciliação medicamentosa. De posse da lista reconciliada, o farmacêutico pode ter um norte e elaborar a orientação de alta do paciente/cuidador com os devidos encaminhamentos para acesso aos medicamentos na rede pública de saúde.

Após a alta hospitalar, o paciente que necessite de continuidade ao seu tratamento medicamentoso pelo SUS precisa, primeiramente, que suas prescrições médicas tenham sido feitas por profissional credenciado ao sistema de saúde público. Esta prescrição médica obrigatoriamente deve conter medicamento com seu princípio ativo ou denominação genérica, não sendo aceitas marcas ou nomes comerciais.

Os medicamentos disponíveis no SUS estão elencados na Relação Nacional de Medicamentos Essenciais (RENAME). Esta lista é constantemente revisada e atualizada e serve como base fundamental da organização da assistência farmacêutica no SUS, desde a seleção e o abastecimento dos medicamentos até a prescrição médica. A partir dessa listagem, estados e municípios definem suas listas de medicamentos essenciais conforme o perfil nosológico da região. Os medicamentos essenciais, de acordo com a Organização Mundial da Saúde (OMS), são aqueles que satisfazem às necessidades de saúde prioritárias da população e devem estar disponíveis em todos os momentos, na dose apropriada, a todos os segmentos da sociedade. No Brasil, a RENAME se divide conforme componentes estratégicos da assistência farmacêutica no SUS, a saber: Componente Básico, Componente Estratégico e Componente Especializado

Componente Básico da assistência farmacêutica

Este componente é constituído de medicamentos e insumos farmacêuticos destinados ao atendimento de doenças e agravos prevalentes e prioritários da Atenção Primária. Para ter acesso a tais medicamentos, o paciente deve procurar a farmácia municipal mais próxima de sua residência com prescrição médica de acordo com os requisitos já mencionados.

Componente Estratégico da assistência farmacêutica

São medicamentos e insumos utilizados em prevenção, diagnóstico, tratamento e controle de doenças incluídas em programas específicos do Ministério da Saúde. Estas doenças possuem importância epidemiológica e grande impacto socioeconômico ou acometem grupos vulneráveis. As doenças e agravos abrangidos pelo Componente Estratégico são:

- Programa Nacional de Doenças Sexualmente Transmissíveis/AIDS.
- Tuberculose; hanseníase; lúpus.
- Endemias focais: doença de Chagas, peste, meningite, micoses sistêmicas, influenza, leishmaniose, cólera, filariose, oncocercose, esquistossomose, tracoma, malária e outras doenças decorrentes da pobreza.
- Controle de tabagismo.
- Coagulopatias hereditárias.
- Alimentação e nutrição: deficiências nutricionais.
- Vacinas, soros e imunoglobulinas.
- Intoxicação por cianeto.
- Prevenção de infecção pelo vírus sincicial respiratório (VSR).

O paciente que precisar de medicamentos do Componente Estratégico deve procurar a unidade de saúde mais próxima de sua residência e se cadastrar. Após cadastro, dependendo do insumo ou dos medicamentos necessários, o paciente será encaminhado para retirar o produto, que pode ser na própria unidade básica de saúde ou nos serviços de assistência especializada, os quais podem ser ambulatórios gerais, de especialidades ou ambulatórios de hospitais públicos ou conveniados ao SUS.

Componente Especializado da assistência farmacêutica

Este componente da assistência compreende os medicamentos para tratamento de doenças raras, de baixa prevalência ou de doenças crônicas com tratamento prolongado e de alto custo unitário. Os medicamentos fornecidos neste componente devem seguir todos os critérios estabelecidos nos Protocolos Clínicos e Diretrizes Terapêuticas (PCDT) do Ministério da Saúde. Nos PCDT estão definidas todas as linhas de cuidado de cada doença com critérios de diagnóstico, indicação, inclusão e exclusão de pacientes, esquemas terapêuticos, monitoramento e acompanhamento.

Os medicamentos deste componente são dispensados mediante abertura de processo administrativo na Secretaria Municipal de Saúde. Para a abertura do processo são necessários:

- Cópia dos seguintes documentos: carteira de identidade, CPF, cartão do SUS e comprovante de residência do paciente e/ou responsável legal.
- Receita médica original adequada ao tipo de medicamento (controle especial, notificação de receita ou receituário simples), atualizada com a assinatura e o carimbo do médico com CRM legível.
- Laudo de Solicitação, Avaliação e Autorização de medicamento (LME).
- Formulário de cadastro de usuários (para pacientes que realizam a primeira solicitação administrativa de medicamentos).
- Termo de esclarecimento e responsabilidade (conforme PDCT).

Atenção nutricional

A atenção nutricional compreende os cuidados com a alimentação e a nutrição com foco na vigilância, na promoção, na prevenção e no cuidado integral de agravos relacionados à alimentação e à nutrição, que devem estar associados às demais ações de atenção à saúde do SUS e tem como coordenadora do cuidado e ordenadora das ações a Atenção Primária. A Política Nacional de Alimentação e Nutrição (PNAN) aponta como demandas para a atenção nutricional no SUS o cuidado com indivíduos que apresentam necessidades alimentares especiais, definidas como "necessidades restritivas ou suplementares e com indivíduos portadores de alteração metabólica ou fisiológica que cause mudanças temporárias ou permanentes relacionadas à utilização biológica de nutrientes ou a via de consumo alimentar (enteral ou parenteral)".

Nesse aspecto, nas políticas de alimentação e de nutrição está garantido que o indivíduo em terapia nutricional possa ser acompanhado em diferentes componentes das RAS conforme condição clínica e densidade tecnológica dos pontos de atenção. A inserção dos cuidados com a terapia nutricional (historicamente realizada no âmbito hospitalar) nas linhas de cuidado com base nas necessidades dos indivíduos contribui para a integralidade do cuidado e a redução da fragmentação da assistência.

Pacientes em terapia nutricional enteral no ambiente hospitalar podem cursar com a necessidade de seguimento dessa terapêutica no pós-alta devido à incapacidade total ou parcial de retomada da nutrição por via oral. A terapia nutricional enteral domiciliar permite que o tratamento nutricional seja continuado no ambiente familiar. A atenção à saúde no domicílio remonta o papel das famílias como unidade de organização social. Essa estratégia de atenção é operacionalizada no SUS por meio das equipes de Atenção Primária e equipes de AD e apresenta grande potencial para que outros aspectos (sociais, culturais e afetivos) sejam trabalhados.

Para a organização dos cuidados com a terapia nutricional na RAS, o Ministério da Saúde elaborou um instrumento técnico específico que aborda o tema, o Caderno de Atenção Domiciliar – Cuidados em Terapia Nutricional. O objetivo desta publicação é orientar as equipes de Atenção Primária e de AD, bem como os gestores do SUS, para a organização e a oferta dos cuidados em terapia nutricional no âmbito domiciliar. Sugere-se a leitura do instrumento indicado para uma melhor compreensão dos aspectos relacionados a este tema.

Transição do cuidado em terapia nutricional nas Redes de Atenção à Saúde

A terapia nutricional está presente em diversos componentes das RAS. Na transição do cuidado do paciente em terapia nutricional do âmbito hospitalar para o domicílio, é necessário promover a articulação entre os componentes das RAS.

A regulação assistencial é descrita por Regner como "um conjunto de tecnologias de cuidado que se traduzem em práticas de transição do cuidado, que coordenam o cuidado, visando a qualidade da atenção, a busca pelo melhor resultado de cuidado em termos do lugar certo, tempo certo e custo certo, para o pleno atendimento das necessidades de saúde de cada cidadão, mantendo a sustentabilidade da rede e repercutindo positivamente nas condições de saúde da população".

Para a manutenção do vínculo do usuário da rede de saúde, é necessário que sua saída de um serviço (por exemplo: hospital) signifique sua entrada ou reentrada em outro serviço (por exemplo: Atenção Primária), como se fosse um cuidado "circular". É relevante que cada entrada em um serviço seja atrelada a um atendimento humanizado, resolutivo e responsavelmente articulado com a próxima etapa de cuidado do usuário. É fundamental que os trabalhadores em saúde estejam imbuídos da concepção do todo, das possibilidades de cuidado disponíveis na RAS regional e dos fluxos de transição do cuidado na rede. A regulação assistencial precisa traçar fluxos sempre norteados para a (re)vinculação das pessoas à atenção primária, todavia, é relevante que essa trajetória seja construída considerando critérios técnicos-científicos que assegurem as melhores práticas clínicas e que garantam acesso, e não restrição e fragmentação, às pessoas que necessitam do cuidado.

Um dos elementos importantes para a integração das RAS é o sistema de referência e contrarreferência. Por referência, entende-se o caminho percorrido do nível de menor complexidade para o de maior complexidade e, a contrarreferência, o inverso. Cecílio e Mehry, pensando no hospital como uma estação onde circulam pessoas em diferentes momentos de sua vida, refletem: "o momento de alta de cada paciente deve ser pensado como um momento privilegiado para se produzir a continuidade do tratamento em outros serviços, não apenas de forma burocrática, cumprindo um papel de contra referência, mas pela construção ativa da linha de cuidado necessária àquele paciente específico".

Para refletir sobre estes aspectos no cenário da terapia nutricional nas RAS, vejamos este caso:

Pedro, um senhor de 65 anos, hipertenso, diabético, proprietário de um armazém, internou na emergência de um hospital referenciado pelo SAMU após ter procurado sua UBS com sintomas de fraqueza nos membros, assimetria facial e alterações na marcha. Após piora clínica, Pedro é transferido para a UTI, onde foi submetido à ventilação mecânica. Durante a internação na UTI, Pedro é acometido por pneumonia associada à ventilação mecânica (PAV) e necessita de um período maior de internação na UTI. Vinte dias após a internação na UTI, Pedro é extubado, porém, depois de avaliação fonoaudiológica, verifica-se que ele apresenta disfagia grave e necessita de terapia nutricional enteral exclusiva. Neste momento, é perceptível a perda de massa muscular, gordura e a fraqueza que Pedro apresenta. Após alguns dias, Pedro recebe alta da UTI para a enfermaria clínica do hospital e alta hospitalar cinco dias após. Apesar da reabilitação fonoaudiológica, Pedro irá necessitar de terapia nutricional enteral a domicílio.

Com base neste exemplo, como a equipe multiprofissional do hospital poderia proceder para construir ativamente a linha de cuidado em terapia nutricional de que tal paciente necessita?

Um dos pontos fundamentais deste processo é estabelecer um sistema de contrarreferência hospitalar com o componente da Atenção Primária – Unidade Básica de Saúde (UBS) ou Estratégia de Saúde da Família (ESF) - a qual o paciente pertence. Neste processo, o objetivo é vincular e responsabilizar a equipe de referência do paciente e ao mesmo tempo oferecer apoio matricial. Algumas estratégias podem otimizar o processo:

- Avaliação pela equipe multiprofissional de aspectos da realidade social do paciente/família/cuidador.
- Contato com a equipe de referência do paciente para compartilhamento de informações sobre o paciente/família/cuidador, serviços oferecidos e condições de suporte a comunidade.
- Retorno ao paciente/família/cuidador de informações sobre o suporte oferecido pela equipe de referência e trajetória para retomada do atendimento.
- Encaminhamento descritivo preferencialmente aos cuidados do profissional que irá realizar o acolhimento ao usuário na unidade de saúde ou que será responsável pelo gerenciamento do caso.
- Contato da equipe multiprofissional para a equipe de referência para acesso nos casos de necessidade de apoio matricial.
- Contato posterior da equipe multiprofissional com a equipe de referência para avaliação da efetividade do processo de transição do cuidado e identificação de possíveis falhas e oportunidade de melhorias.

Concluímos a abordagem a este tema reforçando que a intersetorialidade requer articulação, vinculações, ações complementares, relações horizontais entre parceiros e interdependência de serviços para a garantir integralidade das ações. A não realização de contrarreferência e articulação entre os componentes das RAS alimenta falhas no sistema de saúde e produz cuidado fragmentado. Iniciativas que busquem sensibilizar e instrumentalizar as equipes multiprofissionais do âmbito hospitalar são fundamentais para a exercício do cuidado integrado aos usuários.

Acesso a formulações nutricionais, suplementos e complementos nutricionais.

O Caderno de Atenção Domiciliar – Cuidados em Terapia Nutricional apoia as equipes nos cuidados com pacientes que necessitam de terapia nutricional e sugere:

1. O uso de fórmulas nutricionais, suplementos e complementos nutricionais deve considerar os estados nutricional e clínico dos indivíduos.

2. A indicação e o encaminhamento das solicitações de insumos nutricionais podem ser realizadas pelas equipes hospitalares e de da Atenção Primária.

3. É imprescindível que os indivíduos em terapia nutricional sejam reavaliados periodicamente em relação à indicação de terapia nutricional, considerando que podem haver alterações clínicas e de estado nutricional. Esta abordagem promove a segurança na terapêutica e o uso racional dos recursos.

4. Recomenda-se que pacientes em terapia nutricional enteral sejam orientados, ainda no hospital, sobre os cuidados com a terapêutica no domicílio e que seja realizada articulação com as equipes de referência que seguirão acompanhamento no domicílio.

5. As equipes devem estabelecer um plano de acompanhamento periódico a estes pacientes e sugere-se que as visitas domiciliares realizadas pelas equipes de saúde, ao longo dos primeiros seis meses de acompanhamento, sejam efetuadas com maior frequência para monitoramento dos quadros clínico e nutricional do indivíduo.

A organização da compra e a dispensa de fórmulas nutricionais industrializadas são apontadas como grave problema por gestores das três esferas de gestão do SUS. Compõe um grupo de medicamentos especiais, para o tratamento de doenças de prevalência no Estado, não contempladas nos programas de saúde do Ministério da Saúde. Sua aquisição e dispensação são de responsabilidade das Secretarias Estaduais da Saúde. As fórmulas nutricionais especiais são requisitadas por meio de processo administrativo na esfera estadual de acordo com rigorosos critérios técnicos e científicos e estudos de Medicina baseada em evidências clínicas.

Atenção odontológica

Já nos primórdios da humanidade, Hipócrates (460-377 a.C.) registrou a importância da manutenção da saúde oral e sua repercussão na saúde geral do paciente, o qual mostrava quão importante era a remoção de depósitos de restos alimentares da superfície dentária para preservação da saúde bucal e considerava a boca como "porta de entrada", devendo ser mantida frequentemente limpa, mantendo o corpo livre de infecções.

Mais adiante, em meados do século 20, baseado na teoria da infecção focal, muitos dentes foram condenados por serem considerados responsáveis por diversas doenças nos seres humanos. Segundo esta teoria, a presença de um possível foco de infecção deveria ser removida para, assim, evitar a manifestação de doenças como endocardites, artrites, mialgias, osteomielites diabetes, pneumonia, entre outras.

Atualmente, a odontologia hospitalar ainda se fundamenta na teoria da infecção focal, porém, as intervenções acontecem de forma mais conservadora. Por acreditar nisso, a equipe que trabalha de forma multidisciplinar exige assistência odontológica prévia aos pacientes cirúrgicos, assistência contínua no leito de UTI, vistas as evidências de redução dos índices de PAV, bem como a assistência após a alta, a fim de garantir a manutenção da condição bucal e, consequentemente, um melhor prognóstico de sua condição sistêmica.

No Brasil, ocorrem por ano aproximadamente 1 milhão de internamentos hospitalares, número que representa também a média anual dos últimos cinco anos nos serviços próprios e conveniados ao SUS. Estima-se que tal valor represente de 70% a 80% de todas as internações hospitalares no país. A maioria dos internamentos é provocada principalmente por acidentes de transportes terrestres, complicações de doenças sistêmicas e cirurgias eletivas ou de urgência.

A depender da condição bucal preestabelecida dos pacientes e o tipo de internação realizada, teremos quatro perfis de pacientes a serem assistidos no âmbito hospitalar. Aqueles com boa condição bucal, em que a admissão pode ser eletiva ou de urgência, e aqueles com ruim condição bucal, em que a admissão também pode ser eletiva ou de urgência. De maneira geral, aos pacientes com boa condição, os serviços ofertados no pré, no pós e durante internação em UTI serão de manutenção, enquanto aos de condição ruim possivelmente seja maior o número de serviços odontológicos necessários na UTI, e deve haver acompanhamento no período após a alta hospitalar.

Infelizmente, não existem, atualmente, por meio do SUS, profissionais capacitados e um fluxo dos serviços estabelecido que garantam assistência odontológica prévia, durante e após internação na UTI aos pacientes com comprometimento sistêmico clínico e necessidades cirúrgicas. Os cirurgiões-dentistas dispostos a trabalhar com esses pacientes, além de possuir um bom entendimento das alterações bucais destes, devem também entender as alterações sistêmicas comuns a estes grupos para a correta elaboração do plano de tratamento odontológico. Devem, também, comunicar-se de modo efetivo com os demais profissionais da saúde envolvidos no acompanhamento destes indivíduos, assim como compreender o fluxo do paciente nesse ambiente.

Em um hospital onde o serviço odontológico já está instituído, percebe-se que o diálogo com os demais serviços, como cardiologia, oncologia, nefrologia, neurologia, entre outros, é bem estabelecido, possibilitando que os pacientes eletivos de pré-operatório e os de acompanhamento clínico usufruam do tratamento odontológico a partir da referência de seu médico assistente, uma vez que esta é a melhor maneira de prevenir maiores danos.

Quando sob cuidados intensivos, o paciente também deve ser assistido pelo cirurgião-dentista, com todas as peculiaridades que o meio exige. Após a alta da UTI, aos pacientes que tiveram acompanhamento odontológico ambulatorial prévio, as devidas orientações de cuidado e retorno já foram realizadas, e aos que não foram assistidos previamente ou que tenham uma condição bucal ruim, é realizado o referenciamento pelo cirurgião-dentista assistente da UTI ao ambulatório, a fim de oferecer e garantir ao paciente o tratamento odontológico para adequação e manutenção da condição bucal, com redução dos riscos e melhor prognóstico de saúde geral. No referenciamento para atendimento ambulatorial, devem constar informações relevantes como nome do médico assistente, diagnósticos de sua internação em UTI, antecedentes pessoais, medicações em uso e condição odontológica encontrada.

A seguir, apresentamos peculiaridades sistêmicas de algumas patologias, a relação destas com manifestações bucais e os cuidados para o atendimento odontológico mais adequado a alguns pacientes mais frequentemente recebidos para acompanhamento ambulatorial após a alta hospitalar.

Pacientes diabéticos

Os principais motivos que levam ao internamento deste grupo são cetoacidose diabética e descompensação diabética hiperosmolar (DDH). Na Odontologia, os tecidos periodontais são, sem dúvida, os que possuem uma maior relação com o *diabetes mellitus*, pois o controle glicêmico tem uma relação intrínseca com a saúde periodontal. O baixo controle glicêmico aumenta o número de citocinas circulantes, o que piora nas condições inflamatórias periodontais. Os principais riscos desses pacientes são hemorragias e infecções no pós-tratamento invasivo, que podem ser evitados por meio da avaliação de exames de sangue e dos medicamentos em uso, além dos cuidados locais durante e após os procedimentos denominados cruentos.

Para esse grupo é relevante o conhecimento sobre a interpretação de exames laboratoriais, os principais grupos de medicamentos para o controle da glicemia e a noção de quando lançar mão de antibioticoterapia para a prevenção de infecções locais e de outros sítios por meio da bacteremia transitória.

Pacientes oncológicos

O internamento hospitalar de pacientes oncológicos está relacionado ao tratamento oncológico em si ou à remissão de complicações debilitantes no período do tratamento. Tais pacientes podem, algumas vezes, precisar de suporte em unidades de terapia intensiva. Estes indivíduos podem ser divididos em três grupos: pacientes em tratamento por radioterapia (RT), por quimioterapia (QT) e por RT e QT.

A radioterapia é uma modalidade tratamento do câncer de cabeça e de pescoço, que gera sequelas em cavidade oral, como xerostomia, mucosite oral, e a osteorradionecrose, de maior gravidade. Esta é uma necrose isquêmica do osso após RT que tem sua ocorrência muito associada à realização de exodontias em área de osso previamente irradiado.

Aos pacientes em tratamento por QT, duas grandes situações despertam atenção. A primeira é a mucosite oral, que, além de dificultar ou até mesmo impedir a alimentação por via oral, pode servir de porta de entrada para infecções oportunistas devido à imunossupressão, a qual, muitas vezes, é o motivo da internação hospitalar. A segunda é quanto ao uso do grupo dos bifosfonatos, muito utilizados para o tratamento da osteoporose; no paciente oncológico, a ação desejada é a inibição de metástases ósseas, redução de dor e fraturas patológicas. Com seus efeitos na formação e na modelação dos ossos maxilares já definidos na literatura, apesar de os bifosfonatos não possuírem a mesma via de ação dos efeitos da RT, também apresentam contraindicação aos procedimentos invasivos, devido a posterior dificuldade de cicatrização.

Diante disso, os cirurgiões-dentistas devem dispensar grande atenção na elaboração do plano de tratamento desses pacientes após a alta hospitalar, como a instituição do tratamento e a prevenção das mucosites e a avaliação criteriosa de exames laboratoriais, como série vermelha e branca, para procedimentos mais invasivos.

Pacientes portadores de doenças cardiovasculares

A insuficiência cardíaca representa um dos mais importantes e complexos problemas de saúde pública do século 21 e são comumente divididas em dois grandes grupos: doenças coronarianas e doenças valvares. O cuidado no atendimento odontológico a esses pacientes possui algumas particularidades, especialmente quanto ao uso de anticoagulantes, pois apresentam risco elevado de sangramento, o que pode representar um desafio para o profissional despreparado que, na maioria das vezes, acredita na suspensão da medicação anticoagulante como a melhor alternativa e acaba por colocar em risco a saúde destes pacientes.

Indivíduos internados por insuficiência cardíaca têm uma elevada taxa de eventos (superior a 50%), com taxa de mortalidade entre 10 e 15% e taxa de de 30 a 40% na reospitalização em até seis meses após a alta. Três grandes causas parecem afetar diretamente a reospitalização de pacientes com insuficiência cardíaca: comorbidades, congestão e lesões em órgãos-alvo. A transição do paciente internado para o paciente ambulatorial é um período de vulnerabilidade devido à complexidade da natureza progressiva da insuficiência cardíaca, com impacto no prognóstico e que pode se estender por até seis meses após a alta hospitalar.

Nesse grupo, é importante ressaltar a relevância do conhecimento sobre os principais grupos de antiarrítmicos, digitálicos e anticoagulantes e seus respectivos mecanismos quando lançar mão do uso de profilaxia antibiótica para procedimentos, assim como das condições para classificação dos riscos para endocardite.

Cada vez mais, principalmente no âmbito hospitalar, as profissões estão conversando entre si, a fim de garantir ao paciente o tratamento mais adequado e completo. A equipe que trabalha de forma interdisciplinar reconhece que o acompanhamento e o controle clínico após a alta hospitalar das diversas especialidades é fundamental para um melhor prognóstico da doença. Na odontologia, os reduzidos níveis inflamatórios e a ausência de infecção garantem ao paciente, além da prevenção de complicações odontológicas futuras com difíceis tratamentos, um equilíbrio de sua condição sistêmica. Para isso, portanto, devem ser realizadas visitas frequentes ao dentista assistente, o qual deve estar preparado para o atendimento.

Bibliografia

Brasil. Ministério da Saúde. DATASUS – Sistema de Informações Hospitalares 2017. Disponível em: http://sihd.datasus.gov.br/principal/index.php

Brasil. Ministério da Saúde. Melhor em casa: política de foco municipal panorama. Coordenação Geral da Atenção Domiciliar. Brasília, DF: Ministério da Saúde, 2016. Disponível em: http://portalarquivos.saude.gov.br/images/pdf/2016/novembro/08/CIAD-2016-pdf.pdf

Brasil. Ministério da Saúde. Política nacional de alimentação e nutrição. Brasília, DF: Ministério da Saúde, 2012.

Brasil. Ministério da Saúde. Portal da Saúde. Departamento de Assistência Farmacêutica. Brasília, DF: Ministério da Saúde, 2014. Disponível em: http://portalsaude.saude.gov.br

Brasil. Ministério da Saúde. Portaria nº 825, de 25 de abril de 2016. Redefine a atenção domiciliar no âmbito do Sistema Único de Saúde (SUS) e atualiza as equipes habilitadas. Brasília, DF: Ministério da Saúde, 2016.

Brasil. Ministério da Saúde. Portaria nº 4.279, de 30 de dezembro de 2010. Estabelece diretrizes para a organização da Rede de Atenção à Saúde no âmbito do Sistema Único de Saúde (SUS). Brasília, DF: Ministério da Saúde. Disponível em: http://bvsms.saude.gov.br/bvs/saudelegis/gm/2010/prt4279_30_12_2010.html

Brasil. Ministério da Saúde. Relação Nacional de Medicamentos Essenciais: RENAME 2014. Brasília, DF: Ministério da Saúde, 2015. Disponível em: http://portalarquivos.saude.gov.br/images/pdf/2015/janeiro/13/Rename-2014.pdf

Brasil. Ministério da Saúde. Secretaria de Atenção à Saúde. Implantação das Redes de Atenção à Saúde e outras estratégias da SAS. Brasília, DF: Ministério da Saúde, 2014.

Brasil. Ministério da Saúde. Secretaria de Atenção à Saúde. Departamento de Atenção Básica. Cuidados em terapia nutricional Brasília, DF: Ministério da Saúde, 2015.

Cecilio LC, Merhy EE. A integralidade do cuidado como eixo da gestão hospitalar. Disponível em: http://www.uff.br/saudecoletiva/professores/merhy/capitulos-07.pdf

Conselho Federal de Farmácia (CFF). A assistência farmacêutica no SUS. Brasília, DF: CFF, 2010. Disponível em: http://www.cff.org.br

Gerhardt PC, Borghi AC, Alexandre C, et al. Tendência das internações por diabetes mellitus e hipertensão arterial sistêmica em idosos. Cogitare Enfermagem. 2016;21(4):1-10.

Merhy EE, Feuerwerker LC. Atenção domiciliar: medicalização e substitutividade. Artigo produzido para Seminário Nacional de divulgação dos resultados da pesquisa Implantação de Atenção Domiciliar no Âmbito do SUS – Modelagem a partir das Experiências Correntes". Disponível em: http://www.medicina.ufrj.br/micropolitica/pesquisas/atencaodomiciliar/textos/ad-medicalizacao_e_substitutividade.pdf

Morais TM, Silva A. Fundamentos da odontologia em ambiente hospitalar/UTI. Rio de Janeiro: Elsevier, 2015.

Regner AP. Entendendo a regulação assistencial como estratégia de transição do cuidado no cenário do SUS. In. Jung G. Regulação do acesso e da atenção à saúde nos serviços públicos: conceitos, metodologias, indicações e aplicações. Porto Alegre: Moriá, 2016. p. 31-89.

Rio Grande do Sul. Secretaria Estadual da Saúde, Comissão Intergestores Bipartite. Resolução Nº 216/14. Rio Grande do Sul, 2014.

CAPÍTULO 29

Desospitalização: avanços no cuidado domiciliar

Antônio Lopes Almeida

Darina Mirella Santos Guimarães

Eduardo Eberhardt

Lúcia Santos

Thiago Henrique de Pontes Ferreira

Wagner Leal

Na visão da fonoaudiologia

Tendência crescente no setor de saúde, a desospitalização com foco no cuidado domiciliar favorece a interação familiar e melhora a adequação dos objetivos terapêuticos no ambiente, efetivando a interdisciplinaridade entre as profissões. Pensar em cuidado domiciliar é promover, manter e/ ou restaurar a saúde, maximizando o nível de independência do paciente ao mesmo tempo em que se minimizam os efeitos debilitantes das várias patologias e condições que o indivíduo gerencia.

A desospitalização promove a diminuição do risco de contrair infecções, gera economia com os custos da hospitalização, reduz as despesas da assistência e proporciona maior conforto, uma vez que o indivíduo retorna a sua casa, ficando mais próximo a sua família, a qual executará os cuidados, assumindo o papel institucional de promover a recuperação e o alívio do sofrimento com ajuda e contribuição da equipe multiprofissional de atenção domiciliar.

Considerando o perfil dos pacientes atendidos no ambiente domiciliar após a desospitalização, há um número crescente de pacientes idosos, portadores de doenças crônicas degenerativas agudizadas ou não, de pacientes que apresentam patologias que necessitem de cuidados paliativos e também portadores de incapacidade funcional provisória ou permanente. Outro perfil de indivíduos é o de jovens pós-trauma ou, ainda, crianças acometidas por síndromes com quadros respiratórios mais complexos.

A terapêutica fonoaudiológica tem por objetivo aumentar os aspectos prognósticos, reduzindo assim o tempo de internação e as taxas de reinternação por comorbidades relacionadas à deglutição, como pneumonias aspirativas e desnutrição, de forma a permitir uma deglutição segura e melhora na qualidade de vida do paciente.

Cabe ao fonoaudiólogo contribuir para a reabilitação e a adaptação da deglutição a fim de preservar a segurança da alimentação via oral, ajudando o paciente a restabelecer ou adaptar sua comunicação para que seja capaz de ampliar a integração social e familiar. No cuidado domiciliar, ainda atuando de forma discreta, a Fonoaudiologia tem como metas restaurar a capacidade funcional do sistema estomatognático, minimizar as limitações cognitivas relacionadas à comunicação e à deglutição e fornecer orientações de forma a auxiliar o paciente e sua família a desenvolver, de forma humanizada, suas potencialidades, sempre respeitando os limites e as expectativas da doença.

Vale ressaltar que o foco no paciente em desospitalização é o quadro disfágico e todas as suas complicações, porém, rotineiramente, o Serviço de Fonoaudiologia Hospitalar acaba por diagnosticar alterações na comunicação que podem acarretar em alterações de fala e/ou linguagem, com as incidentes disartrias e afasias. Quando há tais alterações, o fonoaudiólogo deve iniciar uma abordagem com orientações e, se possível e necessário, tratamento, minimizando a ansiedade do doente e da sua família em poder se comunicar. A partir do encaminhamento para o atendimento domiciliar, no qual o quadro agudo já cessou, deve haver, então, uma maior ênfase no tratamento desses distúrbios para desenvolver/otimizar a comunicação, seja ela verbal ou alternativa, de forma temporária ou permanente, e apoiar, complementar, suplementar/melhorar ou substituir as formas de produção e interpretação verbal de sujeitos não falantes ou com dificuldades de linguagem.

Fisiologia da deglutição e disfagia

A deglutição envolve um complexo grupo de estruturas interdependentes conectadas ao mecanismo neuronal: os nervos cranianos e os sistemas sensoriomotor e límbico. Trata-se, portanto, de um processo dinâmico e de curta duração, que pode ser didaticamente dividido em três fases: oral, faríngea e esofágica.

Característica comum a muitas doenças ou lesões neurológicas, a disfagia é um distúrbio da deglutição que apresenta sinais e sintomas específicos que apresentam alterações nas etapas ou entre as fases da deglutição. Seu surgimento pode ser congênito ou adquirido ao longo do tempo, em qualquer faixa etária, e podem ser de origem neurológica (acidente vascular cerebral – AVC, esclerose lateral amiotrófica, doença de Alzheimer etc.), mecânica (cirurgias ou radioterapia de cabeça e pescoço, perfuração por arma de fogo etc), iatrogênica (uso de dispositivos médicos necessários, reação adversa medicamentosa etc) ou psicogênica.

No estágio oral da deglutição, os sinais e sintomas mais frequentes da disfagia são a dificuldade em controlar o bolo alimentar, o acúmulo de saliva em cavidade oral, a dificuldade na mastigação do alimento, o excesso de ânsias/vômitos e o prolongamento do tempo de preparação oral.

Na fase faríngea, são comuns os sinais de penetração laríngea, aspiração, diminuição da elevação hiolaringea, atraso na resposta motora faríngea, estase em valéculas, seios piriformes e em faringe e regurgitação nasal.

Na fase esofágica, são comuns episódios de espasmos esofágicos e regurgitação, associados a queixas de dor ao deglutir (odinofagia), dor torácica, sensação de pressão durante a passagem do alimento e vômitos.

As consequências da disfagia podem ser intensas e, habitualmente, têm por base o estado nutricional do indivíduo, a hidratação, a qualidade de vida e a capacidade de socialização. Uma das consequências é a aspiração, condição na qual os alimentos ou líquidos da orofaringe passam para a via aérea, abaixo do nível das pregas vocais. Isto pode acontecer, de forma ocasional, em indivíduos sem alteração mecânica ou neurológica que influencie a deglutição. Por outro lado, quando a lesão do mecanismo de deglutição é extensa e são frequentes aspirações, o indivíduo corre o risco de infecção pulmonar, desidratação e desnutrição.

No que se refere à qualidade de vida, as dietas como componente nutricional influenciam o componente social, ou seja, o indivíduo disfágico pode se limitar ao convívio social quando o alimento estiver presente. Em outro aspecto, a disfagia também pode impactar no orçamento do indivíduo conforme são necessárias adaptações alimentares que requerem custos extras, como suplementos alimentares, a adoção de uma via alternativa de alimentação e o acompanhamento multidisciplinar, entre outros.

Fonoaudiologia vs. desospitalização

As alterações fonoaudiológicas incluem amplo espectro de distúrbios de comunicação e deglutição que contribuem para a perda da funcionalidade e da independência dos pacientes. Sinais e sintomas podem ser referidos pelo próprio paciente, por cuidador e/ou familiar ou outro profissional de saúde.

Durante o processo de alta hospitalar, é fundamental orientar o cuidador/familiar quanto à consistência alimentar que o paciente está apto a receber em domicílio (dieta líquida, semilíquida, pastosa e branda), à necessidade do uso de espessantes alimentares, ao volume ofertado e à necessidade de estratégias compensatórias (Figura 29.1). Para acientes sem condições de receber dieta por via oral, é necessária a indicação de uma via alternativa de alimentação a longo prazo, a gastrostomia ou jejunostomia, com o objetivo de garantir aporte nutricional e/ou hídrico, evitando, assim, a desnutrição e/ou desidratação do paciente.

Atuação fonoaudiológica no domicílio

A escolha do tratamento na reabilitação do paciente se baseia na tentativa de encontrar um caminho menos fatigante e restritivo a fim de permitir uma comunicação efetiva e uma deglutição segura.

A comunicação ampla envolve aspectos que antecedem sua efetividade, como as funções cognitivas: atenção, percepção, gnosia, praxia, memória, funções executivas e linguagem. Qualquer alteração nessas funções pode acarretar distúrbios linguísticos cognitivos e quadros demenciais.

Entre os distúrbios linguísticos que afetam a comunicação de pacientes neurológicos, estão as alterações de fala, que envolvem o controle motor e a programação motora da fala, sendo estas as disartrias e apraxias de fala. No nível da linguagem, as afasias e as alterações linguísticos-cognitivas são decorrentes da perda ou do prejuízo da habilidade linguística de etiologia de lesão cerebral e das habilidades pragmáticas e funções cognitivas relacionadas à linguagem.

A terapia fonoaudiológica nas alterações de fala e de linguagem engloba a terapia funcional, com o objetivo de reintegrar o paciente socialmente. A terapia individualizada planejada (uso dos sons verbais, sons não verbais, textos simples, nomeação, pistas gráficas, pistas fonêmicas) tem por objetivo, de curto e longo prazo, reduzir o impacto das condições descapacitantes. São

SERVIÇO DE FONOAUDIOLOGIA

Paciente: _____

Data da orientação: ___/___/___

HDF: _____

Consistência(s)

Liberada(s): _____

Consistência(s) restrita(s): _____

☐ Usar espessante para líquidos:_____ medidas para cada_____mL

Durante a alimentação, o paciente deve estar bem sentado ou com a cabeceira da cama elevada ao máximo (45° a 90°) e bem acordado

Ofereça ao paciente apenas a(s) consistência(s) que foi(ram) liberada(s) e, se houver restrições dietéticas (sal, açúcar, gordura...), devem-se respeitar as orientações nutricionais

Oferecer utilizando colher de **sopa/sobremesa** com pouco alimento (rasa)

Se precisar ofertar o alimento ao paciente, introduzir a colher na cavidade oral sempre no centro (não introduzir pela lateral da boca)

Deve-se esperar que o paciente degluta todo o alimento ofertado em uma colherada para, então, ofertar uma nova. Se notar que ficou algum resíduo na cavidade oral, solicite que o paciente engula novamente, ou faça o movimento de indução da deglutição com a colher vazia

Quando o alimento for ofertado com o copo, deve ser realizado em pequenas quantidades, pequenos goles, com pausa entre cada oferta/gole

Não deixar que o paciente jogue a cabeça para trás para ingerir o alimento

Para oferta de líquidos, utilizar: ☐ Copo ☐ Colher ☐ Canudo ☐ Seringa

Se o paciente tossir durante a oferta, mantenha a calma! A tosse é um reflexo de defesa do organismo e pode ser positiva para muito dos casos. Evite dar "tapinhas" nas costas do paciente, apenas aguarde passar para ofertar nova colherada, se persistir, pare e faça contato com o seu fonoaudiólogo

Em caso de engasgo mais grave, e somente nessa situação, quando o paciente apresente mudança de cor (cianose), dificuldade respiratória grave e abertura das asas do nariz durante a respiração, deve-se realizar a manobra de Heimlich (força considerável abaixo do osso esterno, com o cuidador atrás do paciente)

Deixe o paciente sentado (ou na posição recomentada para a oferta) por, no mínimo, 30 minutos após cada refeição

Higienize a cavidade oral depis de cada refeição para garantir que não fiquem resíduos de alimentos

OUTRAS ORIENTAÇÕES:

Aracaju, _____de_____, 20__.

Assinatura e Carimbo do Fonoaudiólogo Responsável

Figura 29.1. Orientações de alta para deglutição segura de paciente disfágico.

importantes a atuação e a orientação junto à equipe multidisciplinar de modo a facilitar a compreensão e estimular o paciente a se comunicar ao máximo.

A proposta terapêutica fonoaudiológica para o quadro disfágico consiste em estimulações passivas, exercícios ativos de órgãos fonoarticulatórios, manobras reabilitadoras e indutoras de deglutição e terapias complementares visando a reabilitação do paciente.

É necessário coletar informações no domicílio acerca da deglutição do paciente a fim de determinar as estratégias terapêuticas a serem seguidas. Além da realização da anamnese e da avaliação detalhada da deglutição, solicita-se, quando necessário, a realização de exames clínicos e instrumentais (videodeglutograma e/ou videoendoscopia da deglutição). Deve-se considerar a etiologia da doença, a motivação do paciente e suas habilidades cognitivas, a habilidade de movimentação voluntária da cabeça, do pescoço e do corpo, os efeitos da fadiga sobre a musculatura e a rede de apoio ao paciente.

Após considerar os diversos fatores citados, é possível planejar o tratamento fonoaudiológico quando a alimentação por via oral é possível. Elabora-se um modelo de monitoramento alimentar (Quadro 29.1), faz-se o acompanhamento da refeição e, junto, a nutrição adequa a melhor consistência alimentar para o paciente, além de avaliar os melhores utensílio, ritmo e postura. Posteriormente, são oferecidas orientações a cuidadores e familiares.

Para melhor gerenciar os riscos durante a alimentação por via oral, recomenda-se aos familiares e cuidadores seguir as orientações durante a oferta quanto ao ambiente, que deve ser um local tranquilo, para que não haja aumento do risco de aspiração por conta da distração do paciente. O paciente deve estar em postura adequada, sentado a 90°, de forma a estabilizar a região cervical, e é fundamental manter-se na mesma altura do paciente para que não haja o movimento de cabeça para trás. Ofertar apenas a consistência liberada, a fim de manter a deglutição segura, e, quando indicado, lançar mão de manobras específicas para minimizar o risco de aspiração, possibilitando, assim, uma melhor evolução no tratamento.

Após a alimentação, é importante manter o paciente sentado por, no mínimo, trinta minutos, evitando assim o refluxo e que possíveis resíduos da orofaringe adentrem a via aérea. É importante também realizar a higiene de toda a cavidade oral, principalmente da língua, já que a redução dessa higiene pode acarretar riscos para a saúde do paciente com a aspiração de restos alimentares.

As atribuições do fonoaudiólogo no domicílio vão além das orientações sobre como proceder e ações puramente técnicas. É necessário que o profissional es-cute tanto o paciente quanto sua família e também o cuidador, de forma a facilitar esse processo e melhorar sua qualidade de vida, contribuindo na efetividade da comunicação e da alimentação.

Na visão da enfermagem

Promoção da qualidade de vida: terapia intensiva, cuidado domiciliar e enfermagem

A enfermagem atua em distintas dimensões do âmbito hospitalar, dentre as quais se destaca o cuidado domiciliar. Serão discutidas, aqui, as definições e atualizações deste âmbito de interesse, assim como os elementares progressos para a saúde e para a enfermagem, em especial para o paciente/usuário e seu familiar/cuidador.

Antes da explicitação dos conceitos, é importante referir que a seleção dos dester se justifica, em primeiro lugar, pela relação que estabelecem entre si, dado que, em terapia intensiva, família e cuidado domiciliar não podem ser disassociados, sendo, por isso, imprescindíveis. Entretanto, os conceitos referidos representam um acréscimo na vulnerabilidade das pessoas que o assumem, sendo o seu desenvolvimento fundamental para compreender a interligação.

Atualmente, os avanços científicos e técnicos das unidades de terapia intensiva (UTI) possibilitam diminuir a mortalidade e a morbidade dos pacientes internados, quer pela diversidade de intervenções, quer pela inclusão de recentes e sofisticadas tecnologias.

Paralelamente, o desenvolvimento das necessidades em cuidados de saúde, o envelhecimento demográfico, o incremento dos pacientes crônicos e dependentes face às Atividades de Vida Diária requerem o desenvolvimento de cuidados de longa duração, qualificando e humanizando a prestação de cuidados.

Com o intuito de preservar a vida, na UTI, há um cuidado intensivo que exige equipamentos e profissio-

Quadro 29.1. Monitoramento alimentar.

Horário da oferta alimentar	Dieta (consistência)/hidratação	Sinais penetração laríngea/aspiração	Observações
		( ) Engasgo	( ) Antes
		( ) Tosse	( ) Durante
		( ) Alteração vocal	( ) Após
		( ) Outros sinais clínicos	
		( ) Engasgo	( ) Antes
		( ) Tosse	( ) Durante
		( ) Alteração vocal	( ) Após
		( ) Outros sinais clínicos	
		( ) Engasgo	( ) Antes
		( ) Tosse	( ) Durante
		( ) Alteração vocal	( ) Após
		( ) Outros sinais clínicos	

nais especializados de modo a responder a todas necessidades dos pacientes. A equipe de enfermagem é altamente especializada e a observação contínua das várias situações clínicas possibilita reconhecer problemas e realizar rapidamente os procedimentos adequados.

Não obstante, para que seja possível esta mudança após a alta da UTI, têm de estar agrupadas algumas condições, em especial o prestador de cuidados tem de querer e tem de ser habilitado para concordar com este comprometimento, quer pela gestão que tal posição exige, quer pelos desgastes físico e emocional que podem advir. Preparar o retorno a casa surge da necessidade de transição de cuidados promovidos no hospital para a continuidade dos cuidados em domicílio.

A desospitalização é um dos caminhos que têm sido traçados, nomeadamente, pela Federação dos Hospitais, Clínicas, Casas de Saúde, Laboratórios de Pesquisas e Análises Clínicas e Demais Estabelecimentos de Serviços de Saúde do Estado de São Paulo (FEHOESP), sendo possível notar a diminuição de internamentos hospitalares e a substituição por serviços de saúde alternativos e com maior resolubilidade. Este processo corresponde a uma tendência mundial de humanização do atendimento, diluição de custos e priorização do atendimento multiprofissional.

O cuidado domiciliar é uma experiência que remonta à própria existência das famílias como unidade organizacional, sendo de igual forma uma nova área de atuação para os enfermeiros brasileiros, caracterizando-se como um espaço muitíssimo empreendedor pela eventualidade de promover o cuidado de Enfermagem de forma particular, humanizada e autônoma.

O plano de atendimento domiciliar consiste na provisão de serviço de saúde a pessoas de qualquer idade, tendo como objetivo substituir a hospitalização não prevista por necessidade aguda de cuidador ou uma longa internação institucional pela manutenção dos indivíduos em seu próprio domicílio e comunidade, envolvendo ações educativas e/ou a realização de procedimentos que visam a redução do dano e a prevenção.

São inúmeros os benefícios do cuidar no domicílio e, dentre os mais importantes, estão a redução do estress causado pelo internamento hospitalar e a menor possibilidade de adquirir uma infecção, de reinternamento desnecessários, de menor tempo de recuperação assim como a família é beneficiada por participar e compartilhar das responsabilidades aplicadas ao paciente, sabendo que o melhor atendimento possível lhe é oferecido.

Implicações para a prática da enfermagem

As atribuições dos enfermeiros que atuam em assistência domiciliar estão aprovadas desde 2011 pela Resolução do Conselho Federal de Enfermagem n.° 267/2001. Segundo o Ministério da Saúde, o Serviço de Atenção Domiciliar (SAD) é definido como um serviço substitutivo ou complementar à internação hospitalar ou ao atendimento ambulatorial, responsável pelo gerenciamento e pela operacionalização das Equipes Multiprofissionais de Atenção Domiciliar (EMAD) e Equipes Multiprofissionais de Apoio (EMAP).

Um dos requisitos fundamentais do cuidado domiciliar é o apoio ativo de um cuidador que se responsabilize pelo acompanhamento diário do indivíduo sob seu cuidado, seja um familiar, um vizinho, um amigo voluntário ou um cuidador contratado. Este processo implica na transferência de responsabilidades do cuidado institucional prestado por uma equipe de saúde para um cuidador ou para a família. Perante tal circunstância, as famílias ganham a possibilidade de debater a abordagem medicamentosa que será estabelecida em cada situação.

É importante salientar que o cuidador acaba por se converter num "profissional oculto" à medida em que presta cuidados a "pessoas dependentes por parte de família, amigos, vizinhos ou outros grupos de pessoas", não sendo "remunerados economicamente pelos cuidados que prestam". Desse modo, é um alicerce elementar para o paciente, prestando-lhe ajuda nas Atividades de Vida Diária e nas Atividades Instrumentais da Vida Diária.

Assim, o enfermeiro, na prática da sua profissão, deve ter em conta que os cuidadores precisam de esclarecimento, ensino, assistência e suporte emocional, uma vez que, para além de prestador de cuidados, ele próprio acaba sendo alvo da nossa intervenção e os enfermeiros estão "numa posição privilegiada para satisfazer as suas necessidades". A função de ensinar é uma intervenção forte e imprescindível, pois educar o paciente e a família é prioridade.

O enfermeiro é, na equipe de saúde, um dos profissionais que pode ajudar o cuidador a empoderar-se, exaltando um decurso de consideração e tomada de consciência quanto à sua conjuntura atual para, a partir daí, progredir num decurso de renovação desejada.

O cuidar tem associado uma "sobrecarga física, emocional e psíquica, mas também pode trazer fatores positivos, como por exemplo, gratificação pessoal e sentido para a vida". Equilibrar estas dimensões é uma provocação marcante que deve ser alcançada, contudo há que se ter em conta que não depende apenas do cuidador, mas igualmente do auxílio que tem da sua família e da equipe multiprofissional que o acompanham.

A equipe multiprofissional deve proporcionar a expressividade de sentimentos e sensações do cuidador, questioná-lo acerca de suas incertezas e educá-lo a fim de que desempenhe o papel de cuidador informal da melhor maneira possível e apoiar a família como um todo, uma vez que, como referido anteriormente, há uma perturbação familiar significativa.

Entretanto, os cuidados promovidos pelos elementos da família são, do ponto de vista social, pouco valorizados, e encarados mais como uma postura de solidariedade do que uma atividade com impacto no cotidiano da vida das famílias, sendo demasiado importante para os que deles dependem e uma das formas dominantes de cuidados em todo o planeta.

O enfermeiro usa as suas competências impulsionadoras de cuidados para sobressair, conduzir ou facilitar a saúde e o bem-estar. São os profissionais que estão no primeiro alinhamento de cooperação, tanto ao indivíduo que depende de autocuidado quanto a familiar/cuidador.

Nas atividades assistenciais, identifica-se que os enfermeiros efetuam um diagnóstico do paciente/usuário e da família no local em que se encontra, residência ou no hospital, e avaliam se o paciente poderá ser incluído no programa de assistência domiciliar.

Feuerwerker e Merhy identificam referências de atendimento domiciliar, designadamente: cuidado paliativo, cuidado a pacientes com imunossupressão, cuidado a portadores de feridas e lesões de pele, acompanhamento de bebês prematuros, acompanhamento de acamados crônicos, antibioticoterapia endovenosa como complementação do tratamento para infecções agudas. Estes dois autores igualmente destacam como aspectos relevantes no atendimento domiciliar a qualidade e a humanização da atenção, o trabalha em equipe, o desenvolvimento de vínculo, a responsabilização por parte dos profissionais e a participação efetiva dos cuidadores e das famílias na produção dos projectos terapêuticos.

Concomitantemente, assiste-se a um incremento significativo de investigação sobre a qualidade de vida após a UTI, em particular quanto à qualidade de vida na doença ou após a doença. Porém, não existe consenso acerca da conceito de qualidade de vida e da melhor forma para proceder à sua apreciação. A dificuldade em relação ao conceito é reforçada com o uso popularizado do termo, não só na linguagem vulgar, como em áreas especializadas, transformando-o num conceito multidisciplinar e multifacetado, que recebe divergentes sentidos de acordo com os objetivos das opiniões em causa.

Landeiro et al. asseguram que as novas tecnologias educacionais interativas de informação atendem satisfatoriamente às necessidades de qualidade técnica e de aprendizagem dos cuidadores e a capacitação dos familiares cuidadores para tomar conta de pessoas dependentes, sendo considerada fácil e cativante. Perante isso, será um fator a considerar no horizonte por parte da equipe multiprofissional para benefício de profissional, família e usuário.

Em suma, o enfermeiro apresenta competência multifacetada, seja assistencial, administrativa ou educacional, nos diversos campos aos três níveis de prevenção. No cuidado domiciliar, além destas competências, apresenta mestria humana para compreender e albergar as verdadeiras carências de todo paciente/usuário e família/cuidador.

A literatura tem demonstrado que não se faz saúde sem uma equipe multiprofissional. O profissional de enfermagem pode ser a referência para família e paciente e desenvolver, com autonomia, suas atividades conforme o Conselho Federal de Enfermagem. Entretanto, o cuidado constituído por dissemelhantes indivíduos e de distintas profissões, com seus saberes e práticas específicos, torna-se indispensável para um atendimento qualificado e global, assim como para a construção de estratégias conjuntas de intervenção.

Na visão da fisioterapia

Com a redução da mortalidade dos pacientes críticos nas UTI nos últimos anos, muito em razão da evolução tecnológica, científica e da interação multidisciplinar, ganhamos um novo foco dentro das unidades: a desospitalização. Surge, então, uma nova demanda nas unidades, e devemos nos perguntar: o que preciso fazer para que o paciente receba alta o mais rápido possível e o que é preciso fazer para que ele não volte para a unidade?

A fisioterapia, enquanto ciência que se utiliza do movimento humano para promover a recuperação e a preservação da funcionalidade, se enquadra com destaque nesta perspectiva assistencial na equipe multiprofissional e tem papel fundamental na vida pós-hospitalar, atuando diretamente com o paciente e sua família.

Portanto, ao fisioterapeuta cabe a tarefa de atuar sobretudo na incidência de complicações decorrentes dos efeitos deletérios da imobilidade. Imobilidade esta que contribui para uma piora da funcionalidade, a qual muitas vezes persiste no pós-alta, reduzindo a qualidade de vida e a sobrevida.

O diagnóstico funcional adequado é a base para a prescrição e a execução de atividades, mobilizações e exercícios e o foco do fisioterapeuta no processo da desospitalização deve ser a elaboração de um Programa de Reintegração Funcional que contenha treinos de atividade de vida diária e que envolva, quando prescrito, o acompanhamento de pacientes no ambiente externo da UTI.

Burtin et al. mostraram que a assistência fisioterapêutica em UTI promove a recuperação mais rápida dos pacientes, redução do tempo de hospitalização e, consequentemente, dos custos. Portanto, uma atuação efetiva do fisioterapeuta no intra-hospitalar garante a qualidade funcional fundamental para a desospitalização.

Durante a hospitalização, um dos complicadores é o repouso no leito, que tem forte associação com disfunções neuromusculares e prejuízos físicos. A mobilização precoce através da fisioterapia irá mitigar os riscos dessas sequelas. A mobilização precoce, mesmo quando iniciada com o paciente em VM, é segura e possível, e traz grandes benefícios, principalmente se pensarmos no que queremos para o nosso paciente quando ele deixar o hospital.

Uma ação simples, porém muito eficaz, é o posicionamento funcional. É uma técnica de primeira escolha dentro da UTI e deve constar em todo plano terapêutico. O posicionamento funcional pode ser utilizado de forma passiva ou ativa para a estimulação do sistema neuromusculoesquelético e é eficaz para prevenir contraturas musculares e minimizar os efeitos adversos da imobilização prolongada no leito. Serve como base para outras condutas fisioterapêuticas.

Os principais cuidados necessários são com as vias aéreas, uma vez que a maioria dos pacientes provenientes da UTI apresentam, agora, dispositivos que antes não faziam parte de suas vidas e com os eles e seus familiares precisam conviver, como é o caso da traqueostomia. Ou apresentam sequelas antes não existentes, como a perda de mobilidade, que ocasionam diminuição de força muscular por perda de massa muscular e rigidez articular.

O fisioterapeuta, dando continuidade a seu trabalho, precisa se concentrar nas orientações de alta. Muitas vezes, o este profissional acompanha o paciente durante seu retorno a casa como complemento do tratamento iniciado no período de internação. Porém, muitas vezes, a família se vê sozinha no cuidado para com seu familiar que se encontra em uma condição diferente à anterior ao internamento.

Para facilitar essa comunicação entre paciente, família e fisioterapeuta, pode ser utilizado um plano de alta. O Plano de Alta Fisioterapêutico (PAF) é um conjunto de orientações ao paciente e a seus familiares descritas de forma simples e objetiva, que contém os cuidados necessários, no âmbito da Fisioterapia, para uma desospitalização segura. Este PAF deve apresentar qualidade de informações, visando a orientação da família, principalmente com relação aos cuidados necessários à mobilização e à manutenção das vias aéreas pérvias. Com isso, o PAF é uma das principais ferramentas, se não a principal, para uma desospitalização com mais segurança.

Além disso, estímulos como sair do leito, treinos de deambulação, passeios externos e treinos de vida diária são fundamentais. Por isso, conhecer os hábitos do paciente antes da internação e suas preferências é fundamental para conduzir a terapia para que esta se torne mais prazerosa e e também para ajudar na desospitalização. É imprescindível aceitar o paciente na sua individualidade e acolhê-lo por meio do cuidado. O paciente é quem sabe mais sobre ele mesmo, por isso, deve-se respeitar sua vontade. Apesar do tempo tecnológico em que vivemos, nada substitui o tratamento humanizado.

Nos últimos anos, a atenção domiciliar passou a ser uma das alternativas para diminuir os custos hospitalares e oferecer um cuidado mais acolhedor e humanizado, diminuindo os riscos de infecções e intercorrências.

Na visão da odontologia

A odontologia domiciliar – uma realidade a ser aprimorada

Com os avanços da medicina e de todas as áreas da saúde, houve um expressivo aumento na expectativa de vida da população, momento em que o indivíduo passou a envelhecer mais e com uma melhor qualidade de vida. Recentemente, uma publicação realizada pelo Instituto Brasileiro de Geografia e Estatística (IBGE) mostrou que, daqui a quarenta anos, a população idosa vai triplicar no país e passará de 19,6 milhões (10% da população brasileira), em 2010, para 66,5 milhões de pessoas, em 2050 (29,3%). Desta forma, o que se espera é uma "virada" no perfil da população que acontecerá em 2030, quando o número absoluto e o percentual de brasileiros com 60 anos ou mais vai ultrapassar o de crianças de zero a 14 anos. Daqui a 14 anos, os idosos chegarão a 41,5 milhões (18% da população) e as crianças serão 39,2 milhões, ou 17,6%.

Os dados sobre o aumento da expectativa de vida ao nascer e os impactos da forte redução da fecundidade apontam claramente para um processo de envelhecimento populacional no Brasil, o que vai exigir novas prioridades e uma importante mudança na atenção da saúde básica e especializada. Como exemplo dessas prioridades, destaca-se a formação urgente de recursos humanos para o atendimento geriátrico e gerontológico. Por essas razões, são necessárias melhorias urgentes nas redes de atendimento hospitalar, bem como avanços nos cuidados e no acompanhamento domiciliar. A não adequação das estruturas de saúde e econômica a essa nova realidade trará, por certo, efeitos negativos sobre a qualidade de vida da população brasileira, que está vivenciando esse processo de transição. No curto e médio prazos, os idosos serão a grande maioria, com necessidades altamente diferenciadas.

Dentro dessa nova realidade, vem crescendo muito a prática da desospitalização dos pacientes quando bem indicada. É importante ficar claro que não significa uma alta precoce dos pacientes internados, mas sim o fornecimento de todo o suporte para que o tratamento tenha continuidade por meio de uma adequada assistência em domicílio. Por mais de um século, o atendimento domiciliar (home care) já vem sendo realizado nos Estados Unidos e, no Brasil, esse atendimento diferenciado tem tentado se estabelecer há mais de uma década.

Segundo Panis et al., existem alguns benefícios na desospitalização dos pacientes: humanização da atenção; maior conforto para o paciente e sua família; diminuição de intercorrências clínicas; redução de exposição a infecção hospitalar; disponibilização de leitos para aqueles que necessitam de internação hospitalar; tendência a menor uso de exames/medicamentos de forma desnecessária; aumento dos leitos de retaguarda a urgências/emergências; otimização de recursos; promoção da autonomia dos enfermos e familiares por meio da capacitação de familiares, cuidadores e do próprio paciente para o cuidado dentro do seu ambiente. Os parentes responsáveis têm aceito e cada vez mais buscam essa prática de atendimento especializado, com o intuito de cuidar melhor de seus entes acamados e/ou em condições especiais no conforto de suas residências.

Há alguns anos, a odontologia vem se inserindo nessa equipe multidisciplinar, visando a eliminação de focos infecciosos bucais que contribuem, direta e/ou indiretamente, com toda a condição sistêmica dos pacientes. A odontologia domiciliar pode ser considerada como mais uma área de atuação odontológica a ser realizada pelo cirurgião-dentista, em que o paciente é avaliado como um todo e há contribuição na promoção de uma qualidade de vida saudável e funcional, quando possível, para essas pessoas. Já é bem consolidado na literatura que a má condição bucal resulta em severos danos à condição sistêmica dos pacientes (piora no quadro de diabetes, bacteremias, endocardites bacterianas, infecções pulmonares, sepse e outras), entretanto, poucos são os relatos da específica prática odontológica domiciliar. Talvez isso ocorra em decorrência da falta de capacitação profissional para que se atue de maneira multidisciplinar e de adaptação profissional, ou pelo desconhecimento por parte dos próprios pacientes, familiares e profissionais envolvidos a respeito da existência desses serviços.

O atendimento odontológico domiciliar reúne um conjunto de ações preventivas e de intervenções pouco invasivas que têm por objetivo promover a saúde bucal e orientar familiares e cuidadores. É também considerado uma estratégia educativa e assistencial de saúde cuja finalidade é intervir, de maneira multidisciplinar, no processo saúde-doença dos pacientes. Atualmente, já é notória a grande necessidade da participação efetiva do cirurgião-dentista quanto às orientações sobre saúde bucal que possam auxiliar nas condutas dos familiares, cuidadores e profissionais envolvidos com esse tipo de atendimento.

Segundo Doro et al., a saúde bucal insatisfatória é um grande fator de risco para contaminações, pois a aspiração do conteúdo bacteriano presente na cavidade bucal, associado à dificuldade de deglutição presente nesses pacientes, promove a contaminação do trato respiratório inferior. Em pacientes usuários de próteses, essa condição sistêmica é bastante comum, pois por não conseguirem realizar uma correta higienização, acabam contribuindo para que haja maior formação do biofilme nas próteses, o qual acaba sendo aspirado. Por isso é urgente a necessidade de políticas preventivas e

de orientações em saúde e higienização bucal, lingual e das próteses para os familiares e cuidadores desses pacientes.

A prática do atendimento *home care* é caracterizada pela ida do profissional da saúde na residência dos pacientes, bem como no ambiente em que vivem, sendo considerado um método para o estabelecimento de um plano assistencial voltado para a prevenção, a recuperação (reabilitação) e a manutenção da saúde, principalmente de idosos semi e totalmente dependentes, pacientes com deficiências psicológicas e/ou motoras. Essa prática contribui para a manutenção do estímulo do paciente à vida, da efetiva participação familiar nas condutas multidisciplinares e de orientações aos pacientes e cuidadores. Permite, ainda, a antecipação do diagnóstico de lesões orais e de potenciais focos de infecção, a personalização e a humanização do atendimento e o estreitamento do vínculo na relação profissional-paciente-família.

A partir desse contexto dedicado à promoção da saúde, surge, cada vez mais, a necessidade de uma efetiva ação clínica e educacional a ser realizada pelos profissionais da odontologia capacitados para a prática domiciliar. A necessidade do atendimento odontológico domiciliar tem evidenciado muita efetividade, pois, além de tratar ou controlar patologias bucais importantes e com real participação nas alterações sistêmicas, devolve ao paciente bem-estar e oferece a confiança na qualidade do trabalho exercido pelo profissional qualificado para tal, que procura estabelecer uma melhoria da saúde do paciente. Essas intervenções proporcionam um atendimento direcionado ao paciente quando este está impossibilitado de se deslocar para o consultório por fraqueza e/ou dependência física, por exemplo, fazendo com que o cirurgião-dentista se desloque ao encontro do paciente.

Com o intuito de criar condições para que o profissional realize o atendimento domiciliar munido das ferramentas necessárias, muitos equipamentos já vêm sofrendo mudanças. Surgiram os consultórios e equipamentos portáteis (bomba a vácuo, aparelhos de raio X, ultrassom, refletores, motores e compressores), todos voltados para uma melhor adaptação para os pacientes e os profissionais.

O cirurgião-dentista deve se atentar a todos os procedimentos invasivos que serão realizados nesses pacientes e em âmbito domiciliar. Deve executá-los de maneira segura para que novas complicações sejam desencadeadas.

Diante do exposto, concluiu-se que o cuidado odontológico domiciliar surge como uma importante alternativa para a promoção e a manutenção da saúde, contribuindo para a diminuição dos efeitos limitantes da incapacidade física. Proporciona ao paciente maior conforto psicológico e de confiança profissional, tornando o tratamento mais humanizado. Por fim, fica nítida a necessidade da capacitação dos profissionais para que possam exercer suas atividades visando à promoção da saúde, do bem-estar e da qualidade de vida desses pacientes.

Bibliografia

Antunes EB, Lima B, Rodrigues J, et al. Afasia progressiva primária e variantes. Revista da Faculdade de Ciências da Saúde. 2010; 7:282-93

Bajotto AP, Whitter A, Mahmud SJ, et al. Perfil do paciente idoso atendido por um programa de atenção domiciliar do sistema único de saúde de Porto Alegre. Rev HCPA. 2012;32(3):311-7.

Brasil. Ministério da Saúde. Portaria n° 963, de 27 de maio de 2013. Redefine a Atenção Domiciliar no âmbito do Sistema Único de Saúde (SUS). Brasília, DF: Ministério da Saúde, 2017. Disponível em: http://atencaobasica.saude.rs.gov.br/upload/arquivos/201510/01114723-20141104105056portaria-n-963-de-27-de-maio-de-2013-legislacao-federal.pdf

Braga EC, Sinatra LS, Carvalho DR, et al. Intervenção odontológica domiciliar em paciente idoso cego institucionalizado: relato de caso. Rev Paul Odontol 2011;33(2):17-22.

Burtin C, Clerckx B, Robbeets C, et al. Early exercise in critically ill patients enhances short-term functional recovery. Crit Care Med. 2009;37(9):2499-505.

Calheiros AS, Albuquerque AL. A vivência da Fonoaudiologia na equipe de cuidados paliativos de um hospital universitário do Rio de Janeiro. Rev HU Pedro Ernesto. 2012;11(2).

Capuano AM et al. Avaliação das alterações de linguagem no contexto hospitalar. Hospital Albert Einstein. 2003

Chun RY. Comunicação suplementar e/ou alternativa: abrangência e peculiaridades dos termos e conceitos em uso no Brasil. Pró-Fono Revista de Atualização Científica. 2009;21(1):69-74.

Cruz D, Loureiro H, Silva M, et al. As vivências do cuidador informal do idoso dependente. Revista de Enfermagem. 2010;III(2):127-35.

Conselho Regional de Enfermagem (Cofen). Resolução COFEN-267/2001. Brasília, DF: Cofen, 2001. Disponível em: http://www.cofen.gov.br/resoluo-cofen-2672001_4304.html

Doro GM, Fialho LM, Losekann M, et al. Projeto "Odontologia Hospitalar". Rev ABENO. 2001;6(1):49-53.

Ekwall A, Hallberg I. The association between caregiving satisfaction, difficulties and coping among older family caregivers. J Clin Nurs. 2007;16(5):832-44.

Feuerwerker LC, Merhy EE. A contribuição da atenção domiciliar para a configuração de redes substitutivas de saúde: desinstitucionalização e transformação de práticas. Rev Panam Salud Publica. 2008;24(3):180-8.

França EE, Ferrari F, Fernandes P, et al. Fisioterapia em pacientes Críticos adultos: recomendação do Departamento de Fisioterapia da Associação de Medicina Intensiva Brasileira. Rev Bras Ter Intensiva, 2012;24(1):6-22.

Gomes GF. Identificação de fatores preditivos de pneumonia aspirativa em pacientes hospitalares com doença cerebrovascular complicada por disfagia orofaríngea. Dissertação. Curitiba: Universidade Federal do Paraná; 2001.

Hashem MD, Parker AM, Needham DM. Early Mobilization and Rehabilitation of Patients Who Are Critically Ill. Chest, 2016;150(3):722-31.

Instituto Brasileiro de Geografia e Estatística (IBGE). Contagem Populacional. Disponível em: https://ww2.ibge.gov.br/home/estatistica/populacao/contagem/default.shtm

Kluthcovsky AC, Kluthcovsky FA. O WHOQOL-bref, um instrumento para avaliar qualidade de vida: uma revisão sistemática. Rev Psiquiatr Rio Gd Su. 2009;31(3).

Landeiro MJ, Peres HH, Martins TV. Evalution of the educational technology "caring for dependent people " by family caregivers in changes and transfers of patients and tube feeding. Rev Lat-Am Enfermagem. 2016;24e2774.

Lima DP. Estudo da deglutição em idosos com e sem doença neurológica: videofluoroscopia e classificação internacional de funcionalidade, incapacidade e saúde (cif). Dissertação. Campinas: Universidade Estadual de Campinas, 2015.

Lima S, Maldonadi I. Avaliação da linguagem de pacientes no leito hospitalar depois do Acidente Vascular Cerebral. Dist da Comunicação. 2016;28(4):673-85.

Martins AM. Avaliação da disfagia: Proposta de Protocolo de Videoendoscopia da Deglutição (VED). Monografia. Porto: Universidade Fernando Pessoa, 2016.

Martins JJ. Necessidades de educação em saúde dos cuidadores de pessoas idosas no domicílio. Texto Contexto – Enferm. 2007; 16(2):254-62.

Madureira S. A educação dos cuidadores. Rev Port Clin Geral. 2010; 26:62-7.

Mello AL, Bakes DS, Ben LW. Protagonismo do enfermeiro em serviços de assistência domiciliar – Home Care. Enf Foco. 2016;7(1):66-70.

Miranda AF, Miranda MP, Lia EM, et al. Doença de Alzheimer: características e orientações sem odontologia. RGO. 2010;58(1):1-9.

Mourão L, Fedosse E, Conrado P. Aspectos fonoaudiológicos e possibilidades de intervenção no AVC crônico. Neurociências e acidente vascular cerebral. São Paulo; 2009. p. 181-7.

Oliveira AG, Reis SM, Paula AR, et al. A integração da odontologia no programa de assistência domiciliar (PAD): uma retrospectiva. Em Extensão. 2010;9(1):154-62.

Oliveira SG. Melhor em casa? Um estudo sobre atenção domiciliar. Tese. Porto Alegre: Universidade Federal do Rio Grande do Sul, 2014.

Oliveira SG, Quintana AM, Denardin-Budó ML, et al. Internação domiciliar do paciente terminal: o olhar do cuidador familiar. Rev Gaúcha Enferm. 2012;33(3):104-110.

Ortiz KZ. Distúrbios Neurológicos Adquiridos Linguagem e Cognição. 2. ed, Barueri, SP: Manole, 2010.

Ortiz KZ. Terapia nos Distúrbios adquiridos da linguagem. Hospital Albert Einstein, 2015.

Panis LJ, Gooskens M, Verheggen FW, et al. Predictors of inappropriate hospital stay's clinical case study. International Journal for Quality in Health Care. 2003;15(I)57-65.

Rocha DA, Miranda AF. Atendimento odontológico domiciliar aos idosos: uma necessidade na prática multidisciplinar em saúde: revisão de literatura. Rev Bras GeriatrGerontol. 2013;16(1):181-9.

Santos MC. Auto-perceção do impacto da disfagia em doentes oncológicos da cavidade oral e laringe. Monografia. Porto: Universidade Fernando Pessoa, 2014.

Sinatra LS, Braga EC, Silva MO, et al. A odontogeriatria contribuindo nos aspectos biopsicossociais do idoso: relato de caso. Rev Portal Divulg. 2011.

Soutinho LA, Fontes DA, Carvalho YS, et al. Perfil, critérios de indicação e desfecho da inserção de gastrostomia em um hospital pediátrico universitário. Rev Ac Fisiatrica. 2015;22(3).

Sousa AR, Santana MC, Soares JS. Lesão Renal Aguda Na Unidade De Terapia Intensiva: Estratégias De Prevenção. Brazilian Journal of Surgery and Clinical Research. 2016:130.

Índice Remissivo

Obs.: numeros em *itálico* indicam figuras; números em *negrito* indicam quadros e tabelas.

5W2H, 221

A

Aborto
retido, 189
séptico, 189
Ações reativas e preventivas, *324*, **324**
Acesso vascular para terapia de substituição renal, 146
Acidente por queimadura, 159
Ácido
alfa-linolênico, 86
araquidônico, 86
eicosapentaenoico, 86
graxos poli-insaturados, 86
linoleico, 86
Acolher
a família, 329
em saúde, 327
por que, 328
Acolhimento
confiança no, 327
da equipe, 332
estratégias de, 330
percepção pelo paciente, 329
Aerossol dosimetrado, 127
Agentes hipnóticos, 121
Alimentação via oral, critérios para reintrodução da, *367*
Alta
execução de, 260
hospitalar
orientação, 360
planejamento de, 360
planejamento, 260
Alterações farmacocinéticas que podem ocorrer durante a doença crítica, *55*
Ambiente de alto risco, liderança em, 320
Amortecimento ideal da curva, *135*
Analgesia, 25, 164
Analgésicos opioides, 1
Angiotomografia de tórax, com trombo no tronco, 64
Angulação do leito, *138*
Ansiedade, sintomas de, 171

Anticoagulação
em terapia de substituição renal, 147
métodos de
complicações, **148**
desvantagens, **148**
vantagens, **148**
Anticoagulantes, problemas com, 149
Anticonvulsivantes, 183
Antimicrobiano(s)
hidrofílicos, características intrínsecas dos, *55*
lipofílico, características intrínsecas dos, *55*
tópico, 166
Antioxidantes, 87, 117
Antipsicóticos atípicos, **31**
APACHE (*Acute Physiology and Chronic Health Evaluation*), 8
Aprendizagem, facilidade de, 97
Área de superfície corpora queimada, 159
Arginina, 116
Arritmia cardíaca, 149
Ask-Tell-Ask, 316
Assistência
multidisciplinar, 131
na unidade intensiva, 328
"Assujeitado" no descanso de um organismo vivo, 305
Atenção domiciliar, legislação da, 369
Atitude, 97
Atividade com bola, *21*
Atonia uterina, 188
Atuação fonoaudiológica no domicílio, 380
Ausculta pulmonar, 13
Automatismo, 339
Avaliação da responsividade a volume, 132

B

"Bailarina", *123*
Balanced Score Card, 220
Balanço nitrogenado, 165
Balneoterapia, 166
Barreira de segurança
no uso de medicamentos, 244
prescrição médica como, 245
Biofilme bucal, 56
Bioimpedância elétrica torácica, 139
Biorreactância, 139
monitorização com a, *139*
Bloqueador neuromuscular, 122

C

Blue dye test, 126
Boca, 56
Bullying no trabalho, 321
Bundies, 51
Burn shock, 159
Burnout, 285, 333

C

Caloria, oferta de, 84
Camada
  basal, 76
  córnea, 76
  de epiderme, 76
  espinhosa, 76
  germinativa, 76
  granulosa, 76
  lúcida, 76
Capital humano no hospital, 319
Carboidrato, oferta de, 85
Catabolismo proteico, avaliação do grau de, 152
Cateter de artéria pulmonar, 132
Célula de Merkel, 76
Centro Colaborador para a Qualidade do Cuidado e
  Segurança do Paciente, indicadores do, **230**
Cetamina, 121
Checklist
  ABCDEF, 101
  aspectos a serem considerados ao se construir um, 101
  barreira para utilização do, 101
  cirurgia segura, 102
  confecção dos pontos importantes para, 100
  da cirurgia segura, 247
  da manobra de prona segura, 38
  de prevenção de infecção relacionada à saúde, 106.
  ferramenta para melhoria e segurança do cuidado, 99
  formatação de, 102
  implantação do, qual caminho percorrer para, 101
  na unidade de terapia intensiva, 99
  para preparo e administração de medicamento
    endovenoso, 105
  para transferência de informação, 102
  pontos a serem avaliados ao se testar o, 101
Choque
  assstênica nos diferentes tipos de, 155
  classificado, 156
  de baixo fluxo, 156
  descompensado, 156
  do queimado, 159
  irreversível, 156
  prolongado, 189
Ciclo do PDCA, 220
Cicloergômetro ativo, utilização do, 22
Ciência e segurança na perspectiva do farmacêutico, 266
Citrato
  complicações, **148**
  desvantagens, **148**
  vantagens, **148**
Clostridium difficile, 72
Coagulação, 195
Coagulopatia, 188

gestacional associada à deficiência de fatores, 188
  trombocitopênicas, 188
Compressão, riscos de, 45
Comunicação, 295
  centrada na família, treinamento da equipe para, 332
  efetiva, 172
    fatores dificultadores da, 257
  em familiares, 331
  estratégias para melhoria da, 254
  ISBAR, ferramenta de, 260
  multidisciplinar, registros como estrategia de, 343
Conciliação medicamentosa, 274
Conexão
  cuidados com as, 249
  falhas de, recomendações para diminuir os riscos de, **249**
Conferência familiar, 325
  com equipe interdisciplinar, 331
Conflito(s)
  abordagem na, 322
  de relacionamento, 321
  de tarefa, 321
  ferramentas para resolução de, 322
  interpessoal, 321
  na equipe, gestão de, 319
  prevenindo, 332
Confusão, método de avaliação na UTI, 29
Confusion Assessment Method in a Intensive Care Unit,
  metodologia da, 29
Contaminação da fórmula, diminuição de riscos de, **249**
Controle gllicêmico, 87, 196
Copo "meio cheio", hora de ver, 315
Coxim(ns)
  confecção dos, 45
  finalizado, 46
  montagem dos, 45
  necessários para posicionamento prona, 46
  posicionamento dos, 42
  torácico e pélvico, posicionamento adequado dos, 46
Criatividade, 286
Crise convulsiva, cuidados gerais na, 183
Critério de gerenciamento, indicadores como, 229
Critical Care Pain Observation Tool (CPOT), 25
Cuidado(s)
  centrado na pessoa, 299
    quatro princípios do, 299
  domiciliar, avanços no, 379
  fisioterapêutico
    ao paciente transplantado renal, 200
    ao paciente transplantado hepático, 199
    na assistência aos transplantados cardíacos, 199
  nutricional em UTI, 347
  paliativos, equipe de, 332
  repercussões do, 334
Cuidador, necessidade de cuidar do, 334
Cuidar, 270
Cultura
  corporativa, 337
  organizacional, 337
Curva(s)
  de comportamento da mobilidade física, 232
  de fluxo de alçaponamento, 124
  de pressão arterial, análise do contorno da, 134

ÍNDICE REMISSIVO

de pressão invasiva, 134
de pressão venosa central, *136*
no sistema verificação de alterações nas, *135*
Custo(s), 240
   fixos, 240
   variáveis, 240
Custo-efetividade, 241

D

Débito cardíaco, 134
Debriefing, 37
Decisão compartilhada
   em terapia intensiva, 309
   instrumentos de avaliação do processo de, 313
Deficiência
   de FIX, 188
   de FVIII, 188
Deglutição, 125, 380
   avaliação da biomecânica da, 125
Delirium, 27
   critérios diagnósticos de, **28**
   fluxograma para prevenção, diagnóstico e controle de, *31*
   hipoativo, 29
   intervenção(ões)
      farmacológicas para controle de, 30
      não farmacológicas para controle de, 30
   risco de, fatores que predispõem ao, **28**
Delta pressão de pulso, variação do, *136*
Demonstrativo do resultado do exercício, **240**
Depleção energético-proteico, 151
Depressão, 171
Derme, 76
Desbridamento da ferida, 166
Descamação epitelial, 56
Descolamento de placenta, 189
Desidratação da mucosa, 177
Desmame, 127
   critérios clínicos para considerar se o paciente está pronto
      para o, **128**
   da ventilação mecânica, 127
   modos de, 129
   parâmetros de, 127, **128**
   sinais de intolerância à respiração espontânea ou falha
      no, **129**
Desnutrição, 174, 365
   proteico-calórica, 348
Desordem adquirida que podem evoluir para coagulopatia
   intravascular disseminada, 189
Desospitalização, 379
   na visão
      da enfermagem, 382
      da fisioterapia, 384
      da odontologia, 385
      da fonoaudiologia, 379
Dexmedetomidina, 27
Diagrama de Ishikawa, 221
Diálise
   peritoneal, 145
   sustentada de baixa eficiência, 146
Dialítico

aspectos nutricionais do paciente com, 151
uso de medicamentos em paciente scom, 149
Diazepam, **27**
Difusão, 145
Dímero D, 64
Diretriz A.S.P.E.N., 8
Disfagia(s), 173, 380
   pós-ventilação mecânica, 125
   protocolo fonoaudiológico de avaliação do risco para, 12
   tratamento das, 126
Disfunção
   grave do enxerto, 196
   muscular, causas nos paciaentes internados nas UTI, 17
Dispositivo como filtro de barreira bacteriana, 124
Distância do poder nas relações humanas, **340**
Doença(s)
   aguda quando se torna crônica, 284
   crítica, alterações farmacocinéticas que podem ocorrer
      durante a, *55*
   da mucosa associada ao estresse, 71
      fatores de risco associados à, **72**
   de Christmas, 188
   de von Willebrand, 188
   hipertensiva específica da gravidez, 183
   periodontal, 212
Doppler esofágico, 134
Dor, 25, 172, 194
   como quinta sinal vital, 25
   controle da, intervenções para, 26
   Escala Compartimental de, 25
   intervenções para controle da, 26
Drenagem torácica, 124
Drenos torácicos, 124
Drogas, particularidades das, **73**

E

Eclâmpsia, 182
Ecocardiografia transtorácica, 138
Efeito Doppler do sistema porta, ultrassonografia com, 195
Efetividade, 97
Eletrodo de monitorização cardíaca, posicionamento dos, *42*
Eletrólito, recomendações diária para, **88**
Embolectomia, 67
   cirúrgica, estratificação para, *55*
   direta, estratificação para, *55*
Embolia
   de baixo risco, **65**
   de líquido aminiótico, 189
   gasosa, 149
   maciça, **65**
   pulmonar, 61
      definições da American Heart Association (AHA), **65**
      diagnóstico, 63
      fatores de risco, 61, **62**
      fisiopatologia, 62
      manifestações clínicas, 63
      profilaxia da, 68
      terapia anticoagulante oral para, regime posológico, **67**
      trombólise na, 66
   submaciça, **65**

EMPATHY, 323
Empatia como regra de ouro, 322
Energia para pacientes graves, fórmulas de bolso para a determinação das necessidades de, **85**
Enfermagem
    atuação frente à pneumonia associada à ventilação mecânica, 51
    baseada em evidências, 264
    dimensões, 270
    na unidade de terapia intensiva, papel da, 269
Enfermeiro
    de terapia intensiva, 271
        competência, 271
        papel do, 272
    intensivista à beira do leito, desafios do, 264
Enquadramento funcional, **20**
Entubação orotraqueal, lesões relacionadas à, 57
Enxerto
    avaliação da função e viabilidade do, 195
    boa função do, 195
Equação
    de Harris-Benedict, **168**
    de Toronto, **168**
Equipe
    comparação enrre grupo e, 321
    conflitos na, 321
    de cuidados paliativos, 332
    importância do trabalho em, 298
    multidisciplinar, 320
        em UTI, registro em prontuário
            enfermagem, 344
            farmácia, 346
            fisioterapia, 345
            fonoaudiologia, 349
            nutrição, 347
            odontologia, 347
            psicologia, 348
Erro no preparo, 149
Escala
    compartimental de dor, visão brasileira, **25**
    de Agitação e Sedação de Richmond, **28**
    de Agitação-Sedação, **28**
    de Braden
        para avaliação de risco de desenvolvimento de lesão por pressão, **80**
        utilização da, 79
    de mobilidade, 230
    de Mobilidade Física adaptada, *231*
Escore
    de Wells simplificado, **64**
    Sequential Organ Failure Assessment (SOFA), 72
Espirirtualidade, 172
Estado nutricional, 347
Estratégia
    para melhorar resultados, 241
    para melhoria, 256
Estresse, 322, 332
    pós-traumático, 171
Estressor(es), 321
    ao paciente, 329
Ética do cuidado em unidade de terapia intensiva, 303
Etomidato, 121

Evolução fonoaudiológica, 350
Extubação, 194
    falha, 129

F

Facilitador de comunicação, 332
Fadiga "de alarmes", 131
Falha de extubação *vs.* falha de desmame, 128
Familiar
    comunicação com, 331
    ferramentas para apoio aos, 331
    na unidade de terapia intensiva, 331
Farmacêutico
    atuação em terapia intensiva, *274*
    clínico como barreira de segurança, 246
    no cuidado multidisciplinar ao paciente crítico, inserção do, 273
    que atua nas UTIs, 8
Farmácia clínica em transplantados em unidade de terapia intensiva, 202
FASTHUG, acrônimo, 9
FASTHUG-MAIDENS, acrônimo, **11**
Fator V, 195
Fenômeno da fadiga de alarmes, 97
Fentanil, **26**
Ferramenta de comunicação ISBAR, **260**
Feto morto, retenção de, 189
Fibras, 88
Fibrinogênio na hemorragia obstétrica, 189
Fígado, transplante de, 194
Filtro(s)
    de veia cava
        implantação de, *66*
        inferior, 67
    trocadores de calor e umidade, 52
Fisioterapeuta na mobilizaão precoce, *362*
Fisioterapia
    aspectos diante da pneumonia associada à ventilação mecânica, 53
    na unidade de terapia intensiva, 361
    pós-unidade de terapia intensiva, 362
Fixação realizada por meio de "bailarina", *123*
Flexibilidade, 97
Fonoaudiologia na reabilitação no pós-UTI, 358
Fonoaudiologia *vs.* desospitalização, 380
Fonoterapia, 126
Fórmula(s)
    de bolso para estimativa de gasto energético, **115**
    de cálculo energético estimado, 115
    de Parkland, 164
    enteral, 88
    Harris-Benedict, 115
    Mifflin-St Jeor, **115**
    parenteral, 88
    Penn-State, **115**
Formulário Nutritional Risk Screening, 9
Formulários de prescrição padronizada, 248
Fotoplestimografia, 140
Fraqueza muscular, 17
    adquirida, 361

ÍNDICE REMISSIVO

Função renal, 196
Funcionalidade na unidade de terapia intensiva, 356

G

Gameterapia, 22
Gasometria arterial, 64
Gasto energetico basal, 114
Gengivite, 212
   descamativa, 212
Gerenciamento
   de custos na unidade de terapia intensiva, 237
   do plano terapêutico, definição, 241
Gestação
   alterações fisiológicas da, **182,** 188
   doença prévia ou ocasionada pela, 190
Gestante(s)
   aspectos médicos e psicológicos no cuidado a, 181
   aspectos psicológicos no cuidado com, 190
   na unidade da terapia intensiva, 181
   na unidade de terapia intensiva, indicações para
      adminissão de gestante, **182**
Gestão
   de conflitos na equipe, 319
   estratégia em unidade de terapia intensiva, 220
   modelos fortes de, 241
Glicose, 85
Glosa, 240
Glutamina, 116
Grande queimado, 159
   categorias de coberturas empregadas no tratamento do,
      168
   cuidando da pele do, 166
   gasto energético, 166
Gravidez, doença hipertensiva específica da, 182

H

Handover, 253
   momentos de, *254*
Hemodiafiltração, 146
Hemodiálise, 145
Hemofilia
   A, 188
   B, 188
Hemofiltração, 146
Hemólise, 149
Hemorragia
   de causa obstétrica, 187
   obstétrica
      causas, 188
      fibrinogênio na, 189
   pós-parto, 189
Heparina não fracionada
   complicações, **148**
   desvantagens, **148**
   vantagens, **148**
Hidromorfona, **26**
Higiene bucal deficiente, 265
Hipoderme, 76
Hipoperfusão, manifestações de, **155**

Hipotensão, 148
Hipotermia, 149
Hipóxia, tipo de, 156
Hospital doce lar, 286
Humanização, 5, 284
   na unidade intensiva, 328

I

Imobilidade prolongada, 17
Imunossupressão, 197, 203
Incidentes relacionados a transferências de pacientes, 297
Índice
   de distensibilidade da veia cava inferior, 138, *139*
   de oclusão da oclusão da artéria pulmonar, 132
   de permeabilidade pulmonar, 133
   de variabilidade da cava, 138
Indução em sequência rápida, 121
Infecção(ões)
   associadas aos cuidados em saúde, prevenção de, 247
   bucal em pacientes sob terapia intensiva, controle de,
      265
   de origem comunitária, 111
   grave em pacientes obstétricas, diagnósticos de, **185**
   hospitalar, 104
   manifestações sistêmicas de, **185**
   na cabeça e do pescoço, 212
   relacionadas à assistência, 104
Inspeção cutânea, 12
Instrumentos de avaliação do processo de decisão
   compartilhada, 313
Insuficiência respiratória na embolia pulmonar, 63
Intensivismo, 270
Intervenção(ões)
   farmacêuticas para verificar problemas relacionados
      a medicamentos, segundo o acrônimo FASTHUG-
      MAIDENS, **11**
   fisioterapêutica com o paciente em posição prona,
      recomendações, 47
Intubação
   orotraqueal, 121
   traqueal, 121
ISOBAR, mnemônica, *103*

K

Kinking, 45

L

Laserterapia, 177
Lavagem com soro fisiológico
   complicações, **148**
   vantagens, **148**
Leito
   angulação do, 138
   critérios de segurança para retirada do paciente do, **20**
Lesão(ões)
   bucal relacionadas à entubação orotraqueal, 57
   causada pelo tubo do ventilador, 57
   de pele por pressão, locais de aplicação dos adesivos para

prevenção, 42
na cavidade bucal, 177
por pressão
no paciente grave, 77
prevenção, 77
renal
aguda, 143, 151
aspectos farmacológicos da atenção ao paciente com, 149
aspectos nutricionais do paciente com, 151
estadiamento da, **143**
manifestações clínicas, **144**
prevenção, 144
tratamento, 144
uso de medicamentos em paciente com, 149
ulcerativa pela pressão e fricção constantes de lábio inferior no tubo do ventilador, 57
LiDCOplus, 137
Líder
agaregador, 338
coercitivo/autocrático, 338
conselheiro, 338
democrático, 338
moderador, 338
Liderança, 338
em ambientes de alto risco, 320
estilos, 338
situacional, 338
Linguagem, 295
Lipídeo(s), 86
totais, 87
Líquen plano, *210*
atrófico, *210*
Lucratividade, 240
Lund-Browder, *161*
Lúpus eritematoso cutâneo, 209

M

Manobra
de prona
atuação nos momentos pré, durante e pós, 44
cuidados
durante, 45
pós-manobra, 46
equipe para realizar a, *42*
do "envelope", 42
conferência de ajustes, *44*
envelope para a realização da, *43*
giro completo para a realização da, *43*
lateralização e troca de mãos para realização da, *43*
segura, *checklist*, 38
Marcadores nutricionais, 151
Medicamento(s)
administração de, 245
barreira de segurança no uso de, 244
inalatórios, 126
potencialmente perigosos utilizados em hospitais, lista de, **245**
sedativos, 27
Melanócito, 76

Memórias que me narram, 303
Método(s)
de terapia renal substitutiva extracorpórea
características técnicas dos diferentes, **146**
de infusão, 249
de terapia de substituição renal, 145
de triagens nutricionais, 115
dialítico, 143
mecanismos de transporte nos, 145
Microbiota bucal *vs.* pneumonia associada à ventilação mecânica, 56
Microrganismo, aspiração de, 57
Midazolam, **27,** 121
Mobilidade física, indicador de, 232
Mobilização precoce, seguimento da, **21**
Modelo
Balanced Score Card (BSC), *220*
ISBAR, 259
PDCA, *221*
VALUE, 325
Modo(s)
automáticos de desmame, 129
ventilatórios básicos, 122
Monitoramento alimentar, **382**
Monitorização
em unidade de terapia intensiva, 131
hemodinâmica, 194
não invasiva, 138
Morfina, **26**
Mucosite, 176
Multidisciplinaridade, vivência da, 269

N

Near miss, 297
Nebulímetro, 127
Nebulizadores, 126
Necessidade(s)
nutricionais, 175
de pacientes oncológicas críticas, **176**
proteicas, 176
Nexfin, *140*
NUTRIC (Nutrition Risk in the Critically), 8
III, *10*
NUTRIC Score, 116
Nutrição
enteral
componentes, 88
recomendações para administração da, **248**
rotulagem dos recipientes, 248
na reabilitação, 366
visão na produção de novos conhecimentos, 263
Nutrientes imunomoduladores em sepse, 116
Nutrition Risk in the Critically, *10*
Nutritional Risk Screening (NRS), 9
Nutritional Risk Screening 2002, 116

O

Óbito fetal, 191
Odontologia

ÍNDICE REMISSIVO

domiciliar, 385
hospitalar, *275*
paciente oncológico e a, 176
produção de novos conhecimentos, visão da, 265
Oferta
proteica, estratégias para elevar a, 86
proteico-calórica no doente séptico, 115
Oligoelemento(s)
na terapia nutricional, recomendações diária de, **88**
para pacientes em terapia nutricional, recomendações, **87**
Oligoelemento, 87
Oligúria, 196
Onda(s)
de som 263
soberamortecida, *135*
subamortecida, *135*
Onze estratégias para transformar em realidade a segurança
do paciente em uma unidade de terapia intensiva, *226*
Opioides, 122
Ordem de prescrição padronizada, 248
Orientação nutricional no pós-alta da unidade de terapia
intensiva, 365
Osmose, 145
Osteonecrose relacionada à medicação, 177
Otondotlogia *versus* prevenção de pneumonia associada à
ventilação mecânica, 58

P

Paciente(s)
com lúpus na unidade de terapia intensiva, 209
crítico
admiissão na UTI, 7
avaliação do profissional fisioterapeuta, 12
cirurgião-dentista na, 13
fonoaudiólogo na, 12
montagem do leito , 14
papel do farmacêutico, 10
com lúpus eritematoso, 207
estratégias no cuidado com o, 253
mobilização precoce do, 17
disfágico, orientações de alta para deglutição segura de,
381
em terapia nutricional, recomendações de vitaminas e
oligoelementos, **87**
na UTI, experiências podem permanecer na memória do
paciente e de sua família, 172
oncológico, 173
crítico, cuidado nutricional do, 174
queimado
nutrientes indispensáveis no tratamento nutricional no,
167
tratamento nutrional no, 165
trasnplantado
cuidados específicos, 195
Paciente-família-equipe assistencial,327
PEITHO (Pulmonary Embolism Thrombolysis), 67
Pele
característica nos éxtremos da vida, 77
de um récem-nascido, 77
diferenças nas funções nos extremos de idade, **79**

diferenças morfológicas nos extremos da idade, **78**
estrutura da, 75
função quíimica, 75
funções, 75
Pênfigo
paraneoplásico, *211*
vulgar, 210
Pepetídeo natriurético cerebral, 64
Perda na unidade de terapia intensiva, o prcesso de perda
na, 289
Periodontite, 212
Pessoas motivadas, estrutura de, 242
PiCCO, 133
do EV 1000, *133*
Placenta prévia, 189
Planejamento estratégico, 239
Plantão organizando a passagem de, 258
Pneumonia(s)
associada à ventilação mecânica, 51
aspectos da fisioterapia diante da, 53
aspectos multiprofissionais, 51
enfermagem frente à, 51
suporte ventilatório na, 54
versus odontologia, 56
hospitalares, 209
Poder nos serviços de terapia intensiva, relação de, 337
Política de "portas abertas", 339
Pontos de proeminências ósseas, *46*
Posição
prona, *45*
supina, *checklist* para retorno à, *39*
Pós-unidade de terapia intensiva, 353
desospitalização, 379
orientações nutricionais no pós-alta, 365
redes de atenção em saúde no pós-alta, 369
retorno para casa, 355
Prancha ortostática, registro do uso da, *21*
Prescrição médica como barreira de segurança, 245
Pressão
arterial média, 134
assistida/controlada, 122
de oclusão da artéria pulmonar, 132, *133*
de pulso, 136
de suporte ventilatório, 122
do balonete, 52
venosa central, 136
PROA, ferramenta, 341
Probióticos, 88
Processo
comunicativo, elementos do, 295
de comiunicação, *295*
Profissão de saúde, 270
Prona, utilização da manobra, quais as evidências, 33
Prontuário, 343
Propofol, **27**, 121
Proteína,114
oferta de, 85
para paciente crítico, recomendações de, **86**
Protocolo
ABCDE, 18
aplicação do, *22*
detalhamaento dos itens, 18

assistencial de posição prona, 34
    fluxograma, *35*
de atendimento ao paciente, segundo o Advanced Trauma Life Support® (ATLS), *160*
de broncoaspiração, 174
de Introdução e Transição da Alimentação por Via Oral, 12
fonoaudiológico de Avaliação do Risco para Disfagia (PARD), 12
    para transferência de pacientes, 254
Psicólogo no suporte à família do paciente criticamente doente, 47
Pulmão de aço, 3
Púrpura trombocitopênica
    autoimune, 189
    idiopática, 189

Q

QALY (*quality-adjunted life-years*), 97
Quase erro, 297
Qualidade
    de vida, 355
        no pós-alta da unidade de terapia intensiva, 355
        promoção da, 382
    em terapia nutricional, indicadores de, **233**
    na manipulação para evitar a contaminação da fórmula, 249
    nos processos assistenciais, 221
    proteica, 86
Quebra-gelo, 324
Queda, prevenção de, 248
Queilite secundária ao lúpus eritematoso sistêmico, *211*
Queimadura(s)
    atendimento inicial, 159
    características, **162**
    classificação, 159
    critérios de admissão em centros de tratamento de, **163**
    de primeiro grau, **162**
    de quarto grau, **162**
    de segundo grau, **162**
    de terceiro grau, **162**
    diagnóstico quanto à complexidade das, **161**
    passos para gestão de, *165*
    profundidade, classificação da, *162*
    tratamento clínico, 163
Queimadura, 159

R

Radiação absorvida pelo feto em exames radiológicos, 186
Reabillitação fonoaudiológica, 174
Reação(ões)
    anafilactoides, 149
    pirogênica, 149
Reanimação volêmica inicial, 164
REBRATS (Rede Brasileira de Avaliação em Tecnologias em Saúde), 92
Reconciliação medicamenteosa, 359
Rede de atenção em saúde no pós-alta, 369
Registro(s)
    como estratpegias de comunicação multidisciplinar, 343

de enfermagem, 344
em prontuário, 343
Regra dos nove, *160*
Relação frequência respiratória/volume corrente, 127
Rentabilidade, 241
Reserva muscular, 173
Responsividade a volume, avaliação da, 132
Resposta metabólica pós-queimadura, 164
Restrição física, 30
Retorno para casa, 355
    aceitando limitações, 358
Risco nutricional, 116
Ritmo respiratório, 12
Rocurônio, 122
Rounds, 156
Rsponsabilidade, 286

S

Saliva mucinogênica, 56
Sangramento na hemorragia pós-parto, manejo, *189*
Sarcopenia, 365
SBAR
    mnemônica, *103*
    proposta de ferramenta padrão de comunicação, 323
Secreção
    gástrica em "borra de café", 71
    subglótica, 52
Sedação, 26
Segurança
    em terapia intensiva, ações que promovam a, 243
    na terapia nutricional enteral, 248
    na terapia nutricional parenteral, 249
    no processo de identificação do paciente, 243
    no uso dos mendicamentos, 244
    nos procedimentos cirúrgicos, 246
    nos processos de comunicação, 244
    para retirada do paciente do leito, critérios, 20
Sensibilidade, 286
Sensor de capnografia, *124*
Sepse, 184
    alterações endócrinas e metabólicas na, 114
    cuidados intensivos de enfermagem, 111
    identificação da, 111
    por Gram-negativos, 189
    requerimentos nutricionais, 114
    terapia antimicrobiana na, importância da, 113
Serviço(s) de terapia intensiva
    qualidade e cultura de segurança nos, 219
    relação de poder nos, 337
Síndrome
    da resposta inflamatória sistêmica, 111
    de cuidados pós-intensivos, 358
    HELLP, 183, 189
Sistema
    FloTrac, 137
    LiDCO, 137
Sistema *vs.* sintomas, 208
Skill, 323
Sofrimento, 172
Solução

ÍNDICE REMISSIVO

de diálise, 149
contaminação da, 149
de preenchimento dos lúmens, 147
Sonda
para nutrição enteral, posicionamento da, 249
posicionamaento da, 84
Succinilcolina, 122
Superfície corporal queimada, *165*
Suporte ventilatório na pneumonia associada à ventilação mecânica, 54
Suxametônio, 122

T

Tarefa, adequação à, 97
Taxa de infusão, 249
Técnica(s)
de *clamp,* 140
de comunicação estruturadas, 259
icebreaker, 324
quebra-gelo, 324
SBAR, 323
Tecnologia
em saúde
ciclo de vida das, *94*
pesquisa em, 93
em unidade de terapia intensiva, 91
incremento de, 241
que geram informações similares de forma invasiva e minimamente invasiva de diferentes gerações, esquema, *92*
Tela do EV 1000, *133*
Teoria
da distância de poder, 339
de Hofstede, 339
Terapia
anticoagulante, 67
antiplaquetária, manifestaçõies bucais da, 176
de substituição renal
complicações em, 148
princípios, 145
guiada por Metas, 131
intensiva, 271
cuidado com a pele dentro do serviço, 75
enfermeiro de, 271
produção de novos conhecimentos dentro da, 263
produção de novos conhecimentos em, 267
nutricional, 175
avaliação da condição nutricional, 83
controle glicêmico, 87
enteral, 84, 348
controle da tolerância e adequação da, 88
indicadores de qualidade e segurança da, 89
monitorização da, 89
nos transplantes, 201
oferta de macro e micronutrientes, 85
parenteral, 84
precoce, 83
recomendações de vitaminas e oligoelementos para pacientes em, 87
recomendações diária de oligoelementos, **88**

vias de administração, 84, 166
nutricional e planejamento da alta para o domicílio , transição da, 366
parenteral, vias de administração da, 84
Termorregulação, função de, 75
Teste
de elevação passiva das pernas, 138
de oclusão no fim da expiração, 140
de onda quadrada, 135, *135*
de respiração espontânea, 52, 127
de resposta a minialíquotas de volume, 139
do corante azul, 126
The exchange, 324
Tomada de decisão, 339
Tomografia
computadorizada na avaliação de componentes corporais, 264
de bioimpedância elétrica, 139
Toque oclusal, 57
Transtorno de estresse pós-traumático, taxas de prevalência, **172**
Transferência
de pacientes, protocolos para, 254
do cudiado de pacientes, 253
dos pacientes, 253
execução de, 260
planejamento, 260
Transplantado em unidade de terapia intensiva, 194
Transplante
de fígado, 194
cuidados gerais no paciente transplantado de, 194
de órgãos
acompamento fisioterapêutico, 198
administração de medicamentos, 203
alta para a unidade de internação, 204
aspectos clínicos que devem ser rotineiramente avaliados, 196
atuação da equipe multidisciplinar nos cuidados dos pacientes transplantados em UTI, 197
avaliação da função, 195
cuidados especiais em terapia intensiva, 193
cuidados específicos ao paciente transplado, 195
cuidados fisioterapêuticos na assistência aos transplantados pulmonares, 198
cuidados fisioterapêuticos, 199
cuidados gerais ao paciente submetido ao transplante de fígado, 195
cuidados odontológicos, 200
disfunção grave do enxerto, 196
dor, 194
dusfunção grave do enxerto, 196
erros de medicação, 203
extubação, 194
farmácia clínica em transplatados em UTI, 202
interações medicamentosas e reações adversas a medicamentos, 203
monitorização hemodinâmica, 194
orientações à família, 195
terapia nutricional nos transplantes, 201
transplantados em unidade de terapia intensiva, 194
ultrassonografia com efeito Doppler do sistema porta, 195

viabilidade do enxerto, 195
hepático, 194
Transtorno de estresse pós-traumático, taxas de
prevalência, **172**
Trauma dentoalveolar tardio, *213*
Triagem nutricional, 174
ferramentas no paciente com câncer, **175**
Triglicerídeo de cadeia longa, 87
Troca de informações, 297
Trombocitopenia gestacional, 188
Tromboembolismo pulmonar, 61
Trombólise, contribuições ao paciente na embolia pulmonar,
66
estratificação para, *55*
Trombose venosa profunda, profilaxia, 197
Troponina, 64
Tubo na comissura 24 cm, demarcação no, *123*

U

Úlcera de estresse
em unidade de terapia intensiva, 71
fisiopatologia da, *71*
organograma para definição de conduta para profilaxia de
sangramento de, *73*
risco de, 10
Ultrafiltração, 145
Ultrassonografia na avaliação de componentes corporais,
263
Unidade
de desospilatização, critérios de alta na, 241
de terapia intensiva
admissão do paciente crítico, 7
assistência na, 328
atuação fonoaudiológica na, 273
chegada à, 281
como cenário de prática, 269
efeitos da internação nas funções orânicas e cognitivas
dos pacientes, 5
ética do cuidado em, 303
inserção da odontologia na equipe multidisciplinar, 275
manutenção da internação na, 284,

monitorização em, 131
no cenário atual, 3-6
paciente com câncer na, 171
processo de perda na, 289
tecnologias em, 91
úlcera de estresse em, 71
Usabilidade, 92
Usuários, características dos, 97
Utilidade percebida do produto, 97

V

Valores hemodinâmicos basais pós-manobra, aumento
dos, **138**
VALUE step communication, *325*
Ventilação
mandatória intermitente sincronizada (SIMV), 122
mecânica, 121
cuidados gerais dos pacientes em, 122
desmame da, 127
oscilação da pressão de oclusão da artéria pulmonar
na, *133*
Visita multidisciplinar, 256
Vitamina, 87
para pacientes em terapia nutricional, recomendações, **87**
Volume
assistido/controlado, 122
de ar corrente, 124
no ciclo ventilatório do paciente, *123*
de distribuição, 113
sistólico, cálculo da variação do, *137*
assistido/controlado, 122
de ar corrente
no cilco ventilatório do paciente, 123f
de distribuição, 113
sistólico, cálculo da variação do, 137f
View, 133

X

Xerostomia, 212